# 科学出版社普通高等教育案例版医学规划教材

供药学、药物制剂、药物分析、药物化学、临床药学、中药学、制药工程、医药营销等专业使用

## 案例版

# 药 物 分 析

### 第 3 版

主　编　彭金咏　高晓霞

副主编　徐　勤　曾爱国　谢智勇　马廷升

编　者（以姓氏汉语拼音为序）

| | | | |
|---|---|---|---|
| 安　明 | 包头医学院 | 常军民 | 新疆医科大学 |
| 陈国有 | 哈尔滨医科大学大庆分校 | 陈健敏 | 莆田学院 |
| | | 高晓霞 | 广东药科大学 |
| 郭嘉亮 | 佛山科学技术学院 | 洪俊丽 | 南京医科大学 |
| 黄丽英 | 福建医科大学 | 李　倩 | 哈尔滨医科大学 |
| 吕狄亚 | 海军军医大学 | 马廷升 | 湖南医药学院 |
| 马学琴 | 宁夏医科大学 | 彭金咏 | 大连医科大学 |
| 齐　艳 | 大连医科大学 | 王焕芸 | 内蒙古医科大学 |
| 谢智勇 | 中山大学 | 徐　勤 | 桂林医学院 |
| 杨　红 | 首都医科大学 | 杨　洁 | 南方医科大学 |
| 曾爱国 | 西安交通大学 | 张梦军 | 陆军军医大学 |
| 张宜凡 | 上海健康医学院 | 赵永明 | 河北北方学院 |

科 学 出 版 社

北　京

# 郑 重 声 明

为顺应教学改革潮流和改进现有的教学模式,适应目前高等医学院校的教育现状,提高医学教育质量,培养具有创新精神和创新能力的医学人才,科学出版社在充分调研的基础上,首创案例与教学内容相结合的编写形式,组织编写了案例版系列教材。案例教学在医学教育中,是培养高素质、创新型和实用型医学人才的有效途径。

案例版教材版权所有,其内容和引用案例的编写模式受法律保护,一切抄袭、模仿和盗版等侵权行为及不正当竞争行为,将被追究法律责任。

**图书在版编目(CIP)数据**

药物分析/彭金咏,高晓霞主编. —3 版. —北京:科学出版社,2023.12
科学出版社普通高等教育案例版医学规划教材
ISBN 978-7-03-076825-4

Ⅰ.①药… Ⅱ.①彭…②高… Ⅲ.①药物分析–高等学校–教材 Ⅳ.① R917

中国国家版本馆 CIP 数据核字(2023)第 207560 号

责任编辑:周 园/责任校对:宁辉彩
责任印制:张 伟/封面设计:陈 敬

**科 学 出 版 社** 出版
北京东黄城根北街 16 号
邮政编码:100717
http://www.sciencep.com
**三河市宏图印务有限公司** 印刷
科学出版社发行 各地新华书店经销
*
2010 年 8 月第 一 版 开本:787×1092 1/16
2023 年 12 月第 三 版 印张:31
2023 年 12 月第十次印刷 字数:916 600
**定价:118.00 元**
(如有印装质量问题,我社负责调换)

# 前　言

为了适应新医科形势下我国高等医药教育发展的需要，顺应社会发展对高素质药学人才培养的要求，落实《国务院办公厅关于加快医学教育创新发展的指导意见》的精神，深化课堂教学和教学方法改革，提高高等药学教育教学质量，由科学出版社组织全国高等医药院校 23 位专家编写的《药物分析》（案例版，第 3 版），在全体编委的辛勤劳动和共同努力下终于成稿。

药物分析是我国普通高等教育药学类专业的主要专业课程，本书的编写严格遵循药学类专业培养目标，在突显案例特色的前提下，囊括教学大纲规定的基础理论、基础知识和基本技能，并力求反映药品质量标准的最新进展。《药物分析》（案例版）以案例导入为主线，在保持现有药物分析教学核心内容的基础上，将典型案例和思政内容有机融合。在编写中，结合药物的结构、性质、制备工艺路线和质量控制中存在的问题，力求所选案例具有科学性、典型性、针对性、启发性和实践性，突出案例的引导效果，起到画龙点睛的作用；根据案例情况，提出相关问题，启发学生思维，激发学生的学习兴趣，提高学生学习的主动性和积极性，培养学生的创新能力。

本书是在《药物分析》（案例版，第 2 版）的基础上，遵循我国药品管理的法律法规，根据《中华人民共和国药典》（简称《中国药典》）2020 年版并借鉴现行版国外药典的内容进行修订。全书共分为二十章，第一章介绍药物分析的性质和任务、药典、药品检验与监督及全面控制药品质量的科学管理等。第二至四章为药物分析的基础知识，即药物的鉴别试验、药物的杂质检查、药物的定量分析与分析方法验证。第五章为体内药物分析。第六至十四章是各类药物的分析，根据药物的结构特点选择具有代表性的临床常用药物进行分析方法的论述，阐述药物结构、性质和分析方法之间的关系。第十五章为药用辅料的分析，"没有辅料就没有剂型"，辅料质量的优劣将严重影响到药品质量、安全性和有效性，因此辅料的质量控制同样重要。第十六章为药物制剂分析。第十七章为中药分析学概论，介绍了以中医药理论为指导研究中药质量的一般规律性问题。第十八章则介绍了生化药物与生物制品分析的一般规律性问题。第十九章就药品质量标准制定的共性问题进行阐述。第二十章介绍了药品质量控制中的一些新方法、新技术。

本书主要作为药学、药物制剂、药物分析、药物化学、制药工程、临床药学等专业的教材，同时可供参加国家执业药师资格考试及硕士研究生考试的考生和相关人员参考。

在教材出版之际，感谢科学出版社的领导和编辑们对本书出版所付出的心血！同时对本书的编委及支持他们工作的单位领导表示由衷的感谢！

限于编者学识水平、能力和经验，教材中难免存在不足之处，恳请各位读者批评指正。

彭金咏

2022 年 12 月 16 日

# 目　　录

# 第一章　药物分析与药品质量标准

**本章要求**

1. **掌握**　药物分析的性质、任务与学习要求，《中国药典》的结构与内容。
2. **熟悉**　药品检验工作的基本程序。
3. **了解**　《中国药典》的沿革及主要国外药典的基本结构与主要内容，药品质量管理规范。

　　药物分析（pharmaceutical analysis）是药学（pharmacy）学科下设的二级学科之一，是我国高等教育药学类专业规定设置的一门主要专业课程，也是国家执业药师（licensed pharmacist）资格考试中规定考试的专业课程之一。

---

**案例 1-1**　　　　　　　　　　**《中国药典》2020 年版布洛芬的质量标准**

　　本品为 α-甲基-4-(2-甲基丙基) 苯乙酸。按干燥品计算，含 $C_{13}H_{18}O_2$ 不得少于 98.5%，化学结构式为

　　**【性状】**　本品为白色结晶性粉末；稍有特异臭。

　　本品在乙醇、丙酮、三氯甲烷或乙醚中易溶，在水中几乎不溶；在氢氧化钠或碳酸钠试液中易溶。

　　**熔点**　本品的熔点（通则 0612 第一法）为 74.5～77.5℃。

　　**【鉴别】**（1）取本品，加 0.4% 氢氧化钠溶液制成每 1ml 中约含 0.25mg 的溶液，照紫外-可见分光光度法（通则 0401）测定，在 265nm 与 273nm 的波长处有最大吸收，在 245nm 与 271nm 的波长处有最小吸收，在 259nm 波长处有一肩峰。

　　（2）本品的红外光吸收图谱应与对照的图谱（光谱集 943 图）一致。

　　**【检查】氯化物**　取本品 1.0g，加水 50ml，振摇 5min，滤过，取续滤液 25ml，依法检查（通则 0801），与标准氯化钠溶液 5.0ml 制成的对照液比较，不得更浓（0.010%）。

　　**有关物质**　照薄层色谱法（通则 0502）试验。

　　供试品溶液　取本品，加三氯甲烷溶解并稀释制成每 1ml 中含 100mg 的溶液。

　　对照溶液　精密量取供试品溶液适量，用三氯甲烷定量稀释制成每 1ml 中含 1mg 的溶液。

　　色谱条件　采用硅胶 G 薄层板，以正己烷-乙酸乙酯-冰醋酸（15：5：1）为展开剂。

　　测定法　吸取供试品溶液与对照溶液各 5μl，分别点于同一薄层板上，展开，晾干，喷以 1% 高锰酸钾的稀硫酸溶液，在 120℃加热 20min，置紫外线灯（365nm）下检视。

　　限度　供试品溶液如显杂质斑点，与对照溶液的主斑点比较，不得更深。

　　**干燥失重**　取本品，以五氧化二磷为干燥剂，在 60℃减压干燥至恒重，减失重量不得过 0.5%（通则 0831）。

　　**炽灼残渣**　不得过 0.1%（通则 0841）。

　　**重金属**　取本品 1.0g，加乙醇 22ml 溶解后，加醋酸盐缓冲液（pH 3.5）2ml 与水适量使成 25ml，依法检查（通则 0821 第一法），含重金属不得过百万分之十。

　　**【含量测定】**取本品约 0.5g，精密称定，加中性乙醇（对酚酞指示液显中性）50ml 溶

---

解后，加酚酞指示液3滴，用氢氧化钠滴定液（0.1mol/L）滴定。每1ml氢氧化钠滴定液（0.1mol/L）相当于20.63mg的$C_{13}H_{18}O_2$。

# 第一节　药物分析的性质和任务

## 一、药物分析

药品（drug），是指用于预防、治疗、诊断人的疾病，有目的地调节人的生理功能并规定有适应证或者功能主治、用法和用量的物质，包括中药材、中药饮片、中成药、化学原料药及其制剂、抗生素、生化药品、放射性药品、血清、疫苗、血液制品和诊断药品等。药品质量的优劣，既直接影响到预防与治疗的效果，又密切关系到人类的健康和生命安全。因此，药品虽然也是商品，但是一种必须保证其质量的特殊商品。

为了保证药品的质量，在药品的研制、生产、经营及临床使用各环节都应执行严格的科学管理规范，并采用各种有效的手段和技术对药品进行严格的分析检验，实现药品的全面质量控制（quality control，QC）。药品质量的全面控制是一项涉及多方面、多学科的综合性工作，而药物分析就是其中的一个重要方面。

药物分析是一门研究与发展药品质量控制的"方法学科"，其运用各种分析方法和技术（包括物理学、化学、生物学及信息学等）研究药物的质量规律，对药品从研制、生产、流通到应用等各个环节进行全面检验与质量控制，为药品的安全、有效、质量可控保驾护航。

## 二、药物分析的任务

### （一）新药开发中的质量研究

新药研究与开发依赖于药学各学科之间的相互交叉、渗透和综合，而药物分析是药物研究与开发的重要组成部分。目前药物分析不仅仅用于药品质量与稳定性研究，更是深入新药研究与开发的各个阶段，在靶点与药物的发现、临床前药物开发与研究、临床药物开发与研究、药物注册审评和批准上市与再评价等新药研究中起到工具和"眼睛"的作用。

### （二）药品生产过程的质量控制

经典的药品质量控制包括原辅料、中间体和最终产品的质量控制。药品质量与生产过程中的每个环节都密切相关，因此为了全面控制药品质量，必须对药品的生产过程进行质量控制。过程分析技术（process analysis technology，PAT）的目标是控制制药过程，提高生产效率，并确保最终产品质量达到认可标准，其常常是动态的、连续的分析，这对于保证药品质量、缩短生产周期、提高生产能力、保证设备安全、节约各种资源、减少生产中的人为因素、降低生产风险和提高管理效率具有重要意义。

### （三）药品贮藏过程的质量考察

每种药品均规定有一定时间的有效期，从生产日到临床使用的贮藏期间，药品质量是否稳定、贮藏条件是否科学合理均影响到药品的安全性和有效性。因此，药物分析工作者也应加强与经营管理部门的密切协作，注意考察药品在贮藏过程中的质量变化，以便进一步研究、改进药物的稳定性，采取科学合理的贮藏条件和管理方法，保证药品的质量。

### （四）药品临床应用的合理性评估

药品质量的优劣，使用时剂量、给药方式是否合理，使用后是否安全有效，这些还应以临床征象和实际疗效来评价。因此，为保证临床用药的安全、合理、有效，必须开展治疗药物监测

(therapeutic drug monitoring，TDM），通过测定血液或其他体液中药物的浓度，评估治疗方案的合理性、药物的安全性、药物相互作用的可能性，以及患者对药物治疗的依从性等，以便更好地指导临床用药，以提高药物的疗效，避免或减少不良反应。

## （五）药品监督管理

《中华人民共和国药品管理法》第八条规定："国务院药品监督管理部门主管全国药品监督管理工作。"考虑到药品监管的特殊性，单独组建国家药品监督管理局，由国家市场监督管理总局管理。市场监管实行分级管理，药品监督管理机构只设到省一级，药品经营销售等行为的监管，由市县市场监管部门统一承担。国务院有关部门在各自的职责范围内负责与药品有关的监督管理工作。省、自治区、直辖市人民政府药品监督管理部门负责本行政区域内的药品监督管理工作。设区的市级、县级人民政府承担药品监督管理职责的部门（以下称药品监督管理部门）负责本行政区域内的药品监督管理工作。县级以上地方人民政府有关部门在各自职责范围内负责与药品有关的监督管理工作。药品监督管理部门设置或者指定的药品专业技术机构，承担依法实施药品监督管理所需的审评、检验、核查、监测与评价等工作。

药品是一类特殊的商品，各国对药品都制定了强制执行的国家药品标准。《中华人民共和国药品管理法》第二十八条规定："药品应当符合国家药品标准。"国家药品标准具有法律效力，它是国家为保证药品质量所制定的关于药品的规格、检验方法及生产工艺的技术要求，也是药品的生产、经营、使用、检验和监督管理部门共同遵循的法定依据。国务院药品监督管理部门颁布的《中国药典》和药品标准为国家药品标准。国务院药品监督管理部门会同国务院卫生健康主管部门组织药典委员会，负责国家药品标准的制定和修订。药品注册标准是指国家监督管理部门批准给申请人的特定药品的标准，生产或销售该药品的企业必须执行该注册标准。为确保药品的质量，必须严格按照国家药品标准，对药品进行严格的分析检验，以确保用药的安全与有效。

### 甲氨蝶呤事件——保障药品质量，守护民众健康

2007年7月6日，国家食品药品监督管理总局收到国家药品不良反应监测中心报告，广西壮族自治区和上海市部分医院的部分白血病患儿陆续出现下肢疼痛、乏力进而行走困难等症状。这些患儿都使用了标示为某制药厂生产的注射用甲氨蝶呤（批号为070403A、070403B，规格5mg）。为保证公众用药安全，国家食品药品监督管理总局和卫生部暂停了上述批号产品的销售和使用。8月，国家药品不良反应监测中心又接到其他有关使用该制药厂生产的药品不良事件报告。8月30日和9月5日，国家食品药品监督管理总局和卫生部再次联合发出通知，决定暂停生产、销售和使用该制药厂所有批号的甲氨蝶呤和阿糖胞苷。

国务院指示卫生部和国家食品药品监督管理总局联合成立工作组，会同上海市卫生和药品监督管理部门，对该制药厂有关药品的生产、运输、贮藏、使用等各个环节存在的问题开展深入调查。9月14日，药品监督管理部门、卫生部门的联合专家组基本查明，该制药厂在生产过程中，现场操作人员将硫酸长春新碱尾液混入注射用甲氨蝶呤及盐酸阿糖胞苷中，致使多个批次药品被硫酸长春新碱污染，造成重大的药品生产质量责任事故，导致全国多地区总计130多位患者，受到严重的神经系统和行走功能损害。

药品检验是一项以防止危害人体健康的药物流入市场为目的的措施，严格的药品检验能够保证市面药品的质量和药效。制药企业唯有加强药品生产过程的控制，药品检测机构须对一些高风险的品种采取有针对性的检测，以弥补药品质量控制系统中存在的不足，方能实现"保障药品质量，守护民众健康"的目标，使人民的用药安全得到根本保证。但要切实保障药品安全，光靠企业自律是远远不够的，除了增强企业的社会责任感这样的"软约束"外，还需要行政、司法等刚性约束，加大其违法犯罪成本，用法律的威慑力保障人们的生命健康。

## 三、药物分析与相关学科

随着整个药学科学事业日新月异地迅猛发展，各相关学科对药物分析提出了更新更高的要求，药物分析学科还承担着为相关学科的研究提供必要的配合和服务的工作。例如，药剂学的剂型研究已经向着微囊制剂、控释制剂、靶向制剂等方向发展，现已进入药物传递系统（drug delivery system，DDS）的研究开发时代，对于这些制剂都必须进行质量标准的研究制订及生物利用度和药物代谢动力学（简称药代动力学、药动学）的研究；天然产物或中药中活性成分化学结构的确定，必须采用多种结构分析方法，进行综合的波谱解析；中药的现代化和国际化正日益受到广泛关注，研制能参与国际市场竞争的中药，实现中药质量评价的科学化和标准化，更应运用现代分离分析技术和计算机技术；生物药物的研究涉及多个学科与多种技术，是新理论与新技术相伴而生的产物。

总之，药物分析是药学的重要分支学科。"哪里有药物，哪里就有药物分析"，药物分析是研究和发展药品质量控制的"方法学科""眼睛学科"。

## 四、药物分析的发展趋势

药品质量越来越成为药品研发、生产、经营、监管、使用等各环节关注的焦点，药品质量控制的理念也在不断发生变化。药品质量控制已从基于事后控制方式的"质量源于检验"（quality by testing，QbT）发展为"质量源于生产"（quality by production，QbP）。QbT 模式为通过限制生产工艺变化，以原料及终端检测的合格放行方式保障药品质量。这种"产品质检放行"控制模式的缺陷：①药品检验工作量巨大，使得监管难度大、成本高且效率低；②事后检验不具有追溯性，无法及时纠正质量问题，产品一旦检验不合格，虽然可以避免劣质产品流入市场，但易造成浪费并给生产企业造成经济损失；③在要求重复性生产达到既定标准的药品监管框架下，不允许企业变动制药工艺。这种传统监管思路严重阻碍制药工艺技术创新，限制了药品质量持续提升。基于事中控制方式的 QbP 将质量控制重心前移到制药过程，贯彻了"药品质量取决于生产过程，而非产品检验"的科学观，其基点是在整个生产过程设置关键控制点，以严格并经过验证的工艺技术来控制药品质量，具有即时性和可追溯性。虽然 QbP 模式与 QbT 模式相比有了很大进步，但 QbP 模式仍然存在明显不足，即如果在药品的研发阶段，其生产工艺未经充分筛选、优化和验证，那么即使完全按照生产工艺生产，仍不能保证所生产产品的质量。现今药品质量控制又迈入"质量源于设计"（quality by design，QbD）时代。QbD 则进一步将质量控制重心前移至药物设计和研发阶段，以事前控制的方式保障药品质量，其基点是通过科学认知与风险管理来控制药品质量，即通过透彻分析制药过程，辨识质量风险因素，事先预估制药工艺各节点终态、各种可能的故障，设置风险管控预案，建立过程控制模型，由此生产优质药品。

因此，摆在药物分析学科和药物分析工作者面前的迫切任务，不再仅仅是静态的常规检验，而是要深入生物体内、代谢过程、工艺流程、反应历程和综合评价中进行动态的分析监控。现代药物分析，不论是定性领域，还是定量领域，都已经大大拓展。从静态分析到动态分析，从体外分析到体内分析，从品质分析到生物活性分析，从单一技术到联用技术、自动化技术，从小样本分析到高通量分析，从人工分析到计算机辅助分析，都要求我们发展更加灵敏、专属、准确和快速的方法，并向着连续化、自动化、最优化和智能化方向发展。

药物分析学科发展到今天已越来越清晰地反映出它在现代药学科学中的地位和作用。以往常说："哪里有药物，哪里就有药物分析。"随着药学科学事业的迅猛发展，这句话不仅与现时的情况更加贴切，而且还可以反过来作如下预期：哪里对现代药物分析的方法和技术运用得及时恰当，哪里就可能对新药的研究、开发及药物的合理应用打开一个可喜而崭新的局面。

# 第二节　药　典

药典（pharmacopoeia）是记载药品标准、规格的法典，其重要特点是它的法定性和体例的规范化。目前世界上已有数十个国家编订了药典，另外还有区域性药典（如《欧洲药典》）及世界卫生组织（World Health Organization，WHO）编订的《国际药典》。

## 一、《中华人民共和国药典》

《中华人民共和国药典》英文名称为 *Pharmacopoeia of the People's Republic of China*，简称《中国药典》（*Chinese Pharmacopoeia*，ChP），依据《中华人民共和国药品管理法》组织制定和颁布实施，是国家监督管理药品质量的法定技术标准。

### （一）《中国药典》沿革

中华人民共和国成立以来，已先后出版了十一版药典，分别为 1953 年版、1963 年版、1977年版、1985 年版、1990 年版、1995 年版、2000 年版、2005 年版、2010 年版、2015 年版和 2020年版。

中华人民共和国成立后发行的第一版药典是《中国药典》1953 年版，共一部。收载药品 531种，包括化学药、植物药与油脂类、动物药、抗生素、生物制品和各类制剂，于 1957 年出版《中国药典》1953 年版增补本。

1965 年 1 月 26 日，卫生部颁布了《中国药典》1963 年版，首次将药典分为一、二两部，共收载药品 1310 种。一部收载中药材和中药成方制剂；二部收载化学药品。此外，一部记载药品的"功能与主治"，二部增加了药品的"作用与用途"。

《中国药典》1977 年版于 1979 年 10 月 4 日由卫生部颁布，自 1980 年 1 月 1 日起执行。该版药典仍分为一、二两部，共收载药品 1925 种。一部收载中草药（包括少数民族药材）、中草药提取物、植物油脂及单味药制剂和成方制剂（包括少数民族药成方）；二部收载化学药品、生物制品等。

《中国药典》1985 年版于 1986 年 4 月 1 日起执行，共收载药品 1489 种。一部收载中药材、植物油脂、单味制剂和成方制剂；二部收载化学药品、生物制品等。第一部英文版的《中国药典》1985 年版在 1988 年编纂出版，同年还出版了药典二部注释选编。

《中国药典》1990 年版分两部，共收载药品 1751 种。药典二部品种项下规定的"作用与用途"和"用法与用量"，分别改为"类别"和"剂量"，另组织编著《临床用药须知》一书，以指导临床用药。有关品种的红外光吸收图谱，被收入《药品红外光谱集》另行出版。《中国药典》1990年版第一、第二增补本于 1992 年、1993 年先后编制出版，英文版于 1993 年 7 月出版发行。

根据"中药标准立足于特色，西药标准立足于赶超"的指导思想编纂的《中国药典》1995 年版共收载药品 2375 种。一部收载中药材、植物油脂、中药成方及单味制剂；二部收载化学药、抗生素、生化药、放射性药品、生物制品及辅料等；二部药品外文名称改用英文名，取消拉丁名；中文名称只收载药品法定通用名称，不再列副名。同期编制出版《药品红外光谱集》第一卷；《临床用药须知》一书再版。

《中国药典》2000 年版的指导思想一部为"突出特色，立足提高"，二部为"赶超与国情相结合，先进与特色相结合"。本版药典共收载药品 2691 种。二部附录中首次收载了药品标准分析方法验证要求等六项指导原则，现代分析技术在该版药典中得到进一步扩大应用。本版药典取消了"剂量"和"注意"等项目，将有关内容移至《临床用药须知》。英文版于 2002 年出版。《药品红外光谱集》第二卷也于同期出版发行。

《中国药典》2005 年版在"科学、实用、规范"的指导思想下编纂，于 2005 年 1 月出版发行，2005 年 7 月 1 日起正式执行。《中国药典》2005 年版分为三部，共收载药品 3217 种。一部收载中药材及饮片、植物油脂和提取物、成方制剂和单味制剂；二部收载化学药品、抗生素、生化药品、放射性药品及其制剂，以及药用辅料等；首次将《中国生物制品规程》并入药典，将生物制品单独列为药典三部。本版药典对药品的安全性问题更加重视，药典一部增加了有害元素测定法和中药注射剂安全性检查法应用指导原则，药典二部增加了药品杂质分析指导原则等。同期编制首部中成药《临床用药须知》；《药品红外光谱集》第三卷出版发行。

《中国药典》2010 年版分为一部、二部、三部。药典一部收载药材和饮片、植物油脂和提取物、成方制剂和单味制剂等；药典二部收载化学药品、抗生素、生化药品、放射性药品及药用辅料等；药典三部收载生物制品。同期出版了《药品红外光谱集》第四卷。

《中国药典》2015 年版于 2015 年 12 月 1 日起正式执行，由一部、二部、三部、四部及其增补本组成。一部收载药材和饮片、植物油脂和提取物、成方制剂和单味制剂等，品种共计 2598 种；二部收载化学药品、抗生素、生化药品、放射性药品等，品种共计 2603 种；三部收载生物制品 137 种。该版药典首次将通则、药用辅料作为《中国药典》四部，四部收载通则总计 317 个，药用辅料 270 种。同期出版了《药品红外光谱集》第五卷。

现在使用的是《中国药典》2020 年版（ChP2020），于 2020 年 7 月 2 日颁布，2020 年 12 月 30 日起正式执行。ChP2020 由一部、二部、三部和四部构成，收载品种共计 5911 种。一部收载药材和饮片、植物油脂和提取物、成方制剂和单味制剂等，品种共计 2711 种；二部收载化学药品、抗生素、生化药品、放射性药品等，品种 2712 种；三部收载生物制品 153 种及相关通用技术要求；四部收载通用技术要求 361 个，其中制剂通则 38 个、检测方法及其他通则 281 个、指导原则 42 个、药用辅料收载 335 种。

---

**链接 1-1　　　　　　　　　ChP2020 的主要特色**

ChP2020 为第十一版药典。国家药典委员会以建立"最严谨的标准"为指导，以提升药品质量、保障用药安全、服务药品监管为宗旨，组织完成了 ChP2020 编制各项工作。

本版药典主要特点如下：

（1）稳步推进药典品种收载。品种收载以临床应用为导向，不断满足国家基本药物目录和基本医疗保险用药目录收录品种的需求，进一步保障临床用药质量。及时收载新上市药品标准，充分体现我国医药创新研发最新成果。

（2）健全国家药品标准体系。通过完善药典凡例及相关通用技术要求，进一步体现药品全生命周期管理理念。结合中药、化学药、生物制品各类药品特性，将质量控制关口前移，强化药品生产源头及全过程的质量管理。逐步形成以保障制剂质量为目标的原料药、药用辅料和药包材标准体系，为推动关联审评审批制度改革提供技术支撑。

（3）扩大成熟分析技术应用。紧跟国际前沿，不断扩大成熟检测技术在药品质量控制中的推广和应用，检测方法的灵敏度、专一性（又称专属性）、适用性和可靠性显著提升，药品质量控制手段得到进一步加强。如新增聚合酶链式反应（polymerase chain reaction，PCR）法、DNA 测序技术指导原则等，推进分子生物学检测技术在中药饮片、动物组织来源材料、生物制品起始材料、微生物污染溯源鉴定中的应用。

（4）提高药品安全和有效控制要求。重点围绕涉及安全性和有效性的检测方法和限量开展研究，进一步提高药品质量的可控性。在安全性方面，进一步加强了对药材饮片重金属及有害元素、禁用农药残留、真菌毒素及内源性有毒成分的控制。加强了对化学药杂质的定性定量研究，对已知杂质和未知杂质分别控制；对注射剂等高风险制剂增订了与安全性相关的质量控制项目，如渗透压摩尔浓度测定等。加强了生物制品病毒安全性控制、建立了疫苗氢氧化铝佐剂及重组技术产品相关蛋白质的控制。在有效性方面，建立和完善了中药材与饮片专属性鉴别方法，部分产品制定了与临床疗效相关的成分含量控制。结合仿制药质量与疗效一致性评价品种的注册标准，修订了药典相关标准的溶出度项目；进一步完善了化学药与有效性相关的质量控制要求。增订人用聚乙二醇化重组蛋白及多肽制品、螨变应原制品和人用基因治疗制品总论等,重组类治疗生物制品增订相关蛋白质检测及限度要求等。

(5)提升辅料标准水平。重点增加制剂生产常用药用辅料标准的收载,完善药用辅料自身安全性和功能性指标,逐步健全药用辅料国家标准体系,促进药用辅料质量提升,进一步保证制剂质量。

(6)加强国际标准协调。加强与国外药典的比对研究,注重国际成熟技术标准的借鉴和转化,不断推进与各国药典标准的协调。参考人用药品技术要求国际协调理事会(ICH)相关指导原则,新增遗传毒性杂质控制指导原则,修订原料药物与制剂稳定性试验、分析方法验证、药品杂质分析等指导原则,新增溶出度测定流池法、堆密度和振实密度测定法,修订残留溶剂测定法等,逐步推进ICH相关指导原则在《中国药典》的转化实施。

(7)强化药典导向作用。紧跟国际药品标准发展的趋势,兼顾我国药品生产的实际状况,在药品监管理念、质量控制要求、检测技术应用、工艺过程控制、产品研发指导等方面不断加强。在检测项目和限量设置方面,既考虑保障药品安全的底线,又充分关注临床用药的可及性,进一步强化药典对药品质量控制的导向作用。

(8)完善药典工作机制。始终坚持公开、公正、公平的原则,不断完善药品标准的形成机制。组织药品检验机构、科研院校等单位持续开展标准课题研究,鼓励更多药品生产企业、行业组织和社会各界积极参与国家药品标准制定修订工作,积极研究和回应业界反馈意见和建议。严格执行专业委员会工作规则,强化委员管理,防止利益冲突。完善质量保证体系、优化工作流程、加强风险防控、强化全程管理,进一步保障药典编制质量。

《中国药典》2020年版编制工作秉承科学性、先进性、实用性和规范性的原则,不断强化《中国药典》在国家药品标准中的核心地位,使标准体系更加完善、标准制定更加规范、标准内容更加严谨、与国际标准更加协调,药品标准整体水平得到进一步提升,全面反映我国医药发展和检测技术应用的现状,在提高我国药品质量,保障公众用药安全,促进医药产业健康发展,提升《中国药典》国际影响力等方面必将发挥重要作用。

## (二)《中国药典》的结构与内容

《中国药典》主要由凡例、通用技术要求和品种正文构成。

凡例是正确使用《中国药典》进行药品质量检定的基本原则,是对《中国药典》正文、通用技术要求及药品质量检验和检定中有关共性问题的统一规定和基本要求。"凡例"中的有关规定具有法定的约束力。为便于查阅和使用,将一部"凡例"按内容归为12类48条,二部"凡例"按内容归为12类39条,三部"凡例"按内容归为10类34条,四部"凡例"按内容归为12类36条,并冠以标题。

通用技术要求包括《中国药典》收载的通则、指导原则及生物制品通则和相关总论等。

《中国药典》各品种项下收载的内容为品种正文。

药品标准由品种正文及其引用的凡例、通用技术要求共同构成。且药典收载的凡例、通则/生物制品通则、总论的要求对未载入药典的其他药品标准具同等效力。

以二部药典为例进行介绍。

**1. 凡例** 凡例的主要内容如下。

(1)名称及编排:品种正文收载的药品中文名称通常按照《中国药品通用名称》收载的名称及其命名原则命名,《中国药典》收载的药品中文名称均为法定名称;收载的原料药英文名除另有规定外,均采用国际非专有药名(international nonproprietary names,INN)。

有机药物的化学名称系根据中国化学会编撰的《有机化学命名原则》命名,母体的选定应与国际纯粹与应用化学联合会(International Union of Pure and Applied Chemistry,IUPAC)的命名系统一致。

药品化学结构式采用世界卫生组织推荐的"药品化学结构式书写指南"书写。

（2）项目与要求：药典对正文质量标准项下的制法、性状、鉴别、检查、含量测定、类别、规格、制剂的规格、贮藏、标注、制剂中使用的原料和辅料等均作了具体规定。

例如，贮藏项下的规定，系为避免污染和降解而对药品贮存与保管的基本要求，以下列名词术语表示。

**遮光** 系指用不透光的容器包装，如棕色容器或适宜黑色材料包裹的无色透明、半透明容器。

**避光** 系指避免日光直射。

**密闭** 系指将容器密闭，以防止尘土及异物进入。

**密封** 系指将容器密封以防止风化、吸潮、挥发或异物进入。

**熔封或严封** 系指将容器熔封或用适宜的材料严封，以防止空气与水分的侵入并防止污染。

**阴凉处** 系指不超过 20℃。

**凉暗处** 系指避光并不超过 20℃。

**冷处** 系指 2～10℃。

**常温（室温）** 系指 10～30℃。

除另有规定外，贮藏项下未规定贮藏温度的一般指常温。

（3）检验方法和限度：药典正文收载的所有品种，均应按规定的方法进行检验。采用药典规定的方法进行检验时，应对方法的适用性进行确认。如采用其他方法，应进行方法学验证，并与规定的方法比对，根据试验结果选择使用，但应以药典规定的方法为准。

药典中规定的各种纯度和限度数值及制剂的重（装）量差异，系包括上限和下限两个数值本身及中间数值。规定的这些数值不论是百分数还是绝对数字，其最后一位数字都是有效位。

试验结果在运算过程中，可比规定的有效数字多保留一位数，而后根据有效数字的修约规则进舍至规定有效位。计算所得的最后数值或测定读数值均可按修约规则进舍至规定的有效位，取此数值与标准中规定的限度数值比较，以判断是否符合规定的限度。

原料药的含量（%），除另有注明者外，均按重量计。如规定上限为 100% 以上时，系指用药典规定的分析方法测定时可能达到的数值，它为药典规定的限度或允许偏差，并非真实含有量；如未规定上限时，系指不超过 101.0%。

制剂的含量限度范围，系根据主药含量的多少、测定方法误差、生产过程不可避免的偏差和贮存期间可能产生降解的可接受程度而制定的，生产中应按标示量 100% 投料。如已知某一成分在生产或贮存期间含量会降低，生产时可适当增加投料量，以保证在有效期内含量能符合规定。

（4）标准品与对照品：标准品与对照品系指用于鉴别、检查、含量或效价测定的标准物质。标准品系指用于生物检定或效价测定的标准物质，其特性量值一般按效价单位（或 μg）计，以国际标准物质进行标定；对照品系指采用理化方法进行鉴别、检查或含量测定时所用的标准物质，其特性量值一般按纯度（%）计。

标准品与对照品的建立或变更批号，应与国际标准物质或原批号标准品或对照品进行对比，并经过协作标定，然后按照国家药品标准物质相应的工作程序进行技术审定，确认其质量能够满足既定用途后方可使用。

标准品与对照品均应附有使用说明书，一般应标明批号、特性量值、用途、使用方法、贮藏条件和装量等。

标准品与对照品均应按其标签或使用说明书所示的内容使用和贮藏。

（5）计量：试验用的计量仪器均应符合国务院质量技术监督部门的规定。

药典采用的物理量有长度、体积、质（重）量、物质的量、压力、温度、动力黏度、运动黏度、波数、密度和放射性活度，并规定了单位符号。

药典使用的滴定液和试液的浓度，以 mol/L（摩尔/升）表示者，其浓度要求精密标定的滴定液用"×××滴定液（YYY mol/L）"表示；作其他用途不需精密标定其浓度时，用"YYY mol/L

×××溶液"表示，以示区别。

温度以摄氏度（℃）表示。水浴温度除另有规定外，均指98～100℃；热水系指70～80℃；微温或温水系指40～50℃；室温（常温）系指10～30℃；冷水系指2～10℃；冰浴系指约0℃；放冷系指放冷至室温。

百分比用"%"符号表示，系指重量的比例；但溶液的百分比，除另有规定外，系指溶液100ml中含有溶质若干克；乙醇的百分比，系指在20℃时容量的比例。此外，根据需要可采用下列符号。

%（g/g）表示溶液100g中含有溶质若干克。

%（ml/ml）表示溶液100ml中含有溶质若干毫升。

%（ml/g）表示溶液100g中含有溶质若干毫升。

%（g/ml）表示溶液100ml中含有溶质若干克。

"ppm""ppb"分别表示百万分比、十亿分比，均系指重量或体积的比例。

液体的滴，系在20℃时，以1.0ml水为20滴进行换算。

溶液后标示的"（1→10）"等符号，系指固体溶质1.0g或液体溶质1.0ml加溶剂使成10ml的溶液；未指明用何种溶剂时，均系指水溶液；两种或两种以上液体的混合物，名称间用半字线"–"隔开，其后括号内所示的"："符号，系指各液体混合时的体积（重量）比例。

乙醇未指明浓度时，均系指95%（ml/ml）的乙醇。

（6）精确度：试验中供试品与试药等"称重"或"量取"的量，均以阿拉伯数字表示，其精确度可根据数值的有效数位来确定，如称取"0.1g"，系指称取重量可为0.06～0.14g；称取"2g"，系指称取重量可为1.5～2.5g；称取"2.0g"，系指称取重量可为1.95～2.05g；称取"2.00g"，系指称取重量可为1.995～2.005g。

"精密称定"系指称取重量应准确至所取重量的千分之一；"称定"系指称取重量应准确至所取重量的百分之一；"精密量取"系指量取体积的准确度应符合国家标准中对该体积移液管的精密度要求；"量取"系指可用量筒或按照量取体积的有效数位选用量具。取用量为"约"若干时，系指取用量不得超过规定量的±10%。

"恒重"，除另有规定外，系指供试品连续两次干燥或炽灼后称重的差异在0.3mg以下的重量；干燥至恒重的第二次及以后各次称重均应在规定条件下继续干燥1h后进行；炽灼至恒重的第二次称重应在继续炽灼30min后进行。

试验中规定"按干燥品（或无水物，或无溶剂）计算"时，除另有规定外，应取未经干燥（或未去水、或未去溶剂）的供试品进行试验，并将计算中的取用量按检查项下测得的干燥失重（或水分、或溶剂）扣除。

试验中的"空白试验"，系指在不加供试品或以等量溶剂替代供试液的情况下，按同法操作所得的结果；含量测定中的"并将滴定的结果用空白试验校正"，系指按供试品所耗滴定液的量（ml）与空白试验中所耗滴定液的量（ml）之差进行计算。

试验时的温度，未注明者，系指在室温下进行；温度高低对试验结果有显著影响者，除另有规定外，应以25℃±2℃为准。

（7）试药、试液、指示剂：试验用的试药，除另有规定外，均应根据通则试药项下的规定，选用不同等级并符合国家标准或国务院有关行政主管部门规定的试剂标准。试液、缓冲液、指示剂与指示液、滴定液等，均应符合通则的规定或按照通则的规定制备。

试验用水，除另有规定外，均系指纯化水。酸碱度检查所用的水，均系指新沸并放冷至室温的水。

酸碱性试验时，如未指明用何种指示剂，均系指石蕊试纸。

**链接 1-2**                    **有效数字的处理**

**一、有效数字**

在分析工作中实际能测量到的数字即为有效数字。

（1）在记录有效数字时，规定只允许数的末位欠准，而且只能上下差1。例如，用50ml量筒量取25ml溶液，应记成25ml，取两位有效数字，因为末位上的5已可能有±1ml的误差。

（2）常量分析要达到千分之一的准确度，需保留四位有效数字。

（3）0在数字前面时，是定位用的无效数字，其余都是有效数字。

例如，3.2、0.32、0.032和0.0032均为两位有效数字，0.0320为三位有效数字，10.00为四位有效数字，12.490为五位有效数字。

（4）单位改变时，有效数字的位数不变。

（5）首位为8或9的数，可多计一位有效数字。

例如，85%与115%，都可以看成是三位有效数字；99.0%与101.0%都可以看成是四位有效数字。

（6）pH、lg$K$等对数数值，小数点后的位数为有效数字。

pH等对数值，其有效位数是由其小数点后的位数决定的，其整数部分只表明其真数的乘方次数，如pH=11.26（[$H^+$]=5.5×$10^{-12}$mol/L），其有效位数只有两位。

**二、数字修约规则**

（1）四舍六入五成双。

拟舍弃数字的最左一位数字小于5时，则舍去，即保留的各位数字不变。

**例 1-1：** 将12.1498修约到一位小数，得12.1。

拟舍弃数字的最左一位数字大于5，或者是5，而其后跟有并非全部为0的数字时，则进1，即在保留的末位数字加1。

**例 1-2：** 将1268修约到百数位，得13×$10^2$。

拟舍弃数字的最左一位数字为5，而其后无数字或皆为0时，若所保留的末位数为单数（1、3、5、7、9）则进1，为双数（2、4、6、8、0）则舍弃。

（2）原测量值要一次修约至所需位数，不可分次修约。

例如，将2.1549修约为三位数，不能先修约成2.155，再修成2.16，只能为2.15。

（3）运算中可多保留一位有效数字，算出结果后再按规定修约。

（4）在运算过程中，为减少舍入误差，其他数值的修约可以暂时多保留一位，等运算得到结果时，再根据有效位数弃去多余的数字。特别是运算步骤长，涉及数据多的情况下，尤其需要。

（5）修约标准偏差值或其他表示不确定度时，只要有效数字后面还有数字，都进位。例如，$S$=0.213，若取两位有效数字，宜修约为0.22，取一位有效数字，宜修约为0.3，总之修约的结果应使准确度的估计值变得更差一些。

**三、运算法则**

在进行数学运算时，对加减法和乘除法中有效数字的处理方式不同。

（1）加减运算：多个数值相加减时，所得和或差的绝对误差必较任何一个数值的绝对误差大。因此相加减时应以诸数值中绝对误差最大的数值为准，确定其他数值在运算中保留的位数和决定计算结果的有效位数，即按小数点后位数最少的数保留。

（2）乘除运算：多个数值相乘除时，所得积或商的相对误差必较任何一个数值的相对误差大。因此相乘除时应以诸数值中相对误差最大的数值为准，确定其他数值在运算中保留的位数和决定计算结果的有效位数，即按有效位数最少的数保留。

**例 1-3：** 13.65+0.008 23+1.633=?

本例是数值相加减，在三个数值中 13.65 小数点后位数最少，其最末一位数为百分位（小数点后二位），因此将其他各数均暂先保留至千分位，即把 0.008 23 修约成 0.008，1.633 不变。进行运算：

$$13.65+0.008+1.633=15.291$$

最后对计算结果进行修约，15.291 应只保留至百分位，而修约成 15.29。

**例 1-4**：$14.131 \times 0.076\ 54 \div 0.78=?$

本例是数值相乘除，在三个数值中，0.78 的有效位数最少，仅为两位有效位数，因此各数值均应暂保留三位有效位数进行运算，最后结果再修约为两位有效位数：

$$14.131 \times 0.076\ 54 \div 0.78$$
$$\rightarrow 14.1 \times 0.0765 \div 0.78$$
$$=1.08 \div 0.78$$
$$=1.38 \rightarrow 1.4$$

**2. 正文**　正文是药典的主要内容，为所收载药品或制剂的质量标准，系根据药物自身的理化与生物学特性，按照批准的处方来源、生产工艺、贮藏运输条件等所制定的，用以检测药品质量是否达到用药要求并衡量其质量是否稳定均一的技术规定。

正文内容根据品种和剂型的不同，按顺序可分别列有：① 品名（包括中文名、汉语拼音与英文名）；② 有机药物的结构式；③ 分子式与分子量；④ 来源或有机药物的化学名称；⑤ 含量或效价规定；⑥ 处方；⑦ 制法；⑧ 性状；⑨ 鉴别；⑩ 检查；⑪ 含量或效价测定；⑫ 类别；⑬ 规格；⑭ 贮藏；⑮ 制剂；⑯ 杂质信息等。

**3. 通用技术要求**　通则是药典的重要组成部分，主要收载制剂通则、其他通则、通用检测方法。制剂通则系为按照药物剂型分类，针对剂型特点所规定的基本技术要求。通用检测方法系为各品种进行相同项目检验时所应采用的统一规定的设备、程序、方法及限度等，包括光谱法、色谱法、物理常数测定法、限量检查法等。

指导原则系为规范药典执行、指导药品标准制定和修订、提高药品质量控制水平所规定的非强制性、推荐性技术要求。

生物制品通则是对生物制品生产和质量控制的基本要求，总论是对某一类生物制品生产和质量控制的相关技术要求。

---

**链接 1-3**　　　　　　**荧光分光光度法（ChP2020 四部通则 0405）**

某些物质受紫外光或可见光照射激发后能发射出比激发光波长更长的荧光。物质的激发光谱和荧光发射光谱，可用于该物质的定性分析。当激发光强度、波长、所用溶剂和温度等条件固定时，物质在一定浓度范围内，其发射光强度与溶液中该物质的浓度成正比关系，可以用于该物质的含量测定。荧光分光光度法的灵敏度一般较紫外-可见分光光度法高，但浓度太高的溶液会发生"自熄灭"现象，而且在液面附近溶液会吸收激发光，使发射光强度下降，导致发射光强度与浓度不成正比，故荧光分光光度法应在低浓度溶液中进行。

**测定法**　所用的仪器为荧光计或荧光分光光度计，按各品种项下的规定，选定激发光波长和发射光波长，并制备对照品溶液和供试品溶液。

通常荧光分光光度法是在一定条件下，测定对照品溶液荧光强度与其浓度的线性关系。当线性关系良好时，可在每次测定前，用一定浓度的对照品溶液校正仪器的灵敏度；然后在相同的条件下，分别读取对照品溶液及其试剂空白的荧光强度与供试品溶液及其试剂空白的荧光强度，用下式计算供试品浓度

$$C_X = \frac{R_X - R_{Xb}}{R_r - R_{rb}} \times C_r$$

式中，$C_X$ 为供试品溶液的浓度；$C_r$ 为对照品溶液的浓度；$R_X$ 为供试品溶液的荧光强度；$R_{Xb}$ 为供试品溶液试剂空白的荧光强度；$R_r$ 为对照品溶液的荧光强度；$R_{rb}$ 为对照品溶液试剂空白的荧光强度。

因荧光分光光度法中的浓度与荧光强度的线性范围较窄，故 $(R_X-R_{Xb})/(R_r-R_{rb})$ 应控制在 0.5～2，如若超过，应在调节溶液浓度后再进行测定。

当浓度与荧光强度的关系明显偏离线性范围时，应改用标准曲线法进行含量测定。

对易被光分解或弛豫时间较长的品种，为使仪器灵敏度定标准确，避免因激发光多次照射而影响荧光强度，可选择一种激发光和发射光波长与供试品近似而对光稳定的物质配成适当浓度的溶液，作为基准溶液。例如，蓝色荧光可用硫酸奎宁的稀硫酸溶液，黄绿色荧光可用荧光素钠水溶液，红色荧光可用罗丹明 B 水溶液等。在测定供试品溶液时选择适当的基准溶液代替对照品溶液校正仪器的灵敏度。

【附注】 荧光分光光度法因灵敏度高，故应注意以下干扰因素。

（1）溶剂不纯会带入较大误差，应先做空白检查，必要时，应用玻璃磨口蒸馏器蒸馏后再用。

（2）溶液中的悬浮物对光有散射作用，必要时，应用垂熔玻璃滤器滤过或用离心法除去。

（3）所用的玻璃仪器与测定池等也必须保持高度洁净。

（4）温度对荧光强度有较大的影响，测定时应控制温度一致。

（5）溶液中的溶氧有降低荧光作用，必要时可在测定前通入惰性气体除氧。

（6）测定时需注意溶液的 pH 和试剂的纯度等对荧光强度的影响。

# 二、主要的外国药典

随着国际经济文化一体化的进展，中国与世界各国的药品贸易逐渐增多，了解国外药典很有必要。对我国药品生产和质量管理具有参考价值的外国药典主要有《美国药典》《英国药典》《日本药局方》《欧洲药典》《国际药典》。

## （一）《美国药典》

《美国药典》（*United States Pharmacopoeia*，USP）由美国药典委员会（United States Pharmacopoeial Convention，USPC）编辑出版，于 1820 年出版第一版，1820 年至 1942 年，每 10 年出版 1 版；1942 年至 2000 年，每 5 年出版 1 版，从 2002 年开始每年出版 1 版。《国家处方集》（National Formulary，NF）1888 年出版第一版，1980 年起与《美国药典》合并为一册出版。至 2020 年，《美国药典-国家处方集》（USP-NF）更新至 USP43-NF38。自 2020 年名称及格式变更，USP-NF 每年例行发行 3 期，如 USP-NF 2023 第 1 期，USP-NF 2023 第 2 期和 USP-NF 2023 第 3 期。它包含关于药物、剂型、原料药、辅料、医疗器械和食物补充剂的标准。

《美国药典》由凡例、正文、通则、索引等内容组成。

**1. 凡例**　凡例为解释和使用《美国药典》的标准、检查、含量测定及其他规格提供基本指导，凡例与药典的正文各论或通则一样具有法定约束力。USP-NF"凡例"分为十项。

**2. 正文**　正文部分各品种按英文字母的顺序先后排列，各原料药都列有英文名、有机药物的结构式、分子式与分子量、来源或有机药物的化学名称、化学文摘（*Chemical Abstracts*，CA）登记号、含量或效价规定、包装和贮藏、《美国药典》参考标准品、鉴别、物理常数、检查、含量或效价测定等。

制剂质量标准的组成为英文名、含量限度、包装和贮藏、《美国药典》参考标准品、鉴别、检查、含量测定。

**3. 通则**　《美国药典》通则由合并条款、组成和细则、章程和程序、《美国药典》政策及注意事项五部分组成。与《中国药典》通则的内容有明显区别。

《美国药典》通则中还附有供试品分析检验参考的"一般信息",除另有规定,一般不强制执行,如数据分析与处理、全自动放射性同位素标记化学试剂合成装置、灭菌性能生物指示剂、色差测定仪、药品中的杂质、制剂的体内外相关性、体内生物等效性指导原则、制剂通则、药物制剂的稳定性要求、药典分析方法验证等。

### （二）《英国药典》

《英国药典》(*British Pharmacopoeia*,BP)由英国药典委员会(British Pharmacopoeia Commission,BPC)编辑出版,是英国制药标准的重要来源。1864年出版《英国药典》第一版,目前版本为2023年版,缩写为BP2023,于2023年1月1日生效,共由6卷组成。它包含原料药、制剂和在临床实践中用到的物质的专论,一部分来源于英国,并由英国药典委员会主持进行了详细阐述或者修订;另一部分来源于《欧洲药典》(题目旁边加"*"标记),在欧洲药典委员会主持下,由专家组和工作组完成阐述或修订。BP2023及其配套卷《英国药典》(兽药)2023年版收载了《欧洲药典》第十版的所有专论及10.1至10.5修订的专论。BP2023还收载了《欧洲药典》第十一版以及2023年修订的专论内容。第一卷至第三卷均有凡例和正文,通则置于第四卷中。第一卷和第二卷正文品种主要为原料药,而第三卷正文品种为药物制剂的总论和专论。第四卷为草药、草药制剂和草药产品、在顺势疗法制剂生产中所使用的物质、血液制品、免疫制品、放射性药制剂、手术材料和其他材料等。第五卷为红外参考光谱、附录、增补内容和索引。第六卷正文为兽药的原料、制剂和疫苗标准。

**1. 凡例**　凡例分为三部分。第一部分说明《欧洲药典》品种的标记;第二部分说明《英国药典》正文和通则的规定,共有31条,如法定标准、试剂、指示剂、溶解度、鉴别、检查和含量测定与试验等;第三部分为《欧洲药典》的凡例。

**2. 正文**　BP2023收载原料药质量标准的组成顺序:英文名、结构式、分子式和分子量、CA登记号、化学名称、作用和用途、含量限度、性状、鉴别、检查、含量测定、贮藏等,最后列出杂质的结构式和名称。制剂质量标准的组成顺序:英文名、含量限度、性状、鉴别、检查、含量测定、贮藏和制剂类别等。

**3. 通则**　共分25类,按内容分类,如第2类和第3类分别为光谱法和色谱法。书后附有全部内容关键词索引。

### （三）《日本药局方》

《日本药局方》(*Japanese Pharmacopoeia*,JP)由日本药局方编辑委员会编辑出版,日本厚生省颁布执行,有日文版与英文版。1886年6月25日颁布《日本药局方》第一版,1887年7月1日开始实施。目前为第十八版,缩写为JP18。药典内容包括通则、原料药与相关制剂、一般试验法、医药品各论[主要为化学药品、抗生素、放射性药品及制剂/医药品个论(生药、生物制品、调剂用附加剂等)]、参考紫外-可见吸收光谱和参考红外吸收光谱。参考信息中的红外光谱附图和紫外-可见吸收光谱图均按字母进行排序。

一般试验法中新制定了拉曼光谱测定法、半固体制剂的流动性测定法、蛋白质药品针剂的不溶性微粒子的试验法。

《日本药局方》医药品各论中药品的质量标准,按顺序分别列有品名(日文名、英文名、拉丁名和日本别名)、有机药物的结构式、分子式与分子量、来源或有机药物的化学名、CA登记号、含量和效价规定、性状和物理常数、鉴别、检查、含量或效价测定、容器和贮藏、有效期等。

### （四）《欧洲药典》

《欧洲药典》(*European Pharmacopoeia*,Ph. Eur.)由欧洲药典委员会编制,1964年发行第一版,从2002年第四版开始,出版修订周期固定为3年。《欧洲药典》第十一版为最新版本,自

2023 年 1 月 1 日起在 39 个欧洲国家具有法律约束力，并在全球 130 多个国家应用。《欧洲药典》第十一版包括 3 个基本卷，每年出 3 个增补本，有英文版与法文版。所有药品、药用物质生产企业在欧洲销售或使用其产品时，都必须遵循《欧洲药典》标准。

《欧洲药典》的基本组成有凡例、通用分析方法（包括一般鉴别试验，一般检查方法，常用物理、化学测定法，常用含量测定方法，生物检查和生物分析，生药学方法）、容器和材料、试剂、正文和索引等。

《欧洲药典》正文品种的内容包括品名（英文名，拉丁名）、分子结构式、分子式与分子量、含量限度及化学名称、性状、鉴别、检查、含量测定、贮藏、可能的杂质结构等。

《欧洲药典》的权威性和影响力正在不断扩大，参与制定和执行《欧洲药典》的国家在不断增加。中国药典委员会于 1994 年成为欧洲药典委员会的观察员之一，有利于进一步加强联系与合作。

### （五）《国际药典》

《国际药典》（*International Pharmacopoeia*，Ph. Int.）是由世界卫生组织编纂，旨在为所选药品、辅料和剂型的质量标准形成一个全球范围的统一的标准性文献。其采用的信息是综合了各国实践经验并广泛协商后整理而成的。

《国际药典》收载原料药、辅料和制剂测试的推荐分析方法和标准，可供成员国制定药典标准时参考和采用，采用国在有关法规上明文规定后，方具法定效力。

《国际药典》收载正文品种包括在世界卫生组织基本药物示范目录中，这些品种均应按世界卫生组织的《药品生产质量管理规范》（GMP）或生产国颁发的 GMP 要求进行生产。

目前最新《国际药典》为第十二版，于 2022 年出版，分为 2 卷：第一卷收载药典凡例和大多数原料药标准；第二卷则收载余下的原料药标准、制剂标准、放射性药品标准、通用测定法、红外光谱、试剂和索引。

# 第三节 药品检验与监督

药品检验工作的根本目的是保证人民用药的安全、有效。药物分析工作者必须具备认真负责的工作态度，正确、熟练的实验操作技能，实事求是的科学态度和优良的科学工作作风，才能正确地分析药物的质量，并对被分析的药物做出合理、公正和客观的评价，从而保证药品检验工作的公正性。

## 一、检验机构及其职能

《中华人民共和国药品管理法》规定：药品监督管理部门设置或者指定的药品专业技术机构，承担依法实施药品监督管理所需的审评、检验、核查、监测与评价等工作。

国家药品监督管理局（NMPA）下设的中国食品药品检定研究院承担食品、药品、医疗器械、化妆品及有关药用辅料、包装材料与容器（以下统称为食品药品）的检验检测工作。组织开展药品、医疗器械、化妆品抽验和质量分析工作。负责相关复验、技术仲裁。组织开展进口药品注册检验以及上市后有关数据收集分析等工作；承担药品、医疗器械、化妆品质量标准、技术规范、技术要求、检验检测方法的修订以及技术复核工作。组织开展检验检测新技术新方法、新标准研究；承担相关产品严重不良反应、严重不良事件原因的实验研究工作；负责医疗器械标准管理相关工作；承担生物制品批准、签发相关工作；承担化妆品安全技术评价工作；组织开展有关国家标准物质的规划、计划、研究、制备、标定、分发和管理工作；负责生产用菌毒种、细胞株的检定工作；承担医用标准菌毒种、细胞株的收集、鉴定、保存、分发和管理工作；承担实验动物饲育、保种、供应和实验动物及相关产品的质量检测工作；承担食品药品检验检测机构实验室间比对以及能力验证、考核与评价等技术工作；负责研究生教育培养工作；组织开展对食品药品相关单位质量检验检测工作的培训和技术指导；开展食品药品检验检测国际（地区）交流与合作。

《中华人民共和国药品管理法》也对药品生产企业、药品经营企业和医疗机构的药品检验机构或者人员做出了应当接受当地药品检验机构业务指导的规定。

## 二、检验的类别

药品检验按其性质和检验结果的效力分为两大类：第一类是药品研究、生产、经营和使用单位等对药品的检验；第二类是药品监督管理部门依法履行药品监督管理职能所需进行的检验，具体分为如下几种。

### （一）出厂检验

《中华人民共和国药品管理法》规定：药品生产企业应当对药品进行质量检验，不符合国家药品标准的，不得出厂；药品经营企业和医疗机构购进药品，应当建立并执行进货检查验收制度，验明药品合格证明和其他标识，不符合规定要求的，不得购进和销售；医疗机构配制的制剂应当按照规定进行质量检验，合格的，凭医师处方在本单位使用。

药品出厂检验是指药品生产企业对放行出厂的产品按国家药品标准或企业药品标准进行的质量检验过程。

### （二）委托检验

委托检验是指药品生产企业将由于缺少检验所需的仪器设备而无法完成的检验项目委托给具有相应检测能力并通过实验室资质认定或实验室认可的检验机构，或具有相应检测能力并通过GMP认证的药品生产企业进行检验。

### （三）抽查检验

药品监督管理部门根据监督检查的需要，可以对药品质量进行抽查检验，简称抽检，分类如下。

**1. 评价抽检** 评价抽检是药品监督管理部门为掌握、了解辖区内药品质量总体水平与状态而进行的抽查检验工作。国家药品抽检以评价抽检为主。

**2. 监督抽检** 监督抽检是国家对生产、经营、使用的药品质量实行监督抽查检验。监督抽检分为专项监督抽检和日常监督抽检。省、市（县）级药品检验所以监督抽检为主。

**3. 复核检验** 复核检验简称复验。当事人对药品检验机构的检验结果有异议的，可以自收到药品检验结果之日起七日内向原药品检验机构或者上一级药品监督管理部门设置或者确定的药品检验机构申请复验，也可以直接向国务院药品监督管理部门设置或者确定的药品检验机构申请复验。受理复验的药品检验机构必须在国务院药品监督管理部门规定的时间内做出复验结论。中国食品药品检定研究院对有异议的药品进行的再次抽检也称仲裁检验。复验也包括对药品注册标准的审核检验。

**4. 进口药品检验** 进口药品检验是对已经获得进口药品注册证或批件的进口药品进行的检验。

## 三、药品检验工作的基本程序

药品检验工作的基本程序一般为取样、留样、检验（性状、鉴别、检查、含量或效价测定）、记录和报告。

### （一）取样

分析任何样品都要从取样开始。要从大量的样品中取出能代表样本整体质量的少量样品进行分析，要考虑取样的科学性、真实性、代表性，取样方法要科学、合理，因此取样的基本原则为均匀、合理。

取样时，应先检查品名、批号、数量、包装等情况，符合要求后方可取样。

为使取样具有代表性，生产规模的固体原料药要用取样探子取样，取样的量也视产品数量的不同而不同。设总件数（如箱、桶、袋、盒等）为 $n$，当 $n \leqslant 3$ 时，应每件取样；$3 < n \leqslant 300$ 时，取样的件数应为 $\sqrt{n} + 1$；当 $n > 300$ 时，按 $\sqrt{n}/2 + 1$ 的件数随机取样。

制剂的取样视具体情况而定。

除另有规定外，一般为等量取样，混合后作为样品进行检验。取样应具有代表性，应全批取样，分部位取样。一次取得的样品量至少可供 3 次检验用。

取样时必须填写取样记录，取样容器和被取样包装上均应贴上标签。

## （二）留样

留样是按规定保存的用于质量追溯或调查的物料、产品样品。接收检品检验时必须按规定留样，每批药品的留样数量应当能够确保按照注册批准的质量标准完成两次全检。留样可在检品登记后分检的同时由收检部门留样交留样库；也可在检验完成后将剩余的检品由检验人员填写留样记录，注明数量和留样日期，签封后交留样库。

## （三）检验

在确认检品无误后，按照质量标准及其方法和有关标准操作规程（standard operating procedure，SOP）进行检验，并按要求做好原始记录。检验的项目如下。

**1. 性状**　药品的性状（characteristics）是药品质量的重要表征之一，是药品质量检验的第一项内容。性状项下记述了药品的外观、臭、味、溶解度及物理常数等。外观性状是对药品的色泽和外表感观的规定；溶解度是药品的一种物理性质；物理常数包括相对密度、馏程、熔点、凝点、比旋度、折光率、黏度、吸收系数、碘值、皂化值和酸值等。

由于外观、臭、味属一般性描述，没有确切的法定检验方法，故不构成法定标准的组成部分。物理常数的测定结果不仅对药品具有鉴别意义，也反映药品的纯度，是评价药品质量的主要指标之一，其测定方法收载于药典通则。

**2. 鉴别**　药物的鉴别（identification）是指用可靠的理化方法或生物学方法来证明已知药物的真伪。通常某一项鉴别试验只能表示药物的某一特征，因此鉴别一般是采用一组试验项目（二项或几项）进行全面的评价。鉴别试验方法要有一定的专属性和灵敏度，尽可能采用药典已经收载的方法。

**3. 检查**　药品质量标准的检查项下，收载包括反映药品的安全性与有效性的试验方法和限度，及均一性与纯度等制备工艺要求等内容。安全性检查包括无菌、热原、细菌内毒素、异常毒性、升压或降压物质等检查。有效性检查是指与疗效相关，但在鉴别、纯度检查和含量测定中不能有效控制的项目，如不同构型或晶型疗效差异较大的原料药中无效（或低效）构型或晶型的检查；难溶性药物制剂溶出度或释放度的检查；抗酸药物（氢氧化铝）制酸力的检查等。均一性检查主要是对制剂均匀程度的检查，如重（装）量差异、含量均匀度检查等。纯度检查是检查项下的主要内容，是对药物中的杂质进行检查。有关药物中杂质检查的基本规律将在第三章集中讨论。第六章至第十四章（各类药物）阐述有代表性药物的特殊杂质及其检查方法。

---

**案例 1-2**　　　　　　　　　　**阿莫西林钠的检查**

【检查】**碱度**　取本品适量，加水溶解并制成每 1ml 中含 0.1g 的溶液，依法测定（通则 0631），pH 应为 8.0～10.0。

**溶液的澄清度与颜色**　取本品 5 份，各 0.60g，分别加水 5ml 溶解后，溶液应澄清无色；如显浑浊，与 1 号浊度标准液（通则 0902 第一法）比较，均不得更浓；如显色，与黄色或黄绿色 5 号标准比色液（通则 0901 第一法）比较，均不得更深。溶液初溶时可呈现短暂的粉红色。

**有关物质**　照高效液相色谱法（通则0512）测定。临用新制。

供试品溶液　取本品适量，精密称定，加流动相A溶解并定量稀释制成每1ml中含2.0mg的溶液。

对照溶液　精密量取供试品溶液1ml，置100ml量瓶中，用流动相A稀释至刻度，摇匀。

系统适用性溶液　取阿莫西林系统适用性对照品适量，加流动相A溶解并稀释制成每1ml中约含2.0mg的溶液。

色谱条件　用十八烷基硅烷键合硅胶为填充剂；以0.05mol/L磷酸盐缓冲液（取0.05mol/L磷酸二氢钾溶液，用2mol/L氢氧化钾溶液调节pH至5.0）-乙腈（99∶1）为流动相A，以0.05mol/L磷酸盐缓冲液（pH 5.0）-乙腈（80∶20）为流动相B；先以流动相A-流动相B（92∶8）等度洗脱，待阿莫西林峰洗脱完毕后立即按表1-1线性梯度洗脱；检测波长为254nm；进样体积20μl。

**表1-1　阿莫西林钠线性梯度洗脱表**

| 时间（min） | 流动相A（%） | 流动相B（%） |
| --- | --- | --- |
| 0 | 92 | 8 |
| 25 | 0 | 100 |
| 40 | 0 | 100 |
| 41 | 92 | 8 |
| 55 | 92 | 8 |

系统适用性要求　系统适用性溶液色谱图应与标准图谱一致。

测定法　精密量取供试品溶液与对照溶液，分别注入液相色谱仪，记录色谱图。

限度　供试品溶液色谱图中如有杂质峰，阿莫西林二聚体（相对保留时间约为4.1）峰面积不得大于对照溶液主峰面积的3倍（3.0%）；其他单个杂质峰面积不得大于对照溶液主峰面积的2倍（2.0%）；各杂质峰面积的和不得大于对照溶液主峰面积的9倍（9.0%），小于对照溶液主峰面积0.05倍的峰忽略不计。

**残留溶剂**　照残留溶剂测定法（通则0861第二法）测定。

供试品溶液　取本品0.25g，精密称定，置顶空瓶中，精密加水5ml溶解，密封。

对照品溶液　取乙醇、乙酸甲酯适量，精密称定，用水定量稀释制成每1ml中约含乙醇0.3mg、乙酸甲酯0.2mg的溶液，精密量取5ml，置顶空瓶中，密封。

色谱条件　以6%氰丙基苯基-94%二甲基聚硅氧烷（或极性相近）为固定液的毛细管柱为色谱柱；初始温度为33℃，维持6min，再以每分钟30℃的速率升温至200℃，维持6min；进样口温度为250℃，检测器温度为250℃；顶空瓶平衡温度为80℃，平衡时间为30min。

系统适用性要求　对照品溶液色谱图中，各峰之间的分离度应符合要求。

测定法　取供试品溶液与对照品溶液分别顶空进样，记录色谱图。

限度　按外标法以峰面积计算，乙醇与乙酸甲酯的残留量均应符合规定。

**2-乙基己酸**　取本品，依法测定（通则0873），不得过1.0%。

**水分**　取本品，照水分测定法（通则0832第一法1）测定，含水分不得过3.0%。

**可见异物**　取本品5份，每份各2.0g，加微粒检查用水溶解，依法检查（通则0904），应符合规定。（供无菌分装用）

**不溶性微粒**　取本品，加微粒检查用水制成每1ml中含50mg的溶液，依法检查（通则0903），每1g样品中含10μm及10μm以上的微粒不得过6000粒，含25μm及25μm以上的

微粒不得过 600 粒。（供无菌分装用）

**细菌内毒素**　取本品，依法检查（通则 1143），每 1mg 阿莫西林（按 $C_{16}H_{19}N_3O_5S$ 计）中含内毒素的量应小于 0.15EU。（供注射用）

**无菌**　取本品，用适宜溶剂溶解并稀释后，经薄膜过滤法处理，依法检查（通则 1101），应符合规定。（供无菌分装用）

**4. 含量或效价测定**　含量或效价测定是指用规定的方法测定药物中有效成分的含量或效价，是评价药品质量、保证药品疗效的重要手段。凡用理化方法测定药物含量的，称为含量测定；凡用生物学方法（包括生物检定和微生物检定）或酶学方法测定药物效价的，称为效价测定。含量或效价测定需在有效成分鉴别无误、杂质检查合格的基础上进行。

概括起来，鉴别是用来判定药物的真伪，而检查和含量测定则可用来判定药物的优劣。所以，判断一个药物的质量是否符合要求，必须全面考虑鉴别、检查与含量测定三者的检验结果。除此之外，尚应结合药物的性状进行综合的判断。

## （四）记录和报告

上述药品检验及其结果必须有完整的原始记录，实验数据必须真实，不得涂改，还应写出检验报告，并根据检验结果得出明确的结论。

（1）检验记录：检验的记录应真实、完整、简明、具体；字迹应清晰，色调一致，不得任意涂改，若写错时，在错误的地方画上单线或双线，在旁边改正重写，并签名盖章。

检验记录的内容和记录顺序如下：①品名、规格、批号、数量、来源、检验依据；②取样日期、报告日期；③检验项目、数据、结果、计算；④判定；⑤检验人、复核人签名或盖章。

检验记录作为检验的第一手资料，应妥善保存、备查。

（2）检验报告书：检验后出具的检验报告书的内容如下：①品名、规格、批号、数量、来源、检验依据；②取样日期、报告日期；③检验结果；④结论；⑤检验人、复核人、负责人签名或盖章。

检验报告是对药品质量检验结果的证明书，判定必须明确、肯定、有依据。

检验报告结论的书写通常会出现下列四种情况。①全面检验后，各项指标均符合质量标准，如"本品为维生素 C，符合 ChP2020 的规定"。②全面检验后有个别项目不符合规定，但尚可供药用，如"本品为葡萄糖，检'乙醇溶液的澄清度'不符合规定，其他各项检验均符合 ChP2020 的规定，认为本品可改作'口服葡萄糖'用，但不得供制备注射剂用"。③全面检验后，不符合规定，不可供药用，或虽未全面检验，但主要检验项目不符合规定，不可供药用，如"本品为葡萄糖注射液，其细菌内毒素检查不符合 ChP2020 的规定，不得供药用"。④根据送检者要求，仅对个别检验项目做出是否符合规定的结论，如"本品（维生素 B 注射液）的 pH 为 5.5，检 pH 符合 ChP2020 的规定"。维生素 B 注射液 pH 应为 4.0～6.0。

（3）药物分析工作者在完成药品检验工作，并写出书面报告后，还应对不符合规定的药品提出处理意见，以供有关部门参考，并协助生产企业尽快地使药品的质量符合要求。

（4）检验报告上必须有检验人、复核人和部门负责人的签章，必要时由检验单位盖章。签章应写全名，否则该检验报告无效。

## 四、法　律　责　任

《中华人民共和国药品管理法》第一百三十八条："药品检验机构出具虚假检验报告的，责令改正，给予警告，对单位并处二十万元以上一百万元以下的罚款；对直接负责的主管人员和其他直接责任人员依法给予降级、撤职、开除的处分，没收违法所得，并处五万元以下的罚款；情节严重的，撤销其检验资格。药品检验机构出具的检验结果不实，造成损失的，应当承担相应的赔偿责任。"

# 第四节　全面控制药品质量的科学管理

药品质量的控制是一项涉及多方面、多学科的综合性工作，涉及药品的研究、生产、经营、临床应用和检验各环节。为了确保药品的质量，除了对成品进行严格的分析检验外，还必须在药品的研究、生产、经营、使用等各个环节严格执行质量管理规范。

## 一、我国药品管理法规

参考国外先进的药品研发和生产管理的经验与技术，结合我国的实际情况，根据《中华人民共和国药品管理法》和《中华人民共和国药品管理法实施条例》的规定，我国制定并颁布实施的药品质量管理规范如下。

**1.《药物非临床研究质量管理规范》（non-clinical good laboratory practice，简称 GLP）** 非临床研究，系指为评价药物安全性，在实验室条件下，用实验系统进行的各种毒性试验，包括单次给药的毒性试验、反复给药的毒性试验、生殖毒性试验、遗传毒性试验、致癌试验、局部毒性试验、免疫原性试验、依赖性试验、毒代动力学试验及与评价药物安全性有关的其他试验。GLP是为提高药物非临床研究的质量，确保实验资料的真实性、完整性和可靠性，保障人民用药安全，根据《中华人民共和国药品管理法》而制定。GLP适用于为申请药品注册而进行的非临床研究，其内容包括组织机构和人员、实验设施、仪器设备和实验材料、标准操作规程、研究工作的实施、资料档案管理等。药物非临床安全性评价研究机构必须遵循本规范。

**2.《药物临床试验质量管理规范》（good clinical practice，GCP）** 临床试验（clinical trial），指任何在人体（患者或健康志愿者）进行的药物系统性研究，以证实或揭示试验药物的作用、不良反应和（或）试验药物的吸收、分布、代谢和排泄，目的是确定试验药物的疗效与安全性。GCP是为保证药物临床试验过程规范，结果科学可靠，保护受试者的权益并保障其安全，根据《中华人民共和国药品管理法》《中华人民共和国药品管理法实施条例》，参照国际公认原则（《赫尔辛基宣言》《涉及人的生物医学研究的国际伦理准则》）而制定的规范，是临床试验全过程的标准规定，包括方案设计、组织实施、监察、稽查、记录、分析总结和报告。凡进行各期临床试验、人体生物利用度或生物等效性试验，均须按本规范执行。

**3.《药品生产质量管理规范》（good manufacturing practice，GMP）** GMP是为规范药品生产质量管理，根据《中华人民共和国药品管理法》和《中华人民共和国药品管理法实施条例》的规定而制定。GMP要求企业建立药品质量管理体系。该体系包括影响药品质量的所有因素，是确保药品质量符合预定用途所需的有组织、有计划的全部活动总和。GMP作为质量管理体系的一部分，是药品生产管理和质量控制的基本要求，用以确保持续稳定地生产出适用于预定用途、符合注册批准或规定要求和质量标准的药品，最大限度减少药品生产过程中污染、交叉污染及混淆、差错的风险。

GMP是现今国际医药企业共同认可并行之有效的药品生产管理规范，实施GMP可实现对药品生产全过程的监督管理，是确保所生产药品安全有效、质量稳定可控的重要措施。

**药品生产质量事故——规范药品质量管理，确保人民用药安全**

（1）某胶囊在充填好后，经质量部门检验，发现胶囊中混有性状不同的药粉，经检验为另外品种的药粉。经调查发现，胶囊在填充时，胶囊填充机附属吸尘器出现故障，维修人员检修后便交付操作人员使用，操作人员的错误操作导致吸尘器中积累的其他品种药粉被吹入充填的胶囊中。

（2）某药品出厂前检查时发现其他药品的说明书被错放到了该品种中。经调查，事故的原因是药厂工作人员做完前面一个品种药品后没有彻底清场或没有按照要求管理好说明书。药厂应该做到清场后认真检查，无上批生产药品遗留物，药品说明书应做到专人发放。

（3）某瓶装药品的经销商反馈脱氧剂破漏，导致产品沾满黑色铁粉。经调查发现是由于工人放脱氧剂时，由于瓶口小，脱氧剂不好放入，故工人将脱氧剂捏弯放入瓶中，且脱氧剂质量不好。

（4）某片剂在进行高效液相色谱检验时，出现了杂质峰与检出峰重叠的现象，无法对产品的含量进行测定。经调查发现，车间在进行生产时，上一批胶囊剂清除不彻底，导致胶囊剂药粉污染片剂。

药品质量的好坏，直接关系到患者的身体健康和生命安全。要控制好药品质量，药品生产企业就必须加强自身管理，严格遵守GMP的要求。作为药品生产企业，应当充分理解"药品质量是设计和生产出来的，而不是检验出来的"这一深刻内涵，必须将质量管理活动贯穿于整个生产过程。切实做到把产品质量建立在依据标准、精密计量和严格监督的基础上。此外，人员是确保药品质量的首要条件，药品生产企业要加强人才队伍的建设和管理，提高人员素质、丰富专业知识、建立以人为本的管理制度，充分发挥各类人员的积极性、主观能动性和创造性。

**4.《药品经营质量管理规范》（good supplying practice，GSP）** GSP是为加强药品经营质量管理，规范药品经营行为，保障人体用药安全、有效，根据《中华人民共和国药品管理法》《中华人民共和国药品管理法实施条例》而制定。GSP是药品经营管理和质量控制的基本准则，企业应当严格执行本规范，在药品采购、贮存、销售、运输等环节采取有效的质量控制措施，确保药品质量。

GLP、GCP、GMP、GSP反映了全面控制药品质量科学管理的四个方面，作为药物分析工作者有责任积极参与和研究，并严格执行有关的规定。

## 二、人用药品技术要求国际协调理事会

人用药品技术要求国际协调理事会（International Council for Harmonization of Technical Requirements for Pharmaceuticals for Human Use, ICH）是由欧盟、美国、日本三方的药品注册管理当局和制药企业协会（管理机构）于1990年发起创立的，并逐渐演变以应对日益全球化的药物开发。ICH于2015年10月进行组织变革，成长为一个包括20名成员和35名观察员的组织。2017年，国家食品药品监督管理总局成为ICH正式成员，2018年6月7日，国家药品监督管理局当选为ICH管理委员会成员。2021年6月3日，国家药品监督管理局再次当选为ICH管理委员会成员。

ICH是一个国际性非营利组织，其成员人用药品技术要求通过国际协调取得一致，以高效利用资源方式来研发、注册和生产安全、有效和高质量的药品，防止人体临床试验的不必要重复，在确保安全性和有效性的前提下尽量少地使用动物进行试验。这些技术标准的协调均有利于保护公众健康，维护公众利益。

ICH经过多年的协调统一，已经在药品注册技术要求的许多方面达成了共识。ICH指导原则共设四个模块，涉及60多个方面，共150个文件。

**1. 安全性（safety，以代码S标识）** ICH有关药品安全性的技术要求现有12种，包括药物的致癌性试验、遗传毒性试验、毒动学和药动学试验、动物慢性毒性试验、生殖毒性试验、生物制品的临床前安全性试验、安全性药理试验、免疫毒性试验、抗癌药物的非临床评价、药物的光安全性评价和儿科药物的临床前安全性评价，基因治疗产品的非临床生物分布的考虑，如S3毒动学和药动学试验。

**2. 质量（quality，以代码Q标识）** ICH有关药品质量的技术要求现有14种，包括稳定性试验、分析方法验证、杂质研究、药典方法、生物技术产品质量和安全、新原料药及新药制剂（化学物质）与生物技术产品/生物制品的质量标准、原料药GMP、药品研发、质量风险管理、药品质量体系、原料药开发和生产、生命周期管理、原料药及药品的连续生产、分析方法的开发，如

Q3 杂质，Q3A 新药原料中的杂质。

**3. 有效性（efficacy，以代码 E 标识）**　ICH 有关药品有效性的技术要求现有 21 种，包括长期用药临床安全性评价、药物警戒、临床研究报告的结构和内容、药品注册所需的量效关系信息、国外临床研究资料的种族因素的可接受性、药物临床试验质量管理规范（GCP）、特殊人群临床试验、临床注意事项、临床试验数据统计、临床试验中对照组的选择、儿科人群的临床试验、按治疗类别进行临床评估、非抗心律失常药物 QT 的临床评估、药物遗传学和药物基因组学中的定义、药物或生物技术产品开发的生物标志物、药物基因组学研究、多区域临床试验、基因组采样、安全数据收集、适应性临床试验、妊娠期和哺乳期个体纳入临床，如 E6 GCP。

**4. 多学科综合（multidisciplinary，以代码 M 标识）**　ICH 有关药品的综合技术要求现有 15 种，包括监管活动医学词典（medical dictionary for regulatory activities，MedDRA）、药政信息传递之电子标准、药物非临床安全性试验、通用技术文件（common technical document，CTD）、药品词汇的数据要素和标准、基因治疗、遗传毒性杂质、电子通用技术文件（eCTD）、基于生物药剂学分类系统的生物豁免、生物样品分析的方法验证和多学科、临床电子结构化协调方案、药物相互作用、速释固体口服制剂的生物等效性、利用真实世界证据进行药物安全性评估、模型知情药物开发。

目前，ICH 中以欧盟、美国和日本为首的成员，制药工业产值约占世界的 80%，所使用的研究和开发费用约占世界药物研究总投入的 90%，集中了国际上先进的药品研发和审评的技术与经验。因此，ICH 在药品注册管理和生产领域具有重要的影响。世界卫生组织建议各国在药品注册中采用 ICH 的技术要求。ICH 的技术要求也促进了我国药物的创新研究发展和药品生产技术水平的不断提高。

ICH 有关药品质量的技术要求也是药物分析学科进行药物质量研究的重要技术参考。

# 第五节　药物分析课程的学习要求

药物分析是药学各专业的专业必修课，是在无机化学、有机化学、分析化学、药物化学、药剂学及其他有关课程的基础上开设的一门综合性应用学科，旨在培养学生全面控制药品质量的观念，使学生掌握药物分析研究的方法和技能，能够胜任药品检验工作，并具备分析和解决药品质量问题的思维和能力。作为方法学，学生在学习中要注意掌握药物分析的方法原理和技术，在代表性药物的学习中，要抓住结构–性质–分析方法的主线，建立药物分子结构与分析方法的联系。首先掌握一类药物的母核，研究其共性，再根据其取代基的特点研究其个性，在学习中要注意培养运用以往所学知识解决药物分析实际问题的意识，提高分析问题、解决问题的能力。作为一门应用学科，应培养学生强烈的药品质量观念，以药典为核心，掌握药品质量控制的基本方法和基本技能，了解药物分析方法原理和技术在药物研发、药物生产和药物使用过程中的应用，在学好理论知识的同时，还应注意实验操作技能的培养，并加强创新能力的培养，为今后的工作打下良好的基础。通过本课程的学习，学生应重点掌握以下内容。

（1）药品质量控制的法典和规范。

（2）药物分析的基本方法和技术——药物的鉴别、检查、含量测定的基本原理与基本方法。

（3）代表性药物的共性分析规律——药物的结构、理化性质及分析方法的相关性，典型药物的鉴别、杂质检查和含量测定的基本方法。

（4）药物制剂分析的特点与基本内容。

（5）药用辅料的分析。

（6）药品质量标准的基本内容，制定或修订标准的基本原则与基本方法。

（7）中药、生化药物与生物制品、体内药物分析的基本知识。

（8）药品质量控制中分析方法的进展。

# 思 考 题

1.《中国药典》主要包括哪几部分？正文部分包括哪些项目？

2.简述药品检验程序。

3.简述药物鉴别试验选择的原则。

（彭金咏）

# 第二章　药物的鉴别试验

**本章要求**

**1. 掌握**　鉴别试验的研究对象，设计原则；鉴别试验的具体内容，性状鉴别中物理常数的测定方法及注意事项。光谱和色谱鉴别法的基本原理和方法特点。

**2. 熟悉**　影响鉴别试验结果的主要因素。

**3. 了解**　一般鉴别试验的方法。

> **现代分析技术在药物分析中的应用与发展——勇于开拓，不断探索**
>
> 　　在古代，医生凭借感官，通过中药的颜色、质地、形状、气味等对药物进行真伪鉴别和优劣评价。"神农尝百草"形象地描述了古人鉴别药物的方法。但因为局限于技术，仍有诸多药物难以鉴别，民间素有"丸散膏丹，神仙难辨"的说法。现代物理学、化学和仪器分析技术的出现极大地推动药物鉴别方法的发展，使其得到更广泛的应用。随着当前分析对象更加复杂化、微量化，分析速度要求更快，甚至需要实现在线分析，对药物鉴别及其质量控制也提出了更高的要求。研究者秉承知难而上、不断探索的精神，综合多学科的技术，不断研发药品定性定量的新方法。例如，20世纪50年代的中国仍靠经典化学反应方法来确定天然产物结构。当时中央卫生研究院药物学系（现改名为中国医学科学院药物研究所）药物研究室主任梁晓天（中国科学院院士、有机化学家）敏锐地意识到采用多谱学联合应用测定药物的化学结构，可以在速度、效率和准确度上超过化学方法，并率先采用核磁共振波谱，在短短的一年内成功确定了治疗小儿麻痹后遗症和面神经麻痹药物一叶萩碱的化学结构式。在他的积极倡导下，我国药物研究水平迅速赶上了国际先进水平。梁院士勇于开拓、踏实求真、不言放弃的精神值得我们学习。未来的药物分析工作也同样会面临很多新的挑战，如以活性为导向，选择合适的质量控制定性定量指标成分，建立有效的鉴别方法，提高分析方法的准确度和灵敏度等。只有勇于挑战困难、刻苦钻研，才能推进现代药物分析方法的应用与发展，才能够确切地检测药品质量，保证人民的用药安全。

## 第一节　概　　述

### 一、药物鉴别的意义

　　药物的鉴别（identification）是根据药物的化学结构和理化性质，用规定的试验方法来辨别药物真伪的质量控制过程。由于辨别药物的真伪是保证药品质量安全、有效的前提条件，所以鉴别是药品质量控制的首项工作。药品质量标准鉴别项下的试验方法只用于证实是否为其标签所标示的药物，是该药物应具备的必要条件，而非充分条件，因此不能用于鉴别未知药物。

### 二、鉴别试验的分类

　　药物的鉴别主要包括性状鉴别和鉴别项下的鉴别试验，其中性状鉴别在药物鉴别检查中具有重要的作用。对于原料药物的鉴别，除按药品质量标准的鉴别项下规定的方法试验外，还应结合性状项下外观、溶解度和物理常数等的规定进行确认；对于制剂，性状项下的规定也可对药品的真伪进行初步的判断。

　　鉴别试验可按照原理也可以按照方法的专属性进行划分。

　　按照鉴别方法的原理，鉴别试验可分为物理学方法、化学方法、物理化学方法及生物学方法等。物理学方法如熔点、比旋度等物理常数的测定；化学方法如颜色变化反应、沉淀生成反应、气体生成反应和制备衍生物测定熔点等；物理化学方法，如分光光度法和色谱法等；生物学方法，如聚合酶链反应（PCR），细菌 DNA 特征序列鉴定法等。

按照鉴别方法的专属性，鉴别试验可分为一般鉴别试验（general identification test）和专属鉴别试验（specific identification test）。

一般鉴别试验是指收载在 ChP2020 四部通则 0301 "一般鉴别试验"项下，以某一类药物的化学结构及理化性质为依据，通过化学反应来鉴别该类药物真伪的方法，如钠盐、钾盐、氯化物和硫酸盐的鉴别，水杨酸盐、枸橼酸盐、酒石酸盐、苯甲酸盐和乳酸盐及芳香第一胺类、丙二酰脲类、托烷生物碱类等的鉴别。

专属鉴别试验是依据每一种药物化学结构的差异及其所引起的物理化学特性的不同，选用某些灵敏的定性反应来区分同类药物中的各个药物，达到鉴别药物真伪的目的。

---

**案例 2-1　　　　　　　　　ChP2020 盐酸氯丙嗪的鉴别**

本品为抗精神病药，化学名为 *N,N*-二甲基-2-氯-10*H*-吩噻嗪-10-丙胺盐酸盐。分子式为 $C_{17}H_{19}ClN_2S \cdot HCl$，分子量为 355.33，化学结构式为

【性状】　本品为白色或乳白色结晶性粉末；有微臭，有引湿性；遇光渐变色；水溶液显酸性反应。

本品在水、乙醇或三氯甲烷中易溶，在乙醚或苯中不溶。

**熔点**　本品的熔点（通则 0612）为 194～198℃。

【鉴别】

（1）取本品约 10mg，加水 1ml 溶解后，加硝酸 5 滴即显红色，渐变为淡黄色。

（2）取本品，加盐酸溶液（9→1000）制成每 1ml 中含 5μg 的溶液，照紫外-可见分光光度法（通则 0401）测定，在 254nm 与 306nm 的波长处有最大吸收，在 254nm 的波长处吸光度约为 0.46。

（3）本品的红外光吸收图谱应与对照的图谱（光谱集 391 图）一致。

（4）本品的水溶液显氯化物鉴别（1）的反应（通则 0301）。

**问题：**

1. 药物鉴别试验的研究对象是什么？
2. 盐酸氯丙嗪有 4 个鉴别试验，这些鉴别试验设计的依据是什么？
3. 原料药与制剂的性状鉴别和鉴别试验具有什么作用？

---

## 三、鉴别试验设计的原则

鉴别试验方法是根据药物的化学结构、理化性质来进行设计的。所遵循的原则主要有以下几点。

（1）一般要求建立的鉴别试验方法应有一定的专属性、灵敏度，并且易于推广；对于一个药品，应尽量将化学法与仪器法相结合，每种药品一般选用 2～4 种方法进行试验，各方法相互补充。

（2）在建立方法时，如药典中收载过该药物成分的鉴别方法，可参考药典方法拟定，并按 ChP2020 通则 9101 "分析方法验证指导原则"进行方法学验证（validation）。鉴别试验应具有较高的灵敏度（sensitivity）。灵敏度可用最低检出量（minimum detectable quality）和最低检出浓度（minimum detectable concentration）表示。最低检出量是指在一定条件下，鉴别反应能够观测出试

验结果的供试品的最小重量；最低检出浓度是指某一反应，在一定条件下能够观测出供试品并给出肯定结果的最低浓度，若低于此浓度便不能被检出。

（3）鉴别试验应具有较强的专一性（specificity），也称专属性。专属性是指在一定条件下，一个鉴别方法仅对一种成分产生检测信号的性质。鉴别时共存的药物、附加剂应不干扰鉴别试验。在鉴别试验方法验证时，为避免错误，达到鉴别药物真伪的目的，应设计空白试验（blank test）。空白试验是指不加供试液或以等量溶剂替代供试液的情况下，在完全相同的试验条件下试验。空白试验不出现阳性反应，说明试剂等不干扰鉴别试验。另外，在鉴别试验中也常用已知样品的溶液替代供试品溶液，同法操作，称为对照试验（controlled trial）。对照试验用于检查试剂是否变质失效或反应进行的条件是否控制正常。

（4）原料药要侧重于具有指纹性的光谱方法，制剂则侧重于抗干扰的专属性色谱分析方法。

## 四、影响鉴别试验的因素

为了保证鉴别试验的可靠性，凡是影响试验结果的因素均应严格控制。

### （一）溶液的酸碱度

许多鉴别反应都需要在一定的酸碱性条件下才能进行。在鉴别试验中，应调节酸碱度使反应物有足够浓度处于易于反应的状态，使反应生成物处于稳定和易于观测的状态。

### （二）溶液的浓度

很多鉴别试验利用的是化学反应现象（如沉淀的生成或溶解、颜色的变化或气味的产生等）、光谱或色谱的特征参数来判断结果，药物和试剂的浓度直接影响这些变化，均应严格控制。

### （三）溶液的温度与反应速度

反应速度与药物的结构及反应的类型有关，离子反应一般反应速度较快，而以共价键结合的有机化合物，反应速度较慢。此外，反应速度还与温度有关，一般温度升高10℃，反应速度随之加快2～4倍，一些鉴别反应需在加热的条件下才能进行。

### （四）共存物质的干扰

鉴别试验的专属性是相对的。有些专属性较强的反应，当药物中共存物质如辅料或复方制剂中的其他药物发生变化时，也可能干扰鉴别试验。在这种情况下，可采取掩蔽、提取分离或选择专属性更高的反应来排除干扰。

### （五）反应的溶剂

大多数鉴别试验是将供试品制备成溶液状态进行的。建立方法时，应选择价廉易得、低毒的溶剂，避免使用低沸点、易挥发的溶剂。水是常用的溶剂，乙醇等有机溶剂也偶见使用。

---

**案例 2-1 分析讨论**

鉴别是根据药物的化学结构和理化性质，用规定的试验方法来辨别药物真伪的质量控制过程。药品质量标准鉴别项下的试验方法只用于证实是否为其标签所标示的药物，是该药物应具备的必要条件，而非充分条件，因此不能用来鉴别未知药物。

ChP2020中盐酸氯丙嗪的鉴别试验有4种方法，这些鉴别试验是根据药物和与药物共存物质的化学结构、理化性质来进行设计的。鉴别试验（1）、（4）为化学鉴别法。鉴别试验（1）根据盐酸氯丙嗪的结构中的硫氮杂蒽母核的氧化显色反应进行鉴别；鉴别试验（4）基于盐酸氯丙嗪的盐酸盐结构特点，显Cl⁻的鉴别反应。鉴别试验（2）、（3）为分光光度法，利用盐酸氯丙嗪有紫外和红外光谱吸收的性质，用分光光度法进行鉴别。鉴别试验收载在药品质量标准的鉴别项下，对于原料药物的鉴别还应结合质量标准性状项下的外观、溶解度和物理常数等进行确认。在本例中，性状项下规定了盐酸氯丙嗪的颜色、臭、味和溶解行为，也规定了熔点。

# 第二节 性状鉴别

药品质量标准中性状项下记载药品的外观、质地、断面、臭、味、溶解度及物理常数等，在一定程度上反映药品的质量特性。鉴别项下的试验方法则主要用于药品真伪的鉴别。

## 一、外观性状

外观性状是对药品的色泽和外表感观的规定，其中臭与味指药品本身所固有的，可供制剂开发时参考。

## 二、溶解度

溶解度是药品的一种物理性质。各品种项下选用的部分溶剂及其在该溶剂中的溶解性能，可供精制或制备溶液时参考；对在特定溶剂中的溶解性能需作质量控制时，在该药品检查项下另作具体规定。药品的近似溶解度以下列名词术语表示：极易溶解，易溶，溶解，略溶，微溶，极微溶解，几乎不溶或不溶。

测定方法：除另有规定外，称取研成细粉的供试品或量取液体供试品，于 25℃ ±2℃，一定容量的溶剂中，每隔 5min 强力振摇 30s；观察 30min 内的溶解情况，如无目视可见的溶质颗粒或液滴，即视为完全溶解。乙琥胺性状项下本品为白色至微黄色蜡状固体；几乎无臭；有引湿性。本品在乙醇或三氯甲烷中极易溶解，在水中易溶。

## 三、物理常数测定法

药物的物理常数（physical constant）是药物的特性常数，收载于质量标准的性状项下。ChP2020 四部通则中收载了相对密度、馏程、熔点、凝点、比旋度、折光率、黏度、吸收系数、碘值、皂化值和酸值等物理常数的测定方法。物理常数的测定结果不仅对药品具有鉴别意义，也反映药品的纯度，是评价药品质量的主要指标之一。

### （一）熔点

**1. 基本概念** 熔点（melting point，m.p.）是指药物按照规定的方法测定，由固体熔化成液体的温度、熔融同时分解的温度或在熔化时自初熔至全熔的一段温度。"初熔"是指供试品在毛细管内开始局部液化出现明显液滴时的温度；"全熔"是指供试品全部液化时的温度；"熔融同时分解"是指供试品在一定温度下熔融同时分解产生气泡、变色或浑浊等现象。

熔点是大多数固体有机药物重要的物理常数。测定熔点的药品，应是遇热晶型不转化，其初熔点和终熔点容易分辨的药品。药物若纯度差，则熔点下降，熔距增长。因此通过测定药物的熔点，不但可以鉴别药物真伪，也可用于检查药品的纯度。

**2. 测定方法** 按照待测药物性质的不同，ChP2020 四部通则依照供试品的性质不同，测定法分为下列三种。第一法用于测定易粉碎的固体药品；第二法用于测定不易粉碎的固体药品（如脂肪、脂肪酸、石蜡和羊毛脂等）；第三法用于测定凡士林或其他类似物质。各药物品种项下未注明时，均系指第一法。第一法又分为传温液加热法和电热块空气加热法，若对电热块空气加热法持有异议，则以传温液加热法测定结果为准。

**3. 测定时的注意事项** 影响熔点测定的因素较多。传温液的种类和升温速度、毛细管的内径和壁厚及其洁净与否、供试品装入毛细管内的高度及其紧密程度、温度计的准确度，以及结果判断的正确性等均可影响测定结果。为使测定结果准确，应严格按照 ChP2020 通则 0612 的规定进行操作。

## （二）吸收系数

**1. 基本概念** 吸收系数（absorption coefficient）是指在一定的波长下，单位光路长度，某物质单位浓度的吸光度值。待测物质对光的选择性吸收波长，以及相应的吸收系数是该物质的物理常数。在一定条件下，物质的吸收系数是恒定的，且与入射光的强度、吸收池厚度及样品浓度无关。

根据朗伯-比尔（Lambert-Beer）定律：

$$E = \frac{A}{cl}$$

式中，$E$ 为吸收系数；$A$ 为吸光度；$c$ 为物质的浓度；$l$ 为液层厚度（光路长度）。通过试验测定 $A$，就可计算得到该物质的吸收系数 $E$。由于物质浓度的计量单位不同，吸收系数有两种不同的表示方式。摩尔吸光（收）系数（$\varepsilon$）的物理意义为吸光物质溶液浓度为 1mol/L，液层厚度为 1cm 时的吸光度数值；比吸收系数（specific absorption coefficient，$E_{1cm}^{1\%}$），也称百分吸收系数，物理意义为吸光物质溶液浓度为 1%（g/ml），液层厚度为 1cm 时的吸光度数值。ChP2020 采用百分吸收系数。吸收系数不但用于原料药的鉴别，也可作为采用紫外分光光度法进行含量测定时的计算依据。

**2. 测定方法** 采用紫外-可见分光光度计（ultraviolet-visible spectrophotometer）测定。进行鉴别检验时需按照 ChP2020 四部通则 0401"紫外-可见分光光度法"项下的仪器校正和检定方法进行校正和检定；检查吸收池的配对性；按各品种项下规定的方法配制供试品溶液，核对供试品的吸收峰位置是否正确；在规定的波长处测定供试品溶液的吸光度，并计算吸收系数，应符合规定范围。

**3. 注意事项** 应严格按照 ChP2020 通则 0401 仪器校正和检定方法对紫外-可见分光光度计进行校正和检定。溶剂与溶液酸碱度对鉴别结果有明显的影响，应严格控制。应选择在测定波长处吸收无干扰、易得、低毒的溶剂，避免使用低沸点、易挥发的溶剂。一般取干燥的供试品测定，但如果供试品不稳定，可取未经干燥的供试品测定，然后再另取供试品测定干燥失重，计算时扣除即可。为减小测定误差，应调整供试品溶液的浓度，使供试品溶液的吸光度值在 0.3～0.7。

---

**案例 2-2　　　　　　　　ChP2020 贝诺酯的紫外鉴别**

贝诺酯的化学结构式为

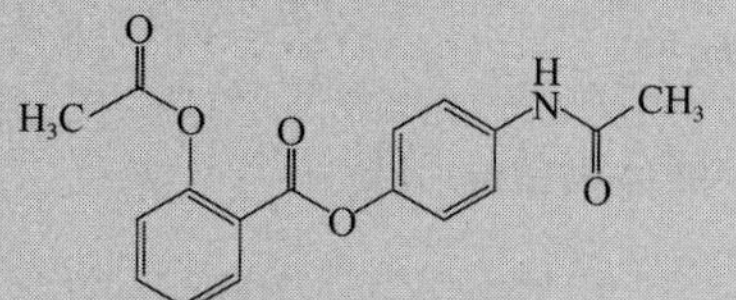

贝诺酯（benorilate）为解热镇痛、非甾体抗炎药，化学名为 4-乙酰氨基苯基乙酰水杨酸酯。贝诺酯结构中有共轭体系，具有紫外吸收性质，ChP2020 在性状项下规定了吸收系数的测定，方法如下。

取本品，精密称定，加无水乙醇溶解并定量稀释制成每 1ml 中约含 7.5μg 的溶液，照紫外-可见分光光度法（通则 0401）测定，在 240nm 的波长处测定吸光度，百分吸收系数（$E_{1cm}^{1\%}$）应为 730～760。

**问题：**

某药厂欲购进某批号贝诺酯原料，现精密称取贝诺酯原料 76.83mg，加无水乙醇溶解并定容至 100ml，精密量取 1ml，加无水乙醇溶解并稀释至 100ml 作为供试品溶液，按照紫外-可见分光光度法（通则 0401）测定，在 240nm 的波长处测定吸光度为 0.473，试问依据 ChP2020 该药厂是否可以购进该批号贝诺酯原料？

### （三）比旋度

**1. 基本概念**　旋光现象可发生在具有光学活性的化合物中，可使平面偏振光发生程度相同而方向相反的偏转。电磁波电矢量的振动方向，可通过尼科尔棱镜等装置，固定在垂直于光波传播方向的某一方位上，形成平面偏振光，当平面偏振光通过含有某些光学活性化合物的液体或溶液时，偏振光的振动平面会发生向左或向右偏转。旋转的角度称为旋光度（optical rotation）。迎着光传播的方向观察，逆时针方向旋转为左旋，以符号"−"表示；顺时针方向旋转为右旋，以符号"+"表示（图 2-1）。

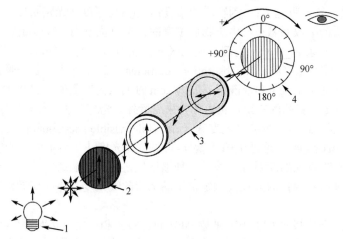

图 2-1　旋光分析原理示意图
1. 光源；2. 起偏镜（固定）；3. 样品管；4. 检偏镜（可旋转）

比旋度（specific rotation）是指在一定波长与温度下，偏振光通过长 1dm 且每 1ml 中含有旋光性物质 1g 的溶液时测得的旋光度，以符号 $[\alpha]_D^t$ 表示。ChP2020 规定的比旋度系以钠光谱的 D 线（589.3nm）为光源，除另有规定外，温度为 20℃时测定的比旋度。

比旋度是手性化合物重要的物理常数。比旋度可以用于鉴别手性药物的真伪，也可用于杂质检查和含量测定。

旋光度与比旋度间的关系式如下：

$$液体供试品 \ [\alpha]_D^t = \frac{\alpha}{ld}$$

$$固体供试品 \ [\alpha]_D^t = \frac{100\alpha}{lc}$$

式中，$[\alpha]_D^t$ 为比旋度；$\alpha$ 为旋光度；$l$ 为测定管长度，单位为 dm；$d$ 为液体的相对密度；$c$ 为溶液浓度，单位为 g/100ml。

物质的旋光度与以下因素有关：旋光物质的化学结构；平面偏振光的波长（D）；旋光物质溶液的浓度（$c$）及液层厚度（$l$），浓度越大，液层越厚，则偏振面旋转的角度也越大，即旋光度越大。

**2. 测定方法**　该法采用旋光计（polarimeter）测定。按各品种项下的规定进行操作。除另有规定外，供试液的测定温度应为 20℃ ±0.5℃（或各品种项下规定的温度），使用波长 589.3nm 的钠光谱的 D 线。将测定管用供试液或固体药品的供试品溶液冲洗数次，缓缓注入旋光计的样品管中（注意勿使光路中产生气泡），置于旋光计内检测读数。旋光度读数应重复 3 次，取其平均值。根据旋光度和溶液的浓度与液层厚度，计算比旋度。

**3. 注意事项**　选用读数可至 0.01° 的旋光计，用标准石英旋光管进行检定，读数误差应符合规定。旋光度测定一般应在溶液配制后 30min 内进行。纯液体样品测定时以干燥的空白测定管校正仪器零点，溶液样品则用空白溶剂校正仪器零点；每次测定前进行校正，测定后，再校正 1 次，以确定在测定时零点有无变动；如第 2 次校正时发现旋光度差值超过±0.01 时表明零点有变动，则应重新测定旋光度。供试品测定与空白溶剂校正应用同一测定管，并且每次测定应保持测定管方向、位置不变。配制溶液及测定时，均应调节温度至 20℃ ±0.5℃（或各药品项下规定的温度）。液体样品可直接测定，固体样品则应按照各药品项下规定的方法配制供试品溶液，并以干燥品计算。供试液应澄清，否则应预先滤过。

**4. 应用示例**　ChP2020 收载的硫酸奎宁、葡萄糖、盐酸麻黄碱、维生素 E、肾上腺素药物，在性状项下规定了比旋度的测定。

### 例 2-1：ChP2020 葡萄糖比旋度的测定

葡萄糖（glucose），化学名为 D-(+)-吡喃葡萄糖一水合物。葡萄糖有多个手性碳原子，具有旋光性，为右旋体，ChP2020 在性状项下规定了其比旋度的测定，方法：取本品约 10g，精密称定，置 100ml 量瓶中，加水适量与氨试液 0.2ml，溶解后，用水稀释至刻度，摇匀，放置 10min，在 25℃时，依法测定（通则 0621），比旋度为+52.6°～+53.2°。

葡萄糖有 $\alpha$ 及 $\beta$ 两种互变异构体，其比旋度相差甚远，在水溶液中逐渐达到变旋平衡，平衡时比旋度趋于恒定（图 2-2）：

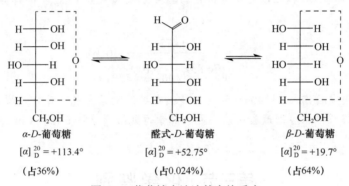

图 2-2　葡萄糖水溶液的变旋反应

当进行葡萄糖旋光度测定时，首先使上述反应达到平衡，ChP2020 采用加氨试液的方法，加速变旋平衡的到达。

## （四）折光率

**1. 基本概念**　折光率，又称折射率（refractive index），是指光线在空气中进行的速度与在供试品中进行的速度的比值。折光率是物质的物理常数，测定折光率可用于区别不同的油类，也可用于检查某些药品的纯度。根据折射定律，折光率是光线入射角的正弦与折射角的正弦的比值，即

$$n = \frac{\sin \alpha_m}{\sin \beta_M}$$

式中，$n$ 为折光率；$\sin\alpha_m$ 为光线入射角的正弦；$\sin\beta_M$ 为光线折射角的正弦。根据折光率的定义，折光率均大于 1。光的折射现象见图 2-3。物质的折光率随供试品的性质、入射光的波长、供试品的温度而变化，透光物质的温度升高，折光率变小；入射光的波长越短，折光率越大。折光率以 $n_D^t$ 表示，ChP2020 采用钠光谱 D 线（589.3nm）为光源，供试品温度除另有规定外，应为 20℃。

**2. 测定方法**　以钠光谱 D 线为光源，用校正后阿贝折射计（Abbe refractometer）测定。将仪器置于有充足光线的平

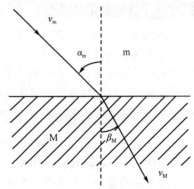

图 2-3　光的折射现象示意图

m 为光疏介质；M 为光密介质；$\alpha_m$ 为光线的入射角；$\beta_M$ 为光线的折射角

台上，装上温度计，置20℃恒温室中至少1h。使折射棱镜上透光处朝向光源，将镜筒拉向观察者，使成适当倾斜度，对准反射镜，至视野内光线最明亮为止。将上下折射棱镜拉开，用玻璃搅拌棒（简称玻棒）或吸管蘸取供试品1～2滴，滴于下棱镜面上，然后将上下棱镜关合并拉紧扳手。转动刻度尺调节钮，使读数在供试品折光率附近，旋转补偿旋钮，使视野内虹彩消失，并有清晰的明暗分界线。再转动刻度尺的调节钮，使视野的明暗分界线恰位于视野内十字交叉处，记下刻度尺上的读数。重复读数3次，取平均值，即为供试品的折光率。

**3. 应用示例**　ChP2020收载的苯甲醇、苯丙醇、碘苯酯、二甲硅油、克罗米通、氯贝丁酯、尼可刹米、十一烯酸、维生素E、维生素K$_1$等油状液体药物，在性状项下规定了折光率的测定。

**例2-2：** 克罗米通（crotamiton）为抗疥螨药，是化学名为 *N*-乙基-*N*-(2-甲基苯基)-2-丁烯酰胺的顺式和反式异构体的混合物，为无色至淡黄色油状液体，性状项下规定：本品的折光率（通则0622）为1.540～1.542。

---

**案例2-2分析讨论**

案例2-2可根据朗伯-比尔定律进行贝诺酯百分吸收系数（$E_{1cm}^{1\%}$）的计算：$E_{1cm}^{1\%} = \dfrac{A}{cl}$ 将试验所得数据代入得

$$E_{1cm}^{1\%} = \frac{0.473}{76.83 \times \dfrac{1}{100} \times 10^{-3}} = 616$$

按照ChP2020规定贝诺酯在240nm的波长处测定贝诺酯吸光度，百分吸收系数（$E_{1cm}^{1\%}$）应为730～760。根据性状鉴别试验结果判定该批号的贝诺酯原料不符合ChP2020要求，故不能购进。

---

# 第三节　化学鉴别

化学鉴别（chemical identification）是指通过加入试剂与药物发生反应，观察反应现象，对药物进行鉴别的试验。化学鉴别法为经典的鉴别试验方法，由于操作简便、快速，在质量标准中应用比较多。

## 一、化学鉴别试验的分类

按照反应现象的不同，化学鉴别试验又分为颜色变化鉴别法、沉淀生成鉴别法、气体生成鉴别法、荧光反应鉴别法和衍生物熔点测定法等。

### （一）颜色变化鉴别法

颜色变化鉴别法是在一定条件下在供试品溶液中加入适当的试剂进行反应，观察反应过程颜色变化的鉴别方法。应用较多的试剂有三氯化铁、硫酸铜、硝酸银和无机强酸等，无机强酸中又以浓硫酸应用较多。具有酚羟基的药物，如对乙酰氨基酚、肾上腺素，或经水解可生成酚羟基的阿司匹林可依据酚羟基与三氯化铁试液反应呈色进行鉴别。

### （二）沉淀生成鉴别法

在一定条件下供试品溶液中加入适当的试剂反应生成沉淀的鉴别方法。如ChP2020中醋酸去氧皮质酮（desoxycortone acetate）的鉴别：

取本品约5mg，加乙醇0.5ml溶解后，加氨制硝酸银试液0.5ml，即生成黑色沉淀。

### （三）气体生成鉴别法

在一定条件下供试品溶液与适当的试剂反应生成气体的鉴别方法。本方法专属性较强。许多胺（铵）类药物、酰脲类药物及某些酰胺类药物，加强碱并经加热处理后，可产生氨气，有特臭，并可使红色石蕊试纸变蓝；含碘的药物，直火加热可生成紫色的碘蒸气；乙酸酯和乙酰胺类药物，经硫酸水解后，加乙醇可产生乙酸乙酯的香味，这些反应均可用于药物的鉴别。

**例 2-3：ChP2020 尼可刹米（nikethamide）的鉴别**

取本品 10 滴，加氢氧化钠试液 3ml，加热，即发生二乙胺的臭气，能使湿润的红色石蕊试纸变蓝色。

### （四）荧光反应鉴别法

荧光反应鉴别法是将供试品溶解在适当溶剂中，直接观察或加入试剂反应后观察荧光的鉴别方法。本法灵敏度较高、专属性较强。例如，维生素 $B_1$ 在碱性条件下与铁氰化钾反应生成具有蓝色荧光的硫色素，可用硫色素反应鉴别。

### （五）衍生物熔点测定法

测定熔点是一种简便、专属性较强的鉴别方法。对于某些熔点过高、对热不稳定或熔点不敏锐的药物，可通过加入试剂使药物与试剂反应生成衍生物再测定熔点的方法予以鉴别，应根据药物的结构和性质，选择适宜的条件制备衍生物。由于熔点与药物的纯度有关，本法一般需经洗涤、干燥后方可测定熔点，故样品用量较大、操作复杂费时，但专属性较强，目前仍有采用。

**例 2-4：ChP2020 盐酸丁卡因（tetracaine hydrochloride）的鉴别**

取本品约 0.1g，加 5% 醋酸钠溶液 10ml 溶解后，加 25% 硫氰酸铵溶液 1ml，即析出白色结晶；滤过，结晶用水洗涤，在 80℃ 干燥，依法测定（通则 0612 第一法），熔点约为 131℃。

## 二、常见离子的鉴别

### （一）无机酸根离子

#### 1. 氯化物

（1）取供试品溶液，加稀硝酸使呈酸性后，滴加硝酸银试液，即生成白色凝乳状沉淀；分离，沉淀加氨试液即溶解，再加稀硝酸酸化后，沉淀复生成。如供试品为生物碱或其他有机碱的盐酸盐，须先加氨试液使呈碱性，将析出的沉淀滤过除去，取滤液进行试验，反应方程式为

$$Cl^- + Ag^+ \longrightarrow AgCl\downarrow（白色凝乳状沉淀）$$

$$AgCl + 2NH_3 \longrightarrow [Ag(NH_3)_2]^+ + Cl^-$$

$$[Ag(NH_3)_2]^+ + Cl^- + 2HNO_3 \longrightarrow AgCl\downarrow + 2NH_4NO_3$$

（2）取供试品少量，置试管中，加等量的二氧化锰，混匀，加硫酸湿润，缓缓加热，即产生氯气，能使经水湿润的碘化钾淀粉试纸显蓝色，反应方程式为

$$2Cl^- + MnO_2 + 2H_2SO_4 \xrightarrow{\triangle} MnSO_4 + Cl_2\uparrow + 2H_2O + SO_4^{2-}$$

$$Cl_2 + 2I^- \longrightarrow 2Cl^- + I_2$$

#### 2. 硫酸盐

（1）取供试品溶液，滴加氯化钡试液，即生成白色沉淀；分离，沉淀在盐酸或硝酸中均不溶解，反应方程式为

$$SO_4^{2-} + Ba^{2+} \longrightarrow BaSO_4\downarrow（白色沉淀）$$

（2）取供试品溶液，滴加醋酸铅试液，即生成白色沉淀；分离，沉淀在醋酸铵试液或氢氧化钠试液中溶解，反应方程式为

$$SO_4^{2-}+Pb^{2+}\longrightarrow PbSO_4\downarrow（白色沉淀）$$

沉淀遇到醋酸生成电离度极小的能溶于水的醋酸铅，反应方程式为

$$PbSO_4+2CH_3COONH_4\longrightarrow Pb(CH_3COO)_2\downarrow+(NH_4)_2SO_4$$

铅具有酸碱两性，硫酸铅遇氢氧化钠发生以下反应而溶解，反应方程式为

$$PbSO_4+4OH^-\longrightarrow PbO_2^{2-}+2H_2O+SO_4^{2-}$$

（3）取供试品溶液，加盐酸，不生成白色沉淀（与硫代硫酸盐区别）。

**3. 溴化物**

（1）取供试品溶液，滴加硝酸银试液，即生成淡黄色凝乳状沉淀；分离，沉淀能在氨试液中微溶，但在硝酸中几乎不溶，反应方程式为

$$Br^-+Ag^+\longrightarrow AgBr\downarrow（淡黄色凝乳状沉淀）$$

（2）取供试品溶液，滴加氯试液，溴即游离，加三氯甲烷振摇，三氯甲烷层显黄色或红棕色，反应方程式为

$$Cl_2+2Br^-\longrightarrow 2Cl^-+Br_2$$

**4. 氟化物**　含氟的药物一般为有机氟化物，在鉴别前应先进行有机破坏（organic destruction）。一般方法：取供试品约 7mg，照氧瓶燃烧法（通则 0703）进行有机破坏，用水 20ml 与 0.01mol/L 氢氧化钠溶液 6.5ml 为吸收液，待燃烧完毕后，充分振摇；取吸收液 2ml，加茜素氟蓝试液 0.5ml，再加 12% 醋酸钠的稀醋酸溶液 0.2ml，用水稀释至 4ml，加硝酸亚铈试液 0.5ml，即显蓝紫色，同时做空白对照试验。

在上述反应过程中，有机氟化物经氧瓶燃烧法破坏，被碱性溶液吸收成为无机氟化物后，与茜素氟蓝、硝酸亚铈在 pH4.3 的弱酸性条件下生成蓝紫色配位化合物，反应方程式为

**5. 硝酸盐**

（1）取供试品溶液，置试管中，加等量的硫酸，小心混合，冷后，沿管壁加硫酸亚铁试液，使成两液层，接界面显棕色，反应方程式为

$$3Fe^{2+}+NO_3^-+4H^+\longrightarrow 3Fe^{3+}+NO\uparrow+2H_2O$$

$$Fe^{2+}+NO\longrightarrow FeNO^{2+}（棕色配位化合物）$$

$NO_3^-$ 在 $H_2SO_4$ 溶液中，与 $Fe^{2+}$ 作用生成 $FeNO^{2+}$ 棕色配位离子，即棕色环试法。

（2）取供试品溶液，加硫酸与铜丝（或铜屑），加热，即发生红棕色的蒸气。反应方程式为

$$Cu+2NO_3^-+4H^+\xrightarrow{\triangle}Cu^{2+}+2NO_2\uparrow（红棕色的蒸气）+2H_2O$$

（3）取供试品溶液，滴加高锰酸钾试液，紫色不应褪去（与亚硝酸盐区别）。

**6. 磷酸盐**

（1）取供试品的中性溶液，加硝酸银试液，即生成黄色沉淀；分离，沉淀在氨试液或稀硝酸

中均易溶解，反应方程式为

$$PO_4^{3-}+3Ag^+ \longrightarrow Ag_3PO_4 \downarrow（黄色沉淀）$$

$$Ag_3PO_4+6NH_3 \cdot H_2O \longrightarrow 3[Ag(NH_3)_2]OH+H_3PO_4+H_2O$$

$$Ag_3PO_4+2H^+ \longrightarrow 3Ag^++H_2PO_4^-$$

（2）取供试品溶液，加氯化铵镁试液，即生成白色结晶性沉淀，反应方程式为

$$PO_4^{3-}+NH_4^++Mg^{2+}+6H_2O \longrightarrow MgNH_4PO_4 \cdot 6H_2O \downarrow（白色结晶性沉淀）$$

（3）取供试品溶液，加钼酸铵试液与硝酸后，加热即生成黄色沉淀；分离，沉淀能在氨试液中溶解，反应方程式为

$$PO_4^{3-}+12MoO_4^{2-}+3NH_4^++24H^+ \xrightarrow{\triangle} (NH_4)_3PO_4 \cdot 12MoO_3 \downarrow（黄色沉淀）+12H_2O$$

$$(NH_4)_3PO_4 \cdot 12MoO_3+24NH_3 \cdot H_2O \longrightarrow (NH_4)_3HPO_4+12(NH_4)_2MoO_4+12H_2O$$

## （二）金属阳离子

### 1. 钠、钾盐

（1）取铂丝，用盐酸湿润后，蘸取供试品，在无色火焰中燃烧，钠盐火焰即显鲜黄色，钾盐火焰即显紫色。

（2）取供试品约 100mg，置 10ml 试管中，加水 2ml 溶解，加 15% 碳酸钾溶液 2ml，加热至沸，不得有沉淀生成；加焦锑酸钾试液 4ml，加热至沸；置冰水中冷却，必要时用玻棒摩擦试管内壁，应有致密的沉淀生成，反应方程式为

$$4Na^++K_4Sb_2O_7 \longrightarrow 4K^++Na_4Sb_2O_7 \downarrow$$

钠离子与焦锑酸钾作用生成难溶的焦锑酸钠沉淀。由于反应中生成物的溶解度较大，所以反应后应置冰水浴中冷却，必要时，还需用玻棒摩擦试管壁，以促进沉淀的生成。

（3）取供试品，加热炽灼除去可能杂有的铵盐，放冷后，加水溶解，再加 0.1% 四苯硼钠溶液与醋酸，即生成白色沉淀，反应方程式为

$$K^++[B(C_6H_5)_4]^- \longrightarrow K[B(C_6H_5)_4] \downarrow（白色沉淀）$$

### 2. 钙盐

（1）取铂丝，用盐酸湿润后，蘸取供试品，在无色火焰中燃烧，火焰即显砖红色。

钙的火焰光谱在可见光区有 622nm、602nm、554nm、442.67nm 几条主要谱线，其中以 622nm 波长的谱线最强，故钙盐的燃烧火焰显砖红色。

（2）取供试品溶液（1→20），加甲基红指示液 2 滴，用氨试液中和，再滴加盐酸至恰呈酸性，加草酸铵试液，即生成白色沉淀；分离，沉淀不溶于醋酸，但可溶于稀盐酸。反应方程式为

$$Ca^{2+} + C_2O_4^{2-} \xrightarrow{pH \approx 4} CaC_2O_4 \downarrow（白色沉淀）$$

草酸钙沉淀在醋酸中不溶，在盐酸等强酸中可生成草酸而使沉淀溶解。

$$CaC_2O_4 + 2HCl \longrightarrow H_2C_2O_4 + Ca^{2+} + 2Cl^-$$

## （三）芳香第一胺类

取供试品约 50mg，加稀盐酸 1ml，必要时缓缓煮沸使溶解，加 0.1mol/L 亚硝酸钠溶液数滴，加与 0.1mol/L 亚硝酸钠溶液等体积的 1mol/L 脲溶液，振摇 1min，滴加碱性 $\beta$-萘酚试液数滴，视供试品不同，生成由粉红到猩红色沉淀，反应方程式为

## （四）有机酸根

### 1. 醋酸盐

（1）取供试品，加硫酸和乙醇后，加热，即分解产生乙酸乙酯的香气，反应方程式为

$$CH_3COO^- + CH_3CH_2OH + H^+ \xrightarrow{\triangle} CH_3COOC_2H_5 \uparrow + H_2O$$

（2）取供试品的中性溶液，加三氯化铁试液1滴，溶液呈深红色，加稀无机酸，红色即褪去。反应方程式为

$$3CH_3COOH + Fe^{3+} \longrightarrow (CH_3COO)_3Fe + 3H^+$$

### 2. 酒石酸盐

（1）取供试品的中性溶液，置洁净的试管中，加氨制硝酸银试液数滴，置水浴中加热，银即游离并附在试管的内壁成银镜，反应方程式为

（2）取供试品溶液，加醋酸使呈酸性后，加硫酸亚铁试液1滴和过氧化氢试液1滴，待溶液褪色后，用氢氧化钠试液碱化，溶液即显紫色，反应方程式为

$$2FeSO_4 + H_2O_2 + 6CH_3COOH \longrightarrow 2Fe(CH_3COO)_3 + 2H_2SO_4 + 2H_2O$$

### （五）铵盐离子

（1）取供试品，加过量的氢氧化钠试液后，加热，即分解，发生氨臭；遇用水湿润的红色石蕊试纸，能使之变蓝色，并能使硝酸亚汞试液湿润的滤纸显黑色，反应方程式为

$$NH_4^+ + OH^- \longrightarrow NH_3\uparrow + H_2O$$

$$2Hg_2(NO_3)_2 + 4NH_3 + H_2O \longrightarrow [OHg_2NH_2]NO_3 + 2Hg + 3NH_4NO_3$$

（2）加碱性碘化汞钾试液 1 滴，即生成红棕色沉淀，反应方程式为

$$NH_3 + 2[HgI_4]^{2-} + 3OH^- \longrightarrow [OHg_2NH_2]I\downarrow（红棕色沉淀） + 2H_2O + 7I^-$$

本法专属性强、灵敏度高，最低检出量为 0.05μg。

## 第四节　光谱鉴别

光谱测定法（spectrometry）是基于物质与电磁辐射相互作用来获取信息，测量由物质内部发生量子化的能级之间的跃迁而产生的发射、吸收或散射辐射的波长和强度，并对其进行分析的方法。质谱法（mass spectrometry，MS）是测定生成离子的质量和强度，进行定性和定量分析的一种常用谱学分析方法。严格地讲，质谱法不属于光谱法范畴，但基于其谱图表达的特征性与光谱法类似，故通常将其与光谱法归为一类。分光光度法是光谱法的重要组成部分，是通过测定被测物质在特定波长处或一定波长范围内的吸光度或发光强度，对该物质进行定性和定量分析的方法，包括紫外-可见光谱法（ultraviolet-visible spectroscopy，UV-Vis，又称紫外-可见分光光度法）、红外光谱法（infrared spectrometry，IR，又称红外分光光度法）、荧光分光光度法（fluorospectrophotometry）和原子吸收分光光度法（atomic absorption spectrophotometry，AAS）等，其中紫外-可见分光光度法和红外分光光度法常用于药物的鉴别。

### 一、紫外-可见分光光度法

紫外-可见分光光度法是在 190～800nm 波长范围内测定物质的吸光度，用于鉴别、杂质检查和定量测定的方法。当光穿过被测物质溶液时，物质对光的吸收程度随光的波长不同而变化。因此，通过测定物质在不同波长处的吸光度，并绘制其吸光度与波长的关系图即得被测物质的吸收光谱。从吸收光谱中，可以确定最大吸收波长处的吸光度 $A_{max}$ 和最小吸收波长处的吸光度 $A_{min}$。物质的吸收光谱具有与其结构相关的特征性。因此，可以通过特定波长范围内样品的光谱与对照光谱或对照品光谱的比较，或通过确定最大吸收波长，或通过测量两个特定波长处的吸光度比值而鉴别物质。用于定量时，在最大吸收波长处测量一定浓度样品溶液的吸光度，并与一定浓度的对照溶液的吸光度进行比较或采用吸收系数法求算出样品溶液的浓度。

紫外-可见分光光度法是按规定的方法，取供试品适量，在适当的溶剂中制成溶液，在紫外-可见分光光度计上测定。常用的溶剂有水、乙醇、无水乙醇、0.1mol/L 盐酸溶液或 0.1mol/L 氢氧化钠溶液等。紫外吸收光谱的形状、吸收峰数目、吸收峰（或谷）波长的位置、吸收光强度及吸收系数等均可作为鉴别的依据，常见的方法有以下几种，可以单独使用，也可以几个联合使用以提高方法的灵敏度。

### （一）测定方法

**1.** 以吸收光谱的特征参数为定性鉴别方法，即核对供试品溶液的最大吸收波长（$\lambda_{max}$）、最小吸收波长（$\lambda_{min}$）、最大吸收波长处的吸光度（$A_{max}$）、肩峰处的吸光度（$A_{sh}$）、百分吸收系数（$E_{1cm}^{1\%}$）等是否符合规定。如果供试品具有多个峰位，可同时用几个峰位进行鉴别，如案例 2-3 布洛芬的鉴别。

**案例 2-3**　　　　　　　　　**布洛芬（ibuprofen）的紫外鉴别**

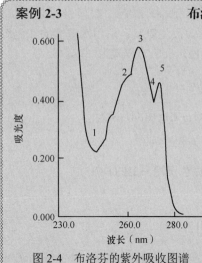

图 2-4　布洛芬的紫外吸收图谱

布洛芬的化学结构式为

布洛芬（$C_{13}H_{18}O_2$）为解热镇痛、非甾体抗炎药，化学名为 $\alpha$-甲基-4-(2-甲基丙基) 苯乙酸。因其结构中存在共轭体系，ChP2020 采用紫外-可见分光光度法进行鉴别。方法：取本品，加 0.4% 氢氧化钠溶液制成每 1ml 中含 0.25mg 的溶液，照紫外-可见分光光度法（通则 0401）测定。规定应在 265nm 与 273nm 波长处有最大吸收，在 245nm 与 271nm 波长处有最小吸收，在 259nm 波长处有一肩峰。测定结果见图 2-4。

**问题：**

从本例的紫外光谱中可以获得哪些信息？这些信息哪些可用于药物的鉴别？

**2.** 以规定波长处的吸光度比值为定性鉴别方法，即测定规定波长处的吸光度比值（$A_{\lambda_1}/A_{\lambda_2}$）。药物在两个波长的吸光度比值是一个常数，而与药物的浓度无关，故可用于鉴别。

**例 2-5：ChP2020 盐酸帕罗西汀（paroxetine hydrochloride）的鉴别**

取本品，加甲醇溶解并制成每 1ml 中含 50μg 的溶液，照紫外-可见分光光度法（通则 0401）测定，在 235nm、265nm、271nm 与 295nm 的波长处有最大吸收。235nm 波长处的吸光度与 295nm 波长处的吸光度比值应为 0.92～0.96。

**3.** 通过比较待测药品和对照品溶液吸收光谱即分别测定供试品溶液和对照品溶液在一定波长范围内的吸收光谱，要求两者的吸收光谱应一致。

**例 2-6：ChP2020 地蒽酚软膏（dithranol ointment）的鉴别**

取含量测定项下的溶液，照紫外-可见分光光度法（通则 0401）测定，供试品溶液在 440～470nm 波长范围内的吸收光谱应与对照品溶液的吸收光谱一致。

## ■（二）方法特点

紫外-可见分光光度法鉴别操作简便、仪器普及，故应用范围广。但紫外光谱是一种带状光谱，波长范围较窄、光谱较为简单、平坦，曲线形状变化不大，故吸收光谱相同，不一定就是相同的物质。这是由于发色团所产生的紫外吸收峰较宽，若分子中其他部分结构略有不同，则对吸收光谱的影响不大。因此鉴别时应注意溶剂的种类、溶液 pH 及溶液浓度对鉴别试验结果的影响。

**案例 2-3 分析讨论**

从紫外-可见吸收光谱中可以获得吸收光谱的形状、吸收峰的数目、吸收峰（或谷）波长的位置、吸收光强度及相应波长处的吸收系数等信息，这些信息均可作为鉴别的依据。布洛芬的紫外吸收图谱（图 2-4）表明在 265nm 与 273nm 波长处有最大吸收（图 2-4 中的峰 3 与峰 5），在 245nm 与 271nm 波长处有最小吸收（图 2-4 中的峰 1 与峰 4），在 259nm 波长处有一肩峰（图 2-4 中的峰 2），所得试验结果符合药典规定。

## 二、红外光谱法

红外光谱是一种分子振转光谱。利用红外光谱对物质进行定性定量分析的方法称为红外光谱法。按照入射光能量的不同将红外光分为三个区域：近红外区（泛频区）、中红外区（基本振动-转动区）和远红外区（转动区）。其中中红外区的波长范围为2.5～25μm（按波数计为4000～400cm⁻¹），常用于药物的定性定量分析。由于物质分子发生振动和转动能级跃迁所需的能量较低，几乎所有的有机化合物在红外光区均有吸收，而且分子中不同官能团，在发生振动和转动能级跃迁时所需的能量各不相同，产生的吸收谱带其波长（波数）位置成为药物鉴别的依据，因其专属性高，除部分旋光异构体及长链烷烃同系物外，几乎没有两个化合物具有相同的红外光谱，据此可以对化合物进行定性和结构分析。目前红外光谱法被ChP2020作为化药原料药的首选鉴别方法。

---

**案例 2-4**          **炔雌醇（ethinylestradiol）的鉴别**

炔雌醇的化学结构式为

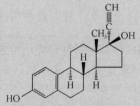

炔雌醇（$C_{20}H_{24}O_2$），雌激素药，化学名称为3-羟基-19-去甲-17α-孕甾-1，3，5（10）-三烯-20-炔-17-醇。本品主要用于女性性腺功能不良、更年期综合征、绝经后妇女晚期乳腺癌、晚期前列腺癌。ChP2020采用红外光谱法对其进行鉴别，方法：取本品适量，用压片法制样后，依法测定红外吸收光谱。测定结果见图2-5。

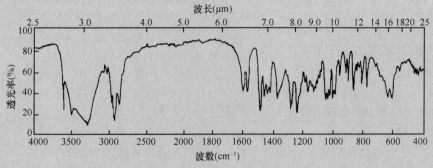

图 2-5    炔雌醇的红外吸收图谱

**问题：**

从本例的红外光谱中可以获得哪些信息？这些信息哪些可用于药物的鉴别？

---

## （一）测定方法

一般使用傅里叶变换红外光谱仪或色散型红外分光光度计（infrared spectrophotometer）测定，记录波数范围4000～400cm⁻¹的红外吸收光谱图。通常采用压片法、糊法、膜法、溶液法和气体吸收法等进行测定。对于吸收特别强烈或不透明表面上的覆盖物等供试品，可采用如衰减全反射、漫反射和发射等红外光谱法。对于极微量或需微区分析的供试品，可采用显微红外光谱法测定。

**1. 原料药的鉴别**    ChP2020在用红外光谱法进行鉴别试验时，一般采用标准图谱对比法，即按规定绘制供试品的红外光谱图，然后与ChP2020的配套用书《药品红外光谱集》中的对照图谱对比，对照关键谱带的有无及各带的相对强度，若供试品光谱图与对照光谱图关键谱带的峰形、峰位、相对强度均一致，通常判定两化合物为同一物质。

采用固体制样技术时，最常碰到的问题是多晶现象，固体样品的晶型不同，其红外光谱往往也会产生差异。当供试品的实测光谱与《药品红外光谱集》所收载的标准光谱不一致时，在排除各种可能影响光谱的外在或人为因素后，应按该药品光谱图中备注的方法或各品种项下规定的方法进行预处理，再绘制光谱，比对。

**2. 制剂的鉴别**　一般采用溶剂提取法。提取时应选择适宜的溶剂，以尽可能减少辅料的干扰，避免导致可能的晶型转变。提取的样品再经适当干燥后依法进行红外光谱鉴别，但需注意以下几个问题。

（1）辅料无干扰，待测成分的晶型不变化，此时可直接与原料药的标准光谱进行比对。

（2）辅料无干扰，但待测成分的晶型有变化，此种情况可用对照品经同法处理后的光谱比对。

（3）待测成分的晶型无变化，而辅料存在不同程度的干扰，此时可参照原料药的标准光谱，在指纹区内选择3～5个不受辅料干扰的待测成分的特征谱带作为鉴别的依据。鉴别时实测谱带的波数误差应小于规定值的±5cm$^{-1}$（0.5%）。

（4）待测成分的晶型有变化，辅料也存在干扰，此种情况一般不宜采用红外光谱鉴别。

> **链接 2-1　　药品包装材料红外光谱测定法**
>
> 　　药品包装材料红外光谱测定法是指在一定波数范围内采集供试品的红外吸收光谱，主要用于药品包装材料的鉴别。常用测定方法有透射法、衰减全反射法和显微红外法等。
>
> 　　**第一法　透射法**　透射法是通过采集透过供试品前后的红外吸收光强度变化，得到红外吸收光谱。透射法光谱采集范围一般为4000～400cm$^{-1}$波数。
>
> 　　根据供试品的制备方法不同，又分为热敷法、膜法、热裂解法等。
>
> 　　**1. 热敷法**　本法适用于塑料产品及粒料。除另有规定外，将溴化钾片或其他适宜盐片加热后，趁热将供试品轻擦于热溴化钾片或其他适宜盐片上，以不冒烟为宜。
>
> 　　**2. 膜法**　本法适用于塑料产品及粒料。除另有规定外，取供试品适量，制成厚度适宜均一的薄膜。常用的薄膜制备方式可采用热压成膜，或者加适宜溶剂高温回流使供试品溶解，趁热将回流液涂在溴化钾片或其他适宜盐片上，加热挥去溶剂。
>
> 　　**3. 热裂解法**　本法适用于橡胶产品。除另有规定外，取供试品切成小块，用适宜溶剂抽提后烘干，再取适量置于玻璃试管底部，置酒精灯上加热，当裂解产物冷凝在玻璃试管冷端时，用毛细管取裂解物涂在溴化钾片或其他适宜盐片上，立刻采集光谱。
>
> 　　经上述方法制备的供试品，均可采用透射法采集红外吸收光谱。
>
> 　　**第二法　衰减全反射法**　衰减全反射法是红外光以一定的入射角度照射供试品表面，经过多次反射得到的供试品的反射红外吸收光谱，该法又分为单点衰减全反射法和平面衰减全反射法。衰减全反射法光谱采集范围一般为4000～650cm$^{-1}$波数。本法适用于塑料产品及粒料、橡胶产品。除另有规定外，取表面清洁平整的供试品适量，与衰减全反射棱镜底面紧密接触，采用衰减全反射法采集光谱。
>
> 　　**第三法　显微红外法**　本法适用于多层膜、袋、硬片等产品。除另有规定外，用切片器将供试品切成厚度小于50μm的薄片，置于显微红外仪上观察供试品横截面，选择每层材料，通常以透射法采集光谱。

### ◤（二）方法特点

　　红外光谱法专属性强，除旋光异构体和长链烷烃同系物外，几乎没有两个化合物具有相同的红外吸收光谱。因此，各国药典中广泛采用红外光谱法对药物进行鉴别。红外光谱法主要用于组成单一、结构明确的原料药的鉴别，尤其适用于结构复杂、结构间差别较小的药物之间的区别。对于制剂也可提取分离排除干扰后，采用红外光谱法鉴别。

　　**例 2-7：ChP2020 氟哌啶醇片（haloperidol tablets）的鉴别**

　　取本品（约相当于氟哌啶醇100mg），除去糖衣后研细，取细粉置分液漏斗中，加水20ml、氢氧化钠试液5ml及三氯甲烷50ml，振摇提取，静置，三氯甲烷层用脱脂棉滤过，蒸干，残渣经60℃减压干燥4h后的红外吸收图谱应与对照图谱（光谱集281图）一致。

此外，红外光谱法也用于药物晶型的鉴别。

### 例2-8：ChP2020 棕榈氯霉素（chloramphenicol palmitate）的鉴别

取本品（A晶型或B晶型），用糊法测定，其红外吸收图谱应与同晶型对照的图谱（光谱集37图或38图）一致。

值得注意的是一般固体药物均采用溴化钾压片法，当待测药物为盐酸盐的时候，为防止酸根交换对光谱产生影响，则应用氯化钾压片法。ChP2020收载的光谱图，系在分辨率为2cm$^{-1}$的条件下绘制，基线一般在90%透光率以上，故供试品的取样量应控制使其最强峰在10%透光率以下。另外，仪器分辨率的差异和不同的操作条件、药品晶型的差异及样品含水量的不同等多种因素都可能影响红外光谱的测定结果，因此进行光谱比对时应注意这些可能的影响因素。

---

**案例2-4分析讨论**

从红外吸收图谱中可以获得吸收光谱的形状、吸收峰波数的位置、吸收相对强度等信息，这些信息均可用于药物的鉴别。各国药典鉴别方法有所区别，《中国药典》主要采用标准图谱对比法。例如，炔雌醇的鉴别：本品的红外吸收图谱应与对照的图谱（光谱集259图）一致。典型化学键的红外特征吸收峰见表2-1。熟悉这些数据对于药物鉴别具有重要意义。炔雌醇分子中有苯环、酚羟基、醇羟基和乙炔基，对比表2-1的数据，均可找到这些官能团吸收峰的归属。

**表2-1　典型化学键的红外特征峰**

| 峰位（cm$^{-1}$） | 振动形式 | 归属基团或化学键 | 峰位（cm$^{-1}$） | 振动形式 | 归属基团或化学键 |
|---|---|---|---|---|---|
| 3750～3000 | $\nu_{O-H}$、$\nu_{N-H}$ | O—H、N—H | 1900～1650 | $\nu_{C=O}$ | C=O（醛、酮、羧酸及其衍生物） |
| 3000～2700 | $\nu_{-CH}$ | —CH（烷基）、—CHO | 1670～1500 | $\nu_{C=C}$、$\nu_{C=N}$、$\delta_{N-H}$ | C=C、C=N、N—H |
| 3300～3000 | $\nu_{\equiv CH}$、$\nu_{=CH}$、$\nu_{Ar-H}$ | ≡CH、=CH、Ar—H | 1300～1000 | $\nu_{C-O}$ | C—O（醚、酯、羧酸） |
| 2400～2100 | $\nu_{C\equiv C}$、$\nu_{C\equiv N}$ | C≡C、C≡N | 1000～650 | $\delta_{=N-H}$、$\delta_{Ar-H}$ | 不同取代形式双键、苯环 |

---

## 三、其他光谱鉴别

核磁共振波谱法、原子分光光度法、质谱法和粉末X射线衍射法等光谱方法均可用于药物的鉴别分析。

### 例2-9：ChP2020 蒙脱石的鉴别

取本品适量，置于载样架上，将载样架放入干燥器（含饱和氯化钠溶液，20℃时相对湿度约75%）中约12h，取出，将载样架上的样品压平，照X射线衍射法（通则0451粉末X射线衍射法）测定，以CuK$_\alpha$为光源，光管电压和光管电流分别为40kV和40mA，发射狭缝、散射狭缝和接受狭缝分别设置为1°、1°和0.15mm（或相当参数要求），在衍射角（2θ）2°～80°的范围内扫描，记录衍射图谱。供试品的粉末X射线衍射图谱应与对照品图谱中的蒙脱石特征峰［衍射角（2θ）分别约为5.8°、19.8°和61.9°］一致。

---

**链接2-2　　　　　质　谱　法**

质谱法（mass spectrometry，MS）是使待测化合物产生气态离子，再按质荷比（$m/z$）将离子分离、检测的分析方法，检测限可达$10^{-15}\sim10^{-12}$mol数量级。质谱法可提供分子质量和结构的信息，定量测定可采用内标法或外标法。自20世纪50年代后期以来，质谱就成为鉴定有机物结构的重要方法，质谱是唯一可以确定分子式的方法。随着现代分析方法，特别是质谱技术迅猛发展，色谱-质谱联用技术，逐渐成为重要的分离分析手段。

**1. 质谱仪的主要组成** 质谱仪的主要组成如图2-6所示。在由泵维持的 $10^{-6} \sim 10^{-3}$ Pa 真空状态下，离子源产生的各种正离子（或负离子），经加速，进入质量分析器分离，再由检测器检测。计算机系统用于控制仪器，记录、处理并贮存数据，当配有标准谱库软件时，计算机系统可以将测得的质谱与标准谱库中图谱比较，获得化合物可能的组成和结构信息。

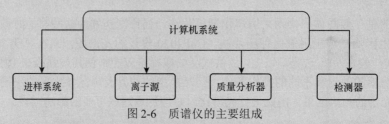

图2-6 质谱仪的主要组成

（1）进样系统：样品导入应不影响质谱仪的真空度。进样方式的选择取决于样品的性质、纯度及所采用的离子化方式。可以采用直接进样方式，色谱-质谱联用即分离后色谱流出物可直接引入质谱仪。

（2）离子源：根据待测化合物的性质及拟获取的信息类型，可以选用不同的离子源，如电子轰击离子化（EI）、快速原子轰击电离源（FAB）、电喷雾离子化（electrospray ionization，ESI）等。

（3）质量分析器：质量范围、分辨率是质量分析器的两个主要性能指标。质量范围指质量分析器所能测定的 $m/z$ 的范围；分辨率表示质量分析器分辨相邻的、质量差异很小的峰的能力。虽然不同类型的质量分析器对分辨率的具体定义存在差异，高分辨质谱仪通常指其质量分析器的分辨率大于 $10^{-4}$。例如，扇形磁场分析器、飞行时间（time of flight，TOF）分析器、四极杆分析器、离子回旋共振（ion cyclotron resonance，ICR）分析器。

**2. 定性分析** 在进行供试品分析前，应对测定用单级质谱仪或串联质谱仪进行质量校正，可采用参比物质单独校正或与被测物混合测定校正的方式。以 $m/z$ 为横坐标，以离子的相对丰度为纵坐标，测定物质的质谱。高分辨质谱仪可以测定物质的准确分子量。在相同的仪器及分析条件下，直接进样或流动注射进样，分别测定对照品和供试品的质谱，观察特定 $m/z$ 处离子的存在，可以鉴别药物、杂质或非法添加物。产物离子扫描可以用于极性大分子化合物的鉴别。复杂供试品中待测成分的鉴定，应采用色谱-质谱联用仪或串联质谱仪。质谱中不同 $m/z$ 离子的存在及其强度信息反映了待测化合物的结构特征，结合串联质谱分析结果，可以推测或确证待测化合物的分子结构。当采用电子轰击离子化时，可以通过比对待测化合物的质谱与标准谱库谱图的一致性，快速鉴定化合物。未知化合物的结构解析，常常需要综合应用各种质谱技术并结合供试品的来源，必要时还应结合元素分析、光谱分析（如核磁共振、红外光谱、紫外光谱、X射线衍射）的结果综合判断。

# 第五节 色谱鉴别

色谱法（chromatography）是一种物理或者物理化学的分离分析方法。色谱法因其分离效率高、分析速度快、专属性好、灵敏度高、应用范围广等优点广泛应用于药品的质量控制。色谱法又可根据分离方法分为薄层色谱法（thin layer chromatography，TLC）、气相色谱法（gas chromatography，GC）和高效液相色谱法（high performance liquid chromatography，HPLC）等。

## 一、薄层色谱法

薄层色谱法系将供试品溶液点于薄层板上，在展开容器内用展开剂展开，使供试品所含成分分离，所得色谱图与适宜的标准物质按同法所得的色谱图对比，亦可用薄层色谱扫描仪进行扫描，用于鉴别、检查或含量测定。

## （一）测定方法

薄层色谱分析包括薄层板制备、点样、展开、显色与检视等基本步骤。鉴别时一般采用标准物质比较法，即采用与供试品溶液同浓度的对照标准溶液，在同一块薄层板上点样、展开与检视，供试品溶液所显示斑点的位置和颜色（或荧光）应与标准物质溶液色谱图的斑点一致。化学药品也可采用供试品溶液与标准溶液等体积混合、点样、展开，与标准物质相应斑点应为单一、紧密斑点。标准物质除采用对照品或标准品外，中药鉴别时还常使用对照药材、对照提取物进行比较。

**例 2-10：ChP2020 采用薄层色谱法鉴别抗疟药青蒿琥酯（$C_{19}H_{28}O_8$）**

照薄层色谱法（通则 0502）试验。

**供试品溶液**　取本品，加甲醇溶解并稀释制成每 1ml 中含 1mg 的溶液。

**对照品溶液**　取青蒿琥酯对照品 10mg，加甲醇 10ml 溶解。

**色谱条件**　采用硅胶 G 薄层板，以乙醇-甲苯-浓氨试液（70：30：1.5）为展开剂。

**测定法**　吸取供试品溶液与对照品溶液各 5μl，分别点于同一薄层板上，展开，取出晾干后，喷以含 2% 香草醛的硫酸乙醇溶液（20→100），120℃加热 5min，在日光下检视。

**结果判定**　供试品溶液所显主斑点的位置和颜色应与对照品溶液的主斑点一致。

## （二）方法特点

薄层色谱法专属性强、操作简便，故在药物鉴别中应用广泛。操作时应按各品种项下要求对检测方法进行系统适用性试验，使斑点的检出限、比移值（$R_f$）和分离效能符合规定。比移值系指从基线至展开斑点中心的距离与从基线至展开剂前沿的距离的比值。

$$R_f = \frac{\text{从基线至展开斑点中心的距离}}{\text{从基线至展开剂前沿的距离}}$$

由于薄层板的种类、展开剂的种类与比例、试验温度和湿度等多种因素均可影响色谱的分离效果，故要注意试验条件的控制。鉴别时应特别注意色谱系统的分离效能，要求在对照品与结构相似药物的对照品制成混合对照溶液的色谱图中，应显示两个清晰分离的斑点。

---

**链接 2-3　　薄层色谱扫描法（thin layer chromatography scan，TLCS）**

薄层色谱法除了用于药物鉴别外，亦可用薄层色谱扫描仪扫描薄层板，用于鉴别、检查或含量测定。

薄层色谱扫描法系指用一定波长的光照射在薄层板上，对薄层色谱中可吸收紫外光或可见光的斑点，或经激发后能发射出荧光的斑点进行扫描，将扫描得到的图谱及积分数据用于鉴别、检查或含量测定。可根据不同薄层色谱扫描仪的结构特点，按照规定方式扫描测定，一般选择反射方式，采用吸收法或荧光法。除另有规定外，含量测定应使用市售薄层板。

扫描方法可采用单波长扫描或双波长扫描方式。如采用双波长扫描方式，应选用待测斑点无吸收或最小吸收的波长为参比波长，供试品色谱图中待测斑点的比移值、光谱扫描得到的吸收光谱图或测得的光谱最大吸收和最小吸收应与对照标准溶液相符，以保证测定结果的准确性。薄层色谱扫描定量测定应保证供试品斑点的量在线性范围内，必要时可适当调整供试品溶液的点样量，供试品与标准物质同板点样、展开、扫描、测定和计算。

薄层色谱扫描法用于含量测定时，通常采用线性回归二点法计算，如线性范围很窄时，可用多点法校正多项式回归计算。供试品溶液和对照标准溶液应交叉点于同一薄层板上，供试品点样不得少于 2 个，标准物质每一浓度不得少于 2 个。扫描时，应沿展开方向扫描，不可横向扫描。

## 二、气相色谱法与高效液相色谱法

### （一）测定方法

气相色谱法与高效液相色谱法分别使用气相色谱仪和高效液相色谱仪测定。一般采用对照品（或标准品）比较法，ChP2020 规定按供试品含量测定项下的色谱条件进行试验。要求供试品和对照品（或标准品）色谱峰的保留时间（$t_R$）应一致。含量测定方法为内标法时，可要求供试品溶液和对照品溶液色谱图中药物峰的保留时间与内标峰保留时间的比值应相同。为简化操作过程，用气相色谱法或高效液相色谱法测定含量的药物，多同时用气相色谱法或高效液相色谱法进行鉴别。

### （二）方法特点

**1. 气相色谱法**　气相色谱法具有灵敏度高、专属性强、分析速度快的优点，适合于高温下稳定且容易气化药物的鉴别。操作时应按各品种项下要求对检测方法进行系统适用性试验，使理论塔板数、分离度、灵敏度、重复性和拖尾因子符合要求。

---

**案例 2-5**　　　　　　　　**维生素 E（vitamin E）的气相色谱鉴别**

维生素 E 的化学结构式为

合成型

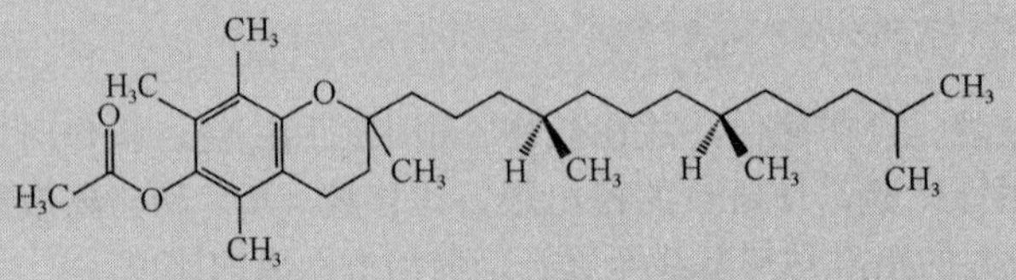

天然型

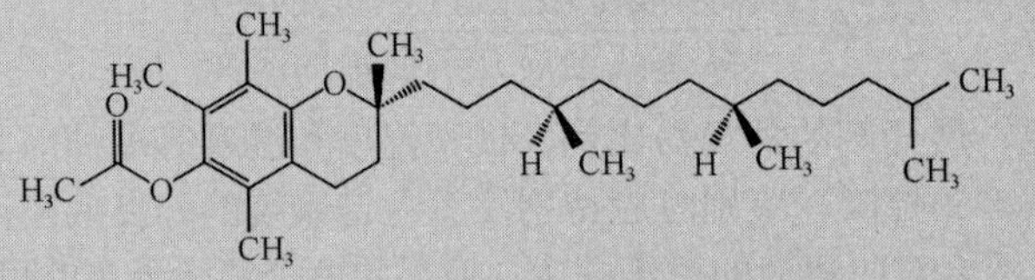

维生素 E（$C_{31}H_{52}O_3$），为合成型或天然型维生素 E；合成型为(±)-2,5,7,8-四甲基-2-(4,8,12-三甲基十三烷基)-6-苯并二氢吡喃醇醋酸酯或 dl-α-生育酚醋酸酯，天然型为(+)-2,5,7,8-四甲基-2-(4,8,12-三甲基十三烷基)-6-苯并二氢吡喃醇醋酸酯或 d-α-生育酚醋酸酯。ChP2020 采用气相色谱法（通则 0521）进行鉴别，方法如下。

**内标溶液**　取正三十二烷适量，加正己烷溶解并稀释成每1ml中含 1.0mg 的溶液。

**供试品溶液**　取本品约 20mg，精密称定，置棕色具塞锥形瓶中，精密加内标溶液10ml，密塞，振摇使溶解。

**对照品溶液**　取维生素 E 对照品约 20mg，精密称定，置棕色具塞锥形瓶中，精密加内标溶液 10ml，密塞，振摇使溶解。

**色谱条件**　以5% 苯基甲基聚硅氧烷为固定液（或极性相近的固定液），起始柱温为50℃，维持 8min，然后以每分钟45℃的速率升温至260℃，维持 15min。

**系统适用性要求**　系统适用性溶液色谱图中，理论塔板数按维生素 E 峰计算不低于 500（填充柱）或 5000（毛细管柱），维生素 E 峰与正三十二烷峰之间的分离度应符合规定。

**测定法**　取供试品溶液与对照品溶液，分别顶空进样，记录色谱图。规定：供试品溶液主峰的保留时间应与对照品溶液主峰的保留时间一致。测定结果见图 2-7。

**问题：**

气相色谱用于维生素 E 定性鉴别采用什么方法？图 2-7 的试验结果中维生素 E 鉴别试验结果是否符合 ChP2020 规定？

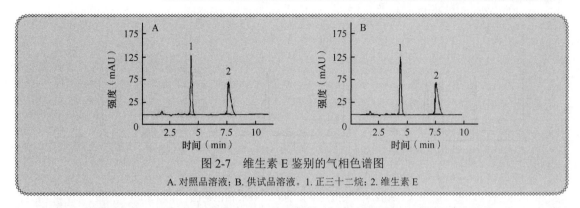

图 2-7 维生素 E 鉴别的气相色谱图

A. 对照品溶液；B. 供试品溶液。1. 正三十二烷；2. 维生素 E

**2. 高效液相色谱法** 高效液相色谱法具有灵敏度高、专属性强、分析速度快的优点。与气相色谱法不同，高效液相色谱法不受药物气化和热稳定性的限制，适合于大多数药物的鉴别。操作时应按各品种项下要求对检测方法进行系统适用性试验，使理论塔板数、分离度、灵敏度、重复性和拖尾因子符合要求。

---

**案例 2-6** **头孢克洛的高效液相色谱鉴别**

头孢克洛（cefaclor）的化学结构式为

$$\text{结构式}$$

头孢克洛（$C_{15}H_{14}ClN_3O_4S$），头孢菌素类 $\beta$-内酰胺类抗生素，ChP2020 采用高效液相色谱法（通则 0512）进行鉴别，方法如下。

**供试品溶液** 取本品适量（约相当于头孢克洛，按 $C_{15}H_{14}ClN_3O_4S$ 计 20mg），精密称定，置 100ml 量瓶中，加流动相溶解并稀释至刻度，摇匀。

**对照品溶液** 取头孢克洛对照品适量，精密称定，加流动相溶解并定量稀释制成每 1ml 中约含头孢克洛（按 $C_{15}H_{14}ClN_3O_4S$ 计）0.2mg 的溶液。

**系统适用性溶液** 取头孢克洛对照品与头孢克洛 $\delta$-3-异构体对照品各适量，加流动相溶解并稀释制成每 1ml 中各约含 0.2mg 的混合溶液。

**色谱条件** 用十八烷基硅烷键合硅胶为填充剂；以磷酸二氢钾溶液（取磷酸二氢钾 6.8g，加水溶解并稀释至 1000ml，用磷酸调节 pH 至 3.4）- 乙腈（92∶8）为流动相；检测波长为 254nm；进样体积 20μl。

**系统适用性要求** 系统适用性溶液色谱图中，头孢克洛峰与头孢克洛 $\delta$-3-异构体峰之间的分离度应符合要求。

**测定法** 精密量取供试品溶液与对照品溶液，分别注入液相色谱仪，记录色谱图。规定：供试品溶液主峰的保留时间应与对照品溶液主峰的保留时间一致。测定结果见图 2-8。

**问题：**

高效液相色谱用于定性鉴别的参数是什么？图 2-8 的试验结果中头孢克洛原料鉴别检查是否符合 ChP2020 规定？

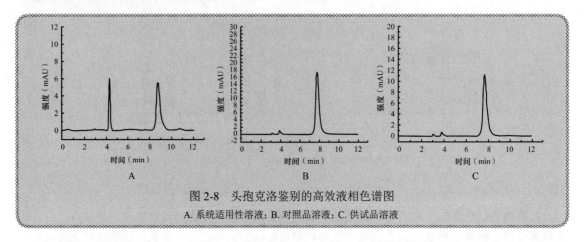

图 2-8 头孢克洛鉴别的高效液相色谱图
A. 系统适用性溶液；B. 对照品溶液；C. 供试品溶液

**3. 色谱与质谱联用技术** 色谱与质谱联用技术如气相色谱质谱联用技术（GC-MS）和高效液相色谱质谱联用技术（HPLC-MS），是将具有高分离效能的色谱技术与能够获得丰富化学结构信息并具有高度专属性和通用性的质谱技术相结合，为药物鉴别与确证提供了强有力的手段。

**例 2-11：ChP2020 龟甲胶的鉴别**

取本品粉末 0.1g，加 1% 碳酸氢铵溶液 50ml，超声处理 30min，用微孔滤膜滤过，取续滤液 100µl，置微量进样瓶中，加胰蛋白酶溶液 10µl（取序列分析用胰蛋白酶，加 1% 碳酸氢铵溶液制成每 1ml 中含 1mg 的溶液，临用时配制），摇匀，37℃恒温酶解 12h，作为供试品溶液。另取龟甲胶对照药材 0.1g，同法制成对照药材溶液。照高效液相色谱法-质谱法（通则 0512 和通则 0431）试验，以十八烷基硅烷键合硅胶为填充剂（色谱柱内径为 2.1mm）；以乙腈为流动相 A，以 0.1% 甲酸溶液为流动相 B，按表 2-2 中的规定进行梯度洗脱；流速为每分钟 0.3ml。采用质谱检测器，电喷雾离子化正离子模式，进行多反应监测（MRM），选择 $m/z$ 631.3（双电荷）→546.4 和 631.3（双电荷）→921.4 作为检测离子对。取龟甲胶对照药材溶液，进样 5µl，按上述检测离子对测定的 MRM 色谱峰的信噪比均应大于 3:1。

表 2-2 龟甲胶鉴别中梯度洗脱表

| 时间（min） | 流动相 A（%） | 流动相 B（%） |
|---|---|---|
| 0~25 | 5~20 | 95~80 |
| 25~40 | 20~50 | 80~50 |

吸取供试品溶液 5µl，注入高效液相色谱-质谱联用仪，测定。以 $m/z$ 631.3（双电荷）→546.4 和 $m/z$ 631.3（双电荷）→921.4 离子对提取的供试品离子流色谱中，应同时呈现与对照药材色谱保留时间一致的色谱峰。

# 思 考 题

1. 药物鉴别试验针对的研究对象是什么？
2. 化学鉴别法常采用的方法有哪些？
3. 高效液相色谱法用于药物鉴别时采用的定性参数是什么？
4. 薄层色谱法用于药物鉴别时的方法有哪些？
5. 化学药物制剂在应用红外光谱法鉴别时，提取后需注意的问题有哪些？

（李 倩）

# 第三章 药物的杂质检查

**本章要求**

**1. 掌握** 杂质限量的定义及计算方法；氯化物、铁盐、重金属、砷盐检查法的原理、方法及注意事项。

**2. 熟悉** 药物中杂质的来源与分类；硫酸盐、干燥失重、炽灼残渣检查法及残留溶剂测定法的原理、方法及注意事项；光谱法、色谱法在特殊杂质检查中的原理及方法类型。

**3. 了解** 药物纯度的概念；药物中杂质检查的意义；澄清度、溶液颜色、易炭化物检查法及水分测定法的原理和方法；特殊杂质检查的其他方法及原理。

---

**案例 3-1**                **ChP2020 乙琥胺的杂质检查**

乙琥胺的化学结构式为

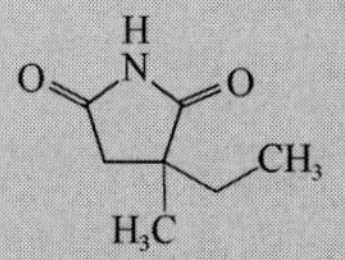

【检查】**酸度** 取本品 0.10g，加水 10ml 使溶解，依法测定（通则 0631），pH 应为 3.0～4.5。

**氰化物** 取本品 0.50g，依法检查（通则 0806 第一法），应符合规定。

**水分** 取本品，照水分测定法（通则 0832 第一法 1）测定，含水分不得过 1.0%。

**炽灼残渣** 不得过 0.1%（通则 0841）。

**问题：**

1. 什么是药物中的杂质？药物中的杂质来源于哪些方面？

2. 检查项目中，哪些是有机杂质？哪些是无机杂质？

3. 炽灼残渣不得过 0.1%，此处的"0.1%"是什么？

---

药品作为预防、治疗、诊断疾病的特殊商品，与人类的健康和生命安全密切相关，杂质作为影响药品安全性和稳定性的关键因素，一直是药品质量研究和安全性评价的重点。杂质的存在不仅影响药品的质量和治疗效果，有时还可导致药品不良反应的发生，对药物中的杂质进行检查，既可保证用药的安全、有效，又可为生产、流通过程的药品质量管理提供依据。杂质研究贯穿于药学研究的全过程，ICH、FDA 和国家药品监督管理局均制定了药物中杂质控制的有关技术指南。随着分析仪器和技术的不断发展，药物中杂质的分析技术及杂质研究方法也在不断地更新。

# 第一节 药物中的杂质及其检查方法

## 一、药物的纯度

药物的纯度（purity of drug）是指药物的纯净程度，是判定药品质量优劣的重要指标之一，含有杂质是影响药物纯度的主要因素。药物中的杂质（impurity）是指按既定工艺进行生产和正常贮存过程中可能含有或产生的无治疗作用，或影响药物的稳定性或疗效，甚至对人体健康有害的物质。如果药物中所含杂质超过药品质量标准规定的限量，就有可能使药物的外观性状、物理常数发生变化，甚至影响药物的稳定性，从而降低药物的活性或增加不良反应。

## 对药物纯度的认识——与时俱进的氨基糖苷类抗生素组分控制

对于药物纯度的认识是在防病治病的实践中逐渐积累起来的，由于药物生产方法、工艺和贮存方式不同，随着分离检测技术的提高，对药物纯度的规定和要求也在不断完善和改进。

例如，氨基糖苷类抗生素在生产发酵过程中，往往会伴生一些结构类似的其他组分，但是在1970年以前，其质量标准中仅采用微生物检定法控制效价，并不对其他组分进行控制。然而，在临床应用中人们发现氨基糖苷类抗生素具有较强的耳、肾毒性，不同组分的抗菌活性、不良反应和耐药性存在一定差异。因此，药物分析工作者开始对氨基糖苷类抗生素的组分控制进行不断的摸索，以期通过严谨规范的质量控制来提高药物的有效性和安全性。

随着对组分的认知提高和检测技术的发展，1970年开始主要采用半定量法如薄层色谱法来控制药物中各组分的限量。一直到20世纪90年代，色谱及其联用技术的快速发展促进了杂质检测手段的提升，色谱联用衍生化检测技术逐渐取代了TLC用于氨基糖苷类抗生素组分的控制。2003年后，HPLC-电化学检测技术开始应用于氨基糖苷类抗生素主成分和（或）有关物质的直接检测。

氨基糖苷类抗生素的组分控制经历了从不检测→半定量→间接检测定量→直接检测定量的发展历程，与分析技术的快速发展密切相关，这离不开药物分析工作者的不断探索、创新与努力。

药物的纯度通常可以通过外观性状、物理常数、杂质检查、含量测定等几方面进行综合评价，其中杂质检查是控制药物纯度的重要方面，因此，药物的纯度检查也称杂质检查。

值得注意的是，药物的纯度与化学试剂的纯度不能互相混淆，因为两者需要控制的杂质项目与限度要求不同。药物的纯度是从用药的安全性、有效性及药物稳定性等方面考虑，而化学试剂的纯度只考虑杂质可能引起的化学变化对使用目的及使用范围的影响，并不考虑杂质对生物体所产生的生理作用及不良反应。例如，药用规格的硫酸钡需要对酸溶性钡盐、重金属、砷盐等进行检查，因为酸溶性钡盐的存在可能会导致医疗事故；而化学试剂规格的硫酸钡对酸溶性钡盐不做检查。此外，药物的纯度只有合格与不合格之分，化学试剂有色谱纯、光谱纯、基准试剂、优级纯、分析纯、化学纯等。因此，不能以化学试剂的纯度代替药品的纯度使用。

### 链接3-1　　药物中的杂质与药物的安全性

药物中杂质大多具有潜在的生物活性，有的可与药物作用，影响药物的疗效与安全性，甚至对人体产生不良反应。例如，β-内酰胺类抗生素中残留的蛋白多肽类杂质及其与β-内酰胺环作用生成的青霉噻唑蛋白具有免疫原性，是外源性过敏原。贮存过程中β-内酰胺环开环后自身聚合生成的高分子聚合物是内源性过敏原，均能引发过敏反应，轻则皮肤出现红斑或丘疹，带来不适，重则导致窒息、发绀、血管神经性水肿、血压下降，甚至休克和死亡。

## 二、杂质的来源

药品质量标准中杂质检查项目依据可能存在的杂质制订，了解杂质的来源，可针对性地制订杂质的检查项目。药物中的杂质主要来源于两个方面：一是生产过程中引入；二是贮存过程中产生。

### （一）生产过程中引入的杂质

1. 在药物的生产过程中，由于原料不纯或未反应完全、反应的中间体或副产物在精制时未能完全除去，就会成为产品中的杂质。例如，阿司匹林是由水杨酸乙酰化制成，如果原料不纯会引入苯酚，并在合成过程中生成一系列副产物醋酸苯酯、水杨酸苯酯、乙酰水杨酸苯酯等，同时合成中乙酰化反应不完全会残存水杨酸，因此ChP2020规定进行"游离水杨酸"及"有关物质"的检查。又如，以工业用氯化钠生产注射用氯化钠，从原料中可引入碘化物、溴化物、硫酸盐、钾盐、镁盐、钙盐、钡盐等杂质，ChP2020 规定进行"碘化物""溴化物""硫酸盐""亚硝酸盐"
"磷酸盐""钾盐""镁盐""钙盐""钡盐"等检查。

**2.** 生产中所用试剂、溶剂，若不能完全除去，也会残留在产品中成为杂质。如使用酸、碱试剂处理后，可能使产品中引入酸性或碱性杂质；以有机溶剂提取、精制后，在产品中可能有残留溶剂。残留溶剂检查是杂质检查中一项重要的内容，各国药典和 ICH 均对残留溶剂检查进行了明确规定，ChP2020 通则 0861 即为残留溶剂测定法。

**3.** 在药物制剂的生产过程中也可能产生新的杂质，如盐酸肾上腺素注射液中常加入抗氧剂焦亚硫酸钠，在亚硫酸根存在下，肾上腺素会生成无生理活性和无旋光活性的肾上腺素磺酸，ChP2020 规定进行"有关物质"的检查。葡萄糖注射液在高温灭菌时，葡萄糖易分解产生 5-羟甲基糠醛，对人体横纹肌及内脏有损伤，ChP2020 规定对其进行检查。

**4.** 生产过程中使用的金属器皿、装置及不耐酸碱的金属工具，使产品中可能引入砷、铅、铁、铜等金属杂质，故很多药物须进行"重金属""砷盐"等检查。

**5.** 生产过程中产生的异构体、多晶型也是影响药物纯度的因素。不同异构体（旋光异构体或几何异构体），其生物活性可能差异很大，如右布洛芬的生理活性为左旋体的 160 倍，左氧氟沙星的体外抗菌活性约为氧氟沙星的两倍，降糖药格列美脲的顺式异构体无疗效。同一药物的不同晶型在密度、熔点、溶解度、溶出速率等物理性质方面可能有显著差异，从而影响其稳定性、生物利用度、不良反应及疗效。例如，棕榈氯霉素共有 A、B、C 三种晶型及无定型状态，其中 B 型为亚稳型，具有较高自由能，水中溶出速度比稳定的 A 型快得多，且易被酯酶水解而吸收，血药浓度几乎为 A 型的 7 倍；C 型也为亚稳型，易变为 A 型，溶出速度介于 A 和 B 之间，血药浓度不高，与 A 型同称为非活性型。在生产中低效、无效的异构体或晶型很难完全分离除尽，因此异构体和多晶型在药物的纯度研究中日益受到重视。ChP2020 规定右布洛芬中检查"左布洛芬"、左氧氟沙星中检查"右氧氟沙星"、格列美脲中检查"顺式异构体"、棕榈氯霉素混悬剂中检查"A 晶型"等。

### （二）贮存过程中产生的杂质

药物在运输或贮存过程中，受到外界条件（如温度、湿度、日光、空气等）或受微生物作用的影响，可发生水解、氧化、分解、异构化、晶型转变、聚合、潮解和发霉等，使药物中产生有关的杂质。如果药物结构中具有酯、内酯、酰胺、环酰胺及苷类，在水分存在下，特别是在酸、碱或高温情况下易发生水解，如阿司匹林具有酯的结构，水解产生水杨酸；盐酸普鲁卡因具有酰胺结构，水解产生对氨基苯甲酸等。如果药物结构中具有酚羟基、巯基、亚硝基、醛基及长链的共轭双键，在空气中容易被氧化，如乙醚在日光、空气及水的作用下，易氧化为醛和有毒的过氧化物；肾上腺素在光照和空气中氧气存在下，发生氧化、聚合而变色；维生素 C 具有还原性，也可被空气中的氧氧化生成去氢维生素 C 等。

## 三、杂质的分类

药物中的杂质多种多样，其分类方法也有多种。

### （一）按化学类别和性质分类

ChP2020 将药物中的杂质按化学类别和性质分为有机杂质、无机杂质和残留溶剂。

有机杂质指在药物的生产和贮存中引入，或由药物与辅料或包装结构的相互作用产生，这些杂质可能是已鉴定或者未鉴定的、挥发性的或非挥发性的，如未反应完的起始物、中间体、副产物、降解产物、试剂等；其中化学结构与活性成分类似或具有渊源关系的有机杂质，通常称为有关物质（related substance）。

无机杂质可能来源于生产过程所用到的试剂、配位体、元素杂质、催化剂、无机盐和其他物质（如过滤介质，活性炭等），一般是已知和确定的。

药品中的残留溶剂是指原料药或辅料的生产中，以及制剂制备过程中使用的，但在工艺操作过程中未能完全去除的有机溶剂，一般具有已知的毒性，如苯、三氯甲烷、甲醇、丙酮等，检查方法收载在 ChP2020 通则中（0861 残留溶剂测定法）。

### （二）按来源分类

药物中的杂质按来源分为一般杂质和特殊杂质。一般杂质是指在自然界中分布较广泛，在多种药物的生产和贮藏过程中容易引入的杂质，如氯化物、硫酸盐、铁盐、重金属、砷盐、酸、碱、水分等，一般杂质检查方法收载在 ChP2020 通则中。特殊杂质是指在特定药物的生产和贮藏过程中引入的杂质，这类杂质随药物的不同而改变，如阿司匹林中的游离水杨酸、异烟肼中的游离肼等，特殊杂质的检查方法收载在各药品质量标准的检查项下。

### （三）按毒性分类

药物中的杂质按其毒性分为信号杂质和毒性杂质。信号杂质一般本身无害，但其含量的多少可反映出药物的纯度水平，可提示该药物的生产工艺和贮藏过程存在问题，如氯化物、硫酸盐等属于该类杂质。一些具有强烈不良生物作用的杂质，如重金属、砷盐、氰化物等，对人体有毒害，称为毒性杂质。在药品质量标准中要严格控制毒性杂质和毒性残留溶剂限量，以保证用药的安全性。近年来，遗传毒性杂质（genotoxic impurities，又称基因毒性杂质）潜在的致癌风险越来越引发关注，遗传毒性杂质包括致突变性杂质和其他类型的无致突变性杂质，主要来源于原料药或制剂的生产过程，ChP2020 对可能引入遗传毒性杂质的沙坦类和甲磺酸盐类药物的质量标准增加了生产要求规定，增订了工艺的评估要求，以加强对药物中遗传毒性杂质的控制。

## 四、杂质的限量要求与计算

### （一）杂质的限量

绝对纯净的药物是不存在的。对于药物中存在的杂质，在不影响疗效、不产生不良反应的原则下，综合考虑杂质的安全性、生产的可行性、产品的稳定性，允许药物中存在一定限量的杂质。药物中所含杂质的最大允许量称为杂质限量（limit of impurity，$L$），通常用百分之几或百万分之几（parts per million，ppm）表示，中药中重金属及有害元素的限量还可用 mg/kg 来表示。

> **案例 3-1 分析讨论**
>
> 1. 药物中的杂质是指按既定工艺进行生产和正常贮存过程中可能含有或产生的无治疗作用，或影响药物的稳定性或疗效，甚至对人体健康有害的物质。药物中的杂质主要来源于两个方面：一是生产过程中引入；二是贮存过程中产生。
>
> 2. 检查项目中，酸度检查中控制的酸性杂质属于有机杂质，氰化物、水分和炽灼残渣属于无机杂质。
>
> 3. 此处的"0.1%"为炽灼残渣的限量，即药物中所含炽灼残渣的最大允许量。

### （二）杂质检查法

药物中杂质的控制方法包括限量检查法和定量测定法两种。

**1. 限量检查法**　药物中杂质的限量检查不要求测定杂质的准确含量，只需检查杂质是否超过规定限量，常用以下三种方法。

（1）对照法：对照法系指取一定量的待检杂质对照物质制成对照溶液，另取一定量的供试品制成供试品溶液，在相同条件下试验，比较结果，从而判断供试品中所含杂质是否超过规定的限量。《中国药典》中一般杂质检查大多采用此法。

采用该法需遵循平行操作原则，即仪器的配对性、操作的同步性及条件的一致性。供试品溶液和对照溶液应在完全相同条件下检测，如加入试剂的量和次序、反应的温度、反应的时间等均应相同。

（2）灵敏度法：系指在供试品溶液中加入试剂，在一定反应条件下观察反应结果，不得出现阳性反应为合格，即以检测条件下的灵敏度来控制杂质的限量。该法不需要杂质对照物质。例如，ChP2020 氢溴酸东莨菪碱中易氧化物的检查，即利用易氧化物杂质可使高锰酸钾溶液褪色的反应进行检查，方法如下。

取本品 0.15g，加水 5ml 溶解后，在 15～20℃加高锰酸钾滴定液（0.02mol/L）0.05ml，10min 内红色不得完全消失。

（3）比较法：系指取供试品一定量依法检查，测得特定待检杂质的特征参数（如吸光度、旋光度或 pH 等）与规定值比较，不得更大。本法不需要杂质对照物质。例如，ChP2020 维生素 $B_2$ 中感光黄素的检查，即利用维生素 $B_2$ 几乎不溶于三氯甲烷，而感光黄素溶于三氯甲烷的性质，用无醇三氯甲烷提取供试品中的感光黄素，在 440nm 的波长处测定吸光度，规定吸光度不得超过 0.016，从而控制感光黄素的量，方法如下。

取本品 25mg，加无醇三氯甲烷 10ml，振摇 5min，滤过，滤液照紫外-可见分光光度法（通则 0401），在 440nm 的波长处测定，吸光度不得过 0.016。

**2. 定量测定法** 即采用规定方法测定杂质的含量，测得值不得超过规定限量。ChP2020 阿司匹林中游离水杨酸的检查采用 HPLC，氯贝丁酯中对氯酚的检查采用 GC。例如碘海醇中无机碘化物的检查采用银量法，方法如下。

取本品 5.0g，加水 20ml 使溶解，照电位滴定法（通则 0701），用硝酸银滴定液（0.001mol/L）滴定，以银电极为指示电极，甘汞电极为参比电极指示终点。每 1ml 硝酸银滴定液（0.001mol/L）相当于 126.9μg 的 I。硝酸银滴定液（0.001mol/L）的消耗量不得过 0.39ml（碘离子 0.001%）。

## ■（三）杂质限量的计算

按照杂质限量的定义，杂质限量可按照下式计算：

$$杂质限量 = \frac{杂质的最大允许量}{供试品量} \times 100\%$$

对照法中供试品所含杂质的量是通过与一定量杂质标准溶液进行比较来确定的，杂质的最大允许量也就是杂质标准溶液的浓度（$c$）与体积（$V$）的乘积，因此杂质限量（$L$）的计算可写为：

$$杂质限量（L）= \frac{杂质标准溶液的浓度（c）\times 杂质标准溶液的体积（V）}{供试品量（S）} \times 100\%$$

$$L = \frac{c \cdot V}{S} \times 100\%$$

当采用比较法等其他方法进行杂质限量检查时，可根据限量的定义进行杂质限量的计算，计算示例如下。

**例 3-1：** 对乙酰氨基酚中氯化物的检查：取本品 2.0g，加水 100ml，加热溶解后，冷却，滤过，取滤液 25ml，依法检查（通则 0801），与标准氯化钠溶液 5.0ml（每 1ml 相当于 10μg 的 Cl）制成的对照液比较，不得更浓（0.01%）。问氯化物的限量是多少？

$$L = \frac{c \cdot V}{S} \times 100\% = \frac{10 \times 10^{-6} \times 5.0}{2.0 \times \frac{25}{100}} \times 100\% = 0.01\%$$

**例 3-2：** 阿司匹林中重金属的检查：取本品 1.0g，加乙醇 23ml 溶解后，加醋酸盐缓冲液（pH 3.5）2ml，依法检查（通则 0821 第一法），含重金属不得超过百万分之十。问应取标准铅溶液（每 1ml 相当于 10μg 的 Pb）多少毫升？

$$V = \frac{L \cdot S}{c} = \frac{10 \times 10^{-6} \times 1.0}{10 \times 10^{-6}} = 1.0（ml）$$

**例 3-3：**磺胺嘧啶锌中砷盐的检查：ChP2020 规定砷盐检查应取标准砷溶液（每 1ml 相当于 1μg 的 As）2.0ml 制备标准砷斑，依法检查（通则 0822 第一法）磺胺嘧啶锌中的砷盐，规定含砷量不得超过 0.0002%。问应取供试品多少克？

$$S = \frac{c \cdot V}{L} = \frac{1 \times 10^{-6} \times 2.0}{0.0002\%} = 1.0（g）$$

**例 3-4：**硫酸阿托品中莨菪碱的检查：取本品，按干燥品计算，加水溶解并制成每 1ml 中含 50mg 的溶液，依法测定（通则 0621），旋光度不得过 –0.40°。已知莨菪碱的比旋度 $[\alpha]_D^{20}$ 为 –32.5°，计算莨菪碱的限量。

$$L = \frac{c_{莨菪碱}}{c_{样品}} = \frac{\dfrac{\alpha}{[\alpha]_D^{20} l}}{c_{样品}} \times 100\% = \frac{\dfrac{-0.40}{-32.5 \times 1}}{50 \times 10^{-3}} \times 100\% = 24.6\%$$

**例 3-5：**地蒽酚中二羟基蒽醌的检查：取本品，加三氯甲烷制成每 1ml 中约含 0.10mg 的溶液，照紫外-可见分光光度法（通则 0401），在 432nm 波长处测定吸光度，不得过 0.12。已知二羟基蒽醌在 432nm 波长处的 $E_{1cm}^{1\%}$ 为 495，计算二羟基蒽醌的限量。

$$L = \frac{c_{二羟基蒽醌}}{c_{样品}} = \frac{\dfrac{A}{E_{1cm}^{1\%} \times l \times 100}}{c_{样品}} = \frac{\dfrac{0.12}{495 \times 1 \times 100}}{0.10 \times 10^{-3}} \times 100\% = 2.4\%$$

# 第二节　一般杂质的检查方法

## 一、氯化物检查法

**案例 3-2　　　　ChP2020 高锰酸钾中氯化物的检查**

取本品 2.0g，加热水 60ml 溶解后，置水浴上加热，在不断搅拌下滴加乙醇适量（约 8ml），使溶液完全褪色后，移入 100ml 量瓶中，用水稀释至刻度，摇匀，滤过；取续滤液 25ml，依法检查（通则 0801），与标准氯化钠溶液 5.0ml 制成的对照液比较，不得更浓（0.010%）。

**问题：**

1. 为何要进行药物中氯化物的检查？
2. 氯化物检查采用何种方法？简述其检查原理及测定条件。
3. 氯化物检查时，若供试品有色或供试品不溶于水，应如何处理？

药物在生产过程中常用到盐酸、盐酸盐等试剂，因此氯化物极易被引入药物中。氯化物（chloride）为信号杂质，对人体无害，但其量可以反映出药物的纯净程度及生产过程是否正常，因此很多药物需进行氯化物的检查。

### ▌（一）原理

药物中微量的氯化物在硝酸酸性溶液中，与硝酸银作用生成氯化银的白色浑浊，与一定量的标准氯化钠溶液在相同条件下生成的氯化银浑浊液比较，判断供试品中氯化物是否符合限量规定。

$$Cl^- + Ag^+ \xrightarrow{HNO_3} AgCl \downarrow$$

## （二）检查方法

除另有规定外，取各品种项下规定量的供试品，加水溶解使成 25ml（溶液如显碱性，可滴加硝酸使呈中性），再加稀硝酸 10ml；溶液如不澄清，应滤过；置 50ml 纳氏比色管中，加水使成约 40ml，摇匀，即得供试品溶液。另取该品种项下规定量的标准氯化钠溶液，置 50ml 纳氏比色管中，加稀硝酸 10ml，加水使成 40ml，摇匀，即得对照溶液。于供试品溶液与对照溶液中，分别加入硝酸银试液 1.0ml，用水稀释使成 50ml，摇匀，在暗处放置 5min，同置黑色背景上，从比色管上方向下观察、比较，即得。

## （三）测定条件

**1.** 标准氯化钠溶液每 1ml 相当于 10μg 的 Cl。以 50ml 溶液中含 Cl 50～80μg 为宜，相当于标准氯化钠溶液 5.0～8.0ml。在此范围内氯化物所显浑浊梯度明显，便于比较。

**2.** 加入硝酸可避免弱酸银盐，如碳酸银、磷酸银及氧化银沉淀的干扰，同时还可加速氯化银浑浊的形成并产生较好的乳浊。酸度以 50ml 供试溶液中含稀硝酸 10ml 为宜。

**3.** 应按照检查方法进行操作，先使溶液体积为约 40ml，再加入硝酸银试液，此时氯化物浓度相对降低，所得氯化银浑浊颗粒较小，能够均匀地分布在比色管中，有利于浊度比较。

**4.** 为了避免光线使单质银析出影响检查，观察前应在暗处放置 5min。由于氯化银为白色浑浊，应将比色管置黑色背景上，从上向下观察、比较。

## （四）注意事项

**1.** 供试品溶液若不澄清，可用滤纸过滤供试品溶液使其澄清后再依法检查。滤纸中如含有氯化物，可预先用含有硝酸的水溶液洗净后再使用。

**2.** 供试品溶液若带颜色，可用内消色法处理后检查，方法如下。

除另有规定外，可取供试品溶液两份，分别置 50ml 纳氏比色管中，一份中加硝酸银试液 1.0ml，摇匀，放置 10min，如显浑浊，可反复滤过，至滤液完全澄清，再加规定量的标准氯化钠溶液与水适量使成 50ml，摇匀，在暗处放置 5min，作为对照溶液；另一份中加硝酸银试液 1.0ml 与水适量使成 50ml，摇匀，在暗处放置 5min，按上述方法与对照溶液比较，即得。

ChP2020 氯法齐明、帕司烟肼、荧光素钠等中氯化物的检查采用内消色法。如帕司烟肼为黄色结晶性粉末，在丙酮中易溶，在热水中溶解，其氯化物的检查方法如下。

取本品 0.50g，加水 48ml，加热溶解，放冷，加硝酸 2ml，摇匀，将溶液分为两等份，分置 50ml 纳氏比色管中，一份中加硝酸银试液 1ml，放置 10min，用滤纸反复滤过，至滤液完全澄清，加标准氯化钠溶液 7.5ml 与水适量使成 50ml，摇匀，在暗处放置 5min，作为对照溶液。另一份中加硝酸银试液 1ml 与水使成 50ml，摇匀，在暗处放置 5min，如显浑浊，与对照溶液比较，不得更浓（0.03%）。

此外，也可采用外消色法，如 ChP2020 高锰酸钾中氯化物的检查。高锰酸钾为黑紫色、细长的棱形结晶或颗粒，在沸水中易溶，在水中溶解，其溶液为紫红色，干扰检查，可利用高锰酸钾的氧化性，先加乙醇使其还原褪色后，再依法检查，方法见案例 3-2。

**3.** 碘离子与硝酸银反应生成碘化银的黄色沉淀，干扰碘及碘化物中氯化物的检查，应在检查前除去。碘中氯化物的检查，以锌粉为还原剂还原碘为碘离子，加氨试液及硝酸银试液，生成碘化银沉淀，过滤除去，再依法检查。碘化钾（钠）中氯化物的检查，加浓过氧化氢溶液与磷酸，将碘离子氧化为碘，加热使碘升华，再依法检查。

**4.** 溶于水的有机药物，可按 ChP2020 通则 0801 方法直接检查氯化物。不溶于水的有机药物，大多采用加水振摇或加热，使氯化物溶解，滤除不溶物再进行检查，如乙酰唑胺、布洛芬等的氯化物检查。若药物在乙醇或丙酮中有一定的溶解度，可加乙醇或丙酮溶解后依法检查，如二甲磺酸阿米三嗪、托吡卡胺等的氯化物检查以乙醇为溶剂，过氧苯甲酰中的氯化物检查以丙酮为溶剂。

5. 检查有机氯杂质时，可根据杂质结构，采用适当的前处理方法将有机氯转变为无机离子状态后，再依法检查。前处理方法有加氢氧化钠加热或回流、碱性破坏法或氧瓶燃烧法。例如，检查克罗米通中的氯化物，即是将供试品在氢氧化钠溶液中加热回流 1h，使有机氯杂质生成氯化钠后，再依法检查；芬布芬、美洛昔康、吡罗昔康的氯化物检查，即将供试品中加无水碳酸钠小火炽灼炭化，再于 500～600℃ 完全灰化后检查；氟康唑、米诺地尔、双嘧达莫、双羟萘酸噻嘧啶等中含氯化合物的检查，即将供试品以氧瓶燃烧法进行有机破坏，以氢氧化钠溶液吸收，使有机氯杂质生成氯化钠后，再依法检查。

# 二、硫酸盐检查法

药物中存在的微量硫酸盐（sulfate）也是信号杂质。

## （一）原理

硫酸盐在稀盐酸酸性条件下，与氯化钡反应生成硫酸钡的白色浑浊，与一定量的标准硫酸钾溶液在相同条件下生成的浑浊液比较，判断供试品中硫酸盐是否符合限量规定。

$$SO_4^{2-} + Ba^{2+} \xrightarrow{HCl} BaSO_4 \downarrow$$

## （二）检查方法

除另有规定外，取各品种项下规定量的供试品，加水溶解使成约 40ml（溶液如显碱性，可滴加盐酸使呈中性）；溶液如不澄清，应滤过；置 50ml 纳氏比色管中，加稀盐酸 2ml，摇匀，即得供试品溶液。另取该品种项下规定量的标准硫酸钾溶液，置 50ml 纳氏比色管中，加水使成约 40ml，加稀盐酸 2ml，摇匀，即得对照溶液。于供试品溶液与对照溶液中，分别加入 25% 氯化钡溶液 5ml，用水稀释至 50ml，充分摇匀，放置 10min，同置黑色背景上，从比色管上方向下观察、比较，即得。

## （三）测定条件

1. 标准硫酸钾溶液每 1ml 相当于 100μg 的 $SO_4^{2-}$，以 50ml 溶液中含 100～500μg 的 $SO_4^{2-}$ 为宜，相当于标准硫酸钾溶液 1.0～5.0ml。在此范围内，浑浊梯度明显，便于比较。

2. 加入盐酸，可防止碳酸钡或磷酸钡等沉淀生成；溶液的酸度，以 50ml 溶液中含稀盐酸 2ml 为宜（溶液的 pH 约为 1），若酸度太大，会使硫酸钡溶解度增大，使检查灵敏度下降。

3. 与氯化物检查相同，也应先使溶液体积约为 40ml，再加氯化钡试液，以利于浊度比较。

## （四）注意事项

供试品溶液如不澄清，可用含盐酸的水洗净滤纸，过滤。

供试品溶液若带颜色，用内消色法或外消色法处理。

# 三、铁盐检查法

微量铁盐（iron salt）的存在会加速药物的氧化和分解，因而需要控制其限量。ChP2020 采用硫氰酸盐法对铁盐进行限量检查。

## （一）原理

铁盐在盐酸酸性溶液中，与硫氰酸盐作用生成红色可溶性的硫氰酸铁配离子，与一定量标准铁溶液同法处理后所呈现的颜色进行比较，判断供试品中铁盐是否符合限量规定。

$$Fe^{3+} + 6SCN^- \underset{}{\overset{H^+}{\rightleftharpoons}} [Fe(SCN)_6]^{3-}$$

## （二）检查方法

除另有规定外，取各品种项下规定量的供试品，加水溶解成 25ml，移至 50ml 纳氏比色管中，加稀盐酸 4ml 与过硫酸铵 50mg，用水稀释使成 35ml 后，加 30% 硫氰酸铵溶液 3ml，再加水适量稀释成 50ml，摇匀；如显色，立即与标准铁溶液一定量制成的对照溶液（取该品种项下规定量的标准铁溶液，置 50ml 纳氏比色管中，加水使成 25ml，加稀盐酸 4ml 与过硫酸铵 50mg，用水稀释成 35ml，加 30% 硫氰酸铵溶液 3ml，再加水适量稀释成 50ml，摇匀）比较，即得。

## （三）测定条件

**1.** 用硫酸铁铵 $[FeNH_4(SO_4)_2 \cdot 12H_2O]$ 配制标准铁贮备液，配制时加入硫酸防止铁盐水解，使之易于保存。标准铁溶液临用前稀释而成，浓度为 $10\mu g/ml$，适宜目视比色的浓度范围为 50ml 中含 $10 \sim 50\mu g$ 的 Fe，相当于标准铁溶液 $1.0 \sim 5.0ml$。

**2.** 加入盐酸，可防止 $Fe^{3+}$ 的水解，经试验，以 50ml 溶液中含稀盐酸 4ml 为宜。

**3.** 本法控制的是 $Fe^{2+}$ 和 $Fe^{3+}$ 的限量之和。加入氧化剂过硫酸铵，可以将供试品中的 $Fe^{2+}$ 氧化成 $Fe^{3+}$；同时可以防止由于光线使硫氰酸铁还原或分解褪色。

$$2Fe^{2+} + (NH_4)_2S_2O_8 \longrightarrow 2Fe^{3+} + (NH_4)_2SO_4 + SO_4^{2-}$$

**4.** 铁盐与硫氰酸根离子的反应为可逆反应，在检查中需加入过量的硫氰酸铵，不仅可以增加生成配离子的稳定性，提高反应灵敏度，而且可以消除 $Cl^-$、$PO_4^{3-}$、$SO_4^{2-}$、枸橼酸根等离子与 $Fe^{3+}$ 形成有色配合物而引起的干扰。

## （四）注意事项

**1.** 某些药物（如葡萄糖、硫酸镁）在检查中加入硝酸处理，因硝酸中可能含有亚硝酸，能与硫氰酸根离子作用，生成红色亚硝酰硫氰化物，影响比色，因此，必须加热煮沸除去剩余的硝酸。

$$HNO_2 + SCN^- + H^+ \longrightarrow NO \cdot SCN + H_2O$$

**2.** 当供试管与对照管色调不一致时，可分别移至分液漏斗中，各加正丁醇 20ml 提取，使分层后，分取醇层比色。因为硫氰酸铁配离子在正丁醇或异戊醇中溶解度大，提取后能增加颜色的深度，提高比色的灵敏度，并能消除上述阴离子干扰的影响。例如，ChP2020 枸橼酸钠中铁盐的检查方法如下。

取本品 1.0g，依法检查（通则 0807），加正丁醇提取后，与标准铁溶液 1.0ml 用同一方法制成的对照液比较，不得更深（0.001%）。

**3.** 环状结构的有机药物，在试验条件下不溶解或对检查有干扰，须经有机破坏，使铁盐成三氧化二铁留于残渣，处理后再依法检查，如 ChP2020 对氨基水杨酸钠中铁盐的检查：

取本品 1.0g，置铂坩埚中，加无水碳酸钠 2g，混合，在约 740℃ 炽灼，放冷，残渣加稀盐酸 15ml 溶解后，依法检查（通则 0807），与标准铁溶液 1.5ml 制成的对照液比较，不得更深（0.0015%）。

USP–NF（2023，Issue 1）除了采用硫氰酸盐法检查铁盐外，还采用了电感耦合等离子体-发射光谱（inductively coupled plasma-optical emission spectroscopy，ICP-OES）和电感耦合等离子体质谱法（inductively coupled plasma-mass spectrometry，ICP-MS）；BP2023 则采用巯基醋酸法。检查原理是利用巯基醋酸还原 $Fe^{3+}$ 成 $Fe^{2+}$，在氨碱性溶液中进一步与 $Fe^{2+}$ 作用生成红色配离子，与一定量标准铁溶液经同法处理后产生的颜色进行比较。在加巯基醋酸试液之前先加 20% 枸橼酸溶液 2ml，使其与铁离子形成配离子，以免铁离子在氨碱性溶液中产生氢氧化铁沉淀。此方法灵敏度较高，但试剂较贵。

$$2Fe^{3+} + 2HSCH_2COOH \longrightarrow 2Fe^{2+} + (SCH_2COOH)_2 + 2H^+$$

$$Fe^{2+} + 2HSCH_2COOH \longrightarrow Fe(SCH_2COOH)_2 + 2H^+$$

$$Fe(SCH_2COOH)_2 + 2OH^- \longrightarrow [Fe(SCH_2COO)_2]^{2-} + 2H_2O$$

# 四、重金属检查法

重金属（heavy metal）系指在规定试验条件下能与硫代乙酰胺或硫化钠作用显色的金属杂质，如银、铅、汞、铜、镉、铋、锑、锡、砷、镍、钴和锌等。药物中重金属的存在将影响药物的稳定性及用药的安全性。由于生产中遇到铅的机会较多，且铅在人体内易积蓄中毒，故以铅为代表检查重金属。根据试验条件与方法的不同，ChP2020 通则 0821 重金属检查共收载三法。

## （一）第一法　硫代乙酰胺法

本法适用于溶于水、稀酸及乙醇的药物，是大多数药物采用的检查方法。

**1. 原理**　硫代乙酰胺在弱酸性（pH 3.5）条件下水解产生硫化氢，与药物中微量的重金属反应生成黄色到棕黑色的硫化物均匀混悬液，与一定量标准铅溶液经同法处理后所呈颜色进行比较，判断供试品中重金属是否符合限量规定。

$$CH_3CSNH_2 + H_2O \longrightarrow CH_3CONH_2 + H_2S$$

$$Pb^{2+} + H_2S \xrightarrow{pH\,3.5} PbS\downarrow + 2H^+$$

**2. 检查方法**　除另有规定外，取 25ml 纳氏比色管三支，甲管中加标准铅溶液一定量与醋酸盐缓冲液（pH 3.5）2ml 后，加水或各品种项下规定的溶剂稀释成 25ml，乙管中加入按各品种项下规定的方法制成的供试品溶液 25ml，丙管中加入与乙管相同重量的供试品，加配制供试品溶液的溶剂适量使溶解，再加与甲管相同量的标准铅溶液与醋酸盐缓冲液（pH 3.5）2ml 后，用溶剂稀释成 25ml；再在甲、乙、丙三管中分别加硫代乙酰胺试液各 2ml，摇匀，放置 2min，同置白纸上，自上向下透视。当丙管中显出的颜色不浅于甲管时，乙管中显示的颜色与甲管比较，不得更深。如丙管中显出的颜色浅于甲管，应取样按第二法重新检查。

**3. 测定条件**

（1）本法用硝酸铅配制标准铅贮备液，配制时加入硝酸防止铅盐水解。标准铅溶液系临用前稀释而成，每 1ml 相当于 10μg 的 Pb，适宜目视比色的浓度范围为每 27ml 溶液中含 10～20μg 的 Pb，相当于标准铅溶液 1～2ml。

（2）丙管中为监测溶液，其中含有规定量的标准铅溶液及供试品溶液，只有在监测溶液的颜色不浅于对照溶液时该法才有效，否则说明供试品中的重金属可能处于有机结合状态，应按照第二法进行检查。

（3）ChP1990 以前历版药典均采用硫化氢试液为显色剂，但该试液有毒性、恶臭、不稳定、浓度难以控制等缺点，之后改用硫代乙酰胺为显色剂。

（4）溶液的 pH 对重金属离子与硫化氢的呈色反应影响较大，在 pH 3.0～3.5 时硫化铅沉淀较完全，若酸度过大，重金属离子与硫化氢呈色变浅，甚至不显色。因此，检查在醋酸盐缓冲溶液（pH 3.5）2ml 中进行。配制供试品溶液时，如使用的盐酸超过 1ml，氨试液超过 2ml，或加入其他试剂进行处理者，甲管应取同样量的试剂置瓷皿中蒸干后，加醋酸盐缓冲液（pH 3.5）2ml 与水 15ml，微热溶解后，移至纳氏比色管中，加标准铅溶液一定量，再用水或各品种项下规定的溶剂稀释成 25ml。

**4. 注意事项**

（1）若供试品溶液带颜色，可在甲管中滴加少量的稀焦糖溶液或其他无干扰的有色溶液，使之与乙管、丙管一致，然后再加硫代乙酰胺试液比色。如在甲管中滴加稀焦糖溶液或其他无干扰的有色溶液，仍不能使颜色一致时，应取样按第二法检查。

（2）供试品中若含微量高铁盐，在弱酸性溶液中氧化硫化氢析出硫，产生浑浊，影响比色，可先加维生素 C 0.5～1.0g，将 $Fe^{3+}$ 还原成 $Fe^{2+}$，消除干扰，如 ChP2020 碳酸钙中重金属的检查：

取本品 0.5g，加水 5ml，混合均匀，加稀盐酸 4ml，煮沸 5min，放冷，滤过，滤器用少量水洗涤，合并洗液与滤液，加酚酞指示液 1 滴，并滴加适量氨试液至溶液显淡红色，加稀醋酸 2ml 与水制成 25ml，加维生素 C 0.5g，溶解后，依法检查（通则 0821 第一法），含重金属不得过百万分之三十。

（3）若供试品自身为铁盐，必须先将供试品本身的金属离子除去，再进行检查。例如，右旋糖酐铁及其注射液是在一定浓度的盐酸中，用醋酸异丁酯提取除去铁盐，再依法检查的。

（4）供试品本身也能生成不溶性硫化物，可加入掩蔽剂排除干扰。如 ChP2020 葡萄糖酸锑钠中铅盐的检查：

取本品 1.0g，加水 10ml 与酒石酸 1.0g，溶解后，加 10% 氢氧化钠溶液 10ml、氰化钾试液 2ml 与硫化钠试液 5 滴，放置 2min，如显色，与标准铅溶液 2.0ml 用同法制成的对照液比较，不得更深（0.002%）。

## （二）第二法　炽灼后的硫代乙酰胺法

本法适用于含芳环、杂环及不溶于水、乙醇、稀酸及碱的有机药物。

**1. 原理**　重金属可能与芳环、杂环形成较牢固的价键，需将供试品炽灼破坏成重金属的氧化物残渣，加硝酸进一步破坏，加盐酸转变成易溶于水的氯化物，再按第一法进行检查。

**2. 检查方法**　除另有规定外，当需改用第二法检查时，取各品种项下规定量的供试品，按炽灼残渣检查法（通则 0841）进行炽灼处理，然后取遗留的残渣；或直接取炽灼残渣项下遗留的残渣；如供试品为溶液，则取各品种项下规定量的溶液，蒸发至干，再按上述方法处理后取遗留的残渣；加硝酸 0.5ml，蒸干，至氧化氮蒸气除尽后（或取供试品一定量，缓缓炽灼至完全炭化，放冷，加硫酸 0.5～1ml，使之恰好湿润，用低温加热至硫酸除尽后，加硝酸 0.5ml，蒸干，至氧化氮蒸气除尽后，放冷，在 500～600℃炽灼使完全灰化），放冷，加盐酸 2ml，置水浴上蒸干后加水 15ml，滴加氨试液至对酚酞指示液显微粉红色，再加醋酸盐缓冲液（pH 3.5）2ml，微热溶解后，移至纳氏比色管中，加水稀释成 25ml，作为乙管；另取配制供试品溶液的试剂，置瓷皿中蒸干后，加醋酸盐缓冲液（pH 3.5）2ml 与水 15ml，微热溶解后，移至纳氏比色管中，加标准溶液一定量，再用水稀释成 25ml，作为甲管；再在甲、乙两管中分别加硫代乙酰胺试液各 2ml，摇匀，放置 2min，同置白纸上，自上向下透视，乙管中显出的颜色与甲管比较，不得更深。

**3. 注意事项**

（1）炽灼温度对重金属检查影响较大，温度越高，重金属损失越多，因此炽灼温度需控制在 500～600℃。

（2）含钠盐或氟的有机药物在炽灼时能腐蚀瓷坩埚而带入重金属，应改用石英坩埚、铂坩埚或硬质玻璃蒸发皿操作。

（3）炽灼残渣加硝酸处理后，必须蒸干，除尽氧化氮，否则亚硝酸可氧化硫化氢析出硫，影响比色。

## （三）第三法　硫化钠法

本法适用于能溶于碱性水溶液而难溶于稀酸或在稀酸中生成沉淀的药物。磺胺类药物、巴比妥类药物用此法检查。

**1. 原理**　在碱性条件下，以硫化钠为显色剂，使药物中微量的重金属生成硫化物的均匀混悬液，与一定量标准铅溶液经同法处理后所呈颜色进行比较。

$$Pb^{2+} + Na_2S \xrightarrow{\ OH^-\ } PbS\downarrow + 2Na^+$$

**2. 检查方法**　除另有规定外，取供试品适量，加氢氧化钠试液 5ml 与水 20ml 溶解后，置纳氏比色管中，加硫化钠试液 5 滴，摇匀，与一定的标准铅溶液同样处理后的颜色比较，不得更深。

**3. 注意事项**　硫化钠对玻璃有腐蚀，久置会产生絮状物，应临用时新制。

除了上述三种方法外，随着分析技术的发展，AAS、电感耦合等离子体原子发射光谱法

（inductively coupled plasma atomic emission spectrometry，ICP-AES）、电感耦合等离子体质谱法及 X 射线荧光光谱法（X-ray fluorescence spectrometry，XRF）在重金属杂质测定中的应用也越来越多，其中 AAS 和电感耦合等离子体法已经应用于各国药典中。电感耦合等离子体原子发射光谱法是以等离子体为激发光源的原子发射光谱分析方法，可进行多元素的同时测定。电感耦合等离子体质谱法是以等离子体为离子源的一种质谱型元素分析方法，主要用于多种元素的同时测定，并可与其他色谱分离技术联用，进行元素形态及其价态分析；本法灵敏度高，适用于各类药品从痕量到微量的元素分析，尤其是痕量重金属元素的测定。

## 五、砷盐检查法

砷盐（arsenic salt）是由药物生产过程所用无机试剂引入，砷盐有毒，多数药物需要检查，并严格控制其限量。ChP2020 通则 0822 收载两种砷盐检查法：古蔡氏（Gutzeit）法和二乙基二硫代氨基甲酸银（Ag-DDC）法。含锑药物中砷盐检查采用白田道夫法（Betterdorff）。

### （一）第一法　古蔡氏法

**1. 原理**　金属锌与酸作用产生新生态氢，与药物中微量砷盐反应生成砷化氢气体，遇溴化汞试纸产生黄色至棕色的砷斑，与同一条件下定量标准砷溶液所产生的砷斑比较，判断供试品中的砷盐是否符合限量规定。

$$As^{3+} + 3Zn + 3H^+ \longrightarrow AsH_3\uparrow + 3Zn^{2+}$$

$$AsO_3^{3-} + 3Zn + 9H^+ \longrightarrow AsH_3\uparrow + 3Zn^{2+} + 3H_2O$$

$$AsH_3 + 3HgBr_2 \longrightarrow 3HBr + As(HgBr)_3（黄色）$$

$$AsH_3 + 2As(HgBr)_3 \longrightarrow 3AsH(HgBr)_2（棕色）$$

$$AsH_3 + As(HgBr)_3 \longrightarrow 3HBr + As_2Hg_3（黑色）$$

**2. 仪器装置**　检砷装置如图 3-1 所示。

图中，A 为 100ml 标准磨口锥形瓶；B 为中空的标准磨口塞，上连导气管 C（外径 8.0mm，内径 6.0mm），全长约 180mm；D 为具孔的有机玻璃旋塞，其上部为圆形平面，中央有一圆孔，孔径与导气管 C 的内径一致，其下部孔径与导气管 C 的外径相适应，将导气管 C 的顶端套入旋塞下部孔内，并使管壁与旋塞的圆孔相吻合，黏合固定；E 为中央具有圆孔（孔径 6.0mm）的有机玻璃旋塞盖，与 D 紧密吻合。

测试时，于导气管 C 中装入醋酸铅棉花 60mg（装管高度为 60～80mm），再于旋塞 D 的顶端平面上放一片溴化汞试纸（试纸大小以能覆盖孔径而不露出平面外为宜），盖上旋塞盖 E 并旋紧，即得。

**3. 检查方法**　标准砷斑的制备：精密量取标准砷溶液 2ml，置 A 瓶中，加盐酸 5ml 与水 21ml，再加碘化钾试液 5ml 与酸性氯化亚锡试液 5 滴，在室温放置 10min 后，加锌粒 2g，立即将照上法装妥的导气管 C 密塞于 A 瓶上，并将 A 瓶置 25～40℃水浴中，反应 45min，取出溴化汞试纸，即得。

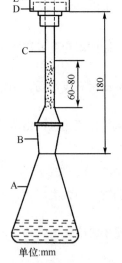

图 3-1　古蔡氏法检砷装置图
单位:mm

若供试品需经有机破坏后再行检砷，则应取标准砷溶液代替供试品，照该品种项下规定的方法同法处理后，依法制备标准砷斑。

检查法：取按各品种项下规定方法制成的供试品溶液，置 A 瓶中，照标准砷斑的制备，自"再加碘化钾试液 5ml"起，依法操作。将生成的砷斑与标准砷斑比较，不得更深。

**4. 测定条件**

（1）本法用三氧化二砷配制标准砷贮备液，标准砷溶液系临用前稀释而成，浓度为每 1ml 相当于 1μg 的 As，ChP2020 规定用 2ml 标准砷溶液制备标准砷斑，所得砷斑清晰。药物含砷限量不同时，应按规定限量改变供试品取用量。

（2）所用仪器和试液等照本法检查，均不应生成砷斑，或至多生成仅可辨认的斑痕。

（3）本法所用锌粒应无砷，以能通过一号筛的细粒为宜，如使用的锌粒较大时，用量应酌情增加，反应时间亦应延长为 1h。

（4）供试品及锌粒中可能含有少量的硫化物，在酸性条件下会产生硫化氢气体，与溴化汞试纸产生硫化汞的色斑，干扰检查，故在导气管 C 中装入醋酸铅棉花吸收硫化氢。ChP2020 规定用 60mg 的醋酸铅棉花，装管高度为 60～80mm，以控制填充的松紧度，既能消除硫化氢的干扰，又能使砷化氢以适宜的速度通过。

（5）药品中存在的微量砷盐以五价砷和三价砷两种价态存在，五价砷在酸性溶液中也能被还原为砷化氢，但速度较三价砷慢，故先加入碘化钾和氯化亚锡使五价砷还原为三价砷，加快反应速度。

$$AsO_4^{3-} + 2I^- + 2H^+ \longrightarrow AsO_3^{3-} + I_2 + H_2O$$

$$AsO_4^{3-} + Sn^{2+} + 2H^+ \longrightarrow AsO_3^{3-} + Sn^{4+} + H_2O$$

碘化钾被氧化生成碘，碘被氯化亚锡还原成碘离子，碘离子可与反应中生成的锌离子形成稳定的配位离子 $[ZnI_4]^{2-}$，有利于生成砷化氢的反应不断进行。

$$I_2 + Sn^{2+} \longrightarrow 2I^- + Sn^{4+}$$

$$4I^- + Zn^{2+} \longrightarrow [ZnI_4]^{2-}$$

氯化亚锡还可在锌粒表面形成锌锡合金，起去极化作用，使氢气均匀连续地发生，有利于砷斑的形成。此外，碘化钾和氯化亚锡还可抑制锑化氢的形成（锑化氢能与溴化汞试纸作用生成灰色锑斑），在试验条件下，100μg 锑存在不干扰测定。

（6）溴化汞试纸与砷化氢作用所呈砷斑不够稳定，在反应中应保持干燥及避光，并立即与标准砷斑比较。

**5. 注意事项**

（1）供试品若为亚硫酸盐、硫代硫酸盐等，在酸性溶液中生成二氧化硫气体，与溴化汞试纸作用生成黑色硫化汞或金属汞，干扰检查。如为亚硫酸盐，可于反应前加硫酸加热，使亚硫酸盐分解，除去干扰。如为硫代硫酸盐，应于反应前先加硝酸处理，使氧化成硫酸盐，除去干扰，如 ChP2020 硫代硫酸钠中砷盐的检查：

取本品 0.20g，加水 5ml 溶解后，加硝酸 3ml，置水浴上，注意蒸干，残渣中加水数毫升，搅匀，滤过，滤渣用水洗净，合并滤液与洗液，蒸干后，加盐酸 5ml 与水 23ml 使之溶解，依法检查（通则 0822 第一法），应符合规定（0.001%）。

（2）供试品若为铁盐，$Fe^{3+}$ 可消耗氯化亚锡、碘化钾等还原剂，并能氧化砷化氢，干扰测定。反应前应先加酸性氯化亚锡试液，将 $Fe^{3+}$ 还原为 $Fe^{2+}$ 而除去干扰，再依法检查，如 ChP2020 右旋糖酐铁中砷盐的检查：

取本品 0.40g，加氢氧化钙 0.5g，混匀，缓缓加热至完全炭化，在 500～600℃炽灼使灰化，放冷，加盐酸 14ml 与水 7ml 使溶解，移至蒸馏瓶中，加酸性氯化亚锡试液 0.5ml，蒸馏至约 5ml，馏出液导入盛有 10ml 水的测砷瓶中，依法检查（通则 0822 第一法），应符合规定（0.0005%）。

（3）供试品若为环状结构的有机药物，因砷在分子中可能以共价键结合，需要进行有机破坏后依法检查，否则检出结果偏低或难以检出。常采用碱性破坏法，于供试品中加氢氧化钙、无水碳酸钠小火炽灼炭化，再于 500～600℃完全灰化后检查，如 ChP2020 马来酸曲美布汀中砷盐的检查：

取无水碳酸钠约2g，铺于铂坩埚底部与四周，另取本品2.0g，置无水碳酸钠上，加少量水湿润，干燥后，先用小火灼烧使炭化，再在500～600℃炽灼使灰化，自"加少量水湿润"起，重复操作数次，至完全灰化，放冷，加水适量，加盐酸使残渣溶解并使溶液显中性，再加盐酸5ml，加水使成28ml，依法检查（通则0822第一法），应符合规定（0.0001%）。

也可采用加酸、加氧化剂破坏，ChP2020甘露醇、葡萄糖等药物中砷盐检查即在硫酸溶液中，加溴化钾溴试液进行破坏。

### ■（二）第二法　二乙基二硫代氨基甲酸银（Ag-DDC）法

**1. 原理**　金属锌与酸作用产生新生态氢，与药物中微量砷盐反应生成砷化氢，砷化氢还原二乙基二硫代氨基甲酸银为红色胶态银，与一定量的标准砷溶液在相同条件所呈颜色进行比较，或在510nm波长处测定吸光度进行比较。该法不仅可用于砷盐的限量检查，也可用于微量砷盐的含量测定。

$$AsH_3 + 6Ag(DDC) \rightleftharpoons As(DDC)_3 + 6Ag + 3HDDC$$

**2. 仪器装置**　检砷装置如图3-2所示。

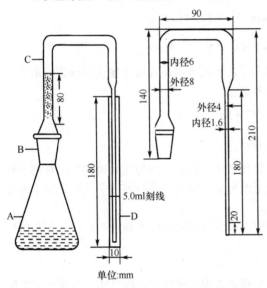

图中，A为100ml标准磨口锥形瓶；B为中空的标准磨口塞，上连导气管C（一端外径为8mm，内径为6mm；另一端长为180mm，外径4mm，内径1.6mm，尖端内径为1mm）；D为平底玻璃管（长180mm，内径10mm，于5.0ml处有一刻度）。

测试时，于导气管C中装入醋酸铅棉花60mg（装管高度约80mm），并于D管中精密加入二乙基二硫代氨基甲酸银试液5ml。

**3. 检查方法**　标准砷对照液的制备：精密量取标准砷溶液2ml，置A瓶中，加盐酸5ml与水21ml，再加碘化钾试液5ml与酸性氯化亚锡试液5滴，在室温放置10min后，加锌粒2g，立即将导气管C与A瓶密塞，使生成的砷化氢气体导入D管中，并将A瓶置25～40℃水浴中反应45min，取出D管，添加三氯甲烷至刻度，混匀，即得。

图3-2　二乙基二硫代氨基甲酸银法检砷装置图

检查法：取照各品种项下规定方法制成的供试品溶液，置A瓶中，照标准砷对照液的制备，自"再加碘化钾试液5ml"起，依法操作。将所得溶液与标准砷对照液同置白色背景上，从D管上方向下观察、比较，所得溶液的颜色不得比标准砷对照液更深。必要时，可将所得溶液转移至1cm吸收池中，照紫外-可见分光光度法（通则0401），在510nm波长处以二乙基二硫代氨基甲酸银试液作空白，测定吸光度，与标准砷对照液按同法测得的吸光度比较，即得。

**4. 注意事项**　锑化氢与二乙基二硫代氨基甲酸银的反应灵敏度低，当溶液中加入40%的氯化亚锡3ml和15%碘化钾5ml时，500μg的锑不产生干扰。

USP采用二乙基二硫代氨基甲酸银法检查砷盐，方法中用0.5%的二乙基二硫代氨基甲酸银的吡啶溶液，吡啶的作用是吸收反应产生的二乙基二硫代氨基甲酸（HDDC），检测灵敏度高（0.5μg/30ml），但吡啶有恶臭。ChP2020采用0.25%的二乙基二硫代氨基甲酸银的三乙胺三氯甲烷溶液，呈色灵敏度略低于吡啶，但呈色稳定性及试剂稳定性均好，低毒，无臭，与砷化氢产生的颜色在510nm波长处有最大吸收。As的浓度在1～40μg/ml内，线性关系良好，显色在2h内稳定，重现性好，可定量测定砷盐含量。

ChP2020 盐酸丙卡特罗、盐酸卡替洛尔中砷盐的检查采用该法。

## （三）白田道夫法

本法适用于含锑药物中砷盐的检查。供试品若为锑盐，可被还原成锑化氢，与溴化汞试纸作用生成灰色的锑斑或与二乙基二硫代氨基甲酸银试液反应，干扰检查。

$$SbH_3 + HgBr_2 \longrightarrow HBr + SbH_2(HgBr)$$

该法原理是利用在盐酸中氯化亚锡将砷盐还原成棕褐色的胶态砷，与一定量的标准砷溶液用同法处理后所得颜色比较。

$$2As^{3+} + 3SnCl_2 + 6HCl \longrightarrow 2As + 3SnCl_4 + 6H^+$$

该法简便快速，但反应灵敏度低，加入二氯化汞可提高反应灵敏度。ChP2020 葡萄糖酸锑钠中的砷盐检查应用该法，方法如下：

取本品 0.10g，置比色管中，加 0.01% 二氯化汞溶液 0.3ml 与盐酸 9.2ml，再加氯化亚锡溶液（取氯化亚锡 22.5g，加盐酸 12ml，加热使溶解）0.5ml，混匀，静置 30min 后，如显色，与对照液（取每 1ml 中含 As 5μg 的溶液 0.3ml，加 0.01% 二氯化汞溶液 0.3ml 与盐酸 8.9ml，再加氯化亚锡溶液 0.5ml，混匀，静置 30min）比较，不得更深（0.0015%）。

# 六、溶液颜色检查法

溶液颜色（color of solution）检查法是控制药品中有色杂质限量的方法。ChP2020 通则 0901 收载了三种方法。

## （一）第一法　目视比色法

目视比色法是将供试品溶液的颜色与规定的标准比色液进行比较的方法，方法如下：

除另有规定外，取各品种项下规定量的供试品，加水溶解，置于 25ml 的纳氏比色管中，加水稀释至 10ml。另取规定色调和色号的标准比色液 10ml，置于另一 25ml 纳氏比色管中，两管同置白色背景上，自上向下透视，或同置白色背景前，平视观察；供试品管呈现的颜色与对照管比较，不得更深。如供试品管呈现的颜色与对照管的颜色深浅非常接近或色调不完全一致，使目视观察无法辨别两者的深浅时，应改用第三法（色差计法）测定，并将其测定结果作为判定依据。

将规定体积的比色用重铬酸钾液（黄色）、比色用硫酸铜液（蓝色）与比色用氯化钴液（红色）与水混合，配成绿黄、黄绿、黄、橙黄、橙红和棕红六种色调的标准贮备液，标准贮备液再用一定比例水稀释，制备成各种色调颜色深浅不同的 11 个色号的标准比色液。

检查时，根据供试品中有色杂质的颜色及对有色杂质的限量要求，选择相应色号的标准比色液作为对照，进行比较。例如，注射用对氨基水杨酸钠很不稳定，在潮湿的空气中，露置于日光下或遇热受潮时，由于失去二氧化碳生成间氨基酚，再被氧化成二苯醌型化合物，此化合物的氨基容易被羟基取代生成 3,5,3′,5′-四羟基联苯醌型化合物，呈明显的红色。ChP2020 规定：

取本品 1 瓶，加水溶解并稀释制成每 1ml 中含对氨基水杨酸钠 0.2g 的溶液，溶液应澄清无色；如显浑浊，与 1 号浊度标准比色液（通则 0902 第一法）比较，不得更浓；如显色，与黄色 6 号标准比色液（通则 0901 第一法）比较，不得更深。

## （二）第二法　分光光度法

分光光度法通过控制药品溶液在某波长处的吸光度进行检查，方法如下。

除另有规定外，取各供试品项下规定量的供试品，加水溶解并使成 10ml，必要时滤过，滤液照紫外-可见分光光度法（通则 0401）于规定波长处测定，吸光度不得超过规定值。

例如，维生素 C 在贮存过程中易氧化变色，ChP2020 规定：

取本品 3.0g，加水 15ml，振摇使溶解，溶液应澄清无色；如显色，将溶液经 4 号垂熔玻璃漏斗滤过，取滤液，照紫外-可见分光光度法（通则 0401），在 420nm 波长处测定吸光度，不得过 0.03。

### （三）第三法　色差计法

色差计法使用色差计直接测定溶液的透射三刺激值，对其颜色进行定量表述和分析。当目视比色法较难判定供试品与标准比色液之间的差异时，应采用本法进行测定与判断。

使用具备透射测量功能的测色色差计进行颜色测定，供试品与标准比色液之间的差异，可以通过分别比较它们与水之间的色差值来测定，或直接比较它们之间的色差值来测定。

测定法：除另有规定外，用水对仪器进行校准，取按各品种项下规定的方法分别制得的供试品溶液和标准比色液，置仪器上进行测定，供试品溶液与水的色差值应不超过标准比色液与水的色差值。

## 七、易炭化物检查法

易炭化物（readily carbonizable substance）系指药物中存在的遇硫酸易炭化或易氧化而呈色的微量有机杂质。该类杂质结构多数未知，易炭化物检查法可以简便地控制它们的总量。

### （一）检查方法

取内径一致的比色管两支：甲管中加各品种项下规定的对照溶液 5ml；乙管中加硫酸［含 $H_2SO_4$ 94.5%～95.5%（g/g）］5ml 后，分次缓缓加入规定量的供试品，振摇使溶解。除另有规定外，静置 15min 后，将甲、乙两管同置白色背景前，平视观察，乙管中所显颜色不得较甲管更深。

### （二）注意事项

**1.** 供试品如为固体，应先研成细粉。如需加热才能溶解时，可取供试品与硫酸混合均匀，加热溶解后，放冷至室温后，再移置比色管中。

**2.** 易炭化物与硫酸呈现的颜色，与硫酸浓度、温度和放置时间有关，操作中应严格控制试验条件。

**3.** 对照液主要有三类："溶液颜色检查"项下不同色调不同色号的标准比色液；由比色用硫酸铜液、氯化钴液、重铬酸钾液按规定方法制成的对照液；高锰酸钾溶液。

## 八、澄清度检查法

澄清度（clarity）是检查药品中微量的不溶性杂质，可在一定程度上反映药品的质量和生产工艺水平，是控制药品纯度的重要指标。用作注射剂的原料药，一般应做此项检查。

### （一）检查方法

澄清度检查系指将药品溶液与规定的浊度标准液相比较，用以检查溶液的澄清程度。

**1. 第一法——目视法**　除另有规定外，按各品种项下规定的浓度要求，在室温条件下将用水稀释至一定浓度的供试品溶液与等量的浊度标准液分别置于配对的比浊用玻璃管（内径 15～16mm，平底，具塞，以无色、透明、中性硬质玻璃制成）中，在浊度标准液制备 5min 后，在暗室内垂直同置于伞棚灯下，照度为 1000lx，从水平方向观察、比较。除另有规定外，供试品溶解后应立即检视。

**2. 第二法——浊度仪法**　供试品溶液的浊度用浊度仪测定。溶液中不同大小、不同特性的微粒物质包括有色物质均可使入射光产生散射，通过测定透射光或散射光的强度，可以检查供试品溶液的浊度。溶液剂直接取样测定；原料药或其他剂型按照各论项下的标准规定制备供试品溶液，临用时制备。分别取供试品溶液和相应浊度标准液进行测定，测定前应摇匀，并避免产生气泡，读取浊度值。供试品溶液浊度值不得大于相应浊度标准液的浊度值。

本法采用散射光式浊度仪，适用于低、中浊度无色供试品溶液的浊度测定。

## （二）浊度标准液的制备

浊度标准液的制备是利用乌洛托品在偏酸性条件下水解产生甲醛，甲醛与肼缩合，生成不溶于水的甲醛腙白色浑浊。

$$(CH_2)_6N_4 + 6H_2O \longrightarrow 6HCHO + 4NH_3$$

$$HCHO + H_2N-NH_2 \longrightarrow H_2C=N-NH_2\downarrow + H_2O$$

浊度标准贮备液的制备：称取于105℃干燥至恒重的硫酸肼1.00g，置100ml量瓶中，加水适量使溶解，必要时可在40℃的水浴中温热溶解，并用水稀释至刻度，摇匀，放置4～6h；取此溶液与等容量的10%乌洛托品溶液混合，摇匀，于25℃避光静置24h，即得。该溶液置冷处避光保存，可在两个月内使用，用前摇匀。

浊度标准原液的制备：取浊度标准贮备液15.0ml，置1000ml量瓶中，加水稀释至刻度，摇匀，取适量，置1cm吸收池中，在550nm的波长处测定，其吸光度应在0.12～0.15内。该溶液应在48h内使用，用前摇匀。

浊度标准液的制备：取浊度标准原液与水，按表3-1配制，即得。浊度标准液应临用时制备，使用前充分摇匀。

**表 3-1 不同级号浊度标准液配制**

| 试剂 | 级号 | | | | |
| --- | --- | --- | --- | --- | --- |
| | 0.5 | 1 | 2 | 3 | 4 |
| 浊度标准原液（ml） | 2.50 | 5.0 | 10.0 | 30.0 | 50.0 |
| 水（ml） | 97.50 | 95.0 | 90.0 | 70.0 | 50.0 |

## （三）判断

品种项下规定的"澄清"系指供试品溶液的澄清度与所用溶剂相同，或不超过0.5号浊度标准液的浊度。"几乎澄清"系指供试品溶液的浊度介于0.5号至1号浊度标准液的浊度。

## （四）注意事项

**1.** 第一法无法准确判定两者的澄清度差异时，改用第二法进行测定并以其测定结果进行判定。

**2.** 澄清度检查用的浊度标准贮备液、原液和标准液，均应用澄清的水（可用0.45μm孔径滤膜或G5垂熔玻璃漏斗滤过而得）制备。

**3.** 温度对浊度标准贮备液的制备影响显著，故规定两液混合时反应温度应保持25℃±1℃。

**4.** 多数药物澄清度检查以水为溶剂，但也可用酸、碱或有机溶剂（如乙醇）作溶剂。

**5.** 有机酸的碱金属盐，强调用"新沸过的冷水"溶解样品，因为水中若溶有二氧化碳，将影响溶液的澄清度。

# 九、炽灼残渣检查法

炽灼残渣（residue on ignition）检查法是控制有机药物和挥发性无机药物中非挥发性无机杂质（金属氧化物或无机盐）限量的方法。有机药物经加硫酸炭化，高温炽灼破坏，成为挥发性物质逸出或挥发性无机药物挥发，遗留的非挥发性无机杂质成为硫酸盐，称为炽灼残渣。有的国家药典将此项检查称为硫酸盐灰分（sulphated ash）。

## （一）检查方法

取供试品1.0～2.0g或各品种项下规定的重量，置已炽灼至恒重的坩埚（如供试品分子结构中含有碱金属或氟元素，则应使用铂坩埚）中，精密称定，缓缓炽灼至完全炭化，放冷；除另有规定外，加硫酸 0.5～1ml 使湿润，低温加热至硫酸蒸气除尽后，在 700～800℃炽灼使之完全灰化，移置干燥器内，放冷，精密称定后，再在 700～800℃炽灼至恒重，即得。

$$炽灼残渣\% = \frac{残渣及坩埚重 - 空坩埚重}{供试品重} \times 100\%$$

### （二）注意事项

**1.** 供试品的取用量应根据炽灼残渣限量和称量误差决定。一般规定炽灼残渣限度为 0.1%～0.2%，为使炽灼残渣的量在 1～2mg，供试品取用量应为 1.0～2.0g。炽灼残渣限度较高或较低的药品，可酌情减少或增加供试品的取用量。

**2.** 炭化操作应在通风柜内进行，炭化时为避免供试品受热急骤膨胀而逸出，可斜置坩埚缓缓灼烧，至供试品全部炭化（不冒浓烟）。灰化前务必蒸发除尽硫酸（白烟完全消失），以免酸蒸气腐蚀高温炉膛而漏电。

**3.** 含碱金属或氟元素的药品，对瓷坩埚有腐蚀，应使用铂坩埚。

**4.** 残渣需留作重金属检查时，炽灼温度应控制在 500～600℃，因超过此温度，可使重金属杂质挥发而造成检查结果偏低。

**5.** 炽灼至恒重的第二次称重应在继续炽灼 30min 后进行。

## 十、干燥失重测定法

干燥失重（loss on drying）系指药品在规定条件下，经干燥后所减失的重量，主要检查药物中的水分及其他挥发性物质，方法如下：

取供试品，混合均匀（如为较大的结晶，应先迅速捣碎使之成为 2mm 以下的小粒），取约 1g 或各品种项下规定的重量，置与供试品相同条件下干燥至恒重的扁形称量瓶中，精密称定，按照规定的方法进行干燥。由减失的重量和取样量计算供试品的干燥失重。

$$干燥失重\% = \frac{供试品重加称量瓶重 - 干燥恒重后供试品重加称量瓶重}{供试品重} \times 100\%$$

干燥失重测定的方法有：常压恒温干燥法、干燥剂干燥法、减压干燥法与恒温减压干燥法。

### （一）常压恒温干燥法

本法适用于受热较稳定的药物。测定时，将称量好的供试品置于相同条件下干燥至恒重的扁形称量瓶中（平铺厚度不可超过 5mm，如为疏松物质，厚度不可超过 10mm），精密称定，于烘箱内在规定温度下干燥至恒重。ChP2020 收载药物的干燥失重测定大多采用该法。

干燥温度一般为 105℃。若有的药物含有较多的结晶水，在 105℃水分不易除去，可提高干燥温度，如 ChP2020 枸橼酸钠的干燥失重测定：

取本品，在 180℃干燥至恒重，减失重量应为 10.0%～13.0%（通则 0831）。

若某些药物中含有较大量的水分，熔点又较低，如直接在 105℃干燥，供试品即熔化，表面结膜使水分不易挥发。此类药物应先在低于熔点 5～10℃的温度下干燥至大部分水分除去后，再于规定温度干燥至恒重。例如，硫代硫酸钠含 5 分子结晶水，理论含水量达 36.3%，在 48.2℃以上出现熔化现象，因此 ChP2020 规定：

取本品，先在 40～50℃，渐次升高温度至 105℃并干燥至恒重，减失重量应为 32.0%～37.0%（通则 0831）。

某些药物易吸湿或受热发生相变，经多次干燥仍不易恒重的药物，可采用在一定温度下，干燥一定时间，以所减失的重量代表干燥失重，如右旋糖酐 20，ChP2020 规定：

取本品，在 105℃干燥 6h，减失重量不得过 5.0%（通则 0831）。

## （二）干燥剂干燥法

本法适用于受热易分解或升华的药物。测定时，将供试品置于干燥器中，利用干燥剂吸收水分，干燥至恒重。ChP2020 收载的苯佐卡因、硝酸异山梨酯、马来酸麦角新碱等采用本法测定。

常用的干燥剂为五氧化二磷、硅胶或无水氧化钙。干燥剂应保持在有效状态，即硅胶应显蓝色，五氧化二磷应呈粉末状，无水氯化钙应呈块状。五氧化二磷的吸水率、吸水容量和吸水速度均较好，但价格较高，不能重复使用；无水氯化钙吸水效力较差，吸水容量及吸水速度次于五氧化二磷，供试品在较高温度干燥，放在氯化钙干燥器中不易恒重；硅胶的吸水率仅次于五氧化二磷，但具有使用方便、价格低廉、无腐蚀性、可重复使用的特点，为最常用的干燥剂。

## （三）减压干燥法与恒温减压干燥法

本法适用于熔点低、对热不稳定或水分难以除去的药物。减压干燥法是指在减压条件下进行干燥的方法，通过减压可降低温度且缩短时间，有助于除去水分与挥发性物质。

本法采用减压干燥器或恒温减压干燥器干燥。除另有规定外，压力应控制在 2.67kPa（20mmHg）以下，温度一般为 60℃。减压干燥器中常用的干燥剂为五氧化二磷，如 ChP2020 泛昔洛韦的干燥失重测定：

取本品，在 80℃减压干燥至恒重，减失重量不得过 0.5%（通则 0831）。

又如 ChP2020 布洛芬的干燥失重测定：

取本品，以五氧化二磷为干燥剂，60℃减压干燥至恒重，减失重量不得过 0.5 %（通则 0831）。

减压干燥器初次使用时，应用厚布包好再进行减压，以防炸裂伤人。开盖时，应先将活塞缓缓旋开，使空气缓缓进入，防止流入太快将称量瓶中的供试品吹散。

---

**链接 3-2**　　　　　　　　　　　　　**热分析法**

热分析法（thermal analysis，TA）是在程序控制温度下，准确记录物质的理化性质随温度变化的关系，研究其在受热过程中所发生的晶型转变、熔融、蒸发、脱水等物理变化或热分解、氧化等化学变化，以及伴随发生的温度、能量或重量改变的方法。本法具有样品用量少、方法灵敏、快速等优点，在药物分析中可用于物质的熔点、水分、多晶型、纯度、溶剂化物及热解产物的测定。常用的热分析法有热重分析、差热分析、差示扫描量热法。

热重分析（thermogravimetric analysis，TGA）是在程序控制温度下，测量物质的重量随温度（或时间）变化的热分析技术。热重分析仪主要由安装在程序升温炉中的微量分析天平组成，天平不受温度的影响。分析时，将样品置于热重分析仪中，按一定程序升温，挥发性物质被氮气流或其他惰性气流带走。连续记录加热过程中供试品重量随温度的变化，即得热重曲线（TG 曲线）。热重分析法能准确测定物质的质量变化及变化速度，样品用量少（1～20mg），测定速度快，特别适合贵重药物或在空气中易氧化药物的干燥失重测定。

差热分析（differential thermal analysis，DTA）是在程序控制温度下，测量供试品与参比物之间的温度差与温度（或时间）关系的热分析技术。参比物是一个热惰性物质，在加热过程中不发生相变和化学变化，且与被测物具有相似的热容。分析时，将供试品与参比物同置于分析仪中，按一定程序升温，当供试品发生某些物理或化学的变化时，由于这些变化的热效应，使供试品与参比物之间产生温度差，将样品与参比物的温差作为温度或时间的函数连续记录下来，即差热曲线（DTA 曲线）。差热分析可用于测定药物的熔点，根据吸热或放热峰的数目、形状和位置与相应的温度，可对供试品进行晶型鉴别和纯度测定。

差示扫描量热法（differential scanning calorimetry，DSC）是在程序控制温度下，测量维持样品与参比物质的温度相同，系统所输入的能量差与温度（或时间）关系的热分析方法。分析过程中，若供试品发生吸热变化，则温度下降，系统补充能量使其温度与参比物质相同。

反之，样品发生放热反应时，温度升高，系统减少供给的能量。由于系统供给的能量差相当于供试品发生变化时所吸收或释放的能量，记录这种能量即获得变化所需的热量。因此，差示扫描量热曲线较差热曲线更适用于测量物质在物理变化或化学变化中焓的改变。与差热曲线相似，峰在横轴上的位置、形状、数目与物质的性质有关。因此，也可用于药物的熔点测定、晶型鉴别及纯度测定。

# 十一、水分测定法

药物中水分的存在不仅使药物含量下降，而且可使药物水解、霉变，甚至变质失效，因此应控制药物中水分的量。ChP2020 采用卡尔·费歇尔滴定法（也称费休氏法）、烘干法、减压干燥法、甲苯法和气相色谱法测定药物中的水分。

## （一）费休氏法

卡尔·费歇尔（Karl Fischer）滴定法，也称费休氏法，用于准确测定药物中的结晶水、吸附水和游离水，适用于对热不稳定或难以用干燥失重法测定的药物，化学药品中水分测定大多采用该法。

根据终点指示方法的不同，又分为容量滴定法和恒电流库仑法（又称库仑滴定法）。

**1. 原理** 本法以卡尔·费歇尔反应为基础，以卡尔·费歇尔试液（以下简称费休氏试液）为标准溶液，在非水溶液中利用氧化还原反应测定水分。费休氏试液由碘、二氧化硫、无水吡啶和无水甲醇组成。

碘将二氧化硫氧化为三氧化硫时，需要一定量的水分参与反应，根据消耗碘的量，计算水分的含量。

$$I_2 + SO_2 + H_2O \rightleftharpoons 2HI + SO_3$$

为了使以上的可逆反应向正反应方向进行完全，无水吡啶定量吸收反应产物 HI 和 $SO_3$，形成氢碘酸吡啶和硫酸酐吡啶。但硫酸酐吡啶不稳定，可与水发生副反应，加无水甲醇可形成稳定的甲基硫酸氢吡啶。所以无水吡啶、无水甲醇不仅是溶剂，而且参与反应。滴定的总反应如下：

$$I_2 + SO_2 + 3C_6H_5N + CH_3OH + H_2O \longrightarrow 2C_6H_5N \cdot HI + C_6H_5NHSO_4CH_3$$

费休氏法所用仪器应干燥，并避免空气中水分的侵入，测定操作宜在干燥处进行。

**2. 容量滴定法** 根据碘和二氧化硫在吡啶和甲醇溶液中能与水定量反应的原理测定水分。滴定剂显碘的红棕色，产物溶液显浅黄色，溶液由浅黄色变为红棕色指示终点。

（1）方法

1）费休氏试液的制备：称取碘（置硫酸干燥器内 48h 以上）110g，置干燥的具塞锥形瓶（或烧瓶）中，加无水吡啶 160ml，注意冷却，振摇至碘全部溶解后，加无水甲醇 300ml，称定重量，将锥形瓶（或烧瓶）置冰浴中冷却，在避免空气中水分侵入的条件下，通入干燥的二氧化硫至重量增加 72g，再加无水甲醇使之成为 1000ml，密塞，摇匀，在暗处放置 24h。

2）费休氏试液的标定：精密称取纯化水 10～30mg，用水分测定仪直接标定。或精密称取纯化水 10～30mg，置干燥的具塞玻璃瓶中，除另有规定外，加无水甲醇适量，在避免空气中水分侵入的条件下，用费休氏试液滴定至溶液由浅黄色变为红棕色，或用电化学方法［永停滴定法（通则 0701）等］指示终点；另做空白试验，按下式计算滴定度：

$$F = \frac{W}{A - B}$$

式中，$F$ 为每 1ml 费休氏试液相当于水的重量，单位为 mg；$W$ 为称取纯化水的重量，单位为 mg；$A$ 为滴定所消耗费休氏试液的体积，单位为 ml；$B$ 为空白所消耗费休氏试液的体积，单位为 ml。

3）测定法：精密称取供试品适量（消耗费休氏试液 1～5ml），除另有规定外，溶剂为无水甲醇，用水分测定仪直接测定。或精密称取供试品适量，置干燥的具塞锥形瓶中，加溶剂适量，在不断振摇（或搅拌）下用费休氏试液滴定至溶液由浅黄色变为红棕色，或用永停滴定法（通则0701）指示终点；另做空白试验，按下式计算：

$$供试品中水分含量\% = \frac{(A-B)F}{W} \times 100\%$$

式中，$A$ 为供试品所消耗费休氏试液的体积，单位为 ml；$B$ 为空白所消耗费休氏试液的体积，单位为 ml；$F$ 为每 1ml 费休氏试液相当于水的重量，单位为 mg；$W$ 为供试品的重量，单位为 mg。

（2）注意事项

1）费休氏试液应遮光，密封，置阴凉干燥处保存。临用前应标定滴定度。

2）也可使用稳定的市售费休氏试液。市售的费休氏试液可以是不含吡啶的其他碱化试剂，或由不含甲醇的其他伯醇类等制成；也可以是单一的溶液或由两种溶液临用前混合而成。

**3. 库仑滴定法**　本法仍以卡尔·费歇尔反应为基础，应用永停滴定法测定水分。与容量滴定法相比，库仑滴定法中滴定剂碘不是从滴定管加入，而是由含有碘离子的阳极电解液电解产生。一旦所有的水被滴定完全，阳极电解液中就会出现少量过量的碘，使铂电极极化而停止碘的产生。根据法拉第定律，产生碘的量与通过的电量成正比，因此可以用测量滴定过程中总电量的方法测定水分总量。

本法主要用于测定含微量水分（0.0001%～0.1%）的物质，特别适用于测定化学惰性物质如烃类、醇类和酯类中的水分，且无须标定滴定液。

## ▍（二）烘干法

本法适用于不含或少含挥发性成分的药品，中药材及其制剂中水分的测定主要采用该法，方法如下。

取供试品 2～5g，平铺于干燥至恒重的扁形称量瓶中，厚度不超过 5mm，疏松供试品不超过 10mm，精密称定，开启瓶盖在 100～105℃干燥 5h，将瓶盖盖好，移置干燥器中，放冷 30min，精密称定，再在上述温度干燥 1h，放冷，称重，至连续两次称重的差异不超过 5mg 为止。根据减失的重量，计算供试品中含水量（%）。

## ▍（三）减压干燥法

本法适用于含有挥发性成分的贵重药品。中药测定用的供试品，一般先破碎并需通过二号筛。ChP2020（一部）细辛、蜂胶、注射用双黄连（冻干）等 7 个品种中水分测定采用该法，方法如下：

取供试品 2～4g，混合均匀，分别取 0.5～1g，置已在供试品同样条件下干燥并称重的称量瓶中，精密称定，打开瓶盖，放入减压干燥器（取直径 12cm 左右的培养皿，加入五氧化二磷干燥剂适量，铺成 0.5～1cm 的厚度，放入直径 30cm 的减压干燥器）中，抽气减压至 2.67kPa（20mmHg）以下，并持续抽气半小时，室温放置 24h。在减压干燥器出口连接无水氧化钙干燥管，打开活塞，待内外压一致，关闭活塞，打开干燥器，盖上瓶盖，取出称量瓶迅速精密称定重量，计算供试品中的含水量（%）。

## ▍（四）甲苯法

本法适用于含挥发性成分的中药材及其制剂或颜色较深的化学药品中水分的测定。本法是利用水与甲苯在 69.3℃共沸蒸出，收集馏出液，待分层后由刻度管测定出所含水的量。ChP2020（二部）软皂中水分的测定采用该法。

**1. 仪器装置**　图 3-3 为甲苯法测定水分装置图。A 为 500ml 的短颈圆底烧瓶；B 为水分测定管；C 为直形冷凝管，外管长 40cm。使用前，全部仪器应清洁，并置烘箱中烘干。

**2. 测定法**　取供试品适量（相当于含水量 1～4ml），精密称定，置 A 瓶中，加甲苯约 200ml，

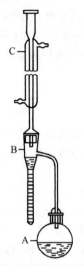

图 3-3 甲苯法水分测定装置

必要时加入干燥、洁净的无釉小瓷片数片或玻璃珠数粒，连接仪器，自冷凝管顶端加入甲苯至充满 B 管的狭细部分。将 A 瓶置电热套中或用其他适宜方法缓缓加热，待甲苯开始沸腾时，调节温度，使每秒钟馏出 2 滴。待水分完全馏出，即测定管刻度部分的水量不再增加时，将冷凝管内部先用甲苯冲洗，再用饱蘸甲苯的长刷或其他适宜方法，将管壁上附着的甲苯推下，继续蒸馏 5min，放冷至室温，拆卸装置，如有水黏附在 B 管的管壁上，可用蘸甲苯的铜丝推下，放置使水分与甲苯完全分离（可加亚甲蓝粉末少量，使水染成蓝色，以便分离观察）。检读水量，并计算供试品的含水量（%）。

**3. 注意事项**

（1）测定用的甲苯需先加水少量充分振摇后放置，将水层分离弃去，经蒸馏后使用。

（2）中药测定用的供试品，一般先破碎成直径不超过 3mm 的颗粒或碎片；直径和长度在 3mm 以下可不破碎。

### （五）气相色谱法

本法是用无水乙醇浸提供试品中的水分，以纯化水作对照，用外标法计算供试品中的含水量。本法灵敏度高、专属性强，无论样品含不含挥发性成分，含水量从微量到常量，都不影响测定。ChP2020（一部）辛夷中水分测定采用该法。

**1. 色谱条件与系统适用性试验** 用直径为 0.18～0.25mm 的二乙烯苯-乙基乙烯苯型高分子多孔小球作为载体，或采用极性与之适应的毛细管柱，柱温为 140～150℃；热导检测器检测。注入无水乙醇，照气相色谱法（通则 0521）测定，应符合下列要求：

（1）理论塔板数按水峰计算应大于 1000，理论塔板数按乙醇峰计算应大于 150。

（2）水和乙醇两峰的分离度应大于 2。

（3）用无水乙醇进样 5 次，水峰面积的变异系数（coefficient of variation，CV，又称相对标准差，relative standard deviation，RSD）不得大于 3.0%。

**2. 对照溶液的制备** 取纯化水约 0.2g，精密称定，置 25ml 量瓶中，加无水乙醇至刻度，摇匀，即得。

**3. 供试品溶液的制备** 取供试品适量（含水量约 0.2g），剪碎或研细，精密称定，置具塞锥形瓶中，精密加无入水乙醇 50ml，密塞，混匀，超声处理 20min，放置 12h，再超声处理 20min，密塞放置，待澄清后倾取上清液，即得。

**4. 测定法** 取无水乙醇、对照溶液及供试品溶液各 1～5μl，注入气相色谱仪测定，即得。

**5. 计算** 用外标法计算供试品中的含水量。计算时应扣除无水乙醇中的含水量，方法如下：

对照溶液中实际加入的水的峰面积=对照溶液中总水峰面积−$K$×对照溶液中乙醇峰面积

供试品中水的峰面积=供试品溶液中总水峰面积−$K$×供试品溶液中乙醇峰面积

$$K = \frac{无水乙醇中水峰面积}{无水乙醇中乙醇峰面积}$$

**6. 注意事项** 对照溶液与供试品溶液的配制须用新开启的同一瓶无水乙醇。

## 十二、残留溶剂测定法

药品中的残留溶剂（residual solvents）是指在原料药或辅料的生产中，以及在制剂制备过程中使用的，但在工艺过程中未能完全去除的有机溶剂。与 ICH 要求一致，ChP2020 中按照残留有机溶剂的毒性程度不同分为四类，并规定了限度（表 3-2）。第一类有机溶剂毒性较大，具有致癌作用且对环境有害，应尽量避免使用；第二类有机溶剂对人体有一定毒性，应限制使用；第三类有机溶剂对人体健康危害性较小，推荐使用；第四类有机溶剂属于尚无足够毒理学资料的溶剂。除另有规定外，第一、二、三类有机溶剂的残留限度应符合表 3-2 规定要求；对其他溶剂，应根据生产工艺的特点，制订相应的限度，使其符合产品规范、GMP 或其他基本的质量要求。

表 3-2　药品中常见的残留溶剂及限度

| 溶剂名称 | 限度（%） | 溶剂名称 | 限度（%） | 溶剂名称 | 限度（%） |
|---|---|---|---|---|---|
| 第一类溶剂（应该避免使用） | | 第二类溶剂（应该限制使用） | | 第三类溶剂（药品 GMP 或其他质量要求限制使用） | |
| 苯 | 0.0002 | 正己烷 | 0.029 | 甲酸 | 0.5 |
| 1,1-二氯乙烯 | 0.0008 | 甲醇 | 0.3 | 乙酸异丙酯 | 0.5 |
| 四氯化碳 | 0.0004 | 甲基丁基酮 | 0.005 | 丁酮 | 0.5 |
| 1,1,1-三氯乙烷 | 0.15 | 硝基甲烷 | 0.005 | 正戊烷 | 0.5 |
| 1,2-二氯乙烷 | 0.0005 | 四氯化萘 | 0.01 | 异丙醇 | 0.5 |
| 第二类溶剂（应该限制使用） | | 1,1,2-三氯乙烯 | 0.008 | 甲氧基苯 | 0.5 |
| 乙腈 | 0.041 | 甲基异丁基酮 | 0.45 | 乙酸丁酯 | 0.5 |
| 氯苯 | 0.036 | 甲基环己烷 | 0.118 | 三乙胺 | 0.5 |
| 三氯甲烷 | 0.006 | 吡啶 | 0.02 | 乙醚 | 0.5 |
| 环己烷 | 0.388 | 四氢呋喃 | 0.072 | 正庚烷 | 0.5 |
| 1,2-二氯乙烯 | 0.187 | 二甲苯[①] | 0.217 | 乙酸甲酯 | 0.5 |
| 二氯甲烷 | 0.06 | 第三类溶剂（药品 GMP 或其他质量要求限制使用） | | 乙酸丙酯 | 0.5 |
| N,N-二甲基乙酰胺 | 0.109 | 醋酸 | 0.5 | 正戊醇 | 0.5 |
| N,N-二甲基甲酰胺 | 0.088 | 正丁醇 | 0.5 | 第四类溶剂（尚无足够药理学资料）[②] | |
| 1,2-二甲氧基乙烷 | 0.01 | 叔丁基甲基醚 | 0.5 | 1,1-二乙氧基丙烷 | |
| 二氧六环 | 0.038 | 乙醇 | 0.5 | 异辛烷 | |
| 甲酰胺 | 0.022 | 甲酸乙酯 | 0.5 | 甲基四氢呋喃 | |
| 2-甲氧基乙醇 | 0.005 | 乙酸异丁酯 | 0.5 | 1,1-二甲氧基甲烷 | |
| N-甲基吡咯烷酮 | 0.053 | 3-甲基-1-丁醇 | 0.5 | 异丙醚 | |
| 环丁砜 | 0.016 | 异丁醇 | 0.5 | 石油醚 | |
| 甲苯 | 0.089 | 正丙醇 | 0.5 | 2,2-二甲氧基丙烷 | |
| 异丙基苯 | 0.007 | 丙酮 | 0.5 | 甲基异丙基酮 | |
| 2-乙氧基乙醇 | 0.016 | 仲丁醇 | 0.5 | 三氯醋酸 | |
| 乙二醇 | 0.062 | 二甲基亚砜 | 0.5 | 三氟醋酸 | |

注：①通常含有 60% 间二甲苯、14% 对二甲苯、9% 邻二甲苯和 17% 乙苯。

②药品生产企业在使用时应提供该类溶剂在制剂中残留水平的合理性论证报告。

ChP2020 残留溶剂测定采用 GC 法。色谱柱为毛细管柱或填充柱。毛细管柱分为非极性色谱柱、极性色谱柱、中极性色谱柱和弱极性色谱柱，除另有规定外，极性相近的同类色谱柱之间可以互换使用。填充柱以直径为 0.18～0.25mm 的二乙烯苯-乙基乙烯苯型高分子多孔小球或其他适宜的填料作为固定相。检测器多为火焰离子化检测器（flame ionization detector，FID），但对含卤素元素的残留溶剂如三氯甲烷等，可选用电子捕获检测器（electron capture detector，ECD），易得到较高的灵敏度。

## （一）系统适用性试验

**1.** 用待测物的色谱峰计算，毛细管色谱柱的理论塔板数一般不低于 5000；填充柱的理论塔板数一般不低于 1000。

**2.** 色谱图中，待测物色谱峰与其相邻色谱峰的分离度应大于 1.5。

**3.** 以内标法测定时，对照品溶液连续进样 5 次，所得待测物与内标物峰面积之比的 RSD 应不大于 5%；若以外标法测定，所得待测物峰面积的 RSD 应不大于 10%。

## （二）溶液的制备

### 1. 供试品溶液的制备

（1）顶空进样：除另有规定外，精密称取供试品 0.1～1g，通常以水为溶剂；对于非水溶性药物，可采用 *N,N*-二甲基甲酰胺、二甲基亚砜或其他适宜溶剂；根据供试品和待测溶剂的溶解度，选择适宜的溶剂且应不干扰待测溶剂的测定。根据品种项下残留溶剂的限度规定配制供试品溶液，其浓度应满足系统定量测定的需要。

> **链接 3-3** 　　　　　　　　　　　　　**顶空进样**
>
> 　　顶空进样是气相色谱法特有的一种进样方法，适用于挥发性大的组分分析。顶空进样可免去样品萃取、浓集等步骤，还可避免供试品中非挥发组分对色谱柱的污染。
>
> 　　静态顶空进样法是将样品溶液置于一个密闭的容器中，在一定温度下加热一段时间，使气-液两相达到平衡，然后取气相部分进入气相色谱分析，测定样品上方蒸气中的组分在原样品中的含量。
>
> 　　残留溶剂测定时，顶空条件的选择如下。①应根据供试品中残留溶剂的沸点选择顶空平衡温度。对沸点较高的残留溶剂，通常选择较高的平衡温度，但此时应兼顾供试品的热分解特性，尽量避免供试品产生的挥发性热分解产物对测定的干扰。②顶空瓶平衡时间一般为 30～45min 以保证供试品溶液的气-液两相有足够的平衡时间。顶空瓶平衡时间通常不宜过长，如超过 60min，可能引起顶空瓶的气密性变差，导致定量准确性的降低。③对照品溶液与供试品溶液必须使用相同的顶空条件。④顶空瓶平衡温度一般应低于溶解供试品所用溶剂沸点 10℃以下，能满足检测灵敏度即可；对于沸点过高的溶剂，如甲酰胺、2-甲氧基乙醇、2-乙氧基乙醇、乙二醇、*N*-甲基吡咯烷酮等不宜用顶空进样方法测定。

（2）溶液直接进样：精密称取供试品适量，用水或合适的有机溶剂使溶解，根据各品种项下残留溶剂的限度规定配制供试品溶液，其浓度应满足系统定量测定的需要。

### 2. 对照品溶液的制备

精密称取各品种项下规定检查的有机溶剂适量，采用与制备供试品溶液相同的方法和溶剂制备对照品溶液；如用水作溶剂，应先将待测有机溶剂溶解在 50% 二甲基亚砜或 *N,N*-二甲基甲酰胺溶液中，再用水逐步稀释。若为限度检查，根据残留溶剂的限度规定确定对照品溶液的浓度；若为定量测定，为保证定量结果的准确性，应根据供试品中残留溶剂的实际残留量确定对照品溶液的浓度；通常对照品溶液的色谱峰面积不宜超过供试品溶液中对应的残留溶剂的色谱峰面积的 2 倍。必要时，应重新调整供试品溶液或对照品溶液的浓度。

## （三）测定法

ChP2020 残留溶剂测定共收载三法，分别为第一法（毛细管柱顶空进样等温法）、第二法（毛细管柱顶空进样程序升温法）、第三法（溶液直接进样法），各法的色谱条件、适用范围和测定方法见表 3-3。

表 3-3　残留溶剂测定方法

| 方法 | 适用范围 | 色谱条件 | 测定法 |
|---|---|---|---|
| 第一法 | 适用于需要检查有机溶剂的数量不多，且极性差异较小的测定 | 柱温一般为 40～100℃；常以氮气为载气，流速 1.0～2.0ml/min；以水为溶剂时顶空瓶平衡温度为 70～85℃，顶空瓶平衡时间为 30～60min；进样口温度为 200℃；如采用火焰离子化检测器，温度为 250℃ | 取对照品溶液和供试品溶液，分别连续进样不少于 2 次，测定待测峰的峰面积 |
| 第二法 | 适用于需要检查的有机溶剂数量较多，且极性差异较大的测定 | 柱温一般先在 40℃维持 8min，再以每分钟 8℃的升温速率升至 120℃，维持 10min；以氮气为载气，流速为 2.0ml/min；以水为溶剂时顶空瓶平衡温度为 70～85℃，顶空瓶平衡时间为 30～60min；进样口温度为 200℃；如采用火焰离子化检测器，进样口温度为 250℃。具体到某个品种的残留溶剂检查时，可根据该品种项下残留溶剂的组成调整升温程序 | 取对照品溶液和供试品溶液，分别连续进样不少于 2 次，测定待测峰的峰面积 |
| 第三法 | | 可采用填充柱，亦可采用适宜极性的毛细管柱 | 取对照品溶液和供试品溶液，分别连续进样 2～3 次，测定待测峰的峰面积 |

## （四）计算法

**1. 限度检查**　以内标法测定时，供试品溶液所得被测溶剂峰面积与内标峰面积之比不得大于对照品溶液的相应峰面积比值。以外标法测定时，供试品溶液所得被测溶剂峰面积不得大于对照品溶液的相应峰面积。

**2. 定量测定**　按内标法或外标法计算各残留溶剂的量。

# 第三节　特殊杂质的检查方法

特殊杂质的检查主要是利用药物和杂质物理及化学性质的差异进行，检查时要选择专属性强的分析方法。特殊杂质随药物品种不同而异，检查方法分列在质量标准中该品种正文项目下，常用方法如下。

## 一、色　谱　法

色谱法是依据药物与杂质色谱行为的差异，对药物中的杂质进行检查的方法。有关物质主要指药物在生产过程中引入的未反应完全的原料、中间体、异构体、聚合物、副产物，以及在贮藏过程中的降解产物等，其结构和性质与药物相似或具有渊源关系，难以用化学法或光谱法进行检查。而色谱法能有效地将杂质与药物进行分离和检测，因此是"有关物质"检查的首选方法。

### （一）薄层色谱法

薄层色谱法具有设备简单、操作简便、方法灵敏、分析速度快等优点，并可同时检测多个斑点，获得更多的杂质信息，被许多国家药典用于药物中杂质的检查，常用方法如下。

**1. 杂质对照法**　根据杂质限量，取一定量的供试品溶液和一定浓度杂质对照品溶液，按规定的色谱条件分别点于同一薄层板上，展开，斑点定位。供试品溶液除主斑点外的其他斑点与相应的杂质对照品溶液所显主斑点的颜色（或荧光）比较，不得更深；若显示多个杂质斑点，与相应限量的对照品溶液所显主斑点比较，判断药物中杂质限量是否符合规定。该法准确度较高，适用于杂质已知，并能获得杂质对照品的情况，如 ChP2020 阿米卡星中卡那霉素的检查：

取本品，精密称定，加水溶解并定量稀释制成每 1ml 中约含 25mg 的溶液，作为供试品溶液；取卡那霉素对照品适量，精密称取，加水溶解并定量稀释制成每 1ml 中约含 0.25mg 的溶液，作为对照品溶液；另取阿米卡星和卡那霉素对照品各适量，加水溶解并稀释制成每 1ml 中分别约含阿米卡星 25mg 和卡那霉素 0.75mg 的溶液，作为系统适用性溶液。照薄层色谱法（通则 0502）试验，吸取上述三种溶液各5μl，分别点于同一硅胶G薄层板上，以二氯甲烷-甲醇-浓氨溶液（25∶40∶30）为展开剂，展开，晾干，喷以0.2%茚三酮的水饱和正丁醇溶液，在100℃加热数分钟。系统适用性溶液中阿米卡星与卡那霉素斑点应完全分离。供试品溶液如显卡那霉素斑点，与对照品溶液的主斑点比较，不得更深（1%）。

**2. 供试品溶液的自身稀释对照法**　配制一定浓度的供试品溶液，按照限量要求稀释成一定浓度的对照溶液，将一定量的供试品溶液与对照溶液，按规定的色谱条件分别点于同一薄层板上，展开，斑点定位。供试品中如显杂质斑点，与对照溶液所显主斑点的颜色（或荧光）比较，不得更深；若显示多个杂质斑点，也可配制系列自身稀释对照溶液进行检查。通常应规定杂质的斑点数和单一杂质量，当采用系列自身稀释对照溶液时，也可规定估计的杂质总量。

本法适用于杂质的结构不确定或无杂质对照品的检查。虽然不如杂质对照法准确，但不需杂质对照品，方法简便易行，还可配制多种限量的系列自身稀释对照溶液，应用较为广泛。但需注意，该法仅在供试品及待检杂质与显色剂显色灵敏度相近的情况下使用，如ChP2020泼尼松龙中有关物质的检查：

取本品适量，加三氯甲烷-甲醇（9∶1）溶解并稀释制成每1ml中约含3mg的溶液，作为供试品溶液；精密量取供试品溶液2ml，置100ml量瓶中，用三氯甲烷-甲醇（9∶1）稀释至刻度，摇匀，作为对照溶液。照薄层色谱法（通则0502）试验，吸取上述两种溶液各5μl，分别点于同一硅胶G薄层板上，以二氯甲烷-乙醚-甲醇-水（77∶12∶6∶0.4）为展开剂，展开，晾干，在105℃干燥10min，放冷，喷以碱性四氮唑蓝试液，立即检视。供试品溶液如显杂质斑点，不得多于3个，其颜色与对照溶液的主斑点比较，不得更深。

**3. 杂质对照法与供试品溶液的自身稀释对照法并用**　当药物中存在多个杂质，既有已知杂质，又有未知杂质，可采用1、2两法并用，如ChP2020盐酸黄酮哌酯中有关物质的检查：

取本品，精密称定，加溶剂［三氯甲烷-甲醇（1∶1）］溶解并定量稀释制成每1ml中含20mg的溶液，作为供试品溶液；精密量取供试品溶液适量，加上述溶剂定量稀释制成每1ml中含0.10mg的溶液，作为对照溶液；另取3-甲基黄酮-8-羧酸（杂质Ⅰ）对照品，精密称定，加上述溶剂溶解并定量稀释制成每1ml中含0.10mg的溶液，作为对照品溶液。照薄层色谱法（通则0502）试验，吸取上述三种溶液各10μl，分别点于同一硅胶GF₂₅₄薄层板上，以环己烷-乙酸乙酯-甲醇-二乙胺（8∶2∶2∶1）为展开剂，展开，晾干，置紫外线灯（254nm）下检视，供试品溶液如显杂质斑点，不得多于2个，其中在与对照品溶液相同位置上所显杂质斑点的颜色与对照品溶液的主斑点比较，不得更深，另一杂质斑点颜色与对照溶液的主斑点比较，不得更深。

此外，少数药物还可利用试验条件下显色剂对杂质的检测限来控制其限量。但此法受试验条件影响较大，薄层板的厚度、显色剂的用量等均可影响检测限，应尽量避免使用。

## （二）高效液相色谱法

HPLC具有分离效能高、专属性强、灵敏度高、操作简便等特点，不仅可以分离，而且可以准确地测定各组分的量，广泛应用于药物中特殊杂质的检查，特别是在药物使用本法测定含量时，可采用同一色谱条件进行杂质检查。《中国药典》收载四种杂质检查方法。

**1. 外标法**　适用于有杂质对照品，且进样量能够准确控制的情况。

按各品种项下的规定，精密称（量）取杂质对照品和供试品，配制成溶液。分别精密取一定量进样，记录色谱图，测量杂质对照品溶液和供试品溶液中杂质的峰面积（或峰高），按下式计算含量：

$$c_X = c_R \cdot \frac{A_X}{A_R}$$

式中，$A_X$为供试品溶液中杂质的峰面积或峰高；$A_R$为杂质对照品的峰面积或峰高；$c_X$为杂质的浓度；$c_R$为杂质对照品的浓度。

由于微量注射器不易精确控制进样量，当采用外标法测定时，以手动进样器定量环或自动进样器进样为宜。

例如，ChP2020 阿昔洛韦片中鸟嘌呤的检查：

取本品 20 片，精密称定，研细，精密称取细粉适量（约相当于阿昔洛韦 50mg），置 250ml 量瓶中，加 0.4% 氢氧化钠溶液 5ml，超声 1min，加水适量，于热水浴振摇 10min，放冷，用水稀释至刻度，摇匀，滤过，精密量取续滤液适量，用水定量稀释制成每 1ml 中约含 20μg 的溶液，作为供试品溶液；精密量取供试品溶液 1ml，置 100ml 量瓶中，用水稀释至刻度，摇匀，作为对照溶液；取鸟嘌呤对照品 10mg，精密称定，置 50ml 量瓶中，加 0.4% 氢氧化钠溶液 5ml 使溶解，用水稀释至刻度，摇匀，作为鸟嘌呤对照品贮备液；精密量取鸟嘌呤对照品贮备液 1ml，置 100ml 量瓶中，用水稀释至刻度，摇匀，作为鸟嘌呤对照品溶液；取对照溶液与鸟嘌呤对照品溶液各适量，等体积混合，摇匀，作为系统适用性溶液。照高效液相色谱法（通则 0512）试验。用十八烷基硅烷键合硅胶为填充剂，以甲醇-水（10∶90）为流动相，检测波长为 254nm，精密量取供试品溶液、鸟嘌呤对照品溶液和系统适用性溶液各 20μl，分别注入液相色谱仪，记录色谱图。系统适用性溶液色谱图中，阿昔洛韦峰与鸟嘌呤峰之间的分离度应符合要求。按外标法以峰面积计算，含鸟嘌呤不得过阿昔洛韦标示量的 1.0%。

**2. 加校正因子的主成分自身对照法**　该法适用于杂质已知，但杂质对照品难以获得的药物中杂质量的测定。

在方法建立时，需要杂质对照品，测定杂质相对于药物的校正因子，校正因子直接载入各品种质量标准中，用于校正杂质的实测峰面积。需作校正计算的杂质，通常以主成分为参比，采用相对保留时间（relative retention time，RRT）定位，其数值一并载入各品种质量标准中。在常规检查时无须杂质对照品，根据供试品色谱图中杂质的相对保留时间定性该杂质，并将所得该杂质的峰面积乘以校正因子，与对照溶液色谱图中主峰面积进行比较，方法如下：

按各品种项下规定的杂质限度，将供试品溶液稀释成与杂质限度相当的溶液，作为对照溶液；进样，记录色谱图，必要时，调节纵坐标范围（以噪声水平可接受为限）使对照溶液的主成分色谱峰的峰高达满量程的 10%～25%。除另有规定外，通常含量低于 0.5% 的杂质，峰面积的 RSD 应小于 10%；含量在 0.5%～2% 的杂质，峰面积的 RSD 应小于 5%；含量大于 2% 的杂质，峰面积的 RSD 应小于 2%。然后，取供试品溶液和对照溶液适量，分别进样，除另有规定外，供试品溶液的记录时间，应为主成分色谱峰保留时间的两倍，测量供试品溶液色谱图上各杂质的峰面积，分别乘以相应的校正因子后与对照溶液主成分的峰面积比较，计算各杂质含量。

该法的优点是测定时不需杂质对照品，同时克服了因杂质与药物的色谱响应不同而引起的测定误差，方法简便、准确。

例如，ChP2020 红霉素中有关物质的检查：

取磷酸氢二钾 11.5g，加水 900ml 使溶解，用 10% 磷酸溶液调节 pH 至 8.0，用水稀释成 1000ml，即配制成 pH 8.0 磷酸盐溶液；取本品约 40mg，置 10ml 量瓶中，加甲醇 4ml 使溶解，用 pH 8.0 磷酸盐溶液稀释至刻度，摇匀，作为供试品溶液；精密量取供试品溶液 1ml，置 100ml 量瓶中，用上述 pH 8.0 磷酸盐溶液-甲醇（3∶2）稀释至刻度，摇匀，作为对照溶液；取红霉素标准品约 40mg，置 10ml 量瓶中，加甲醇 4ml 使溶解，用上述 pH 8.0 磷酸盐溶液稀释至刻度，摇匀，作为系统适用性溶液（1）；取红霉素系统适用性对照品 40mg，置 10ml 量瓶中，加甲醇 4ml 使溶解，用上述 pH 8.0 磷酸盐溶液稀释至刻度，摇匀，作为系统适用性溶液（2）；精密量取对照溶液适量，用 pH 8.0 磷酸盐溶液-甲醇（3∶2）定量稀释制成每 1ml 中约含 4μg 的溶液，作为灵敏度溶液。

照红霉素组分检查项下的色谱条件，精密量取系统适用性溶液（1）、系统适用性溶液（2）、灵敏度溶液、供试品溶液和对照溶液各 100μl，分别注入液相色谱仪，记录色谱图。系统适用性溶液（1）色谱图中，红霉素 A 峰的拖尾因子应不大于 2.0。系统适用性溶液（2）色谱图，应与红霉素系统适用性对照品的标准图谱一致，红霉素 A 峰的保留时间约为 23min，杂质 A、杂质 B、杂质 C、杂质 D、杂质 E 与杂质 F 的相对保留时间分别为 0.4、0.5、0.9、1.6、2.3 和 1.8，红霉素 B 与红霉素 C 的相对保留时间分别约为 1.7 和 0.55，杂质 B 峰与红霉素 C 峰、红霉素 B 峰与杂质 F 峰间的分离度应不小于 1.2，杂质 C 峰与红霉素 A 峰间的分离度应符合要求。灵敏度溶液色谱图中，主成分色谱峰高的信噪比应大于 10。

供试品溶液色谱图中如有杂质峰，杂质 C 峰面积不得大于对照溶液主峰面积的三倍（3.0%），杂质 E 与杂质 F 校正后的峰面积（乘以校正因子 0.08）均不得大于对照溶液主峰面积的两倍（2.0%），杂质 D 校正后的峰面积（乘以校正因子 2）不得大于对照溶液主峰面积的 2 倍（2.0%），杂质 A、杂质 B 及其他单个杂质的峰面积均不得大于对照溶液主峰面积的 2 倍（2.0%），各杂质校正后的峰面积之和不得大于对照溶液主峰面积的 7 倍（7.0%），小于灵敏度溶液主峰面积的峰忽略不计。

**3. 不加校正因子的主成分自身对照法**　当没有杂质对照品或杂质未知，或无法获得待测杂质的校正因子，或校正因子可以忽略，也可采用不加校正因子的主成分自身对照法。同上述两法，将供试品溶液稀释成与杂质限度相当的溶液，作为对照溶液，进样，调节纵坐标范围和计算峰面积的 RSD 后，取供试品溶液和对照溶液适量，分别进样。除另有规定外，供试品溶液的记录时间应为主成分色谱峰保留时间的 2 倍，测量供试品溶液色谱图上各杂质的峰面积并与对照溶液主成分的峰面积比较，依法计算杂质含量。例如，ChP2020 吡拉西坦中有关物质的检查：

取本品，加流动相溶解并稀释制成每 1ml 中约含 0.5mg 的溶液，作为供试品溶液；精密量取适量供试品溶液，用流动相定量稀释制成每 1ml 中约含 5μg 的溶液，作为对照溶液；照含量测定项下的色谱条件，精密量取供试品溶液与对照溶液各 10μl，分别注入液相色谱仪，记录色谱图至主成分峰保留时间的 3 倍。供试品溶液的色谱图中如有杂质峰，各杂质峰面积的和不得大于对照溶液主峰面积的 0.5 倍（0.5%）。

**4. 面积归一化法**　按各品种项下的规定，配制供试品溶液，取一定量进样，记录色谱图。测量各峰的面积和色谱图上除溶剂峰以外的总色谱峰面积，计算各峰面积占总峰面积的百分率。该法不需要杂质对照品，操作简便，但由于仪器响应的线性限制，峰面积归一化法一般不宜用于微量杂质的检查。

在实际应用中可将上述方法结合起来使用。

## （三）气相色谱法

GC 主要用于药物中挥发性杂质的检查及残留溶剂的测定。检查的方法有内标法、外标法、面积归一化法、标准溶液加入法。外标法、面积归一化法同上述 HPLC，内标法、标准溶液加入法参见第四章第二节。ChP2020 乙醇中挥发性杂质的检查、氯贝丁酯中对氯酚和挥发性杂质的检查等均采用该法。

## （四）毛细管电泳法

毛细管电泳法（capillary electrophoresis，CE）是指以弹性石英毛细管为分离通道，以高压直流电场为驱动力，依据供试品中各组分淌度（单位电场强度下的迁移速度）和（或）分配行为的差异而实现分离的一种分析方法。采用不同的分离模式和操作缓冲液，可以对性质不同的各种成分进行有效分离和定量测定。ChP2020 抑肽酶及注射用抑肽酶中去丙氨酸-去甘氨酸-抑肽酶和去丙氨酸-抑肽酶的检查、佐米曲普坦及其片剂中 R-异构体的检查采用毛细管电泳法。

## （五）离子色谱法

离子色谱法（ion chromatography，IC）系对可解离物质进行分离测定的色谱方法，它的分离机制主要为离子交换，即基于离子交换色谱固定相上的离子与流动相中具有相同电荷的溶质离子之间进行的可逆交换，常用于无机阴离子、无机阳离子、有机酸、糖醇类、氨基糖类、氨基酸、蛋白质、糖蛋白等物质的定性和定量分析。在杂质检查中，离子色谱法主要用于药物中无机阴、阳离子的检查。ChP2020 阿仑膦酸钠中磷酸盐与亚磷酸盐的检查、氯膦酸二钠中有关物质的检查采用该法。

# 二、光 谱 法

**案例 3-3** **ChP2020 肾上腺素中肾上腺酮的检查**

取本品，加盐酸溶液（9→2000）制成每 1ml 中含 2.0mg 的溶液，照紫外-可见分光光度法（通则 0401），在 310nm 波长处测定，吸光度不得过 0.05。

肾上腺素和肾上腺酮结构式与紫外吸收图谱见图 3-4。

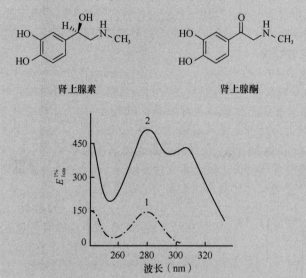

图 3-4 肾上腺素和肾上腺酮的紫外吸收光谱

1. 肾上腺素；2. 肾上腺酮

**问题：**

从本例的紫外吸收光谱中可以获得哪些信息？如何利用这些信息对药物中的肾上腺酮进行检查？如果肾上腺酮在 310nm 波长处的 $E_{1cm}^{1\%}$ 为 435，其限量是多少？

光谱法是依据药物与杂质对光吸收性质的差异，对药物中的杂质进行检查的方法。

## （一）紫外-可见分光光度法

《中国药典》利用紫外-可见分光光度法检查药物中特殊杂质有以下几种类型的方法。

**1.** 利用药物与杂质在紫外光区的吸收特征差异进行检查。即药物在某一波长处无吸收，而杂质有吸收，测定该波长处的吸光度，控制杂质的限量，如 ChP2020 盐酸甲氧明中酮胺、葡萄糖注射液中 5-羟甲基糠醛的检查等。

**2.** 若药物和杂质的紫外吸收光谱重叠，杂质的存在可以改变药物在两个波长处吸光度的比值，可通过控制供试品溶液的吸光度比值控制杂质的量，如 ChP2020 碘苷中 5-碘尿嘧啶的检查：

取本品适量，精密称定，加 0.01mol/L 氢氧化钠溶液溶解并定量稀释制成每 1ml 中约含 30μg 的溶液，照紫外-可见分光光度法（通则 0401），在 303nm 与 279nm 的波长处测定吸光度，303nm 波长处的吸光度与 279nm 波长处的吸光度的比值，不得过 0.40。

**3.** 根据杂质的紫外吸收特征，测定供试品吸光度的范围，控制药物的纯度。例如，头孢噻吩钠是以发酵产生的头孢菌素 C 为原料，经保护性水解得 7-氨基头孢烷酸，与噻吩乙酰氯缩合，再与醋酸钠成盐。噻吩乙酰基在 237nm 处有特征吸收，产品在精制过程中如未能有效地除去噻吩乙酰基，则会使 237nm 处吸光度增大；或药物在放置的过程中若有部分产品降解，则吸光度下降。

通过测定供试品在 237nm 处吸光度的上下限幅度，可达到在一定程度上控制产品纯度的目的。故药典规定 20μg/ml 的头孢噻吩钠水溶液在 237nm 波长处的吸光度为 0.65～0.72。

**4.** 利用杂质与试剂显色后测定吸光度，规定供试品在一定条件下的吸光度不得过一定值；或与对照溶液在相同条件下的吸光度比较进行检查，如布美他尼中芳香第一胺的检查、地塞米松磷酸钠中游离磷酸盐的检查。

## （二）红外光谱法

红外光谱法在杂质检查中主要用于药物中无效或低效晶型的检查。某些多晶型药物由于晶型结构不同，一些化学键的键长、键角发生不同程度的变化，可导致红外吸收光谱中的某些特征峰的频率、峰型和强度出现显著差异。利用这些差异，检查药物中低效或无效晶型杂质，结果可靠，方法简单。ChP2020 甲苯咪唑中 A 晶型的检查、棕榈氯霉素混悬液中 A 晶型的检查采用该法。例如，甲苯咪唑中 A 晶型的检查：

取本品与含 A 晶型为 10% 的甲苯咪唑对照品各约 25mg，分别加液状石蜡 0.3ml，研磨均匀，制成厚度约 0.15mm 的石蜡糊片，同时制作厚度相同的空白液体石蜡糊片作参比，照红外分光光度法（通则 0402）测定，并调节供试品与对照品在 803cm⁻¹ 波数处的透光率为 90%～95%，分别记录 620～803cm⁻¹ 波数处的红外光吸收图谱。在约 620cm⁻¹ 和 803cm⁻¹ 波数处的最小吸收峰间连接一基线，再在约 640cm⁻¹ 和 662cm⁻¹ 波数处的最大吸收峰之顶处作垂线与基线相交，用基线吸光度法求出相应吸收峰的吸光度值，供试品在约 640cm⁻¹ 与 662cm⁻¹ 波数处吸光度之比，不得大于含 A 晶型为 10% 的甲苯咪唑对照品在该波数处的吸光度之比。

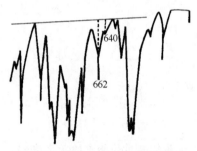

图 3-5　甲苯咪唑中 A 晶型检查的
红外吸收光谱图

甲苯咪唑有 A、B、C 三种晶型，C 晶型为有效晶型，A 晶型为无效晶型，B 晶型疗效有待证明，药物中存在的混晶主要是 A 晶型，根据 A 晶型在 640cm⁻¹ 有强吸收，C 晶型有弱吸收；A 晶型在 662cm⁻¹ 有弱吸收，C 晶型有强吸收进行检查。当供试品中有 A 晶型时，在上述二波数处吸光度比值发生改变，因此规定供试品在约 640cm⁻¹ 与 662cm⁻¹ 波数处吸光度之比，不得大于含 A 晶型为 10% 的甲苯咪唑对照品在该波数处的吸光度之比，控制 A 晶型的量（图 3-5）。由于溴化钾压片过程中有可能改变晶型，故用石蜡液膜法绘制供试品的红外光谱图。

## （三）原子吸收分光光度法

AAS 灵敏度高，专属性强，主要用于药物中金属杂质的检查。ChP2020 甲芬那酸中铜的检查、碱式碳酸铋中铜离子和铅离子的检查、维生素 C 中铁离子和铜离子的检查等采用该法。检查时，为消除背景对测定的影响，通常采用"标准加入法"，即取供试品，按规定配制成供试品溶液；另取等量的供试品，加入限度量的待测元素溶液，制成对照品溶液。设对照品溶液读数为 $a$，供试品溶液读数为 $b$，则 $b$ 相当于供试品溶液中待检元素的量，$(a-b)$ 相当于对照品溶液中加入的待检元素对照品的量，$b$ 小于 $(a-b)$ 时，表示符合规定。例如，ChP2020 碱式碳酸铋中铜盐的检查：

取本品 2.0g 两份，分别置 50ml 量瓶中，各加硝酸 6ml 溶解后，一份用水稀释至刻度，摇匀，作为供试品溶液；另一份中加标准铜溶液（精密量取铜单元素标准溶液适量，用水定量稀释制成每 1ml 含铜 10μg 的溶液）5.0ml，同法操作，作为对照溶液。照原子吸收分光光度法（通则 0406 第二法），在 324.7nm 的波长处分别测定，应符合规定（0.0025%）。

中的金、银、铅等进行检测，结果发现72个检测结果中有52个与北京普析通用仪器有限责任公司（以下简称北京普析）生产的原子吸收光谱仪检测结果存在差异，经过英国仲裁机构对检测结果进行严格认证，最终确认北京普析通用原子吸收光谱仪检测结果无误，挽回了湖南某冶炼集团的损失，该事件证明国产原子吸收光谱仪在准确度和稳定性上已经接轨世界。现在国产原子吸收光谱仪不仅能满足国内市场需要，还已销往国外，如韩国、葡萄牙、匈牙利、俄罗斯等。

通过北京普析原子吸收光谱仪的自主研发的案例，说明国内部分仪器设备已和国外达到同一水平，但部分仪器技术仍有差距。实现我国科学仪器自主可控之路仍很漫长，需要分析仪器工作者不断创新和努力。

# 三、其他方法

## （一）直接检查法

**1. 利用臭、味及挥发性的差异**　当药物和杂质在臭、味、挥发性等方面有差异时，可利用这些差异直接进行检查，如 ChP2020 麻醉乙醚中异臭的检查：

取本品10ml，置瓷蒸发皿中，使自然挥发，挥散完毕后，不得有异臭。

**2. 利用药物与杂质溶解行为的差异**　利用药物与杂质在水、有机溶剂或酸溶液、碱溶液中的溶解性差异进行检查，如 ChP2020 葡萄糖中乙醇溶液的澄清度检查：

取本品1.0g，加乙醇20ml，置水浴上加热回流约40min，溶液应澄清。

葡萄糖生产过程中很容易引入糊精，利用葡萄糖在热乙醇中溶解度大，而糊精溶解度小的原理，检查乙醇溶液的澄清度控制葡萄糖中的糊精的量。

## （二）比色法或比浊法

**1. 比色法**

（1）利用药物与杂质颜色的差异：某些药物无色，但其分解产物有色，或在生产中引入了有色的杂质，通过检查药物溶液的颜色可控制有色杂质的量，如 ChP2020 盐酸胺碘酮中游离碘的检查：

取本品0.50g，加水10ml，振摇30s，放置5min，滤过，滤液加稀硫酸1ml与三氯甲烷2ml，振摇，三氯甲烷层不得显色。

游离碘是合成中未反应完全或氧化引入，溶于三氯甲烷显紫红色。

（2）利用杂质与一定试剂反应产生颜色：在一定条件下，当杂质与一定试剂产生颜色时，可采用目视比色法控制杂质限量，也可用光谱法测定其吸光度，如 ChP2020 盐酸普萘洛尔中游离萘酚的检查：

取本品20mg，加乙醇与10%氢氧化钠溶液各2ml，振摇使溶解，加重氮苯磺酸试液1ml，摇匀，放置3min；如显色，与 α-萘酚的乙醇溶液（每1ml中含 α-萘酚20μg）0.30ml 用同一方法制成的对照液比较，不得更深（0.03%）。

萘酚是本品的合成原料，可能引入成品中，可利用萘酚与重氮盐形成有色的偶氮化合物进行检查。

（3）利用杂质使一定试剂改变颜色，如 ChP2020 苯甲酸中易氧化物的检查：

取水100ml，加硫酸1.5ml，煮沸后，滴加高锰酸钾滴定液（0.02mol/L）适量，至显出的粉红色持续30s不消失，趁热加本品1.0g，溶解后，加高锰酸钾滴定液（0.02mol/L）0.25ml，应显粉红色，并在15s内不消失。

苯甲酸中易氧化物由生产过程中引入，如苯甲醛等，检查时，先滴加高锰酸钾滴定液，以除去水和硫酸中的还原性物质，再趁热加入一定量的供试品和高锰酸钾滴定液，粉红色在15s内不消失，表明易氧化物未超过规定，因时间过久，高锰酸钾本身分解也会褪色。

**2. 比浊法**　比浊法是利用杂质与试剂反应，产生浑浊进行检查，如 ChP2020 枸橼酸钾中草酸盐的检查：

取本品 1.0g，加水 1ml 与稀盐酸 3ml 使溶解，加 90% 乙醇 4ml 与氯化钙试液 4 滴，静置 1h，不得发生浑浊。

草酸盐是发酵产生的副产物，可利用草酸盐与氯化钙产生浑浊，而药物与氯化钙不产生浑浊进行检查。

### （三）滴定分析法

滴定分析法（titrimetric analysis，又称容量分析法）是采用滴定的方法测定药物中的杂质，通常是通过控制消耗滴定液的体积控制药物中杂质的量，如 ChP2020 碘苯酯中直链碘的检查：

取本品 0.50g，加 1mol/L 乙醇制氢氧化钾溶液 10ml，置水浴上回流 1h，加水 40ml 与硫酸溶液（1→2）5ml，放冷，滤过，用水 10ml 洗涤，合并滤液与洗液，加高锰酸钾溶液（1→10000）1～2 滴与淀粉指示液 1ml，如显蓝色，用硝酸银滴定液（0.1mol/L）滴定至蓝色消退，消耗硝酸银滴定液（0.1mol/L）不得过 0.20ml。

### （四）重量法

**1. 挥发重量法**　检查挥发性药物中的不挥发性杂质，常利用药物在室温或加热挥发后，遗留残渣，再将残渣烘至恒重，称量，规定其重量不得超过规定量，如 ChP2020 乙醇中不挥发物的检查：

取本品 40ml，置经 105℃ 恒重的蒸发皿中，于水浴上蒸干后，在 105℃ 干燥 2h，遗留残渣不得过 1mg。

**2. 提取重量法**　利用药物与杂质在水、有机溶剂或酸溶液、碱溶液中的溶解性差异，进行提取，加热挥发后，遗留残渣，再将残渣烘至恒重，称量，规定其重量不得超过规定量，如 ChP2020 克罗米通中游离胺的检查：

取本品 5.0g，加乙醚 70ml 溶解后，用稀盐酸振摇提取 2 次，每次 10ml，合并提取液，用乙醚洗涤 2 次，每次 50ml，分取酸性提取液，置水浴上蒸发至干，在 105℃ 干燥至恒重，遗留残渣不得过 2.5mg。

### （五）旋光法

利用药物与杂质旋光性质的不同进行检查，如 ChP2020 硫酸阿托品中莨菪碱的检查：

取本品，按干燥品计算，加水溶解并制成每 1ml 中含 50mg 的溶液，依法测定（通则 0621），旋光度不得过 –0.40°。

硫酸阿托品为外消旋体，无旋光性，莨菪碱为左旋体，通过控制一定浓度溶液的旋光度控制莨菪碱的限量。

## 思 考 题

1. 如何制订杂质的限度？

2. 简述利用古蔡氏法检查药物中微量砷盐时所用试剂氯化亚锡与碘化钾的作用。

3. 什么是干燥失重？干燥失重测定的方法有哪几种？他们分别适用于哪类药物的水分及其挥发性物质测定？

4. 什么是药品中的残留溶剂？ChP2020 中按照残留有机溶剂的毒性程度不同分为几类？毒性分别如何？在 ChP2020 中测定药品中的残留溶剂采用什么方法？

5. 肾上腺素中微量杂质——肾上腺酮含量计算。肾上腺素和肾上腺酮几乎有相同的 $\lambda_{max}$（280nm），但在波长 310nm 时，肾上腺素无吸收，而肾上腺酮为次强吸收峰（$E_{1cm}^{1\%}$=435）。用 0.05mol/L HCl 溶液配制 2mg/ml 的肾上腺素溶液，在 $\lambda$=310nm 下测定该溶液的吸光度，规定 $A_{310} \leq 0.05$，请问符合要求的杂质（肾上腺酮）限量为多少？

（齐　艳　张梦军）

# 第四章 药物的定量分析与分析方法验证

**本章要求**

**1. 掌握** 滴定分析法、分光光度法、色谱法的定量方法及计算，紫外-可见分光光度法中仪器的校正与检定，色谱法中系统适用性试验的考察，氧瓶燃烧法样品前处理的原理及注意事项，以及药物分析方法的验证。

**2. 熟悉** 氮测定法。

**3. 了解** 本章的其他项目与内容。

---

**案例 4-1**　　　　　　　　　　　　碘苯酯（iophendylate）

碘苯酯的化学结构式为

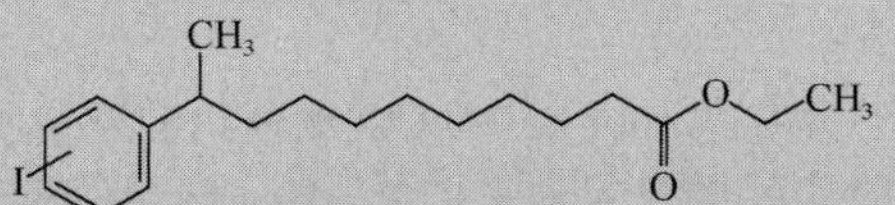

本品主要为 10-对碘苯基十一酸乙酯与邻、间位的碘苯基十一酸乙酯的混合物。ChP2020 碘苯酯的含量测定方法如下：

取本品约 20mg，精密称定，照氧瓶燃烧法（通则 0703）进行有机破坏，以氢氧化钠试液 2ml 与水 10ml 为吸收液，待吸收完全后，加溴醋酸溶液（取醋酸钾 10g，加冰醋酸适量使溶解，加溴 0.4ml，再用冰醋酸稀释至 100ml）10ml，密塞，振摇，放置数分钟，加甲酸约 1ml，用水洗涤瓶口，并通入空气流 3～5min 以除去剩余的溴蒸气，加碘化钾 2g，密塞，摇匀，用硫代硫酸钠滴定液（0.02mol/L）滴定，至近终点时，加淀粉指示液，继续滴定至蓝色消失，并将滴定的结果用空白试验校正。每 1ml 硫代硫酸钠滴定液（0.02mol/L）相当于 1.388mg 的 $C_{19}H_{29}IO_2$。

**问题：**

1. 药物的含量测定常用哪些方法？各有何优缺点？

2. 本药物为何需采用氧瓶燃烧法进行前处理？简述氧瓶燃烧法的原理、仪器装置及注意事项。

3. 氧瓶燃烧法能用于哪些样品的预处理？如何选择样品吸收液和分析方法？其成败关键是什么？操作要点有哪些？

4. 本法测定时，为什么不直接测定吸收液，而要经过加溴加碘化钾处理以后，再用硫代硫酸钠滴定？加入甲酸的目的是什么？计算本法的滴定度，并写出含量测定计算公式。

---

药品的含量测定应在有效成分鉴别无误、杂质检查合格的基础上进行，是评价药品质量优劣的重要内容之一。含量测定的方法有化学分析法、仪器分析法、生物学方法和酶化学方法等。本章重点介绍《中国药典》含量测定主要采用的滴定分析法、光谱法和色谱法，并对定量分析样品的前处理方法及药物分析方法验证的各项内容进行讨论。

## 第一节　常用的定量分析方法

### 一、滴定分析法

滴定分析法是将已知准确浓度的滴定液，滴加到待测物溶液中至反应完成，由滴定液浓度和消耗体积计算待测物的含量，是《中国药典》含量测定项下常用方法之一。

滴定分析法按反应原理分为酸碱滴定法（acid-base titration）、氧化还原滴定法（redox titration）、配位滴定法（complex-formation titration）、沉淀滴定法（precipitation titration）和非水溶液滴定法（nonaqueous titration），其中非水溶液滴定法是滴定分析法中应用最广泛的一种方法。

根据滴定方式不同，滴定分析法可分为直接滴定法、剩余滴定法（返滴定法、回滴定法）、置换滴定法、间接滴定法。

### （一）有关计算

**1. 滴定度**  滴定度（titer，$T$）是指每1ml规定浓度的滴定液相当于被测物的质量。《中国药典》用毫克/毫升（mg/ml）表示。

在滴定分析中，被测药物（A）与滴定剂（B）之间按一定的摩尔比进行反应，生成产物（P），反应可表示为

$$A + nB \longrightarrow P$$

被测药物与滴定剂的反应摩尔比为 $1:n$，滴定度的计算通式为

$$T = \frac{cM}{n}$$

式中，$c$ 为滴定液的摩尔浓度，单位为 mol/L；$M$ 为被测药物的摩尔质量，单位为 g/mol。

例如，用银量法测定苯巴比妥的含量时，ChP2020 规定每 1ml 的硝酸银滴定液（0.1mol/L）相当于 23.22mg 的 $C_{12}H_{12}N_2O_3$。

苯巴比妥的分子量为 232.24，滴定时苯巴比妥与硝酸银反应的摩尔比为 $1:1$，即 $n=1$，则

$$T = \frac{cM}{n} = \frac{0.1 \times 232.24}{1} = 23.22 \, (g/L) = 23.22 \, (mg/ml)$$

**2. 含量计算**  滴定分析法测定药物含量时，常用直接滴定法和剩余滴定法。

（1）直接滴定法：用滴定液直接滴定，以求得被测药物的含量。

$$含量\% = \frac{T \times V}{W} \times 100\%$$

式中，$V$ 为供试品消耗滴定液的体积，单位为 ml；$W$ 为供试品的质量，单位为 g 或 mg。

在实际工作中，所配制的滴定液的摩尔浓度与《中国药典》所给滴定度的摩尔浓度不一定恰好一致，此时就不能直接用药典上给出的滴定度（$T$），应换算成实际的滴定度（$T'$），即

$$T' = T \times F$$

式中，$F$ 为浓度校正因子。

$$F = \frac{实际浓度}{规定浓度}$$

$$含量\% = \frac{T' \times V}{W} \times 100\% = \frac{T \times F \times V}{W} \times 100\%$$

《中国药典》收载的非水溶液滴定法等方法测定时采用直接滴定法，但要将滴定结果用空白试验校正，因此计算公式为

$$含量\% = \frac{T \times F \times (V - V_0)}{W} \times 100\%$$

式中，$V_0$ 为空白消耗滴定液的体积，单位为 ml。

（2）剩余滴定法：剩余滴定法亦称返滴定法、回滴定法，本法是先加入定量过量的滴定液 $T_1$，使其与被测药物定量反应，待反应完全后，再用另一滴定液 $T_2$ 来回滴剩余的滴定液 $T_1$。此法常需做空白试验，计算公式为

$$含量\% = \frac{T \times F \times (V_0 - V)}{W} \times 100\%$$

式中，$V_0$ 为空白消耗第二种滴定液的体积，单位为 ml；$V$ 为供试品消耗第二种滴定液的体积，单位为 ml；$F$ 为第二种滴定液的浓度校正因子。

### （二）方法特点与应用范围

滴定分析法是经典的分析方法，用于常量组分的测定，具有操作简便、快速，准确度较高（一般相对误差可达 0.2% 以下）、精密度好、仪器设备简单、试验成本低、耐用性好等优点，其主要不足就是取样量较大和专属性较差，主要用于化学原料药的含量测定。

---

**案例 4-2**                 **维生素 C（vitamin C）**

维生素 C 的化学结构式为

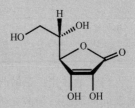

本品主要为 L-抗坏血酸。ChP2020 维生素 C 的含量测定方法如下：

取本品约 0.2g，精密称定，加新沸过的冷水 100ml 与稀醋酸 10ml 使溶解，加淀粉指示液 1ml，立即用碘滴定液（0.05mol/L）滴定至溶液显蓝色并在 30s 内不褪色。每 1ml 碘滴定液（0.05mol/L）相当于 8.806mg 的 $C_6H_8O_6$。

**问题：**

1. 如何计算维生素 C 的滴定度？

2. 各国药典（《中国药典》《英国药典》《美国药典》《日本药局方》）各采用哪种方法测定维生素 C 原料药的含量？

3. 碘量法与 2,6-二氯靛酚溶剂法测定维生素 C 含量的原理、操作、注意事项各是什么？

4. 由于维生素 C 具有不稳定性，通常采用什么方法测定生物样品中维生素 C 的含量？注意事项有哪些？

---

## 二、光 谱 法

光谱法是通过测定被测物质在特定波长处或一定波长范围内的吸光度或发光强度，对该物质进行定性和定量分析的方法。《中国药典》常用于药物含量测定的为紫外-可见分光光度法和原子吸收分光光度法（AAS）。此外 ChP2020 利血平片的含量测定，甲地高辛片、利血平片溶出度的测定采用荧光分光光度法。

### （一）紫外-可见分光光度法

紫外-可见分光光度法系基于物质分子对紫外光区（波长为 190～400nm）和可见光区（波长为 400～760nm）的单色光辐射的吸收特性建立的光谱分析法。

**1. 朗伯-比耳定律**   朗伯-比耳定律是分光光度法的基本定律。当一束平行的单色光穿过被测物质溶液时，在一定的浓度范围内，溶液的吸光度与吸光物质的浓度和液层的厚度（光程长度）成正比，可表示为

$$A = \lg \frac{1}{T} = Ecl$$

式中，$A$ 为吸光度；$T$ 为透光率；$E$ 为吸收系数，《中国药典》用 $E_{1cm}^{1\%}$ 表示，其物理意义为当溶液浓度为 1%（g/ml），液层厚度为 1cm 时的吸光度；$c$ 为溶液浓度，即每 100ml 溶液中所含被测物质的重量（g，按干燥品或无水物计算），单位为 g/100ml；$l$ 为液层厚度，单位为 cm。

**2. 仪器的校正和检定**   为保证测量的准确度和精密度，紫外-可见分光光度计应定期进行全面校正和检定，检定的项目为波长、吸光度的准确度、杂散光。

（1）波长：由于环境因素对机械部分的影响，仪器的波长经常会略有变动，因此除应定期对所用的仪器进行全面校正、检定外，还应于测定前校正测定波长。常用汞灯中的较强谱线或用仪器中氘灯的特定谱线为参照进行校正；钬玻璃因其在特定的波长有尖锐的吸收峰，也可用于波长校正，但使用时需注意，来源不同或随着时间的推移可能有微小的变化。近年常使用高氯酸钬溶液校正双光束仪器。仪器波长的允许误差：紫外光区±1nm，500nm附近±2nm。

（2）吸光度的准确度：吸光度的准确度可用重铬酸钾硫酸溶液检定。取在120℃干燥至恒重的基准重铬酸钾约60mg，精密称定，用0.005mol/L硫酸溶液溶解并稀释至1000ml，在规定的波长处测定并计算其吸收系数，并与表4-1中规定的吸收系数比较，应符合规定。

表4-1　紫外-可见分光光度计检定用重铬酸钾硫酸溶液在不同波长处的吸收系数

| 项目 | 波长（nm） | | | |
|---|---|---|---|---|
| | 235（最小） | 257（最大） | 313（最小） | 350（最大） |
| 吸收系数（$E_{1cm}^{1\%}$）的规定值 | 124.5 | 144.0 | 48.6 | 106.6 |
| 吸收系数（$E_{1cm}^{1\%}$）的许可范围 | 123.0～126.0 | 142.8～146.2 | 47.0～50.3 | 105.5～108.5 |

（3）杂散光：杂散光是一些不在谱带范围内且与所需波长相隔较远的光，一般来源于光学仪器表面的瑕疵。杂散光的检查方法：按表4-2所列的试剂和浓度，配制成水溶液，置1cm石英吸收池中，在规定的波长处测定透光率，结果应符合规定。

表4-2　杂散光检查用试剂、浓度、波长及透光率要求

| 试剂 | 浓度［%（g/ml）］ | 测定用波长（nm） | 透光率（%） |
|---|---|---|---|
| 碘化钠 | 1.00 | 220 | ＜0.8 |
| 亚硝酸钠 | 5.00 | 340 | ＜0.8 |

**3. 对溶剂的要求**　供试品配成溶液后测定吸光度，所用溶剂必须能充分溶解样品、与样品无相互作用、挥发性小；除此之外，在测定波长处溶剂的吸光度也应符合要求。含有杂原子的有机溶剂，通常均具有很强的末端吸收。因此，当作溶剂使用时，它们的使用范围均不能小于截止使用波长，如甲醇、乙醇的截止使用波长为205nm。另外，当溶剂不纯时，也可能增加干扰吸收。因此，在测定供试品前，应先检查所用溶剂在供试品所用的波长附近是否符合要求，即将溶剂置1cm石英吸收池中，以空气为空白（即空白光路中不置任何物质）测定其吸光度。溶剂和吸收池的吸光度，在220～240nm内不得超过0.40，在241～250nm内不得超过0.20，在251～300nm内不得超过0.10，在300nm以上时不得超过0.05。

**4. 测定法**

（1）测定波长的确证：为提高测定方法的灵敏度，减少测定误差，一般在最大吸收波长（$\lambda_{max}$）处测定吸光度。为了核对供试品吸收峰的位置是否正确，除另有规定外，应以配制供试品溶液的同批溶剂为空白对照，采用1cm的石英吸收池，在规定的吸收峰波长±2nm以内测试几个点的吸光度，或由仪器在规定波长附近自动扫描测定。除另有规定外，吸收峰波长应在该品种项下规定的波长±2nm以内，并以吸光度最大的波长作为测定波长。

（2）供试品溶液的浓度：一般供试品溶液的吸光度读数，以在0.3～0.7的误差较小。因此应根据药物的吸收系数，将样品溶液配制为适宜的浓度。

（3）仪器的狭缝宽度：仪器的狭缝宽度应小于供试品吸收带的半高宽度的1/10，否则测得的吸光度会偏低；狭缝宽度的选择，应以减小狭缝宽度时供试品的吸光度不再增大为准。

（4）溶液的pH：当溶液的pH对测定结果有影响时，应将供试品溶液的pH和对照品溶液的pH调成一致。

### 5. 在含量测定中的应用

（1）对照品比较法：按各品种项下的方法，分别配制供试品溶液和对照品溶液，对照品溶液中所含被测成分的量应为供试品溶液中被测成分规定量的100%±10%，所用溶剂也应完全一致，在规定的波长处测定供试品溶液和对照品溶液的吸光度后，按下式计算供试品中被测溶液的浓度。

$$c_X = \frac{A_X}{A_R} c_R$$

式中，$c_X$ 为供试品溶液的浓度；$A_X$ 为供试品溶液的吸光度；$c_R$ 为对照品溶液的浓度；$A_R$ 为对照品溶液的吸光度。

原料药的百分含量可用下式计算：

$$含量\% = \frac{c_X \times D \times V}{W} \times 100\% = \frac{c_R \times \frac{A_X}{A_R} \times D \times V}{W} \times 100\%$$

式中，$W$ 为供试品的质量，单位为g或mg；$D$ 为供试品溶液的稀释倍数；$V$ 为供试品溶液的体积，单位为ml。

例如，ChP2020地西泮片的溶出度检查：

取本品，照溶出度与释放度测定法（通则0931第二法），以水500ml为溶出介质，转速为75r/min，依法操作，经60min时，取溶液约10ml，滤过，取续滤液（2.5mg规格）或精密量取续滤液5ml，用水稀释至10ml（5mg规格），照紫外-可见分光光度法（通则0401），在230nm的波长处测定吸光度。另取地西泮对照品约10mg，精密称定，加甲醇5ml溶解后，用水稀释至100ml，精密量取5ml，用水稀释至100ml，同法测定，计算每片的溶出量。限度为标示量的75%，应符合规定。

本法的优点是可以消除仪器、操作人员、操作时间等不同所带来的误差，亦可消除不同实验室之间的测量误差，但要求有对照品。

（2）吸收系数法：按各品种项下的方法配制供试品溶液，在规定的波长处测定其吸光度，再以该品种在规定条件下的吸收系数计算供试品的浓度。

$$c(g/100ml) = \frac{A}{E_{1cm}^{1\%} l}$$

原料药的百分含量可用下式计算：

$$含量\% = \frac{\frac{A}{E_{1cm}^{1\%} l \times 100} \times D \times V}{W} \times 100\%$$

---

**案例 4-3　　　　　　　呋塞米片（furosemide tablets）的含量测定**

呋塞米的化学结构式为

ChP2020呋塞米片的含量测定方法为：

**溶剂**　0.4%氢氧化钠溶液。

**供试品溶液**　取本品20片，精密称定，研细，精密称取适量（约相当于呋塞米20mg），置100ml量瓶中，加溶剂约60ml，振摇10min使呋塞米溶解，用溶剂稀释至刻度，摇匀，滤过，精密量取续滤液5ml，置100ml量瓶中，用溶剂稀释至刻度，摇匀。

**测定法**　取供试品溶液，在271nm的波长处测定吸光度，按 $C_{12}H_{11}ClN_2O_5S$ 的吸收系数（$E_{1cm}^{1\%}$）为580计算。

> **问题：**
> 1. 紫外-可见分光光度法测定药物含量的方法有哪些？
> 2. 紫外-可见分光光度仪的校正和检定有哪些注意事项？
> 3. 可用什么方法测定血浆样本中呋塞米的药物浓度？为什么？

　　本法的优点是不需要对照品，简便、快速，但不能消除仪器、操作人员、操作时间等不同所带来的误差，且仪器的精度对测定结果有较大影响。因此用本法测定时，吸收系数通常应大于100，并注意仪器的校正和检定。

　　（3）计算分光光度法：计算分光光度法有多种，使用时应按各品种项下规定的方法进行。当在吸收曲线的陡然上升或下降的部位测定吸光度时，波长的微小变化可能对测定结果造成显著影响，故对照品和供试品的测定条件应尽可能一致。计算分光光度法一般不宜用作含量测定。

　　（4）比色法：供试品本身在紫外-可见光区没有强吸收，或在紫外光区虽有吸收但为了避免干扰或提高灵敏度，可加入适当显色剂，使反应产物的最大吸收移至可见光区后测定，这种方法称为比色法。

　　用比色法测定时，由于显色时影响显色深浅的因素较多，应取供试品与对照品或标准品同时操作。除另有规定外，比色法所用的空白系指用同体积的溶剂代替对照品或供试品溶液，然后依次加入等量的相应试剂，并用同样方法处理。在规定的波长处测定对照品和供试品溶液的吸光度后，按对照品比较法计算供试品浓度。

　　当吸光度和浓度不呈良好线性时，应取数份梯度量的对照品溶液，用溶剂补充至同一体积，显色后测定各份溶液的吸光度，然后以吸光度与相应的浓度绘制标准曲线，再根据供试品的吸光度在标准曲线上查得其相应的浓度，并求出其含量。

### （二）原子吸收分光光度法

　　原子吸收分光光度法（AAS）是基于测量蒸气中原子对特征电磁辐射的吸收强度进行定量分析的一种仪器分析方法，主要用于金属元素和部分非金属元素的测定。AAS遵循一般分光光度法的吸收定律，一般通过比较对照品溶液和供试品溶液的吸光度，求得供试品中待测元素的含量。

　　**1. 原子吸收分光光度计**　它由光源、原子化器、单色器、背景校正系统、自动进样系统和检测系统等组成。

　　（1）光源：常用待测元素作为阴极的空心阴极灯。

　　（2）原子化器：原子化器的功能是通过一定的处理使待测元素形成基态原子，主要有四种类型：火焰原子化器、石墨炉原子化器、氢化物发生原子化器及冷蒸气发生原子化器。

　　（3）单色器：单色器的功能是从光源发射的电磁辐射中分离出所需的电磁辐射，波长范围一般为190.0～900.0nm。

　　（4）背景校正系统：背景干扰是原子吸收测定中的常见现象。背景吸收通常来源于样品中的共存组分及其在原子化过程中形成的次生分子或原子的热发射、光吸收和光散射等。这些干扰在仪器设计时应设法予以克服。常用的背景校正法有以下四种：连续光源（在紫外区通常用氘灯）、塞曼效应、自吸效应、非吸收线。具体方法应按各品种项下的规定选用。在火焰原子吸收光谱测定中可选择适宜的测定谱线和狭缝、改变火焰温度、加入配合剂或稀释剂或用标准加入法等方法消除干扰；在石墨炉原子吸收光谱法测定中可通过选择适宜的背景校正系统、加入适宜的基体改进剂等方法消除干扰。

　　（5）检测系统：由检测器、信号处理器和指示记录器组成，应能及时跟踪吸收信号的急速变化，并具有较高的灵敏度和较好的稳定性。

　　**2. 测定法**

　　（1）标准曲线法：制备含待测元素不同浓度的对照品溶液至少5份，分别加入各品种项下制备供试品溶液的相应试剂，同时以相应试剂制备空白对照溶液。以每一浓度三次吸光度（$A$）读数的平均值为纵坐标，相应浓度（$c$）为横坐标，绘制标准曲线。同法测定供试品溶液的吸光度，取三次读数的平均值，从标准曲线上查得相应的浓度，计算待测元素含量。

（2）标准加入法：又称直线外推法，可以消除测定时基体的干扰。方法：取同体积按各品种项下规定制备的供试品溶液四份，分别置四个同体积的量瓶中，除①号量瓶外，其他量瓶分别精密加入不同浓度的待测元素对照品溶液，分别用去离子水稀释至刻度，制成从零开始递增的一系列溶液，如使加入对照品溶液浓度为 0、$c_S$、$2c_S$、$4c_S$。测定吸光度，以加入的对照品溶液浓度为横坐标，相应的吸光度值为纵坐标绘制校正曲线，将该曲线反向延长至与浓度轴相交，此交点与原点间的距离 $c_X$ 即相当于供试品溶液取用量中待测元素的含量（图 4-1）。再以此计算供试品中待测元素的含量。

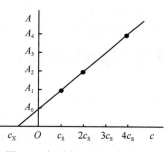

图 4-1　标准加入法测定图示

**3. 在含量测定中的应用**　ChP2020 收载的口服补液盐散（Ⅱ）、（Ⅲ）的总钠、总钾，氯化钾缓释片、乳酸钠林格注射液和复方乳酸钠葡萄糖注射液中的氯化钠、氯化钾、氯化钙等的含量测定均采用该方法，如氯化钾缓释片的含量测定，含氯化钾应为标示量的 93.0%～107.0%：

取本品 20 片（糖衣片用水洗去包衣，用滤纸吸去残余的水，晾干，并于硅胶干燥器中干燥24h），精密称定，研细，精密称取适量（约相当于氯化钾 0.5g），置 500ml 量瓶中，加水适量，超声使氯化钾溶解，放冷，用水稀释至刻度，摇匀，滤过，取续滤液 5ml，置 100ml 量瓶中，用盐酸溶液（2.7→100）稀释至刻度，摇匀，作为供试品溶液；另取氯化钾对照品 0.25g，精密称定，置 250ml 量瓶中，加水溶解并稀释至刻度，摇匀，精密量取 5ml，置 100ml 量瓶中，用盐酸溶液（2.7→100）稀释至刻度，摇匀，作为对照品溶液。

精密量取对照品溶液 2.0ml、3.0ml、4.0ml、5.0ml 及 6.0ml，分别置 100ml 量瓶中，各加 20%氯化钠溶液 2.0ml，用盐酸溶液（2.7→100）稀释至刻度，摇匀；另精密量取供试品溶液 2ml，置 50ml 量瓶中，加 20% 氯化钠溶液 1.0ml，用盐酸溶液（2.7→100）稀释至刻度，摇匀。取上述各溶液，照原子吸收分光光度法（通则 0406 第一法），以 20% 氯化钠溶液 2.0ml 用盐酸溶液（2.7→100）稀释至 100ml 为空白，在 766.5nm 的波长处测定，计算，即得。

**（三）紫外-可见分光光度法和原子吸收分光光度法的比较**

上述两种分光光度法均可用于药物的含量测定，二者的特点比较如下（表 4-3）。

表 4-3　紫外-可见分光光度法和原子吸收分光光度法的比较

| 方法 | 紫外-可见分光光度法 | 原子吸收分光光度法 |
|---|---|---|
| 特点 | 1. 灵敏度高。可以测定 $10^{-7}$～$10^{-4}$g/ml 的微量和痕量组分<br>2. 准确度较高。其相对误差一般在 1%～5%<br>3. 仪器价格较低，易于普及，且操作简便、快速<br>4. 应用范围广。《中国药典》中许多药物的片剂采用本法测定 | 1. 灵敏度很高，可达 $10^{-13}$～$10^{-9}$g/ml。其氢化物发生器可对八种挥发性元素汞、砷、铅、硒、锡、碲、锑、锗等进行微痕量测定<br>2. 选择性高、干扰少。分析不同元素需选择不同的元素灯，共存元素对被测元素不产生干扰<br>3. 局限性。测定一些难熔元素及非金属元素不能令人满意；工作曲线的线性范围窄，一般为一个数量级；每测定一种元素需要更换一个灯，对于多种元素同时测定非常不便<br>4. 测定范围广。可用于测定 70 多种元素，既可做痕量又可做常量组分测定。应用无火焰法，试样溶液仅需 1～100μl |

# 三、色　谱　法

色谱法（chromatography）是一种物理或物理化学分离分析方法，具有高灵敏度、高选择性、高效能、分析速度快及应用范围广等优点，是分析混合物的最有效手段。根据其分离原理可分为分配色谱法（partition chromatography）、吸附色谱法（absorption chromatography）、离子交换色谱法（ion exchange chromatography，IEC）与空间排阻层析法（steric exclusion chromatography，SEC）等。根据分离方法分为纸色谱法（paper chromatography）、薄层色谱法、柱色谱法（column chromatography）、气相色谱法、高效液相色谱法等。下面重点介绍在药物含量测定中应用最广的高效液相色谱法和气相色谱法。

### （一）高效液相色谱法

高效液相色谱法（HPLC）系采用高压输液泵将规定的流动相泵入装有填充剂的色谱柱，对供试品进行分离测定的色谱方法。注入的供试品，由流动相带入柱内，各组分在柱内被分离，并依次进入检测器，由积分仪或数据处理系统记录和处理色谱信号。

**1. 对仪器的一般要求和色谱条件**　高效液相色谱仪由高压输液泵、进样器、色谱柱、检测器、积分仪或数据处理系统组成。

（1）色谱柱：HPLC 仪的色谱柱有反相色谱柱、正相色谱柱、离子交换色谱柱和手性分离色谱柱等，最常用的为反相色谱柱。

反相色谱柱：以键合非极性基团的载体为填充剂填充而成的色谱柱。常见的载体有硅胶、聚合物复合硅胶和聚合物等；常用的填充剂有十八烷基硅烷键合硅胶、辛基硅烷键合硅胶和苯基键合硅胶等。其中十八烷基硅烷键合硅胶最为常用。

正相色谱柱：用硅胶或键合极性基团的硅胶填充而成的色谱柱。常见的填充剂有硅胶、氨基键合硅胶和氰基键合硅胶等。氨基键合硅胶和氰基键合硅胶也可用作反相色谱。

离子交换色谱柱：用离子交换填充剂填充而成的色谱柱，分为阳离子交换色谱柱和阴离子交换色谱柱。

手性分离色谱柱：用手性填充剂填充而成的色谱柱。对映异构体的分离通常使用手性分离色谱柱。

色谱柱的内径与长度，填充剂的形状、粒径与粒径分布、孔径、表面积、键合基团的表面覆盖度、载体表面基团残留量、填充的致密与均匀程度等均影响色谱柱的性能，应根据被分离物质的性质来选择合适的色谱柱。色谱柱内径一般为 2.1～4.6mm，填充剂粒径为 2～10μm。超高效液相色谱仪是适应小粒径（约 2μm）填充剂的耐超高压、小进样量、低死体积、高灵敏度检测的高效液相色谱仪。

温度会影响分离效果，品种正文中未指明色谱柱温度时系指室温，应注意室温变化的影响。为改善分离效果可适当调整色谱柱的温度，但一般不宜超过 60℃。

残余硅羟基未封闭的硅胶色谱柱，流动相 pH 一般应在 2～8。烷基硅烷带有立体侧链保护、残余硅羟基已封闭的硅胶、聚合物复合硅胶或聚合物色谱柱可耐受更广泛 pH 的流动相，可用于 pH 小于 2 或大于 8 的流动相。

（2）检测器：HPLC 仪的检测器有多种，分为选择性检测器和通用型检测器两大类。选择性检测器的响应值不仅与被测物质的量有关，还与其结构有关；通用型检测器，对所有物质均有响应，响应值几乎仅与被测物质的量有关。高效液相色谱仪常用检测器的类型和适用范围见表 4-4。最常用的检测器是紫外-可见分光检测器，包括二极管阵列检测器。

**表 4-4　HPLC 仪常用检测器的类型与适用范围**

| 检测器类别 | 检测器类型 | 适用范围 |
| --- | --- | --- |
| 选择性检测器（浓度型检测器） | 紫外-可见分光检测器 | 用于具有共轭结构化合物的检测 |
| | 光电二极管阵列检测器（DAD） | 用于待测物的光谱鉴定和色谱峰的纯度检查 |
| | 荧光检测器（FD） | 仅适用于在流动相条件下具有荧光或经衍生转化为具有荧光的化合物的检测 |
| | 电子捕获检测器（ECD） | 仅适用于在流动相条件下可发生氧化-还原反应的化合物的检测，一般仅应用于无紫外吸收或荧光的化合物的测定 |

| 检测器类别 | 检测器类型 | 适用范围 |
|---|---|---|
| 通用型检测器（质量型检测器） | 示差折光检测器（DRID） | 仅对糖类的检测灵敏度较高，不适于梯度洗脱 |
| | 蒸发光散射检测器（ELSD） | 适用于紫外分光光度法检测困难物质的分析。如糖类和脂质等，以及药物杂质的确认 |

（3）流动相：反相色谱系统的流动相常用甲醇-水系统和乙腈-水系统，用紫外末端波长检测时，宜选用乙腈-水系统。流动相中应尽可能不用缓冲盐，如需用时，应尽可能使用低浓度缓冲盐。用十八烷基硅烷键合硅胶色谱柱时，流动相中有相机溶剂一般不低于 5%，否则易导致柱效下降、色谱系统不稳定。

正相色谱系统的流动相常用两种或两种以上的有机溶剂，如二氯甲烷和正己烷等。

同时应注意，不同的检测器，对流动相的要求不同。紫外-可见分光检测器所用流动相应符合紫外-可见分光光度法（通则 0401）项下对溶剂的要求；采用低波长检测时，还应考虑有机溶剂的截止使用波长，并选用色谱级有机溶剂。蒸发光散射检测器不得使用含不挥发性成分的流动相（通则 0512）。

品种正文项下规定的色谱条件（参数），除填充剂种类、流动相组分、检测器类型不得改变外，其余如色谱柱内径与长度、填充剂粒径、流动相流速、流动相组分比例、柱温、进样量、检测器灵敏度等，均可适当改变以达到系统适用性试验的要求。

若需使用小粒径（约 2μm）填充剂和小内径（约 2.1mm）色谱柱或表面多孔填充剂以提高分离度或缩短分析时间，输液泵的性能、进样体积、检测池体积和系统的死体积等必须与之匹配；必要时，色谱条件（参数）可适当地调整。当对其测定结果产生争议时，应以品种项下规定的色谱条件的测定结果为准。

当必须使用特定牌号的色谱柱方能满足分离要求时，可在该品种正文项下注明。

**2. 系统适用性试验**　色谱系统的适用性试验通常包括理论塔板数（number of theoretical plates）、分离度（resolution）、灵敏度（sensitivity）、重复性（repeatability）和拖尾因子（tailing factor）五项参数。其中，分离度和重复性尤为重要。

按各品种正文项下要求对色谱系统进行适用性试验，即用规定的对照品溶液或系统适用性试验溶液在规定的色谱系统进行试验，必要时，可对色谱系统进行适当调整，以符合要求。

（1）色谱柱的理论塔板数（$n$）：用于评价色谱柱的分离效能。由于不同物质在同一色谱柱上的色谱行为不同，采用理论塔板数作为衡量柱效能的指标时，应指明测定物质，一般为待测物质或内标物质的理论塔板数。

试验方法：在规定的色谱条件下，注入供试品溶液或各品种项下规定的内标物质溶液，记录色谱图，量出供试品主成分色谱峰或内标物质色谱峰的保留时间（$t_R$）和峰宽（$W$）或半高峰宽（$W_{h/2}$），按 $n = 16\left(\dfrac{t_R}{W}\right)^2$ 或 $n = 5.54\left(\dfrac{t_R}{W_{h/2}}\right)^2$ 计算色谱柱的理论塔板数。保留时间、峰宽、半高峰宽可用时间或长度计，但应取相同单位。

（2）分离度（$R$）：用于评价待测物质与被分离物质之间的分离程度，是衡量色谱系统效能的关键指标。可以通过测定待测组分与已知杂质的分离度，也可以通过测定待测组分与某一指标性成分（内标物质或其他难分离物质）的分离度，或将供试品或对照品用适当的方法降解，通过测定待测物质与某一降解产物的分离度，对色谱系统进行评价与调整。

无论是定性鉴别还是定量测定，均要求待测物质色谱峰与内标物质色谱峰或特定的杂质对照色谱峰及其他色谱峰之间有较好的分离度。除另有规定外，待测物质色谱峰与相邻色谱峰之间的分离度应不小于 1.5。分离度的计算公式为

$$R = \frac{2(t_{R_2} - t_{R_1})}{W_1 + W_2} \text{ 或 } R = \frac{2(t_{R_2} - t_{R_1})}{1.70(W_{1,h/2} + W_{2,h/2})}$$

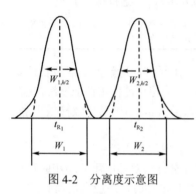

图 4-2　分离度示意图

式中，$t_{R_2}$ 为相邻两色谱峰中后一峰的保留时间；$t_{R_1}$ 为相邻两色谱峰中前一峰的保留时间；$W_1$、$W_2$ 及 $W_{1,h/2}$、$W_{2,h/2}$ 分别为此相邻两色谱峰的峰宽及半高峰宽（图 4-2）。

当对测定结果有异议时，色谱柱的理论塔板数（$n$）和分离度（$R$）均以峰宽（$W$）的计算结果为准。

（3）灵敏度：用于评价色谱系统检测微量物质的能力，通常以信噪比（$S/N$）来表示。建立方法时，可通过测定一系列不同浓度的供试品或对照品溶液来测定信噪比。定量测定时，信噪比应不小于 10；定性测定时，信噪比应不小于 3。系统适用性试验中可以设置灵敏度试验溶液来评价色谱系统的检测能力。

（4）拖尾因子（$T$）：用于评价色谱峰的对称性。拖尾因子计算公式为

$$T = \frac{W_{0.05h}}{2d_1}$$

式中，$W_{0.05h}$ 为 5% 峰高处的峰宽；$d_1$ 为峰顶在 5% 峰高处横坐标平行线的投影点至峰前沿与此平行线交点的距离（图 4-3）。

以峰高作定量参数时，除另有规定外，拖尾因子值应在 0.95～1.05。

以峰面积作为定量参数时，一般的峰拖尾或前伸不会影响峰面积积分，但严重拖尾会影响基线和色谱峰起止的判断和峰面积积分的准确性，此时应在品种正文项下对拖尾因子做出规定。

（5）重复性：用于评价色谱系统连续进样时响应值的重复性能。除另有规定外，通常取各品种项下的对照品溶液，连续

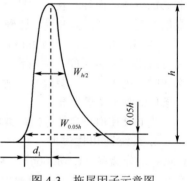

图 4-3　拖尾因子示意图

进样 5 次，其峰面积测量值（或内标比值或其校正因子）的相对标准偏差应不大于 2.0%。视进样溶液的浓度和（或）体积、色谱峰响应和分析方法所能达到的精度水平等，对相对标准偏差的要求可适当放宽或收紧，放宽或收紧的范围以满足品种项下检测需要的精密度要求为准。

**3. 测定方法**

（1）内标法：按品种正文项下的规定，精密称（量）取对照品和内标物质，分别配成溶液，各精密量取适量，混合配成校正因子测定用的对照溶液。取一定量进样，记录色谱图。测量对照品和内标物质的峰面积或峰高，按下式计算校正因子：

$$\text{校正因子} (f) = \frac{A_S/c_S}{A_R/c_R}$$

式中，$A_S$ 为内标物质的峰面积或峰高；$A_R$ 为对照品的峰面积或峰高；$c_S$ 为内标物质的浓度；$c_R$ 为对照品的浓度。

再取各品种项下含有内标物质的供试品溶液，进样，记录色谱图，测量供试品中待测成分和内标物质的峰面积或峰高，按下式计算含量：

$$\text{含量} (c_X) = f \cdot \frac{A_X}{A'_S/c'_S}$$

式中，$A_X$ 为供试品的峰面积或峰高；$c_X$ 为供试品的浓度；$A'_S$ 为内标物质的峰面积或峰高；$c'_S$ 为内标物质的浓度；$f$ 为内标法校正因子。

采用内标法，可避免因样品前处理及进样体积误差对测定结果的影响。

（2）外标法：按各品种项下的规定，精密称（量）取对照品和供试品，配制成溶液，分别精密取一定量，进样，记录色谱图，测量对照品溶液和供试品溶液中待测物质的峰面积（或峰高），按下式计算含量：

$$含量（c_X）= c_R \cdot \frac{A_X}{A_R}$$

由于微量注射器不易精确控制进样量，当采用外标法测定时，以手动进样器定量环或自动进样器进样为宜。

（3）加校正因子的主成分自身对照法：测定杂质含量时，可采用加校正因子的主成分自身对照法。在建立方法时，按各品种项下的规定，精密称（量）取待测物对照品和参比物质对照品各适量，配制待测杂质校正因子的溶液，进样，记录色谱图，按下式计算待测杂质的校正因子：

$$校正因子 = \frac{c_A / A_A}{c_B / A_B}$$

式中，$c_A$ 为待测物的浓度；$A_A$ 为待测物的峰面积或峰高；$c_B$ 为参比物质的浓度；$A_B$ 为参比物质的峰面积或峰高。

也可精密称（量）取主成分对照品和杂质对照品各适量，分别配制成不同浓度的溶液，进样，记录色谱图，绘制主成分浓度和杂质浓度对其峰面积的回归曲线，以主成分回归直线斜率与杂质回归直线斜率的比计算校正因子。

校正因子可直接载入各品种项下，用于校正杂质的实测峰面积，需作校正计算的杂质，通常以主成分为参比，采用相对保留时间定位，其数值一并载入各品种项下。

测定杂质含量时，按各品种项下规定的杂质限度，将供试品溶液稀释成与杂质限度相当的溶液，作为对照溶液，进样，记录色谱图，必要时，调节纵坐标范围（以噪声水平可接受为限）使对照溶液的主成分色谱峰的峰高约达满量程的 10%～25%。除另有规定外，通常含量低于 0.5% 的杂质，峰面积测量值的 RSD 应小于 10%；含量在 0.5%～2% 的杂质，峰面积测量值的 RSD 应小于 5%；含量大于 2% 的杂质，峰面积测量值的 RSD 应小于 2%。然后，取供试品溶液和对照溶液适量，分别进样。除另有规定外，供试品溶液的记录时间，应为主成分色谱峰保留时间的 2 倍，测量供试品溶液色谱图上各杂质的峰面积，分别乘以相应的校正因子后与对照溶液主成分的峰面积比较，计算各杂质含量。

（4）不加校正因子的主成分自身对照法：测定杂质含量时，若无法获得待测杂质的校正因子，或校正因子可以忽略，也可采用不加校正因子的主成分自身对照法。同上述（3）法配制对照溶液、进样、调节纵坐标范围和计算峰面积的相对标准偏差后，取供试品溶液和对照品溶液适量，分别进样。除另有规定外，供试品溶液的记录时间应为主成分色谱峰保留时间的 2 倍，测量供试品溶液色谱图上各杂质的峰面积并与对照溶液主成分的峰面积比较，依法计算杂质含量。

（5）面积归一化法：按各品种项下的规定，配制供试品溶液，取一定量进样，记录色谱图。测量各峰的面积和色谱图上除溶剂峰以外的总色谱峰面积，计算各峰面积占总峰面积的百分率。用于杂质检查时，由于仪器响应的线性限制，峰面积归一化法一般不宜用于微量杂质的检查。

如适用，也可使用其他方法如标准曲线法等，并在品种正文项下注明。

**4. 方法特点与应用范围** HPLC 同时具有分离、分析功能，是各国药典收载的方法中应用最广的方法，具有专属性强、灵敏度高、高效能及分析速度快等优点，是药物制剂、多组分样品分析的首选方法，也用于部分原料药的含量测定。在原料药的含量测定中，HPLC 主要用于多组分抗生素或生化药品，或因所含杂质的干扰测定，而常规方法又难以分离或分离手段繁杂的化学品种，如庆大霉素 C 组分的测定，$\beta$-内酰胺类、大环内酯类、四环素类等抗生素的含量测定，甾体激素类药物的含量测定。

> **链接 4-1　　　　　　　茨维特：色谱技术的创始人**
>
> 　　色谱分析是分析化学和有机化学中重要的试验方法。这一方法的创始人是俄国植物学家茨维特（Tswett）。色谱法的建立离不开茨维特在科学研究中的细微观察、积极思考及时刻保持的浓厚兴趣。茨维特在叶绿素的研究中观察到石油醚极易溶解离析态的叶绿素和相关的色素，却不能从植物叶中直接提取出这些色素。这引发了他的思考，经过深入研究，他认为这种现象并不是由叶绿素在石油醚中的溶解度，而很可能是由植物组织的分子力的干扰，即吸附造成的。后来，茨维特对叶绿素进行了广泛而深入的研究。他做了这样一个试验：将碳酸钙颗粒装填在玻璃管中，将植物色素提取物放在碳酸钙的上层，向玻璃管中加入石油醚，由于重力作用石油醚流经碳酸钙颗粒，流入一个容器收集起来。用石油醚淋洗一段时间后，碳酸钙上产生了三条颜色不同的色带，他将三条色带切割下来，用溶剂溶解，蒸发除去溶剂后鉴定了物质的结构，结果表明三种物质分别是胡萝卜素、叶黄素和叶绿素 A。至此，第一代色谱分析方法便出现了。
>
> 　　著名有机化学家卡勒（Karrer）1947 年在 IUPAC 举行的会议上发表的演讲中指出，没有哪种发现像茨维特的色谱吸附分析那样对有机化学产生如此巨大的影响，它极大地拓宽了有机化学家的研究领域。如果不使用这种新方法，在维生素、激素、类胡萝卜素和其他大量天然化学物质的研究方面，绝不可能取得如此巨大的进展和丰硕的成果。今天，色谱技术已得到迅速的发展，并渗透到科学和技术的许多领域，在生物学、生物化学、医药学、石油化工、环境保护、食品工业等方面，都得到广泛的应用。

## （二）气相色谱法

　　气相色谱法（gas chromatography，GC）系以气体为流动相（载气）流经装有填充剂的色谱柱进行分离测定的色谱方法。物质或其衍生物气化后，被载气带入色谱柱进行分离，各组分先后进入检测器，用数据处理系统记录色谱信号。

　　**1. 对仪器的一般要求**　所用的仪器为气相色谱仪，由载气源、进样部分、色谱柱、柱温箱、检测器和数据处理系统等组成。进样部分、色谱柱和检测器的温度均应根据分析要求适当设定。

　　（1）载气源：气相色谱法的流动相为气体，称为载气，氦、氮和氢可用作载气；应根据供试品的性质和检测器种类选择载气，除另有规定外，常用载气为氮气。

　　（2）进样部分：进样方式一般可采用溶液直接进样、自动进样或顶空进样。

　　溶液直接进样采用微量注射器、微量进样阀或有分流装置的气化室进样；采用溶液直接进样或自动进样时，进样口温度应高于柱温 30～50℃；进样量一般不超过数微升；柱径越细，进样量应越少，采用毛细管柱时，一般应分流以免过载。

　　顶空进样适用于固体和液体供试品中挥发性组分的分离与测定。将固态或液态的供试品制成供试液后，置于密闭小瓶中，在恒温控制的加热室中加热至供试品中挥发性组分在液态和气态达到平衡后，由进样器自动吸取一定体积的顶空气注入色谱柱中。

　　（3）色谱柱：色谱柱为填充柱或毛细管柱。填充柱的材质为不锈钢或玻璃，内径为 2～4mm，柱长为 2～4m，内装吸附剂、高分子多孔小球或涂渍固定液的载体，粒径为 0.18～0.25mm、0.15～0.18mm 或 0.125～0.15mm。常用载体为经酸洗并硅烷化处理的硅藻土或高分子多孔小球，常用固定液有甲基聚硅氧烷、聚乙二醇等。

　　毛细管柱的材质为玻璃或石英，内壁或载体经涂渍或交联固定液，内径一般为 0.25mm、0.32mm 或 0.53mm，柱长 5～60m，固定液膜厚 0.1～5.0μm，常用的固定液有甲基聚硅氧烷、不同比例组成的苯基甲基聚硅氧烷、聚乙二醇等。

　　新填充柱和毛细管柱在使用前须老化处理，以除去残留溶剂及易流失的物质，色谱柱如长期未用，使用前应老化处理，使基线稳定。

（4）柱温箱：由于柱温箱温度的波动会影响色谱分析结果的重现性，因此柱温箱控温精度应在±1℃，且温度波动小于每小时0.1℃。温度控制系统分为恒温和程序升温两种。

（5）检测器：气相色谱法有多种检测器。气相色谱仪常见检测器的类型和适用范围见表4-5。火焰离子化检测器对碳氢化合物响应良好，适合检测大多数的药物；ChP2020除另有规定外，一般用火焰离子化检测器，在使用火焰离子化检测器时，一般用氢气作为燃气，空气作为助燃气，检测器温度应高于柱温，并不得低于150℃，以免水汽凝结，通常为250～350℃。

**表4-5 GC常用检测器的名称与适用范围**

| 中文名称 | 英文名称及缩写 | 适用范围 |
| --- | --- | --- |
| 火焰离子化检测器 | flame ionization detector，FID | 大多数药物 |
| 氮磷检测器 | nitrogen phosphorus detector，NPD | 含氮、磷元素的药物 |
| 火焰光度检测器 | flame photometric detector，FPD | 含硫、磷元素的药物 |
| 电子捕获检测器 | electron capture detector，ECD | 含卤素的药物 |
| 质谱检测器 | mass spectrometric detector，MSD | 结构确证 |
| 热导检测器 | thermal conductivity detector，TCD | 应用广，但灵敏度低 |

《中国药典》各品种项下规定的色谱条件，除检测器种类、固定液品种及特殊指定的色谱柱材料不得改变外，其余如色谱柱内径、长度、载体牌号、粒度、固定液涂布浓度、载气流速、柱温、进样量、检测器的灵敏度等，均可适当改变，以适应具体品种并符合系统适用性试验的要求。一般色谱图约于30min内记录完毕。

**2. 系统适用性试验** 除另有规定外，应照"高效液相色谱法"项下的规定。

**3. 测定法**

（1）内标法：同高效液相色谱法。

（2）外标法：同高效液相色谱法。

（3）面积归一化法：把所有出峰的组分含量之和按100%来计的定量方法，称为归一化法。当试样中各组分都能流出色谱柱且在检测器上均有响应，各组分的相对校正因子已知时，可用此法定量。

组分 $i$ 在混合物中的百分含量（$X_i\%$）可由下式计算：

$$X_i\% = \frac{f_i A_i}{\sum f_i A_i} \times 100\%$$

式中，$f_i$ 可为质量校正因子，也可为摩尔校正因子。若各组分的定量校正因子相近或相同（如同系物中沸点接近的组分），则上式可简化为

$$X_i\% = \frac{A_i}{\sum A_i} \times 100\%$$

（4）标准溶液加入法：精密称（量）取某个杂质或待测成分对照品适量，配制成适当浓度的对照品溶液，取一定量，精密加入供试品溶液中，根据外标法或内标法测定主成分含量，再扣除加入的对照品溶液含量，即得供试品溶液中某个杂质和主成分含量。

也可按下述公式进行计算，加入对照品溶液前后校正因子应相同，即

$$\frac{A_{iS}}{A_X} = \frac{c_X + \Delta c_X}{c_X}$$

则待测组分的浓度 $c_X$ 可通过如下公式进行计算：

$$c_X = \frac{\Delta c_X}{(A_{iS}/A_X) - 1}$$

式中，$c_X$ 为供试品中组分 X 的浓度；$A_X$ 为供试品中组分 X 的色谱峰面积；$\Delta c_X$ 为所加入的已知浓度的待测组分对照品的浓度；$A_{is}$ 为加入对照品后组分 X 的色谱峰面积。

由于气相色谱法的进样量一般仅数微升，为减小进样误差，尤其当采用手工进样时，由于留针时间和室温等对进样量也有影响，故以内标法定量为宜；当采用自动进样器时，由于进样重复性的提高，在保证分析误差的前提下，也可采用外标法定量。当采用顶空进样时，由于供试品和对照品处于不完全相同的基质中，故可采用标准溶液加入法，以消除基质效应的影响，当标准溶液加入法与其他定量方法结果不一致时，应以标准加入法结果为准。

**4. 方法特点与应用范围**　GC 法同时具有分离、分析功能，亦具有专属性强、灵敏度高、高效能及分析速度快等优点，但沸点太高、分子量太大或热不稳定的物质不能用 GC 法测定，限制了其应用。本法仅适用于能够气化物质的分析，在 ChP2020 中主要用于残留溶剂的测定，某些药物中水分的测定，某些药物中挥发性杂质的检查，维生素 E 及其制剂、扑米酮片等部分药物的含量测定。

# 第二节　样品的前处理方法

## 一、概　　述

药典中收载了一些含卤素（F、Cl、Br、I）、金属（Fe、Sb、Hg 等）及 S、P、N 等元素的有机药物。对它们进行鉴别、检查及含量测定时，需根据药物结构中这些元素与药物结合的牢固程度，确定样品是否需要前处理及前处理的方法等。样品前处理系采用一定的方法使待测物质转化为适宜的测定形式后再进行分析测定。一般情况下，样品在转化的同时，定量分析的专属性、灵敏度都会有一定程度的提高。因此样品前处理是药物分析的重要组成部分。

---

**链接 4-2　　　　　电喷雾离子化技术获得 2002 年诺贝尔化学奖**

质谱分析法是化学领域中非常重要的一种分析方法。它通过测定分子质量和相应的离子电荷实现对样品中分子的分析。不过，最初科学家只能将它用于分析小分子和中型分子，对于生物大分子的分析难度很大。为测定单个生物大分子的质量，科学家们首先将成团的生物大分子拆成单个的生物大分子，并将其电离，使之悬浮在真空中，然后让它们在电场的作用下运动。不同质量的分子通过指定距离的时间不同，质量小的分子速度快些，质量大的分子速度慢些，通过测量不同分子通过指定距离的时间，就可计算出分子的质量。

由于生物大分子比较脆弱，拆分和电离成团的生物大分子时很容易破坏它们的结构和成分。为了解决这个问题，约翰·芬恩（John Fenn）采用对成团的生物大分子施加强电场的方法，即电喷雾离子化。该方法成功地使生物大分子相互完整地分离，同时也被电离，奠定了科学家对生物大分子进行进一步分析的基础，也获得了 2002 年诺贝尔化学奖。

电喷雾离子化过程大致可以分为三个阶段，首先样品液滴通过雾化器进入喷雾室，在气体加热下溶剂不断蒸发，液滴直径变小到极致时液滴发生爆炸，形成更细小的液滴，当这一过程不断重复后，裸离子从液滴表面发射出来，即转变为气体离子。使用电喷雾离子化技术的显著优点是在电喷雾电离质谱中，高分子量的分子通常会带有多个电荷，电荷状态的分布可以精确对分子量定量，可以同时提供精确的分子量和结构信息。电喷雾离子化提供正负两种离子模式，可以使大多数分析离子进入质谱仪检测范围。

---

含卤素有机药物，卤原子直接与碳原子相连，根据卤原子与碳原子结合的牢固程度不同，采用不同的前处理方法。例如，三氯叔丁醇中的氯原子与脂肪链的碳原子相连接，结合不牢固，经碱溶液直接回流即可解离，因此用直接回流后测定法；泛影酸中的三个碘原子都和苯环直接相连接，结合较牢固，需在碱性溶液中加还原剂还原，才能使碳-碘键断裂转化为无机碘化物，因此用

碱性还原后测定法；碘苯酯中一个碘原子和苯环直接相连接，结合很牢固，因此采用氧瓶燃烧分解后测定法。

含金属的有机药物分为两类：一类为含金属的有机药物，其结构中金属原子不直接与碳原子相连，通常为有机酸或酚类的金属盐或配位化合物，其分子结构中的金属离子在水溶液中即可解离（如葡萄糖酸钙、富马酸亚铁）或在稀矿酸中加热（煮沸）转化为无机盐（如十一烯酸锌），若有机结构部分不干扰分析时，可在溶液中直接进行定性鉴别或定量测定；另一类为有机金属药物，其结构中金属原子直接与碳原子以共价键相连接，结合比较牢固，在溶液中一般不能解离成离子状态，须经有机破坏使其转变为无机盐类后进行分析。

根据药物的结构特点，常用的样品前处理方法分为不经有机破坏的分析方法和经有机破坏的分析方法。经有机破坏的分析方法包括湿法破坏与干法破坏，湿法破坏适用于含氮有机药物分析的前处理；干法破坏适用于含卤素、S、P 等有机药物分析的前处理，分为高温炽灼法和氧瓶燃烧法。下面介绍药物分析中常用的样品前处理方法：氮测定法和氧瓶燃烧法。

# 二、氮测定法

氮测定法（determination of nitrogen）是一种准确、可靠的经典分析方法，由 Kjeldahl 首创，后经多次改进，故又称为凯氏定氮法（Kjeldahl method）。本法为湿法破坏，其特点为不需精密仪器，准确度较高，但操作较烦琐。

## （一）原理

本法系将含氮药物置凯氏烧瓶中，加硫酸、硫酸盐及适当的催化剂，加热，有机药物被氧化分解（亦称"消解"或"消化"）成二氧化碳和水，有机结合的氮完全转变为氨，并与过量的硫酸结合为硫酸氢铵及硫酸铵，加氢氧化钠呈碱性，蒸馏，则氨随水蒸气蒸出，用硼酸溶液或定量的酸滴定液吸收后，再用酸或碱滴定液滴定，并将滴定结果用空白试验校正。根据与氨作用的酸量计算供试品中氮的含量或换算为被测药物的含量。

氮测定法全过程的反应式可表示如下：

样品破坏（消解、消化、分解）：

$$含氮有机药物 \xrightarrow{\text{H}_2\text{SO}_4、催化剂} \text{NH}_4\text{HSO}_4$$

氨的蒸馏和吸收：

$$\text{NH}_4\text{HSO}_4 + 2\text{NaOH} \xrightarrow{\triangle} \text{NH}_3 + \text{Na}_2\text{SO}_4 + 2\text{H}_2\text{O}$$

$$\text{NH}_3 + \text{H}_3\text{BO}_3 \longrightarrow \text{NH}_4\text{BO}_2 + \text{H}_2\text{O}$$

滴定：

$$2\text{NH}_4\text{BO}_2 + \text{H}_2\text{SO}_4 + 2\text{H}_2\text{O} \longrightarrow (\text{NH}_4)_2\text{SO}_4 + 2\text{H}_3\text{BO}_3$$

从上述反应式可知，1mol 的硫酸与 2mol 氨或 2mol 氮相当，因此每 1ml 硫酸滴定液（0.05mol/L）相当于 1.401mg 的氮。

## （二）仪器装置

凯氏烧瓶为 30～50ml（半微量法）或 500ml（常量法）硅玻璃或硼玻璃制成的硬质茄形烧瓶；蒸馏装置由 1000ml 的圆底烧瓶（A）、安全瓶（B）、连有氮气球的蒸馏器（C）、漏斗（D）、直形冷凝管（E）、100ml 锥形瓶（F）和橡皮管夹（G、H）组成，如图 4-4 所示。

半微量法的蒸馏装置在使用之前应清洗干净。操作如下：如图 4-4 连接蒸馏装置，A 瓶中加水适量与甲基红指示液数滴，加稀硫酸使呈酸性，加玻璃珠或沸石数粒，从 D 漏斗加水约 50ml，关闭 G 夹，开放冷凝水，煮沸 A 瓶中的水，当蒸汽从冷凝管尖端冷凝而出时，移去火源，关 H 夹，使 C 瓶中的水反抽到 B 瓶，开 G 夹，放出 B 瓶中的水，关 B 瓶及 G 夹，将冷凝管尖端插入

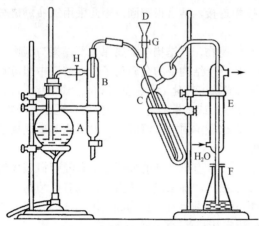

图 4-4 半微量氮测定法装置图

约 50ml 水中，使水自冷凝管尖端反抽至 C 瓶，再抽至 B 瓶，如上法放去，如此将仪器内部洗涤 2～3 次。

### （三）操作法

氮测定法收载于药典通则，分为第一法（常量法）、第二法（半微量法）和第三法（定氮仪法）。其操作步骤分为四步：第一步为搭建仪器装置；第二步为取样；第三步为加消解剂进行供试品的消解；第四步为蒸馏与滴定。氮测定法的具体操作步骤如表 4-6 所示。

表 4-6　氮测定法的操作方法

| 步骤 | 第一法（常量法） | 第二法（半微量法） | 第三法（定氮仪法） |
|---|---|---|---|
| 取样 | 相当于含氮量 25～30mg | 相当于含氮量 1.0～2.0mg | 参考第一法或第二法 |
| 加入消解剂 | 依次加入硫酸钾（或无水硫酸钠）10g 和硫酸铜粉末 0.5g，再沿瓶壁缓缓加硫酸 20ml | 依次加入硫酸钾（或无水硫酸钠）0.3g 和 30% 硫酸铜溶液 5 滴，再沿瓶壁滴加硫酸 2.0ml | 依次加入适量硫酸钾、硫酸铜和硫酸 |
| 样品消解 | 在凯氏烧瓶口放一个小漏斗，并使凯氏烧瓶成 45º 斜置，用直火缓缓加热，使溶液的温度保持在沸点以下，等沸腾停止，强热至沸腾，待溶液呈澄明的绿色后，除另有规定外，继续加热 30min，放冷。沿瓶壁缓缓加水 250ml，振摇使混合，放冷后，加 40% 氢氧化钠溶液 75ml，注意使沿瓶壁流至瓶底，自成一液层，加锌粒数粒，用氮气球将凯氏烧瓶与冷凝管连接 | 在凯氏烧瓶口放一个小漏斗，并使凯氏烧瓶成 45º 斜置，用小火缓缓加热使溶液保持在沸点以下，等沸腾停止，逐步加大火力，沸腾至溶液呈澄明的绿色后，除另有规定外，继续加热 10min，放冷，加水 2ml | 将消化管放入消化仪中，按照仪器说明书的方法开始消解，通常为 150℃，5min（去除水分）；350℃，5min（接近硫酸沸点）；400℃，60～80min，至溶液呈澄明的绿色，再继续消化 10min，取出，冷却 |
| 氨蒸馏和吸收 | 另取 2% 硼酸溶液 50ml，置 500ml 锥形瓶中，加甲基红-溴甲酚绿混合指示剂 10 滴；将冷凝管的下端插入硼酸溶液的液面下，轻轻摆动凯氏烧瓶，使溶液混合均匀，加热蒸发，至接收液的总体积约为 250ml 时，将冷凝管尖端提出液面，使蒸汽冲洗约 1min，用水淋洗尖端后停止蒸馏 | 另取 2% 硼酸溶液 10ml，置 100ml 锥形瓶中，加甲基红-溴甲酚绿混合指示液 5 滴，将冷凝管尖端插入液面下。然后，将凯氏烧瓶中内容物经由 D 漏斗转入 C 蒸馏瓶中，用水少量淋洗凯氏烧瓶及漏斗数次，再加 40% 氢氧化钠溶液 10ml，用少量水再洗漏斗数次，关 G 夹，加热 A 瓶进行蒸气蒸馏，至硼酸液开始由酒红色变为蓝绿色时起，继续蒸馏约 10min 后，将冷凝管尖端提出液面，使蒸气继续冲洗约 1min，用水淋洗尖端后停止蒸馏 | 将配制好的碱液、吸收液和适宜的滴定液分别置自动蒸馏仪相应的瓶中，按照仪器说明书的要求将已冷却的消化管装入正确位置，关上安全门，连接水源，设定好加入试剂的量、时间、清洗条件及其他仪器参数等 |
| 滴定 | 馏出液用硫酸滴定液（0.05mol/L）滴定至溶液由蓝绿色变为灰紫色，并将滴定的结果用空白试验校正。每 1ml 硫酸滴定液（0.05mol/L）相当于 1.401mg 的氮 | 馏出液用硫酸滴定液（0.005mol/L）滴定至溶液由蓝绿色变为灰紫色，并将滴定的结果用空白试验（空白和供试品所得馏出液的容积应基本相同，为 70～75ml）校正。每 1ml 硫酸滴定液（0.005mol/L）相当于 0.1401mg 的氮 | 如为全自动定氮仪，即开始自动蒸馏和滴定。如为半自动定氮仪，则取馏出液按照第一法或第二法滴定，测定氮的含量 |

## （四）讨论

**1. 方法的选择**　根据取样量的多少确定用第一法、第二法或第三法测定氮的含量。

**2. 消解剂与催化剂**　为了保证药物中有机结合的氮定量被转化，必须完全破坏其有机结构，但由于消解液长时间受热可导致铵盐分解，故常在硫酸中加入硫酸钾或无水硫酸钠来提高硫酸的沸点，以便提高消解的温度，同时可加入催化剂（汞、汞盐、硒粉、铜盐、过氧化氢、二氧化锰等）加快消解速度，以便缩短消解时间。虽然汞或汞盐催化作用最强，但由于汞盐易与氨生成硫酸铵汞配位化合物（$[Hg(NH_3)_2]SO_4$），使其中的氨不易被碱游离，而且当样品中有卤素存在时，卤素可与汞结合生成难离解的卤化汞（$HgX_2$）而失去催化作用。硫酸铜因其价廉易得，且无挥发性，毒性低，是氮测定法最常用的催化剂。

**3. 注意事项**　①当取样量超过 0.1g 时，应适当增加硫酸的用量，使消解作用完全，并相应地增加 40% 氢氧化钠溶液的用量。②对于含氮量较高（超过 10%）的样品，可在消解液中加入少量多碳化合物（如蔗糖、淀粉等）作为还原剂，以利于氮转化为氨。③对于以肼或偶氮等结构存在的含氮药物，因在消解过程中易于生成氮气而导致损失，需在消解前加锌粉还原，再依法处理。④对于某些难分解的药物（如含氮杂环的药物）的氮，因结合牢固，链键不易断裂而难以消解，故常在消解过程中加入高氯酸和 30% 过氧化氢作为辅助氧化剂，缩短消解时间，并使分解完全。但辅助氧化剂的使用应慎重，不能在高温时加入，应待消解液放冷后加入，并再次加热继续消解。具有强氧化性的高氯酸，若其用量过大，可能生成高氯酸铵而分解或将氮氧化生成氮气而损失，故用量不宜过大。另外，值得注意的是，高氯酸在高温加热时易发生爆炸，应谨慎操作。

## （五）应用

凡有机含氮药物，无适当的定量分析方法时，多采用氮测定法测定含量。《中国药典》主要用于含有氨基或酰胺结构药物的含量测定。ChP2020 收载的双氯非那胺、扑米酮、泛酸钙、门冬酰胺及其片剂、氯硝柳胺片、硫酸胍乙啶片、注射用亚锡依替菲宁的含量测定均采用氮测定法。药典通则蛋白质含量测定的第一法即为氮测定法，如双氯非那胺的含量测定：

取本品约 0.3g，精密称定，照氮测定法（通则 0704 第一法）测定。每 1ml 硫酸滴定液（0.05mol/L）相当于 15.26mg 的 $C_6H_6Cl_2N_2O_4S_2$。

双氯非那胺具有磺酰胺结构，结构式如下：

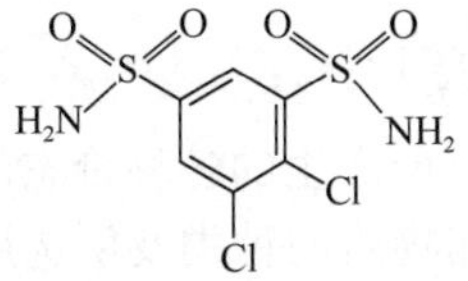

双氯非那胺分子中含两个氮，理论含氮量为 9.18%，取供试品 0.3g，相当于氮 27.5mg，故按常量法进行测定。

# 三、氧瓶燃烧法

氧瓶燃烧法（oxygen flask combustion）系将分子中含有卤素或硫等元素的有机药物在充满氧气的密闭燃烧瓶中进行燃烧，并将燃烧所产生的欲测物质吸收于适当的吸收液中，然后根据欲测物质的性质，采用适宜的分析方法进行鉴别、检查或含量测定。本法的特点为简便、快速、破坏完全，适用于含卤素或含硫、硒等有机药物的鉴别、检查和含量测定，尤其适用于微量样品的分析，是一种常用的有机破坏方法，被各国药典采用。

## （一）仪器装置

燃烧瓶为 500ml、1000ml 或 2000ml 磨口、硬质玻璃锥形瓶，瓶塞应严密、空心，底部熔封铂丝一根（直径为 1mm），铂丝下端做成网状或螺旋状，长度约为瓶身长度的 2/3，如图 4-5A 所示。

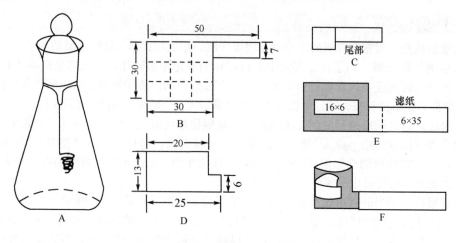

单位 mm

图 4-5 氧瓶燃烧法装置与样品包装操作图

## （二）操作法

按各品种项下的规定，精密称取供试品（如为固体，应研细）适量，除另有规定外，置于无灰滤纸（亦称定量滤纸，图 4-5B）中心，按虚线折叠（图 4-5C）后，固定于铂丝下端的网内或螺旋处，使尾部露出。如为液体供试品，可在透明胶纸和滤纸做成的纸袋中称样，方法为将透明胶纸剪成规定的大小和形状（图 4-5D），中部贴一约 16mm×6mm 的无灰滤纸条，并于其突出部分贴一 6mm×35mm 的无灰滤纸条（图 4-5E），将胶纸对折，紧贴住底部及另一边，并使上口敞开（图 4-5F）；精密称定重量，用滴管将供试品从上口滴在无灰滤纸条上，立即捏紧粘住上口，精密称定重量，两次重量之差即为供试品重，将含有供试品的纸袋固定于铂丝下端的网内或螺旋处，使尾部露出。另在燃烧瓶内按各品种项下的规定加入吸收液，并将瓶口用水湿润，小心急速通入氧气约 1min（通气管应接近液面，使瓶内空气排尽），立即用表面皿覆盖瓶口，移置他处；点燃包有供试品的滤纸尾部，迅速放入燃烧瓶中，按紧瓶塞，用水少量封闭瓶口，待燃烧完毕（应无黑色碎片），充分振摇，使生成的烟雾被完全吸入吸收液中，放置 15min，用水少量冲洗瓶塞及铂丝，合并洗液及吸收液。同法另作空白试验。然后按各品种项下规定的方法进行检查或测定。

## （三）吸收液的选择

吸收液的作用是将样品经燃烧分解所产生的各种价态的卤素、硫、硒等，定量地吸收并转变为一定的便于测定的价态。应根据被测物质的种类及所选用的分析方法选择合适的吸收液。氧瓶燃烧法常用吸收液见表 4-7。

表 4-7 氧瓶燃烧法常用吸收液

| 样品 | 燃烧产物 | 分析方法 | 吸收液 | 备注 |
|---|---|---|---|---|
| 含氟有机药物 | HF | 茜素氟蓝比色法 | 水 | |
| 含氯有机药物 | HCl | 银量法 | NaOH 溶液 | |
| 含溴有机药物 | $Br_2$，HBr | 银量法 | NaOH 溶液-二氧化硫饱和溶液 | $SO_2$ 把 $Br_2$ 还原为 $Br^-$ |
| 含碘有机药物 | 主要为 $I_2$，少量 $HIO_3$ 和 HIO，微量 HI | 银量法 | NaOH 溶液-二氧化硫饱和溶液 | 不同价态的碘转变为 NaI |
| | | 间接碘量法 | NaOH 溶液 | 不同价态的碘转变为 $NaIO_3$ 和 NaI |
| 含硫有机药物 | $SO_3$ | 重量法 | 浓 $H_2O_2$ 溶液-水 | 燃烧产物转变为 $H_2SO_4$ |

续表

| 样品 | 燃烧产物 | 分析方法 | 吸收液 | 备注 |
|---|---|---|---|---|
| 含磷有机药物 | $P_2O_5$ | 钼蓝比色法 | 水 | 加少量 $HNO_3$ 加热煮沸，使转化为磷酸 |
| 含硒有机药物 | $SeO_2$，少量 $SeO_3$ | 二氨基萘比色法 | 硝酸溶液（1→30） | 转变为 $H_2SeO_4$ |

## ■ （四）注意事项

**1.** 应根据被燃烧分解的样品量选用适宜大小的燃烧瓶。一般取样量为 10～20mg 时，使用 500ml 燃烧瓶；加大样品量时可选用 1000ml 或 2000ml 燃烧瓶。正确选用燃烧瓶目的在于：样品能在足够的氧气中燃烧分解完全；有利于将燃烧分解产物较快地吸收到吸收液中；防止爆炸的可能性。

**2.** 测定含氟有机药物时应采用石英制燃烧瓶。因为含氟有机药物燃烧后生成的氟化氢气体可腐蚀玻璃，同时与玻璃中的硼生成的硼氟化物（如 $BF_3$）在水溶液中仅部分分解离成氟离子而使氟的测定结果偏低。

**3.** 应同时做空白试验，防止所用滤纸和试液中有关杂质的干扰。

**4.** 燃烧时要注意防爆。操作中，应将燃烧瓶洗涤干净，不得残留有机溶剂，也不能用有机润滑剂涂抹瓶塞；燃烧时必须立即用手按紧瓶塞，直到火焰熄灭为止。一般情况下，按规定方法操作，实际上几乎没有爆破危险。但为了保证安全，操作中可戴防护面罩。尤其测定组成不明确的新产品时，更应注意防爆。

## ■ （五）应用

ChP2020 测定升华硫、碘苯酯及其注射液含量时，采用氧瓶燃烧法进行有机破坏。

---

**案例 4-1 分析**

碘苯酯为有机碘化物，碘原子以共价键与苯环相连，结合牢固，因此需以氧瓶燃烧法有机破坏。取本品约 20mg，精密称定，照氧瓶燃烧法（通则 0703）进行有机破坏，以氢氧化钠试液 2ml 与水 10ml 为吸收液，待吸收完全后，加溴醋酸溶液（取醋酸钾 10g，加冰醋酸适量使之溶解，加溴 0.4ml，再用冰醋酸稀释至 100ml）并通入空气流 3～5min 以除去剩余的溴蒸气，加碘化钾 2g，密塞，摇匀，用硫代硫酸钠滴定液（0.02mol/L）滴定，至近终点时，加淀粉指示液，继续滴定至蓝色消失，并将滴定的结果用空白试验校正。每 1ml 硫代硫酸钠滴定液（0.02mol/L）相当于 1.388mg 的 $C_{19}H_{29}IO_2$。其反应式如下：

（1）燃烧

$$\xrightarrow{O_2/燃烧} I_2$$

（2）吸收

$$I_2 + 2NaOH \longrightarrow NaIO + NaI + H_2O$$

$$3NaIO \longrightarrow NaIO_3 + 2NaI$$

（3）放大反应

$$3Br_2 + I^- + 3H_2O \xrightarrow{CH_3COOH} IO_3^- + 6HBr$$

$$IO_3^- + 5I^- + 6H^+ \longrightarrow 3I_2 + 3H_2O$$

（4）滴定反应

$$I_2 + 2Na_2S_2O_3 \longrightarrow 2NaI + Na_2S_4O_6$$

碘苯酯分子中含 1 个 I，经燃烧破坏等一系列处理后，全部转变为 $IO_3^-$，$1mol\ IO_3^-$ 与碘化钾作用生成 $3mol\ I_2$，消耗 $6mol$ 硫代硫酸钠。所以碘苯酯与硫代硫酸钠的反应摩尔比为 $1:6$，滴定度按下式计算：

$$T = \frac{cM}{n} = \frac{0.02 \times 416.34}{6} = 1.388\ (mg/ml)$$

本法为直接滴定法，同时进行空白试验，测定结果按下式计算：

$$含量\% = \frac{T(V-V_0)F}{W} \times 100\% = \frac{1.388 \times (V-V_0) \times \dfrac{c}{0.02}}{W} \times 100\%$$

式中，$V_0$ 为空白消耗硫代硫酸钠滴定液的体积，单位为 ml；$V$ 为供试品消耗硫代硫酸钠滴定液的体积，单位为 ml；$c$ 为硫代硫酸钠滴定液的实际浓度，单位为 mol/L；$W$ 为供试品的取样量，单位为 mg。

## 第三节　药品质量标准分析方法验证

药品质量标准分析方法验证的目的是证明建立的方法适合于相应检测要求。在建立药品质量标准时，需对分析方法进行验证；在药品生产工艺变更、制剂的组分变更、原分析方法进行修订时，则质量标准分析方法也需进行验证。方法验证理由、过程和结果均应记载在药品质量标准起草说明或修订说明中。

验证的分析项目有鉴别试验、杂质测定（限量或定量分析）、含量测定（包括特性参数和含量/效价测定，其中特性参数如药物溶出度、释放度等）。

验证的指标有专属性、准确度、精密度（包括重复性、中间精密度和重现性）、检测限、定量限、线性、范围和耐用性。

在分析方法验证中，须用标准物质进行试验。

### 一、专　属　性

专属性（specificity）系指在其他成分（如杂质、降解产物、辅料等）可能存在下，采用的方法能正确测定出被测物的能力。鉴别反应、杂质检查和含量测定方法，均应考察其专属性。如方法专属性不强，应采用一种或多种不同原理的方法予以补充。

#### （一）鉴别反应

应能区分可能共存的物质或结构相似的化合物。不含被测成分的供试品，以及结构相似或组分中的有关化合物，应均呈阴性反应。

#### （二）含量测定和杂质测定

采用的色谱法和其他分离方法，应附代表性图谱，以说明方法的专属性，并应标明诸成分在图中的位置，色谱法中的分离度应符合要求。

在杂质对照品可获得的情况下，对于含量测定，试样中可加入杂质或辅料，考察测定结果是否受干扰，并可与未加杂质或辅料的试样比较测定结果。对于杂质检查，也可向试样中加入一定量的杂质，考察杂质之间能否得到分离。

在杂质或降解产物不能获得的情况下，可将含有杂质或降解产物的试样进行测定，与另一个经验证的方法或药典方法比较结果。也可用强光照射、高温、高湿、酸（碱）水解或氧化的方法进行强制破坏，以研究可能的降解产物和降解途径对含量测定及杂质测定的影响。含量测定方法应比对两种方法的结果，杂质检查应比对检出的杂质个数，必要时可采用光二极管阵列检测和质谱检测,进行峰纯度检查。

# 二、准 确 度

准确度(accuracy)系指用所建立方法测定的结果与真实值或参比值接近的程度,一般用回收率(recovery,%)表示。准确度应在规定的线性范围内测定。此处及以下规定的"范围",均系指验证的指标"七、范围"项下确定的测试方法适用的高低限浓度或量的区间。

## (一)回收率的测定方法

测定回收率的具体方法有"回收试验法"和"加样回收试验法"。

回收试验法:纯溶剂或空白样品加已知量 $B$ 的对照品(或标准品)测定,测定值为 $C$。回收率($R$)用下式计算:

$$R = \frac{C}{B} \times 100\%$$

加样回收试验:已准确测定药物含量 $A$ 的真实样品加已知量 $B$ 的对照品(或标准品)测定,测定值为 $C$。回收率($R$)用下式计算:

$$R = \frac{C - A}{B} \times 100\%$$

## (二)含量测定方法的准确度

**1. 化学药含量测定方法的准确度**

(1)原料药:采用对照品进行测定,即用回收试验测定;或用本法所得结果与已知准确度的另一个方法测定的结果进行比较。

(2)制剂:可在处方量空白辅料中,加入已知量被测物对照品进行测定,即用回收试验测定。如不能得到制剂辅料的全部组分,可用加样回收试验测定,即向待测制剂中加入已知量的被测物对照品进行测定,或用所建立方法的测定结果与已知准确度的另一个方法测定结果进行比较。

**2. 中药化学成分测定方法的准确度** 可用加样回收试验测定,即向已知被测成分含量的供试品中再精密加入一定量的被测成分对照品,依法测定。在加样回收试验中须注意对照品的加入量与供试品中被测成分含有量之和必须在标准曲线线性范围之内;加入对照品的量要适当,过小则引起较大的相对误差,过大则干扰成分相对减少,真实性差。

**3. 化学药杂质定量测定的准确度** 化学药杂质的定量测定常采用色谱法。其准确度的测定可向原料药或制剂处方量空白辅料中加入已知量杂质进行测定。如不能得到杂质或降解产物对照品,可用所建立方法测定的结果与另一成熟的方法测定的结果进行比较,如药典标准方法或经过验证的方法。在不能测得杂质或降解产物的响应因子或不能测得对原料药的相对校正因子的情况下,可用不加校正因子的主成分自身对照法计算杂质含量。应明确表明单个杂质和杂质总量相当于主成分的重量比(%)或面积比(%)。

## (三)校正因子的准确度

对色谱方法而言,绝对(或定量)校正因子是指单位面积的色谱峰代表的待测物质的量。待测定物质与所选定的参照物质的绝对校正因子之比,即为相对校正因子。相对校正因子计算法常应用于化学药有关物质的测定、中药材及其复方制剂中多指标成分的测定。校正因子是指气相色谱法和高效液相色谱法中的相对重量校正因子。

相对校正因子可采用替代物(对照品)和被替代物(待测物)标准曲线斜率比值进行比较获得;采用紫外吸收检测器时,可将替代物(对照品)和被替代物(待测物)在规定波长和溶剂条件下的吸收系数比值进行比较,计算获得。

## （四）数据要求

在规定范围内，取同一浓度（相当于 100% 浓度水平）的供试品，用至少测定 6 份样品的结果进行评价；或设计 3 种不同浓度，每种浓度分别制备 3 份供试品溶液进行测定，用 9 份样品的测定结果进行评价。采用加样回收试验时，对于化学药，一般中间浓度加入量与所取供试品中待测定成分量之比控制在 1∶1 左右，建议高、中、低浓度对照品加入量与所取供试品中待测定成分量之比控制在 1.2∶1，1∶1，0.8∶1 左右，应报告已知加入量的回收率（%），或测定结果平均值与真实值之差及其相对标准偏差或置信区间（置信度一般为 95%）；对于中药，一般中间浓度加入量与所取供试品中待测定成分量之比控制在 1∶1 左右，建议高、中、低浓度对照品加入量与所取供试品中待测定成分量之比控制在 1.5∶1，1∶1，0.5∶1 左右，应报告供试品取样量、供试品中含有量、对照品加入量、测定结果和回收率（%）计算值，以及回收率（%）的 RSD 或置信区间。对于校正因子，应报告测定方法、测定结果和 RSD。

样品中待测定成分含量和回收率限度关系可参考表 4-8。在基质复杂、组分含量低于 0.01% 及多成分等分析中，回收率限度可适当放宽。

**表 4-8　样品中待测定成分含量和回收率限度**

| 待测定成分含量 | 回收率限度（%） | 待测定成分含量 | 回收率限度（%） |
|---|---|---|---|
| 100% | 98～101 | 0.01% | 85～110 |
| 10% | 95～102 | 10μg/g（ppm） | 80～115 |
| 1% | 92～105 | 1μg/g | 75～120 |
| 0.1% | 90～108 | 10μg/kg（ppb） | 70～125 |

# 三、精　密　度

精密度（precision）系指在规定的测试条件下，同一份均匀供试品，经多次取样测定所得结果之间的接近程度。一般用偏差（deviation，$d$）、标准偏差（standard deviation，SD）或相对标准偏差（relative standard deviation，RSD）表示。含量测定和杂质的定量测定应考虑方法的精密度。

## （一）验证内容

精密度验证内容包括重复性、中间精密度和重现性，其含义及数据要求见表 4-9。

**表 4-9　精密度的验证内容及其要求**

| 验证内容 | 含义 | 备注 |
|---|---|---|
| 重复性（repeatability） | 在相同条件下，由同一个分析人员测定所得结果的精密度 | 在规定范围内，取同一浓度（相当于 100% 浓度水平）的供试品，用至少 6 份的测定结果进行评价；或设计 3 种不同浓度，每种浓度分别制备 3 份供试品溶液进行测定，用 9 份样品的测定结果进行评价 |
| 中间精密度（intermediate precision） | 在同一个实验室，不同时间由不同分析人员用不同设备测定结果之间的精密度 | 考察随机变动因素（不同日期、不同分析人员、不同仪器）对精密度的影响 |
| 重现性（reproducibility） | 在不同实验室由不同分析人员测定结果之间的精密度 | 国家药品质量标准采用的分析方法，应进行重现性试验 |

## （二）数据要求

均应报告偏差、标准偏差、相对标准偏差或置信区间。

样品中待测定成分含量和精密度可接受范围参考表 4-10。在基质复杂、组分含量低于 0.01% 及多成分等分析中，精密度限度可适当放宽。

表 4-10　样品中待测定成分含量和精密度 RSD 可接受范围

| 待测定成分含量 | 重复性（RSD） | 重现性（RSD） | 待测定成分含量 | 重复性（RSD） | 重现性（RSD） |
|---|---|---|---|---|---|
| 100% | 1 | 2 | 0.01% | 4 | 8 |
| 10% | 1.5 | 3 | 10μg/g（ppm） | 6 | 11 |
| 1% | 2 | 4 | 1μg/g | 8 | 16 |
| 0.1% | 3 | 6 | 10μg/kg（ppb） | 15 | 32 |

# 四、检　测　限

检测限（limit of detection，LOD）系指试样中被测物能被检测出的最低量。体现了分析方法定性试验的灵敏度，仅作为限度试验指标和定性鉴别的依据，没有定量意义。药品的鉴别试验和杂质检查方法，均应通过测试确定方法的检测限。

## （一）常用方法

**1. 直观法**　用已知浓度的被测物，试验出能被可靠地检测出的最低浓度或量。例如，薄层色谱法，可在薄层板上点加不同浓度的供试品溶液，展开后，检视，可观察的最低浓度即为检测限。

**2. 信噪比法**　用已知低浓度试样测出的信号与空白样品测出的信号（基线噪声）进行比较，算出能被可靠地检测出的最低浓度或量。一般以信噪比为 3∶1 或 2∶1 时相应浓度或注入仪器的量确定检测限。本法适用于能显示基线噪声的仪器分析方法，如 HPLC。HPLC 图中的信号（$S$）与噪声（$N$），如图 4-6 所示。

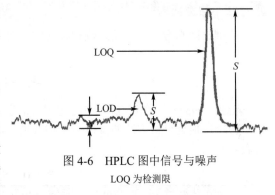

图 4-6　HPLC 图中信号与噪声
LOQ 为检测限

**3. 基于响应值标准偏差和标准曲线斜率法**　按照 LOD=3.3$\delta$/$S$ 公式计算。式中，LOD 为检测限；$\delta$ 为响应值的偏差；$S$ 为标准曲线的斜率。

$\delta$ 可以通过下列方法测得：①测定空白值的标准偏差；②标准曲线的剩余标准偏差或是截距的标准偏差来代替。

本法适用于不能直观显示基线噪声的仪器分析方法，如紫外-可见分光光度法。

## （二）数据要求

上述计算方法获得的检测限数据须用含量相近的样品进行验证。应附测定图谱，说明试验过程和检测限结果。

# 五、定　量　限

定量限（limit of quantitation，LOQ）系指试样中被测物能被定量测定的最低量，其测定结果应符合准确度和精密度要求。杂质和降解产物用定量测定方法研究时，应确定方法的定量限。该验证内容体现了分析方法定量测定的灵敏度。

## （一）常用方法

与 LOD 测定方法相同，包括直观法、信噪比法和基于响应值标准偏差和标准曲线斜率法。

信噪比法测定时，一般以信噪比为 10∶1 时相应浓度或注入仪器的量确定定量限。

基于响应值标准偏差和标准曲线斜率法按照公式 LOQ=10$\delta$/$S$ 计算。

## （二）数据要求

上述计算方法获得的定量限数据须用含量相近的样品进行验证。应附测定图谱，说明测试过程和定量限结果，包括准确度和精密度验证数据。

## 六、线　　性

线性（linearity）系指在设计的范围内，测定响应值与试样中被测物浓度直接呈比例关系的能力。

### （一）测定方法

应在设计的范围内测定线性关系。可用同一对照品贮备液经精密稀释，或分别精密称取对照品，制备一系列对照品溶液的方法进行测定，至少制备 5 个不同浓度。以测得的响应信号作为被测物浓度的函数作图，观察是否呈线性，再用最小二乘法进行线性回归。必要时，响应信号可经数学转换，再进行线性回归计算。或者可采用描述浓度-响应关系的非线性模型。

### （二）数据要求

应列出回归方程、相关系数和线性图（或其他数学模型）。相关系数 $r$ 接近于 1，说明线性关系好。

## 七、范　　围

范围（range）系指分析方法能达到精密度、准确度和线性要求时的高低限浓度或量的区间。

范围应根据分析方法的具体应用和线性、准确度、精密度结果及要求确定。范围的数据要求见表 4-11。

**表 4-11　范围的数据要求**

| 检测项目 | 范围要求 | 备注 |
|---|---|---|
| 原料药和制剂含量测定 | 测试浓度的 80%～120% | |
| 制剂含量均匀度检查 | 测试浓度的 70%～130% | 气雾剂和喷雾剂的范围可适当放宽 |
| 溶出度或释放度中的溶出量测定 | 限度的±30% | 如规定了限度范围，则应为下限的–20% 至上限的+20% |
| 杂质测定 | 限度的±20% | |
| 含量测定和杂质测定 | 杂质规定限度的–20% 至含量限度（或上限）的+20% | 用面积归一化法 |

在中药分析中，范围应根据分析方法的具体应用和线性、准确度、精密度结果及要求确定。对于有毒的、具特殊功效或药理作用的成分，其验证范围应大于被限定含量的区间。

校正因子测定时，范围一般应根据其应用对象的测定范围确定。

## 八、耐　　用　　性

耐用性（robustness）系指在测定条件有小的变动时，测定结果不受影响的承受程度，为所建立的方法用于常规检验提供依据。开始研究分析方法时，就应考虑其耐用性。如果测试条件要求苛刻，则应在方法中写明测试条件，并注明可以接受变动的范围，可以先采用均匀设计确定主要影响因素，再通过单因素分析等确定变动范围。典型的变动因素有被测溶液的稳定性、样品的提取次数、时间等。高效液相色谱法中典型的变动因素有流动相的组成和 pH、不同品牌或不同批号的同类型色谱柱、柱温、流速等。气相色谱法变动因素有不同品牌或批号的色谱柱、不同类型的载体、载气流速、柱温、进样口和检测器温度等。

经试验，应说明小的变动能否通过设计的系统适用性试验，以确保方法的可靠性。

## 九、检验项目与验证内容

验证一种分析方法，并不一定对上述各项指标都有要求，需要视具体方法拟定验证的指标。分析项目和相应的验证指标可参考表 4-12。

表 4-12　检验项目和验证指标

| 项目 | 鉴别 | 杂质测定 | | 含量测定及溶出量测定 | 校正因子 |
| --- | --- | --- | --- | --- | --- |
| | | 定量 | 限度 | | |
| 专属性[①] | + | + | + | + | + |
| 准确度 | − | + | − | + | + |
| 精密度 | | | | | |
| 重复性 | − | + | − | + | + |
| 中间精密度 | − | +[②] | − | +[②] | − |
| 检测限 | − | −[③] | + | − | − |
| 定量限 | − | + | − | − | + |
| 线性 | − | + | − | + | + |
| 范围 | − | + | − | + | + |
| 耐用性 | + | + | + | + | + |

注：①如一种方法不够专属，可用其他分析方法予以补充；②已有重现性验证，不需验证中间精密度；③视具体情况予以验证。

## 思　考　题

1. 药品质量标准分析方法的验证包含哪些指标？

2. 色谱法中样本的测定方法有哪些，它们分别在什么条件下使用？

3. 在药品的含量测定中，样品的前处理方法有哪些？

4. 如何选择合适的分析方法来进行药品的含量测定？

5. 按照如下 HPLC 对供试品中芍药苷进行含量测定，请计算供试品中芍药苷的含量。

试验操作如下：照高效液相色谱法（通则 0512）测定。

色谱条件与系统适用性试验　以十八烷基硅烷键合硅胶为填充剂；以乙腈-0.1% 磷酸溶液（14:86）为流动相；检测波长为 230nm。理论塔板数按芍药苷峰计算应不低于 2000。

对照品溶液的制备　取芍药苷对照品适量，精密称定，加甲醇制成每 1ml 含 60μg 的溶液，即得。

供试品溶液的制备　取本品中粉约 0.1g，精密称定，置 50ml 量瓶中，加稀乙醇 35ml，超声处理（功率 240W，频率 45kHz）30min，放冷，加稀乙醇至刻度，摇匀，滤过，取续滤液，即得。

测定法　分别精密吸取对照品溶液与供试品溶液各 10μl，注入液相色谱仪，测定，即得。

现测得对照品溶液和供试品溶液的峰面积 $A_{对}$=11 500，$A_{样}$=7800，请计算供试品中芍药苷的含量。

（谢智勇）

# 第五章 体内药物分析

## 本章要求

**1. 掌握** 生物样品预处理的目的及方法选择；去除蛋白质的方法；体内药物分析方法的建立与评价。

**2. 熟悉** 生物样品的采集、制备与贮存；缀合物的水解方法；生物样品分离、纯化方法。

**3. 了解** 体内药物分析的意义和任务、对象与特点。

---

**链接 5-1** **拳拳爱国之心，殷殷报国之志**

周同惠，中国科学院院士，我国药物分析专家、色谱学专家、我国兴奋剂检测的奠基人。

周同惠院士在 1955 年 7 月克服重重困难从国外回到祖国，在他的带领下，我国药物分析研究工作水平迅速提高。

他的团队更是在 1989 年建成中国第一个兴奋剂检测中心，填补了我国竞技体育违禁药物检测工作的空白，为第十一届亚运会在北京的胜利召开保驾护航。

我们后辈敬仰周同惠院士的拳拳爱国之心，殷殷报国之志，深刻领会他提倡的药物分析工作者踏实创新的作风：要不断努力充实自己，博采众家之长，紧跟科学的发展，才能充分发挥药物分析作为科学技术的"眼睛"和"先行官"的作用。

---

**案例 5-1** **液相色谱-加热电喷雾电离串联质谱法（LC-HESI/MS/MS）同时测定人血浆中氨氯地平、贝那普利和贝那普利拉**

氨氯地平为二氢吡啶类钙离子通道拮抗剂，主要用于治疗高血压和心绞痛。贝那普利为非巯基类血管紧张素转化酶抑制剂，用于治疗高血压和心力衰竭。由氨氯地平和贝那普利组成的复方可以更有效地降低血压，并且降低水肿发生的风险。

**1. 试验方法** 本法采用 $d_4$-氨氯地平作为氨氯地平的内标、乌苯美司作为贝那普利和贝那普利拉的内标。血浆样品以沉淀蛋白法进行处理，Capcell MG C$_{18}$ 柱（100mm×4.6mm，5μm）为分析柱，甲醇-乙腈-5mmol/L 醋酸铵水溶液-甲酸（30：30：40：0.1）为流动相进行色谱分离；采用加热电喷雾电离源（HESI），选择反应监测（selected reaction monitoring，SRM）扫描方式。氨氯地平在 0.02～6.00ng/ml、贝那普利和贝那普利拉在 0.2～1500ng/ml 内线性良好（$r^2 > 0.99$）。氨氯地平、贝那普利和贝那普利拉定量下限（lower limit of quantitation，LLOQ）分别可达 0.02ng/ml、0.2ng/ml 和 0.2ng/ml，各待测物的日内、日间精密度及准确度均符合生物样品分析相关要求。血浆样品经历 4 次冷冻-解冻循环和-20℃放置 93 天条件下均稳定。

**2. 样品前处理**

（1）系列样品和质量控制样品的制备：分别精密称取氨氯地平、贝那普利和贝那普利拉对照品适量，以甲醇溶解并定容至 10ml，分别获得浓度均为 1.00mg/ml 左右的贮备液。以甲醇-水（50：50）稀释各贮备液，获得一定浓度的系列溶液。取人空白血浆 100μl，加入系列溶液 50.0μl，制备氨氯地平、贝那普利和贝那普利拉系列样品。氨氯地平、贝那普利和贝那普利拉的线性范围分别为 0.02～6.00ng/ml、0.2～1500ng/ml 和 0.2～1500ng/ml。氨氯地平的质量控制样品浓度为 0.02ng/ml（LLOQ）、0.05ng/ml（低浓度质控，low quantity control，LQC）、0.40ng/ml（中浓度质控，middle quantity control，MQC）和 4.80ng/ml（高浓度质控，

high quantity control，HQC），贝那普利和贝那普利拉的质量控制样品浓度均为 0.2ng/ml（LLOQ）、0.6ng/ml（LQC）、60.0ng/ml（MQC）和 1200ng/ml（HQC）。质量控制样品贮存于 –20℃条件下备用。

（2）血浆样品预处理：在避光条件下操作，采用沉淀蛋白法进行处理。取血浆 100μl，分别加入甲醇-水（50:50）50.0μl、内标溶液（6.00/25.0ng/ml $d_4$-氨氯地平/乌苯美司溶液）25.0μl 和乙腈 200μl，涡旋 1min，离心 5min（14 000r/min），取全部上清液于另一干净试管中，在 40℃空气流下吹干。残留物中加入流动相 100μl，涡旋 1min 取 10.0μl 进行 LC-MS/MS 分析。

### 3. 仪器条件

（1）色谱条件如下。分析柱：Capcell MG $C_{18}$ 色谱柱（100mm×4.6mm，5μm）。预柱：$C_{18}$ 保护柱（4.0mm×3.0mm，5μm）。流动相：甲醇-乙腈-5mmol/L 醋酸铵水溶液-甲酸（30:30:40:0.1）。流速：0.6ml/min。柱温：20℃。进样量：10.0μl。

（2）质谱条件如下。离子源：HESI。喷雾电压：4.2kV。加热毛细管温度：380℃。气化室温度：150℃。鞘气（$N_2$）压力：40Arb（1Arb=$10^5$Pa）。辅助气（$N_2$）压力：15Arb。离子化方式：正离子模式。扫描方式：SRM。各待测物的离子反应分别如下：$m/z$ 409→$m/z$ 238+294（氨氯地平）、$m/z$ 425→$m/z$ 351（贝那普利）、$m/z$ 397→$m/z$ 351（贝那普利拉）、$m/z$ 413→$m/z$ 238+298（内标 $d_4$-氨氯地平）和 $m/z$ 309→$m/z$ 120（内标乌苯美司）。

### 4. 结果

（1）质谱分析：由于氨氯地平、贝那普利和贝那普利拉的结构中都含有碱性氮原子，优先选择正离子检测方式。在正离子检测模式下，氨氯地平、贝那普利、贝那普利拉及内标 $d_4$-氨氯地平（氨氯地平的内标）和乌苯美司（贝那普利和贝那普利拉的内标）分别主要生成 $m/z$ 409、$m/z$ 425、$m/z$ 397、$m/z$ 413 和 $m/z$ 309 的 [M+H]$^+$ 峰。选择性对 [M+H]$^+$ 峰进行产物离子扫描分析，贝那普利、贝那普利拉和内标乌苯美司生成的主要碎片离子分别为 $m/z$ 351、$m/z$ 351 和 $m/z$ 120，将以上主要碎片离子作为定量分析时监测的产物离子。氨氯地平生成的主要碎片离子有 $m/z$ 238 和 $m/z$ 294，内标 $d_4$-氨氯地平生成的主要碎片离子有 $m/z$ 238 和 $m/z$ 298，为提高检测灵敏度，分别将这两个主要碎片离子作为定量分析时检测的产物离子。各待测物及内标的质谱裂解方式见图 5-1。

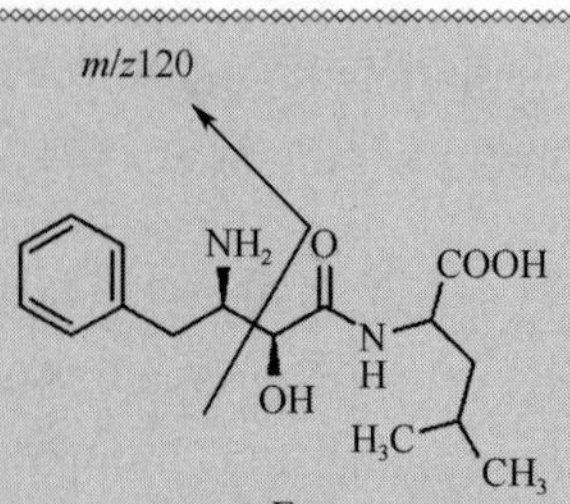

图 5-1  氨氯地平（A）、贝那普利（B）、贝那普利拉（C）、$d_4$-氨氯地平（D）和
乌苯美司（E）质谱裂解方式

（2）方法学验证

1）选择性：取 6 个不同来源的人空白血浆样品及相应人空白血浆配制的 LLOQ 样品进行 LC-MS/MS 分析测定，验证空白血浆中的内源性物质是否干扰待测物（氨氯地平、贝那普利和贝那普利拉）及其内标的测定。结果表明，空白血浆中的内源性物质不干扰氨氯地平、贝那普利、贝那普利拉、内标 $d_4$-氨氯地平和乌苯美司的测定，且同位素内标 $d_4$-氨氯地平不干扰氨氯地平的测定。

2）LLOQ：取 LLOQ 血浆样品，进行 6 样本分析，连续测定 3 天，并根据当日标准曲线计算每一样本测得浓度。求得该浓度氨氯地平、贝那普利、贝那普利拉的日内精密度分别为 16.8%、13.7%、7.7%，日间精密度分别为 12.6%、13.4%、14.6%，准确度分别为 102.0%、88.5%、101.0%。该结果表明 LC-MS/MS 法测定血浆中氨氯地平、贝那普利和贝那普利拉 LLOQ 分别可达 0.02ng/ml、0.2ng/ml 和 0.2ng/ml。

3）线性和范围：标准曲线中氨氯地平设计 7 个浓度点，血浆质量浓度分别为 0.02ng/ml、0.04ng/ml、0.15ng/ml、0.50ng/ml、1.50ng/ml、3.00ng/ml 和 6.00ng/ml；贝那普利/贝那普利拉设计 8 个浓度点，血浆质量浓度分别为 0.2ng/ml/0.2ng/ml、0.5ng/ml/0.5ng/ml、2.0ng/ml/2.0ng/ml、8.0ng/ml/8.0ng/ml、40.0ng/ml/40.0ng/ml、200ng/ml/200ng/ml、500ng/ml/500ng/ml 和 1500ng/ml/1500ng/ml，按"血浆样品预处理"项下操作，以每个待测物浓度为横坐标，待测物与内标物的峰面积比值为纵坐标，用加权（$W=1/X^2$）最小二乘法进行回归运算，求得标准曲线的相关系数（$r^2$）均大于 0.99。根据标准曲线，氨氯地平的线性范围为 0.02~6.00ng/ml，贝那普利和贝那普利拉的线性范围均为 0.2~1500ng/ml。

4）精密度与准确度：取氨氯地平/贝那普利/贝那普利拉低、中、高（质量浓度分别为 0.05ng/ml/0.60ng/ml/0.60ng/ml、0.40ng/ml/60.0ng/ml/60.0ng/ml 和 4.8ng/ml/120ng/ml/1200ng/ml）的质量控制样品，按"血浆样品预处理"项下操作，每个浓度进行 6 样本分析，分别在 3 日内测试，测定日内、日间精密度和准确度。氨氯地平每一浓度水平的质量控制样品的日内精密度小于 6.0%，日间精密度小于 10.5%，准确度在 93.2%~106.0%；贝那普利每一浓度水平的质量控制样品的日内精密度小于 10.0%，日间精密度小于 7.6%，准确度在 95.1%~103.0%；贝那普利拉每一浓度水平的质量控制样品的日内精密度小于 13.0%，日间精密度小于 12.2%，准确度在 96.6%~97.6%。

5）回收率：取氨氯地平/贝那普利/贝那普利拉低、中、高 3 个浓度血浆样品（质量浓度分别为 0.05ng/ml/0.6ng/ml/0.6ng/ml、0.40ng/ml/60.0ng/ml/60.0ng/ml 和 4.80ng/ml/1200ng/ml/1200ng/ml），按"血浆样品预处理"项下操作，每一浓度进行 6 样本分析，取空白血浆，除不加内标溶液外，按"血浆样品处理"项下操作，取全部上清液，加入相应浓度对照质量控制溶液（氨氯地平/贝那普利/贝那普利拉的溶液质量浓度分别为 0.20ng/ml/2.4ng/ml/2.4ng/ml、1.60ng/ml/240ng/ml/240ng/ml、19.2ng/ml/4800ng/ml/4800ng/ml）和内标溶液，涡旋混匀后于 40℃空气流下吹干，用 100μl 流动相溶解，涡旋混匀后进样分析，获得相应峰面积（3 次测定的平均值）。以提取后的色谱峰面积与未经提取获得的色谱峰面积之比计算处理回收率。氨氯地平在低、中、高 3 浓度的回收率分别为 81.3%、97.0% 和 101.0%；贝那普利在低、中、高 3 浓度的回收率分别为 91.6%、97.4% 和 102.0%；贝那普利拉在低、中、高 3 浓度的回收率分别为 94.0%、97.5% 和 92.5%。

**问题：**

1. 何谓体内药物分析？

2. 体内药物分析在分析对象、样品处理方法、分析方法学验证等方面与体外分析有何异同？

3. 生物样品为什么要进行预处理？

4. 血样为何要去除蛋白质？方法各有哪些？

5. 何谓内标？生物样品测定时为什么要加内标？

6. 血药浓度超出定量上限（upper limit of quantitation，ULOQ）的样品可通过稀释后测定，那么血药浓度超出 LLOQ 的样品又该如何测定？

**案例 5-1 分析讨论**

1. 体内药物分析是指对药物在生物体内的分布、代谢和排泄等过程进行定量分析的方法和技术。

2. 体内药物分析与体外分析相比，在分析对象上主要关注药物在生物体内的动态变化，而体外分析主要关注药物在体外环境中的特性。在样品处理方法上，体内药物分析通常需要对生物样品进行预处理，如蛋白质沉淀、提取等，而体外分析通常不需要这些步骤。在分析方法学验证方面，体内药物分析需要考虑生物样品的复杂性和干扰物的影响，而体外分析则更注重分析方法的准确性和灵敏度。

3. 样品进行预处理的目的是去除或减少干扰物，提高分析方法的准确性和灵敏度。生物样品中常含有蛋白质、脂类、盐类等干扰物，预处理可以去除这些干扰物，使得分析结果更准确可靠。

4. 血样中的蛋白质会干扰药物的测定，因此需要去除蛋白质。常用的方法包括沉淀法、超滤法和固相萃取法。沉淀法通过加入沉淀剂使蛋白质沉淀，超滤法则利用滤膜将蛋白质分离，固相萃取法则利用固相材料将蛋白质吸附，以实现去除蛋白质目的。

5. 内标是在生物样品测定中加入的已知浓度的化合物，其结构与待测物相似。内标的作用是在样品处理、分析过程中进行监控和校正，可以消除分析误差和样品处理过程中的波动，提高测定的准确性和精确性。

6. 血药浓度超出 ULOQ 时，可以通过稀释样品来获得较准确的浓度值。而当血药浓度低于 LLOQ 时，通常需要重新进行样品处理和测定，以获得可靠的浓度结果。这可能包括重新稀释样品、调整分析方法的灵敏度等措施，以确保测定结果在可靠范围内。

# 第一节　概　述

狭义上讲，体内药物分析是研究生物机体中药物及其代谢物的质与量的变化规律的分析方法学。广义上讲，体内药物分析是通过分析的手段了解药物及其代谢物或机体内源性物质在体内质与量的变化规律，获得药动学的各种参数及体内内源性物质的变化规律等信息的学科，有助于通过药物的研究、生产、使用及临床诊断等各方面对所研究的药物或机体相关指标做出评价，以及对药物的改进、发展、合理用药和疾病的诊疗做出贡献。

体内药物分析伴随着分析化学、药物分析、临床药理学、生物药剂学、临床药学等学科的发展而发展。在临床药理学、生物药剂学、临床药学、医学检验等学科的研究及实际工作中，均要建立体内微量药物及其代谢或机体内源性物质的分离与分析方法，以此进行 TDM、药物的生物利用度及生物等效性评价、药物不良反应与药效学研究、前体药物和新药的研发，以及临床疾病的诊疗等。因此，上述学科的发展向药物分析学科提出了新的要求，从而推动了体内药物分析的发展，而体内药物分析方法学的完善与提高是上述学科的试验手段及技术支撑。

# 一、体内药物分析的意义和任务

## （一）意义

体内药物分析的意义主要体现在以下几个方面：①新药评价与开发中的药物质量的全面控制、药动学及生物利用度与生物等效性研究、代谢产物的新药发现、前药的设计、缓控释及经皮给药制剂或经皮吸收制剂的开发等，均需要建立生物样品中药物分析的方法来测定药物浓度；②临床合理用药中血药浓度的监测；③药物中毒解救中药物的鉴定及浓度的测定；④临床诊断和治疗中对机体内源性物质的测定；⑤为司法部门或其他机构提供嫌疑人滥用药物（吸毒或运动员服用兴奋剂等）的科学证据等。

## （二）任务

体内药物分析的首要任务是根据生物样品的性质与特点，建立准确、灵敏、可靠的分析方法。因此，体内药物分析的任务可归纳如下。

**1. 方法学研究**　与常规的药物分析方法相比，体内药物分析在灵敏度和专属性等方面都有更高的要求。通过方法学的研究，可对各种分析方法在体内药物分析中的应用规律进行探讨，从而可对各种分析方法的灵敏度、专属性、精密度、准确度等性能指标进行评估，最终为生物样品的常规测定提供合理的、优化的分析条件。

**2. 开展各种生物样品的常规测定**　主要针对生物体液（血液、尿液等）、脏器组织、头发等生物基质中的药物进行测定。例如，临床药理研究中，常需进行血药浓度的检测，以了解血药浓度与药物效应之间的关系；临床药学研究中，常需进行 TDM，提供准确的血药浓度值，以实现个体化给药方案。

**3. 药动学及代谢产物研究**　在药物的药动学研究中，应提供药物在动物和人体内的有关药动学参数，如血药峰浓度、达峰时间、浓度-时间曲线（简称药-时曲线）下面积、表观分布容积、半衰期、生物利用度、肾清除率及血浆蛋白结合率等基本数据。

药物代谢产物（metabolite）的研究是药物代谢学科的一个重要方面，其研究结果对指导药物设计、评价临床用药的安全性及合理性具有特别重要的意义。随着药物分析新技术、新仪器的不断问世，药物代谢产物的研究变得比以前容易。目前，药物代谢产物的研究已获得了快速的发展，成为药学领域的研究前沿之一。

**4. 内源性物质测定**　随着体内药物分析学科的快速发展，其分析对象的范围已由关注外来化学物质在体液或组织中的浓度变化，发展到重视体内有生理活性的内源性物质的浓度变化。由于这些内源性活性物质浓度的异常变化常与某些疾病的发病机制密切相关，因此测定某些内源性活性物质的含量，对于一些疾病的诊断和治疗具有重要的临床意义。尤其是随着代谢组学被越来越多地应用于药物作用及疾病发病机制方面的研究，内源性物质的测定将引起更多的关注。

**5. 滥用药物的检测**　麻醉药品、精神药品的滥用问题是世界范围内广泛存在的一个严重社会问题，我国也不例外。因此，如何检测、确证嫌疑人存在药物滥用现象，已成为一个重要的研究方向。例如，法医检验的毒物分析、吸毒者体内的毒物检测、运动员体内的兴奋剂（禁药）检查，都必须借助体内药物分析的方法和技术才能完成。

## 二、体内药物分析的对象与特点

### （一）对象

药物从研制、生产到临床应用，其质量的评价尺度包括安全性、有效性和合理性，其中安全性是药物质量的基本保障。药物的安全性评价首先要在动物体进行试验，其次才能进入临床试验。因而，体内药物分析的对象包括人和动物。根据分析中采集的样本类型，体内药物分析的对象有生物体的各种器官、组织、血液、尿液、头发和其他体液等；根据分析的目标，体内药物分析的对象有原型药、药物代谢物及内源性物质。

### （二）特点

1. 生物样品组成复杂，干扰杂质多：生物样品中除所含的待测药物及其代谢物外，通常还会有大量的内源性物质，如蛋白质、脂肪、尿素和色素等有机物，以及钾、钠、钙、镁、铁和铜等无机物。同时这些内源性物质还可能与药物及其代谢物结合产生新的物质，导致药物在生物样品中常以多种形式存在，如游离型药物、药物代谢物、药物与蛋白质的结合物，以及药物或其代谢物与内源性物质的缀合物，如与葡糖醛酸、硫酸形成的葡萄糖醛酸苷及硫酸酯缀合物等。因此，生物样品一般需经分离、纯化，排除干扰后才能进行测定。

2. 可供分析的样品量少，被测药物和代谢物的浓度或活性极低，且波动范围大：生物样品通常不可能大量取样，特别是在连续测定过程中，很难重新获得完全相同的样品。

进入体内药物的量本来就少，加上广泛分布和多种代谢，使得生物样品内所含药物浓度极低，且浓度变化范围也大，一般为 $10^{-9}$ g/ml，有的甚至低至 $10^{-13}$ g/ml。因此，在测定前一般需要富集以适应分析方法的要求，且对分析方法的灵敏度和专属性要求较高。

3. 具有高效、快速和高通量的要求：在药物浓度监测及中毒抢救等体内药物分析过程中，要求建立简便、快速、高通量的分析方法，以便迅速为临床用药及中毒解救提供数据和情报。

4. 实验室应具有现代化仪器设备，应有多种检测手段，可进行多项分析工作：开展体内药物分析工作，实验室必须拥有样品冷藏、萃取、离心和浓集等必要设备及现代化分析检测仪器，如荧光分光光度计、高效液相色谱仪、气相色谱仪、气相色谱-质谱仪、液相色谱-质谱仪及各种免疫分析测定仪等；应具备多种分析检测手段，从而可进行多项分析工作。

5. 测定数据的处理和分析有时较为困难：由于生物样品组成复杂、浓度极低、样品预处理过程较麻烦等因素的影响，测定数据的处理和结果的分析有时变得比较困难。

6. 工作量较大：随着工作的深入开展，体内药物分析的工作量会成倍甚至指数级增加。

# 第二节　生物样品与样品制备

## 一、常用生物样品的种类、采集、制备和贮存

分析目的不同，体内药物分析中采用的生物样本也不同。生物样品包括各种体液、组织和器官。由于血样能较好地反映药物浓度和治疗作用之间的关系，因此最常被采用。尿样常用来测定尿药浓度或药物代谢物，同时可用于药物生物利用度、尿液排泄量及毒代动力学的研究。因唾液采集方便，且有时与血浆游离药物浓度具有相关性而时有使用。毛发可用于监测药物滥用及测定微量元素的含量。考察药物的分布时常需采集生物的组织或器官样本，必要时需采用乳汁、精液和泪液等。本部分重点介绍体内药物分析中最常用的生物样品：血样与尿样。

### （一）血样

血样包括全血、血清和血浆。测定血中药物浓度通常是指测定血浆或血清中的药物浓度，因此血浆和血清是最常用的生物样本。一般认为，当药物在体内达到稳态时，血浆或血清中的药物

浓度能够反应药物在体内（靶器官）的状况，血浆是体内药物分析中测定血药浓度最常用的样本，因而血浆或血清中药物浓度可作为体内药物浓度的可靠指标。

**1. 血样的采集**　一般待药物在血液中分布均匀后取样，具体采血时间点取决于分析目的及待测物的代谢动力学参数。采血的部位有静脉或动脉，一般选择静脉采血。采血的方式有毛细管采血、动脉插管采血和注射器采血等。采血的量取决于采血部位、采血的对象及选择的分析方法，动物采血量不宜超过动物总血量的1/10，选用灵敏度高的分析方法可适当降低采血量。另外，采血过程中应避免血球破裂，以免干扰测试结果。

**2. 血样的制备**

（1）血浆的制备：将采集的静脉或动脉血置于含有抗凝剂的离心管中，混合后，以2500～3000r/min离心5～10min使血浆与血细胞分离，所得淡黄色上清液即为血浆。

由于肝素是体内正常生理成分，不致改变血样的化学组成或引起药物的变化，不会干扰药物的测定，是最常用的抗凝剂。通常1ml血液需用肝素0.1～0.2mg或20IU左右（1mg相当于126IU）。在实际操作中，通常在取血前取少量肝素钠溶液置试管等容器内，旋转试管，使肝素钠溶液均匀分布在试管壁上，干燥后加入血样，立即轻轻旋摇即可。市场上有含固体肝素钠的真空采血管，可直接使用。其他抗凝剂是一些能与血液中的$Ca^{2+}$结合的试剂，如乙二胺四乙酸（EDTA）、枸橼酸盐、氟化钠、草酸等，它们可能引起被测组分发生变化或干扰某些药物的测定，所以不常使用。

（2）血清的制备：将采集的静脉或动脉血置离心管中，于37℃或室温放置0.5～1h，待血液凝固后，用细竹棒或玻棒轻轻剥去凝固在试管壁上的血饼，以2500～3000r/min离心5～10min，上层澄清的淡黄色液体即为血清。

血清中主要的蛋白质如白蛋白、球蛋白的含量及其他成分均与血浆基本相同，只是血浆中多含有一种纤维蛋白原。目前，作为血药浓度测定的样品，血浆和血清可任意选用。但血浆的分离比血清快，而且制取的量为全血的50%～60%（血清只为全血的20%～40%），因此，血浆更常用于分析测定。

（3）全血的制备：将采集的静脉血或动脉血置于含抗凝剂的试管中，但不经离心操作，保持血浆和血细胞混合在一起，则称为全血（whole blood）。全血样品可冷冻贮存或直接分析。全血样品放置或自贮存处取出解冻之后，可明显分为上、下两层；上层为血浆、下层为血细胞，但轻微摇动即可混匀。

**3. 血样的贮存**　血样采集后，应及时（一般最迟不超过2h）分离血浆或血清，置于微量离心管或硬质玻璃试管中完全密塞后，于冰箱或冷冻柜中保存。若不及时分离，则冰冻后易引起细胞破裂，从而阻碍血浆或血清的分离，同时也会影响血浆或血清中药物的测定结果。短期保存时，可置冰箱（4℃）中；长期保存时，须置冷冻柜（–80～–20℃）中。

### ▎（二）尿样

体内药物清除主要是通过尿液排出。尿液中药物存在的形式有原型药、代谢物及其缀合物。尿液主要用于药物剂量回收、生物利用度、药物尿清除率及尿药动力学的研究，并可推断患者是否违反医嘱用药，同时根据药物剂量回收研究可以预测药物的代谢过程及测定药物的代谢途径、类型及速率等。

尿液主要成分是水、含氮化合物（其中大部分是尿素）及盐类。

健康人排出的尿液是淡黄色或黄褐色的，成人一日排尿量为1～5 L，尿液相对密度为1.105～1.020，pH为4.8～8.0。尿液放置后会析出盐类，细菌繁殖、固体成分的崩解会使尿液变浑浊。因此，必须加入适当防腐剂保存。

采集的尿是自然排尿，包括随时尿、晨尿、白天尿、夜间尿及时间尿几种。因尿液中药物浓度变化较大，所以应测定一定时间内排入尿中的药物总量，即应测定在规定的时间内采集的尿液

（时间尿）体积和尿药浓度。如采集24h内的尿液时，一般在上午8:00患者排尿并弃去，立即服药，之后24h内排出的尿液全部贮存于干净的容器中作为检液。采集时间尿（如12h和24h等）时，常用涂蜡的一次性纸杯或用玻璃杯，用量筒准确量取一定体积放入尿瓶，并做好记录。尿样测定时一般需用水稀释到一定倍数后进行。

尿液中药物浓度较高，采集方便且收集量可以很大。但由于易受食物种类、饮水多少、排汗情况等影响，也存在以下缺点：尿药浓度变化较大，尿药浓度的改变不能直接反映血药浓度，药物排泄与受试者的肾功能正常与否有关，婴儿的排尿时间难以掌握，尿液不易采集完全且不易保存。

采集的尿液应立即测定。若尿液不能及时测定时，应加入防腐剂置冰箱中保存。常用的防腐剂有甲苯、二甲苯、三氯甲烷、麝香草酚、醋酸和浓盐酸等。甲苯等可以在尿液的表面形成薄膜，醋酸等可以改变尿液的酸碱性以抑制细菌的生长。尿样保存时间为24～36h，可置冰箱（4℃）中；长时间保存时应冷冻（–80～–20℃）。

# 二、生物样品的预处理

## （一）生物样品预处理的目的

在进行体内药物及其代谢物测定时，除了极少数情况是将体液经简单处理后直接测定外，对于大多数药物而言，生物样品的分析通常由两步组成：样品的预处理（分离、纯化和浓集）和对最终提取物的分析。预处理的目的如下。

**1. 使待测药物游离，以测定药物总浓度**　药物进入生物体后，其可能呈现的形式包括游离型的原型药、与血浆蛋白结合的原型药（或称结合物）、Ⅰ相代谢产物、Ⅱ相代谢产物（或称缀合物）。为测定药物或代谢产物的总浓度，通常需要对生物样品进行前处理，使药物或代谢物从其结合物或缀合物中释放出来。

**2. 满足测定方法的要求**　生物样品的基质中通常含有大量的内源性物质，如血浆或血清中既含有高分子的蛋白质和低分子的糖及脂肪等有机物，也含有 $Na^+$ 和 $Cl^-$ 等无机物；尿液中既含尿素、肌酸、尿囊素和氨等有机物，也含 $Na^+$、$K^+$ 和 $Cl^-$ 等无机物；这些成分的存在经常会干扰目标物的测定，因此需要进行分离和净化等前处理，以提高分析方法的选择性。

生物样品中目标分析物的浓度通常极低（一般为 μg/ml 或 ng/ml 水平），通常需要对样品中的目标物进行富集处理，以满足分析方法的灵敏度要求。

某些生物样品分析中，有时需要对生物样品中的目标分析物进行化学衍生化，以改变生物样品中分析物的色谱行为、光谱或电化学特性，从而满足分离和检测的需要。

**3. 防止分析仪器的污染**　生物样品基质中含有的蛋白质、脂肪、不溶性颗粒等物质，可污染和劣化分析仪器；因此，需要对生物样品进行前处理。例如，HPLC仪、液相色谱-质谱联用仪和液相色谱-串联质谱仪等仪器，为防止蛋白质在色谱柱上的沉积和堵塞，需要去除生物样品中的蛋白质。

## （二）常用生物样品预处理方法

**1. 去除蛋白质法**　去除生物样品中的蛋白质可使结合型的药物释放出来，以便测定药物的总浓度；可防止提取过程中蛋白质发泡，并减少乳化现象的发生；同时可保护仪器性能（如保护HPLC柱不被污染），延长使用期限。去除蛋白质有以下几种方法。

（1）有机溶剂沉淀法：加入水溶性的有机溶剂，可使蛋白质的分子内及分子间的氢键发生变化而使蛋白质凝聚，进而使与蛋白质结合的药物释放。常用的水溶性有机溶剂有乙腈、甲醇、乙醇、丙醇、丙酮和四氢呋喃等。当含药的血浆或血清与水溶性有机溶剂的体积比为1:2～1:3时，即可将90%以上的蛋白质去除。选用不同水溶性有机溶剂，析出的蛋白质形状亦不同，且所得上清液的pH也稍有差别。例如，用乙腈时，析出的蛋白质为絮状，易于离心除去；用甲醇时，析出的蛋白质为颗粒状，须高速离心除去。又如，用乙腈或甲醇时，上清液pH为8.5～9.5，用乙醇或丙酮时，上清液 pH 为 9.0～10.0。操作时，将水溶性有机溶剂与血浆或血清按一定比例混合后离心分离，取上清液作为样品。欲将析出的蛋白质完全沉淀，须采用高速离心（10 000r/min 以上）离心 1～2min。离心时应尽可能选用塑料尖底离心管，可使析出的蛋白质牢固地粘在管底，便于上清液的吸取。

（2）中性盐析法：中性盐可使溶液的离子强度发生变化，并将与蛋白质水合的水分子置换出来，从而使蛋白质脱水而沉淀。常用的中性盐有饱和硫酸铵、硫酸钠、镁盐、磷酸盐及枸橼酸盐等。操作时如按血清或血浆与饱和硫酸铵的比例为 1∶2 混合，离心（10 000r/min 以上）1～2min，即可除去 90% 以上的蛋白质，所得上清液的 pH 为 7.0～7.7。盐析的方法与有机溶剂萃取法并用时，可提高药物的回收率，因而常常被采用。

（3）强酸沉淀法：当溶液的 pH 低于蛋白质的等电点时，蛋白质以阳离子形式存在，可与酸根离子形成不溶性盐而沉淀。常用的强酸有 10% 三氯醋酸溶液、6% 高氯酸溶液、硫酸-钨酸混合液及 5% 偏磷酸溶液等。当含药的血清或血浆与强酸的混合比例为 1∶0.6（$V/V$）时，离心（10 000r/min 以上）1～2min，即可除去 90% 以上的蛋白质。过量的三氯醋酸可经煮沸，分解为三氯甲烷和二氧化碳而被除去，也可用乙醚提取过量三氯醋酸；过量的高氯酸可用碳酸钾、醋酸钾和氢氧化钠等中和，然后加乙醇使之生成高氯酸钾（钠）沉淀而被除去。偏磷酸及硫酸-钨酸可用同法除去。所得上清液呈强酸性（pH 0～4），在酸性条件下分解的药物不宜用本法去除蛋白质。

（4）重金属离子沉淀法：当溶液的 pH 高于蛋白质的等电点时，蛋白质以阴离子形式存在，可与金属阳离子形成不溶性盐而沉淀。常用的沉淀剂有 $CuSO_4$-$Na_2WO_4$ 和 $ZnSO_4$-NaOH 等。当含药的血清或血浆与沉淀剂的比例为 1∶1～1∶3 时，离心（10 000r/min 以上）1～2min，即可除去 90% 以上蛋白质。离心分离后所得上清液的 pH 分别为 5.7～7.3 和 6.5～7.8。

（5）超滤法：超滤法采用多孔性半透膜-超滤膜作为分离介质。采用超滤法处理生物样品时，不需要加热，不需要添加化学试剂，操作条件温和，没有相态变化，因而具有不易破坏有效成分、能量消耗少和工艺流程短等优点。采用超滤法测定的是游离型药物的浓度。

（6）加热法：利用一些蛋白质受热变性的性质去除蛋白质。该法适用于待测组分热稳定性好的生物样本。实际操作中的加热温度视待测组分的热稳定性而定，通常可加热到 90℃。蛋白质沉淀后可用离心或过滤除去，该方法最简单，但只能除去热变性蛋白。

（7）酶解法：在测定某些与蛋白质结合牢固且对酸不稳定的药物时，常需用酶解法使蛋白质分解而释放出药物。枯草菌溶素是最常用的一种细菌性碱性蛋白质分解酶，可在较宽的 pH（7.0～11.0）范围内使蛋白质的肽键降解，在 50～60℃ 时具有最大的活力。

酶解法的操作：将待测组织加入 Tris-缓释液（pH 10.5）及酶，在 60℃ 培育 1h 后，用玻璃棉滤过，所得的澄清滤液即可供药物萃取用。

酶解法操作简便、消化条件温和、平稳，可避免某些药物在酸性条件和较高温度时水解引起的降解；对与蛋白质结合强的药物，可提高回收率；可用有机溶剂直接提取消化液，而无乳化现象。但酶解法不适用于一些在碱性条件下易水解的药物。

**2. 分离、纯化与浓集**　生物样品在经过缀合物水解或去除蛋白质后，如浓度较高，所选检测方法专属性强、灵敏度高，可直接进行测定；如浓度较低，或选择方法灵敏度不够高或选择的分析方法专属性不强时，则需进一步分离、纯化与浓集处理。分离和纯化的方法主要有液液萃取和液固萃取。

（1）液液萃取：液液萃取（liquid-liquid extraction，LLE）是体内药物分析常用的样品分离和纯化方法。多数药物是亲脂性的，在适当的有机溶剂中的溶解度大于在水相中的溶解度，而血样或尿样中含有的大多数内源性物质是强极性的水溶性物质，因而用有机溶剂萃取一次即可除去大部分干扰物。

影响液液萃取中药物萃取效率的因素有所选有机溶剂的特性、有机相和水相的体积比及水相的 pH 等。

1）溶剂的选择原则：选择溶剂时应根据药物与溶剂的化学结构及其性质，按照相似相溶的原则进行选用；要求溶剂对被测组分的溶解度大，沸点低，易于挥发和浓集，与水不相混溶，无毒，不易乳化和化学稳定性好等。

2）有机溶剂的用量：一般有机相与水相（体液样品）体积比为 1∶1～5∶1。根据被测药物的性质及方法需要，可从试验中考察其用量与测定响应值之间的关系，来确定有机溶剂。

3）水相的 pH：水相 pH 的选择主要由药物的 p$K_a$ 确定。一般来说，碱性药物在碱性 pH 介质中萃取，最佳 pH 要高于药物 p$K_a$ 1～2 个 pH 单位；酸性药物在酸性 pH 介质中萃取，最佳 pH 要低于药物 p$K_a$ 1～2 个 pH 单位，这样药物多以分子形式存在，更易溶于有机溶剂中。但由于多数药物是亲脂性的碱性物质，而生物样品中的内源性物质多是酸性的，所以生物样品一般多在碱性条件下萃取。对于在碱性条件下不稳定的药物，可在近中性条件下用三氯甲烷或异丙醇萃取。而中性药物在中性条件下萃取。

4）提取次数：萃取时水相（体液样品）中加入有机溶剂后，一般只萃取一次。个别情况下（如杂质不易除去），则须将第一次萃取分离出的含药有机相再用一定 pH 的水溶液反萃取，然后再从水相将药物萃取到有机相。如此反复萃取即可实现药物与杂质的分离。

5）优缺点：液液萃取的优点在于它的选择性，根据药物性质的不同可有多种溶剂供选择，因而应用较广。缺点是易产生乳化现象，导致较低的回收率；有机溶剂易挥发、有毒且污染环境；极性较大的药物通常不能用该法提取。

6）离子对提取法：极性较大的药物，通常可采用离子对提取法，即调节样品溶液的 pH 使药物解离为离子，加入与药物离子呈相反电荷的离子对试剂，生成具有一定脂溶性的离子对，用有机溶剂将其从水相中萃取分离。

（2）液固萃取：液固萃取（liquid-solid extraction，LSE）又称固相萃取（solid-phase extraction，SPE），是规模缩小的柱色谱法。

1）原理：该方法是将不同填料作为固定相填入小柱，当生物样品溶液通过时，由于受到吸附、分配、离子交换或其他作用，药物或杂质保留在固定相上，用适当溶剂洗去杂质，再用适当溶剂将药物洗脱下来。

2）SPE 柱的选择：SPE 柱的固定相为具有吸附、分配及离子交换性质的表面积大的填料。根据洗脱溶剂与 SPE 柱固定相的极性，SPE 柱分为正相、反相和离子交换三种类型（表 5-1）。

表 5-1　常见 SPE 柱的类型和特点

| 类型 | 反相 SPE 柱 | 正相 SPE 柱 | 离子交换树脂柱 |
|---|---|---|---|
| 简介 | 常用的填料有烷基、苯基和氰基键合相硅胶等，其中十八烷基键合相硅胶（简称 $C_{18}$）最常用。该 SPE 柱利用被测物的碳氢键与固定相表面官能团产生非极性的范德瓦耳斯力或色散力，使得极性溶剂中的非极性及弱极性的物质保留在固定相上，达到净化、富集样品的目的。常见的商品 SPE 柱有 Sep-Pak $C_{18}$、Bond-Elut $C_{18}$、CN（氰基）、$C_2$（乙基）、PH（苯基）等 | 常用氧化铝、硅胶、聚酰胺、硅藻土和活性炭等强极性吸附剂作为正相固定相。该 SPE 柱利用被测物的极性官能团与填料表面的极性官能团通过氢键、π-π 键、偶极-偶极和偶极-诱导偶极的相互作用力保留溶于非极性介质中的极性物质，常用极性溶剂作为洗脱液 | 常用聚苯乙烯/二乙烯基苯类树脂为基质材料。该 SPE 柱适用于在溶液中带有电荷的化合物。根据被测物的带电荷基团与键合硅胶上的带电荷基团相互静电吸引实现吸附分离。离子交换分为阴离子和阳离子交换，阳离子填料通常用硅胶上键合脂肪族磺酸基、脂肪族羧酸基等作为阳离子交换固定相；阴离子常用脂肪族季铵盐、氨基键合作为固定相 |
| 特点 | 使用反相 SPE 柱时需注意：体液样品（如血浆等）可直接上柱，样品体积多为 0.1～2ml，萃取剂的流速控制在 1～2ml/min；萃取介质中含有一定量的甲醇可提高萃取率；清洗液和洗脱剂的强度、用量皆要适当，否则会导致药物的损失、洗脱选择性下降，通常选用可与水混溶的洗脱剂 | 对于硅胶柱，常先用甲醇、水处理再上样。正相 SPE 柱有较高的萃取回收率（一般大于 80%），但洗脱用量比较大（一般大于 5ml），无浓集作用，萃取液较纯净 | 离子型化合物在柱中的保留与洗脱，与其 pH、离子强度和反离子强度有关。对于酸性分析物，样品溶液 pH 要比其 p$K_a$ 大 2 个单位并有低的离子强度，处于离子状态的目标物才能靠静电吸引到固定相中，在洗脱该药物时，洗脱液 pH 应小于其 p$K_a$ 两个单位或加入高离子强度溶液，分析 |

续表

| 类型 | 反相 SPE 柱 | 正相 SPE 柱 | 离子交换树脂柱 |
|---|---|---|---|
| 特点 | 萃取碱性药物时，由于其中残存的硅醇羟基与药物之间的静电作用，很难用甲醇、乙腈等洗脱，常需加酸、有机胺、氨水、醋酸铵或离子对试剂进行洗脱。用反相 SPE 柱方便、省时，通常可以用小体积的甲醇、乙腈等洗脱剂（200μl 或 300μl）完全洗脱药物，净化并浓集样品，不需蒸干即可直接进样 | | 物才能被洗脱；而碱性分析物则相反。用离子交换法萃取回收率经常可达到 90% 以上，而且有较高的选择性，但较麻烦、费时 |

3）SPE 柱固定相的选择：SPE 柱固定相的选择应根据分析对象的性质而确定，即固定相与被测组分应具有相似的极性。两者极性越相似，保留越好，所以要尽量选择与目标物质极性相似的吸附剂。对于非离子型物质而言，弱极性或非极性化合物选用 $C_{18}$、$C_8$ 等反相固相萃取柱；极性较强的则使用氧化铝、硅胶、聚酰胺和硅藻土等正相固相萃取柱。离子型分析物则采用离子交换固相萃取柱；对于某些弱酸或弱碱性化合物，通过调节缓冲液的 pH、采用 $C_{18}$ 等非离子型键合相也可获得理想的萃取效率。

4）SPE 的操作：SPE 的操作通常包括柱活化、加样、柱清洗、样品洗脱四个步骤。①柱活化：其目的是对柱中的固定相溶剂化。如应用最多的 SPE 柱（$C_{18}$ 柱），使用前用 6~10 倍量体积的甲醇或乙腈通过小柱，以湿润固相填料，使其溶剂化。然后用 6~10 倍量体积的水或缓冲液冲洗，以除去甲醇或乙腈，使其达到良好的分离状态。②加样：将预先经适当处理的生物样品溶液加入柱中，调节样品过柱流速，一般控制在 0.5~1ml/min。注意流速不能过快，否则样品中的药物不能有效地被吸附。③柱清洗：用适当强度的溶剂（如含有少量甲醇或乙腈的水）冲洗小柱以除去杂质。所用的溶剂强度以能洗脱杂质但不会洗脱药物为宜，然后抽干柱内溶剂或通氮气流干燥固相柱。④样品洗脱：根据被测物性质选择合适的溶剂将样品组分洗脱。调整洗脱溶剂的 pH 和极性，用强洗脱能力的溶剂缓慢通过小柱，使待测物从柱上解析随洗脱液流出固相柱，收集洗脱液，经适当浓缩处理后分析或直接进行分析。

5）SPE 法的优缺点：SPE 法具有样品处理速度快、有机溶剂用量少、对人员危害小等优点，并且避免了乳化现象，大大缩短了样品制备时间，便于自动化操作。特别适用于挥发性及热不稳定药物的提取。但有价格昂贵、技术要求高、批与批之间差异性大、柱子易阻塞影响分离效果和样品需经预处理等缺点。

随着体内药物分析学科的发展，各种先进的提取技术，如柱切换技术（column switching technique，SWT）、固相微萃取（solid phase micro-extraction，SPME）、微透析（microdialysis，MD）、膜提取技术（membrane extraction technique，MET）等可将样品预处理与分析测定方法连接起来，便于自动化操作，避免了烦琐的分离、纯化和浓缩等操作，大大节省了样品处理与测定时间，在体内药物分析中逐渐得到了应用。

---

**链接 5-2　　　　　　　　　　柱前衍生化法**

柱前衍生化法（pre-column derivating method）系指先让待测物与衍生化试剂反应转化为衍生化产物，再经过色谱柱进行分离的方法。此法通过待测物与带有发色基团或电化学活性基团的衍生化试剂反应，使本来难以被检测的待测物被检测出来，待测物与衍生化试剂有选择地参与反应，实现与样品的其他物质分离的目的，或者改变待测物在色谱柱上的保留时间，使之更有利于分离。

柱前衍生化法的优点：①对流动相的溶剂选择没有限制；②反应条件、反应速率不受限制；③采用合适的试剂及萃取方法，可避免一些干扰；④过量的溶剂、试剂较容易去除；⑤待测物转化为衍生物后，可提高分离度。

　　柱前衍生化法的缺点：①操作过程较为烦琐，方法的准确性易受影响；②当样品成分比较复杂时，经衍生化反应后，可能产生多种衍生化产物导致分离困难；③重现性有时较差，不易连续化。

　　（3）被测组分的浓集：样品在提取过程中，虽然被测组分得到了纯化，但因微量的组分分布在较大体积（数毫升）的提取溶剂中，常需要使被测组分浓集后再进行测定。

　　浓集的方法主要有两种：一种方法是在末次提取时加入的提取液尽量少，使被测组分提取到小体积溶剂中，然后直接吸出适量供测定。另一种方法是挥去提取溶剂法。挥去溶剂时应避免直接加热，防止被测组分被破坏或挥发损失。挥去提取溶剂的常用方法是直接通入氮气吹干；对于易随气流挥发或遇热不稳定的药物，可采用减压法挥去溶剂。

　　溶剂蒸发所用的试管，底部应为尖锥形，这样可使最后数微升溶剂集中到管尖，便于量取。

　　**3. 缀合物的水解**　药物及其代谢和体内的内源性物质结合生成的产物称为缀合物。尿中的药物多数呈缀合状态。一些含羟基、羧基、氨基和巯基的药物，可与内源性物质葡糖醛酸或硫酸形成葡萄糖醛酸苷缀合物或硫酸酯缀合物。缀合物较原型药具有较大的极性，不易被有机溶剂提取。为了测定药物的总量，在直接测定或萃取分离之前，均需要进行水解，将缀合物中的药物释放出来。水解方法主要有酸水解及酶水解。

　　尿样中加入适量的盐酸溶液，可将药物从缀合物中释放出来。酸的用量、浓度、反应时间及温度等条件，随药物的不同而异，需通过试验来确定。

　　对于遇酸及受热不稳定的药物，可以采用酶水解法。常用葡萄糖醛酸苷酶或硫酸酯酶。由于尿样中通常同时存在葡萄糖醛酸苷缀合物和硫酸酯缀合物，实际应用中最常用的是葡萄糖醛酸苷酶-硫酸酯酶的混合酶。一般控制 pH 在 4.5～5.5，37℃培育数小时进行水解。

　　酶水解比酸水解温和，一般不会引起被测物分解，且酶水解专属性强。其缺点是酶水解时间稍长，以及由酶制剂带入的黏液蛋白可能导致乳化及色谱柱顶部阻塞，且试验费用增加。尽管如此，酶水解法仍被优先选用。

## （三）化学衍生化法

　　化学衍生化是利用化学反应使样品中的待测组分与衍生化试剂作用生成衍生物，使其更适用于特定的分析方法。

　　化学衍生化的主要作用：提高检测灵敏度；改变化合物的色谱性能，改善分离效果；适合进一步做化合物的结构鉴定；扩大色谱分析的范围。

　　用于体内药物分析的化学衍生化反应必须满足以下要求：反应迅速、定量进行；反应条件要求不苛刻；反应的选择性高；过量的衍生化试剂或反应的副产物不干扰样品的分离和检测；衍生化试剂方便易得。

　　药物分子中含有活泼氢者均可被化学衍生化，如含有 R—COOH、R—OH、R—NH$_2$ 和 R—NH—R' 等官能团的药物都可进行衍生化。

　　**1. GC 法中的化学衍生化法**　在 GC 法中化学衍生化的目的分别是使极性药物变成非极性的、易于挥发的药物，使其具有能被分离的性质；增加药物的稳定性；提高对施光异构体的分离能力。

　　主要的衍生化反应有烷基化、酰基化、硅烷化及生成非对映异构体衍生化法等。其中以硅烷化法应用最广泛。

　　（1）硅烷化：本法适用于具有 R—OH、R—COOH 和 R—NH—R' 等结构的药物。最常用的硅烷化试剂为三甲基硅烷，其可以取代药物分子中极性基团上的活泼氢原子，而使药物生成三甲基硅烷化衍生物。

　　常用的三甲基硅烷化试剂有三甲基氯硅烷（TMCS）、*N,O*-双(三甲基硅烷)乙酰胺（BSA）、

*N,O*-双 (三甲基硅烷三氟) 乙酰胺（BSTFA）和三甲基硅咪唑（TMSI）等。

$$CH_3 - \underset{\underset{CH_3}{|}}{\overset{\overset{CH_3}{|}}{Si}} - X + HY \longrightarrow CH_3 - \underset{\underset{CH_3}{|}}{\overset{\overset{CH_3}{|}}{Si}} - Y + HX$$

（三甲基硅烷化试剂）（药物）　　（药物的三甲基硅烷化衍生物）

（2）酰基化：本法常用于具有 R—OH、R—NH$_2$ 和 R—NH—R′ 等结构的药物。常用酰基化试剂有三氟乙酸酐（TFAA）、五氟丙酸酐（PFPA）和五氟苯甲酰氯（pentafluorobenzoyl chloride，PFBC）等。

（3）烷基化：本法常用于具有 R—OH、R—COOH 和 R—NH—R′ 等结构的药物。常用烷基化试剂有碘庚烷（C$_7$H$_{15}$I）、叠氮甲烷（CH$_2$N$_2$）和氢氧化三甲基苯胺（TMAH）等。

（4）生成非对映异构体衍生化法：具有旋光异构体的药物，其 *R*(–) 与 *S*(+) 构型通常具有不同的药效和药动学特性，因此应进行异构体的分离。采用不对称试剂是分离旋光异构体的方法之一，即通过衍生化使其生成非对映异构体衍生物，然后采用 GC 法进行分析测定。常用的不对称试剂有(*S*)-*N*-三氟乙酰脯氨酰氯、(*S*)-*N*-五氟乙酰脯氨酰氯等。该类衍生剂可提高药物的挥发性，且由于氟原子的引入，大大提高了 GC 电子捕获检测器的灵敏度。

**2. HPLC 中的化学衍生化法**　采用 HPLC 分析时，衍生化的目的通常是提高检测器的灵敏度。HPLC 中常用的检测器有紫外检测器、荧光检测器及电化学检测器，它们均属于选择性检测器，只能检测某些结构的化合物。因此在样品处理过程中，必要时须进行化学衍生化。

HPLC 中的化学衍生法可分为在线衍生与离线衍生两种。以发生衍生化反应的前后区分，又可分为柱前衍生法与柱后衍生法两种。

衍生化法主要有以下三种反应。

（1）紫外-可见光衍生化反应：该方法适用于在紫外-可见光区无吸收或摩尔吸收系数很小而不能被检测的化合物。常见的紫外衍生化试剂有以下几种：

1）苯甲酰甲基溴和萘甲酰甲基溴类试剂（适于羧酸）：该类反应常在质子惰性溶剂如苯、乙腈中进行。加入衍生化试剂之前须先用氢氧化钾、碳酸钾或碳酸氢钾中和酸。冠醚和叔胺常作为催化剂加入以提高反应的灵敏度及选择性。羧酸阴离子与衍生化试剂产生亲核置换反应，取代试剂中的溴（其反应式如下）。试剂需过量 2.5～10 倍，反应温度为 25～90℃，随化合物与条件的不同，反应时间需要 10min 至 8h。

2）芳香胺（简称芳胺）类试剂（适于羧酸）：羧酸往往需预先活化，再与芳胺反应。常用的芳胺有对-硝基苯胺、对-甲氧基苯胺、对-氯苯胺和 1-萘胺。常用的羧酸活化试剂有三苯基膦和四氯化碳、亚硫酰氯或草酰氯、*N*-乙基-*N′*-(3-二甲氨丙基)-碳化二亚胺和甲酰咪唑等。

3）酰氯类试剂（适于羟基）：苯甲酰氯及其衍生物与羟基化合物的反应常常在吡啶介质中于室温下进行，有些反应需要较高温度，反应时间从 10min 到 10h，依试剂和反应物而变化。

4）异氰酸苯酯（PIC）（适于羟基）：异氰酸苯酯与羟基化合物的反应类似于与胺的反应，生成氨基甲酸酯，可应用于醇和糖的衍生化。衍生物在 240nm 检测。

5）2,4-二硝基苯肼（2,4-DNPH）（适于羰基）：2,4-二硝基苯肼是较早应用于酮、醛、羰基甾体和糖等羰基化合物的紫外-可见衍生化试剂，产物为苯腙类化合物，其反应式为

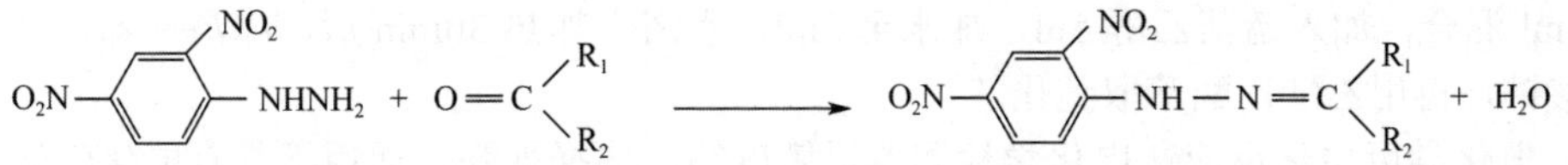

6）1-苯基-3-甲基-5-吡唑啉酮（PMP）（适于羰基）：还原性糖的羰基与1-苯基-3-甲基-5-吡唑啉酮的反应能几乎定量进行，与糖分子中的羟基衍生化不同，这一反应不产生立体异构体。此方法适用于寡糖和麦芽糊精的分析，特别是糖蛋白的单糖成分分析。

7）取代苯甲酰氯类试剂（适于伯胺、仲胺）：苯甲酰氯及其衍生物很容易与氨基形成酰胺，反应通常在碱性介质中进行。如果化合物结构中含有多个氨基或还含有羟基，还有可能结合多个分子的衍生化试剂。衍生物的紫外吸收与取代基及其位置有关。反应如下：

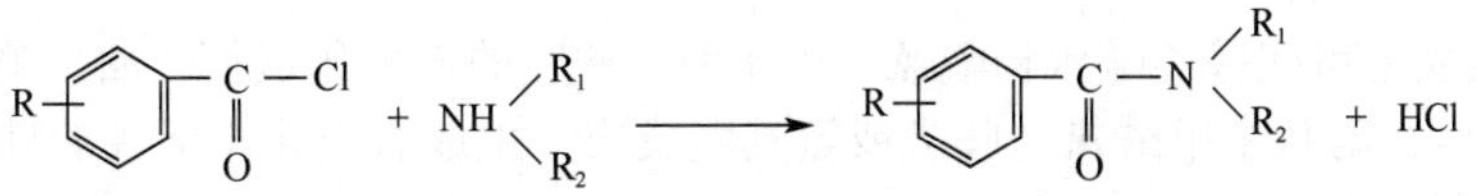

8）芳基磺酰氯类试剂（适于伯胺，仲胺）：芳基磺酰氯能与伯胺和仲胺反应，且反应条件和取代苯甲酰氯类试剂与伯胺和仲胺反应的条件相似。甲苯磺酰氯（TS-Cl）与多氨基化合物反应后不仅提高它的检测灵敏度，而且能改善 HPLC 分离度。

9）硝基苯类试剂（适于伯胺、仲胺）：胺类的硝基苯尤其是对位硝基苯类衍生物的紫外吸收大大增强。1-氟-2,4-二硝基苯（FDNB）曾用于氨基糖苷类抗生素如新霉素、福替霉素、阿米卡星、妥布霉素、庆大霉素和西索米星等的衍生化。其衍生化反应如下：

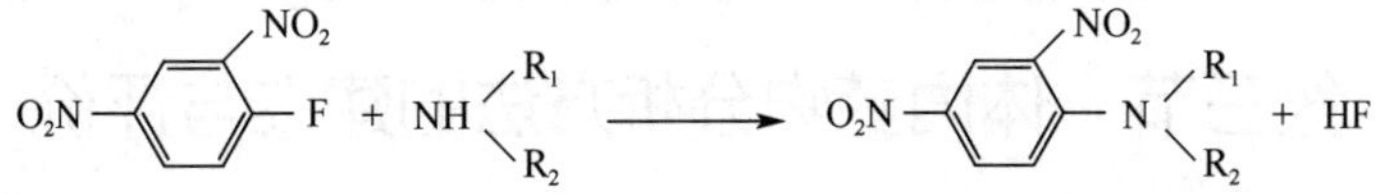

10）异氰酸酯和异硫氰酸酯（适于伯胺、仲胺）：异氰酸苯酯与伯胺和仲胺形成 $N,N'$-取代脲，反应在二甲基甲酰胺中进行，数分钟内定量完成。异氰酸萘酯（NIC）能与氨基酸反应，衍生物可以用紫外或荧光检测器检测。衍生化反应如下：

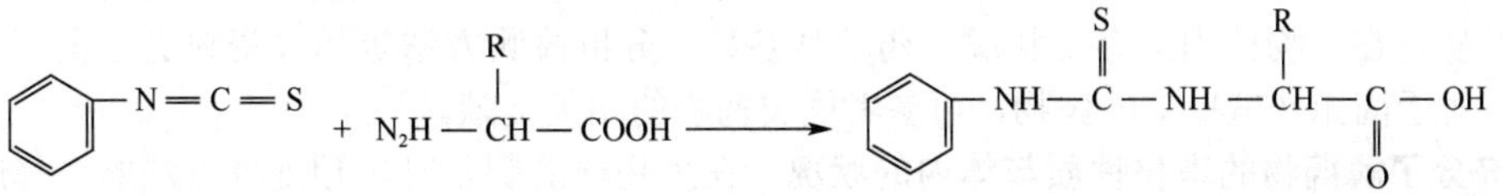

（2）荧光衍生化反应：荧光检测器（fluorescence detector，FLD）具有高灵敏度、高选择性的特点，适合于痕量药物的分析。本身不具荧光的药物，必须与荧光衍生试剂反应，生成具有强荧光衍生物才能达到痕量检测的目的。荧光衍生化试剂如下。

1）荧光胺（fluorescamine）（适于伯胺）：荧光胺在 pH 8～9 的水溶液中，于室温下可与伯胺反应，生成的荧光衍生物对荧光检测器的灵敏度约为茚三酮的 100 倍。荧光衍生化反应能在瞬时完成，而过量的荧光胺迅速水解成水溶性的无荧光物质，因此适合作柱后衍生化试剂。

2）邻苯二醛（o-phthalaldehyde，OPA）（适于伯胺）：OPA 广泛应用于伯胺类药物的衍生化，如抗生素、生物胺及氨基酸的测定。在还原试剂 2-巯基乙醇的存在下，OPA 在碱性介质中可与伯胺反应，生成荧光衍生物。其灵敏度高于荧光胺。激发波长 340nm，发射波长 455nm。

3）丹酰氯（dansyl chloride，DNS-Cl）（适于伯胺，仲胺等）：丹酰氯在微碱性条件下能与伯胺基（—NH₂）、亚胺基（—NH—）、羟基（—OH）及羰基（—CO—）反应，生成荧光衍生物。丹酰氯衍生物溶于有机溶剂，其激发波长为 350～370nm，发射波长为 490～540nm。丹酰氯微溶于水，常将其溶于丙酮，衍生化反应在丙酮-水混合液中进行。在 pH 低于 8 时，反应不完全。pH升高可使反应加快，但同时也加速丹酰氯的水解。室温下反应的最佳 pH 为 9.5～10.0。

4）邻苯二胺（适于羧酸）：邻苯二胺与 α-羰基酸形成荧光很强的喹喔啉酚，该方法具有很高的灵敏度。具体操作如下：除蛋白质后的生物样品（0.5ml）与 0.13% 的邻苯二胺（3mol/L HCl）

溶液 1.5ml 混合，加入巯基乙醇 5μl，加水至 3ml，水浴上加热 30min 后，冰浴冷却，并加入 0.5g 无水硫酸钠，再用乙酸乙酯萃取纯化。

（3）电化学衍生化反应：电化学检测器灵敏度高、选择性强，适用于具有电化学活性化合物的检测。

常见的电化学活性基团包括氧化法检测的酚和芳胺及能用还原法检测的硝基苯，常用试剂如下。

1）酰氯和酸酐类试剂（适于胺类、氨基酸）：乙酰水杨酰氯与脂肪胺反应生成酚，可用氧化电化学法检测。反应在碱性介质（NaOH）中进行：

$$\text{(COOCH}_3, \text{COCl 苯环)} + H_2NR + H_2O \longrightarrow \text{(OH, CONHR 苯环)} + HCl + CH_3COOH$$

某些芳香族酸酐可代替乙酰水杨酰氯，用作伯、仲胺的衍生化试剂。如二硝基邻苯二甲酸酐与肽类反应，3,5-二硝基苯甲酰氯与胺类或氨基酸反应，生成有电化学活性的硝基化合物，能用安培检测器还原法检测。

2）对氨基苯酚（AP）（适于羧酸）：对氨基苯酚能与胆汁酸、脂肪酸和前列腺素类药物反应，生成对羟基苯酰胺。衍生物用反相高效液相色谱法分离，氧化电化学法检测。其电化学反应如下：

$$RCONH-\text{(苯环)}-OH + H_2O \longrightarrow RCONH_2 + O=\text{(环)}=O + 2H^+ + 2e$$

3）对-硝基苯肼（p-NPH）（适于羰基）：对-硝基苯肼能与甾酮类物质如雄甾酮、表雄甾酮、脱氢表雄甾酮和本胆烷醇酮进行衍生化反应，此法检测限为 200 pg。

# 第三节　体内药物分析方法的建立与评价

## 一、分析方法的建立

### （一）分析方法设计的依据

**1. 做好文献调研**　在建立分析方法之前，应系统检索国内外的科技文献，对所要研究的药物的理化性质、在生物体内的存在状况、药动学参数、分析检测方法等相关资料进行全面整理和总结分析。对于尚无文献报道的药物，可参考同类药物的相关文献。

**2. 充分了解药物的理化性质与体内的状况**　在生物样品制备时，预处理方法的选择应综合考虑以下因素。

（1）生物样品的类型：生物样品的类型不同，预处理方法也不同。例如，血浆或血清样品常需去除蛋白质，使药物从蛋白质结合物中释放出来；尿液样品常采用酸或酶水解使药物从缀合物中释放出来；头发样品须进行有机破坏，使微量元素释放出来。

（2）药物的理化性质和浓度范围：根据被测定药物的结构、理化性质及药理性质、存在形式、浓度范围等，采取相应的预处理方法。例如，药物的酸碱性（$pK_a$）、溶解性涉及药物的提取手段；药物的化学稳定性涉及样品制备时条件的选择；药物的光谱特性及官能团性质涉及分析仪器的选择、能否制成衍生物及应用特殊检测器的可能性。不同药物在生物样品中的浓度相差很大，对药物浓度大的样品，制备要求可稍低；药物浓度越小，则样品制备要求就越高。此外，药物在体内常产生许多代谢物，其中一些代谢物仍具有药理活性，需要与原型药分别测定，因而也要了解药物的药理学性质和药动学特性。

**3. 明确分析测定的目的与要求**　药物测定的目的不同，分析方法的选用也不同。例如，药动学研究中常需同时测定原型药和代谢物，要求使药物及其代谢物从结合物或缀合物中释放出来，并加以分离后测定，这对样品制备的要求就应全面考虑，并要求方法具有较宽的线性范围（1/20 最大药峰浓度～最大药峰浓度）、较高的灵敏度（$10^{-9}$g/ml 以下）和准确度，以及较高的分离能力（原型药及其代谢物的分离）。因此，在该类分析的方法选择上，不必强调方法的简便、快速，而要考虑的是整个测定范围内样品浓度变化较大这一因素，大多采用色谱及其离线或在线联用技术，如 HPLC、LC-MS 等。临床 TDM 中，药物浓度通常为有效治疗浓度范围，所以在分析方法上尽量简便、易行，以适用于长期、批量样品的测定，如紫外分光光度法、放射免疫分析或酶免疫分析等。在中毒患者的临床抢救中，通常药物浓度极高，这对样品制备的要求可放宽些，应特别强调方法的特异性和分析速度，如 GC、GC-MS、RIA 或 EIA 等，而不必强调方法的灵敏度。

**4. 结合实验室条件** 从文献资料上获得的分析方法可能很多，且各有优缺点。应在文献查阅和整理的基础上，根据药物的理化性质、存在状况、分析测定的目的与要求，同时更应结合本实验室的条件选择合适的分析方法。

图 5-2 大致反映了检测方法与样品预处理要求的相互关系。

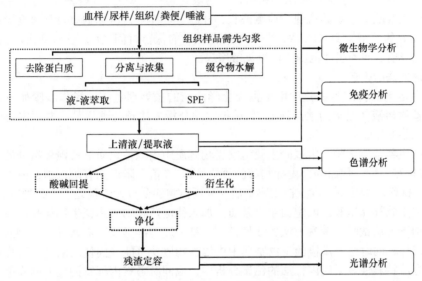

图 5-2 样品处理步骤与分析方法的选择

## （二）分析方法的选择

目前，用于体内药物分析的方法有色谱分析法、免疫分析法及其他方法。

**1. 色谱分析法** 色谱技术具有分离和分析的双重功能，且有很高的选择性和较高的灵敏度，一直是研究体内药物及其代谢物强有力的手段。色谱分析法主要有气相色谱法、高效液相色谱法、毛细管电泳法、色谱-质谱联用法等，可用于大多数小分子药物的药动学及代谢物研究，或基于药动学原理的生物利用度、生物等效性试验或 TDM 等。随着色谱-质谱联用技术（GC-MS 和 LC-MS）的普及，该方法已逐渐成为小分子药物及代谢产物和内源性小分子的主流分析方法。

**2. 免疫分析法** 免疫分析法的原理是利用抗原-抗体的特异反应来测定体内药物的含量。它将分析方法与免疫原理相结合，进行超微量分析，具有灵敏度高、选择性强、操作简便、快速、用量少、样品一般不需进行预处理等优点。因此，该法特别适合分析大批量的低浓度的体液样品。其缺点是测定药物的种类受试剂盒供应的限制，且原型药与其代谢物或内源性物质常发生交叉免疫反应，导致测定结果的准确度不如色谱法。根据对抗原标记方法的不同，免疫分析法可分为放射免疫分析、酶免疫分析、化学发光免疫分析及荧光免疫分析等。该法主要用于临床 TDM 及生物大分子的药动学及其相关研究。

**3. 其他方法** 微生物学方法：该法常能反映药效学的本质，可用于抗生素类药物的生物利用度、生物等效性试验或临床 TDM 等的研究。但该法一般特异性较差，常需采用特异性较高的方法（如色谱分析法）平行监测。而对于多组分及体内存在活性代谢产物的抗生素的药动学及代谢物研究宜选用色谱分析法。

放射性同位素标记法：利用放射性同位素标记药物和其他分析方法相结合建立起来的一种分析方法。用稳定性同位素标记药物，以放射性强度表示标记药物量，根据生物样品中放射强度测定体内药物浓度。该法具有灵敏度高、方法简便、定位定量准确等特点，是研究体内药物代谢和药动学的一种有效手段。

## （三）分析方法建立的一般步骤

**1. 分析检测条件筛选**　取待测物或其他特定的活性代谢物的对照标准物质，用水或其他适宜的溶媒溶解，照拟定的分析方法进行测定，确定最佳分析检测条件。需要考察的内容有被测物浓度与响应值的关系、线性范围、最适测定浓度、检测灵敏度、最佳测试条件（pH、温度、反应时间等）、衍生化条件等。采用色谱法分析时，应考察色谱柱（型号、填料性状与粒径、柱长度）、流动相（组分及其配比）及其流速、检测波长、柱温、进样量、内标物质及其浓度等条件，使分析组分具有良好的色谱参数（$n$、$R$、$T$），并具有适当的保留时间（$t_R$）以避开内源性物质干扰，获得浓度与响应值之间的线性范围、检测灵敏度等。

**2. 预处理方法的筛选**

（1）空白溶剂试验：本试验适用于需经化学反应的预处理过程。操作步骤如下：取待测药物的非生物基质溶液（通常为水溶液），采用拟定的分析方法预处理样品，并测定响应信号（如HPLC峰面积或峰高）。

（2）空白生物基质试验：本试验主要考察生物基质中内源性物质对待测定组分的干扰（方法特异性），在待测药物、代谢物、内标物等的"信号窗"（信号附近的有限范围）内不应出现内源性物质信号。操作步骤如下：取空白生物基质，采用拟定的分析方法预处理，并测定响应信号。

（3）模拟生物样品试验：取空白生物基质，加入待测药物制成模拟生物样品，照"空白生物基质试验"项下方法试验，考察方法的线性范围、精密度与准确度、灵敏度及药物的萃取回收率等各项技术指标，同时进一步检验生物基质中内源性物质及可能共同使用的其他药物对测定的干扰程度，即方法特异性。采用内标法的色谱分析中，应同时考察内标物的提取回收率、与内源性物质或其他有关物质的分离情况。

**3. 实际生物样品的测试**　药物在体内可能与内源性物质结合（如与血浆蛋白结合），或产生代谢物及代谢物的结合物或缀合物，从而使实际生物样品的分析远较模拟生物样品复杂。空白生物基质和模拟生物样品试验中建立的分析方法及其条件不一定完全适合于实际生物样品的测定。所以，在分析方法建立后，尚需进行实际生物样品的测试，考察代谢产物对药物、内标物的干扰情况，以进一步确证方法的可行性。

# 二、分析方法的验证

分析方法验证的主要目的是证明特定方法对于测定在某种生物基质中分析物浓度的可靠性。分析方法验证分为全面验证、部分验证和交叉验证。对首次建立的生物样品分析方法、新的药物或新增代谢物定量分析，应进行全面的方法验证。

## （一）相关的基本概念

**1. 对照标准物质（reference material）**　用于配制校正标样和质量控制样品的待测物的参比物质，在结构上可以是待测物本身，也可以是其游离碱或酸、盐或酯。

**2. 校正标样（calibration standard）**　在空白生物基质中加入已知量待测物标准物质制成的样品，用于建立标准曲线，计算质量控制样品和试验样品中待测物的浓度。

**3. 质量控制样品（quality control sample）**　系指在空白生物基质加入已知量待测物对照标准物质制成的样品，用于监测生物分析方法的效能和评价每一分析批中试验样品分析结果的完整性和正确性。

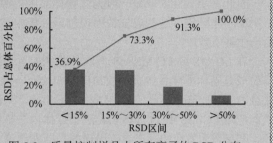
**4. 生物基质（biological matrix）**　一种生物来源的物质，能够以可重复的方式采集和处理。

**5. 分析批（analytical run/batch）**　包括试验样品、适当数量的校正标样和质量控制样品的一个完整系列。由于仪器性能的改善和自动进样器的使用，一天内可以完成几个分析批，一个分析批也可以持续几天完成，但连续测量不宜超过 3 天。

**6. 试验样品再分析（test piece reanalysis）**　分析一部分已测试试验样品，来评价原来的试验样品测定的结果是否可以重现。

### ▌（二）分析方法验证的内容与要求

一个生物分析方法的主要特征包括选择性、LLOQ、响应函数、标准曲线与定量范围、准确度与精密度、基质效应、分析物在生物基质及溶液中贮存和处理全过程中的稳定性。下面以色谱法为主讨论生物样品分析方法的全面验证。

**1. 选择性（selectivity）**　选择性是指分析方法区分目标分析物与内标、基质的内源性组分或样品中其他组分的能力。必须证明所测定的物质是原型药或特定的活性代谢物，内源性物质、药物代谢物、经样品预处理生成的分解产物及可能的同服药物不得干扰样品的测定或者其干扰在分析方法可接受范围内。当干扰组分不可避免时，其响应低于分析物 LLOQ 响应的 20%，并低于内标响应的 5% 时，通常可以接受。在适当情况下，也应该评价代谢物在分析过程中转化为母体分析物的可能性。

（1）内源性物质的干扰：通过比较待测药物或其特定的活性代谢物及内标的对照标准物质和至少 6 个不同个体的空白基质、模拟生物样品（注明分析物的浓度）、用药后实际生物样品（注明给药后时间）的检测信号，确证内源性物质对分析方法无干扰。对于以软电离质谱为基础的检测方法（LC-MS 或 LC-MS/MS），应着重考察基质效应。

（2）代谢物的干扰：考察空白基质、模拟生物样品和用药后不同时间点收集的生物样品的检测信号，确证代谢物对分析方法无干扰。必要时可通过高效液相色谱-二极管阵列检测器（HPLC-DAD）和 LC-MS（LC-MS/MS）确证被测色谱峰的单纯性和同一性。

（3）同服药物的干扰：在服用复方制剂或者临床 TDM 中，还要考虑患者可能同时服用的其他药物的干扰。可通过比较待测药物、同服药物、模拟生物样品和添加有同服药物的干扰样品的检测信号，确证同服药物对分析方法无干扰。

**2. 基质效应**　基质效应（matrix effect，ME）也称介质效应。基质效应是指在采用质谱为检测器的 LC-MS 或 LC-MS/MS 技术测定样品中，色谱分离时共洗脱的物质改变了待测成分的离子化效率，所引起的待测物信号的抑制或增强。

（1）基质效应产生的原因及其影响：一般认为，基质效应产生可能源于待测组分与生物样品中的基质成分在雾滴表面离子化过程的竞争，其竞争结果会显著地降低（离子抑制）或增加（离子增强）目标离子的生成效率及离子强度，进而影响测定结果的精密度和准确度，也可能是由于待测组分与基质中内源性物质共洗脱而引起的色谱柱超载所致。

引起基质效应的成分一般为生物样品中内源性物质，也可能是药物的多个代谢产物或者一同服用的不同药物。这些成分常因在色谱分析中与目标化合物分离不完全或未被检测到而进入质谱后产生基质效应。

在 LC-MS 或 LC-MS/MS 方法的临床实际应用中，因所测定的样品具有来源差异，使得样品基质成分同标准样品和质量控制样品相比有一些不同。因基质成分的不同，使得含同样浓度目标化合物的不同来源样品的测定结果大不相同，从而对测定结果的精密度和准确度产生显著的影响。因而应用 LC-MS 或 LC-MS/MS 法进行体内分析时，在方法建立阶段应对基质效应进行相关的研究，避免基质效应的存在导致错误的判断和结论。

（2）基质效应的确认方法：目前报道的确认基质效应的方法有两种。一种是药物添加到含有空白基质的溶液与药物溶液相比较的方法（定量测定），另一种是柱后灌注待测物的方法（定性测定）。

1）定量测定法：取 6 种不同来源的空白生物样品（如血浆），经拟定的样品处理方法（不加内标）处理后，加入相应浓度对照质量控制溶液和内标溶液，进样分析，获得对照品及内标的响应值（A）。另用流动相或者水，替代空白生物基质，制成相应浓度的含对照品和内标的溶液，进样分析，获得对照品和内标的响应值（B）。按下式计算基质效应（ME）：

$$ME（\%）=A/B\times100$$

经公式计算得到的 ME 为绝对基质效应。相对基质效应通过对不同来源样品间的比值进行比较获得。当 ME 值等于或接近 100 时，表明不存在基质效应的影响；当 ME 值大于 100 时，表明存在离子增强作用；当 ME 值小于 100 时，表明存在离子抑制作用。不同组分（如药物、内标）其相对基质效应会有很大不同，其结果会直接影响两者比值测定结果的精密度和准确度。

基质效应考察中，应使用至少 6 批来自不同供体的空白基质，不应使用合并的基质。如果基质难以获得，则使用少于 6 批基质，但应该说明理由。

对于每批基质，应该通过计算基质存在下的峰面积（由空白基质提取后加入分析物和内标测得）与不含基质的相应峰面积（分析物和内标的纯溶液）比值，计算每一分析物和内标的基质因子。进一步通过分析物的基质因子除以内标的基质因子，计算经内标归一化的基质因子。从 6 批基质计算的内标归一化的基质因子的 RSD 不得大于 15%。测定应分别在高浓度和低浓度（3 倍 LLOQ 以内和接近 ULOQ）下进行。

如果不能适用上述方式，如采用在线样品预处理的情况，则应该通过分析至少 6 批基质，分别加入低浓度和高浓度（3 倍 LLOQ 以内和接近 ULOQ）来获得批间响应的变异。其验证报告应包括分析物和内标的峰面积，以及每一样品的计算浓度。这些浓度计算值的总体变异系数不得大于 15%。

2）柱后灌注法：将空白生物样品的提取液和空白溶剂分别进样分析，同时利用注射泵将含相同浓度待测物的标准溶液通过色谱柱与质谱接口之间的三通注入色谱柱流出液中。如果同空白溶剂的萃取离子图谱相比，空白提取液的萃取离子图谱的响应信号明显减弱或增强，则表明存在基质效应的影响。

（3）基质效应的消除：当确定存在基质效应的影响时，可采取以下措施予以消除。①选择合适的样品制备方法：通过改善样品的前处理过程，尽量除去样品中的基质成分，可显著地降低基质效应。②改善色谱分析条件：采用合适的色谱分离技术，使待测成分与基质成分分离，减少同时进入离子源的基质的数量，能有效地减少基质效应的影响。一般来说，反相色谱中应使待测成分峰后移，避免在溶剂前沿洗脱的极性基质成分的影响。在流动相中添加极少量的电解质可以显著提高电喷雾离子化负离子模式的离子化效率和减少基质效应的影响。③优化质谱分析条件：在允许的条件下，改变离子化方式也是一种有效的方法。从目前研究结果看，基质效应主要对电喷雾离子化方式有显著影响，对大气压化学电离的影响尚未见相关报道。因而，若采用电喷雾离子化方式时存在显著基质效应，可考虑改用大气压化学电离方式。④选择合适的内标物：理想的内标应该与待测组分在包括样品制备、色谱分离和质谱检测的全过程中具有相似的行为并且对待测组分的提取、测定无任何干扰。在提取过程中，内标应能追踪待测组分，以补偿待测组分提取回收率所发生的变化。在色谱分离过程中，内标应与待测组分的色谱和质谱行为相似，以补偿待测组分由于基质效应的影响所引起的响应信号的改变。

**3. 残留（residue）** 样品进样分析过程中，可能存在残留，应进行考察并使之最小。考察方法为通过注射高浓度样品或校正标样后，注射空白样品来估计。高浓度样品之后在空白样品中的残留应不超过 LLOQ 的 20%，并且不超过内标的 5%。如果残留不可避免，可在高浓度样品分析后注射空白样品，然后分析下一个试验样品。

**4. 样品稳定性（stability）** 在体内药物分析中，通常不能采样后及时完成分析；生物样品的数量一般较大，在 1 个工作日内难以完成全部生物样品的分析；使用自动进样器时，可能存在多个处理过的样品同时置于自动进样器中等待分析；未知样品一般测定 1 次，有时需要复测。此外，分析物和内标物的标准贮备液和工作溶液的稳定性对定量分析结果也非常重要。因此，应根据具体情况，对生物样品在室温、冰冻和冻融条件下及不同存放时间进行稳定性考察，以确定生物样品的存放条件和时间。还应注意考察分析物和内标贮备液及工作溶液的稳定性及样品处理后的溶液中分析物的稳定性，以保证检测结果的准确性和重现性。时间尺度应不小于试验样品贮存的时间。

（1）测定方法：①生物样品短期放置稳定性：取低、高浓度质量控制样品（空白基质加入分析物至 LLOQ 浓度 3 倍以内及接近 ULOQ）各 5 份，在室温或者样品处理温度下，考察 1 个工作日不同时间（如 1h、2h、4h、8h 或 24h）取样点的测定结果与标示浓度之间的差异。②生物样品长期贮存稳定性：取低、高浓度质量控制样品各 5 份，在冰箱（−80～−20℃）贮存条件下考察不同间隔周期取样点的测定结果与标示浓度之间的差异。考察周期应超过收集第一个样品至最后一个样品分析所需要的时间周期。③生物样品冻融稳定性：取低、高浓度质量控制样品各 5 份，于指定的冰冻条件下贮存 24h，然后置室温下自然解冻，当融化完全后取样进行分析测定，然后再将样品放回冷冻状态保持 12～24h，如此解冻-冷冻重复循环 3 次以上，比较各次测定结果与标示浓度之间的差异。④生物样品处理后的溶液放置稳定性：取低、高浓度质量控制样品各 5 份，按拟定的方法进行样品预处理获得待测溶液，置于自动进样器或冰箱（4℃）中，间隔不同的时间测定，并与标示浓度比较。考察时间周期应根据每批样品容量及每个样品分析测定所需时间而定。⑤分析物和内标物标准贮备液和工作溶液放置稳定性：通常应考察分析物和内标物标准贮备液和工作溶液从冰箱贮存到室温条件下短期放置（至少 6h）的稳定性，同时还应考察了冰箱长期冷藏或冷冻下（4℃或者−80～−20℃）的稳定性，放置一定时间后测定的结果应与新鲜配制溶液的测定结果进行比较。

（2）要求：由新鲜制备的校正标样获得标准曲线，根据标准曲线分析质量控制样品，将测得浓度与标示浓度相比较，每一浓度的均值与标示浓度的偏差应在±15% 范围内。

**5. 标准曲线与定量范围** 标准曲线（standard curve）又称工作曲线（work curve）或校正曲线（calibration curve），反映了体内样品中所测定对象的浓度与仪器响应值（如 HPLC 峰面积）的关系，一般用回归分析法所得的回归方程来评价。最常用的回归分析法为最小二乘法（least square method）或加权最小二乘法（weighted least square method）。用相关系数（correlation coefficient，$r$）说明线性（linearity）相关程度。标准曲线高低浓度范围为定量范围，在定量范围内浓度测定结果应达到试验要求的精密度和准确度。

（1）标准曲线的建立：标准曲线应用校正标样（模拟生物样品）建立，校正标样的配制应使用与待测体内样品相同的生物基质。定量范围要能覆盖全部待测生物样品浓度，不得用定量范围外推求算未知样品的浓度。标准曲线建立的步骤一般如下。

1）分析物标准贮备液和系列标准溶液的制备：精密称取待测药物的对照品适量，用适宜的溶媒溶解并定量稀释成一定浓度（较高浓度）的标准贮备液，冰箱冷藏保存备用；精密量取标准贮备液适量，用适宜溶媒定量稀释制成系列标准溶液。系列标准溶液的定量范围决定于待测物的预期浓度和待测物与响应值的关系性质，应至少包括 6 个浓度点，待测物质浓度应在 6 个浓度点的中间浓度附近，非线性模式的浓度点应适当增加。

2）内标贮备液和工作溶液的制备：精密称取内标对照品适量，用适量溶媒溶解并定量稀释成一定浓度的内标贮备液，冰箱冷藏保存备用；精密量取内标贮备液适量，用适宜溶媒定量稀释成内标工作溶液。

3）系列校正标样的制备：取空白生物基质数份，分别加入系列标准溶液适量（如为内标法定量，应同时加入内标溶液一定量），涡旋混匀，即得。系列校正标样一般由一个空白样品（不含分析物和内标的处理过的基质样品）、一个零浓度标样（空白基质加内标）和 6～8 个系列浓度标样组成。计算时不包括零浓度和空白样品。

采用这种方法配制标准样品时，应注意加入的标准溶液的体积应在生物样品总体积的 5% 以下，以避免因大量溶剂的加入导致标准样品与实际生物样品之间存在较大差异。

因加入的工作溶液体积较小，为避免其在加入及涡旋混合过程中可能造成的损失，也可在适宜的容器先加入标准溶液，再加入空白生物基质以降低误差。

对于溶解度差、标准溶液浓度较低的药物，添加到空白生物基质中的体积量较大时；或者标准品量较少，仅配制一个浓度，采用加不同体积标准溶液到生物基质时；或者标准溶液中含有高浓度的有机溶剂且加入量较大，可能导致生物基质变性时，可先将标准工作溶液加至适应的容器中，挥干溶剂后，再加入空白生物基质并涡旋溶解、混匀。

4）标准曲线的绘制：取系列标样，按拟定的方法预处理后分析，以待测物浓度为自变量（$x$），待测物的检测信号（如峰面积）或者待测物与内标物的响应值的比值为因变量（$y$），用最小二乘法或加权最小二乘法进行线性回归，求得回归方程（$y=a+bx$）及相关系数（$r$），并绘制标准曲线。标准样品中待测物的浓度，以单位体积（液态基质，如血浆、尿液）或质量（脏器组织，如肾脏）的生物基质中加入标准物质的量表示，如 µg/ml 或 µg/g 等。

（2）要求：①浓度要求，在药动学或生物利用度与生物等效性研究中，标准曲线的定量范围要能覆盖全部待测的生物样品浓度范围，其中最高浓度（ULOQ）应高于用药生物基质中药物的峰浓度，最低浓度（LLOQ）应低于峰浓度的 5%～10%（1/20～1/10）。②偏差要求：校正标样各浓度点的计算值（依据回归方程回算的浓度）与标示值之间的偏差 {偏差=[(实测值−标示值)/标示值)]×100%} 在可接受的范围之内时，可判定标准曲线合格。可接受的范围一般规定为 LLOQ 处的偏差应该在±20% 内，其他浓度点的偏差应该在±15% 以内。至少 75% 校正标样，含最少 6 个有效浓度，应满足上述标准。如果某个校正标样结果不符合这些标准，应该拒绝这一标样，不含这一标样的标准曲线应被重新评价，包括回归分析。③相关系数：标准曲线回归方程的截距应接近于零，若显著偏离零点，应确证其对方法的准确度无影响；相关系数应接近于 1，通常要求 $r \geq 0.99$（色谱法）或 $r \geq 0.98$（生物学法）。

**6. 准确度与精密度**　准确度（accuracy）是指用特定方法测得的生物样品中待测物的浓度与其真实浓度的接近程度，即质量控制样品的实测浓度与真实浓度的偏差，常用回收率（recovery）数值反映测定的准确程度。精密度（precision）是指在确定的分析条件下，相同生物基质中相同浓度样品一系列测量值的分散程度，表示方法的可重复性，通常用质量控制样品的批内（within-run、within-batch、intra-batch、intra-assay）和批间（between-run、between-batch、inter-batch、inter-assay）RSD 来考察方法的精密度。

（1）测定法：要求选择 LLOQ 及低、中、高 4 个浓度的质量控制样品同时进行方法的精密度和准确度考察。低浓度接近 LLOQ，在 LLOQ 的 3 倍以内；高浓度接近于标准曲线的上限，通常在 ULOQ 的 75% 处；中间浓度选择在标准曲线的中部。每一浓度每批至少测定 5 个样品。测定的同时应做随行标准曲线，并用随行标准曲线的回归方程计算质量控制样品的浓度。

对于验证批内准确度或精密度，至少需要一个分析批，每个浓度至少 5 个样品；对于验证批间准确度或精密度，至少需要 3 个分析批（至少 2 天），每个浓度至少 5 个样品，获得不少于 45

个样品的分析结果以评价批间 RSD。

（2）结果计算与限度要求：准确度通常用相对回收率（relative recovery，RR）或相对误差表示。RR 通过计算 5 个质量控制样品的平均实测浓度（$\bar{M}$）与标示浓度（$S$，质量控制样品的理论浓度）的比值而获得。一般准确度应在 85%～115% 内（RE 不超过±15%），在 LLOQ 附近应在 80%～120% 内（RE 不超过±20%）。

$$RR=\bar{M}/S\times100\%$$

$$RE=(\bar{M}-S)/S\times100\%=RR-100\%$$

精密度一般要求 RSD 应小于 15%，LLOQ 附近的 RSD 不得超过 20%。

---

**案例 5-2　　LC-MS/MS 法测定人口服麻黄碱和伪麻黄碱的血浆中的精密度和准确度**

该方法测定麻黄碱和伪麻黄碱浓度的日内精密度分别为 5.88%～14.99% 和 8.33%～10.92%，准确度分别为 97.10%～106.40% 和 86.78%～103.70%。估算麻黄碱和伪麻黄碱浓度的日间精密度分别为 10.97%～12.53% 和 8.77%～13.74%，准确度分别为 91.56%～94.07% 和 89.88%～93.00%（表 5-2）。因此，所有结果都满足相应国家生物分析应用指南中规定的精密度和准确性范围（%）。

表 5-2　麻黄碱和伪麻黄碱的日内和日间精密度和准确性（$n=5$）

| 化合物 | 标识的浓度（ng/ml） | 日内（$n=5$） | | | 日间（$n=5$） | | |
|---|---|---|---|---|---|---|---|
| | | Mean±SD（ng/ml） | 精密度（RSD, %）[a] | 准确度（%）[b] | Mean±SD（ng/ml） | 精密度（RSD, %） | 准确度（%） |
| 麻黄碱 | 0.2 | 0.19±0.03 | 14.99 | 97.10 | 0.19±0.02 | 11.38 | 94.07 |
| | 0.6 | 0.60±0.05 | 8.85 | 100.57 | 0.55±0.06 | 11.09 | 91.56 |
| | 10 | 10.26±0.63 | 6.09 | 102.62 | 9.21±1.01 | 10.97 | 92.09 |
| | 50 | 53.20±3.13 | 5.88 | 106.40 | 46.20±5.79 | 12.53 | 92.40 |
| 伪麻黄碱 | 0.2 | 0.21±0.02 | 9.32 | 103.70 | 0.19±0.03 | 13.74 | 93.00 |
| | 0.6 | 0.55±0.06 | 10.92 | 90.80 | 0.54±0.05 | 8.77 | 89.88 |
| | 10 | 8.68±0.72 | 8.33 | 86.78 | 9.15±0.83 | 9.02 | 91.53 |
| | 50 | 43.47±3.68 | 8.45 | 86.95 | 45.39±4.47 | 9.84 | 90.78 |

a. RSD（%）=（计算浓度/平均浓度的标准偏差）×100；b. 准确度（%）=(预测的浓度/标识的浓度)×100。

**问题：**

1. 什么是精密度和准确度？

2. 体内药物分析中的批内精密度、准确度，批间精密度、准确度如何验证？

3. 体内药物分析中准确度的限度要求是什么？

---

**案例 5-2 分析讨论**

1. 准确度是指用特定方法测得的生物样品中待测物的浓度与其真实浓度的接近程度，即质量控制样品的实测浓度与真实浓度的偏差，常用回收率数值反映测定的准确程度。精密度是指在确定的分析条件下，相同生物基质中相同浓度样品一系列测量值的分散程度，表示方法的可重复性，通常用质量控制样品的批内和批间的相对标准偏差来考察方法的精密度。

2. 验证批内准确度或精密度，至少需要一个分析批，每个浓度至少 5 个样品；对于验证批间准确度或精密度，至少需要 3 个分析批（至少 2 天），每个浓度至少 5 个样品，获得不少于 45 个样品的分析结果以评价批间相对标准偏差（RSD）。

3. 一般准确度应在 85%～115%（RE 不超过±15%），在 LLOQ 附近准确度应在 80%～120%（RE 不超过±20%）。

**7. 提取回收率** 从生物样本基质中回收得到分析物质的响应值与加入质量控制样品浓度的含待测物的纯溶液至提取后的空白基质样品中标准物质产生的响应值的百分比即为分析物的提取回收率（extraction recovery，ER），也称萃取回收率、绝对回收率（absolute recovery，AR）。反映提取或处理过程中待测药物的丢失情况，用于评价样品预处理方法。应考察高、中、低3个浓度的提取回收率，其结果应当精密和可重现。

（1）测定方法：取空白生物基质（如血浆）数份，分别加入标准溶液适量，涡旋混匀，制备高、中、低3个浓度的质量控制样品，每一浓度至少5个样品，每个样品分析测定1次。另取空白生物基质，照质量控制样品处理后，加入等量的相同3个浓度的标准溶液，同法获得相同的高、中、低3个浓度的回收率评价对照样品，同法测定。将质量控制样品的检测信号（如峰面积）与回收率评价对照样品测得的检测信号比较，计算提取回收率：

$$外标法时：ER=A_T/A_S\times100\%$$
$$内标法时：ER=R_T/R_S\times100\%$$

式中，ER 为提取回收率；$A_T$ 为质量控制样品经样品处理后的检测信号（如 HPLC 峰面积或峰高）；$A_S$ 为回收率评价样品的检测信号（同 $A_T$）；$R_T$ 为质量控制样品经样品处理后的检测信号的相对值（如 HPLC 峰面积比或峰高比）；$R_S$ 为回收率评价样品的检测信号的相对值（同 $R_T$）。

当采用内标法测定生物样品时，应同时测定内标物质的提取回收率。其测定法同药物提取回收率，但仅单独制备1个浓度（通常为中间浓度）至少5个质量控制样品，同法测定、计算。

（2）限度要求：在药动学、生物利用度研究或临床 TDM 中，高、中、低3个浓度的待测药物的提取回收率均应一致、精密、可重现。

**8. 试验样品分析** 实验室应预先制定 SOP 和 GLP 原则，并在整个分析过程中遵循，以保证体内药物分析的规范性。试验样品的分析应在分析方法验证完成以后开始。每个试验样品一般测定1次，必要时可进行复测。

对生物等效性或药动学试验，来自同一个体的体内样品最好在同一分析批中测定。每个分析批体内样品测定时应建立新的批标准曲线（组织分布试验时，可视具体情况而定），并随行测定高、中、低3个浓度的质量控制样品。每个质量控制浓度至少双样本，并应均匀分布在试验样品测试顺序（以低 → 高或高 → 低的顺序以一定时间间隔均匀穿插于整个分析批）中。

判定结果是否可靠依据质量控制。当一个分析批内试验样品数较多时，应同时增加各浓度质量控制样品数，使质量控制样品数大于试验样品总数的5%。质量控制样品测定结果的偏差一般应不大于15%。最多允许 1/3 的质量控制样品超限，但不能出现在同一浓度的质量控制样品中。如果质量控制样品测定结果不符合上述要求，则该分析批样品测试结果作废。

**9. 试验样品浓度超出定量范围的处理** 标准曲线的范围不能外延，但在试验样品分析中，可能会遇到样品浓度超出定量范围的情况，可按照下述方法处理。

（1）浓度高于 ULOQ：对于某个或某些含待测物的浓度超出标准曲线的 ULOQ 的生物样品，则需要通过稀释后再进行测定，并应考察稀释的可靠性（稀释是否影响分析的准确度和精密度）。考察方法为通过向基质中加入分析物至高于 LLOQ 浓度，并用空白基质稀释该样品（每个稀释因子至少5个测定值），按照设定的分析方法测定，测定结果的准确度和精密度应在±15% 之内。稀释的可靠性应该覆盖试验样品所用的稀释倍数。

（2）浓度低于 LLOQ：对于浓度低于 LLOQ 的样品，在必要时，可通过改变分析方法的定量范围，降低 LLOQ 的浓度，进行部分验证，以获得其浓度。

药动学试验中，低于 LLOQ 的样品，在峰浓度以前出现应以零值计，在峰浓度后出现应计为无法定量（not detectable，ND），以减少零值对药-时曲线下面积计算的影响。

**10. 作为外源性药物使用的内源性物质的测定** 由于生物基质中存在内源性物质，使得空白生物基质难以获得，从而导致测定分析方法验证中的 LLOQ 和准确度难以测定，可采用以下方法处理。

（1）使用靶向敲除内源性物质的生物基质：将生物基质通过活性炭、透析或者靶向亲和的方法进行处理，敲除待测定的内源性物质后，作为空白生物基质使用。

（2）使用不含内源性物质的生物基质：对生物参数随周期性变化的内源性物质（如雄性激素），可在特定的生物周期阶段获取不含该物质的生物基质作为空白生物基质。

（3）使用替代基质：对于某些内源性物质可使用其他基质代替空白生物基质，如兔血浆、人血清蛋白、缓冲液、0.9% 氯化钠溶液等。但应首先验证替代基质获得的测定结果与其他方法（如标准加入法、放射性同位素标记分析物法）测定结果的一致性。

（4）使用替代分析物：可使用同位素标记的内源性待测物的标准物质替代分析物进行分析方法的验证。使用该方法时，应注意在 LC-MS 或者 LC-MS/MS 分析中同位素标记元素的源内裂解、标准物质的同位素标记百分率、同位素标记物与未标记物之间响应的一致性评价等，对定量分析结果的影响。

（5）采用标准加入法：内源性物质含量较低时，可使用混合空白生物基质，在测定本底浓度的基础上，采用标准加入法，配制系列校正标样或质量控制样品，进行方法学验证，并用于试验样品的测定。真实样品测定之前也应先测定本底浓度。测得的药物浓度需进行校正，即

$$c_{真实} = c_{测得} - c_{本底}$$

**11. 微生物学和免疫学方法的验证**　上述分析方法确证主要针对色谱分析，很多参数和原则也适用于微生物学或免疫学分析，但在方法确证中应考虑到它们的一些特殊之处。微生物学或免疫学分析的标准曲线本质上是非线性的，所以应采用比色谱分析更多的浓度点来建立标准曲线。结果的准确度是关键的因素，如果重复测定能够改善准确度，则应在方法确证和未知样品测定中采用同样的步骤。

微生物学或免疫学分析方法确证试验应包括在几天内进行的至少 6 个独立的分析批测定，每个分析批包括至少包括 3 套质量控制样品且每套含至少 5 个浓度（LLOQ，低、中、高浓度及ULOQ）的质量控制样品。对于批内和批间准确度，各浓度质量控制样品的平均浓度应在标示值的 ±20% 范围内（ULOQ 和 LLOQ 为 ±25%）；各浓度质量控制样品的批内和批间精密度均不应超过 ±20%（ULOQ 和 LLOQ 为 ±25%）。此外，各浓度质量控制样品的方法总误差（即相对偏差绝对值与变异系数之和）不应超过 30%（ULOQ 和 LLOQ 为 40%）。

# 思 考 题

1. 什么是 TDM？
2. 什么是质量控制样品（quality control sample），在分析中起到什么作用？
3. 常见的生物样本有哪些？常用的去除蛋白的方法有哪些？
4. 血样作为生物样本有何优缺点？
5. 体内药物分析有什么特点？
6. 体内药物分析的分析方法验证的内容与要求有哪些？

（陈健敏　陈国有）

# 第六章 巴比妥类药物的分析

**本章要求**

**1. 掌握** 巴比妥类药物的基本结构、主要理化性质、鉴别试验及银量法、溴量法进行含量测定的原理。

**2. 熟悉** 巴比妥类药物的常用的鉴别方法，特殊杂质与检查方法、含量测定的方法及注意事项。

**3. 了解** 各国药典测定巴比妥类药物含量的分析方法及异同点。

---

**案例 6-1      巴比妥类药物的"前世今生"——积极探索，创新发展**

1864 年，德国化学家拜耳（Baeyer，获 1905 年诺贝尔化学奖）利用丙二酸二乙酯与尿素反应合成了巴比妥酸，其本身没有催眠作用，但它的发现极大地推动了镇静催眠药物的研究进展。1903 年，德国化学家费歇尔（Fischer）合成了巴比妥酸的一个衍生物——二乙基巴比妥酸，其好友梅林（Mering）发现该衍生物可以让犬很快沉睡，具有催眠特性。之后研究者们合成了数千种巴比妥酸衍生物，并筛选出其中有效的镇静安眠药物。研究者们发现，该类药物多为巴比妥酸在 $C_5$ 位上取代而获得的一系列衍生物。例如，苯环取代（如苯巴比妥）脂溶性强，作用效果明显且长效；取代基长且有分支（如异戊巴比妥）则作用效果中等；$C_2$ 位的氧被硫取代（如硫喷妥钠）则立即生效但维持时间很短。1912 年，苯巴比妥（phenobarbital）由拜耳公司上市，迅速成为当时最为有效的催眠药物。苯巴比妥不仅可以安眠，而且具有良好的抗惊厥效果，是目前仍在使用的历史最久的抗惊厥药物。科学无止境，尽管巴比妥类药物在结构上相似，但在药理活性方面存在各自的优势。这提示我们，即使细微的结构差别，也会带来不一样的性质和药效，有待于我们去积极探索发现，根据临床需要，持续改进。

---

巴比妥类（barbiturate）药物是第一代镇静催眠药物。随着药物剂量的增加，可产生镇静、催眠、抗惊厥和麻醉作用，目前主要作为抗癫痫药物应用于临床。长期用药易产生依赖性和成瘾性，用量大时可抑制呼吸中枢而造成死亡。因此除注射用硫喷妥钠为静脉麻醉药外，其他为国家特殊管理的精神药品。

# 第一节 结构与性质

## 一、结构

### （一）基本结构

巴比妥类药物均为巴比妥酸（barbituric acid）的衍生物，具有环状丙二酰脲结构，其基本结构如下：

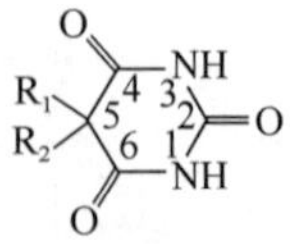

临床常用的巴比妥类药物多为巴比妥酸的 5,5-二取代衍生物，少数为 1,5,5-三取代衍生物，或者 $C_2$ 位为硫取代的硫代巴比妥酸的 5,5-二取代衍生物。不同的取代基 $R_1$ 和 $R_2$ 构成不同种巴比妥药物。目前 ChP2020 收载的本类药物有苯巴比妥及其钠盐、异戊巴比妥及其钠盐、司可巴比妥钠及注射用硫喷妥钠等原料与制剂 11 种；USP43 还收载了仲丁巴比妥及其钠盐、戊巴比妥及其钠盐和美索比妥；BP2022 收载了巴比妥和甲苯巴比妥。

常见代表药物见表 6-1。

表 6-1　巴比妥类的代表药物

| 药物名称 | 化学结构式 |
| --- | --- |
| 巴比妥（barbital） | |
| 苯巴比妥（phenobarbital） | |
| 司可巴比妥（secobarbital） | |
| 戊巴比妥（pentobarbital） | |
| 异戊巴比妥（amobarbital） | |
| 仲丁巴比妥（butabarbital） | |
| 甲苯巴比妥（methylphenobarbital） | |
| 美索比妥（methohexital） | |
| 硫喷妥钠（thiopental sodium） | |

### （二）结构特征

巴比妥类药物的基本结构可以分为如下两部分。

**1. 母核部分** 巴比妥酸的环状丙二酰脲结构，是巴比妥类药物的共同部分，决定巴比妥类药物的共性，可用于与其他类药物相区别。

**2. 取代基部分** 取代基不同，可形成各种具体的巴比妥药物，具有不同的理化性质，可用于各种巴比妥类药物之间的相互区别。

# 二、主要性质

巴比妥类药物通常为白色结晶或结晶性粉末，注射用硫喷妥钠为淡黄色粉末。该类药物具有一定的熔点，熔点大多在 96～205℃内。在空气中稳定，加热多能升华。游离巴比妥类药物一般微溶或极微溶于水，易溶于乙醇、三氯甲烷等有机溶剂，在氢氧化钠或碳酸钠溶液中溶解，其钠盐易溶于水，难溶于有机溶剂。巴比妥类药物的主要理化性质如下。

### （一）弱酸性

巴比妥类药物的环状结构中含有 1,3-二酰亚胺基团（—CONHCO—），能发生酮式-烯醇式互变异构，在水溶液中发生二级电离，反应机制为

$$pK_1=8 \qquad pK_2=12$$

因此，本类药物具有弱酸性（$pK_a$ 值 7.3～8.4），可与强碱反应生成水溶性盐类，常见为钠盐。巴比妥类药物与强碱的成盐反应为

由于巴比妥类药物钠盐为弱酸强碱盐，故其水溶液呈碱性，加酸酸化后，则析出结晶性的游离巴比妥类药物，可用有机溶剂将其提取出来。上述性质可用于巴比妥类药物的提取分离、鉴别、检查和含量测定。

### （二）水解反应

**1. 巴比妥类药物的水解** 巴比妥类药物的六元环结构比较稳定，遇酸、氧化剂、还原剂时，一般不会引起环的破裂。但与碱液共沸时，酰亚胺（—CONH—）结构即水解，释放出氨气，可使湿润的红色石蕊试纸变蓝。

$$+ 5NaOH \longrightarrow \begin{matrix} R_1 \\ R_2 \end{matrix} CHCOONa + 2Na_2CO_3 + 2NH_3\uparrow$$

JP18 收载的异戊巴比妥、巴比妥利用该反应进行鉴别。

**2. 巴比妥类药物钠盐的水解** 巴比妥类药物的钠盐在吸湿的情况下水解成无效物质。一般情况下，在室温和 pH 10 以下水解速度较慢；pH 11 以上随着碱度的增加水解速度加快。因此，临床上巴比妥钠不能预先配制进行加热灭菌，须制成注射用无菌粉末，临用时溶解。

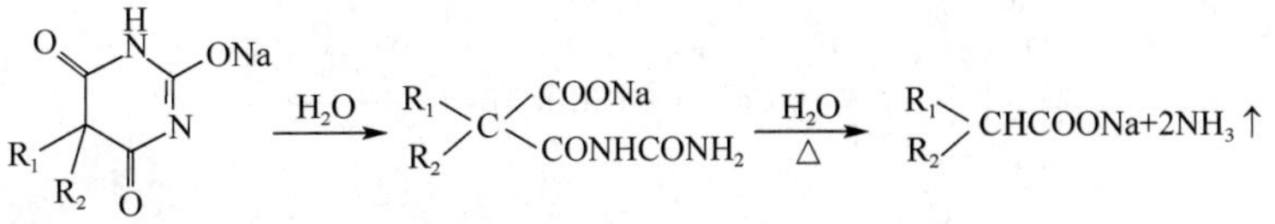

## （三）与重金属离子的反应

巴比妥类药物分子结构中含有丙二酰脲（—CONHCONHCO—）或酰亚胺（—CONH—）基团，在适宜 pH 的溶液中，可与某些重金属离子，如 $Ag^+$、$Cu^{2+}$、$Co^{2+}$、$Hg^{2+}$ 等反应呈色或产生有色沉淀，可用于本类药物的鉴别和含量测定。

**1. 与银盐的反应**　在碳酸钠溶液中，巴比妥类药物与硝酸银试液反应，首先生成可溶性的一银盐，加入过量的硝酸银试液，则生成难溶性的二银盐白色沉淀。此反应可用于本类药物的鉴别和含量测定。

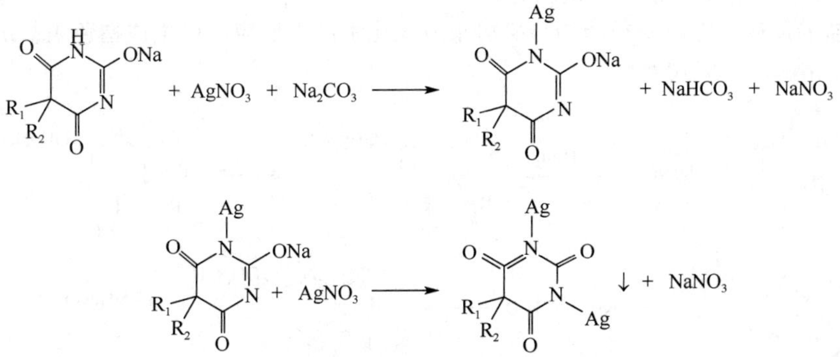

**2. 与铜盐的反应**　巴比妥类药物在吡啶溶液中生成烯醇式异构体，与铜吡啶试液反应，形成稳定的配位化合物，产生类似双缩脲的颜色反应。反应式如下：

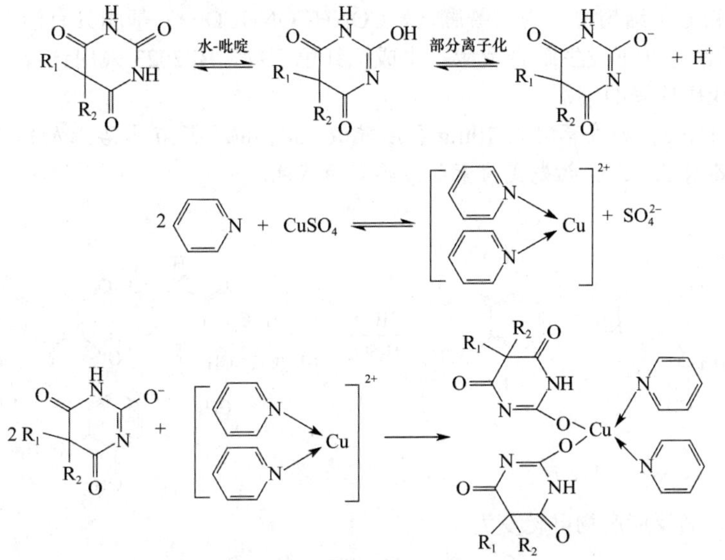

在此反应中，巴比妥类药物呈紫堇色或生成紫色沉淀，含硫巴比妥类药物呈绿色。在 pH 较高的溶液中，5,5-二取代的不同巴比妥类药物的亲脂性越强，其与铜盐生成的紫色化合物越容易溶于三氯甲烷中。故此反应可用于本类药物的鉴别，以及巴比妥类与含硫巴比妥类药物的区别。

**3. 与钴盐的反应**　巴比妥类药物在碱性溶液中可与钴盐反应，生成紫堇色配位化合物。反应式如下：

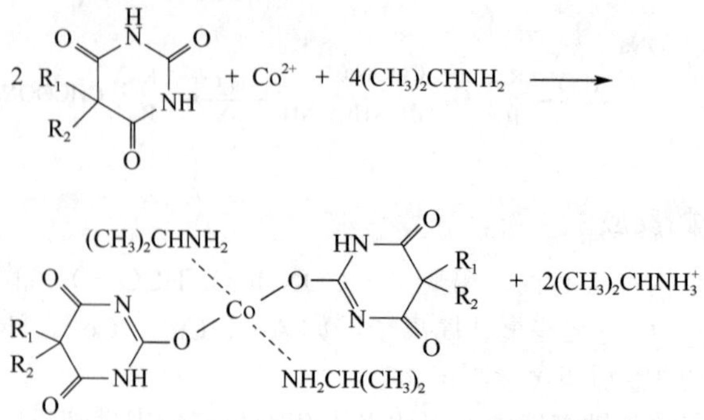

本反应在无水条件下比较灵敏，且生成的有色产物也较稳定，因此，所用试剂均应不含水分。常用溶剂为无水甲醇或乙醇；钴盐为醋酸钴、硝酸钴或氯化钴；碱以有机碱为好，一般采用异丙胺。本反应可用于本类药物的鉴别和含量测定。

**4. 与汞盐的反应** 巴比妥类药物与硝酸汞或氯化汞溶液反应，可生成白色汞盐沉淀，此沉淀能在氨试液中溶解。反应式为

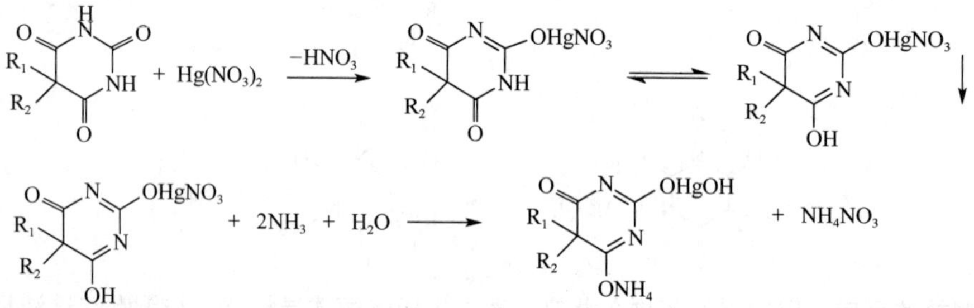

## （四）与香草醛的反应

巴比妥类药物分子结构中，丙二酰脲（—CONHCONHCO—）基团具有活泼氢，可与香草醛（vanillin）在浓硫酸存在下发生缩合反应，生成棕红色产物。BP2023 采用该反应鉴别戊巴比妥和戊巴比妥钠，如戊巴比妥的鉴别：

取戊巴比妥 10mg，加香草醛约 10mg 和浓硫酸 2ml，混合后在水浴上加热 2min，显棕红色。放冷，小心加入乙醇 5ml，颜色先变为紫色，再变为蓝色。

反应式为

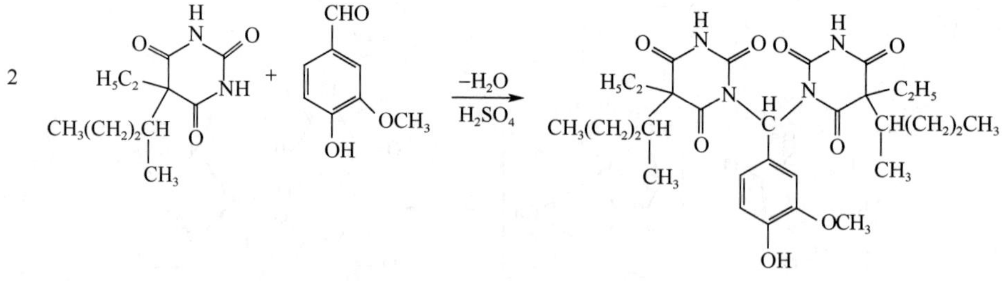

加入乙醇后，其反应产物可转变为

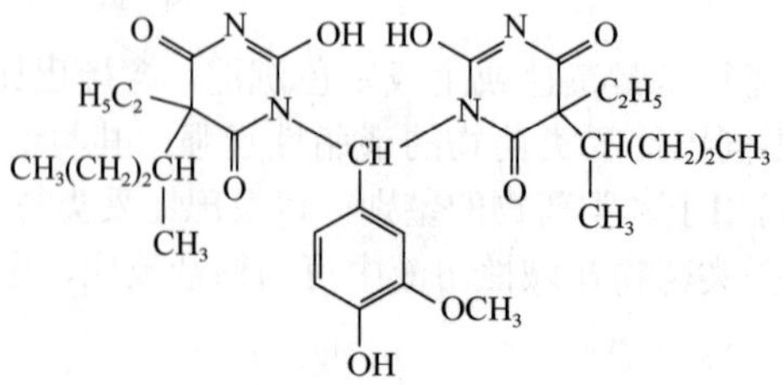

### （五）紫外吸收光谱特征

巴比妥类药物的紫外吸收性质和其电离的程度有关。如图 6-1 所示，在酸性溶液中，5,5-二取代和 1,5,5-三取代巴比妥类药物不电离，无明显的紫外吸收；在 pH 9.9 的碱性溶液中，发生一级电离，形成共轭体系结构，在 240nm 波长处有最大吸收；在 pH 13 的强碱性溶液中，5,5-二取代巴比妥类药物发生二级电离，共轭体系延长，吸收峰红移至 255nm；1,5,5-三取代巴比妥类药物，因 1 位取代基的存在，不发生二级电离，最大吸收波长仍位于 240nm。

硫代巴比妥类药物的紫外吸收光谱则不同，在酸性或碱性溶液中均有较明显的紫外吸收。如图 6-2 所示，在盐酸溶液（0.1mol/L）中，两个吸收峰分别在 287nm 和 238nm；在氢氧化钠溶液（0.1mol/L）中，两个吸收峰分别移至 304nm 和 255nm。另外，在强碱性溶液（pH13）中，硫代巴比妥类药物在 255nm 处的吸收峰消失，只存在 304nm 处的吸收峰。

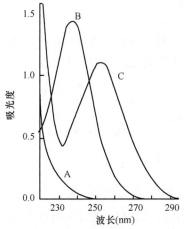

图 6-1　巴比妥类药物的紫外吸收光谱（2.5mg/100ml）

A. 0.05mol/L 硫酸溶液（未电离）；B. pH 9.9 缓冲溶液（一级电离）；C. 0.1mol/L 氢氧化钠溶液（pH 13）（二级电离）

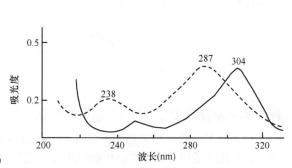

图 6-2　硫喷妥的紫外吸收光谱

---: 0.1mol/L 盐酸溶液；—: 0.1mol/L 氢氧化钠溶液

巴比妥类药物在不同 pH 溶液中的紫外吸收光谱发生的特征性变化，可用于本类药物的鉴别和含量测定。

### （六）特殊取代基或元素的反应

#### 1. 烯丙基的反应

（1）与溴试液或碘试液的反应：司可巴妥钠的分子结构中含有烯丙基，可与溴、碘发生加成反应，使溴试液或碘试液褪色。与碘试液的反应为

（2）与高锰酸钾的反应：司可巴妥钠分子结构中的烯丙基具有还原性，在碱性溶液中与高锰酸钾反应，将紫色的高锰酸钾还原为棕色的二氧化锰。

**2. 芳环取代基的反应** 苯巴比妥具有苯环取代基，可发生以下反应。

（1）与亚硝酸钠-硫酸反应：苯巴比妥与亚硝酸钠-硫酸反应，生成橙黄色产物，并随即变为橙红色，原理可能是苯环上发生了亚硝基化反应。经试验，本法对巴比妥不显色，因此，本试验可用于区别苯巴比妥与其他不含芳环取代基的巴比妥类药物。

（2）与甲醛-硫酸的反应：苯巴比妥与甲醛-硫酸反应，生成玫瑰红色产物。其他无芳环取代的巴比妥类药物无此反应，可供区别。

（3）硝化反应：含芳香取代基的巴比妥类药物，与硝酸钾及硫酸共热，可发生硝化反应，生成黄色硝基化合物，反应式为

$$H_3C \quad + \quad 2KNO_3 \quad + \quad H_2SO_4 \quad \longrightarrow \quad H_3C \quad + \quad K_2SO_4 \quad + \quad 2H_2O$$

**3. 硫元素的反应** 含有硫元素的硫代巴比妥类药物，在氢氧化钠溶液中与铅离子反应生成白色沉淀；加热后，沉淀转变为黑色的硫化铅。本反应可用于含硫巴比妥类药物的鉴别，亦可用于区别硫代巴比妥类药物与巴比妥类药物，反应式为

$$\left[\quad\right] + Pb^{2+} \longrightarrow \left[\quad\right]_2 Pb\downarrow \xrightarrow{\triangle} PbS\downarrow$$

## ▌（七）显微结晶

巴比妥类药物可根据药物本身或与某种试剂反应产物的特殊晶型，进行同类或不同类药物的鉴别。此法亦适用于生物样品中微量巴比妥类药物的检验。

**1. 药物本身的晶型** 将加热的 1% 巴比妥类药物的酸性水溶液，置载玻片上，可立即析出其特征结晶，在显微镜下观察结晶形状：巴比妥为长方形结晶；苯巴比妥在开始结晶时呈球形，后变为花瓣状结晶，如图 6-3 所示。

**2. 反应产物的晶型** 某些巴比妥类药物可与重金属离子反应，生成具有特殊晶型的沉淀。例如，巴比妥与硫酸铜-吡啶试液反应，生成十字形的紫色结晶，如图 6-4 所示；苯巴比妥反应后，则生成浅紫色细小不规则或似菱形结晶。其他巴比妥类药物则不能形成结晶，可利用这一特征来区别它们。

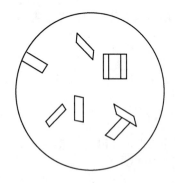
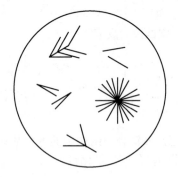
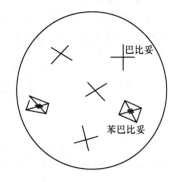

A

B

图 6-3　巴比妥与苯巴比妥的显微结晶示意图

A. 巴比妥结晶；B. 苯巴比妥结晶

图 6-4　巴比妥类铜吡啶结晶示意图

# 第二节 鉴别试验

**案例 6-2**

苯巴比妥具有镇静、催眠、抗惊厥和抗癫痫作用，是长效巴比妥类药物的典型代表。长期用药易产生依赖性和成瘾性，属于国家管制二类精神药品。因此对苯巴比妥进行快速鉴别与分析，对于超剂量中毒诊断和药物滥用监测具有重要意义。

苯巴比妥的化学结构式为

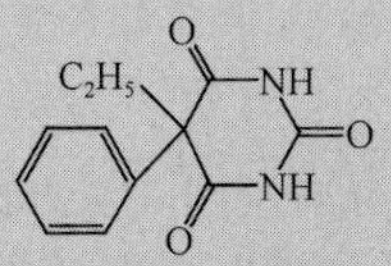

**问题：**

1. 根据该药物的结构，简述其理化性质及其与鉴别方法间关系。

2. 查阅《中国药典》《美国药典》《英国药典》《日本药局方》关于该药物原料及制剂的质量标准，比较该药物鉴别方法的异同点。

3. 试采用化学鉴别方法区分苯巴比妥、司可巴比妥和硫喷妥钠。

## 一、丙二酰脲反应

丙二酰脲反应是巴比妥类药物母核的反应，是本类药物共有的反应，收载在 ChP2020 通则 0301 "一般鉴别试验"项下。ChP2020 中苯巴比妥、异戊巴比妥及其钠盐、司可巴比妥钠及其制剂均用该反应鉴别。丙二酰脲反应包括银盐反应和铜盐反应，具体如下。

**1. 银盐反应** 取供试品约 0.1g，加碳酸钠试液 1ml 与水 10ml，振摇 2min，滤过；滤液中逐滴加入硝酸银试液，即生成白色沉淀，振摇，沉淀即溶解；继续滴加过量的硝酸银试液，沉淀不再溶解。

**2. 铜盐反应** 取供试品约 50mg，加吡啶溶液（1→10）5ml，溶解后，加铜吡啶试液 1ml，即显紫色或生成紫色沉淀。

## 二、特殊取代基或元素鉴别试验

### （一）烯丙基的鉴别试验

司可巴比妥钠分子结构中含有烯丙基，分子中的不饱和键可与碘、溴或高锰酸钾作用，发生加成反应或氧化反应，使碘、溴或高锰酸钾褪色。例如，ChP2020 司可巴比妥钠的鉴别：

取本品 0.1g，加水 10ml 溶解后，加碘试液 2ml，所显棕黄色在 5min 内消失。

### （二）利用芳环取代基的鉴别试验

具有芳环取代基的巴比妥类药物，ChP2020 收载了苯巴比妥及其钠盐，苯巴比妥可采用以下方法鉴别。

（1）取本品约 10mg，加硫酸 2 滴与亚硝酸钠约 5mg，混合，即显橙黄色，随即转橙红色。

（2）取本品 50mg，置试管中，加甲醛试液 1ml，加热煮沸，冷却，沿管壁缓缓加硫酸 0.5ml，使成两液层，置水浴中加热，接界面显玫瑰红色。

### （三）硫元素的鉴别试验

例如，ChP2020 注射用硫喷妥钠的鉴别：

取本品约 0.2g，加氢氧化钠试液 5ml 与醋酸铅试液 2ml，生成白色沉淀；加热后，沉淀变为黑色。

# 三、熔点鉴别

巴比妥类药物一般为具有一定熔点的固体，测定其熔点不仅对药品具有鉴别意义，也能反映药品的纯度。

巴比妥类药物常用以下三种方法测定熔点：①游离巴比妥类药物，直接用药典方法测定熔点；②巴比妥类药物的钠盐，可加水溶解、加酸酸化，析出相应的游离巴比妥类药物，将沉淀过滤、干燥后，测定熔点；③将巴比妥类药物制成衍生物后，测定衍生物的熔点。

ChP2020 利用测定熔点的方法鉴别苯巴比妥及其钠盐，异戊巴比妥及其钠盐，司可巴比妥钠及注射用硫喷妥钠等。

例如，ChP2020 司可巴比妥钠的鉴别：

取本品 1g，加水 100ml 溶解后，加稀醋酸 5ml 强力搅拌，再加水 200ml，加热煮沸使溶解成澄清溶液（液面无油状物），放冷，静置待析出结晶，滤过，结晶在 70℃ 干燥后，依法测定（通则 0612 第一法），熔点约为 97℃。

BP2023 收载的巴比妥类药物的原料药大都采用该法鉴别。例如，异戊巴比妥钠的鉴别：

取本品约 0.1g，加水 10ml 溶解后，加稀盐酸 10ml 酸化，再加乙醚 20ml 萃取，分取乙醚层，乙醚层用水 10ml 洗涤，加无水硫酸钠脱水，过滤，挥干，残渣在 100~105℃ 干燥，得供试品残渣，测定残渣的熔点。取异戊巴比妥钠对照品 0.1g，重复以上操作，得对照品残渣。将对照品残渣和供试品残渣等量混合，测定混合物的熔点，混合物熔点与供试品残渣熔点之差不得大于 2℃。熔点约为 157℃。

JP18 异戊巴比妥、巴比妥与对硝基氯苄生成衍生物，通过测定衍生物熔点进行鉴别。

# 四、光谱鉴别

**1. 红外分光光度法**　红外分光光度法是一种有效而可靠的定性分析手段，ChP2020、USP2023、BP2023 和 JP18 均采用 IR 鉴别该类药物。

例如，ChP2020 司可巴比妥钠的鉴别：

本品的红外光吸收图谱应与对照的图谱（光谱集 137 图）一致。

**2. 紫外分光光度法**　USP2023 收载的仲丁巴比妥钠、戊巴比妥钠，JP18 收载的苯巴比妥及其粉剂采用该法鉴别。

例如，JP18 苯巴比妥的鉴别：

以 pH 为 9.6（1→100 000）硼酸氯化钾-氢氧化钠缓冲溶液为溶剂，测定苯巴比妥紫外-可见光谱图，所得图谱与标准图谱相比较，在相同波长处显示有相似强度的吸收峰。

# 五、色谱鉴别

巴比妥类药物具有不同的分子结构，其色谱行为亦不同，可用于鉴别。常用薄层色谱法和高效液相色谱法。

**1. 薄层色谱法**　BP2023 收载的巴比妥类原料药均用 TLC 鉴别。

例如，BP2023 巴比妥的鉴别：

取巴比妥供试品和对照品各适量，分别加乙醇制成每 1ml 中约含 3mg 的溶液作为供试品溶液和对照品溶液，各量取 10μl，分别点于同一硅胶 GF$_{254}$ 薄层板上，以三氯甲烷-乙醇-浓氨水（80:15:5）混合液的下层溶液为展开剂，展开后，晾干，立即于 254nm 紫外光下检测。供试品溶液的主斑点的位置与大小与对照品溶液的主斑点一致。

**2. 高效液相色谱法**　USP43 该类药物的原料药和制剂大多采用 HPLC 鉴别，其他各国药典均有部分巴比妥类药物用 HPLC 鉴别。

例如，ChP2020 苯巴比妥片的鉴别：

在含量测定项下记录的色谱图中,供试品溶液主峰的保留时间应与对照品溶液主峰的保留时间一致。

---

**案例 6-2 分析讨论**

1. 苯巴比妥具有巴比妥类药物的共同母核,即环状丙二酰脲结构,因此可显丙二酰脲类的鉴别反应(通则 0301)。苯巴比妥具有芳环取代基,因此可利用其与亚硝酸钠-硫酸反应、与甲醛-硫酸反应以及硝化反应进行鉴别。

2. 苯巴比妥的鉴别方法,《中国药典》采用药物与亚硝酸钠-硫酸反应、与甲醛-硫酸反应、红外分光光度法以及丙二酰脲类的鉴别反应来进行分析。《美国药典》采用红外分光光度法、高效液相色谱法以及测定熔点的方法鉴别苯巴比妥。《英国药典》则采用红外分光光度法、薄层色谱法、测定熔点以及非氮取代巴比妥酸盐的反应来进行鉴别。《日本药局方》采用紫外-可见分光光度法与红外分光光度法对其进行鉴别。

3. 取三种药物适量,其中,药物可使碘、溴或高锰酸钾试液褪色的是司可巴比妥。若药物加氢氧化钠溶液与醋酸铅试液,生成白色沉淀,加热后,沉淀转变为黑色,则该药物是硫喷妥钠。若药物可与亚硝酸钠-硫酸反应生成橙黄色产物随即变为橙红色,或与甲醛-硫酸反应生成玫瑰红色产物,或与硝酸钾及硫酸共热生成黄色硝基化合物,则该药物是苯巴比妥。

---

# 第三节 特殊杂质检查

以苯巴比妥为例说明特殊杂质的检查方法。

---

**链接 6-1**

苯巴比妥的合成工艺为

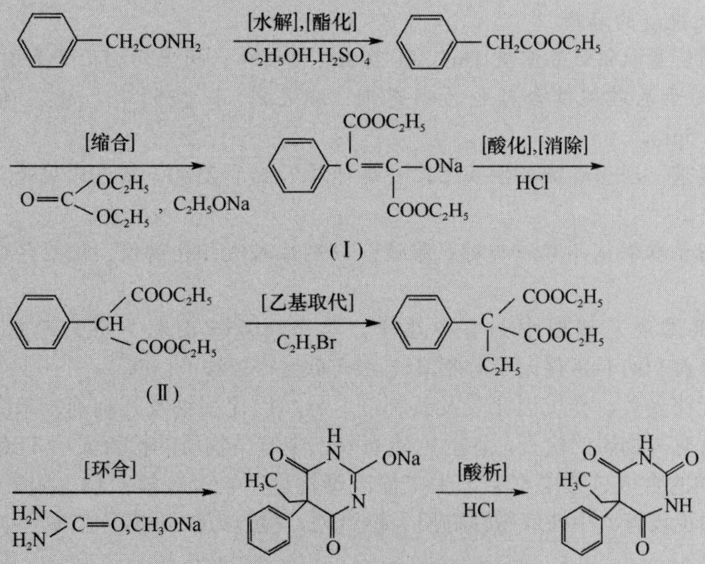

由合成工艺过程可知,苯巴比妥的特殊杂质主要是中间体Ⅰ、Ⅱ及副反应产物,ChP2020 通过酸度、乙醇溶液的澄清度、中性或碱性物质和有关物质控制特殊杂质的量。

## 一、酸 度

本项检查主要用于控制副产物苯基丙二酰脲。中间体Ⅱ的乙基化反应不完全时,会与尿素缩合，产生副产物苯基丙二酰脲，其酸性较苯巴比妥强，能使甲基橙指示剂显红色，故采用在一定量苯巴比妥供试品水溶液中，加入甲基橙指示剂不得显红色的方法，控制酸性杂质的量。ChP2020 的检查方法如下：

取本品 0.20g，加水 10ml，煮沸搅拌 1min，放冷，过滤，取滤液 5ml，加甲基橙指示剂 1 滴，不得显红色。

## 二、乙醇溶液的澄清度

本项检查主要是控制苯巴比妥中的乙醇不溶性杂质，如苯巴比妥酸等。这些杂质在乙醇溶液中的溶解度比苯巴比妥小。ChP2020 的检查方法如下：

取本品 1.0g，加乙醇 5ml，加热回流 3min，溶液应澄清。

## 三、中性或碱性物质

本项检查主要是控制中间体 I 的副产物 2-苯基丁酰胺、2-苯基丁酰脲或分解产物等杂质，采用提取重量法。上述杂质不溶于氢氧化钠试液但溶于乙醚；而苯巴比妥具有酸性，溶于氢氧化钠试液，利用溶解度的差异，将杂质分离、提取出来，干燥后称重，控制杂质限量。ChP2020 的检查方法如下：

取本品 1.0g，置分液漏斗中，加氢氧化钠试液 10ml 溶解后，加水 5ml 与乙醚 25ml，振摇 1min，分取醚层，用水振摇洗涤 3 次，每次 5ml，取醚液经干燥滤纸滤过，滤液置 105℃恒重的蒸发皿中，蒸干，在 105℃干燥 1h，遗留残渣不得过 3mg。

## 四、有 关 物 质

ChP2020、JP18 采用 HPLC 对苯巴比妥有关物质进行检查，BP 采用 TLC。ChP2020 的检查方法如下。

**有关物质** 照高效液相色谱法（通则 0512）测定。供试品溶液取本品，加流动相溶解并稀释制成每 1ml 中约含 1mg 的溶液。

**对照溶液** 精密量取供试品溶液 1ml，置 200ml 量瓶中，用流动相稀释至刻度，摇匀。

**色谱条件** 用辛基硅烷键合硅胶为填充剂；以乙腈-水（25:75）为流动相；检测波长为 220nm；进样体积 5μl。

**系统适用性要求** 理论塔板数按苯巴比妥峰计算不低于 2500，苯巴比妥峰与相邻杂质峰之间的分离度应符合要求。

**测定法** 精密量取供试品溶液与对照溶液，分别注入液相色谱仪，记录色谱图至主成分峰保留时间的 3 倍。

**限度** 供试品溶液色谱图中如有杂质峰，单个杂质峰面积不得大于对照溶液主峰面积（0.5%），各杂质峰面积的和不得大于对照溶液主峰面积的 2 倍（1.0%）。

ChP2020 苯巴比妥片、异戊巴比妥及其制剂、异戊巴比妥钠及其制剂、苯巴比妥钠及其制剂均采用 HPLC 进行有关物质的检查，注射用硫喷妥钠中有关物质的检查采用 TLC。

司可巴比妥钠的合成过程中也会产生中性或碱性副产物及分解产物，如酰脲、酰胺类物质，因此其质量标准中也设有"中性或碱性物质"检查项，检查方法同苯巴比妥。

## 第四节 含量测定

巴比妥类药物的含量测定，各国药典采用的方法有银量法（argentimetry）、溴量法（bromometry）、酸碱滴定法、提取重量法、紫外分光光度法、高效液相色谱法、气相色谱法及电泳法等，以下对前七种简要介绍。

案例6-3　　　　　　　ChP2020 异戊巴比妥的含量测定

取本品约0.2g，精密称定，加甲醇40ml使溶解，再加新制的3%无水碳酸钠溶液15ml，照电位滴定法（通则0701），用硝酸银滴定液（0.1mol/L）滴定。每1ml硝酸银滴定液（0.1mol/L）相当于22.63mg的$C_{11}H_{18}N_2O_3$。

**问题：**
1. 简述该含量测定方法的原理。
2. 除电位法外还可以采用何种方法指示终点？有何优缺点？
3. 历版药典对该法进行了哪些改进？
4. 为什么加入新制的3%无水碳酸钠溶液？

# 一、银 量 法

银量法是利用巴比妥类药物与银盐反应的性质进行含量测定的。在滴定过程中，巴比妥类药物首先与银离子反应形成可溶性的一银盐，当被测巴比妥类药物完全形成一银盐后，继续用硝酸银滴定液滴定，稍过量的银离子就与巴比妥类药物形成难溶性的二银盐白色沉淀，使溶液变浑浊，以此指示滴定终点。BP2022苯巴比妥注射液的含量测定采用在黑色背景上观察浑浊出现指示终点。

此法操作简便，专属性强，巴比妥类药物的分解产物或其他一些可能存在的杂质不与硝酸银反应。本法的缺点是受温度影响较大，且在接近滴定终点时反应较慢，难以准确观察浑浊的出现；同时二银盐沉淀具有一定的溶解度，浑浊常在化学计量点以后才出现，因此测定结果偏高。因此，为了减少滴定过程中温度变化的影响，改善滴定终点的观察，历版药典对测定方法进行修订。曾用丙酮作为介质来克服滴定过程中的温度变化的影响和改善滴定终点的观察，结果不能令人满意。经改进，ChP1985以甲醇及3%无水碳酸钠为溶剂系统，采用银-玻璃电极系统的电位法指示终点，本法获得显著改善，并沿用至今。

ChP2020中苯巴比妥及其制剂、苯巴比妥钠及其制剂、异戊巴比妥及其制剂、异戊巴比妥钠及其制剂的含量测定均采用银量法。

测定中使用的无水碳酸钠溶液需临用新配，因为碳酸钠溶液久置后可吸收空气中二氧化碳，产生碳酸氢钠，使含量明显下降；银电极临用前需用硝酸浸洗1~2min，再用水清洗干净后使用。

# 二、溴 量 法

司可巴比妥钠分子结构中含有烯丙基，该不饱和键可与溴定量地发生加成反应。因此，ChP2020采用溴量法测定司可巴比妥钠及其胶囊的含量，如司可巴比妥钠的含量测定：

取本品约0.1g，精密称定，置250ml碘瓶中，加水10ml，振摇使溶解，精密加入溴滴定液（0.05mol/L）25ml，再加盐酸5ml，立即密塞并振摇1min，在暗处静置15min后，注意微开瓶塞，加入碘化钾试液10ml，立即密塞，摇匀后，用硫代硫酸钠滴定液（0.1mol/L）滴定，至近终点时，加淀粉指示液，继续滴定至蓝色消失，并将滴定结果用空白试验校正。每1ml溴滴定液（0.05mol/L）相当于13.01mg的$C_{12}H_{17}N_2NaO_3$。

测定原理可用下列反应式表示：

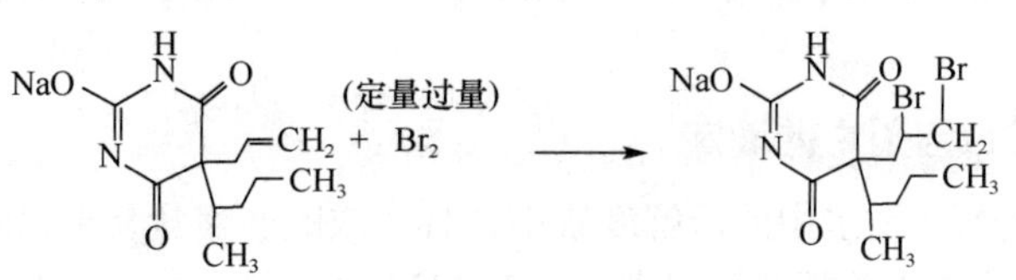

$$Br_2 + 2KI \longrightarrow 2KBr + I_2$$
（剩余）

$$I_2 + 2Na_2S_2O_3 \longrightarrow 2NaI + Na_2S_4O_6$$

由上述反应式可知：司可巴比妥钠与溴反应的摩尔比为1∶1，司可巴比妥钠的分子量为260.27，因此

$$T=\frac{cM}{n}=\frac{0.05\times260.27}{1}=13.01（mg/ml）$$

即每 1ml 溴滴定液（0.05mol/L）相当于 13.01mg 的司可巴比妥钠（$C_{12}H_{17}N_2NaO_3$）。

本法为剩余滴定法，测定结果按下式计算：

$$含量\%=\frac{13.01\times10^{-3}\times(V_0-V)\times\frac{c}{0.1}}{W}\times100\%$$

式中，$V_0$ 和 $V$ 分别为空白试验和样品测定时消耗硫代硫酸钠滴定液的体积，单位为 ml；$c$ 为硫代硫酸钠滴定液的实际浓度，单位为 mol/L；$W$ 为供试品的取样量，单位为 g。

---

**链接 6-2　　　　　　　　　溴滴定液**

在实际工作中，由于溴易挥发，且腐蚀性强，浓度不易准确控制，所以一般不用溴直接配制溴滴定液，而是用定量的溴酸钾与过量的溴化钾配制成的混合溶液作为溴滴定液。例如，溴滴定液（0.05mol/L）的配制：取溴酸钾 3.0g 与溴化钾 15g，加水适量使溶解成 1000ml，摇匀。测定时，在供试品的酸性溶液中，溴酸钾与溴化钾发生反应，生成新生态的溴，再与被测物质作用。

$$KBrO_3+5KBr+6HCl\longrightarrow 3Br_2+6KCl+3H_2O$$

---

## 三、酸碱滴定法

巴比妥类药物呈弱酸性，可作为一元酸以标准碱液滴定。根据所用溶剂的不同，可分为以下三种滴定方法。

### （一）非水溶液滴定法

基于巴比妥类药物的弱酸性，其在非水溶剂中酸性增强，用碱性标准溶液滴定时，终点较为明显，可获得比较满意的结果。最常用的溶剂为二甲基甲酰胺，其次有甲醇、丙酮、三氯甲烷、无水乙醇、苯、吡啶、甲醇-苯（15∶85）、乙醇-三氯甲烷（1∶10）等；常用的滴定液为甲醇钾（钠）的甲醇或乙醇溶液、氢氧化四丁基铵的氯苯溶液等；常用指示剂为麝香草酚蓝，也可用电位法（玻璃-饱和甘汞电极系统）指示终点。各国药典中均有应用。

在滴定过程中，应注意防止溶剂和碱滴定液吸收空气中的二氧化碳，以及防止滴定液中的溶剂挥发，因此滴定宜在隔绝二氧化碳条件下进行，并将滴定结果用空白试验校正。

USP43 收载的司可巴比妥、JP18 收载的苯巴比妥均用该法测定含量。如 USP43 司可巴比妥的含量测定：

取本品约 450mg，精密称定，置 125ml 锥形瓶中，加二甲基甲酰胺 60ml 使溶解后，加麝香草酚蓝指示液 4 滴，在隔绝二氧化碳的条件下，以磁力搅拌器搅拌，用甲醇钠滴定液（0.1mol/L）滴定，并将滴定结果用空白试验校正。每 1ml 甲醇钠滴定液（0.1mol/L）相当于 23.83mg 的 $C_{12}H_{18}N_2O_3$。

### （二）在水-乙醇混合溶剂中的滴定

由于游离巴比妥类药物在水中的溶解度较小，且生成的弱酸盐易于水解，影响滴定终点的观察，故滴定多在醇溶液或含水的醇溶液中进行。BP2022 甲苯巴比妥、苯巴比妥采用该法测定含量，如苯巴比妥的测定：

取本品约 0.2g，精密称定，加乙醇（96%）40ml 溶解后，加水 20ml，用氢氧化钠滴定液

（0.1mol/L）滴定，电位法指示，并将滴定结果用空白试验校正。每1ml氢氧化钠滴定液（0.1mol/L）相当于23.22mg的$C_{12}H_{12}N_2O_3$。

本法为直接滴定法，同时进行空白试验，测定结果按下式计算：

$$含量\% = \frac{23.22\times10^{-3}\times(V-V_0)\times\frac{c}{0.1}}{W}\times100\%$$

式中，$V_0$和$V$分别为空白试验和样品测定时消耗氢氧化钠滴定液的体积，单位为ml；$c$为氢氧化钠滴定液的实际浓度，单位为mol/L；$W$为供试品的取样量，单位为g。

本法操作简便，若采用麝香草酚酞作为指示剂，则终点较难判断，并且由于操作过程中易吸收空气中的二氧化碳，而使终点的淡蓝色褪去，采用空白对照亦难以取得满意的结果，因此，常采用电位法指示终点。

### （三）在胶束水溶液中的滴定

本法在有机表面活性剂的胶束水溶液进行滴定，用指示剂或电位法指示终点。表面活性剂能改变巴比妥类药物的离解平衡，使药物的$pK_a$值增大，使巴比妥类药物酸性增强，因此使滴定终点变化明显。常用的有机表面活性剂有溴化十六烷基三甲基苄胺（cetyltrimethylbenzylammonium bromide，CTMC）和氯化四癸基二甲基苄胺（tetradacyldimethylbenzylammonium chloride，TDBA）。

## 四、提取重量法

利用游离巴比妥类药物的弱酸性及其钠盐的碱性，本类药物也可采用提取重量法测定含量。BP2022收载的戊巴比妥片、苯巴比妥片、苯巴比妥口服溶液、苯巴比妥钠片，USP43收载的异戊巴比妥钠、注射用异戊巴比妥钠采用本法测定含量，如BP2022苯巴比妥钠片的含量测定：

取本品20片，精密称定，研细，精密称取适量（约相当于苯巴比妥钠0.3g），加2%氯化钠饱和的氢氧化钠溶液10ml，加盐酸酸化，用乙醚萃取，每次15ml，直至萃取完全，分取乙醚层，乙醚层用水2ml洗涤，合并乙醚液，挥去乙醚，105℃干燥至恒重，每1g残渣相当于1.095g的$C_{12}H_{11}N_2NaO_3$。

## 五、紫外分光光度法

巴比妥类药物在酸性介质中几乎不电离，无明显的紫外吸收，但在碱性介质中电离为具有紫外吸收特征的结构，因此可采用紫外分光光度法测定含量。如ChP2020注射用硫喷妥钠的含量测定：

【含量测定】　照紫外-可见分光光度法（通则0401）测定。

供试品溶液　取装量差异项下的内容物，混合均匀，精密称取适量（约相当于硫喷妥钠0.25g），置500ml量瓶中，加水使硫喷妥钠溶解并稀释至刻度，摇匀，精密量取适量，用0.4%氢氧化钠溶液定量稀释制成每1ml中约含5μg的溶液。

对照品溶液　取硫喷妥对照品，精密称定，用0.4%氢氧化钠溶液溶解并定量稀释制成每1ml中约含5μg的溶液。

测定法　取供试品溶液与对照品溶液，在304nm的波长处分别测定吸光度，根据每支的平均装量计算。每1mg硫喷妥相当于1.091mg的$C_{11}H_{17}N_2NaO_2S$。

测定结果按下式计算：

$$标示量\% = \frac{c_R\times\frac{A_X}{A_R}\times D\times V}{\dfrac{W}{标示量}}\times100\% = \frac{1.091\times c_R\times\frac{A_X}{A_R}\times D\times500\times10^{-6}}{\dfrac{W}{标示量}}\times100\%$$

式中，$c_R$为对照品溶液的浓度，单位为μg/ml；$A_X$、$A_R$分别为供试品溶液、对照品溶液的吸光度；

$V$ 为供试品溶液的体积，单位为 ml；$D$ 为溶液的稀释倍数；$W$ 为供试品的取样量，单位为 g；$\bar{W}$ 为平均装量，单位为 g/支；标示量为制剂的规格，单位为 g/支；1.091 为硫喷妥钠和硫喷妥的分子量比值。

本法为直接紫外分光光度法，即将供试品溶解后，根据供试品溶液的 pH，在其相应的 $\lambda_{max}$ 处，直接测定对照品溶液和供试品溶液的吸光度，再计算药物的含量。

USP43 收载的仲丁巴比妥钠、硫喷妥钠及注射用硫喷妥钠均采用直接紫外分光光度法测定含量。

## 六、高效液相色谱法

高效液相色谱法多用于制剂及体内药物分析中巴比妥类药物的含量测定，如 ChP2020 苯巴比妥片的含量测定：

**【含量测定】** 照高效液相色谱法（通则 0512）测定。

**供试品溶液** 取本品 20 片，精密称定，研细，精密称取适量（约相当于苯巴比妥 30mg），置 50ml 量瓶中，加流动相适量，超声 20min 使苯巴比妥溶解，放冷，用流动相稀释至刻度，摇匀，滤过，精密量取续滤液 1ml，置 10ml 量瓶中，用流动相稀释至刻度，摇匀。

**对照品溶液** 取苯巴比妥对照品适量，精密称定，加流动相溶解并定量稀释制成每 1ml 中约含苯巴比妥 60μg 的溶液。

**色谱条件** 用辛基硅烷键合硅胶为填充剂；以乙腈-水（30：70）为流动相；检测波长为 220nm，进样体积 10μl。

**系统适用性要求** 理论塔板数按苯巴比妥峰计算不低于 2000，苯巴比妥峰与相邻色谱峰之间的分离度应符合要求。

**测定法** 精密量取供试品溶液与对照品溶液，分别注入液相色谱仪，记录色谱图。按外标法以峰面积计算。

测定结果按下式计算：

$$\text{标示量}\% = \dfrac{\dfrac{c_R \times \dfrac{A_X}{A_R} \times D \times V}{W} \times \bar{W}}{\text{标示量}} \times 100\% = \dfrac{\dfrac{c_R \times \dfrac{A_X}{A_R} \times \dfrac{10}{1} \times 50 \times 10^{-3}}{W} \times \bar{W}}{\text{标示量}} \times 100\%$$

式中，$c_R$ 为对照品溶液的浓度，单位为 μg/ml；$A_X$、$A_R$ 分别为供试品溶液、对照品溶液的峰面积；$V$ 为供试品溶液的体积，单位为 ml；$D$ 为溶液的稀释倍数；$W$ 为供试品的取样量，单位为 mg；$\bar{W}$ 为平均片重，单位为 mg/片；标示量为制剂的规格，单位为 mg/片。

## 七、气相色谱法

气相色谱法具有灵敏度高、专属性强的特点，亦可用于巴比妥类药物的含量测定。USP43 收载的仲丁巴比妥、仲丁巴比妥钠口服溶液、仲丁巴比妥钠片、注射用美索比妥钠采用该法测定含量，一般采用内标法定量，如 USP43 仲丁巴比妥的含量测定：

**【含量测定】** 照气相色谱法测定。

**内标溶液** 精密称取正二十四烷适量，加三氯甲烷制成每 1ml 约含 2mg 的溶液。

**供试品溶液** 精密称取供试品适量，加三氯甲烷制成每 1ml 约含 2mg 的供试品贮备液。分别移取供试品贮备液和内标溶液各 10ml，混合制成供试品和正二十四烷浓度约为每 1mg/ml 的溶液。

**对照品溶液** 精密称取仲丁巴比妥对照品适量，加三氯甲烷制成每 1ml 约含 2mg 的对照品贮备液。分别移取对照品贮备液和内标溶液 10ml，混合制成仲丁巴比妥和正二十四烷浓度约为每 1mg/ml 的溶液。

**色谱条件** 玻璃柱（1.8m×4mm），内装涂有 10% G37（聚酰亚胺）的 S1AB 载体（硅藻土经酸洗和碱洗），柱温为 260℃，气化室温度为 260℃，检测室温度为 300℃。检测器为火焰离子化检测器。载气为氮气，流速 50ml/min。

**系统适用性要求**　取对照品溶液重复 5 次进样，校正因子的相对标准偏差应小于 1.0%；仲丁巴比妥峰与内标物质峰的分离度应大于 3.0，仲丁巴比妥峰、内标物的拖尾因子应分别小于 1.3 和 1.2。

**测定法**　分别精密量取对照品溶液和供试品溶液 2μl，注入气相色谱仪，记录色谱图，计算含量。

# 思　考　题

1. 根据巴比妥类药物的结构，简述构性关系。
2. 如何用化学方法鉴别苯巴比妥、司可巴比妥和硫喷妥钠？
3. 巴比妥类药物含量测定方法有哪些？试述每种方法的原理。

（洪俊丽）

# 第七章 芳酸及其酯类药物的分析

**本章要求**

**1. 掌握** 芳酸及其酯类药物的基本结构和主要的理化性质；结构、理化性质与分析方法的关系；代表性药物阿司匹林及其制剂、右布洛芬、氯贝丁酯的鉴别、特殊杂质检查和含量测定的原理与方法。

**2. 熟悉** 二氟尼柳、丙磺舒、对氨基水杨酸钠的鉴别、检查和含量测定方法。

**3. 了解** 其他芳酸及其酯类药物的分析方法。

## 阿司匹林的诞生——传承创新、甘于奉献

阿司匹林是一种使用广泛、历史悠久、富传奇色彩的药物，其与青霉素、地西泮被誉为世界医药史上三大经典药物。那么已有120多岁"高龄"的"世纪之药"阿司匹林到底拥有怎样的魅力呢？

起初，人们发现可以通过咀嚼柳树皮来缓解疼痛并减轻发热症状。随着研究的深入，水杨酸从植物中提取出来，该成分在体外有很强的药理活性。基于提取水杨酸过程的复杂性，1860年，科尔比（Kolbe）首次合成水杨酸，从此开辟了一条大量、廉价生产水杨酸的道路。但水杨酸对胃肠道不良反应大，临床上常会出现胃溃疡、呕吐等副作用。德国化学家霍夫曼经过多年的努力，在水杨酸的化学结构上引入一个乙酰基，即乙酰水杨酸（阿司匹林）。阿司匹林既保留了水杨酸的解热镇痛抗炎作用，又大大减弱了胃肠道的不良反应。阿司匹林于1899年正式应用于临床。

我国化学家傅鹰教授曾说："一门科学的历史是那门科学中最宝贵的一部分，因为科学只能给我们知识，而历史却能给我们智慧。"阿司匹林的发现史蕴含着丰富的化学史实，奠定了科学研究基础；霍夫曼博士对水杨酸化学结构的改进，体现了科研创新的重要性，激发了后辈人的科学探究精神。药学工作者要有传承创新、甘于奉献的精神，结合现代科学技术和手段，致力于研发更多安全、有效、质量可控的药物。

芳酸及其酯类药物（aromatic acid drug and their ester）系指分子结构中含有苯环和羧基的化合物，羧基可呈游离态，如水杨酸、阿司匹林、布洛芬、甲芬那酸等；羧基也可成盐或酯，如双氯芬酸钠、双水杨酯等。

## 第一节 结构与性质

### 一、基本结构

芳酸类药物分为水杨酸类、苯甲酸类和其他芳酸类。水杨酸类分子结构中含有苯环和羧基，羧基与苯环直接相连，羧基邻位为酚羟基，游离羧基可成盐或酯，酚羟基也可成酯，苯环上还可发生取代。苯甲酸类药物分子结构中含有苯环和羧基，羧基与苯环直接相连，游离羧基呈酸性、可成盐或酯，另外苯环上还有其他取代基。典型代表药物见表7-1。

表 7-1　芳酸及其酯类的典型代表药物

| 类别 | 药物名称 | 化学结构式 |
|---|---|---|
| 水杨酸类 | 水杨酸（salicylic acid） | <br>（基本结构） |
|  | 阿司匹林（aspirin） | |
|  | 二氟尼柳（diflunisal） | |
|  | 双水杨酯（salsalate） | |
|  | 对氨基水杨酸钠（sodium aminosalicylate） | |
|  | 贝诺酯（benorilate） | |
| 苯甲酸类 | 苯甲酸（benzoic acid） | <br>（基本结构） |
|  | 丙磺舒（probenecid） | |
|  | 甲芬那酸（mefenamic acid） | |
|  | 布美他尼（bumetanide） | |

续表

| 类别 | 药物名称 | 化学结构式 |
|---|---|---|
| 其他芳酸类 | 布洛芬（ibuprofen） | |
| | 右布洛芬（dexibuprofen） | |
| | 双氯芬酸钠（diclofenac sodium） | |
| | 氯贝丁酯（clofibrate） | |

**案例 7-1**

已知某药物结构式为

**问题：**

1. 根据该药物的结构，分析其主要结构特征。

2. 基于该药物理化性质，设计其化学鉴别方法。

3. 查阅 ChP2020，该药物片剂除另有规定外，应进行哪些相应检查？

## 二、主 要 性 质

### ▌（一）溶解性

本类药物多为具有一定熔点的固体。除钠盐易溶于水以外，其他药物在水中微溶或几乎不溶，而能溶于乙醇、乙醚、三氯甲烷等有机溶剂中。

### ▌（二）酸性

具有游离羧基的本类药物具有酸性，属于中等强度的酸或弱酸，其酸性受苯环、羧基和取代基的影响。取代基为卤素、硝基、羟基时能降低苯环电子云密度，使羧基中羟基氧原子的电子云密度降低，从而增加氧氢键极性，较易离解出质子，故酸性较苯甲酸强；反之，取代基为甲基、氨基时能增加苯环电子云密度从而降低氧氢键极性，使酸性较苯甲酸弱。水杨酸结构中的羟基位于苯甲酸的邻位，不仅对羧基有邻位效应，还由于羟基中的氢能与羧基中碳氧双键的氧形成分子内氢键更增强羧基中氧氢键的极性，使酸性增强，因此水杨酸的酸性（p$K_a$ 2.95）比苯甲酸（p$K_a$

4.26）强得多。阿司匹林为乙酰水杨酸，酸性（$pK_a$ 3.49）较水杨酸要弱些，但比苯甲酸的酸性强。利用本类药物的酸性，可用酸碱滴定法测定含量。

## （三）水解性

芳酸酯类药物易水解，一般情况下其水解速度较慢，但在酸或碱的存在下加热时，可加速水解反应。在酸性介质中，水解和酯化反应可达到平衡，故不可能全部水解：

$$RCOOR' + H_2O \underset{}{\overset{H^+}{\rightleftharpoons}} RCOOH + R'OH$$

在碱性介质中，由于碱能中和水解反应生成的酸，使平衡破坏，因此在过量碱（常用氢氧化钠或碳酸钠）存在的条件下，水解可以进行完全：

$$RCOOR' + H_2O \xrightarrow{NaOH} RCOOH + R'OH$$

$$RCOOH + NaOH \longrightarrow RCOONa + H_2O$$

利用水解得到的酸和醇的性质，可鉴别相应的芳酸酯类药物。水解产物也是芳酸酯类原料药及制剂中杂质的主要来源之一，常需检查。利用水解反应，本类药物亦可用水解后剩余滴定法测定含量，即常先将药物在定量过量的氢氧化钠溶液中加热水解，再用盐酸或硫酸滴定剩余的氢氧化钠。

## （四）官能团反应

含酚羟基的水杨酸类药物可与三氯化铁反应而显色，可用三氯化铁反应鉴别；含芳伯氨基的对氨基水杨酸钠、水解产生芳伯氨基的贝诺酯，均可用重氮化-偶合反应鉴别，亚硝酸钠滴定法测定含量。含硫的丙磺舒可分解生成亚硫酸盐，氧化生成硫酸盐，用于鉴别。

## （五）光谱特征

本类药物分子结构中含有苯环和特征官能团，具有紫外和红外特征吸收，可用于鉴别。紫外-可见吸收分光光度法被广泛用于本类药物制剂的溶出度与释放度的测定及含量均匀度的检查，甚至用于部分药物制剂的含量测定。布美他尼、甲芬那酸的荧光特性也可用于鉴别。

# 第二节　鉴别试验

## 一、化学鉴别法

## （一）三氯化铁反应

**1. 水杨酸类**　含酚羟基的水杨酸及其盐在中性或弱酸性条件下，可与三氯化铁试液反应，生成紫堇色配位化合物。

反应适宜的 pH 为 4.0～6.0，在强酸性溶液中配位化合物分解。本反应极为灵敏，宜在稀溶液中进行；如取样量大，产生颜色过深时，可加水稀释后观察。

阿司匹林分子结构中无游离的酚羟基，不能直接与三氯化铁试液反应，加水煮沸，酯键受热水解后生成水杨酸，与三氯化铁试液反应，显紫堇色。贝诺酯加氢氧化钠试液煮沸水解再加盐酸酸化后，双水杨酯加氢氧化钠试液煮沸水解后，都能与三氯化铁试液反应呈紫堇色。二氟尼柳加乙醇溶解后，与三氯化铁试液反应，呈深紫色；对氨基水杨酸钠加稀盐酸呈酸性后，与三氯化铁试液反应，呈紫红色；均用于鉴别。

**2. 苯甲酸类**　苯甲酸及其钠盐的中性溶液与三氯化铁试剂反应，可生成沉淀。

丙磺舒具有羧基，与氢氧化钠试液反应生成钠盐，在 pH 5.0～6.0 水溶液中，可与三氯化铁成盐，形成米黄色沉淀，可用于鉴别。其产物结构式为

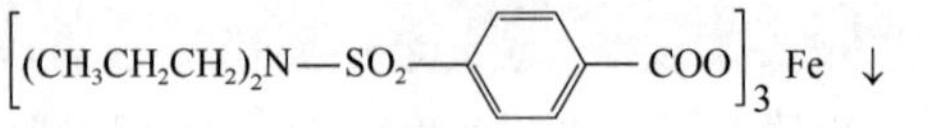

$$[(CH_3CH_2CH_2)_2N-SO_2-\text{〇}-COO]_3Fe \downarrow$$

ChP2020 丙磺舒的鉴别：

取本品约 5mg，加 0.1mol/L 氢氧化钠溶液 0.2ml，用水稀释至 2ml（pH 为 5.0～6.0），加三氯化铁试液 1 滴，即生成米黄色沉淀。

苯甲酸的碱性溶液与三氯化铁试液反应，生成碱式苯甲酸铁盐的赭色沉淀，可与水杨酸类药物相区别。ChP2020 对苯甲酸的鉴别：

取本品约 0.2g，加 0.4% 氢氧化钠溶液 15ml，振摇，滤过，滤液中加三氯化铁试液 2 滴，即生成赭色沉淀。

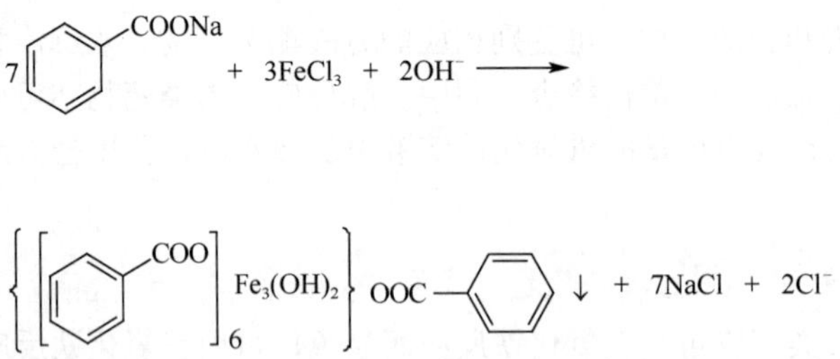

## （二）水解反应

水杨酸类药物易水解生成游离水杨酸，即产生白色沉淀。例如，阿司匹林在碳酸钠试液中加热，酯键水解生成水杨酸钠及醋酸钠，加过量稀硫酸后生成水杨酸和醋酸，水杨酸不溶于水而析出白色沉淀，醋酸具有特臭。ChP2020 阿司匹林的鉴别：

取本品约 0.5g，加碳酸钠试液 10ml，煮沸 2min 后，放冷，加过量的稀硫酸，即析出白色沉淀，并发生醋酸的臭气。

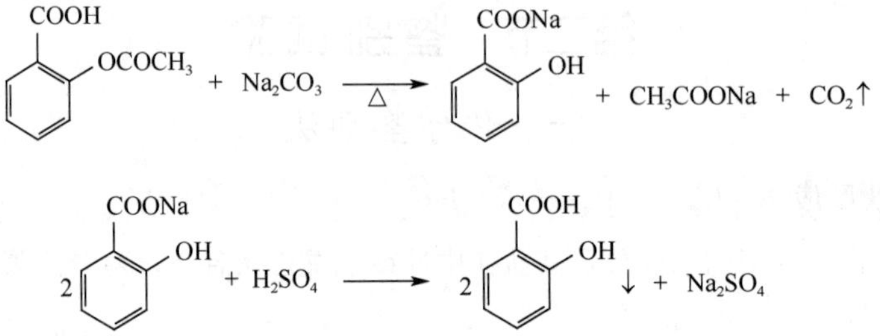

$$2CH_3COONa + H_2SO_4 \longrightarrow 2CH_3COOH + Na_2SO_4$$

## （三）重氮化-偶合反应

分子结构中具有芳伯氨基或潜在芳伯氨基的药物均可用芳香第一胺的鉴别反应（即重氮化-偶合反应）鉴别，即在酸性溶液中，与亚硝酸钠试液发生重氮化反应生成重氮盐，再与碱性 β-萘酚偶合生成橙黄到猩红色沉淀。贝诺酯具有潜在的芳伯氨基，加酸水解后产生游离芳伯氨基，可用该反应鉴别。

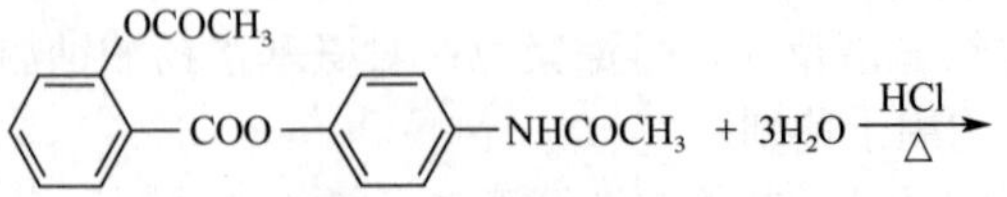

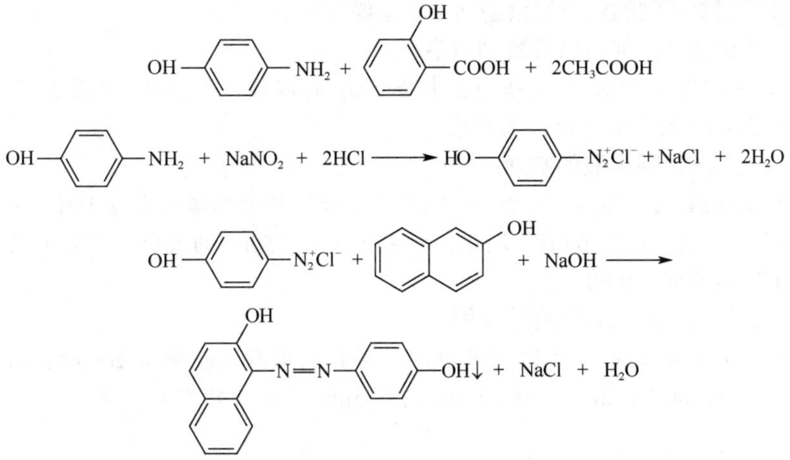

ChP2020 贝诺酯的鉴别：

取本品约 0.1g，加稀盐酸 5ml，煮沸，放冷，滤过，滤液显芳香第一胺反应（通则 0301）。

## （四）其他反应

**1. 分解产物的反应** 丙磺舒具有磺酰胺结构，与氢氧化钠共熔融，可分解生成亚硫酸钠，经硝酸氧化成硫酸盐，可用硫酸盐反应鉴别。

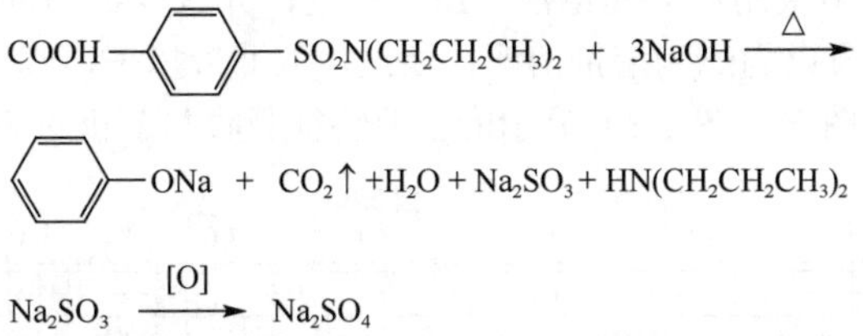

**2. 异羟肟酸铁反应** 氯贝丁酯分子中具有酯结构，碱水解后与盐酸羟胺生成异羟肟酸盐，在弱酸性条件下加三氯化铁即生成紫色的异羟肟酸铁。

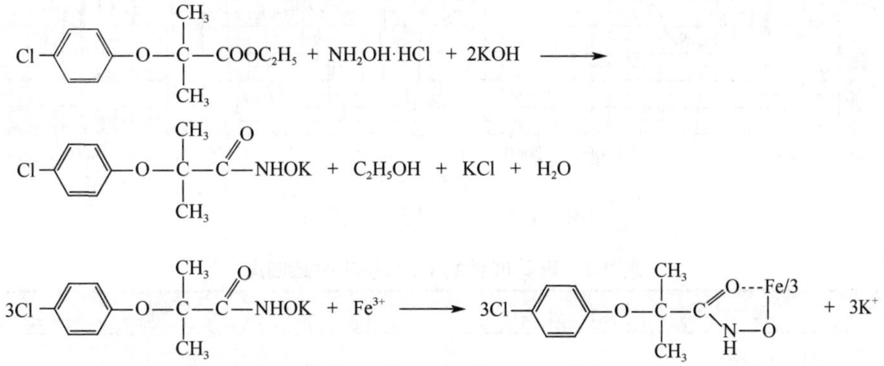

**3. 氧化反应** 甲芬那酸溶于硫酸后，与重铬酸钾反应显深蓝色，随即变为棕绿色。ChP2020 甲芬那酸的鉴别：

取本品约 5mg，加硫酸 2ml 使溶解，加 0.5% 重铬酸钾溶液 0.05ml，即显深蓝色，随即变为棕绿色。

# 二、光谱鉴别法

## （一）紫外光谱法

本类药物分子结构中具有苯环和羧基，其紫外吸收光谱具有一定的特征性，可用于鉴别。

ChP2020 芳酸及其酯类药物的紫外光谱鉴别方法主要有以下几种：

（1）最大吸收波长法，如双氯芬酸钠的鉴别：

取本品，加水溶解并稀释制成每 1ml 中含 20μg 的溶液，照紫外-可见分光光度法（通则 0401）测定，在 276nm 的波长处有最大吸收。

（2）吸光度法。如甲芬那酸的鉴别：

取本品，加 1mol/L 盐酸溶液-甲醇（1∶99）混合液溶解并稀释制成每 1ml 中含 20μg 的溶液，照紫外-可见分光光度法（通则 0401）测定，在 279nm 与 350nm 的波长处有最大吸收，其吸光度分别为 0.69～0.74 与 0.56～0.60。

（3）吸光度比值法，如二氟尼柳的鉴别：

取本品，加 0.1mol/L 的盐酸乙醇溶液溶解并稀释制成每 1ml 中含 20μg 的溶液，照紫外-可见分光光度法（通则 0401）测定，在 251nm 与 315nm 的波长处有最大吸收，吸光度比值应为 4.2～4.6。

（4）最大与最小吸收波长法。如右布洛芬、布洛芬的鉴别：

取本品，加 0.4% 氢氧化钠溶液溶解并稀释制成每 1ml 中约含 0.25mg 的溶液，照紫外-可见分光光度法（通则 0401）测定，在 265nm 与 273nm 的波长处有最大吸收，在 245nm 与 271nm 的波长处有最小吸收，在 259nm 的波长处有一肩峰。

## （二）红外光谱法

本类药物的原料药大多采用红外光谱法（IR）鉴别，亦有少数制剂采用溶剂提取法去除辅料后测定。例如，布洛芬胶囊以丙酮为溶剂溶解，滤过，取滤液挥干，真空干燥后，采用 IR 鉴别。

阿司匹林的红外吸收图谱（图 7-1）显示的主要特征吸收与解析见表 7-2。

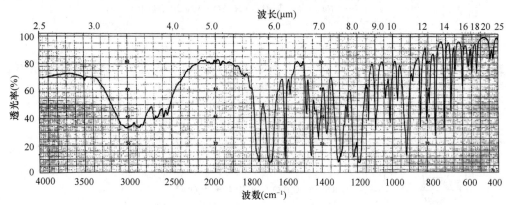

图 7-1 阿司匹林红外光谱图

**表 7-2 阿司匹林的 IR 特征吸收峰归属**

| 峰位（cm⁻¹） | 归属 |
| --- | --- |
| 3100～2500 | 羧基 $\nu_{O—H}$ |
| 1760、1690 | 乙酸酯和羧酸 $\nu_{C=O}$ |
| 1610、1570、1480、1460 | 苯环 $\nu_{C=C}$ |
| 1310、1220、1180 | 酯基 $\nu_{C—O}$ |
| 760 | 邻位取代苯环 $\delta_{Ar—H}$ |

## （三）荧光分光光度法

ChP2020 布美他尼、甲芬那酸原料及其制剂均根据荧光光谱特征进行鉴别，如甲芬那酸的鉴别：

取本品约 25mg，加三氯甲烷 15ml 溶解后，置紫外线灯（254nm）下检视，显绿色荧光。

## 三、色谱鉴别法

### （一）薄层色谱法

薄层色谱法设备简单、操作简便，具有分离功能，可排除制剂中辅料的干扰，可用于药物的鉴别，如二氟尼柳胶囊的鉴别：

照薄层色谱法（通则 0502）试验。

**供试品溶液**　取本品的内容物适量（约相当于二氟尼柳 50mg），加甲醇 5ml，振摇使二氟尼柳溶解，滤过，取续滤液。

**对照品溶液**　取二氟尼柳对照品适量，加甲醇溶解并稀释制成每 1ml 中约含 10mg 的溶液。

**色谱条件**　采用硅胶 $GF_{254}$ 薄层板，以正己烷-二氧六环-冰醋酸（85 : 10 : 5）为展开剂。

**测定法**　吸取供试品溶液与对照品溶液各 5μl，分别点于同一薄层板上，展开，晾干，置紫外线灯（254nm）下检视。

**限度**　供试品溶液所显主斑点的位置和颜色应与对照品溶液的主斑点一致。

### （二）高效液相色谱法

当药物采用高效液相色谱法测定含量，可同时进行鉴别。芳酸及其酯类的许多药物采用该法鉴别，如吲哚美辛片的鉴别：

在含量测定项下记录的色谱图中，供试品溶液主峰的保留时间应与对照品溶液主峰的保留时间一致。

# 第三节　特殊杂质检查

## 一、阿司匹林中特殊杂质的检查

**链接 7-1**

阿司匹林的合成工艺为

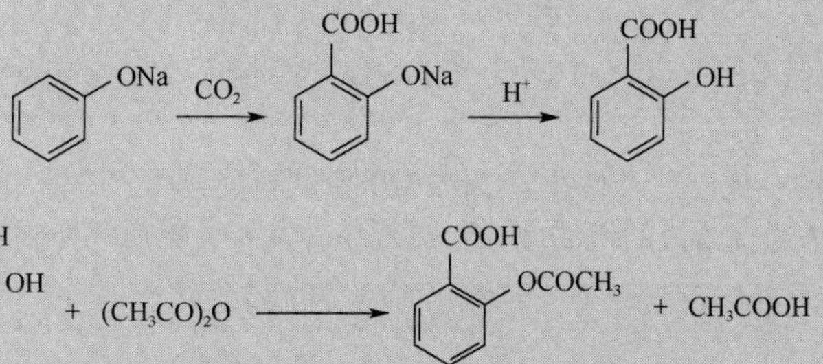

可能引入的杂质：

（1）原料中带入苯酚，生产工艺中也可产生醋酸苯酯、游离水杨酸、水杨酸苯酯和乙酰水杨酸苯酯。

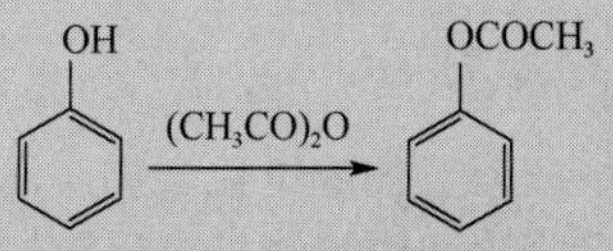

醋酸苯酯

（2）生产过程中乙酰化不完全或贮藏过程中水解产生游离水杨酸。水杨酸不仅对人体有毒性，且其分子中所含的酚羟基易被氧化，在空气中生成有色的醌型化合物而使成品变色。

（3）以色谱法研究阿司匹林，除分离得到水杨酸外，尚得到几种水杨酸衍生物，如乙酰水杨酸酐（ASAN）、乙酰水杨酰水杨酸（ASSA）和水杨酰水杨酸（SSA）等。动物实验证明以上杂质具有免疫活性。

根据阿司匹林的合成工艺及性质，ChP2020 除控制重金属、干燥失重、炽灼残渣、易炭化物等一般杂质外，还需通过溶液的澄清度、游离水杨酸及有关物质等控制特殊杂质的限量。

### （一）溶液的澄清度

检查碳酸钠试液中不溶物。苯酚、醋酸苯酯、水杨酸苯酯和乙酰水杨酸苯酯均不含羧基，不溶于碳酸钠试液，而阿司匹林溶于碳酸钠试液，可利用杂质与阿司匹林溶解行为的差异控制限量。ChP2020 方法如下：

取本品 0.50g，加温热至约 45℃的碳酸钠试液 10ml 溶解后，溶液应澄清。

### （二）游离水杨酸

基于水杨酸可在弱酸性溶液中与高价铁盐生成紫堇色配位化合物，而阿司匹林结构中无游离酚羟基，不发生该反应的原理，ChP2005 曾用稀硫酸铁铵溶液显色反应检查游离水杨酸。但由于在供试品溶液制备过程中阿司匹林可发生水解产生新的游离水杨酸，所以自 ChP2010 起采用 1%冰醋酸甲醇溶液制备供试品溶液（10mg/ml），以防止阿司匹林水解，同时采用 HPLC 检查游离水杨酸。ChP2020 采用高效液相色谱法控制游离水杨酸的限量方法如下：

照高效液相色谱（通则 0512）测定。临用新制。

**溶剂**　1% 冰醋酸的甲醇溶液。

**供试品溶液**　取本品约 0.1g，精密称定，置 10ml 量瓶中，加溶剂适量，振摇使溶解并稀释至刻度，摇匀。

**对照品溶液**　取水杨酸对照品约 10mg，精密称定，置 100ml 量瓶中，加溶剂适量使溶解并稀释至刻度，摇匀，精密量取 5ml，置 50ml 量瓶中，用溶剂稀释至刻度，摇匀。

**色谱条件**　用十八烷基硅烷键合硅胶为填充剂；以乙腈-四氢呋喃-冰醋酸-水（20∶5∶5∶70）为流动相；检测波长为 303nm；进样体积 10μl。

**系统适用性要求**　理论塔板数按水杨酸峰计算不低于 5000。阿司匹林峰与水杨酸峰之间的分离度应符合要求。

**测定法**　精密量取供试品溶液与对照品溶液，分别注入液相色谱仪，记录色谱图。

**限度**　供试品溶液色谱图中如有与水杨酸峰保留时间一致的色谱峰，按外标法以峰面积计算，不得过 0.1%。

一般情况下，制剂不再检查原料药检查项下的有关杂质，但阿司匹林在制剂的生产和贮藏过程中均可能水解生成水杨酸，故仍需检查游离水杨酸。ChP2020 对阿司匹林片、肠溶片、肠溶胶囊、泡腾片及栓剂均采用 HPLC 检查游离水杨酸，其限量分别为 0.3%、1.5%、1.0%、3.0%、3.0%。

USP2023、JP18 则采用对照法检查。检查原理是利用阿司匹林结构中无酚羟基，不能与高铁盐反应，而水杨酸与高铁盐反应呈紫堇色，与一定量的水杨酸对照液生成的颜色比较，控制水杨酸的限量。

## （三）有关物质

阿司匹林中的"有关物质"系指除"游离水杨酸"外的其他未命名的相关物质，容易引起过敏性荨麻疹、哮喘、胃肠出血、鼻息肉等不良反应，如杂质水杨酸苯酯、水杨酸酐、乙酰水杨酸苯酯等杂质及其他未知杂质。

ChP2020 采用反相 HPLC 中不加校正因子的主成分自身对照法检查阿司匹林中有关物质，以控制这些杂质的限量。ChP2020 的检查方法如下：

照高效液相色谱法（通则 0512）测定。

**溶剂**　1% 冰醋酸的甲醇溶液。

**供试品溶液**　取本品约 0.1g，置 10ml 量瓶中，加溶剂适量，振摇使溶解并稀释至刻度，摇匀。

**对照溶液**　精密量取供试品溶液 1ml，置 200ml 量瓶中，用溶剂稀释至刻度，摇匀。

**水杨酸对照品溶液**　取水杨酸对照品约 10mg，精密称定，置 100ml 量瓶中，加溶剂适量使溶解并稀释至刻度，摇匀，精密量取 5ml，置 50ml 量瓶中，用溶剂稀释至刻度，摇匀。

**灵敏度溶液**　精密量取对照溶液 1ml，置 10ml 量瓶中，用溶剂稀释至刻度，摇匀。

**色谱条件**　用十八烷基硅烷键合硅胶为填充剂；以乙腈-四氢呋喃-冰醋酸-水（20∶5∶5∶70）为流动相 A，乙腈为流动相 B，按表 7-3 进行梯度洗脱；检测波长为 276nm；进样体积 10μl。

**系统适用性要求**　阿司匹林峰的保留时间约为 8min，阿司匹林峰与水杨酸峰之间的分离度应符合要求。灵敏度溶液色谱图中主成分峰高的信噪比应大于 10。

**测定法**　精密量取供试品溶液、对照溶液、灵敏度溶液与水杨酸对照品溶液，分别注入液相色谱仪，记录色谱图。

**限度**　供试品溶液色谱图中如有杂质峰，除水杨酸峰外，其他各杂质峰面积的和不得大于对照溶液主峰面积（0.5%），小于灵敏度溶液主峰面积的色谱峰忽略不计。

表 7-3 阿司匹林梯度洗脱条件

| 时间（min） | 流动相 A（%） | 流动相 B（%） |
| --- | --- | --- |
| 0 | 100 | 0 |
| 60 | 20 | 80 |

《美国药典》与《日本药局方》均不检查除水杨酸外的有关物质，《英国药典》采用不加校正因子的水杨酸对照法测定有关物质，杂质 A（4-羟基苯甲酸）、B（4-羟基间苯二甲酸）、C（水杨酸）、D（乙酰水杨酰水杨酸）、E（水杨酰水杨酸）、F（乙酰水杨酸酐）峰面积不得过对照溶液水杨酸峰面积的 1.5 倍（0.15%）；未知杂质单个峰面积不得过 0.5 倍（0.05%），面积总和不得过 2.5 倍（0.25%）；面积小于 0.3 倍（0.03%）的峰忽略。

## 二、右布洛芬中特殊杂质的检查

右布洛芬为布洛芬的右旋体，布洛芬的药理活性主要来自右旋体，其药效强于消旋体和左旋体，与等剂量布洛芬消旋体相比具有更高的疗效，较小剂量即可达到治疗作用。在体内，60% 左旋体可以转换右旋体，为药物的整体水平提供了活性储备。在右布洛芬的制备过程中会引入左布洛芬及有关物质，ChP2020 采用手性 HPLC 中的手性固定相法检查左布洛芬，方法如下：

照高效液相色谱法（通则 0512）测定。

**供试品溶液** 取本品适量，精密称定，加流动相溶解并定量稀释制成每 1ml 中约含 2mg 的溶液。

**对照品溶液** 取左布洛芬对照品适量，精密称定，加流动相溶解并定量稀释制成每 1ml 中约含 0.02mg 的溶液。

**系统适用性溶液** 取布洛芬适量，加流动相溶解并稀释制成每 1ml 中含 0.2mg 的溶液。

**色谱条件** 用 $O,O'$-二-（4-叔丁基苯甲酰基）-$N,N'$-二烯丙基-$L$-酒石酸二胺手性键合相（简称 CHI-TBB）为填充剂（Kromasil，4.6mm×250mm，5μm 或效能相当的色谱柱）；以正己烷-叔丁甲醚-醋酸（850∶150∶1）为流动相，流速为每分钟 2.0ml；检测波长为 220nm；进样体积为 20μl。

**系统适用性要求** 系统适用性溶液色谱图中，理论塔板数按右布洛芬峰计算不低于 2000，右布洛芬峰与左布洛芬峰之间的分离度应大于 3.0。

**测定法** 精密量取供试品溶液与对照品溶液，分别注入液相色谱仪，记录色谱图。

**限度** 供试品溶液色谱图中如有左布洛芬峰，按外标法以峰面积计算，不得过 1.0%

ChP2020 采用离子抑制色谱法中外标法和不加校正因子的主成分自身对照法检查测定有关物质，方法如下：

**供试品溶液** 取本品 20mg，精密称定，置 10ml 量瓶中，加乙腈 2ml 溶解，用流动相稀释至刻度，摇匀。

**对照溶液** 精密量取供试品溶液适量，用流动相定量稀释制成每 1ml 中约含 20μg 的溶液。

**对照品溶液** 取右布洛芬对照品 20mg，精密称定，置 10ml 量瓶中，加乙腈 2ml 使溶解；另取杂质 I 对照品适量，精密称定，加乙腈溶解并制成每 1ml 中含 0.06mg 的溶液，精密量取 1ml，置上述量瓶中，用流动相稀释至刻度，摇匀。

**色谱条件** 用十八烷基硅烷键合硅胶为填充剂；以乙腈-磷酸溶液（用磷酸调节水相 pH 至 2.5）（45∶55）为流动相；检测波长为 214nm；进样体积为 20μl。

**系统适用性要求** 理论塔板数按右布洛芬峰计算不低于 4000；对照品溶液色谱图中，右布洛芬峰与杂质 I 峰之间的分离度应符合要求。

**测定法** 精密量取供试品溶液、对照溶液与对照品溶液，分别注入液相色谱仪，记录色谱图至主成分峰保留时间的 2 倍。

**限度** 供试品溶液色谱图中，如有与对照品溶液色谱图中杂质 I 峰保留时间一致的色谱峰，按外标法以峰面积计算，不得过 0.3%，其他单个杂质峰面积不得大于对照溶液主峰面积的 0.3 倍（0.3%），其他各杂质峰面积的和不得大于对照溶液主峰面积的 0.7 倍（0.7%），小于对照溶液主峰面积 0.05 倍的色谱峰忽略不计。

# 三、贝诺酯中特殊杂质的检查

贝诺酯是阿司匹林和对乙酰氨基酚所生成的酯，在生产和贮藏过程中酯键易水解，故 ChP2020 规定检查对氨基酚、游离水杨酸和有关物质。

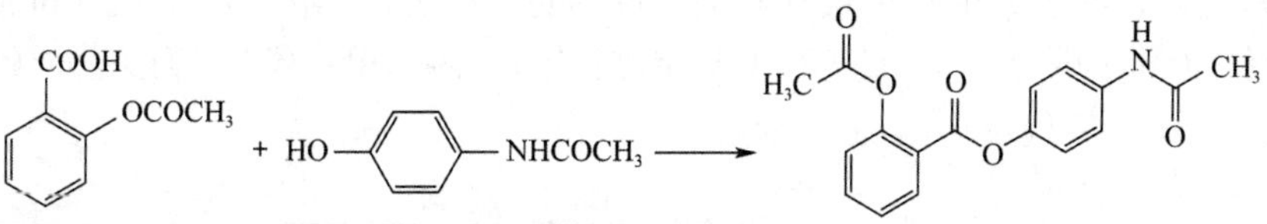

## （一）对氨基酚

对氨基酚在一定条件下可与碱性亚硝基铁氰化钠反应呈蓝绿色，而贝诺酯无此反应，以供试品不显色控制对氨基酚的量，方法如下：

取本品 1.0g，加甲醇溶液（1→2）20ml，搅匀，加碱性亚硝基铁氰化钠试液 1ml，摇匀，放置 30min，不得显蓝绿色。

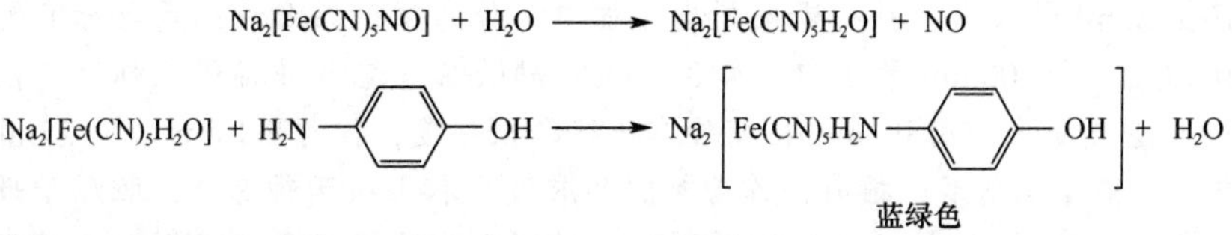

## （二）游离水杨酸

利用贝诺酯结构中无酚羟基，不能直接与高铁盐反应，而杂质水杨酸可与高铁盐反应生成紫堇色的配位化合物，与一定量水杨酸对照液在相同条件下所显颜色进行对比，控制游离水杨酸的量，方法如下：

取本品 0.1g，加乙醇 5ml，加热溶解后，加水适量，摇匀，滤入 50ml 比色管中，加水使成 50ml，立即加新制的稀硫酸铁铵溶液（取 1mol/L 盐酸溶液 1ml，加硫酸铁铵指示液 2ml，再加水适量使成 100ml）1ml，摇匀，30s 内显色，与对照液（精密量取水杨酸 0.1g，置 1000ml 量瓶中，加水溶解后，加冰醋酸 1ml，摇匀，再加水适量至刻度，摇匀，精密量取 1ml，加乙醇 5ml 与水 44ml，再加上述新制的稀硫酸铁铵溶液 1ml，摇匀）比较，不得更深（0.1%）。

## （三）有关物质

贝诺酯生产和贮藏过程中的有关物质主要为对乙酰氨基酚、萨罗酚、阿司匹林、水杨酸等杂质，ChP2020 采用 HPLC 中外标法和不加校正因子的主成分自身对照法检查测定，临用新制，方法如下：

**供试品溶液** 取本品，加甲醇溶解并稀释制成每 1ml 中约含 0.4mg 的溶液，摇匀。

**对照溶液** 精密量取供试品溶液 1ml，置 100ml 量瓶中，用甲醇稀释至刻度，摇匀。

**对照品溶液** 取对乙酰氨基酚对照品适量，精密称定，加甲醇溶解并定量稀释制成每 1ml 中约含 10μg 的溶液。

**色谱条件** 用十八烷基硅烷键合硅胶为填充剂；以水（用磷酸调节 pH 至 3.5）-甲醇（44:56）为流动相；检测波长为 240nm；进样体积为 10μl。

**系统适用性要求** 理论塔板数按贝诺酯峰计算不低于 3000，贝诺酯峰与相邻杂质峰之间的分离度应符合要求。

**测定法** 精密量取供试品溶液、对照溶液与对照品溶液，分别注入液相色谱仪，记录色谱图至主成分峰保留时间的2.5倍。

**限度** 供试品溶液色谱图中如有与对照品溶液主成分峰保留时间一致的色谱峰，其峰面积不得大于对照溶液主峰面积的0.1倍（0.1%），其他单个杂质峰面积不得大于对照溶液主峰面积的0.5倍（0.5%），各杂质峰面积的和不得大于对照溶液主峰面积（1.0%）。

## 四、甲芬那酸中特殊杂质的检查

甲芬那酸主要以邻氯苯甲酸（o-chlorobenzioc acid）和2,3-二甲基苯胺（2,3-dimethylaniline）为原料，在铜的催化下缩合而成。ChP2020规定进行铜、2,3-二甲基苯胺及有关物质的检查。

### （一）铜

铜的检查采用原子吸收分光光度法（通则0406），限度为0.001%，方法如下：

取本品1.0g，置石英坩埚中，加硫酸湿润，炽灼待灰化完全后，残渣用0.1mol/L硝酸溶液溶解并定量转移至25ml量瓶中，并稀释至刻度，摇匀，作为供试品溶液；量取标准铜溶液（精密称取硫酸铜0.393g，置1000ml量瓶中，加0.1mol/L硝酸溶液溶解并稀释至刻度，摇匀，精密量取10ml，置100ml量瓶中，用0.1mol/L硝酸溶液稀释至刻度，摇匀）1.0ml，置25ml量瓶中，用0.1mol/L硝酸溶液稀释至刻度，摇匀，作为对照品溶液。取上述两种溶液，照原子吸收分光光度法（通则0406），在324.8nm的波长处分别测定。供试品溶液的吸光度不得大于对照品溶液的吸光度（0.001%）。

### （二）2,3二甲基苯胺

甲芬那酸中可能存在未反应完全的原料2,3-二甲基苯胺，具有引起高铁血红蛋白血症，损害中枢神经系统、心血管系统和肝等副作用。ChP2020采用气相色谱法（通则0521）检查，方法如下：

**供试品溶液** 取本品适量，精密称定，加二氯甲烷-甲醇（3:1）溶液溶解并定量稀释制成每1ml中约含25mg的溶液。

**对照品溶液** 取2,3-二甲基苯胺适量，精密称定，加二氯甲烷-甲醇（3:1）溶解并定量稀释制成每1ml中约含2.5μg的溶液。

**色谱条件** 以聚乙二醇（PEG-20M）为固定液的毛细管柱为色谱柱；对照品溶液采用恒温150℃，供试品溶液采用程序升温，起始温度为150℃，维持至2,3-二甲基苯胺峰出峰后，以每分钟70℃的速率升温至220℃，维持20分钟；进样口温度为250℃；检测器温度为260℃；进样体积1μl。

**测定法** 精密量取供试品溶液与对照品溶液，分别注入气相色谱仪，记录色谱图。

**限度** 供试品溶液中如有与2,3-二甲基苯胺保留时间一致的色谱峰，其峰面积不得大于对照品溶液主峰面积（0.01%）。

### （三）有关物质

ChP2020采用HPLC中不加校正因子的主成分自身对照法检查。供试品溶液色谱图中如有杂质峰，单个杂质峰面积不得大于对照溶液主峰面积的0.2倍（0.1%），各杂质峰面积的和不得大于对照溶液主峰面积（0.5%）。

# 五、氯贝丁酯中特殊杂质的检查

> **链接 7-2**
>
> 氯贝丁酯的合成工艺为 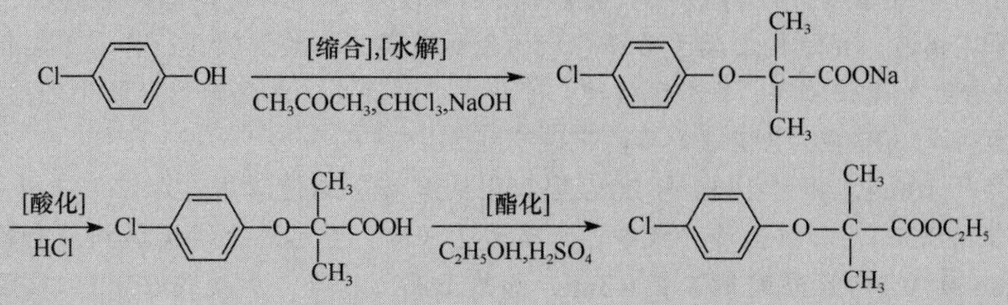
>
>
> 可能引入的杂质：①生产过程中原料残存及氯贝丁酯分解产生对氯酚，毒性较大；②生成过程中的主要中间体对氯苯氧异丁酸；③合成过程中引入酯类、其他挥发性杂质及残留溶剂等。

根据氯贝丁酯的合成工艺及性质，ChP2020 规定检查酸度、对氯酚及挥发性杂质。酸度检查采用酸碱滴定法，对氯酚及挥发性杂质检查采用 GC。

## （一）酸度

取本品 2.0g，加中性乙醇（对酚酞指示液显中性）10ml 溶解后，加酚酞指示液数滴与氢氧化钠滴定液（0.1mol/L）0.15ml，应显粉红色。

## （二）对氯酚

对氯酚分子结构中含有酚羟基，具有酸性，易溶于氢氧化钠试液；而氯贝丁酯分子仅有供电子原子而无活泼氢原子，其极性较对氯酚小，难溶于氢氧化钠试液，为下层油状液体（相对密度为 $1.188 \sim 1.144$）。ChP2020 检查方法如下：

照气相色谱法（通则 0521）测定。

**供试品溶液** 取本品约 10g，精密称定，加氢氧化钠试液 20ml，振摇提取，分取下层液，用水 5ml 振摇洗涤后，留作挥发性物质检查用。上述水洗液并入碱性提取液中，用三氯甲烷振摇洗涤 2 次，每次 5ml，弃去三氯甲烷液，加稀盐酸使呈酸性，用三氯甲烷提取 2 次，每次 5ml，合并三氯甲烷提取液，并加三氯甲烷稀释成 10ml。

**对照品溶液** 取对氯酚适量，精密称定，用三氯甲烷定量稀释制成含 0.0025% 对氯酚的溶液。

**色谱条件** 用 2m 玻璃色谱柱，以甲基硅橡胶（SE-30）为固定液，涂布浓度为 5%；柱温为 160℃。

**测定法** 精密量取供试品溶液与对照品溶液，分别注入气相色谱仪，记录色谱图。

**限度** 按外标法以峰面积计算，含对氯酚不得过 0.0025%。

## （三）挥发性杂质

照气相色谱法（通则 0521）测定。

**供试品溶液** 取对氯酚检查项下经碱液洗涤后的本品适量，用无水硫酸钠干燥。

**预试溶液** 取供试品溶液适量，用三氯甲烷稀释制成每 1ml 中约含 10mg 的溶液。

**色谱条件** 用 2m 玻璃色谱柱，以甲基硅橡胶（SE-30）为固定液，涂布浓度为 5%；柱温为 160℃。

**系统适用性要求** 取预试溶液适量，注入气相色谱仪，调节检测灵敏度或进样量使仪器适合测定。

**测定法** 取供试品溶液注入气相色谱仪，记录色谱图至主成分峰保留时间的 2 倍。

限度　供试品溶液色谱图中如有杂质峰，按面积归一化法计算，各杂质峰面积的和不得大于总峰面积的千分之五。

> **案例 7-1 分析讨论**
>
> 　　由分子结构式可知，该药物为吲哚美辛。吲哚美辛具有游离羧基而显酸性，但羧基并非直接与苯环相连，在结构上属于芳环取代的脂肪酸类，其酸性较弱；具有苯环和特征取代基，显紫外和红外光谱特征；具有酰胺键，可发生水解反应，水解产物经氧化可得有色物质，进而用于鉴别。ChP2020 中吲哚美辛的化学鉴别方法如下：
>
> 　　取本品约 10mg，加水 10ml 与 20% 氢氧化钠溶液 2 滴使溶解；取溶液 1ml，加 0.03% 重铬酸钾溶液 0.3ml，加热至沸，放冷，加硫酸 2~3 滴，置水浴上缓缓加热，应显紫色；另取溶液 1ml，加 0.1% 亚硝酸钠溶液 0.3ml，加热至沸，放冷，加盐酸 0.5ml，应显绿色，放置后，渐变黄色。
>
> 　　吲哚美辛片剂除另有规定外，应进行有关物质、含量均匀度、溶出度及片剂项下有关的各项规定（通则 0101）。

# 第四节　含量测定

## 一、酸碱滴定法

### ■ （一）直接滴定法

　　基于药物结构中游离羧基的酸性，本类药物原料药可用酸碱滴定法测定含量，如 ChP2020 阿司匹林的含量测定：

　　取本品约 0.4g，精密称定，加中性乙醇（对酚酞指示液显中性）20ml 溶解后，加酚酞指示液 3 滴，用氢氧化钠滴定液（0.1mol/L）滴定。每 1ml 氢氧化钠滴定液（0.1mol/L）相当于 18.02mg 的 $C_9H_8O_4$。

　　反应式如下：

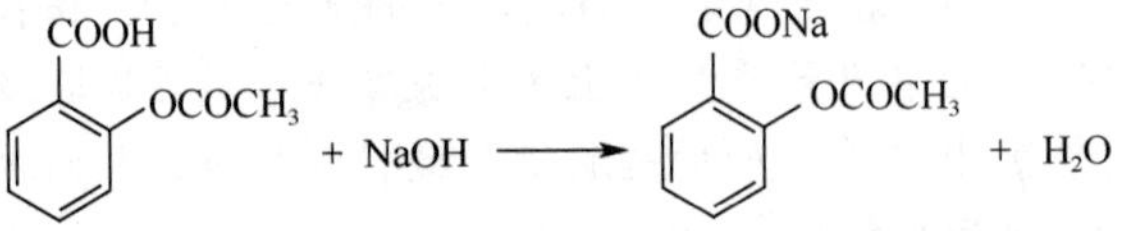

　　本法为直接滴定法，测定结果按下式计算：

$$含量\% = \frac{18.02 \times 10^{-3} \times V \times \dfrac{c}{0.1}}{W} \times 100\%$$

式中，$V$ 为样品测定时消耗氢氧化钠滴定液的体积，单位为 ml；$c$ 为氢氧化钠滴定液的实际浓度，单位为 mol/L；$W$ 为供试品的取样量，单位为 g。

　　为了使阿司匹林易于溶解且防止测定过程中由于酯键水解而使结果偏高，采用中性乙醇为溶剂。阿司匹林为弱酸，用氢氧化钠滴定时，化学计量点偏碱性，故指示剂选用在碱性区变色的酚酞。

　　滴定应在不断振摇下稍快地进行，以防止局部碱浓度过大致使阿司匹林中酯键水解。本法简便、快速，但专属性差，易受阿司匹林的降解产物水杨酸及醋酸的干扰。故本法不适用于水杨酸含量较高的样品测定。

　　本试验中运用的酸碱滴定法的测定原理是基于阿司匹林和氢氧化钠的酸碱中和反应，所以凡是影响该酸碱中和反应的因素都会干扰测定结果的准确性。

　　ChP2020 二氟尼柳、双水杨酯及其片剂、水杨酸、苯甲酸、甲芬那酸、布美他尼、布洛芬、右布洛芬等均采用氢氧化钠滴定液直接滴定测定含量。测定时，右布洛芬、布洛芬、布美他尼以中性乙醇为溶剂；水杨酸、苯甲酸以中性稀乙醇为溶剂；甲芬那酸在乙醇中微溶，在水中不溶，所以以微温的无水中性乙醇为溶剂。二氟尼柳以甲醇-水为溶剂、双水杨酯以乙醇为溶剂，用氢氧化钠直接滴定，滴定结果均要用空白试验校正，以扣除溶剂等带来的误差。

## （二）水解后剩余滴定法

利用阿司匹林酯结构在碱性溶液中易于水解的特性，加入定量过量的氢氧化钠滴定液，加热使酯键水解，剩余的氢氧化钠用硫酸或盐酸滴定液回滴定。USP2023、JP18、BP2023均采用该法测定阿司匹林含量。由于氢氧化钠滴定液在受热时易吸收空气中的二氧化碳，用酸回滴时，酸滴定液的消耗体积减小，致使测定结果偏高，故需在相同条件下进行空白试验校正。为降低二氧化碳的影响，JP18在装有附带二氧化碳吸收管（碱石灰，氧化钙与氢氧化钠/钾的混合物）的回流冷凝器的烧瓶中进行水解。JP18阿司匹林的含量测定：

取预先干燥的阿司匹林约1.5g，精密称定，置烧瓶［装有附带二氧化碳吸收管（碱石灰）的回流冷凝器］中，精密加氢氧化钠滴定液（0.5mol/L）50ml，缓缓煮沸10min，加酚酞指示液3滴，立即用硫酸滴定液（0.25mol/L）滴定，并将滴定结果用空白试验校正。每1ml氢氧化钠滴定液（0.5mol/L）相当于45.04mg的$C_9H_8O_4$。

反应式：

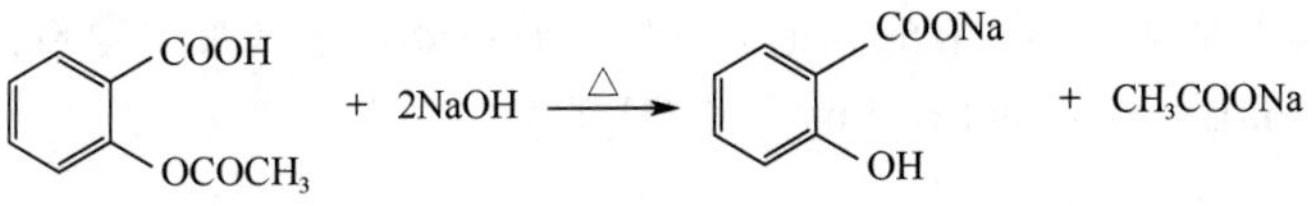

$$2NaOH + H_2SO_4 \longrightarrow Na_2SO_4 + 2H_2O$$

由上述反应式可知：阿司匹林与氢氧化钠反应的摩尔比为1:2。

该法为具有酯结构药物的一般含量测定方法。JP18氯贝丁酯的含量测定亦采用该法。

## （三）两步滴定法

由于阿司匹林片、肠溶片等制剂中加入了少量的酒石酸或枸橼酸作为稳定剂，并且阿司匹林制剂在生产和贮藏过程中水解可能产生水杨酸、醋酸，均可消耗碱滴定液，使测定结果偏高，因此ChP2005曾采用"两步滴定法"测定阿司匹林片的含量。

"两步滴定法"系指测定过程分为两步进行，第一步中和消除供试品中存在的酸性辅料和降解产物的干扰，同时阿司匹林也被中和为钠盐。

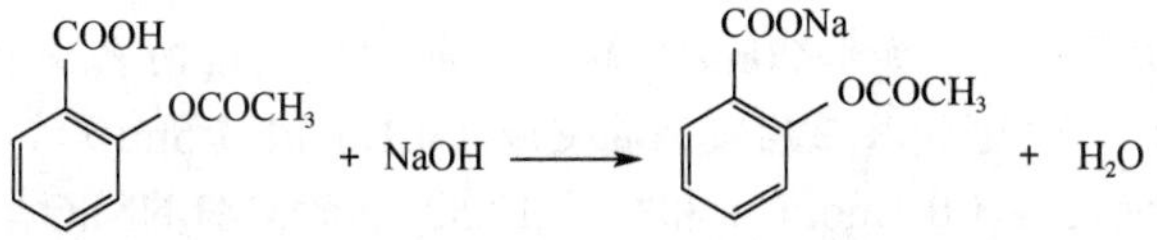

第二步水解后剩余滴定法测定含量：

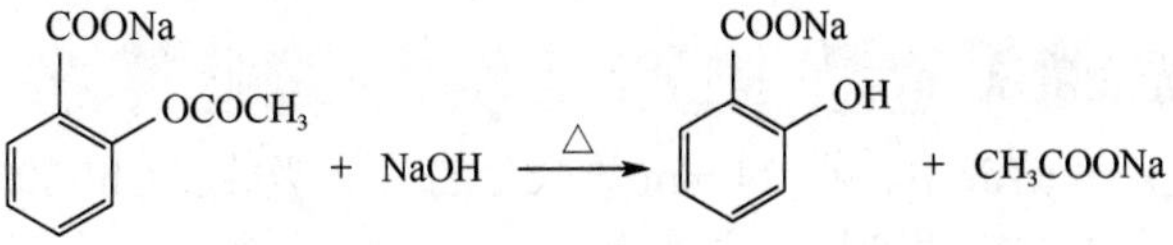

$$2NaOH + H_2SO_4 \longrightarrow Na_2SO_4 + 2H_2O$$

由上述反应式可知：阿司匹林与氢氧化钠反应的摩尔比为1:1。阿司匹林的分子量为180.16，因此，滴定度（$T$）计算如下：

$$T = \frac{cM}{n} = \frac{0.1 \times 180.16}{1} = 18.02 \text{（mg/ml）}$$

本法为剩余滴定法，测定结果按下式计算：

$$\text{标示量\%} = \frac{\dfrac{T(V_0 - V)F}{W} \times \bar{W}}{\text{标示量}} \times 100\% = \frac{\dfrac{18.02 \times 10^{-3}(V_0 - V) \times \dfrac{c}{0.05} \times \bar{W}}{W}}{\text{标示量}} \times 100\%$$

式中，$V_0$ 和 $V$ 分别为空白试验和样品测定时消耗硫酸滴定液的体积，单位为 ml；$c$ 为硫酸滴定液的实际浓度，单位为 mol/L；$W$ 为供试品的取样量，单位为 g；$\bar{W}$ 为平均片重，单位为 g/片；标示量为制剂的规格，单位为 g/片。

氯贝丁酯分子中具有羧酸酯结构，水解时定量消耗氢氧化钠，可用水解后剩余滴定法测定含量，但其合成过程中易引入酸性杂质，使含量测定结果偏高。为了消除供试品中共存酸性杂质的干扰，ChP2020 氯贝丁酯及其胶囊亦采用两步滴定法测定含量，如氯贝丁酯的含量测定：

取本品 2g，精密称定，置锥形瓶中，加中性乙醇（对酚酞指示液显中性）10ml 与酚酞指示液数滴，滴加氢氧化钠滴定液（0.1mol/L）至显粉红色，再精密加氢氧化钠滴定液（0.5mol/L）20ml，加热回流 1h 至油珠完全消失，放冷，用新沸过的冷水洗涤冷凝管，洗液并入锥形瓶中，加酚酞指示液数滴，用盐酸滴定液（0.5mol/L）滴定，并将滴定的结果用空白试验校正。每 1ml 氢氧化钠滴定液（0.5mol/L）相当于 121.4mg 的 $C_{12}H_{15}ClO_3$。

反应式为

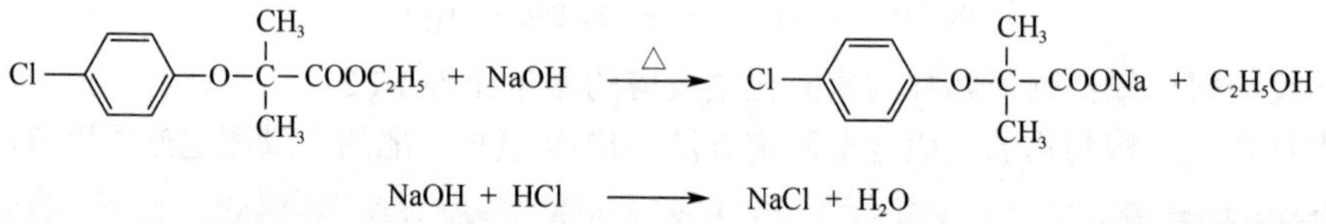

$$NaOH + HCl \longrightarrow NaCl + H_2O$$

## ■（四）非水溶液滴定法

利用双氯芬酸钠的弱碱性，ChP2020 采用非水碱量法测定含量，方法如下：

取本品约 0.25g，精密称定，加冰醋酸 40ml 溶解，照电位滴定法（通则 0701），用高氯酸滴定液（0.1mol/L）滴定，并将滴定的结果用空白试验校正。每 1ml 高氯酸滴定液（0.1mol/L）相当于 31.81mg 的 $C_{14}H_{10}Cl_2NNaO_2$。

# 二、亚硝酸钠滴定法

利用对氨基水杨酸钠结构中芳伯氨基与亚硝酸钠的反应，ChP2020 采用亚硝酸钠滴定法测定含量，电位法指示终点，方法如下：

取本品约 0.15g，精密称定，加水 20ml 溶解后，加 50% 溴化钠溶液 10ml 与冰醋酸 25ml，照电位滴定法（通则 0701），快速加入亚硝酸钠滴定液（0.1mol/L）5ml 后，继续用该滴定液滴定至终点。每 1ml 亚硝酸钠滴定液（0.1mol/L）相当于 17.52mg 的 $C_7H_6NNaO_3$。

# 三、紫外光谱法

## ■（一）直接紫外分光光度法

利用丙磺舒在盐酸乙醇溶液中，在 249nm 波长处有最大吸收，ChP2020 采用紫外光谱法测定丙磺舒片的含量，过滤除去辅料的干扰，方法为：

照紫外-可见分光光度法（通则 0401）测定。

**供试品溶液** 取本品 10 片，精密称定，研细，精密称取适量（约相当于丙磺舒 60mg），置

200ml 量瓶中，加乙醇 150ml 与盐酸溶液（9→100）4ml，置 70℃水浴上加热 30min，放冷，用乙醇稀释至刻度，摇匀，滤过，精密量取续滤液 5ml，置 100ml 量瓶中，加盐酸溶液（9→100）2ml，用乙醇稀释至刻度，摇匀。

**测定法**　取供试品溶液，在 249nm 的波长处测定吸光度，按 $C_{13}H_{19}NO_4S$ 的吸收系数（$E_{1cm}^{1\%}$）为 338 计算。

本法为吸收系数法，测定结果按下式计算：

$$标示量\% = \dfrac{\dfrac{A}{E_{1cm}^{1\%}l\times100}\times D\times V}{\dfrac{W}{标示量}}\times100\% = \dfrac{\dfrac{A}{338\times1\times100}\times\dfrac{100}{5}\times200\times10^3}{\dfrac{W}{标示量}}\times\overline{W}\times100\%$$

式中，$A$ 为供试品溶液的吸光度；$V$ 为供试品溶液的体积，单位为 ml；$D$ 为溶液的稀释倍数；$W$ 为供试品的取样量，单位为 g；$\overline{W}$ 为平均片重，单位为 g/片；标示量为制剂的规格，单位为 g/片。

ChP2020 二氟尼柳片剂及胶囊的含量测定亦采用该法，对照品比较法定量。

### （二）柱分配色谱-紫外分光光度法

USP2023 采用该法测定阿司匹林胶囊和栓剂的含量，采用柱色谱分离法消除辅料及降解产物的干扰，如阿司匹林胶囊的含量测定：

**色谱柱的制备**　空柱（2.5cm×20cm）下端塞入少量玻璃棉，装入硅藻土 3g 和新制碳酸氢钠液（1→12）2ml 的混合物。

**对照品溶液**　取阿司匹林对照品约 50mg，精密称定，置 50ml 量瓶中，加冰醋酸 0.5ml，加三氯甲烷至刻度，摇匀；精密量取 5ml，置 100ml 量瓶中，用冰醋酸-三氯甲烷溶液（1→100）稀释至刻度，摇匀，制成每 1ml 约含 50μg 的溶液。

**供试品溶液**　取胶囊 20 粒，尽可能完全倾出内容物，精密称定，研细，混匀；取细粉适量（相当于阿司匹林 50mg），精密称定，置 50ml 量瓶中，加入盐酸-甲醇溶液（1→50）1ml，加三氯甲烷至刻度，摇匀。精密量取 5ml，移至色谱柱填充剂上，用三氯甲烷 5ml 和 25ml 相继洗涤，弃去洗脱液，用冰醋酸-三氯甲烷溶液（1→10）10ml 洗脱后，再用冰醋酸-三氯甲烷溶液（1→100）85ml 洗脱，洗脱液收集于 100ml 量瓶中，并用冰醋酸-三氯甲烷溶液（1→100）稀释至刻度，摇匀。

**测定法**　以三氯甲烷为空白，用 1cm 吸收池，于最大吸收波长 280nm 处，立即测定对照品溶液和供试溶液的吸光度，计算即得。

在硅藻土-碳酸氢钠色谱柱中，阿司匹林及水杨酸成钠盐保留于柱上，先用三氯甲烷洗脱除去中性或碱性杂质，再用醋酸酸化，使阿司匹林游离，以三氯甲烷洗脱后测定其含量。该法不需特殊仪器，结果重现性较好，但操作烦琐。

### （三）离子交换-紫外分光光度法

USP2023 氯贝丁酯及其胶囊的含量测定采用该法。氯贝丁酯在 226nm 波长处有最大吸收，可用紫外-可见分光光度法测定含量。但杂质对氯酚、对氯苯氧异丁酸等在 226nm 处也有吸收，对测定有干扰。本法利用氯贝丁酯不能发生电离，而杂质在碱性条件下电离的性质，用强碱性阴离子交换树脂吸附酸性杂质，收集洗脱液，以对照品比较法定量测定氯贝丁酯的含量，方法如下：

**离子交换树脂的预处理**　在烧杯中加入 1mol/L 的氢氧化钠溶液 75ml 和强碱性聚苯乙烯-二乙烯苯型阴离子交换树脂（50～100 目）约 3g，放置约 15min（偶尔搅拌）。用水洗涤树脂，直至洗液对石蕊试纸显中性，最后用甲醇洗涤 3 次，每次 50ml，备用。

**离子交换柱的制备**　在离子交换柱管（1cm×15cm）下端填塞适量玻璃棉，用甲醇湿法装入足够量的离子交换树脂，使柱床高度为 6～8cm。

**对照品溶液**　取氯贝丁酯对照品适量，精密称定，用甲醇溶解并稀释制成每 1ml 中约含 20μg 的溶液，即得。

**供试品溶液** 取供试品约200mg，精密称定，置100ml量瓶中，加入甲醇至刻度，混匀；精密量取10ml，移入离子交换柱，将洗脱液收集于100ml量瓶中，再用甲醇25ml冲洗柱子，洗脱液收集于同一量瓶中，并用甲醇稀释至刻度，摇匀。精密量取该溶液5.0ml，置50ml量瓶中，用甲醇稀释至刻度，摇匀，即得。

**测定法** 取供试品溶液和对照品溶液，分置1cm吸收池中，以甲醇为空白，在最大吸收波长226nm处同时测定吸光度，按下式计算本品的含量%：

$$含量\% = \frac{c_R \times \dfrac{A_X}{A_R} \times \dfrac{50}{5.0} \times \dfrac{100}{10} \times 100 \times 10^{-3}}{W} \times 100\%$$

式中，$c_R$ 为对照品溶液的浓度，单位为 μg/ml；$A_X$、$A_R$ 分别为供试品溶液、对照品溶液的吸光度；$W$ 为供试品的取样量，单位为 mg。

# 四、高效液相色谱法

HPLC具有分离分析功能，可消除杂质、辅料等的干扰，因此ChP2020收载的贝诺酯、丙磺舒原料及大部分制剂采用该法测定含量。

## （一）离子抑制色谱法

该类药物大部分为弱酸性药物，采用离子抑制色谱法测定含量，如ChP2020阿司匹林栓的含量测定：

照高效液相色谱法（通则0512）测定。

**溶剂** 1%冰醋酸的甲醇溶液。

**供试品溶液** 取本品5粒，精密称定，置小烧杯中，在40～50℃水浴上微温熔融，在不断搅拌下放冷，精密称取适量（约相当于阿司匹林0.1g），置50ml量瓶中，加溶剂适量，在40～50℃水浴中充分振摇使阿司匹林溶解，放冷，用溶剂稀释至刻度，摇匀，置冰浴中冷却1h，取出，迅速滤过，取续滤液，作为供试品贮备液。精密量取供试品贮备液5ml，置100ml量瓶中，用溶剂稀释至刻度，摇匀。

**对照品溶液** 取阿司匹林对照品适量，精密称定，加溶剂溶解并定量稀释制成每1ml中约含0.1mg的溶液。

**色谱条件** 用十八烷基硅烷键合硅胶为填充剂，以乙腈-四氢呋喃-冰醋酸-水（20：5：5：70）为流动相；检测波长为276nm；进样体积为10μl。

**系统适用性要求** 理论塔板数按阿司匹林峰计算不低于3000。阿司匹林峰与水杨酸峰之间的分离度应符合要求。

**测定法** 精密量取供试品溶液与对照品溶液，分别注入液相色谱仪，记录色谱图。按外标法以峰面积计算。

测定结果按下式计算：

$$标示量\% = \frac{\dfrac{c_R \times \dfrac{A_X}{A_R} \times D \times V}{W}}{标示量} \times 100\% = \frac{\dfrac{c_R \times \dfrac{A_X}{A_R} \times \dfrac{100}{5} \times 50 \times 10^{-3}}{W}}{标示量} \times 100\%$$

式中，$c_R$ 为对照品溶液的浓度，单位为 mg/ml；$A_X$、$A_R$ 分别为供试品溶液、对照品溶液的峰面积；$V$ 为供试品溶液的体积，单位为 ml；$D$ 为溶液的稀释倍数；$W$ 为供试品的取样量，单位为 g；$\overline{W}$ 为平均粒重，单位为 g/粒；标示量为制剂的规格，单位为 g/粒。

本法为离子抑制色谱法，流动相中加入冰醋酸是为了抑制阿司匹林的解离。为消除栓剂基质对测定的影响，以1%冰醋酸的甲醇溶液为介质，40～50℃水浴加热使阿司匹林溶解，冰浴中冷却使基质重新凝固后，过滤除去。

## （二）离子对色谱法

ChP2020 对氨基水杨酸钠制剂采用离子对色谱法测定含量，如对氨基水杨酸钠肠溶片的含量测定：

照高效液相色谱法（通则 0512）测定。

**供试品溶液**　取本品 10 片，除去包衣，精密称定，研细，精密称取细粉适量（约相当于对氨基水杨酸钠 100mg），置 100ml 量瓶中，加流动相使对氨基水杨酸钠溶解并稀释至刻度，摇匀，滤过，精密量取续滤液 5ml，置 100ml 量瓶中，用流动相稀释至刻度，摇匀。

**对照品溶液**　取对氨基水杨酸钠对照品适量，精密称定，加流动相溶解并定量稀释制成每 1ml 中约含 50μg 的溶液。

**色谱条件**　用十八烷基硅烷键合硅胶为填充剂；以乙腈-10% 四丁基氢氧化铵溶液-0.05mol/L 磷酸二氢钠（100:2:900）为流动相；检测波长为 265nm；进样体积为 20μl。

**系统适用性溶液与系统适用性要求**　分别取间氨基酚、5-氨基水杨酸（美沙拉嗪）和对氨基水杨酸钠对照品各适量，加流动相溶解并稀释制成每 1ml 中约含间氨基酚和 5-氨基水杨酸各 5μg、对氨基水杨酸钠 10μg 的混合溶液。系统适用性溶液色谱图中，出峰顺序依次为间氨基酚峰、5-氨基水杨酸峰与对氨基水杨酸钠峰，相邻各色谱峰之间的分离度均应符合要求。

**测定法**　精密量取供试品溶液与对照品溶液，分别注入液相色谱仪，记录色谱图。按外标法以峰面积计算。

本法为离子对色谱法。在磷酸盐缓冲溶液中，对氨基水杨酸钠电离出的阴离子，与带正电荷的离子对试剂四丁基氢氧化铵生成离子对，调整色谱保留行为，从而提高样品分析的重现性和色谱峰的对称性。

# 思　考　题

1. 芳酸及其酯类药物包括哪几类药物？举例说明几个典型的药物。

2. 根据其结构特点，简述为何水杨酸的酸性大于苯甲酸的酸性？

3. 用酸碱滴定法测定阿司匹林含量时，干扰因素有哪些？如何排除？

4. 何为阿司匹林中的有关物质，ChP2020 是用什么方法来控制这些杂质的限量？

（王焕芸）

# 第八章　胺类药物的分析

## 本章要求

**1. 掌握**　对氨基苯甲酸酯类、酰苯胺类和苯乙胺类药物的结构、性质及典型药物的鉴别与含量测定；亚硝酸钠滴定法和溴量法的原理、测定的主要条件、终点指示方法及注意事项。

**2. 熟悉**　两类典型药物中特殊杂质的来源和检查方法；比色法测定苯乙胺类药物含量的原理及方法。

**3. 了解**　两类药物的其他分析方法及国内外药典同类药物分析方法的差异。

---

**案例 8-1**

已知某药物结构式为

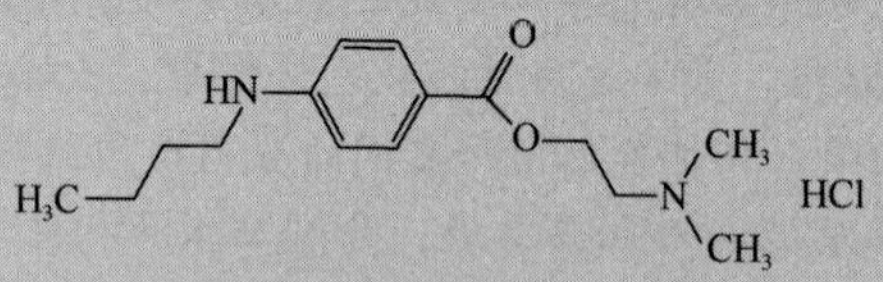

**问题：**

1. 根据该药物的结构，分析其主要结构特征。

2. 设计鉴别方法两种，其中一种为化学鉴别法，另一种为仪器鉴别法。

3. 根据其结构特点，分析该药物可能产生哪种杂质。查阅 ChP2020，该药物杂质检查采用哪种方法分析？

4. ChP2020、USP2022、EP10.0 各采用哪种方法测定原料药和制剂的含量？

---

**案例 8-1 分析讨论**

1. 该药物是盐酸丁卡因。结构特征：药物分子结构中含有酯键，易发生水解；具有脂烃胺侧链，有弱碱性；在有苯环共轭结构，紫外光区有特征吸收，也具有特征的红外吸收。

2. 鉴别方法：（1）在盐酸溶液中可与亚硝酸钠反应，生成 $N$-亚硝基化合物乳白色沉淀；（2）红外吸收光谱法，本品的红外光吸收图谱应与对照品的图谱一致。

3. 盐酸丁卡因中主要杂质包括对氨基苯甲酸（杂质Ⅰ）、对丁氨基苯甲酸（杂质Ⅱ）和 4-丁氨基苯甲酸甲酯等。ChP2020 采用 HPLC、杂质对照品和供试品溶液自身稀释对照法对其原料及其制剂进行有关物质的检查。

4. 请自行查阅比较，答案略。

---

分子结构中以氨基为主要活性官能团的药物即可归属为胺类药物。该类药物涉及面较广，临床应用广泛，国内外药典收载的品种较多。按化学结构可分为芳胺类、芳烃胺类和磺酰胺类等药物。本章重点讨论芳胺类及芳烃胺类药物的质量控制方法，其中芳胺类主要介绍对氨基苯甲酸酯类和酰苯胺类药物，芳烃胺类主要介绍苯乙胺类药物。

# 第一节　芳胺类药物的分析

## 一、结构与性质

芳胺类药物（aromatic amine drugs）是氨基直接取代在芳环上的药物。基本结构有两类：对氨基苯甲酸酯类和酰苯胺类药物。芳胺类药物大部分为局部麻醉药。

## （一）基本结构与典型药物

对氨基苯甲酸酯类药物的基本结构为

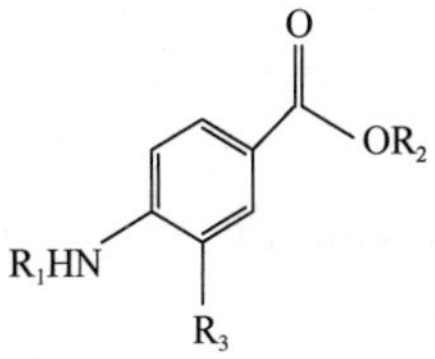

R~1~、R~2~、R~3~为取代基，R~1~除了盐酸丁卡因为正丁基外，其余的大多为—H，并且具有芳伯氨基。R~3~除了盐酸奥布卡因为丁氧基外，其余的大多为—H。其典型药物有盐酸普鲁卡因、盐酸丁卡因、盐酸奥布卡因等局部麻醉药。

若将盐酸普鲁卡因分子结构中的酯键改为酰胺键，则为盐酸普鲁卡因胺，其局部麻醉作用仅为普鲁卡因的 1%，目前主要用于治疗抗心律失常。但其化学性质与本类药物相似，在此一并列入讨论。

酰苯胺类药物均系苯胺的酰基衍生物，结构共性是具有芳酰胺基，基本结构为

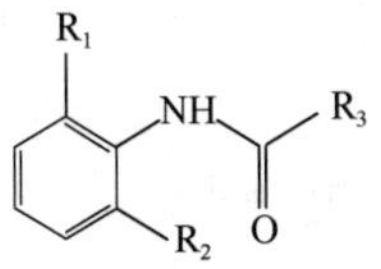

R~1~、R~2~、R~3~为取代基，R~1~、R~2~一般为—CH~3~，不同酰苯胺类药物的 R~3~取代基不同，如盐酸利多卡因、盐酸布比卡因、盐酸罗哌卡因、盐酸甲哌卡因、盐酸左布比卡因等。左布比卡因是布比卡因的 S-异构体，其对神经系统和心脏毒性明显小于后者。

对乙酰氨基酚是目前唯一广泛用于发热、头痛、风湿痛、神经痛的苯胺类镇痛解热药，由于其化学性质与本类药物相似，在此一并学习。

表 8-1 对氨基苯甲酸酯类和酰苯胺类的代表药物

| 类别 | 药物名称 | 化学结构式 |
|---|---|---|
| 对氨基苯甲酸酯类 | 苯佐卡因（benzocaine） | 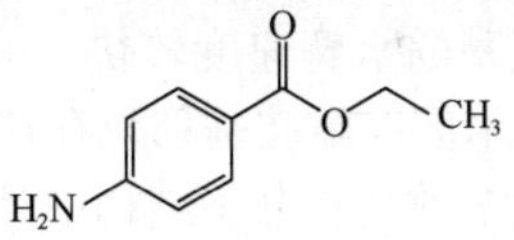 |
| | 盐酸普鲁卡因（procaine hydrochloride） | 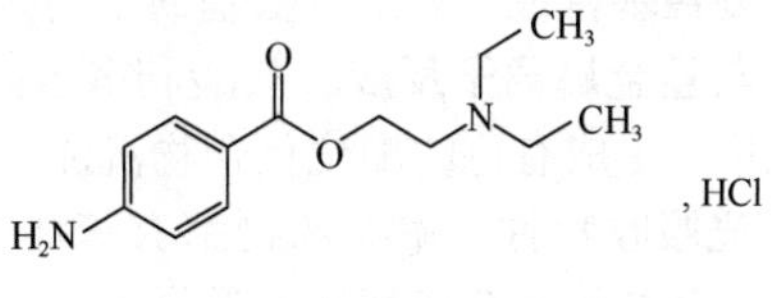 |
| | 盐酸奥布卡因（oxybuprocaine hydrochloride） | 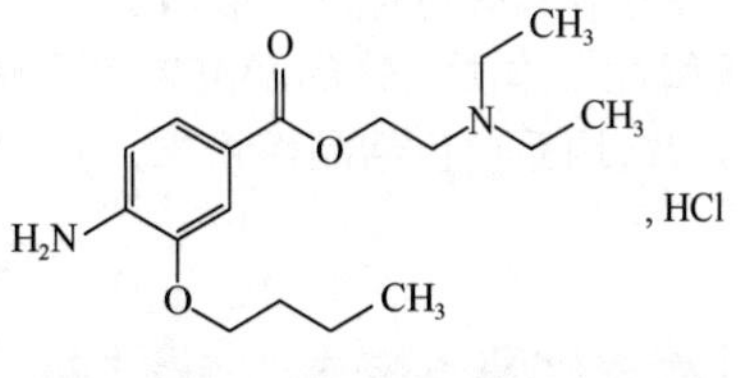 |
| | 盐酸丁卡因（tetracaine hydrochloride） | 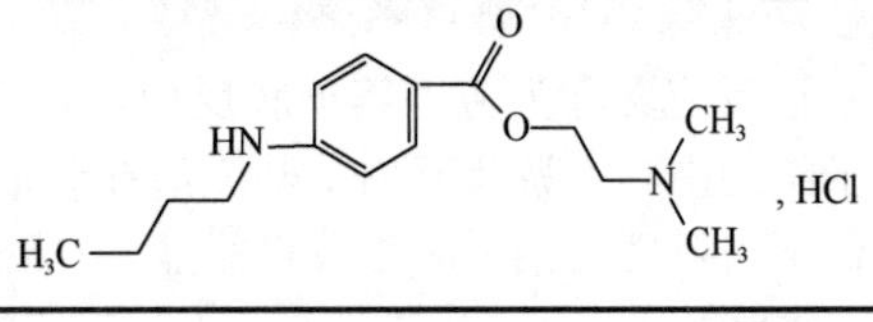 |

续表

| 类别 | 药物名称 | 化学结构式 |
|------|----------|-----------|
| 酰苯胺类 | 对乙酰氨基酚（paracetamol） | |
| | 盐酸利多卡因（lidocaine hydrochloride） | ，HCl·H₂O |
| | 盐酸布比卡因（bupivacaine hydrochloride） | ，HCl·H₂O |
| | 盐酸甲哌卡因（mepivacaine hydrochloride） | ，HCl |
| | 盐酸罗哌卡因（ropivacaine hydrochloride） | ，HCl·H₂O |

## （二）主要性质

**1. 芳伯氨基特性** 上述对氨基苯甲酸酯类药物除盐酸丁卡因外，结构中均具有芳伯氨基或潜在的芳伯氨基，可发生芳香第一胺反应，即重氮化-偶合反应；可与芳醛发生缩合反应，生成席夫（Schiff）碱；易氧化变色等。

**2. 水解特性** 分子结构中含有酯键或酰胺键，易发生水解。光线、热或碱性条件可以促进药物水解，对乙酰氨基酚水解速度较快。但酰苯胺类药物如盐酸利多卡因、盐酸布比卡因、盐酸罗哌卡因和盐酸甲哌卡因在酰胺基邻位存在两个甲基，由于空间位阻影响，水解较难。

**3. 弱碱性** 大多数药物分子结构中具有脂烃胺侧链，具有弱碱性，可用碱量法测定含量。

**4. 酚羟基特性** 对乙酰氨基酚结构具有酚羟基，可与三氯化铁反应呈色。

**5. 与重金属离子反应** 盐酸利多卡因、盐酸布比卡因等结构中的酰胺基的氮可与铜离子或钴离子配位，生成有色的配位化合物沉淀。

**6. 光吸收特性** 本类药物都有苯环等共轭结构，在紫外光区有特征吸收。苯环、芳伯氨基、酰胺基、羟基等具有特征红外吸收。

**7. 溶解性** 本类药物的游离碱多为碱性油状液体或低熔点的固体，难溶于水，可溶于有机溶剂；其盐酸盐均系白色结晶性粉末，具有一定的熔点，易溶于水和乙醇，难溶于有机溶剂。

# 二、鉴别试验

## （一）重氮化-偶合反应

该反应又称为芳香第一胺反应，收载于 ChP2020 "一般鉴别试验"项下（通则0301），用于分子结构中具有游离芳伯氨基或潜在芳伯氨基药物的鉴别。其原理：具有芳伯氨基的药物在酸性条件下与亚硝酸钠反应生成重氮盐，在碱性条件下，重氮盐与 β-萘酚偶合生成颜色鲜艳的偶氮染料。方法如下：

取供试品约 50mg，加稀盐酸 1ml，必要时缓缓煮沸使溶解，加 0.1mol/L 亚硝酸钠溶液数滴，加与 0.1mol/L 亚硝酸钠溶液等体积的 1mol/L 脲溶液，振摇 1min，滴加碱性 β-萘酚试液数滴，视供试品不同，生成由橙黄到猩红色沉淀。

苯佐卡因、盐酸普鲁卡因、盐酸奥布卡因、盐酸普鲁卡因胺结构中含有芳伯氨基，可直接用该反应鉴别，如 ChP2020 盐酸普鲁卡因的鉴别：

本品显芳香第一胺类的鉴别反应。反应式如下：

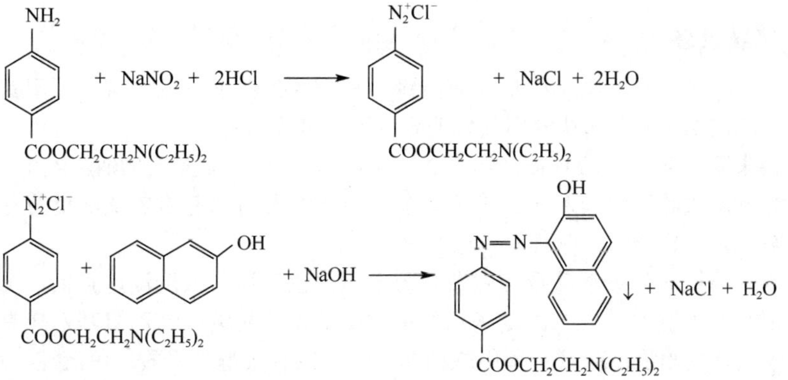

对乙酰氨基酚具有潜在的芳伯氨基，在稀盐酸中加热水解后生成对氨基酚，才能用该反应鉴别，如 ChP2020 对乙酰氨基酚的鉴别：

取本品约 0.1g，加稀盐酸 5ml，置水浴中加热 40min，放冷；取 0.5ml，滴加亚硝酸钠试液 5 滴，摇匀，用水 3ml 稀释后，加碱性 β-萘酚试液 2ml，振摇，即显红色。

反应式如下：

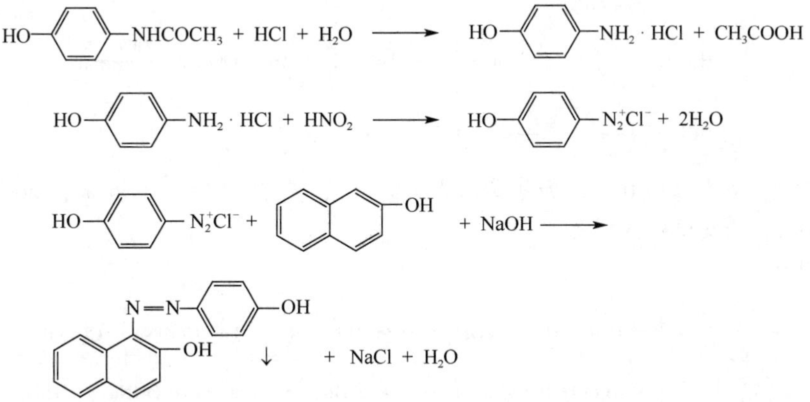

盐酸利多卡因、盐酸布比卡因和盐酸甲哌卡因等因邻位空间位阻效应，重氮化反应速率慢，故不用此法鉴别。

盐酸丁卡因结构中没有芳伯氨基，无重氮化-偶合反应。但结构中的芳仲氨基在盐酸溶液中可与亚硝酸钠反应，生成 N-亚硝基化合物乳白色沉淀，可与同类其他药物相区别。化学反应式为

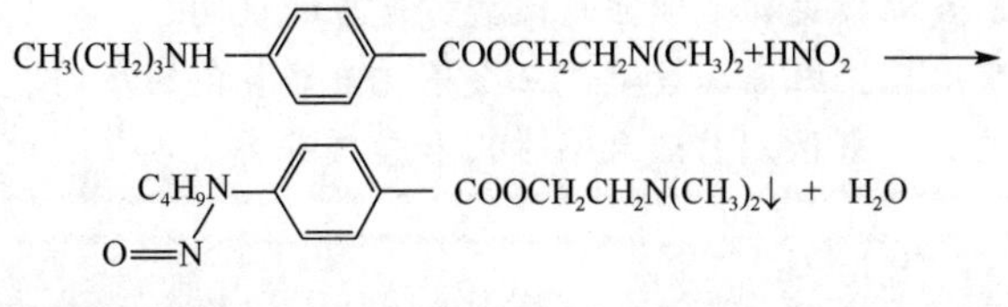

## （二）与三氯化铁反应

对乙酰氨基酚结构中具有酚羟基，可直接与三氯化铁试液反应呈蓝紫色，如 ChP2020 对乙酰氨基酚的鉴别：

本品的水溶液加三氯化铁试液，即显蓝紫色。

反应式如下：

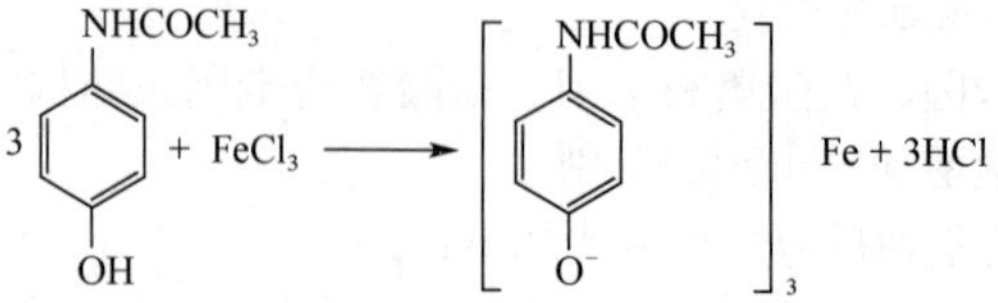

## （三）水解产物反应

盐酸普鲁卡因与苯佐卡因结构中均具有酯键，在碱性条件下可以水解，利用其水解产物的特性可进行鉴别，ChP2020 采用此法鉴别盐酸普鲁卡因和苯佐卡因。

**1. 盐酸普鲁卡因** 取本品约 0.1g，加水 2ml 溶解后，加 10% 氢氧化钠溶液 1ml，即生成白色沉淀；加热，变为油状物；继续加热，产生的蒸气能使湿润的红色石蕊试纸变为蓝色；热至油状物消失后，放冷，加盐酸酸化，即析出白色沉淀。

盐酸普鲁卡因与氢氧化钠溶液反应生成普鲁卡因白色沉淀，该沉淀熔点低，加热，变为油状物；继续加热则酯键水解，生成二乙氨基乙醇和对氨基苯甲酸钠；二乙氨基乙醇具有碱性，能使湿润的红色石蕊试纸变蓝色；对氨基苯甲酸钠加盐酸生成对氨基苯甲酸白色沉淀。反应式如下：

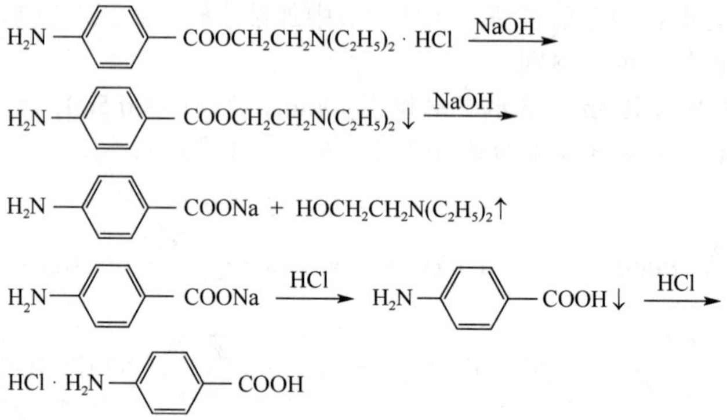

**2. 苯佐卡因** 取本品约 0.1g，加氢氧化钠试液 5ml，煮沸，即有乙醇生成；加碘试液，加热，即生成黄色沉淀，并发出碘仿臭气。

反应式如下：

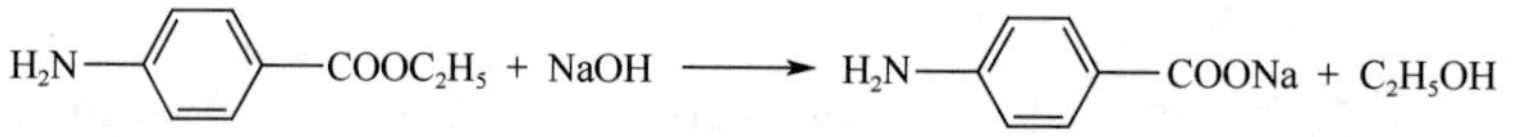

$$C_2H_5OH + 4I_2 + 6NaOH \longrightarrow CHI_3\downarrow + 5NaI + HCOONa + 5H_2O$$

**案例 8-2**

盐酸利多卡因在弱碱性溶液中与硫酸铜反应生成蓝紫色化合物。

**问题：**

1. 简述在碳酸钠溶液中盐酸利多卡因与硫酸铜反应的机制。
2. 简述加入三氯甲烷后，振摇后放置，三氯甲烷层显黄色的原因。
3. 请选择化学反应方法来区别盐酸利多卡因和盐酸普鲁卡因。

**案例 8-2 分析讨论**

1. 盐酸利多卡因分子结构中具有芳酰胺基，在碳酸钠溶液中与硫酸铜中 $Cu^{2+}$ 发生配位反应生成蓝紫色配位化合物。
2. 上述配合物易溶于三氯甲烷，因此加三氯甲烷振摇后此有色物质从水相被萃取至三氯甲烷中，由于三氯甲烷的极性小于水溶剂的极性，影响该配位化合物对光的吸收波长，即影响其颜色，因此静置后三氯甲烷层显黄色。

3.区别盐酸利多卡因和盐酸普鲁卡因方法：盐酸普鲁卡因能发生重氮化偶合反应，产生橙红色偶氮化合物沉淀，而盐酸利多卡因不发生重氮化偶合反应。

### （四）与重金属离子反应

**1.盐酸利多卡因** 盐酸利多卡因分子结构中具有芳酰胺基，在碳酸钠溶液中与硫酸铜反应生成蓝紫色配位化合物，此有色物质转溶于三氯甲烷显黄色。本类其他药物，在同样条件下不发生此反应。ChP2020 盐酸利多卡因的鉴别：

取本品 0.2g，加水 20ml 溶解后，取溶液 2ml，加硫酸铜试液 0.2ml 与碳酸钠试液 1ml，即显蓝紫色；加三氯甲烷 2ml，振摇后放置，三氯甲烷层显黄色。

反应式如下：

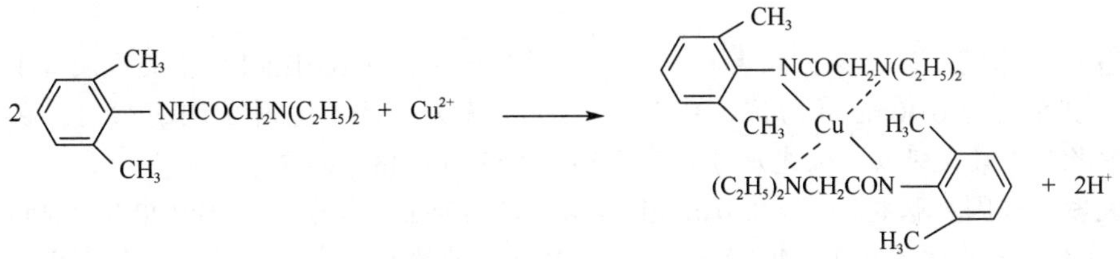

盐酸利多卡因在酸性溶液中与氯化钴试液反应，生成亮绿色细小钴盐沉淀。

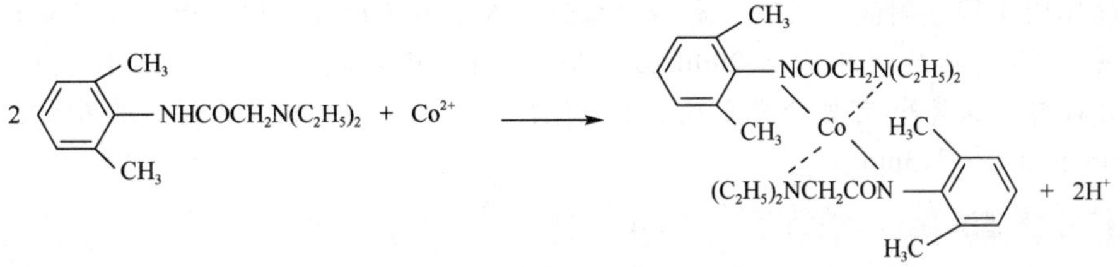

**2.盐酸普鲁卡因胺** 盐酸普鲁卡因胺结构中具有芳酰胺基，可被浓过氧化氢氧化成羟肟酸，再与三氯化铁作用形成羟肟酸铁配位化合物，可用于其鉴别。ChP2020 盐酸普鲁卡因胺的鉴别方法：

取本品 0.1g，加水 5ml，加三氯化铁试液与浓过氧化氢溶液各 1 滴，缓缓加热至沸，溶液显紫红色，随即变为暗棕色至棕黑色。

反应式如下：

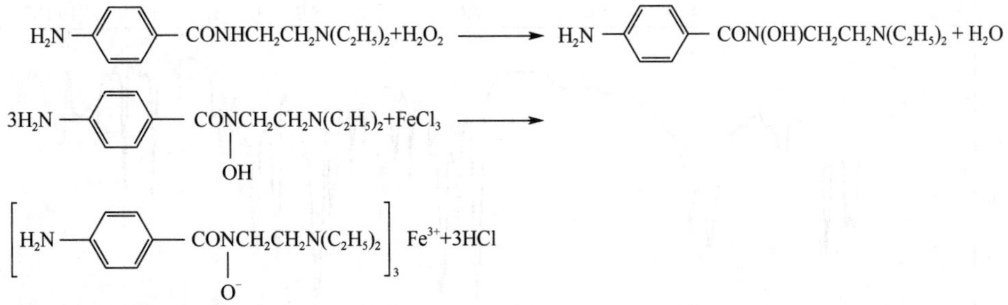

### （五）测定熔点鉴别

测定熔点是国内外药典常用的鉴别药物方法之一，如 USP2023 盐酸甲哌卡因的鉴别方法采用该法。

**1.盐酸甲哌卡因的鉴别** 吸取一定体积的盐酸甲哌卡因注射液（相当于含200mg的甲哌卡

因），分别用 10ml 的乙醚提取两次，弃去乙醚提取物。将剩余的溶液用碳酸钠调至呈微碱性，然后用乙醚提取沉淀物。将乙醚萃取物在蒸汽浴中蒸发至干，并将残余物在 60℃真空下干燥 1h。依法测定，其熔点在 149～153℃。

制备衍生物测定熔点是国内外药典常用的鉴别方法之一。药典常见的衍生物有三硝基苯酚衍生物和硫氰酸衍生物等。ChP2020 盐酸丁卡因的鉴别方法如下。

**2. 盐酸丁卡因的鉴别**　取本品约 0.1g，加 5% 醋酸钠溶液 10ml 溶解后，加 25% 硫氰酸铵溶液 1ml，即析出白色结晶；滤过，结晶用水洗涤，在 80℃干燥，依法测定（通则 0612 第一法），熔点约为 131℃。

### （六）紫外分光光度法

利用本类药物在紫外光区的特征吸收，可对其进行鉴别，该法是国内外药典鉴别该类药物的常用方法之一。ChP2020 中对盐酸罗哌卡因、盐酸布比卡因、对乙酰氨基酚凝胶、盐酸丁卡因注射液、盐酸普鲁卡因胺片及注射液等均用该法鉴别。JP18 鉴别盐酸甲哌卡因也是用紫外分光光度法。

**1. 盐酸布比卡因**　取本品，精密称定，按干燥品计算，加 0.01mol/L 盐酸溶液溶解并定量稀释制成每 1ml 中约含 0.40mg 的溶液，照紫外-可见分光光度法（通则 0401）测定，在 263nm 与 271nm 的波长处有最大吸收；吸光度分别为 0.53～0.58 与 0.43～0.48。

**2. 盐酸罗哌卡因**　取本品，加 0.01mol/L 盐酸溶液溶解并稀释制成每 1ml 中含 0.30mg 的溶液，照紫外-可见分光光度法（通则 0401）测定，在 262nm 的波长处有最大吸收，在 270nm 的波长处有一肩峰。

**3. 盐酸甲哌卡因注射液**　吸取一定体积盐酸甲哌卡因注射液，相当于盐酸甲哌卡因 20mg，加入 1ml 氯化钠试液后，并加入 20ml 己烷提取。8ml 己烷提取物中加入 1mol/L 盐酸试液 20ml，大力摇匀，以紫外-可见分光光度法直接测定分离到水层的吸收光谱；其最大吸收分别在 261～265nm 和 270～273nm。

### （七）红外色谱法

本类药物的官能团在红外光区有特征吸收，各国药典对本类药物的鉴别采用 IR，如 ChP2020 盐酸普鲁卡因注射液、对乙酰氨基酚片和咀嚼片等的鉴别。

**1. 盐酸普鲁卡因注射液**　取本品（约相当于盐酸普鲁卡因 80mg），水浴蒸干，残渣经减压干燥，依法测定。本品的红外光吸收图谱应与对照的图谱（光谱集 397 图）一致。

盐酸普鲁卡因的红外吸收图谱见图 8-1，主要特征吸收峰与解释见表 8-2。

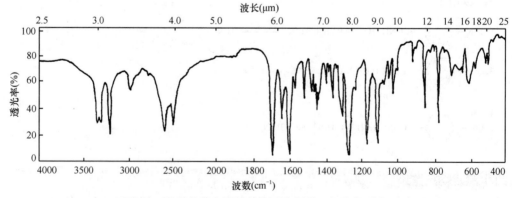

图 8-1　盐酸普鲁卡因的红外吸收图谱（氯化钾压片）

**表 8-2　盐酸普鲁卡因 IR 特征吸收峰归属**

| 峰位（cm⁻¹） | 归属 |
|---|---|
| 3315，3200 | $\nu_{NH_2}$（伯胺） |
| 2585 | $\nu_{N^+-H}$（胺基） |
| 1692 | $\nu_{C=O}$（酯羰基） |
| 1645 | $\delta_{N-H}$（胺基） |
| 1604，1520 | $\nu_{C=C}$（苯环） |
| 1271，1170，1115 | $\nu_{C-O}$（酯基） |

**2. 对乙酰氨基酚咀嚼片**　取本品细粉适量（约相当于对乙酰氨基酚 100mg），加丙酮 10ml，研磨溶解，滤过，滤液水浴蒸干，残渣经减压干燥，依法测定。本品的红外光吸收图谱应与对照的图谱（光谱集 131 图）一致。

红外光谱测定时，有机碱的盐酸盐用溴化钾压片时可能发生复分解反应而生成有机碱的氢溴酸盐，因此采用氯化钾压片。

## （八）高效液相色谱法

本类药物的部分制剂采用 HPLC 测定含量，同时可用于鉴别。ChP2020 中对乙酰氨基酚的泡腾片、注射液和滴剂，盐酸普鲁卡因注射液，盐酸利多卡因的注射液、胶浆（Ⅰ）和凝胶，盐酸布比卡因注射液，盐酸罗哌卡因注射液等均用 HPLC 鉴别。

# 三、特殊杂质检查

## （一）盐酸普鲁卡因中对氨基苯甲酸的检查

盐酸普鲁卡因分子结构中的酯键，可发生水解反应。特别是注射液制备过程中受灭菌温度、溶液 pH、贮藏时间及光线和金属离子等因素的影响，易发生水解反应生成对氨基苯甲酸和二乙氨基乙醇。其中对氨基苯甲酸经长期贮存或加热，可进一步脱羧转化为苯胺，苯胺又可被氧化为有色物质，使注射液变黄，导致药物疗效下降，毒性增加。盐酸普鲁卡因中的杂质对氨基苯甲酸的变化如下：

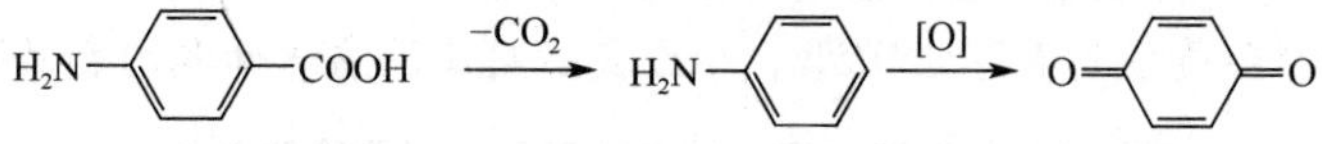

$$H_2N-\!\!\!\bigcirc\!\!\!-COOH \xrightarrow{-CO_2} H_2N-\!\!\!\bigcirc \xrightarrow{[O]} O=\!\!\!\bigcirc\!\!\!=O$$

因此，ChP2020 盐酸普鲁卡因原料药及其制剂均需要检查对氨基苯甲酸杂质。具体方法如下：照高效液相色谱法（通则 0512）测定。

**供试品溶液**　取本品，精密称定，加水溶解并定量稀释制成每 1ml 中含 0.2mg 的溶液。

**对照品溶液**　取对氨基苯甲酸对照品适量，精密称定，加水溶解并定量稀释制成每 1ml 中约含 1μg 的溶液。

**系统适用性溶液**　取供试品溶液 1ml 与对照品溶液 9ml，混匀。

**色谱条件**　用十八烷基硅烷键合硅胶为填充剂；以含 0.1% 庚烷磺酸钠的 0.05mol/L 磷酸二氢钾溶液（用磷酸调节 pH 至 3.0）-甲醇（68∶32）为流动相；检测波长为 279nm；进样体积 10μl。

**系统适用性要求**　系统适用性溶液色谱图中，理论塔板数按对氨基苯甲酸峰计算不低于 2000，普鲁卡因峰与对氨基苯甲酸峰的分离度应大于 2.0。

**测定法**　精密量取供试品溶液与对照品溶液，分别注入液相色谱仪，记录色谱图。

**限度**　供试品溶液色谱图中如有与对氨基苯甲酸峰保留时间一致的色谱峰，按外标法以峰面积计算，不得过 0.5%。

本法为离子对色谱法，杂质对照品来控制供试品中的杂质。盐酸普鲁卡因注射液也是采用以上方法检查，供试品溶液色谱图中如有与对氨基苯甲酸保留时间一致的色谱峰，按外标法以峰面积计算，不得过盐酸普鲁卡因标示量的 1.2%。其他杂质峰面积的和不得大于对照溶液的主峰面积（1.0%）。

### （二）盐酸丁卡因中有关物质检查

盐酸丁卡因中主要杂质包括对氨基苯甲酸（杂质Ⅰ）、对丁氨基苯甲酸（杂质Ⅱ）和 4-丁基氨基苯甲酸甲酯等。盐酸丁卡因的酯键，易水解为对丁氨基苯甲酸，其脱羧后进一步发生 *N*-取代芳胺的重排反应，生成芳伯胺，易氧化变色。因此 ChP2020 采用 HPLC、杂质对照品法和供试品溶液自身稀释对照法对其原料及其制剂有关物质的检查。

照高效液相色谱法（通则 0512）测定。临用新制。

**溶剂** 乙腈-水（2:8）。

**供试品溶液** 取本品适量，精密称定，加溶剂溶解并定量稀释制成每 1ml 中约含 1.0mg 的溶液。

**对照溶液** 精密量取供试品溶液 1ml，置 100ml 量瓶中，用溶剂稀释至刻度，摇匀，精密量取 2ml，置 20ml 量瓶，用溶剂稀释至刻度，摇匀。

**对照品溶液** 分别取杂质Ⅰ对照品与杂质Ⅱ对照品各适量，精密称定，加乙腈适量使溶解并用溶剂定量稀释制成每 1ml 中约含杂质Ⅰ 0.5μg 与杂质Ⅱ 1μg 的混合溶液。

**系统适用性溶液** 取盐酸丁卡因约 10mg，精密称定，置 10ml 量瓶中，用对照品溶液稀释至刻度，摇匀。

**灵敏度溶液** 精密量取对照溶液 5ml，置 10ml 量瓶中，用溶剂稀释至刻度，摇匀。

**色谱条件** 用十八烷基硅烷键合硅胶为填充剂（4.6mm×250mm，5μm 或效能相当的色谱柱）；以磷酸盐缓冲液（取磷酸二氢钾 1.36g，加磷酸 0.5ml，加水溶解并稀释至 1000ml）为流动相 A，乙腈为流动相 B，按表 8-3 进行梯度洗脱；流速为每分钟 1.2ml；柱温为 30℃；检测波长为 300nm；进样体积为 10μl。

**系统适用性要求** 系统适用性溶液色谱图中，出峰顺序依次为杂质Ⅰ峰、丁卡因峰与杂质Ⅱ峰，各相邻峰之间的分离度均应符合要求。灵敏度溶液色谱图中主成分峰高的信噪比应大于 10。

**测定法** 精密量取供试品溶液、对照溶液与对照品溶液分别注入液相色谱仪，记录色谱图。

**限度** 供试品溶液的色谱图中如有与杂质Ⅰ峰、杂质Ⅱ峰保留时间一致的色谱峰，按外标法以峰面积计算，杂质Ⅰ不得过 0.05%，杂质Ⅱ不得过 0.1%，其他单个杂质峰面积不得大于对照溶液主峰面积（0.1%），杂质总量不得过 0.2%，小于灵敏度溶液主峰面积的色谱峰忽略不计。

表 8-3　盐酸丁卡因中有关物质检查梯度洗脱条件

| 时间（min） | 流动相 A（%） | 流动相 B（%） |
| --- | --- | --- |
| 0 | 80 | 20 |
| 3 | 80 | 20 |
| 18 | 40 | 60 |
| 23 | 40 | 60 |
| 24 | 80 | 20 |
| 35 | 80 | 20 |

### （三）对乙酰氨基酚的特殊杂质检查

**链接 8-1　　　　　　　对乙酰氨基酚的合成工艺**

对乙酰氨基酚的合成可以用对硝基氯苯为原料，水解制得对硝基酚，经还原生成对氨基酚，再用冰醋酸乙酰化后制得。

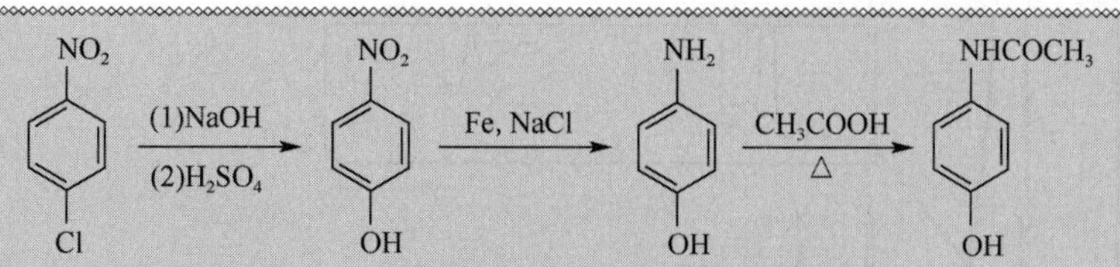

或以苯酚为原料，经亚硝基化及还原反应制得对氨基酚的路线来生产本品。

　　根据对乙酰氨基酚的合成工艺及性质，ChP2020 除需控制酸度、氯化物、硫酸盐、干燥失重、炽灼残渣和重金属等一般杂质外，还需检查乙醇溶液的澄清度与颜色、对氨基酚及有关物质和对氯苯乙酰胺等特殊杂质。

　　**1. 乙醇溶液的澄清度与颜色**　对乙酰氨基酚的合成工艺中使用铁粉作为还原剂，如带入成品中，可使乙醇溶液产生浑浊；中间体对氨基酚易被氧化为有色的醌式产物，在乙醇中呈橙红色或棕色。为控制还原剂及氧化产物的量，需进行乙醇溶液的澄清度与颜色检查，检查方法如下：

　　取本品 1.0g，加乙醇 10ml 溶解后，溶液应澄清无色；如显浑浊，与 1 号浊度标准液（通则 0902 第一法）比较，不得更浓；如显色，与棕红色 2 号或橙红色 2 号标准比色液（通则 0901 第一法）比较，不得更深。

　　**2. 对氨基酚及有关物质**　在合成过程中，由于对氨基酚乙酰化不完全或对乙酰氨基酚贮藏不当发生水解，均可在成品中引入对氨基酚；除此之外，合成中还易引入副产物、降解产物，如 4-乙酰基酚和 4-硝基酚、对氯苯乙酰胺、O-乙酰基对乙酰氨基酚、偶氮苯、氧化偶氮苯、苯醌和醌亚胺等。ChP2020 采用离子对色谱法、杂质对照品和供试品溶液的自身稀释对照法来检查对氨基酚及有关物质，以控制以上杂质的量。检查方法如下：

　　照高效液相色谱法（通则 0512）测定。临用新制。

　　**溶剂**　甲醇-水（4:6）。

　　**供试品溶液**　取本品适量，精密称定，加溶剂溶解并定量稀释制成每 1ml 中约含 20mg 的溶液。

　　**对照品溶液**　取对氨基酚对照品适量，精密称定，加溶剂溶解并定量稀释制成每 1ml 中约含 0.1mg 的溶液。

　　**对照溶液**　精密量取对照品溶液与供试品溶液各 1ml，置同一 100ml 量瓶中，用溶剂稀释至刻度，摇匀。

　　**色谱条件**　用辛基硅烷键合硅胶为填充剂；以磷酸盐缓冲液（取磷酸氢二钠 8.95g，磷酸二氢钠 3.9g，加水溶解至 1000ml，加 10% 四丁基氢氧化铵溶液 12ml）-甲醇（90:10）为流动相；检测波长为 245nm；柱温为 40℃；进样体积为 20μl。

　　**系统适用性要求**　理论塔板数按对乙酰氨基酚峰计算不低于 2000。对氨基酚峰与对乙酰氨基酚峰之间的分离度应符合要求。

　　**测定法**　精密量取供试品溶液与对照溶液，分别注入液相色谱仪，记录色谱图至主峰保留时间的 4 倍。

　　**限度**　供试品溶液色谱图中如有与对氨基酚保留时间一致的色谱峰，按外标法以峰面积计算，含对氨基酚不得过 0.005%，其他单个杂质峰面积不得大于对照溶液中对乙酰氨基酚峰面积的 0.1 倍（0.1%），其他各杂质峰面积的和不得大于对照溶液中对乙酰氨基酚峰面积的 0.5 倍（0.5%）。

　　图 8-2 是对乙酰氨基酚中有关杂质检查的反相离子对 HPLC 图。

　　**3. 对氯苯乙酰胺**　由于对氯苯乙酰胺极性小，无法与对氨基酚及有关物质在同一色谱条件下检查，ChP2020 将流动相中甲醇的比例从 10% 提高到 40% 后，采用杂质对照品对照法进行检查，按外标法以峰面积计算，含对氯苯乙酰胺不得过 0.005%。ChP2020 对氯苯乙酰胺的检查采用离子对色谱法，方法如下：

　　照高效液相色谱法（通则 0512）测定。

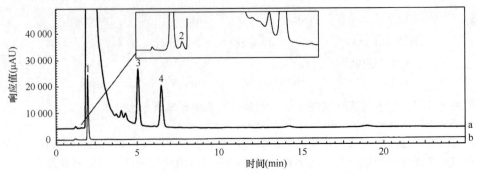

图 8-2  对乙酰氨基酚中有关杂质检查的 HPLC 图

a. 对乙酰氨基酚供试液（20mg/ml）；b. 对氨基酚对照品溶液（0.001mg/ml）加供试品自身稀释对照溶液（0.2mg/ml）。

1. 对乙酰氨基酚；2. 对氨基酚；3. 4-乙酰基酚；4. 4-硝基酚

**溶剂与供试品溶液**  见有关物质项下。

**对照品溶液**  取对氯苯乙酰胺对照品与对乙酰氨基酚对照品各适量，精密称定，加溶剂溶解并定量稀释制成每1ml 中约含对氯苯乙酰胺1μg 与对乙酰氨基酚20μg 的混合溶液。

**色谱条件**  用辛基硅烷键合硅胶为填充剂；以磷酸盐缓冲液（取磷酸氢二钠 8.95g，磷酸二氢钠 3.9g，加水溶解至1000ml，加 10% 四丁基氢氧化铵 12ml）- 甲醇（60∶40）为流动相；检测波长为245nm；柱温为 40℃；进样体积为 20μl。

**系统适用性要求**  理论塔板数按对乙酰氨基酚峰计算不低于 2000。对氯苯乙酰胺峰与对乙酰氨基酚峰之间的分离度应符合要求。

**测定法**  精密量取供试品溶液与对照品溶液，分别注入液相色谱仪，记录色谱图。

**限度**  按外标法以峰面积计算，含对氯苯乙酰胺不得过 0.005%。

在制剂的制备过程中，对乙酰氨基酚易降解产生对氨基酚，所以对乙酰氨基酚的片剂、咀嚼片、泡腾片、胶囊、颗粒和滴剂均采用 HPLC 检查对氨基酚，注射液亦采用 HPLC 检查有关物质。

## （四）盐酸利多卡因注射液中特殊杂质的检查

根据盐酸利多卡因的合成工艺及性质，ChP2020 除需控制酸度、硫酸盐、干燥失重、炽灼残渣和重金属等一般杂质外，还采用 HPLC、杂质对照品法和供试品溶液的自身稀释对照法检查2,6-二甲基苯胺及其他杂质。2,6-二甲基苯胺和有关物质检查方法如下：

**有关物质**  照高效液相色谱法（通则 0512）测定。

**供试品溶液**  精密量取本品适量，用流动相定量稀释制成每1ml 中约含盐酸利多卡因 2mg 的溶液。

**对照溶液**  精密量取供试品溶液1ml，置100ml 量瓶中，用流动相稀释至刻度，摇匀。

**对照品溶液**  取 2,6-二甲基苯胺对照品，精密称定，加流动相溶解并定量稀释制成每1ml 中约含 0.8μg 的溶液。

**色谱条件**  用十八烷基硅烷键合硅胶为填充剂；以磷酸盐缓冲液（取 1mol/L 磷酸二氢钠溶液 1.3ml 与 0.5mol/L 磷酸氢二钠溶液 32.5ml，用水稀释至1000ml，摇匀）- 乙腈（50∶50）（用磷酸调节 pH 至 8.0）为流动相；检测波长为 230nm，进样体积 20μl。

**系统适用性要求**  理论塔板数按利多卡因峰计算不低于 2000。

**测定法**  精密量取供试品溶液、对照溶液与对照品溶液，分别注入液相色谱仪，记录色谱图至主成分峰保留时间的 3.5 倍。

**限度**  供试品溶液色谱图中如有与 2,6-二甲基苯胺保留时间一致的色谱峰，按外标法以峰面积计算，不得过 0.04%，其他单个杂质峰面积不得大于对照溶液主峰面积的 0.5 倍（0.5%），其他各杂质峰面积的和不得大于对照溶液主峰面积（1.0%）。

### （五）盐酸罗哌卡因

盐酸罗哌卡因是一种长效酰胺类的局部麻醉药，具有麻醉和镇痛双重效应。其分子中有一个手性碳，存在 2 个对映体，由于 R-盐酸罗哌卡因心脏毒性大，临床上使用左旋体，即 S-盐酸罗哌卡因。为了严格控制 R-盐酸罗哌卡因杂质的含量，ChP2020 采用手性固定相的高效液相色谱法检查右旋对映体。

照高效液相色谱法（通则 0512）测定。

**供试品溶液** 取本品适量，加流动相溶解并稀释制成每 1ml 中约含 0.1mg 的溶液。

**对照溶液** 精密量取供试品溶液 1ml，置 100ml 量瓶中，用流动相稀释至刻度，摇匀。

**系统适用性溶液** 取右旋盐酸罗哌卡因对照品与盐酸罗哌卡因各适量，加流动相溶解并稀释制成每 1ml 中分别约含 0.05mg 的混合溶液。

**色谱条件** 用 α-酸糖蛋白柱（AGP，4.0mm×100mm，5μm 或效能相当的色谱柱）；以异丙醇-磷酸盐缓冲液（取磷酸二氢钾 2.72g，加水 800ml 溶解，用 0.1mol/L 氢氧化钠溶液调节 pH 至 7.1，用水稀释至 1000ml）（10∶90）为流动相；检测波长为 210nm；进样体积为 20μl。

**系统适用性要求** 系统适用性溶液色谱图中，右旋盐酸罗哌卡因峰与盐酸罗哌卡因峰之间的分离度应符合要求。

**测定法** 精密量取供试品溶液与对照溶液，分别注入液相色谱仪，记录色谱图。

**限度** 供试品溶液色谱图中如有与右旋盐酸罗哌卡因保留时间一致的色谱峰，其峰面积不得大于对照溶液主峰面积的 0.5 倍（0.5%）。

---

**案例 8-3**                **盐酸普鲁卡因胺的含量测定**

取本品约 0.55g，精密称定，照永停滴定法（通则 0701），用作重氮化法的终点指示。加水 40ml 与盐酸溶液（1→2）15ml，而后置电磁搅拌器上，搅拌使溶解，再加溴化钾 2g，插入铂-铂电极后，将滴定管的尖端插入液面下约 2/3 处，用亚硝酸钠滴定液（0.1mol/L）迅速滴定，随滴随搅拌，至近终点时，将滴定管的尖端提出液面，用少量水淋洗尖端，洗液并入溶液中，继续缓缓滴定至电流计指针突然偏转，并不再回复，即为滴定终点。每 1ml 亚硝酸钠滴定液（0.1mol/L）相当于 27.18mg 的 $C_{13}H_{21}N_3O \cdot HCl$。

**问题：**

1. 简述亚硝酸钠滴定法的原理。

2. 该法测定时，影响滴定反应的条件有哪些？

3. 永停滴定法是如何指示终点的？除永停滴定法外，还有哪些确定终点的方法？

4. 本含量测定中，为什么滴定开始时滴定管尖端插入液面下 2/3 处，放入大部分滴定液，近终点时又提出液面，缓缓滴定至终点？

5. 盐酸普鲁卡因、盐酸丁卡因、盐酸利多卡因、盐酸罗哌卡因和盐酸甲哌卡因，可否选择本法进行含量的测定？

6. 滴定时适宜的反应温度，能否通过加热提高反应的速度。

---

**案例 8-3 分析讨论**

1. 请见下述"四、含量测定"的亚硝酸钠滴定法原理。

2. 影响滴定反应的因素：①加入适量溴化钾加快反应速率；②酸的种类及其浓度；③反应温度，宜在室温（10～30℃）下进行；④滴定方式与速度控制：重氮化反应速度较慢，故滴定速度不宜太快。

3. 请见下述"四、含量测定"的指示终点的方法。

4. 滴定开始时滴定管尖端插入液面下 2/3 处，放入大部分滴定液，为了避免滴定过程中亚硝酸挥发和分解，近终点时，将滴定管尖端提出液面，由于此时尚未反应的芳伯氨基药物的浓度极低，滴定速度不宜过快，需缓缓滴定直到终点。

5. 盐酸普鲁卡因 ChP2020 应用本法测定，盐酸丁卡因、盐酸利多卡因、盐酸罗哌卡因和盐酸甲哌卡因因不含芳伯氨基，因此不能用此法测定。

6. 温度高时，亚硝酸逸失，且重氮盐分解，因此不能通过加热提高反应的速度，宜在室温（10～30℃）下进行。

# 四、含量测定

## （一）亚硝酸钠滴定法

分子结构中具有芳伯氨基或水解后具有芳伯氨基的药物，在酸性条件下可与亚硝酸钠定量反应，可用亚硝酸钠滴定法测定含量。本法适用范围广，被各国药典采用。ChP2020 收载的苯佐卡因、盐酸普鲁卡因、盐酸普鲁卡因胺原料药及其片剂和注射液，可直接用本法测定其含量。

**1. 原理** 芳伯氨基或水解后具有芳伯氨基的药物在酸性条件下可与亚硝酸钠发生重氮化反应，生成重氮盐，因此可用亚硝酸钠滴定法测定含量，用永停滴定法指示终点。由于本法适用范围广，常被国内外所采用。反应式如下：

$$Ar-NHCOR+H_2O \xrightarrow[\triangle]{H^+} Ar-NH_2+RCOOH$$

$$Ar-NH_2+NaNO_2+2HCl \longrightarrow Ar-N_2^+Cl^-+NaCl+2H_2O$$

**2. 测定条件** 重氮化反应的速率受多种因素影响，且亚硝酸钠滴定液及反应生成的重氮盐均不够稳定。因此在测定中应注意以下主要条件：

（1）加入溴化钾作用：加入适量溴化钾加快反应速率，在盐酸存在下重氮化反应的机制：

$$NaNO_2+HCl \longrightarrow HNO_2+NaCl$$

$$HNO_2+HCl \longrightarrow NOCl+H_2O$$

$$Ar-NH_2 \xrightarrow[慢]{NO^+Cl^-} Ar-NH-NO \xrightarrow{快} Ar-N=N-OH \xrightarrow{快} Ar-N_2^+Cl^-$$
第一步 第二步 第三步

整个反应速率取决于第一步，而第一步反应的快慢与含芳伯氨基化合物中芳伯氨基的游离程度及 $NO^+$ 的浓度密切相关。

芳伯氨基的游离程度与被测药物的结构及测定时溶液的酸度有关。在一定强度酸性溶液中，若芳伯氨基的碱性较弱，则成盐的比例较小，即游离芳伯氨基较多，重氮化反应速率就快；反之，若芳伯氨基碱性较强，则成盐的比例较大，游离芳伯氨基较少，重氮化反应速率就慢。但在一定强度酸性溶液中，当被测物确定后，芳伯氨基的游离程度是确定的，且重氮化反应为分子反应，速率较慢，所以为了加快重氮化反应速率，测定时一般向供试品溶液中加入适量溴化钾（ChP2020 规定加入 2g），其能加快重氮化反应速率作用机制：

溴化钾与盐酸作用产生溴化氢，后者与亚硝酸作用生成 NOBr：

$$HNO_2+HBr \Longrightarrow NOBr+H_2O \tag{8-1}$$

若供试品溶液中仅有 HCl 则生成 NOCl：

$$HNO_2+HCl \Longrightarrow NOCl+H_2O \tag{8-2}$$

由于式（8-1）的平衡常数比式（8-2）约大 300 倍，因此大大增大了供试品溶液中 $NO^+$ 的浓度，从而加速了重氮化反应的进行。

（2）酸的种类及其浓度：重氮化反应的速率与酸的种类及浓度有关，在氢溴酸中最快，盐酸中次之，硫酸或硝酸中慢。由于氢溴酸价格昂贵，且胺类药物的盐酸盐较其硫酸盐的溶解度大，反应速率也快，所以多采用盐酸。按其反应计量关系，1mol 芳胺需与2mol 盐酸作用，但实际测定时加入盐酸的量一般按芳胺药物与酸的物质的量之比为 1：(2.5～6)，过量的盐酸可以加快重氮化反应的速率，增加重氮盐的稳定性，防止生成偶氮氨基化合物而影响测定结果。其反应式为

$$Ar—N_2^+Cl^- + H_2N—Ar \rightleftharpoons Ar—N=N—NH—Ar + HCl$$

由反应式可知，酸度增强，反应向左进行，抑制偶氮氨基化合物的生成。但酸度过大，又会阻碍芳伯氨基的游离，反而影响重氮化反应速率；且在太浓的盐酸中亚硝酸更易分解。

（3）反应温度：温度升高，重氮化反应速率加快；但温度高时，亚硝酸逸失，且重氮盐分解。其反应式为

$$Ar—N_2^+Cl^- + H_2O \longrightarrow Ar—OH + N_2\uparrow + HCl$$

一般温度每升高10℃，重氮化反应速率加快 2.5 倍，但重氮盐分解的速率也相应地加快 2 倍。综合考虑并经试验证明，反应可在室温（10～30℃）进行，15℃以下结果较准确。

（4）滴定方式与速度控制：重氮化反应速度较慢。故滴定速度不宜太快。为了避免滴定过程中亚硝酸挥发和分解，滴定时应将滴定管尖端插入液面下约 2/3 处，一次将大部分亚硝酸钠滴定液在搅拌条件下迅速加入；近终点时，将滴定管尖端提出液面，用少量水淋洗尖端，由于此时尚未反应的芳伯氨基药物的浓度极低，滴定速度不宜过快，需缓缓滴定，每滴下 1 滴滴定液后，需搅拌 1～5min，再确定终点是否真正到达。这样既可以缩短滴定时间，又不影响测定结果。

**3. 指示终点的方法**　有永停滴定法、电位滴定法、外指示剂法和内指示剂法等，以下简单介绍永停滴定法、电位滴定法。

（1）永停滴定法：ChP2020 采用永停滴定法指示终点（通则 0701）。永停滴定法可用永停滴定仪或图示装置（图 8-3）。电流计的灵敏度为 $10^{-9}$ A/格，电极为铂-铂电极系统。滴定时，将电极插入供试品溶液，调节 $R_1$ 使加于电极上的电压约为 50mV。滴定过程观察电流计指针的变化，终点前，溶液中无亚硝酸，线路仅有很小或无电流通过，电流计指针指零。但当到达终点时，滴定液亚硝酸钠略有过剩，使电极去极化，溶液中有微量亚硝酸存在，电极上发生氧化还原反应，线路中有电流通过，此时电流计指针突然偏转，并不再回复，即为滴定终点。

（2）电位滴定法：亚硝酸钠滴定法中，USP2022 主要采用电位滴定法指示终点。采用铂-铂电极系统或铂-甘汞电极系统，当重氮化反应完成时，溶液中稍微过量的亚硝酸，使电位产生突跃。

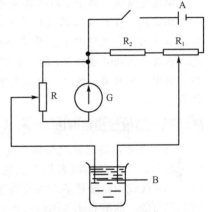

图 8-3　永停滴定装置图

A. 1.5V 的干电池；B. 惰性铂（Pt）电极；
G. 电流计；R. 与电流计临界阻尼电阻值相近；
$R_1$. 2kΩ 可调电阻；$R_2$. 电阻值为 60～70Ω

### ▮（二）非水碱量法

本类药物分子结构多具有脂烃胺侧链，具有弱碱性，在冰醋酸、醋酐等非水溶剂中可与高氯酸定量反应，可用非水碱量法测定含量。例如，ChP2020 盐酸布比卡因的含量测定时，其中加入适量的冰醋酸和醋酐，醋酐的作用是在冰醋酸溶液中，醋酐解离生成的醋酐合乙酰阳离子，其比醋酐合质子的酸性还强，增强布比卡因碱性，使滴定突跃敏锐。

取本品约 0.2g，精密称定，加冰醋酸 20ml 与醋酐 20ml 溶解后，照电位滴定法（通则 0701），用高氯酸滴定液（0.1mol/L）滴定，并将滴定的结果用空白试验校正。每 1ml 高氯酸滴定液（0.1mol/L）相当于 32.49mg 的 $C_{18}H_{28}N_2O \cdot HCl$。

### （三）紫外分光光度法

本类药物有紫外吸收特性，可用于原料及部分制剂的含量测定。该法灵敏度高、操作简便，因此被国内外药典广泛收载。例如，对乙酰氨基酚在 0.4% 氢氧化钠溶液中，于 257nm 波长处有最大吸收，其紫外吸收特性可用于其原料及部分制剂的含量测定。ChP2020 采用吸收系数法，测定对乙酰氨基酚原料、片剂、咀嚼片、栓剂、胶囊及颗粒的含量，例如，对乙酰氨基酚咀嚼片的含量测定：

取本品 10 片，精密称定，研细，精密称取适量（约相当于对乙酰氨基酚 40mg），置 250ml 量瓶中，加 0.4% 氢氧化钠溶液 50ml 与水 50ml，振摇使对乙酰氨基酚溶解，用水稀释至刻度，摇匀，滤过，精密量取续滤液 5ml，置 100ml 量瓶中，加 0.4% 氢氧化钠溶液 10ml，用水稀释至刻度，摇匀。照紫外-可见分光光度法（通则 0401），在 257nm 的波长处测定吸光度，按 $C_8H_9NO_2$ 的百分吸收系数（$E_{1cm}^{1\%}$）为 715 计算，即得。

本法为吸收系数法，测定结果按下式计算：

$$标示量的百分含量\% = \frac{\dfrac{A}{715 \times 1 \times 100} \times \dfrac{100}{5} \times \overline{W} \times 250}{W \times B} \times 100\%$$

式中，$A$ 为供试品溶液的吸光度；$W$ 为供试品的取样量，单位为 g；$B$ 为标示量；$\overline{W}$ 为平均片重。

USP2023 采用对照品比较法测定盐酸普鲁卡因注射液的含量。测定方法如下：

**对照品溶液** 取本品对照品适量，精密称定，置 125ml 分液漏斗中，加水 20ml 使其溶解，制成每 1ml 中约含 2.5mg 的溶液。

**供试品溶液** 精密量取本品适量，同法制成每 1ml 中约含 2.5mg 的溶液，作为供试品溶液。

**测定法** 在标准品溶液和供试液中，各分别加入 6mol/L 的氨水 5ml，用 25ml 的三氯甲烷振摇提取 5 次，合并提取液，并将合并后的提取液用载有约 1g 无水硫酸钠的玻璃棉的过滤装置过滤。滤液置 200ml 量瓶中，加三氯甲烷至刻度，摇匀，分别精密量取 3.0ml 溶液，置 100ml 量瓶中，加三氯甲烷至刻度，摇匀。以三氯甲烷为空白，在 280nm 处测定两种溶液的吸光度。外标法计算含量。

### （四）高效液相色谱法

高效液相色谱法兼具分离与定量测定的特点，特别适合于药物制剂或微量药物混合物的测定。目前国内外药典越来越广泛地采用该法进行本类药物及其制剂含量测定和体内药物分析。ChP2020 收载的盐酸利多卡因及其注射液、凝胶和胶浆（Ⅰ），对乙酰氨基酚的泡腾片、注射液、滴剂及凝胶，盐酸布比卡因注射液，盐酸丁卡因及注射液，盐酸普鲁卡因注射液，盐酸罗哌卡因及其注射液的含量测定均采用此法，如盐酸利多卡因注射液的含量测定方法如下：

**对照品溶液** 取利多卡因对照品约 85mg，精密称定，置 50ml 量瓶中，加 1mol/L 盐酸溶液 0.5ml 使溶解，用流动相稀释至刻度，摇匀。

**供试品溶液** 精密量取本品适量（约相当于盐酸利多卡因 0.1g），置 50ml 量瓶中，用流动相稀释至刻度，摇匀。

**色谱条件** 用十八烷基硅烷键合硅胶为填充剂；以磷酸盐缓冲液（取 1mol/L 磷酸二氢钠溶液 1.3ml 与 0.5mol/L 磷酸氢二钠溶液 32.5ml，用水稀释至 1000ml，摇匀）-乙腈（50∶50）（用磷酸调节 pH 至 8.0）为流动相；检测波长为 254nm，进样体积为 20μl。

**系统适用性要求** 理论塔板数按利多卡因峰计算不低于 2000。

**测定法** 精密量取供试品溶液与对照品溶液，分别注入液相色谱仪，记录色谱图。按外标法以峰面积计算，并将结果乘以 1.156。

$$c_X = \frac{A_X}{A_R} \times c_R = \frac{A_X}{A_S} \times c_S$$

$$m_{\text{盐酸利多卡因}}=\frac{M_{\text{盐酸利多卡因}}}{M_{\text{利多卡因}}}\times c_X\times D=1.156\times c_X\times D$$

$$标示量的百分含量\%=1.156\times\frac{\dfrac{A_X}{A_R}\times c_R\times D\times\overline{V}}{V\times B}\times100\%$$

式中，$A_X$、$A_R$ 分别为对照品溶液的吸光度；$V$ 为供试品的移取的体积，单位为 ml；$B$ 为标示量；$\overline{V}$ 为每支容量，单位为 ml。由于对照品为利多卡因，而含量测定是以盐酸利多卡因计算，因此外标法计算的值需要乘以盐酸利多卡因和利多卡因摩尔质量比，即 1.156。图 8-4 是利多卡因的 HPLC 图，色谱条件同 ChP2020 方法。

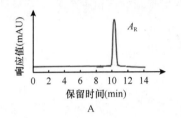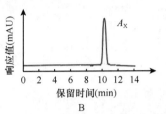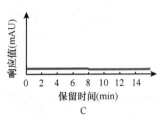

图 8-4　利多卡因的 HPLC 图

A. 对照品溶液；B. 供试品溶液；C. 空白

USP2023 收载的盐酸甲哌卡因注射液的含量测定方法如下：

**对照品溶液**　取本品适量，精密称定，加流动相溶解并稀释制成每 1ml 中含 1.0mg 的溶液，摇匀。

**供试品溶液**　精密量取供试品溶液适量，置 100ml 量瓶中，用流动相稀释至刻度，摇匀，制成每 1ml 约含 1mg 的供试品溶液。

**系统适用性溶液**　用流动相配制 0.05mg/ml 的对羟基苯甲酸甲酯和 1.0mg/ml 的盐酸甲哌卡因。

**色谱条件**　用十八烷基硅烷键合硅胶为填充剂（4.6mm×250mm；5μm）；以磷酸盐缓冲液（取磷酸二氢钾 3.40g，磷酸氢二钾 4.35g，加水溶解至 1000ml，用氢氧化钾或磷酸调至 pH 为 6.3）-乙腈（65：35）为流动相；检测波长为 263nm；柱温为 40℃；流速为 1ml/min。

**系统适用性要求**　系统适应性溶液的对羟基苯甲酸甲酯和罗哌卡因分离度不小于 2.0。

**测定法**　精密量取对照品溶液与供试品溶液各 10μl，分别注入液相色谱仪，记录色谱图。按外标法以峰面积计算，计算盐酸甲哌卡因（$C_{15}H_{22}N_2O\cdot HCl$）在注射液中的标示量的百分比。

# 第二节　苯乙胺类药物的分析

## 一、结构与性质

### （一）基本结构与典型药物

苯乙胺类药物（phenylethylamine drugs）具有苯乙胺的基本结构，属于拟肾上腺素类的药物，临床上主要用于升压、平喘、充血治疗等。这类药物结构中的苯环上大都有活泼的酚羟基，并具有碱性的脂肪烃胺侧链。其基本结构为

$$R_1-\underset{\underset{OH}{|}}{CH}-\underset{\underset{R_3}{|}}{CH}-NH-R_2\cdot HX$$

典型药物见表 8-4。其中肾上腺素、盐酸异丙肾上腺素、重酒石酸去甲肾上腺素、盐酸多巴胺、硫酸特布他林和盐酸多巴酚丁胺分子结构中苯环的 3,4 位上都有 2 个邻位酚羟基。

表 8-4　苯乙胺类典型药物的结构

| 药物名称 | 化学结构式 |
|---|---|
| 肾上腺素（adrenaline） | |
| 盐酸异丙肾上腺素（isoprenaline hydrochloride） | , HCl |
| 盐酸去氧肾上腺素（phenylephrine hydrochloride） | , HCl |
| 盐酸多巴胺（dopamine hydrochloride） | , HCl |
| 盐酸多巴酚丁胺（dobutamine hydrochloride） | , HCl |
| 重酒石酸去甲肾上腺素（norepinephrine bitartrate） | |
| 重酒石酸间羟胺（metaraminol bitartrate） | |
| 盐酸苯乙双胍（phenformin hydrochloride） | , HCl |
| 硫酸沙丁胺醇（salbutamol sulfate） | , $H_2SO_4$ |
| 盐酸克仑特罗（clenbuterol hydrochloride） | , HCl |
| 硫酸特布他林（terbutaline sulfate） | , $H_2SO_4$ |

续表

| 药物名称 | 化学结构式 |
|---|---|
| 盐酸麻黄碱（ephedrine hydrochloride） | 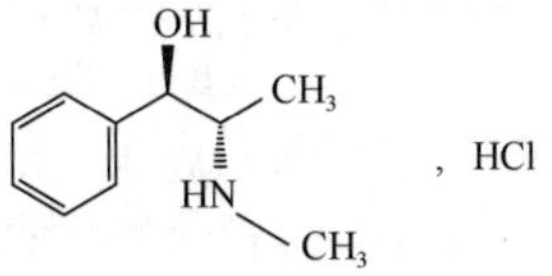 , HCl |

## 加大瘦肉精监测，保障餐桌安全

本类药物的盐酸克仑特罗、莱克多巴胺、沙丁胺醇和硫酸特布他林等7种，被用来作为动物饲料添加物，以助长猪、牛、鸡等畜禽长出肌肉，减少体脂肪，因此被称为瘦肉精。但若动物肌肉中残余过量的瘦肉精而被人体摄入，身体会出现不同程度的中毒反应，因此大多数国家禁止使用瘦肉精用于畜禽养殖。

"瘦肉精"问题是全社会关注的影响公共卫生安全的敏感问题，也直接关系到我国养殖业的健康发展和人民的身体健康，为了维护动物产品的安全，中国政府对出入境和进入屠宰环节的动物进行全面检测，对违法行为严厉惩处。我国 GB/T 22147—2008 和农业部 1025 号公告-18-2008 分别采用 LC-MS/MS 对饲料中和动物源性食品中沙丁胺醇、莱克多巴胺、硫酸特布他林和盐酸克仑特罗进行测定，保障动物源性食品的安全。

### （二）主要理化性质

**1. 弱碱性**　本类药物结构中均有脂烃胺侧链，显弱碱性。

**2. 酚羟基性质**　本类药物多数具有邻苯二酚或苯酚结构，可与三氯化铁反应呈色，或被氧化剂氧化呈色。置空气中或遇光、热易氧化变色。酚羟基邻、对位的氢较活泼，易被溴取代，可用溴量法测定含量。

**3. 旋光性**　多数药物结构中存在手性碳原子，具有旋光性。性状项下多收载比旋度的测定。

**4. 光谱特征**　本类药物含苯环共轭体系、羟基和氨基等，具有特征的紫外吸收和红外吸收。

**5. 溶解性**　多数药物的游离碱难溶于水，易溶于有机溶剂，其盐可溶于水。

此外，药物分子结构中苯环上的其他取代基，如盐酸克仑特罗的芳伯氨基，也可供分析用。

## 二、鉴别试验

### （一）与三氯化铁反应

酚羟基在弱酸性条件下，与 $Fe^{3+}$ 配位呈色（多为绿色），加入碱性溶液，随即被 $Fe^{3+}$ 氧化而显紫色或紫红色。ChP2020 收载的本类鉴别方法见表 8-5。

表 8-5　苯乙胺类药物与三氯化铁的显色反应

| 药物 | 方法与现象 |
|---|---|
| 肾上腺素/盐酸肾上腺素注射液 | 取本品溶解后（注射液直接取样），加三氯化铁试液 1 滴，在盐酸溶液（9→1000）中显翠绿色，加氨试液，即变紫色，最后变成紫红色 |
| 盐酸去氧肾上腺素及其注射液 | 取本品以水溶解后（注射液直接取样），加三氯化铁试液 1 滴，显紫色 |
| 重酒石酸去甲肾上腺素 | 取本品以水溶解后，加三氯化铁试液 1 滴，显翠绿色，再缓缓加碳酸氢钠试液，即显蓝色，最后变成红色 |
| 重酒石酸去甲肾上腺素注射液 | 取本品 1ml，加三氯化铁试液 1 滴，即显翠绿色 |
| 盐酸多巴胺及其注射液 | 取本品以水溶解后（注射液直接取样），加三氯化铁试液 1 滴，溶液显墨绿色；滴加 1% 氨溶液，即转变成紫红色 |

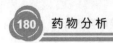

| 药物 | 方法与现象 |
|---|---|
| 盐酸多巴酚丁胺及其注射液 | 取本品溶解后（注射液直接取样），加三氯化铁试液 1 滴，显绿色，加氨试液，即变蓝紫色、紫色，最后变成紫红色 |
| 盐酸异丙肾上腺素及其注射液 | 取本品以水溶解后（注射液直接取样），加三氯化铁试液 2 滴，显深绿色；加新制的 5% 碳酸氢钠溶液，即变蓝色，然后变成红色 |
| 硫酸沙丁胺醇及其片剂、注射液和胶囊 | 取本品以水溶解后（注射液直接取样），加三氯化铁试液 1 滴，显紫色，加碳酸氢钠试液，即成橙黄色浑浊 |

### （二）氧化反应

本类药物结构中多含酚羟基，易被碘、过氧化氢、铁氰化钾等氧化剂氧化而呈现不同颜色，可用于鉴别或区别。ChP2020 收载了肾上腺素、盐酸异丙肾上腺素和重酒石酸去甲肾上腺素，均采用氧化反应进行鉴别。

肾上腺素在中性或酸性溶液中，被碘或过氧化氢氧化生成肾上腺素红显血红色，放置可变为棕色多聚体。盐酸异丙肾上腺素在盐酸溶液中，被碘氧化生成异丙肾上腺素红，加硫代硫酸钠溶液使碘的棕色消退，溶液显淡红色。而重酒石酸去甲肾上腺素在酸性条件下比较稳定，几乎不与碘反应，为了与肾上腺素和盐酸异丙肾上腺素相区别，ChP2020 规定三种药物的鉴别方法分别如下：

取肾上腺素 10mg，加盐酸溶液（9→1000）2ml 溶解后，加过氧化氢试液 10 滴，煮沸，即显血红色。

取盐酸异丙肾上腺素约 10mg，加水 10ml 溶解后，取溶液 2ml，加盐酸滴定液（0.1mol/L）0.1ml，再加 0.1mol/L 碘溶液 1ml，放置 5min，加 0.1mol/L 硫代硫酸钠溶液 4ml，即显淡红色。

取重酒石酸去甲肾上腺素约 1mg，加酒石酸氢钾的饱和溶液 10ml 溶解，加碘试液 1ml，放置 5min 后，加硫代硫酸钠试液 2ml，溶液为无色或仅显微红色或淡紫色。

硫酸沙丁胺醇在弱碱性溶液中被铁氰化钾氧化为醌式结构，再与 4-氨基安替比林缩合，生成易溶于三氯甲烷的橙红色产物。ChP2020 硫酸沙丁胺醇及其片、注射液、胶囊和缓释片等鉴别采用此法，如硫酸沙丁胺醇缓释片鉴别方法如下：

取本品约 10mg，加 0.4% 硼砂溶液 20ml 使溶解，加 3% 4-氨基安替比林溶液 1ml 与 2% 铁氰化钾溶液 1ml，加三氯甲烷 10ml 振摇，放置使分层，三氯甲烷层显橙红色。

### （三）与甲醛-硫酸反应

本类药物可与甲醛-硫酸反应，形成具有醌式结构的有色化合物。ChP2020 盐酸甲氧明及其注射液的鉴别方法如下：

取本品约 1mg，加甲醛硫酸试液 3 滴，即显紫色，渐变为棕色，最后呈绿色。

### （四）与亚硝基铁氰化钠反应

重酒石酸间羟胺分子中具有脂肪伯氨基，显脂肪伯胺的专属反应，即亚硝基铁氰化钠反应（Rimini 反应），可用于鉴别。ChP2020 中重酒石酸间羟胺的鉴别方法如下：

取本品约 5mg，加水 0.5ml 使溶解，加亚硝基铁氰化钠试液 2 滴、丙酮 2 滴与碳酸氢钠 0.2g，在 60℃的水浴中加热 1min，即显红紫色。

### （五）双缩脲反应

盐酸去氧肾上腺素的芳环侧链具有氨基醇结构，可显双缩脲特征反应。即在强碱性条件下，与硫酸铜反应，生成紫色配位化合物，该配位化合物易溶于水不溶于乙醚，加乙醚振摇后，乙醚层不应显色。ChP2020 盐酸去氧肾上腺素的鉴别方法如下：

取本品约 10mg，加水 1ml 溶解后，加硫酸铜试液 1 滴与氢氧化钠试液 1ml，摇匀，即显紫色；

加乙醚 1ml 振摇，乙醚层应不显色。

盐酸麻黄碱亦可用双缩脲反应鉴别，但其生成的配位化合物易溶于乙醚，醚层呈紫红色。以此区别二者。ChP2020 盐酸麻黄碱的鉴别方法如下：

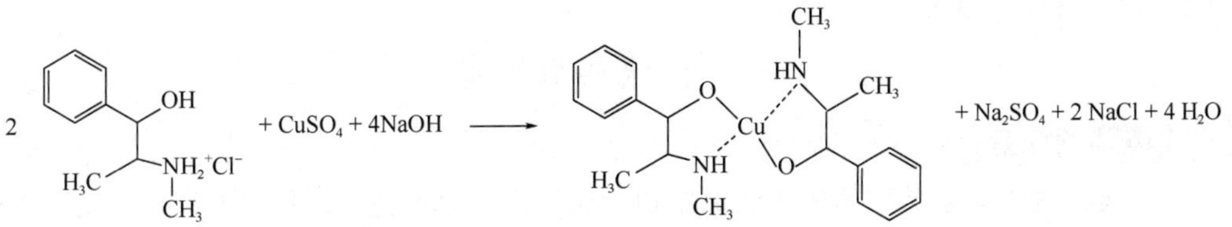

取本品约 10mg，加水 1ml 溶解后，加硫酸铜试液 2 滴与 20% 氢氧化钠溶液 1ml，即显蓝紫色；加乙醚 1ml，振摇后放置，乙醚层即显紫红色，水层变成蓝色。

## （六）紫外分光光度法与红外分光光度法

ChP2020 采用紫外分光光度法鉴别的本类药物见表 8-6。

表 8-6　苯乙胺类药物的紫外光谱鉴别法

| 药物 | 溶剂 | 浓度（μg/ml） | $\lambda_{max}$（nm） | 吸光度 |
|---|---|---|---|---|
| 重酒石酸间羟胺 | 水 | 100 | 272 | |
| 盐酸多巴胺 | 0.5% 硫酸溶液 | 30 | 280 | |
| 盐酸异丙肾上腺素 | 水 | 50 | 280 | 约 0.50 |
| 盐酸克仑特罗 | 0.1mol/L 盐酸溶液 | 30 | 243、296 | |
| 盐酸苯乙双胍 | 水 | 10 | 234 | |
| 硫酸沙丁胺醇 | 水 | 80 | 276 | |
| 硫酸特布他林 | 0.1mol/L 盐酸溶液 | 100 | 276 | |
| 盐酸氨溴索 | 0.01mol/L 盐酸溶液 | 25 | 244、308 | |

ChP2020 收载的苯乙胺类原料药除肾上腺素、重酒石酸肾上腺素外，均采用 IR 鉴别。此外硫酸特布他林气雾剂亦采用 IR 鉴别，方法如下：

取装量差异项下的内容物，加三氯甲烷适量，用 5 号垂熔玻璃漏斗滤过，滤液备用；滤渣用三氯甲烷 25ml 洗涤。照红外分光光度法（通则 0402）测定，其红外光吸收图谱应与对照的图谱（光谱集 668 图）一致。

## （七）薄层色谱法与高效液相色谱法

药物采用 HPLC 测定含量，可同时进行鉴别和杂质的检查，ChP2020 收载的大多数苯乙胺类药物均采用该法鉴别，如重酒石酸去甲肾上腺素注射液、盐酸多巴酚丁胺注射液、盐酸异丙肾上腺素注射液、盐酸苯乙双胍片、盐酸氨溴索及其制剂、硫酸特布他林片、硫酸沙丁胺醇制剂（片、吸入气雾剂、吸入粉雾剂、胶囊、注射液和缓释片）、盐酸麻黄碱注射液和滴鼻液，均用 HPLC 鉴别。例如，盐酸多巴酚丁胺注射液 HPLC 鉴别，方法如下：

在含量测定项下记录的色谱图中，供试品溶液主峰的保留时间应与对照品溶液主峰的保留时间一致。

少数药物采用 TLC 鉴别，如盐酸去氧肾上腺素注射液的鉴别方法为：

避光操作。取本品，置水浴上蒸干，加甲醇制成每 1ml 中约含盐酸去氧肾上腺素 20mg 的溶液，作为供试品溶液；另取盐酸去氧肾上腺素对照品适量，加甲醇制成每 1ml 约含 20mg 的溶液，作为对照品溶液。照薄层色谱法（通则 0502）试验，吸取上述两种溶液各 10μl，分别点于同一硅胶 G 薄层板上,以异丙醇-三氯甲烷-浓氨溶液(80:5:15)为展开剂,展开,晾干,喷以重氮苯磺酸试液使显色。供试品溶液所显主斑点的位置和颜色应与对照品溶液的主斑点一致。

此外,本类药物是盐酸盐、硫酸盐,也可用氯化物、硫酸盐的鉴别反应鉴别;盐酸克伦特罗含有芳伯氨基,也可供鉴别。

# 三、特殊杂质检查

## (一)酮体的检查

苯乙胺类药物大多由其酮体氢化还原制得,若氢化还原不完全,易引入酮体杂质。一般酮体在 310nm 波长处有最大吸收,而药物本身在此波长处几乎没有吸收,利用此光谱性质的差异,ChP2020 采用紫外分光光度法检查酮体。检查条件及限度要求见表 8-7。

表 8-7 紫外分光光度法检查酮体的条件与限度

| 药物 | 杂质 | 溶剂 | 浓度(mg/ml) | 测定波长(nm) | 吸光度 |
|---|---|---|---|---|---|
| 肾上腺素 | 酮体 | HCl(9→2000) | 2.0 | 310 | ≤0.05 |
| 重酒石酸去甲肾上腺素 | 酮体 | 水 | 2.0 | 310 | ≤0.05 |
| 盐酸去氧肾上腺素 | 酮体 | 0.01mol/L HCl | 4.0 | 310 | ≤0.20 |
| 盐酸甲氧明 | 酮胺 | 水 | 1.5 | 347 | ≤0.06 |
| 硫酸沙丁胺醇 | 沙丁胺酮 | 0.01mol/L HCl | 2.4 | 310 | ≤0.10 |
| 硫酸特布他林 | 酮胺 | 0.01mol/L HCl | 20 | 330 | ≤0.47 |

## (二)有关物质的检查

本类药物除检查酮体外,由于酚羟基易被氧化,故其质量标准中常需检查有关物质。有关物质检查多采用色谱法,以便使药物与结构性质相近的杂质完全分离,避免相互干扰。ChP2020 收载的本类药物除盐酸苯乙双胍采用纸色谱法,盐酸去氧肾上腺素及其注射液采用 TLC,其余均采用 HPLC 检查有关物质。

**1. 盐酸去氧肾上腺素中有关物质的检查**

照薄层色谱法(通则 0502)试验。避光操作。

**供试品溶液** 取本品,加甲醇溶解并定量稀释制成每 1ml 中约含 20mg 的溶液。

**对照溶液** 精密量取供试品溶液适量,用甲醇定量稀释制成每 1ml 中约含 0.10mg 的溶液。

**色谱条件** 采用硅胶 G 薄层板,以异丙醇-三氯甲烷-浓氨溶液(80:5:15)为展开剂。

**测定法** 吸取供试品溶液与对照溶液各 10μl,分别点于同一薄层板上,展开,晾干,喷以重氮苯磺酸试液使显色。

**限度** 供试品溶液如显杂质斑点,与对照溶液的主斑点比较,颜色不得更深(0.5%)。

**2. 盐酸异丙肾上腺素中有关物质的检查**

照高效液相色谱法(通则 0512)测定。

**供试品溶液** 取本品,加流动相溶解并稀释制成每 1ml 中约含 5mg 的溶液。

**对照溶液** 精密量取供试品溶液 1ml,置 200ml 量瓶中,用流动相稀释至刻度,摇匀。

**系统适用性溶液** 取间羟异丙肾上腺素对照品与盐酸异丙肾上腺素各适量,加流动相溶解并稀释制成每 1ml 中各约含 1.25μg 的混合溶液。

**色谱条件** 用十八烷基硅烷键合硅胶为填充剂;以磷酸溶液(取磷酸 11.5g,用水溶解并稀释至 1000ml)-甲醇(95:5)为流动相;检测波长为 280nm;进样体积为 20μl。

**系统适用性要求** 系统适用性溶液色谱图中,间羟异丙肾上腺素峰与异丙肾上腺素峰之间的分离度应大于 3.0,异丙肾上腺素峰的信噪比应大于 3。

**测定法** 精密量取供试品溶液与对照溶液，分别注入液相色谱仪，记录色谱图至主成分峰保留时间的 7 倍。

**限度** 供试品溶液色谱图中如有杂质峰，单个杂质峰面积不得大于对照溶液的主峰面积（0.5%），各杂质峰面积的和不得大于对照溶液主峰面积的 2 倍（1.0%）。

### （三）光学纯度的检查

苯乙胺类拟肾上腺药物大多数分子结构中存在手性碳原子，具有旋光活性特征。ChP2020 收载的本类药物中对映体的控制，采用比旋度值进行光学纯度检查，以控制药品的质量。苯乙胺类拟肾上腺药物比旋度测定的条件与要求见表 8-8。

**表 8-8 比旋度测定的条件与要求**

| 供试品 | 溶剂 | 浓度（mg/ml） | 比旋度 |
|---|---|---|---|
| 肾上腺素 | HCl（9→200） | 20 | −50.0°～−53.5° |
| 重酒石酸去甲肾上腺素 | 水 | 50 | −10.0°～−12.0° |
| 盐酸去氧肾上腺素 | 水 | 20 | −42°～−47° |
| 硫酸沙丁胺醇 | 水 | 10 | −0.10°～+0.10° |
| 盐酸麻黄碱 | 水 | 50 | −33°～−35.5° |

## 四、含量测定

苯乙胺类药物的原料药多采用非水碱量法测定含量，少数药物如盐酸去氧肾上腺素选择溴量法，盐酸克伦特罗选择亚硝酸钠滴定法等。制剂的测定大多采用 HPLC，少数采用紫外-可见分光光度法。

### （一）非水碱量法

利用本类药物的弱碱性，原料药大多采用非水碱量法测定含量。测定的主要条件见表 8-9。

**表 8-9 非水碱量法测定本类药物的主要条件**

| 供试品 | 溶剂 | 滴定剂 | 指示终点 | 终点颜色 | 加醋酸汞试液体积 |
|---|---|---|---|---|---|
| 肾上腺素 | 冰醋酸 | 高氯酸 | 结晶紫 | 蓝绿色 | — |
| 重酒石酸去甲肾上腺素 | 冰醋酸 | 高氯酸 | 结晶紫 | 蓝绿色 | |
| 盐酸多巴胺 | 冰醋酸 | 高氯酸 | 结晶紫 | 蓝绿色 | 5ml |
| 盐酸多巴酚丁胺 | 无水甲酸+醋酐 | 高氯酸 | 电位法 | — | |
| 盐酸异丙肾上腺素 | 冰醋酸 | 高氯酸 | 结晶紫 | 蓝色 | 5ml |
| 盐酸苯乙双胍 | 冰醋酸+醋酐 | 高氯酸 | 电位法 | — | |
| 盐酸氯丙那林 | 冰醋酸 | 高氯酸 | 结晶紫 | 蓝绿色 | 3ml |
| 硫酸沙丁胺醇 | 冰醋酸+醋酐 | 高氯酸 | 结晶紫 | 蓝绿色 | |
| 硫酸特布他林 | 冰醋酸+乙腈 | 高氯酸 | 电位法 | — | |
| 盐酸麻黄碱 | 冰醋酸 | 高氯酸 | 结晶紫 | 翠绿色 | 4ml |

### （二）溴量法

苯乙胺类药物中的苯酚结构，酚羟基邻、对位氢较活泼，能与溴定量地发生溴代反应，可用溴量法测定含量。盐酸去氧肾上腺素及其注射液、重酒石酸间羟胺均采用溴量法测定含量，如 ChP2020 盐酸去氧肾上腺素的含量测定：

取本品约 0.1g，精密称定，置碘瓶中，加水 20ml 使溶解，精密加溴滴定液（0.05mol/L）

50ml，再加盐酸5ml，立即密塞，摇匀，放置15min并时时振摇，注意微开瓶塞，加碘化钾试液10ml，立即密塞，振摇后，用硫代硫酸钠滴定液（0.1mol/L）滴定，至近终点时，加淀粉指示液，继续滴定至蓝色消失，并将滴定的结果用空白试验校正。每1ml溴滴定液（0.05mol/L）相当于3.395mg的$C_9H_{13}NO_2 \cdot HCl$。

反应式如下：

$$KBrO_3 + 5KBr + 6HCl \longrightarrow 3Br_2 + 6KCl + 3H_2O$$

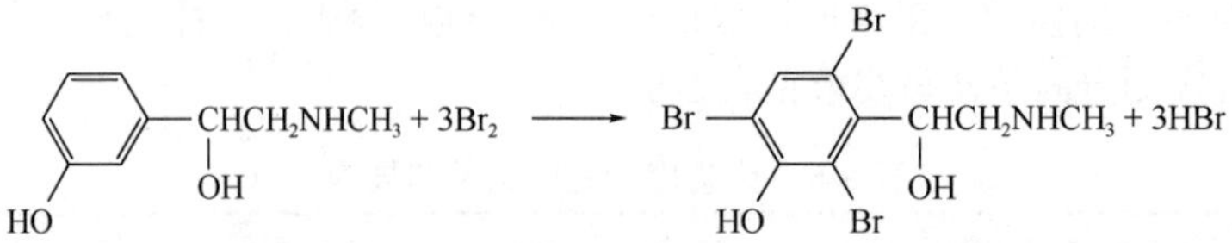

$$Br_2 + 2KI \longrightarrow 2KBr + I_2$$

$$I_2 + 2Na_2S_2O_3 \longrightarrow 2NaI + Na_2S_4O_6$$

## （三）紫外-可见分光光度法

基于苯乙胺类药物的苯环具有特征的紫外吸收，ChP2020采用紫外-可见分光光度法测定重酒石酸间羟胺注射液、盐酸甲氧明注射液的含量。

**1. 利用吸收系数法测定**　应用盐酸甲氧明在水溶液中在290nm的波长处的吸收系数测定其注射液的含量，ChP2020盐酸甲氧明注射液的含量测定如下：

精密量取本品适量（约相当于盐酸甲氧明100mg），置250ml量瓶中，用水稀释至刻度，摇匀；精密量取10ml，置100ml量瓶中，用水稀释至刻度，摇匀。照紫外-可见分光光度法（通则0401），在290nm的波长处测定吸光度，按$C_{11}H_{17}NO_3 \cdot HCl$的吸收系数（$E_{1cm}^{1\%}$）为137计算，即得。

---

**案例8-4　　ChP2020盐酸克仑特罗栓的含量测定——重氮化-偶合反应比色法**

问题：

1. 简述其测定原理。

2. 测定时加入三氯甲烷和0.5%氨基磺酸铵溶液的作用。

3. 苯乙胺类中何种药物也能应用比色法测定？

---

**案例8-4分析讨论**

1. 利用盐酸克仑特罗分子结构中含有芳伯氨基可发生重氮化-偶合反应而显色，用比色法测定其含量。

2. 加入三氯甲烷作用是苯取盐酸克仑特罗于三氯甲烷层，减少制剂中辅料的干扰。加入0.5%氨基磺酸铵溶液的作用是由于偶合试剂遇亚硝酸也能显色，干扰比色测定。所以在重氮化反应完全后，应先加氨基磺酸铵，将剩余的亚硝酸分解除去，再加偶合试剂。

3. 本类药物含有酚羟基可与亚铁离子配位显色，如盐酸异丙肾上腺素气雾剂的含量测定，也是用比色法。

---

**2. 比色法**　利用药物分子结构中的酚羟基可与亚铁离子配位显色，测定盐酸异丙肾上腺素气雾剂的含量；利用分子结构中芳伯氨基的重氮化-偶合反应显色，可测定盐酸克仑特罗的含量，如ChP2020盐酸克仑特罗栓的含量测定：

取本品20粒，精密称定，切成小片，精密称取适量（约相当于盐酸克仑特罗0.36mg），置分液漏斗中，加温热的三氯甲烷20ml使溶解，用盐酸溶液（9→100）振摇提取3次（20ml、15ml、10ml），分取酸提取液，置50ml量瓶中，用盐酸溶液（9→100）稀释至刻度，摇匀，滤过，取续滤液，作为供试品溶液；另取盐酸克仑特罗对照品适量，精密称定，加盐酸溶液（9→100）溶解并定量稀释制成每 1ml 中含 7.2μg 的溶液，作为对照品溶液。精密量取对照品溶液与供试品溶液各 15ml，分别置 25ml 量瓶中，各加盐酸溶液（9→100）5ml 与 0.1% 亚硝酸钠溶液 1ml，摇匀，放置 3min，各加 0.5% 氨基磺酸铵溶液 1ml，摇匀，时时振摇 10min，再各加 0.1% 盐酸萘乙二胺溶液 1ml，摇匀，放置 10min，用盐酸溶液（9→100）稀释至刻度，摇匀，照紫外-可见分光光度法（通则 0401），在 500nm 的波长处分别测定吸光度，计算，即得。测定结果按下式计算：

$$标示量\% = \frac{c_R \times \dfrac{A_X}{A_R} \times D \times \bar{W} \times 10^{-3}}{W \times B} \times 100\%$$

式中，$c_R$ 为对照品溶液的浓度，单位为 μg/ml；$A_X$、$A_R$ 分别为供试品溶液、对照品溶液的吸光度；$D$ 为供试品溶液第一步稀释的体积，即 50ml；$W$ 为供试品的取样量，单位为 mg；$\bar{W}$ 为平均粒重，单位为 g/粒；$B$ 为标示量，是制剂的规格，单位为 g/粒。

为了消除栓剂基质的影响，加三氯甲烷使栓剂基质溶解后，用盐酸溶液（9→100）提取盐酸克仑特罗。提取液加亚硝酸钠试液，反应生成重氮盐，在酸性溶液中，与盐酸萘乙二胺偶合显色，在 500nm 波长处测定吸光度，对照品比较法定量，反应式为

上述偶合试剂遇亚硝酸也能显色，干扰比色测定。所以在重氮化反应完全后，应先加氨基磺酸铵，将剩余的亚硝酸分解除去，再加偶合试剂。

$$2HNO_2 + 2H_2NSO_3NH_4 \longrightarrow 2N_2 \uparrow + (NH_4)_2SO_4 + H_2SO_4 + 2H_2O$$

---

**案例 8-5**

ChP2020 采用高效液相色谱法测定盐酸异丙肾上腺素注射液含量，请问：

1. 流动相中加入庚烷磺酸钠的作用是什么？

2. 配制供试品溶液和对照品溶液时加 0.1% 焦亚硫酸钠作用是什么？

3. 查 ChP2020、USP2021，本类药物还有哪些采用高效液相色谱法测定？列举 5 个药物或制剂。

---

**案例 8-5 分析讨论**

1. 盐酸异丙肾上腺素的正离子与庚烷磺酸根阴离子形成离子对后，易被 $C_{18}$ 柱保留，即离子对色谱法。

2. 由于盐酸异丙肾上腺素易被氧化，为保证药物分析过程的稳定，溶液配制时加焦亚硫酸钠溶液，防盐酸异丙肾上腺素被氧化。

3. ChP2020 本类药物采用 HPLC 测定有：盐酸肾上腺素注射液、重酒石酸去甲肾上腺素注射液、盐酸多巴胺注射液、盐酸多巴酚丁胺注射液、盐酸异丙肾上腺素注射液、盐酸苯乙双胍片、硫酸沙丁胺醇的片剂等。USP2021 本类药物采用 HPLC 测定有：盐酸多巴胺注射液、重酒石酸间羟胺、重酒石酸去甲肾上腺素注射液、硫酸特布他林和盐酸克仑特罗等。

### （四）高效液相色谱法

高效液相色谱法广泛用于本类药物制剂的含量测定。由于本类药物盐酸盐极性较强，为了调整保留时间和分离度，多采用离子对色谱法或离子抑制色谱法，如 ChP2020 采用本法测定盐酸肾上腺素注射液，重酒石酸去甲肾上腺素注射液，盐酸多巴胺注射液，盐酸多巴酚丁胺注射液，盐酸异丙肾上腺素注射液，盐酸苯乙双胍片，硫酸沙丁胺醇的片剂、吸入气雾剂、吸入粉雾剂、注射液、缓释片、胶囊及缓释胶囊，盐酸麻黄碱注射液与滴鼻液等药物的含量。

**1. ChP2020 盐酸异丙肾上腺素注射液的测定**

照高效液相色谱法（通则 0512）测定。

**供试品溶液** 精密量取本品 2ml，置 50ml 量瓶中，用 0.1% 焦亚硫酸钠溶液稀释至刻度，摇匀。

**对照品溶液** 取盐酸异丙肾上腺素对照品，精密称定，加 0.1% 焦亚硫酸钠溶液溶解并定量稀释制成每 1ml 中约含盐酸异丙肾上腺素 20μg 的溶液。

**系统适用性溶液** 取重酒石酸肾上腺素对照品适量，加含 1% 焦亚硫酸钠的流动相溶解并稀释制成每 1ml 含 0.2mg 的溶液作为溶液（1），取盐酸异丙肾上腺素对照品适量，加 0.1% 焦亚硫酸钠溶液溶解并稀释制成每 1ml 含 0.02mg 的溶液作为溶液（2），取溶液（1）1ml 与溶液（2）18ml，混匀。

**色谱条件** 用十八烷基硅烷键合硅胶为填充剂；以庚烷磺酸钠溶液（取庚烷磺酸钠 1.76g，加水 800ml 使溶解）-甲醇（80：20），用 1mol/L 磷酸溶液调节 pH 至 3.0 为流动相；检测波长为 280nm；系统适用性溶液进样体积为 20μl，其他溶液进样体积为 20μl。

**系统适用性要求** 系统适用性溶液色谱图中，理论塔板数按异丙肾上腺素峰计算不低于 2000，肾上腺素峰与异丙肾上腺素峰之间的分离度应大于 3.5。

**测定法** 精密量取供试品溶液与对照品溶液 20μl，分别注入液相色谱仪，记录色谱图，按外标法以峰面积计算。

本法是基于盐酸异丙肾上腺素和重酒石酸肾上腺素与庚烷磺酸钠形成离子对后，易被 $C_{18}$ 柱保留，即离子对色谱法。由于盐酸异丙肾上腺素易和重酒石酸肾上腺素易被氧化，为保证药物的稳定，溶液配制时加焦亚硫酸钠溶液。按外标法以峰面积计算含量。

$$标示量\% = \frac{c_R \times \frac{A_X}{A_R} \times D \times \bar{V}}{V \times B \times 1000} \times 100\%$$

式中，$c_R$ 为对照品溶液的浓度，单位为 μg/ml；$A_X$、$A_R$ 分别为供试品溶液、对照品溶液的峰面积；$D$ 为供试品溶液稀释的体积，即 50ml；$V$ 为供试品的取样量，单位为 ml；$\bar{V}$ 为注射液装量（本例 2ml）；$B$ 为注射液标示量，单位为 mg/支（本例 1mg）。

**2. 硫酸沙丁胺醇片剂的测定**

照高效液相色谱法（通则 0512）测定。

**供试品溶液** 取本品 20 片，精密称定，研细，精密称取适量（约相当于沙丁胺醇 4mg），置 50ml 量瓶中，加流动相适量，振摇使硫酸沙丁胺醇溶解，用流动相稀释至刻度，摇匀，滤过，取续滤液。

**对照品溶液** 取硫酸沙丁胺醇对照品适量，精密称定，加流动相溶解并定量稀释制成每 1ml 中约含 96μg 的溶液。

**色谱条件** 用十八烷基硅烷键合硅胶为填充剂；以 0.08mol/L 磷酸二氢钠溶液（用磷酸调节 pH 至 3.10±0.05）-甲醇（85：15）为流动相；检测波长为 276nm；进样体积为 20μl。

**系统适用性要求** 理论塔板数按沙丁胺醇峰计算不低于 3000。

**测定法** 精密量取供试品溶液与对照品溶液，分别注入液相色谱仪，记录色谱图。按外标法以峰面积计算，并将结果与 0.8299 相乘。

$$标示量\% = \frac{c_R \times \dfrac{A_X}{A_R} \times D \times \bar{W} \times 10^{-3}}{W \times B} \times 0.8299 \times 100\%$$

式中，$c_R$ 为对照品溶液的浓度，单位为 μg/ml；$A_X$、$A_R$ 分别为供试品溶液、对照品溶液的峰面积；$D$ 为供试品溶液稀释的体积，即 50ml；$W$ 为供试品的取样量，单位为 mg；$\bar{W}$ 为平均片重，单位为 g/片；$B$ 为制剂的规格（标示量），单位为 g/片。制剂的规格是以沙丁胺醇计，因此其结果乘以 0.8299。

## 思　考　题

1. 盐酸普鲁卡因在碱性条件下可以水解，回答以下问题。

（1）盐酸普鲁卡因加氢氧化钠溶液生成白色沉淀，加热变为油状物。请问白色沉淀是什么物质？为何加热其变为油状物？

（2）水解产物为何物质使湿润的红色石蕊试纸变蓝色？

2. 苯乙胺类药物具有哪些结构特点和理化性质？

3. 莱克多巴胺（ractopamine）已在大多数国家和地区被禁止在畜禽养殖业中使用，包括欧盟、中国和俄罗斯。而日本、美国、加拿大、韩国等则允许其用于畜禽养殖。根据其结构请简要设计莱克多巴胺的鉴别和含量测定。

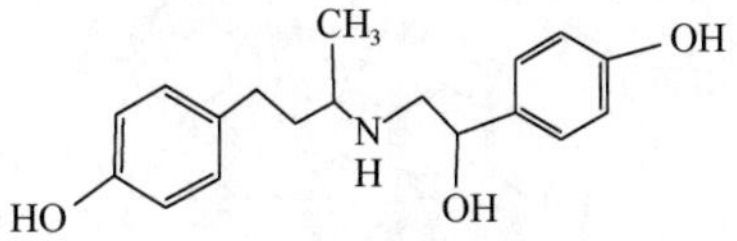

莱克多巴胺结构式

4. ChP2020 注射用盐酸丁卡因（规格：50mg）含量测定，照紫外-可见分光光度法（通则 0401）测定。某测定过程按药典方法并得到如下数据：

取本品 10 瓶，分别加水溶解，并分别定量转移至 250ml 量瓶中，用水稀释至刻度，摇匀，待测。称取盐酸丁卡因对照品 20.1mg，加水溶解并定容至 100ml，定量稀释制成盐酸丁卡因对照溶液。精密量取供试品溶液与对照品溶液各 3ml，分别置 100ml 量瓶中，加盐酸溶液（1→200）5ml 与磷酸盐缓冲液 10ml（取磷酸氢二钾 20g 与磷酸二氢钾 80g，加水溶解并稀释至 1000ml，用 6mol/L 磷酸溶液或 10mol/L 氢氧化钾溶液调节 pH 至 6.0），用水稀释至刻度，摇匀，在 310nm 波长处分别测定供试液（10 瓶）吸光度为 0.390、0.391、0.392、0.392、0.398、0.395、0.406、0.405、0.404、0.402；同法测对照品溶液吸光度为 0.410。计算每瓶标示量的百分含量，并求得 10 瓶的标示量的百分含量平均值。

5. ChP2020 硫酸沙丁胺醇片剂的测定采用 HPLC。某测定过程如下：

色谱条件：用十八烷基硅烷键合硅胶为填充剂；以 0.08mol/L 磷酸二氢钠溶液（pH 为 3.10±0.05）-甲醇（85∶15）为流动相；检测波长为 276nm。取本品 20 片，精密称定，其质量为 1.024g，研细，精密称取 0.1080g（约相当于沙丁胺醇 4mg），置 50ml 量瓶中，加流动相适量，振摇使硫酸沙丁胺醇溶解，用流动相稀释至刻度，摇匀，滤过，取续滤液作为供试品溶液，精密量取 20μl，注入液相色谱仪，记录色谱图，同法测定 3 次，得峰面积平均值为 25 982；另称取硫酸沙丁胺醇对照品 10.2mg，加流动相溶解并定容至 100ml，同法测定 3 次，得峰面积平均值为 26 852。按外标法以峰面积计算，并将结果乘以 0.8299，即得。规格（按 $C_{13}H_{21}NO_3$ 计）2mg。

（黄丽英）

# 第九章　磺胺类药物与喹诺酮类药物的分析

**本章要求**

**1. 掌握**　磺胺类、喹诺酮类典型药物的结构与性质，磺胺类、喹诺酮类药物化学鉴别法、杂质检查、亚硝酸钠法进行含量测定的原理与方法。

**2. 熟悉**　磺胺类、喹诺酮类药物紫外及红外鉴别的方法；非水滴定法、紫外分光光度法及高效液相色谱法进行含量测定的原理与方法。

**3. 了解**　两类药物的其他分析项目与方法；进行药物残留检测的重要意义。

抗菌药物是指对细菌具有抑制和杀灭作用的药物，包括抗生素和合成抗菌药——磺胺类和喹诺酮类，本章重点讨论两类合成抗菌药物的分析。

---

**案例 9-1**

已知某药物结构式为

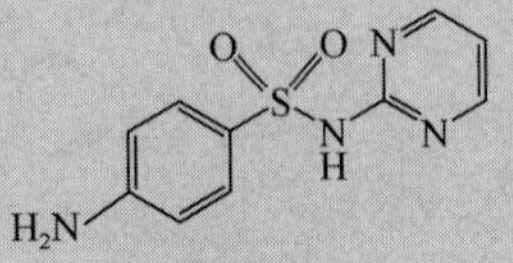

**问题：**

1. 根据药物的结构，分析其性质，设计合理的理化鉴别方法。

2. 根据其结构特点，说明该药物可采用哪些方法进行含量测定？

3. 查阅历版《中国药典》，该药物与甲氧苄啶的复方制剂的含量测定都采用过哪些方法？简述各法的原理及优缺点。

---

## 第一节　磺胺类药物的分析

磺胺类药物（sulfonamide）是 20 世纪 30 年代被发现的能用于预防和治疗细菌感染性疾病的化学治疗药物，也是应用最早的化学合成药品之一。本类药物主要通过干扰细菌的叶酸代谢而抑制细菌的生长繁殖，它具有抗菌谱广、血药浓度高、组织分布广等特点。

### 一、结构与性质

#### ▶（一）基本结构与代表药物

常用的磺胺类药物，除少数外，一般为对氨基苯磺酰胺的衍生物，其基本结构式如下：

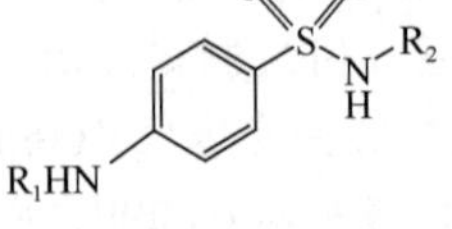

磺酰胺上的两个氮原子所连接的取代基不同，构成了不同的磺胺类药物。磺胺类的典型代表药物见表 9-1。

表 9-1　磺胺类的典型代表药物

| 药物名称 | 化学结构式 |
|---|---|
| 磺胺甲噁唑（sulfamethoxazole） | |
| 磺胺异噁唑（sulfafurazole） | |
| 磺胺嘧啶（sulfadiazine） | |
| 磺胺多辛（sulfadoxine） | |
| 磺胺醋酰钠（sulfacetamide sodium） | |
| 柳氮磺吡啶（sulfasalazine） | |

## （二）性质

**1. 酸碱两性**　本类药物分子结构中具有酸性的磺酰胺基（—$SO_2NH$—）和碱性的芳伯氨基（$R_1$=H），故多为酸碱两性化合物。在水中几乎不溶，在稀盐酸、氢氧化钠试剂中易溶。

**2. 芳伯氨基的反应**　磺胺类药物（$R_1$=H）多具有游离的芳伯氨基，均可用芳香第一胺反应鉴别、亚硝酸钠滴定法测定含量。此外，芳伯氨基还可以与多种芳醛（如香草醛、水杨醛和对-二甲氨基苯甲醛等）在酸性溶液中缩合成有色的席夫碱。

**3. 与金属离子反应**　磺胺类药物分子结构中磺酰胺基上的氢原子比较活泼，可被金属离子（$Cu^{2+}$、$Ag^+$、$Co^{2+}$）取代，生成不同颜色的沉淀，可用于本类药物的鉴别。

**4. 与生物碱沉淀试剂的反应**　磺胺类药物的取代基 $R_2$ 若为含氮杂环，在酸性溶液中可与生物碱沉淀试剂（如苦味酸试液、碘试液、碘化汞钾试液、碘化铋钾试液等）反应生成沉淀，用于鉴别。磺胺类药物与苦味酸形成的沉淀，也可在显微镜下观察其晶型加以区别。

**5. 紫外与红外吸收光谱特征**　本类药物结构中有共轭体系、芳伯氨基、含氮杂环、磺胺酰基，有特征的紫外和红外吸收光谱。

# 二、鉴别试验

## （一）芳香第一胺反应

磺胺甲噁唑、磺胺异噁唑、磺胺嘧啶、磺胺多辛均含有芳伯氨基，可用芳香第一胺反应即重氮化-偶合反应鉴别，如 ChP2020 磺胺甲噁唑的鉴别：

本品显芳香第一胺类的鉴别反应（通则 0301）。取供试品约 50mg，加稀盐酸 1ml，必要时缓缓煮沸使溶解，加 0.1mol/L 亚硝酸钠溶液数滴，加与 0.1mol/L 亚硝酸钠溶液等体积的 1mol/L 脲溶液，振摇 1min，滴加碱性 $\beta$-萘酚试液数滴，生成由粉红到猩红色沉淀。

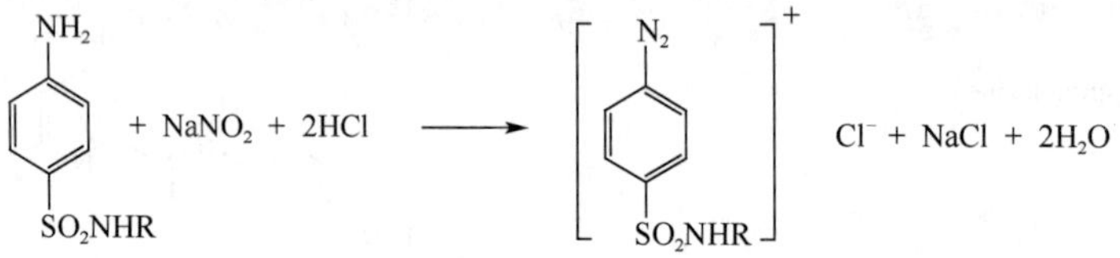

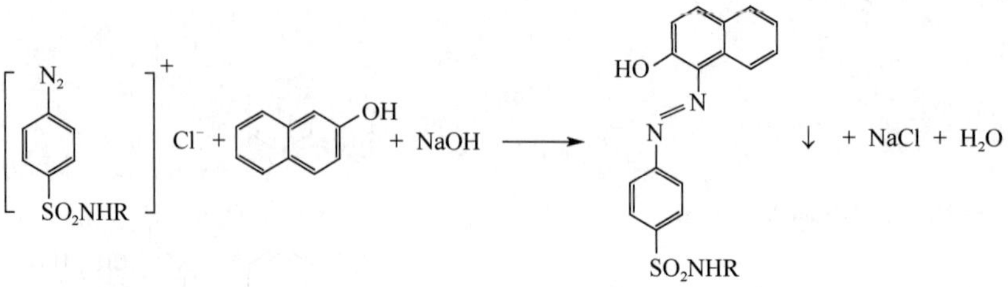

## （二）与金属离子反应

本类药物磺酰胺基上的氢原子比较活泼，具有酸性，在氢氧化钠溶液中生成钠盐，这些钠盐可以和金属离子（如 $Cu^{2+}$、$Ag^+$、$Co^{2+}$）生成难溶性沉淀。其中，与硫酸铜的反应常用于本类药物的鉴别。反应如下：

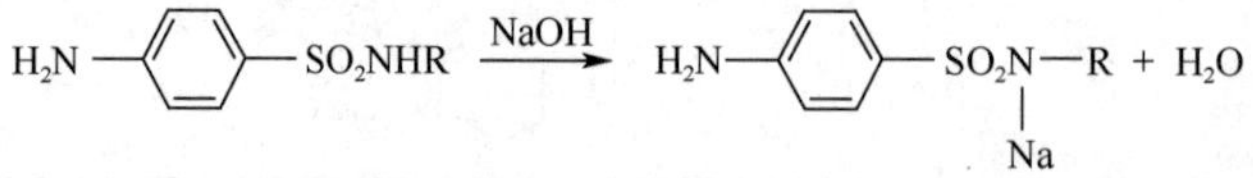

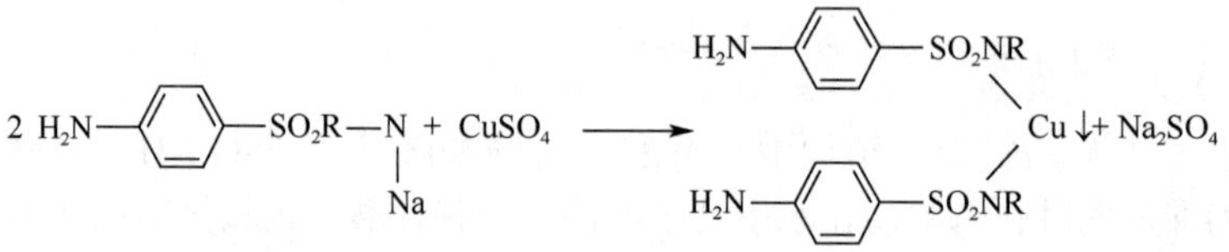

铜盐沉淀的颜色随取代基的不同而不同，有的还有颜色变化过程，这些颜色和变化过程，常用于磺胺类药物的鉴别和初步区分。ChP2020 收载本类药物与铜盐的反应见表 9-2。

表 9-2　磺胺类药物与铜盐的反应

| 药物名称 | 反应现象 |
| --- | --- |
| 磺胺甲噁唑 | 草绿色沉淀 |
| 磺胺异噁唑 | 淡棕色，放置后析出暗绿色絮状沉淀 |
| 磺胺嘧啶 | 黄绿色沉淀，放置后变紫色 |
| 磺胺多辛 | 黄绿色沉淀，放置后变淡蓝色 |
| 磺胺醋酰钠 | 蓝绿色沉淀 |

在生成钠盐的过程中，若氢氧化钠溶液过量，氢氧化钠将与硫酸铜试剂反应，生产蓝色的氢

氧化铜沉淀，导致鉴别反应不能进行。因此，ChP2020 中规定了氢氧化钠溶液的加入量，以确保既生成钠盐，又不致产生氢氧化铜沉淀，如 ChP2020 磺胺甲噁唑的鉴别：

取本品约 0.1g，加水与 0.4% 氢氧化钠溶液各 3ml，振摇使溶解，滤过，取滤液，加硫酸铜试液 1 滴，即生成草绿色沉淀（与磺胺异噁唑的区别）。

### （三）紫外分光光度法

磺胺类药物在紫外光区有特征吸收，可用于鉴别，如 ChP2020 柳氮磺吡啶的鉴别：

取本品 0.15g，精密称定，置 100ml 量瓶中，加 0.1mol/L 氢氧化钠溶液 10ml 使溶解，用水稀释至刻度，摇匀，精密量取 1ml，置 200ml 量瓶中，加水 180ml，用醋酸-醋酸钠缓冲液（pH 4.5）稀释至刻度，照紫外-可见分光光度法（通则 0401）测定，在 359nm 的波长处有最大吸收。

### （四）红外分光光度法

本类药物具有共同的母核，为区别不同的磺胺药物，各国药典均将 IR 作为本类药物的主要鉴别方法。

磺胺类药物分子结构中有苯环、磺酰胺基、氨基、嘧啶、噁唑等，在 $3500\sim3300\text{cm}^{-1}$ 有氨基的两个伸缩振动峰；在 $1650\sim1600\text{cm}^{-1}$ 有一个较强的氨基面内弯曲振动峰；在 $1600\sim1450\text{cm}^{-1}$ 有苯环的骨架振动峰；在 $1350\text{cm}^{-1}$ 和 $1150\text{cm}^{-1}$ 附近有两个强的吸收峰，此为磺酰基特征峰；在 $900\sim650\text{cm}^{-1}$ 有苯环芳氢的面外弯曲振动峰；磺胺类药物为对位二取代苯，在 $850\sim800\text{cm}^{-1}$ 有一个强的特征峰。磺胺甲噁唑的红外吸收光谱图见图 9-1。

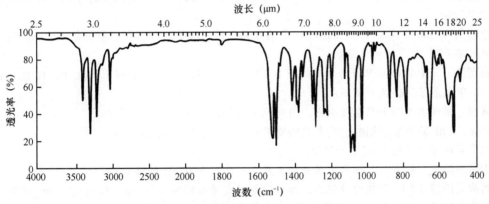

图 9-1　磺胺甲噁唑的红外吸收光谱图

### （五）色谱法

ChP2020 收载的磺胺类药物的复方制剂均采用了 HPLC 测定含量，因此，相应药物的鉴别亦采用 HPLC。TLC 亦被用于复方制剂的鉴别。当 HPLC 和 TLC 同时出现时，一般两项选做一项，如复方磺胺甲噁唑片的鉴别：

（1）照薄层色谱法（通则 0502）试验。

**供试品溶液**　取本品的细粉适量（约相当于磺胺甲噁唑 0.2g），加甲醇 10ml，振摇，滤过，取滤液。

**对照品溶液**　取磺胺甲噁唑对照品 0.2g 与甲氧苄啶对照品 40mg，加甲醇 10ml 溶解。

**色谱条件**　采用硅胶 GF$_{254}$ 薄层板，以三氯甲烷-甲醇-N,N-二甲基甲酰胺（20：2：1）为展开剂。

**测定法**　吸取供试品溶液与对照品溶液各 5μl，分别点于同一薄层板上，展开，晾干，置紫外线灯（254nm）下检视。

**结果判定**　供试品溶液所显两种成分的主斑点的位置和颜色应与对照品溶液的主斑点相同。

（2）在含量测定项下记录的色谱图中，供试品溶液两主峰的保留时间应与对照品溶液相应的两主峰的保留时间一致。

以上（1）、（2）两项可选做一项。

# 三、特殊杂质检查

## （一）碱性溶液的澄清度与颜色

磺胺类药物在碱溶液中易溶，而生产和贮藏过程中引入的中间体、副产物等有关物质在碱中不溶解，为控制碱性溶液中的不溶性杂质，各国药典大都规定了碱性溶液澄清度与颜色的检查，如 ChP2020 磺胺嘧啶中碱性溶液的澄清度与颜色的检查：

碱性溶液的澄清度与颜色：取本品 2.0g，加氢氧化钠试液 10ml 溶解后，加水至 25ml，溶液应澄清无色；如显色，与黄色 3 号标准比色液（通则 0901 第一法）比较，不得更深。

## （二）有关物质检查

磺胺类药物有关物质检查一般采用 TLC，多以供试品溶液的自身稀释对照法及杂质对照法进行检查。例如，ChP2020 磺胺甲噁唑有关物质检查，采用供试品溶液的自身稀释对照法，方法如下：

照薄层色谱法（通则 0502）试验。

**供试品溶液** 取本品，加乙醇-浓氨溶液（9:1）制成每 1ml 中约含 10mg 的溶液。

**对照溶液** 精密量取供试品溶液适量，用乙醇-浓氨溶液（9:1）定量稀释制成每 1ml 中约含 50μg 的溶液。

**色谱条件** 采用以 0.1% 羧甲基纤维素钠为黏合剂的硅胶 H 薄层板，以三氯甲烷-甲醇-*N,N*-二甲基甲酰胺（20:2:1）为展开剂。

**测定法** 吸取供试品溶液与对照溶液各 10μl，分别点于同一薄层板上，展开，晾干，喷以乙醇制对二甲氨基苯甲醛试液使显色。

**限度** 供试品溶液如显杂质斑点，与对照溶液的主斑点比较，不得更深。

例如，ChP2020 磺胺醋酰钠的有关物质检查，采用杂质对照法，方法如下：

照薄层色谱法（通则 0502）试验。

**供试品溶液** 取本品，加水溶解并制成每 1ml 中约含 0.10g 的溶液。

**对照品溶液（1）** 取磺胺对照品，加水溶解并定量稀释制成每 1ml 中约含 0.50mg 的溶液。

**对照品溶液（2）** 取磺胺对照品，加水溶解并定量稀释制成每 1ml 中约含 0.25mg 的溶液。

**系统适用性溶液** 取磺胺对照品，加供试品溶液制成每 1ml 中约含 0.50mg 的溶液。

**色谱条件** 采用硅胶 G 薄层板，以正丁醇-无水乙醇-水-浓氨溶液（10:5:5:2）为展开剂。

**测定法** 吸取上述四种溶液各 5μl 分别点于同一薄层板上，展开约 10cm，晾干，喷以乙醇制对二甲氨基苯甲醛试液，立即检视。

**系统适用性要求** 系统适用性溶液应显示两个清晰分离的斑点。

**限度** 供试品溶液如显与对照品溶液相应的杂质斑点，其颜色与对照品溶液（2）的主斑点比较，不得更深（0.25%）；其他杂质斑点应不深于对照品溶液（1）的主斑点（0.5%）。

# 四、含量测定

## （一）亚硝酸钠滴定法

磺胺类药物（$R_1$=H）多具有游离的芳伯氨基，本类药物的原料及单方制剂大多可采用亚硝酸钠滴定液测定含量，如 ChP2020 磺胺嘧啶眼膏的含量测定：

精密称取本品适量（约相当于磺胺嘧啶 0.5g），加盐酸 10ml 与热水 40ml，置水浴中加热 15min 并不断搅拌，放冷，待基质凝固后，分取溶液，基质再加盐酸 3ml 与水 25ml，置水浴中加热10min并不断搅拌，放冷后，分取溶液。将两次的水溶液合并，照永停滴定法（通则0701），用亚硝酸钠滴定液（0.1mol/L）滴定。每1ml亚硝酸钠滴定液（0.1mol/L）相当于25.03mg的$C_{10}H_{10}N_4O_2S$。

磺胺嘧啶眼膏供试品前处理通过两次加盐酸与热水水浴加热先将眼膏基质溶解液化，放冷，待基质凝固后，滤过，取滤液后再进行含量测定，达到除去基质干扰的目的。

### （二）非水酸量法

磺胺异噁唑虽含有芳伯氨基，但亚硝酸钠不与其按定量关系反应，因此不能用亚硝酸钠滴定法测定含量。利用该药物分子中磺酰胺基的酸性，ChP2020采用非水酸量法测定磺胺异噁唑及其片剂的含量，如磺胺异噁唑片的含量测定：

取本品10片，精密称定，研细，精密称取适量（约相当于磺胺异噁唑0.5g），加N,N-二甲基甲酰胺40ml使溶解，加偶氮紫指示液3滴，用甲醇钠滴定液（0.1mol/L）滴定至溶液恰显蓝色，并将滴定的结果用空白试验校正。每1ml甲醇钠滴定液（0.1mol/L）相当于26.73mg的$C_{11}H_{13}N_3O_3S$。

该法测定结果准确，终点明显，但与亚硝酸钠滴定法相比成本较高。甲醇钠滴定液的配制与标定过程复杂，并且由于有机溶剂的挥发将使溶液浓度改变，需临用前标定。滴定过程易受空气中$CO_2$的影响。

### （三）沉淀滴定法

ChP2020规定磺胺嘧啶银原料药采用沉淀滴定法进行含量测定，具体方法如下：

取本品约0.5g，精密称定，置具塞锥形瓶中，加硝酸8ml溶解后，加水50ml与硫酸铁铵指示液2ml，用硫氰酸铵滴定液（0.1mol/L）滴定，每1ml硫氰酸铵滴定液（0.1mol/L）相当于35.71mg的$C_{10}H_9AgN_4O_2S$。

本法测定原理为在硝酸酸性介质中，用硫氰酸铵（$NH_4SCN$）标准溶液直接滴定含$Ag^+$的供试品溶液，待硫氰酸银（AgSCN）沉淀完全，稍过量的$SCN^-$与硫酸铁铵指示液$Fe^{3+}$反应生成红色配离子，指示终点到达。

### （四）紫外-可见分光光度法

对于单组分（仅含一种对紫外光有吸收的成分）的样品，或虽为多组分，但各组分间互不干扰的制剂，可用直接紫外分光光度法测定含量。如果制剂中各成分相互干扰而不能直接测定时，则可采用计算分光光度法测定含量。

**1. 直接紫外分光光度法** 复方磺胺嘧啶片为磺胺嘧啶（SD）与甲氧苄啶（TMP）的复方制剂，处方中除磺胺嘧啶外，还有磺胺增效剂甲氧苄啶，磺胺嘧啶和甲氧苄啶在盐酸溶液（9→100）中的紫外吸收光谱如图9-2所示。磺胺嘧啶的最大吸收波长为308nm，而甲氧苄啶在此波长处无吸收，因此可用直接紫外分光光度测定法测定磺胺嘧啶的含量，对照品比较法定量，如ChP2005复方磺胺嘧啶片

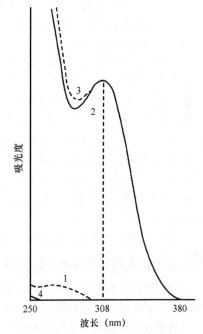

图9-2 复方磺胺嘧啶片中磺胺嘧啶的含量测定的紫外吸收光谱

1. 甲氧苄啶（5.0μg/ml）；2. 磺胺嘧啶（40.0μg/ml）；
3. 磺胺嘧啶+甲氧苄啶；4. 辅料

中磺胺嘧啶的含量测定：

取本品10片，精密称定，研细，精密称取细粉适量（约相当于磺胺嘧啶0.2g），置100ml量瓶中。加0.4%氢氧化钠溶液适量，振摇使磺胺嘧啶溶解，并稀释至刻度，摇匀，滤过。精密量取续滤液2ml，置另一100ml量瓶中，加盐酸溶液（9→100）稀释至刻度，摇匀。照紫外分光光度法，在308nm处测定吸光度。另取磺胺嘧啶对照品适量，精密称定，加盐酸溶液（9→100）溶解并定量稀释成每1ml中含40μg的溶液，同法测定，即得。

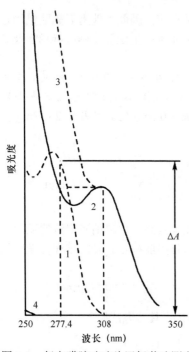

图9-3 复方磺胺嘧啶片甲氧苄啶测定的紫外吸收光谱

1. 甲氧苄啶（20.0μg/ml）；2. 磺胺嘧啶；
3. 磺胺嘧啶+甲氧苄啶；4. 辅料

**2. 双波长分光光度法** 复方磺胺嘧啶片中，在甲氧苄啶的最大吸收波长处，磺胺嘧啶也吸收，如图9-3所示，因此不能用直接紫外分光光度法测定甲氧苄啶的含量。为消除磺胺嘧啶的干扰，ChP2005采用双波长分光光度法，不经分离，直接测定甲氧苄啶的含量。

双波长分光光度法的关键是选择测定波长（$\lambda_2$）和参比波长（$\lambda_1$）。

波长选择的原则：干扰组分在$\lambda_2$和$\lambda_1$处的吸光度应相等，待测定组分在两波长的$\Delta A$尽量大。

本法中，在磺胺嘧啶的最大吸收波长处（308.0nm）甲氧苄啶无吸收，选用此波长为参比波长，磺胺嘧啶的等吸收点约为277.4nm，在甲氧苄啶的最大吸收峰附近，可作为甲氧苄啶的测定波长，以测定甲氧苄啶的含量。因此，先用醋酸提取甲氧苄啶，磺胺嘧啶仅部分被提取，用盐酸溶液（9→1000）稀释后，以308.0nm为参比波长，再在277.4nm波长附近，用磺胺嘧啶对照品溶液的稀释液选择等吸收点，作为测量波长。分别取供试品溶液和甲氧苄啶对照品溶液，在测定波长和参比波长处测定吸光度，计算，即得，方法如下：

取本品10片，精密称定，研细，精密称取适量（约相当于甲氧苄啶40mg），置100ml量瓶中，加冰醋酸30ml振摇使甲氧苄啶溶解，加水稀释至刻度，摇匀，滤过，取续滤液作为供试品溶液；另精密称取甲氧苄啶对照品40mg和磺胺嘧啶对照品0.3g，分置100ml量瓶中，各加冰醋酸30ml溶解，加水稀释至刻度，摇匀，前者作为对照品溶液（Ⅰ），后者滤过，取续滤液作为对照品溶液（Ⅱ）。精密量取供试品溶液与对照品溶液（Ⅰ）和（Ⅱ）各5ml，分置于100ml量瓶中，各加盐酸溶液（9→1000）稀释至刻度，摇匀，照紫外-可见分光光度法，取对照品溶液（Ⅱ）的稀释液，以308.0nm为参比波长$\lambda_1$，在277.4nm波长附近（每间隔0.2nm）选择等吸收点波长为测定波长$\lambda_2$，要求两波长处的吸光度差值（$\Delta A$）为0。再在$\lambda_2$和$\lambda_1$处分别测定供试品溶液的稀释液和对照品溶液（Ⅰ）的稀释液的吸光度，求出各自的吸光度差值（$\Delta A$），计算，即得。

该法可消除共存组分的干扰，但影响因素较多，重复性较差，ChP2010改用HPLC测定。

## （五）高效液相色谱法

ChP2020收载的磺胺嘧啶片、磺胺嘧啶口服混悬液及磺胺类药物的复方制剂均采用高效液相色谱法测定含量，以外标法定量，如ChP2020复方磺胺嘧啶片的含量测定：

照高效液相色谱法（通则0512）测定。

**供试品溶液** 取本品10片，精密称定，研细，精密称取适量（约相当于磺胺嘧啶80mg），置100ml量瓶中，加0.1mol/L氢氧化钠溶液10ml，振摇使磺胺嘧啶溶解，再加甲醇适量，振摇使甲氧苄啶溶解，用甲醇稀释至刻度，摇匀，滤过，精密量取续滤液5ml，置50ml量瓶中，用流动相稀释至刻度，摇匀。

**对照品溶液**　取磺胺嘧啶对照品80mg与甲氧苄啶对照品10mg，精密称定，置同一100ml量瓶中，加0.1mol/L氢氧化钠溶液10ml，振摇使磺胺嘧啶溶解，再加甲醇适量，振摇使甲氧苄啶溶解，用甲醇稀释至刻度，摇匀，精密量取适量，用流动相定量稀释制成每1ml中约含磺胺嘧啶80μg与甲氧苄啶10μg的溶液。

**色谱条件**　用十八烷基硅烷键合硅胶为填充剂；以乙腈-0.3%醋酸铵溶液（20∶80）为流动相；检测波长为220nm；进样体积为20μl。

**系统适用性要求**　理论塔板数按甲氧苄啶峰计算不低于3000，磺胺嘧啶峰与甲氧苄啶峰间的分离度应符合要求。

**测定法**　精密量取供试品溶液与对照品溶液，分别注入液相色谱仪，记录色谱图。按外标法以峰面积计算。

---

**链接 9-1　　　　磺胺类药物残留检测——杜绝药物残留危害，任重道远**

磺胺类药物具有广谱抗菌活性，并且价格便宜、使用方便，因此，该类药物被广泛应用于动物疾病的预防和治疗。磺胺类药物进入动物体后，可能在肉、蛋、奶等动物性食品中存在部分残留。若长期食用含有该类药物的食物，残留的药物对人的健康有很大危害，会导致细菌耐药性，引发过敏、中毒甚至癌变等症状。欧盟、美国、日本、国际食品法典委员会对动物性食品中磺胺类药物残留规定了最高残留限量，严格控制磺胺类药物在畜牧业中的应用。我国农业部第235号公告也明确规定磺胺类药物在所有动物性食品中的最高限量为100μg/kg。

目前，动物性食品中磺胺类药物的检测方法主要有高效液相色谱法、气相色谱法、免疫分析法（IA）、GC-MS和LC-MS等。随着广大民众对动物食品安全的关注度提高，同时也就要求科研工作者们开发出更加准确、高效、重复性好的检测方法来降低动物性食品中兽药残留检测的检测限和定量限，以保证人民身体健康。

---

# 第二节　喹诺酮类药物的分析

**案例 9-2**

已知药物结构式为

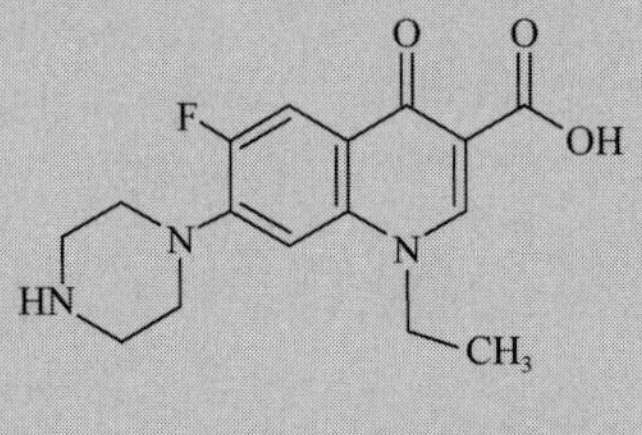

**问题：**

1. 阐述其结构、性质与分析方法的关系，并根据药物的结构，说明ChP2020采用的理化鉴别方法。

2. 查阅该药物的生产工艺，并根据其结构特点，分析可能产生的杂质，并制订合理的检查方法。

3. 根据药物的结构与性质，查阅《中国药典》分析其制剂乳膏与软膏分别采用何种方法进行含量测定，阐述并比较各法的优缺点。

4. 查阅文献，本类药物在动物性食品中残留监测方法有哪些？

喹诺酮类（quinolones）药物是以原核生物 DNA 回旋酶为作用靶点，含有 4-喹诺酮母核的化学合成抗菌药物。自 1962 年萘啶酸问世以来，经过五十多年的发展，临床应用已从第一代的萘啶酸、第二代的吡哌酸，发展到第三代（如诺氟沙星）和第四代（如司帕沙星），成为仅次于 $\beta$-内酰胺类，适应证扩展到包括呼吸系统在内各领域感染的抗菌药物。

# 一、结构与性质

## （一）典型结构与代表药物

本类药物为 4-喹诺酮-3-羧酸的衍生物。具有 1,4-二氢-4-氧代-3-喹啉羧酸的基本结构：

在喹诺酮母核上引入不同的基团即形成各种喹诺酮类药物，典型代表药物见表 9-3。

表 9-3　喹诺酮类的典型代表药物

| 药物名称 | 化学结构式 |
| --- | --- |
| 萘啶酸（nalidixic acid） | |
| 吡哌酸（pipemidic acid） | |
| 诺氟沙星（norfloxacin） | |
| 环丙沙星（ciprofloxacin） | |
| 氧氟沙星（ofloxacin） | |
| 左氧氟沙星（levofloxacin） | |

续表

| 药物名称 | 化学结构式 |
|---|---|
| 氟罗沙星（fleroxacin） | 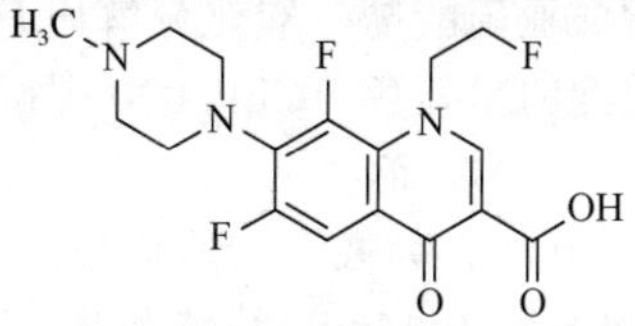 |
| 依诺沙星（enoxacin） | 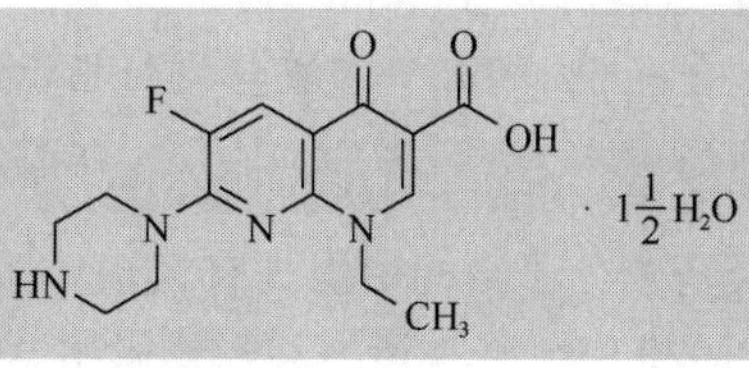 $\cdot 1\frac{1}{2}H_2O$ |
| 司帕沙星（sparfloxacin） | 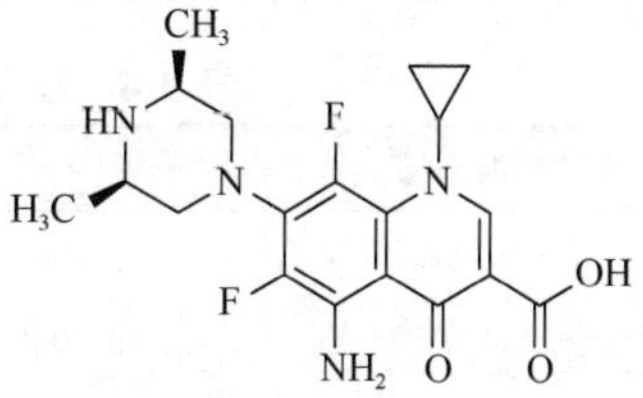 |

## （二）性质

**1. 酸碱两性**　喹诺酮类药物结构中含有氮原子显碱性，含有羧基显酸性，故为酸碱两性化合物。本类药物几乎不溶于水，一般易溶于醋酸或氢氧化钠。

**2. 不稳定性**　本类药物对光、氧化剂均不稳定。例如，萘啶酸在氧存在下，经光作用，即分解为脱羧萘啶酸（Ⅰ）及双酮产物（Ⅱ），其热分解产物除脱羧产物外，还有双聚物（Ⅲ），结构如下：

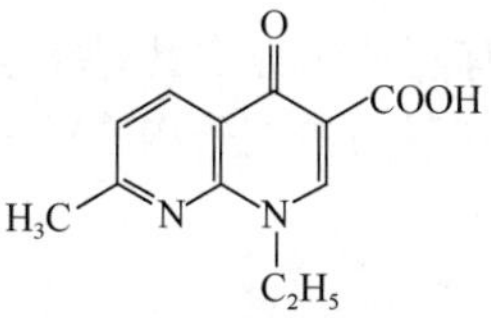

| 萘啶酸 | （Ⅰ） | （Ⅱ） | （Ⅲ） |
|---|---|---|---|

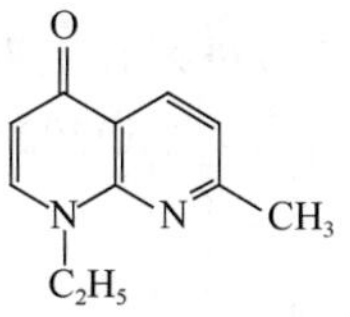

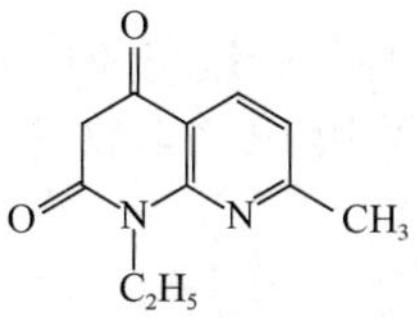

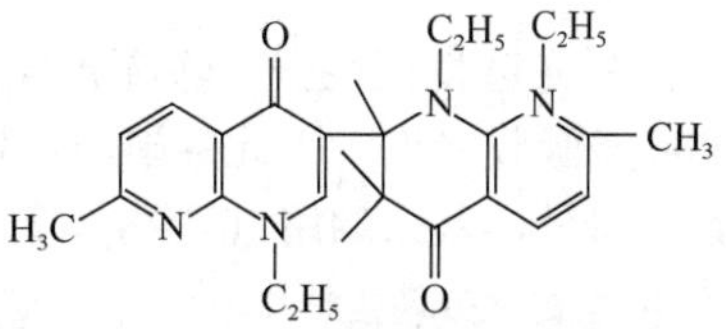

本类药物 3、4 位为羧基和羰基，极易和金属离子如钙、镁、锌等形成螯合物，降低药物的抗菌活性。

**3. 有机氟化物的反应**　从以诺氟沙星为代表的第三代开始，本类药物在分子结构中引入了氟原子，故又称为氟喹诺酮类（fluoquinolones），分子结构中的氟原子，可用有机氟化物的反应鉴别。

**4. 旋光性**　左氧氟沙星、盐酸左氧氟沙星为左旋体，氧氟沙星为消旋体。

**5. 紫外与红外吸收光谱特征**　本类药物均具有共轭体系、含氟、苯环、羧基，在紫外和红外光区有特征吸收，可用于分析。

# 二、鉴别试验

## （一）化学鉴别法

**1. 与丙二酸的呈色反应**　本类药物分子中叔胺基团与丙二酸和醋酐共热，生成有色产物，可用于鉴别。ChP2020 中诺氟沙星软膏、乳膏，盐酸左氧氟沙星片及胶囊均用此反应鉴别，如盐酸左氧氟沙星片的鉴别：

取本品细粉适量（约相当于左氧氟沙星，按 $C_{18}H_{20}FN_3O_4$ 计 10mg），置干燥具塞试管中，加丙二酸约 10mg 与醋酐 0.5ml，在水浴中加热 5～10min，溶液显红棕色。

**2. 盐酸盐与甲磺酸盐的鉴别**　本类药物若为盐酸盐，可用氯化物的反应鉴别。若为甲磺酸盐，加碱共热分解成亚硫酸盐，酸化分解出具有还原性的二氧化硫；二氧化硫在酸性条件下还原碘酸钾析出碘，遇淀粉呈蓝色。ChP2020 甲磺酸培氟沙星及其制剂均用该反应鉴别，如甲磺酸培氟沙星的鉴别：

取本品约 30mg，加氢氧化钠 0.2g，加水数滴，溶解后置酒精灯上小火蒸干至炭化，加水数滴与 2mol/L 盐酸溶液 3～4ml，缓缓加热，即产生二氧化硫气体，能使湿润的碘酸钾淀粉试纸（取滤纸条浸入含有 5% 碘酸钾溶液与淀粉指示液的等体积混合液中湿透后，取出干燥，即得）显蓝色。

## ▌（二）光谱法

本类药物分子结构中均具有共轭体系，在紫外光区有特征吸收，因此可用紫外分光光度法鉴别。ChP2020 中一些喹诺酮类药物采用紫外分光光度法进行鉴别的条件和方法见表 9-4。

**表 9-4　喹诺酮类药物的紫外分光光度法**

| 药物 | 溶剂 | 浓度（μg/ml） | $\lambda_{max}$（nm） | $\lambda_{min}$（nm） |
|---|---|---|---|---|
| 左氧氟沙星原料、片剂、滴眼液 | 0.1mol/L 盐酸溶液 | 5 | 226、294 | 263 |
| 吡哌酸原料、片剂、胶囊 | 0.01mol/L 盐酸溶液 | 3 | 275 | |
| 盐酸洛美沙星原料、片剂、胶囊 | 0.1mol/L 盐酸溶液 | 5 | 287 | |
| 司帕沙星片、胶囊 | 0.1% 氢氧化钠溶液 | 7.5 | 291 | |
| 依诺沙星片、乳膏、胶囊、滴眼液 | 0.1mol/L 氢氧化钠溶液 | 4 | 266、346 | |
| 氟罗沙星片、胶囊 | 0.1mol/L 盐酸溶液 | 6 | 286、320 | |
| 氧氟沙星片、胶囊、眼膏、滴耳液、滴眼液 | 0.1mol/L 盐酸溶液 | 6 | 294 | |
| 诺氟沙星乳膏 | 0.4% 氢氧化钠溶液 | 5 | 273 | |
| 诺氟沙星滴眼液 | pH 7.4 的磷酸盐缓冲液 | 5 | 271 | |

红外光谱特征性强，除旋光异构体及长链烷羟基同系物外，几乎没有两种化合物具有完全相同的红外吸收光谱，因此各国药典均采用 IR 对药物进行鉴别。ChP2020 收载的本类药物原料药除诺氟沙星外，其余均用 IR 鉴别。

## ▌（三）色谱法

ChP2020 收载的本类药物大多采用 HPLC 或 TLC 鉴别，二者同时出现时，选做一项，如氧氟沙星的 TLC 鉴别：

照薄层色谱法（通则 0502）试验。

**供试品溶液**　取本品适量，加 0.1mol/L 盐酸溶液适量（每 5mg 氧氟沙星加 0.1mol/L 盐酸溶液 1ml）使溶解，用乙醇稀释制成每 1ml 中约含 1mg 的溶液。

**对照品溶液**　取氧氟沙星对照品适量，加 0.1mol/L 盐酸溶液适量（每 5mg 氧氟沙星加 0.1mol/L 盐酸溶液 1ml 使溶解，用乙醇稀释制成每 1ml 中约含 1mg 的溶液。

**系统适用性溶液**　取氧氟沙星对照品与环丙沙星对照品各适量，加 0.1mol/L 盐酸溶液适量（每 5mg 氧氟沙星加 0.1mol/L 盐酸溶液 1ml）使溶解，用乙醇稀释制成每 1ml 中约含氧氟沙星 1mg 与环丙沙星 1mg 的溶液。

**色谱条件**　采用硅胶 GF254 薄层板，以乙酸乙酯-甲醇-浓氨溶液（5∶6∶2）为展开剂。

**测定法**　吸取上述三种溶液各 2μl，分别点于同一薄层板上，展开，取出，晾干，置紫外线灯（254nm 或 365nm）下检视。

**系统适用性**　要求系统适用性溶液应显两个完全分离的斑点。

**结果判定**　供试品溶液所显主斑点的位置和颜色应与对照品溶液主斑点的位置和颜色相同。

# 三、特殊杂质检查

**案例 9-3**

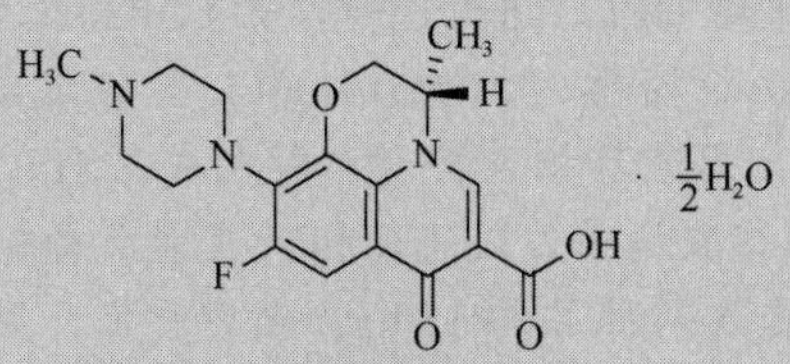

左氧氟沙星

**【检查】右氧氟沙星** 照高效液相色谱法（通则 0512）测定。

**供试品溶液** 取本品适量，加流动相溶解并稀释制成每 1ml 中约含 1.0mg 的溶液。

**对照溶液** 精密量取供试品溶液适量，用流动相定量稀释制成每 1ml 中约含 10μg 的溶液。

**系统适用性溶液** 取左氧氟沙星和氧氟沙星对照品各适量，加流动相溶解并稀释制成每 1ml 中约含左氧氟沙星 1mg 和氧氟沙星 20μg 的溶液。

**灵敏度溶液** 精密量取对照溶液适量，用流动相定量稀释制成每 1ml 中约含 0.5μg 的溶液。

**色谱条件** 用十八烷基硅烷键合硅胶为填充剂；以硫酸铜 D-苯丙氨酸溶液（取 D-苯丙氨酸 1.32g 与硫酸铜 1g，加水 1000ml 溶解后，用氢氧化钠试液调节 pH 至 3.5）-甲醇（82∶18）为流动相；柱温为 40℃，检测波长为 294nm；进样体积为 20μl。

**系统适用性要求** 系统适用性溶液色谱图中，右氧氟沙星与左氧氟沙星依次流出，右、左旋异构体峰之间的分离度应符合要求。灵敏度溶液色谱图中，主成分色谱峰峰高的信噪比应大于 10。

**测定法** 精密量取供试品溶液与对照溶液，分别注入液相色谱仪，记录色谱图。

**限度** 供试品溶液色谱图中右氧氟沙星峰面积不得大于对照溶液主峰面积（1.0%）。

**问题：**

1. 查阅左氧氟沙星合成方法，并根据左氧氟沙星药物的结构，分析其产生及检查右氧氟沙星杂质的原因。

2. 简述右氧氟沙星杂质检查的原理与方法。

3. 供试品溶液色谱图中右氧氟沙星峰面积不得大于对照溶液主峰面积（1.0%）。此处的"1.0%"是什么？如何计算？

## （一）溶液澄清度的检查

溶液澄清度的检查是控制碱性溶液中的不溶性杂质。喹诺酮类药物在碱溶液中易溶，而生产和贮藏过程中引入的中间体、副产物等有关物质在碱中不溶解，因此各国药典大多规定了溶液澄清度的检查，如 ChP2020 诺氟沙星中溶液澄清度的检查：

取本品 5 份，各 0.50g，分别加氢氧化钠试液 10ml 溶解后，溶液应澄清；如显浑浊，与 2 号浊度标准液（通则 0902 第一法）比较，均不得更浓。

## （二）吸光度

喹诺酮类药物在可见光区无吸收，通过控制在 420～450nm 波长处的吸光度控制有色杂质的限量。ChP2020 左氧氟沙星、司帕沙星、乳酸环丙沙星注射液、盐酸左氧氟沙星、盐酸洛美沙星、氧氟沙星及其滴耳液等药物的检查项下均规定了吸光度的检查，如盐酸洛美沙星中吸光度的检查：

取本品 5 份，分别加水溶解并定量稀释制成每 1ml 中含 5mg 的溶液，照紫外-可见分光光度法（通则 0401），在 450nm 的波长处测定吸光度，均不得过 0.25。

## （三）有关物质

喹诺酮类药物属于化学合成类抗菌药物，在合成过程中可能引入工艺杂质，在贮存过程中也可能存在降解杂质，不仅降低疗效，还可能引起过敏等毒性反应。因此，本类药物检查项下大多收载"有关物质"，各国药典多采用 HPLC 进行检查，如 ChP2020 诺氟沙星中有关物质的检查：

**供试品溶液** 取本品适量，精密称定，加 0.1mol/L 盐酸溶液适量（每 12.5mg 诺氟沙星加 0.1mol/L 盐酸溶液 1ml）使溶解，用流动相 A 定量稀释制成每 1ml 中约含 0.15mg 的溶液。

**对照溶液** 精密量取供试品溶液适量，用流动相 A 定量稀释制成每 1ml 中含 0.75μg 的溶液。

**杂质 A 对照品溶液** 取杂质 A 对照品约 15mg，精密称定，置 200ml 量瓶中，加乙腈溶解并稀释至刻度，摇匀，精密量取适量，用流动相 A 定量稀释制成每 1ml 中约含 0.3μg 的溶液。

**系统适用性溶液** 称取诺氟沙星对照品、环丙沙星对照品和依诺沙星对照品各适量，加 0.1mol/L 盐酸溶液适量使溶解，用流动相 A 稀释制成每 1ml 中含诺氟沙星 0.15mg、环丙沙星和依诺沙星各 3μg 的混合溶液。

**色谱条件** 用十八烷基硅烷键合硅胶为填充剂；以 0.025mol/L 磷酸溶液（用三乙胺调节 pH 至 3.0±0.1）-乙腈（87∶13）为流动相 A，乙腈为流动相 B，按表 9-5 进行线性梯度洗脱；检测波长为 278nm 和 262nm；进样体积为 20μl。

**表 9-5 诺氟沙星梯度洗脱条件**

| 时间（min） | 流动相 A（%） | 流动相 B（%） |
|---|---|---|
| 0 | 100 | 0 |
| 10 | 100 | 0 |
| 20 | 50 | 50 |
| 30 | 50 | 50 |
| 32 | 100 | 0 |
| 42 | 100 | 0 |

**系统适用性要求** 系统适用性溶液色谱图（278nm）中，诺氟沙星峰的保留时间约为 9min。诺氟沙星峰与环丙沙星峰和诺氟沙星峰与依诺沙星峰间的分离度均应大于 2.0。

**测定法** 精密量取供试品溶液、对照溶液与杂质 A 对照品溶液，分别注入液相色谱仪，记录色谱图。

**限度** 供试品溶液色谱图中如有杂质峰，杂质 A（262nm）按外标法以峰面积计算，不得过 0.2%。其他单个杂质（278nm）峰面积不得大于对照溶液主峰面积（0.5%）；其他各杂质峰面积的和（278nm）不得大于对照溶液主峰面积的 2 倍（1.0%）；小于对照溶液主峰面积 0.1 倍的峰忽略不计。

《中国药典》检查诺氟沙星中有关物质杂质 A 结构式及名称如下，检查方法采用 HPLC 中外标法检查，其他有关物质检查采用 HPLC 中不加校正因子的主成分自身对照法。

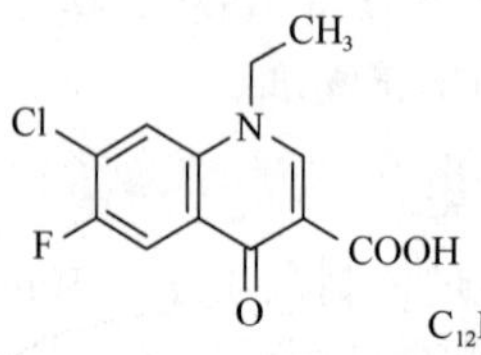

$C_{12}H_9ClFNO_3$
269.66

杂质A （1-乙基-6-氟-7-氯-4-氧代-1,4-二氢喹啉-3-羧酸）

## （四）光学异构体

**案例 9-3 分析讨论**

　　左氧氟沙星为氧氟沙星的左旋旋光异构体，具有广谱抗菌作用，抗菌作用强。其体外抗菌活性为氧氟沙星的 2 倍。其制备方法可由外消旋的氧氟沙星经填充特殊固定相的高效液相色谱柱直接拆分得左旋体或以 2,3,4,5-四氟苯甲酸为原料，经闭环、水解、缩合制得左氧氟沙星，在合成过程中会产生右旋旋光异构体副产物，从而引入右氧氟沙星杂质。因此，ChP2020 规定左氧氟沙星、盐酸左氧氟沙星除在性状项下收载比旋度以控制药物质量外，还需进行右氧氟沙星的检查。

　　《中国药典》检查左氧氟沙星中右氧氟沙星杂质采用高效液相色谱的手性流动相法，以硫酸铜 D-苯丙氨酸溶液为流动相。该方法也是分离手性氨基酸与类似氨基酸药物的常用方法。方法为将手性试剂添加到 HPLC 的流动相中，与手性药物生成可逆的非对映体配位化合物，根据配位化合物的稳定性，与固定相的键合力及在流动相中的溶解性差异，在非手性固定相上分离对映体。但只有能与过渡金属离子形成相应配位化合物的药物才能被分离，常用的金属离子有 $Cu^{2+}$、$Zn^{2+}$、$Ni^{2+}$ 等，配合剂有 L-脯氨酸和 D-苯丙氨酸等氨基酸。

　　供试品溶液色谱图中右氧氟沙星峰面积不得大于对照溶液主峰面积（1.0%）。此处 1.0% 为左氧氟沙星供试品中右氧氟沙星杂质限量，计算过程如下：

$$L = \frac{c_{右氧氟沙星}}{c_{样品}} \times 100\% = \frac{10 \times 10^{-3}}{1.0} \times 100\% = 1.0\%$$

## （五）防腐剂

　　一般滴眼剂是一种多剂量剂型，患者在多次使用时，很易染菌，需加抑菌剂，即防腐剂。加了防腐剂的滴眼剂，应控制防腐剂的限量。ChP2020 左氧氟沙星滴眼液中苯扎溴铵的检查，盐酸环丙沙星滴眼液中苯扎溴铵或羟苯乙酯的检查，氧氟沙星滴眼液中苯扎溴铵的检查，诺氟沙星滴眼液中羟苯甲酯或羟苯丙酯的检查均采用 HPLC，并规定防腐剂的量应为标示量的 80.0%～120.0%，如氧氟沙星滴眼液中苯扎溴铵的检查：

　　如使用苯扎溴铵作为防腐剂，照高效液相色谱法（通则 0512）测定。

　　**供试品溶液**　取本品，即得。

　　**对照品溶液**　取苯扎溴铵对照品适量，精密称定，加水溶解并定量稀释制成每 1ml 中约含 0.1mg 的溶液。

　　**色谱条件**　用十八烷基硅烷键合硅胶为填充剂；以 0.005mol/L 醋酸铵溶液（每 1000ml 中含三乙胺 10ml，用冰醋酸调节 pH 至 5.0±0.5）-乙腈（35∶65）为流动相；检测波长为 214nm；进样体积为 20μl。

　　**系统适用性**　要求苯扎溴铵峰的拖尾因子应小于 1.5。

　　**测定法**　精密量取供试品溶液与对照品溶液，分别注入液相色谱仪，记录色谱图。

　　**限度**　供试品如含苯扎溴铵，按外标法以峰面积计算，应为标示量的 80.0%～120.0%。

# 四、含量测定

## （一）非水碱量法

　　吡哌酸具有弱碱性，ChP2020 采用非水碱量法测定含量，方法如下：

　　取本品约 0.2g，精密称定，加冰醋酸 20ml 溶解后，加结晶紫指示液 1 滴，用高氯酸滴定液（0.1mol/L）滴定至溶液显纯蓝色，并将滴定的结果用空白试验校正。每 1ml 高氯酸滴定液（0.1mol/L）相当于 30.33mg 的 $C_{14}H_{17}N_5O_3$。

### （二）紫外-可见分光光度法

本类药物具有共轭体系，在紫外光区有特征吸收，可用于本类药物的含量测定，ChP2020采用紫外-可见分光光度法测定吡哌酸片及胶囊、诺氟沙星乳膏的含量，如诺氟沙星乳膏的含量测定：

照紫外-可见分光光度法（通则0401）测定。

**供试品溶液** 取本品适量（约相当于诺氟沙星5mg），精密称定，置分液漏斗中，加三氯甲烷15ml，振摇后，用氯化钠饱和的0.1%氢氧化钠溶液25ml、20ml、20ml和10ml分次提取，合并提取液，置100ml量瓶中，加0.1%氢氧化钠溶液稀释至刻度，摇匀，滤过，精密量取续滤液10ml，用0.4%氢氧化钠溶液定量稀释制成每1ml中约含诺氟沙星5μg的溶液。

**对照品溶液** 取诺氟沙星对照品适量，精密称定，加0.4%氢氧化钠溶液溶解并定量稀释制成每1ml中约含5μg的溶液。

**测定法** 取供试品溶液与对照品溶液，在273nm的波长处分别测定吸光度，计算。

由于乳膏的基质会干扰测定，因此，利用基质易溶于有机溶剂，而药物有羧基具酸性，可溶于氢氧化钠溶液的性质进行预处理。本法为对照品比较法，采用供试品溶液和对照品平行的操作方法，既可消除仪器和方法的误差，也可降低不同试验时间测定结果的误差。

### （三）高效液相色谱法

ChP2020收载的本类药物及其制剂大多数采用HPLC测定含量。由于本类药物为酸碱两性化合物，可在水溶液中发生解离，采用反相高效液相色谱法测定时，会出现色谱峰拖尾、对称性差、分离度低和保留时间不稳定等问题，因此本类药物的测定多采用离子抑制色谱法或离子对色谱法，如盐酸环丙沙星胶囊的含量测定：

照高效液相色谱法（通则0512）测定。

**供试品溶液** 取装量差异项下的内容物，混合均匀，精密称取适量（约相当于环丙沙星0.2g），置200ml量瓶中，加流动相适量振摇溶解并稀释至刻度，摇匀，滤过，精密量取续滤液5ml，置50ml量瓶中，用流动相稀释至刻度，摇匀。

**对照品溶液** 取环丙沙星对照品，精密称定，加流动相溶解并定量稀释制成每1ml中约含环丙沙星0.1mg的溶液。

**系统适用性溶液** 取氧氟沙星对照品、环丙沙星对照品和杂质I对照品各适量，加流动相溶解并稀释制成每1ml中约含氧氟沙星5μg、环丙沙星0.1mg和杂质I 10μg的混合溶液。

**色谱条件** 用十八烷基硅烷键合硅胶为填充剂；以0.025mol/L磷酸溶液-乙腈（87:13）（用三乙胺调节pH至3.0±0.1）为流动相；流速为每分钟1.5ml；检测波长为278nm；进样体积为20μl。

**系统适用性要求** 系统适用性溶液色谱图中，环丙沙星峰的保留时间约为12min，氧氟沙星峰与环丙沙星峰和环丙沙星峰与杂质I峰间的分离度应符合要求。

**测定法** 精密量取供试品溶液与对照品溶液，分别注入液相色谱仪，记录色谱图。按外标法以峰面积计算供试品中$C_{17}H_{18}FN_3O_3$的含量。

本品采用离子抑制反相HPLC，按外标法进行定量。由于盐酸环丙沙星药物结构中具有氨基和羧基，为两性化合物。若用常规HPLC单独以乙腈-水或甲醇-水为流动相洗脱时，药物会发生解离从而出现色谱峰滞后、拖尾严重等问题。因此，为避免出现上述问题，ChP2020环丙沙星胶囊含量测定采用离子抑制反相HPLC，在流动相中加入适量三乙胺抑制药物发生解离，即三乙胺作为扫尾剂，可消除色谱峰拖尾现象，同时也改善了色谱峰对称性差、分离度低和保留值不稳定等问题。

**链接 9-2　　　　喹诺酮类药物的残留——加强药物残留监测，保障人民健康**

喹诺酮类药物具有抗菌谱广、抗菌活性强、给药方便、价格低廉等特点，也广泛用于畜牧及水产养殖业。由于喹诺酮类药物在动物机体组织中的残留，人食用动物组织后喹诺酮类药物在人体内残留蓄积，造成人体对该药物的严重耐药性，影响人体疾病的治疗；长期摄入含有喹诺酮类药物的动物性食品，对人类的中枢神经系统及胃肠道等器官造成损伤，严重威胁人类健康。因此为保障人民健康，有必要加强对动物性食品中喹诺酮类药物残留的监测。

为保证食品安全，联合国粮农组织/世界卫生组织食品添加剂专家联席委员会、欧盟都已制定了多种喹诺酮类药物在动物组织中的最高残留限量。例如，FDA 于 2005 年宣布禁止用于治疗家禽细菌感染的抗菌药物恩诺沙星的销售和使用；我国于 2002 年规定了环丙沙星等药物在动物肌肉组织中的最高残留限量为 10～500μg/kg。

喹诺酮类药物在动物组织中的残留检测方法主要有高效液相色谱法、LC-MS 和酶联免疫吸附测定（ELISA）等。

## 思 考 题

1. 设计下列各组药物的鉴别方法。
（1）磺胺多辛和磺胺嘧啶。
（2）磺胺甲噁唑和磺胺异噁唑。
（3）吡哌酸和盐酸洛美沙星。
2. 按照复方磺胺甲噁唑片的处方，查阅历版《中国药典》，比较并说明其含量测定原理和方法。
3. 查阅并说明 ChP2020 中喹诺酮类药物盐酸环丙沙星滴眼液分别采用什么方法进行鉴别、检查及含量测定。根据其结构特点，解释其含量测定中流动相中加入三乙胺的作用。

（张宜凡）

## 第十章 杂环类药物的分析

**本章要求**

**1. 掌握** 吡啶类、吩噻嗪类、苯并二氮杂䓬类药物的结构、性质及分析方法间的关系；三类药物的鉴别和含量测定的原理及方法。

**2. 熟悉** 三类药物的特殊杂质检查的原理及方法。

**3. 了解** 本章其他的分析项目与方法。

---

**案例 10-1**

已知某药物结构式为

**问题：**

1. 简述该药物属于哪一类药物，其结构、性质及分析方法间的关系。

2. 根据该药物结构和分析方法间的关系，设计合理的鉴别和含量测定方法，并查阅现行版《中国药典》《日本药局方》《英国药典》《美国药典-国家处方集》该药物的质量标准，比较各国药典针对该药物鉴别和含量测定方法的异同点。

---

杂环化合物（heterocyclic compound）是指环状有机化合物的碳环中夹杂有非碳元素原子（称为杂原子，常见的杂原子有氧、硫、氮等）的化合物。杂环化合物种类繁多、数量庞大，自然界中存在不少具有显著生理活性的杂环化合物，如生物碱、维生素、抗生素等；在化学合成药物中，杂环类药物占有相当数量，并已成为现代药物中应用较广、品种较多的一大类药物。

杂环类药物（heterocyclic drugs）根据其所含杂原子的种类和数目及环的不同，可分成不同的大类，如吡啶类、吩噻嗪类、苯并二氮杂䓬类、呋喃类、吡唑酮类、嘧啶类等。根据环上取代基的类型、数目及位置的不同又可衍生出数目众多的同系列药物。本章仅以吡啶类、吩噻嗪类、苯并二氮杂䓬类药物中的几种典型药物为例进行讨论。

## 第一节 吡啶类药物的分析

### 一、结构与性质

#### （一）基本结构与代表药物

吡啶类药物（pyridine drugs）的基本结构为吡啶环或二氢吡啶环：

吡啶（pyridine）　　二氢吡啶（dihydropyridine）

常见代表药物见表 10-1。

表 10-1　吡啶类代表药物

| 药物名称 | 化学结构式 |
|---|---|
| 硝苯地平（nifedipine） | |
| 苯磺酸氨氯地平（amlodipine besilate） | |
| 非洛地平（felodipine） | |
| 拉西地平（lacidipine） | |
| 尼索地平（nisoldipine） | |
| 尼伐地平（nilvadipine） | |
| 盐酸尼卡地平（nicardipine hydrochloride） | |
| 尼莫地平（nimodipine） | |

| 药物名称 | 化学结构式 |
| --- | --- |
| 尼群地平（nitrendipine） | |
| 西尼地平（cilnidipine） | |
| 托吡卡胺（tropicamide） | |
| 依拉地平（isradipine） | |
| 异烟肼（isoniazid） | |
| 尼可刹米（nikethamide） | |

## ■（二）性质

**1. 吡啶环或二氢吡啶环** 吡啶环上的氮原子为碱性氮原子（水中 $pK_b$ 为 8.8），可以与一些沉淀试剂如重金属盐类（如氯化汞、硫酸铜）等发生沉淀反应；此外，吡啶环在一定条件下可发生开环反应。

基本结构为二氢吡啶环的药物具有还原性。二氢吡啶环遇光极不稳定，易发生光化学歧化作用。与碱作用，二氢吡啶环 1,4-位氢均可发生解离，形成 p-π 共轭而发生颜色变化。

二氢吡啶环的 $C_4$ 位多为手性碳原子，具有旋光性（如苯磺酸左氨氯地平）。但是，临床常用的二氢吡啶类药物大多为消旋体。

**2. 取代基**

（1）酰肼基：异烟肼分子中，吡啶环 γ 位上的酰肼基具有较强的还原性，可被不同的氧化剂氧化，也可与某些含羰基的试剂发生缩合反应。

（2）酰胺基：尼可刹米分子中，吡啶环 β 位上的酰胺基遇碱水解后释放出具有碱性的二乙胺。

（3）硝基：二氢吡啶类药物苯环上大多有硝基，硝基具有氧化性，可被还原为芳伯氨基后发生重氮化-偶合反应。

此外，本类药物均有共轭体系，在紫外光区有特征吸收，如表 10-2 所示，并具有特征的红外光谱。

**表 10-2　吡啶类代表药物的紫外吸收特征**

| 药物 | 溶剂 | 浓度（μg/ml） | $\lambda_{max}$（nm） | 吸光度比值 |
|---|---|---|---|---|
| 苯磺酸氨氯地平 | 盐酸溶液（0.9→1000） | 10 | $\lambda_{max}$=239、365；$\lambda_{min}$=225 | |
| 非洛地平 | 乙醇 | 20 | 238、361 | |
| 拉西地平 | 乙醇 | 30 | 210、239、284、368 | |
| 盐酸尼卡地平 | 甲醇 | 8 | $\lambda_{max}$=236；$\lambda_{min}$=219 | |
| 硝苯地平 | 三氯甲烷、无水乙醇 | 15 | 237、320~355 宽吸收 | |
| 尼莫地平 | 乙醇 | 10 | 237 | |
| 尼索地平 | 无水乙醇 | 10 | 237 | |
| 尼群地平 | 无水乙醇 | 20 | $\lambda_{max}$=236、353；$\lambda_{min}$=303 | $A_{353}/A_{303}$=2.1~2.3 |

# 二、鉴别试验

## （一）吡啶环的反应

**1. 吡啶环的开环反应**　本反应适用于吡啶环的 $\alpha$ 位无取代基，且 $\beta$ 或 $\gamma$ 位被羧基衍生物所取代的吡啶类药物。

（1）戊烯二醛反应（Köning 反应）：溴化氰作用于吡啶环，使环上氮原子由 3 价转变为 5 价，吡啶环水解，形成戊烯二醛，再与苯胺缩合，形成黄色的戊烯二醛衍生物，如 ChP2020 尼可刹米的鉴别：

取本品 1 滴，加水 50ml，摇匀，分取 2ml，加溴化氰试液 2ml 与 2.5% 苯胺溶液 3ml，摇匀，溶液渐显黄色。

反应式如下：

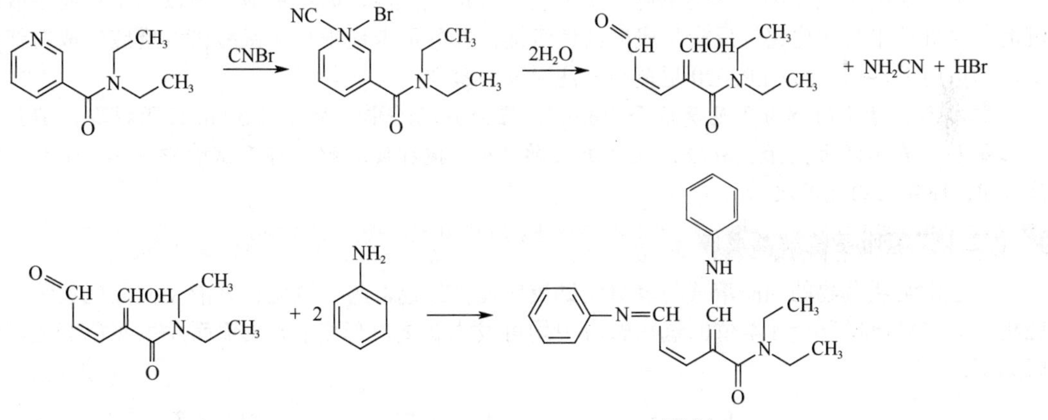

（黄色）

（2）二硝基氯苯反应：在无水条件下，吡啶及其某些衍生物与 2,4-二硝基氯苯混合共热或共热至熔融；冷却后，加醇制氢氧化钾试液使残渣溶解，溶液显紫红色，如 ChP2020 异烟腙的鉴别：

取本品约 50mg，加 2,4-二硝基氯苯 50mg 与乙醇 3ml，置水浴中煮沸 2~3min，放冷，加 10% 氢氧化钠溶液 2 滴，静置后，即显鲜红色。

BP2023 采用该反应鉴别异烟肼注射液和异烟肼口服溶液，如异烟肼注射液的鉴别：

取本品适量（约相当于异烟肼 25mg），加乙醇 5ml，加硼砂 0.1g 及 5% 的 2,4-二硝基氯苯乙醇溶液 5ml，水浴蒸干，继续加热 10min，残渣加甲醇 10ml 搅拌溶解后，即显紫红色。

反应式如下：

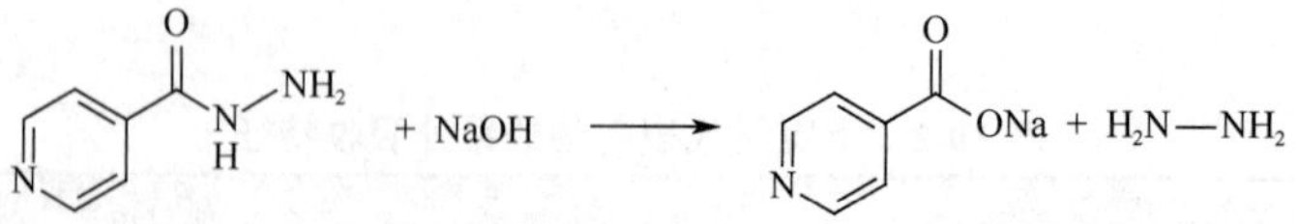

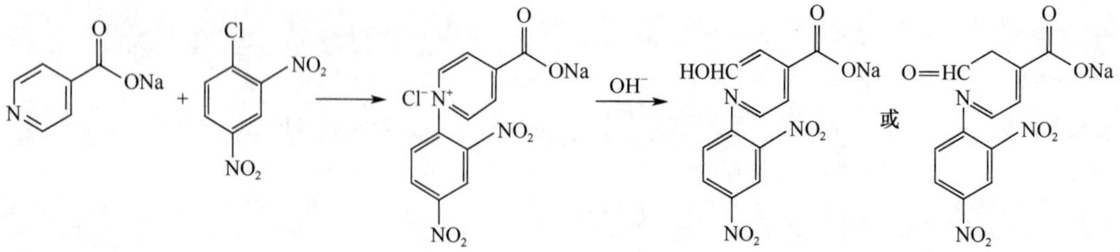

### 2. 沉淀反应

（1）吡啶类药物：本类药物含有吡啶环，可与某些重金属盐类形成沉淀，如尼可刹米可与硫酸铜及硫氰酸铵作用生成草绿色配位化合物沉淀。ChP2020 采用本法鉴别尼可刹米：

取本品 2 滴，加水 1ml，摇匀，加硫酸铜试液 2 滴与硫氰酸铵试液 3 滴，即生成草绿色沉淀。

反应式如下：

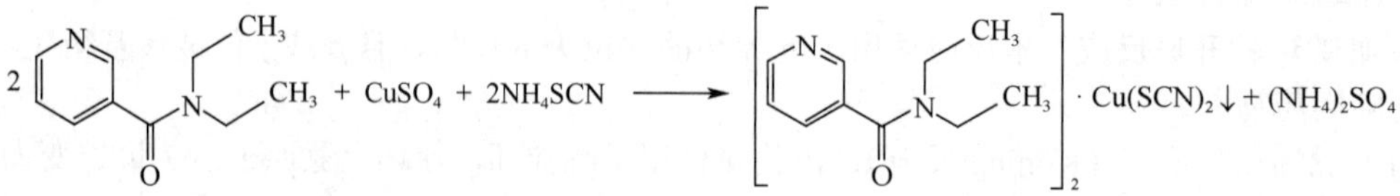

异烟肼、尼可刹米可与氯化汞形成白色沉淀。

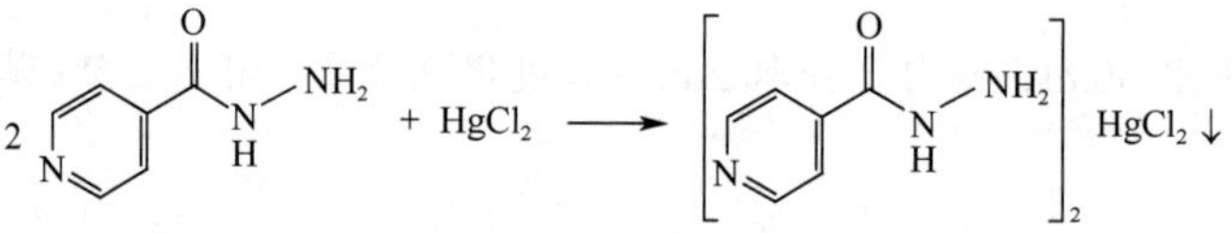

（2）二氢吡啶类药物：本类也可与重金属盐类形成沉淀，如尼莫地平与氯化汞反应生成白色沉淀，尼群地平与碘化铋钾反应生成橙红色沉淀，盐酸尼卡地平与硫氰酸铬铵反应生成粉红色沉淀，均可用于鉴别，如 ChP2020 尼莫地平注射液的鉴别：

取本品适量（约相当于尼莫地平 20mg），置分液漏斗中，加乙醚 30ml 振摇提取，静置，分取乙醚层，置水浴上蒸干，放冷，残渣加乙醇 2ml，搅拌使溶解，移至试管中，加 1% 氯化汞溶液 3ml，即发生白色沉淀。

## （二）二氢吡啶的解离反应

二氢吡啶类药物的丙酮溶液与氢氧化钠反应显橙红色，与氢氧化钾试液反应显橙黄色。其反应机制为二氢吡啶环上 1,4- 位的氢在碱液中均可发生解离，形成 p-π 共轭而发生颜色变化，反应式如下：

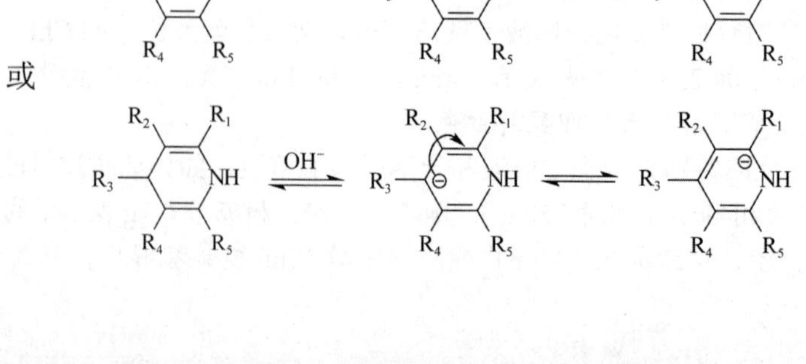

ChP2020 用于硝苯地平及其制剂、尼群地平及其制剂等的鉴别，如硝苯地平的鉴别：

取本品约 25mg，加丙酮 1ml 溶解，加 20% 氢氧化钠溶液 3～5 滴，振摇，溶液显橙红色。

### （三）酰肼基的反应

**1. 还原反应** 异烟肼的酰肼基具有还原性，可还原硝酸银为单质银，在试管壁上形成银镜，肼基被氧化生成氮气。ChP2020 采用本法鉴别异烟肼：

取本品约 10mg，置试管中，加水 2ml 溶解后，加氨制硝酸银试液 1ml，即发生气泡与黑色浑浊，并在试管壁上生成银镜。

反应式如下：

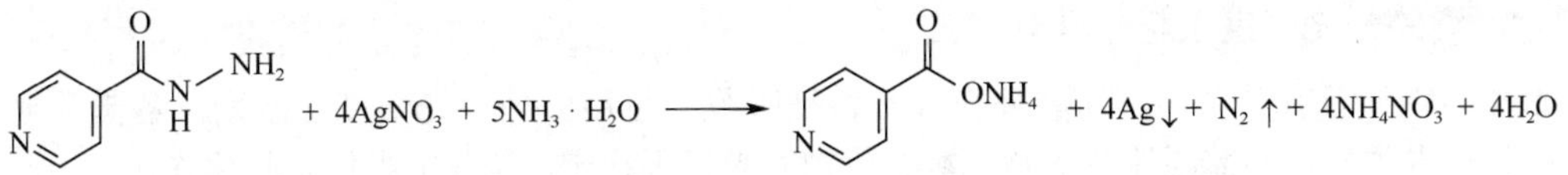

此外，异烟肼与亚硒酸反应，可将其还原生成红色硒沉淀，亦可用于鉴别。

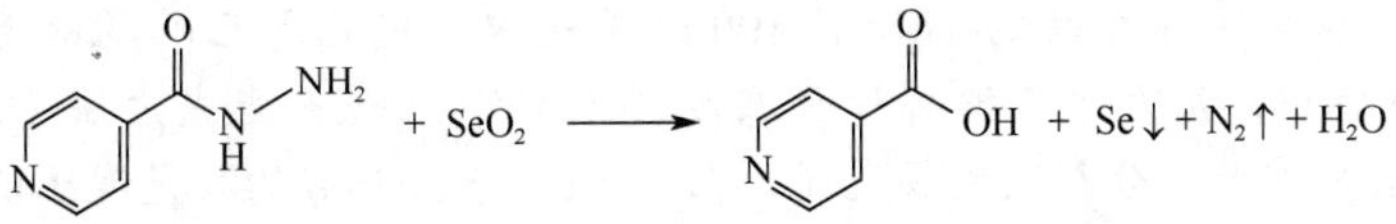

**2. 缩合反应** 异烟肼的酰肼基与芳醛缩合生成腙，如与香草醛反应生成异烟腙，为黄色结晶，并具有固定的熔点，可用于鉴别。BP2023 采用该反应鉴别异烟肼：

取本品约 0.1g，加水 2ml 和温的 10mg/ml 香草醛溶液 10ml，用玻棒摩擦试管壁，即析出黄色沉淀，用 5ml 70% 乙醇溶液重结晶，在 100～105℃ 干燥后，测定熔点，其熔点为 226～231℃。

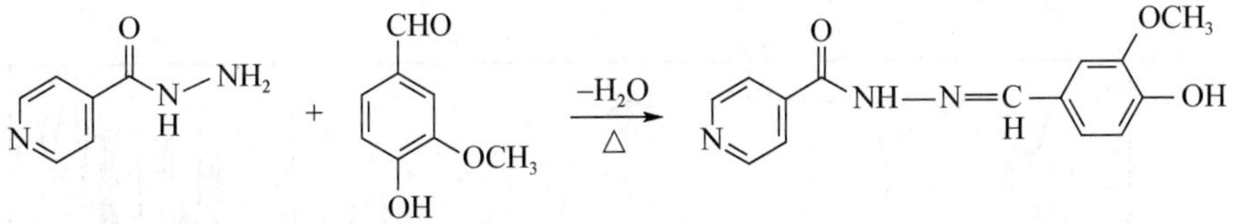

另外，异烟肼还可与对二甲氨基苯甲醛、水杨酸缩合；与 1,2-萘醌-4-磺酸在碱性下缩合呈红色，凡具有—NH$_2$ 或活泼—CH$_2$ 者均有此反应。

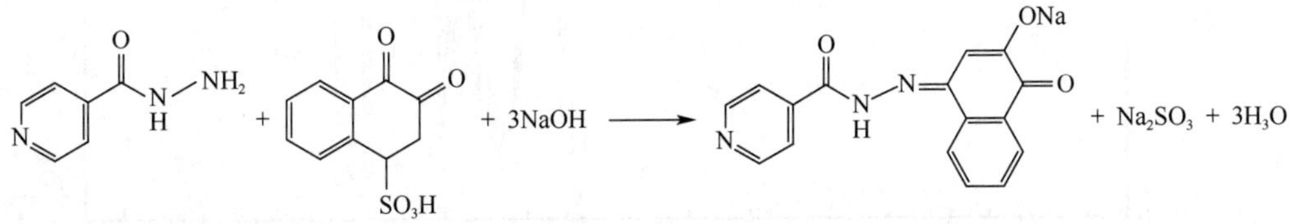

### （四）分解产物的反应

尼可刹米与氢氧化钠试液加热，分解产生二乙胺，有臭味，并能使湿润的红色石蕊试纸变蓝。ChP2020 采用本法鉴别尼可刹米：

取本品 10 滴，加氢氧化钠试液 3ml，加热，即发生二乙胺的臭气，能使湿润的红色石蕊试纸变蓝色。

此外，异烟肼、尼可刹米等与无水碳酸钠或氢氧化钙共热，可发生脱羧降解产生吡啶，有臭味逸出。

### （五）与亚铁盐反应

二氢吡啶类药物苯环上硝基具有氧化性，可与亚铁盐反应，将氢氧化亚铁氧化为红棕色氢氧化铁沉淀，如 ChP2020 尼莫地平的鉴别：

取本品约 20mg，加乙醇 2ml 溶解后，加新制的 5% 硫酸亚铁铵溶液 2ml、1.5mol/L 硫酸溶液 1 滴与 0.5mol/L 氢氧化钾溶液 1ml，强烈振摇，1min 内沉淀由灰绿色变为红棕色。

### （六）重氮化-偶合反应

二氢吡啶类药物苯环上硝基具有氧化性，在酸性条件下被锌粉还原为芳伯氨基，可发生重氮化-偶合反应，《中国药典》采用该反应鉴别西尼地平，《英国药典》《欧洲药典》《日本药局方》均采用该反应鉴别硝苯地平，如 ChP2020 西尼地平的鉴别：

取本品 20mg，加锌粉少许，加稀盐酸 1ml，水溶中加热 10min，放冷，滴加亚硝酸钠试液 2 滴，再滴加碱性 $\beta$-萘酚试液数滴，即生成橙红色沉淀。

### （七）紫外分光光度法与红外光谱法

本类药物均具有芳杂环，在紫外光区有特征吸收，可用紫外分光光度法鉴别。各国药典均采用该法鉴别本类药物。需要注意的是，本类药物遇光极不稳定，易发生光化学歧化作用，因此二氢吡啶类药物的分析应避光操作，如 ChP2020 尼群地平软胶囊的鉴别：

避光操作。取本品的内容物约 1g，置 100ml 量瓶中，用无水乙醇稀释至刻度，摇匀，取 10ml，置 100ml 量瓶中，用无水乙醇稀释至刻度，照紫外-可见分光光度法（通则 0401）测定，在 353nm 与 303nm 的波长处分别测定吸光度，在 353nm 与 303nm 的吸光度比值应为 2.1～2.3。

IR 是一种有效而可靠的定性分析手段，各国药典均采用 IR 鉴别本类药物的原料药，部分制剂亦用 IR 鉴别，如 ChP2020 尼可刹米注射液的鉴别：

取本品适量（约相当于尼可刹米 20mg），加二氯甲烷 20ml，振摇提取，水浴蒸干二氯甲烷层，残渣经减压干燥，依法测定。本品的红外光吸收图谱应与对照的图谱（光谱集 135 图，图 10-1）一致。

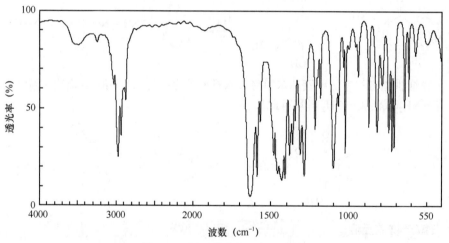

图 10-1　尼可刹米的红外光谱图

### （八）色谱法

TLC 设备简单、操作简便，具有分离功能，可排除原料中有关物质、制剂中辅料的干扰，可用于药物的鉴别，各国药典均用 TLC 鉴别吡啶类药物，如 ChP2020 苯磺酸氨氯地平的鉴别：

照薄层色谱法（通则 0502）试验。

**供试品溶液**　取本品适量，加甲醇溶解并稀释制成每 1ml 中约含氨氯地平 5mg 的溶液。

**对照品溶液**　取苯磺酸氨氯地平对照品适量，加甲醇溶解并稀释制成每 1ml 中约含氨氯地平 5mg 的溶液。

**色谱条件**　采用硅胶 G 薄层板，以甲基异丁基酮-冰醋酸-水（2∶1∶1）的上层液为展开剂。

**测定法**　吸取供试品溶液与对照品溶液各 10μl，分别点于同一薄层板上，展开后，晾干，喷以稀碘化铋钾试液。

**结果判定**　供试品溶液所显主斑点的位置和颜色应与对照品溶液主斑点的位置和颜色相同。

HPLC 具有分离、分析的功能，《中国药典》2020 年版收载的 10 个二氢吡啶类药物品种的制剂，除尼群地平软胶囊以外，均采用 HPLC 鉴别。同时，拉西地平和苯磺酸左氨氯地平原料药也采用 HPLC 鉴别。另外，《美国药典》《英国药典》的很多原料药及制剂都采用 HPLC 鉴别。

## 三、特殊杂质检查

### （一）异烟肼中游离肼的检查

异烟肼的合成一般为 4-甲基吡啶氧化成异烟酸后，再与水合肼进行酰化制得。常用氧化剂有高锰酸钾、硝酸、次氯酸钠等。异烟肼的合成路线表示如下：

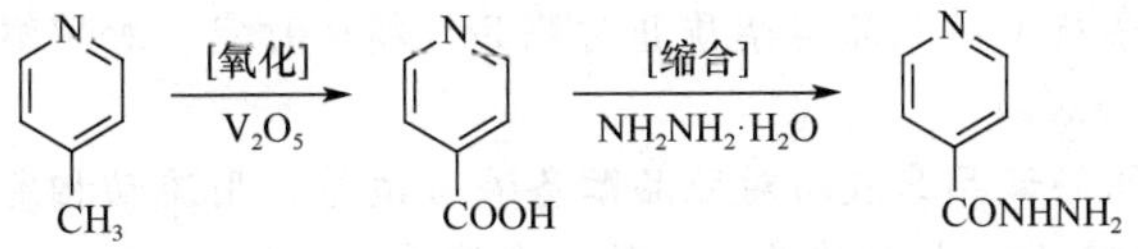

异烟肼在制备时原料反应不完全或在贮藏过程中降解均可引入游离肼。肼是一种诱变剂和致癌物质。BP2023 采用 TLC 检查异烟肼中的游离肼和有关物质。ChP2020 异烟肼及其制剂均采用 TLC 检查游离肼，如异烟肼中游离肼的检查：

照薄层色谱法（通则 0502）试验。

**溶剂**　丙酮-水（1:1）。

**供试品溶液**　取本品适量，加溶剂溶解并稀释成每 1ml 中约含 0.1g 溶液。

**对照品溶液**　取硫酸肼对照品适量，加溶剂溶解并定量稀释制成每 1ml 中约含 80μg（相当于游离肼 20μg）的溶液。

**系统适用性溶液**　取异烟肼与硫酸肼各适量，加溶剂溶解并稀释成每 1ml 中分别含异烟肼 0.1g 与硫酸肼 80μg 的混合溶液。

**色谱条件**　采用硅胶 G 薄层板，以异丙醇-丙酮（3:2）为展开剂。

**系统适用性要求**　系统适用性溶液所显游离肼与异烟肼的斑点应完全分离，游离肼的 $R_f$ 值约为 0.75，异烟肼的 $R_f$ 值约为 0.56。

**测定法**　吸取供试品溶液、对照品溶液与系统适用性溶液各 5μl，分别点于同一薄层板上，展开，晾干，喷以乙醇制对二甲氨基苯甲醛试液，15min 后检视。

**限度**　在供试品溶液主斑点前方与对照品溶液主斑点相应的位置上，不得显黄色斑点。

### （二）有关物质

异烟肼的制备过程中会引入工艺杂质。尼可刹米在生产和贮藏过程中易引入 N-乙基烟酰胺（N,N-ethylnicotinamide）和化学结构不明的有关物质。ChP2020 异烟肼、尼可刹米及其制剂均采用 HPLC 不加校正因子的主成分自身对照法进行有关物质的检查。

二氢吡啶类药物遇光极不稳定，易发生光化学歧化作用，引入杂质，因此各国药典标准中均规定在避光条件下进行有关物质检查，大多采用 HPLC，亦可采用 TLC。

例如，硝苯地平在光照、氧化剂存在条件下，降解为硝苯吡啶衍生物 2,6-二甲基-4-(2-硝基苯基)-3,5-吡啶二甲酸二甲酯（杂质Ⅰ或 A），在日光及漫射光的作用下除将二氢吡啶芳构化以外，还能将硝基转化为亚硝基，形成亚硝基吡啶衍生物 2,6-二甲基-4-(2-亚硝基苯基)-3,5-吡啶二甲酸二甲酯（杂质Ⅱ或 B）。杂质Ⅱ为硝苯地平的主要光分解物，对人体危害极大。且杂质Ⅰ和Ⅱ对光敏感，随着药物浓度的降低，光解速度加快，造成杂质量迅速增加。

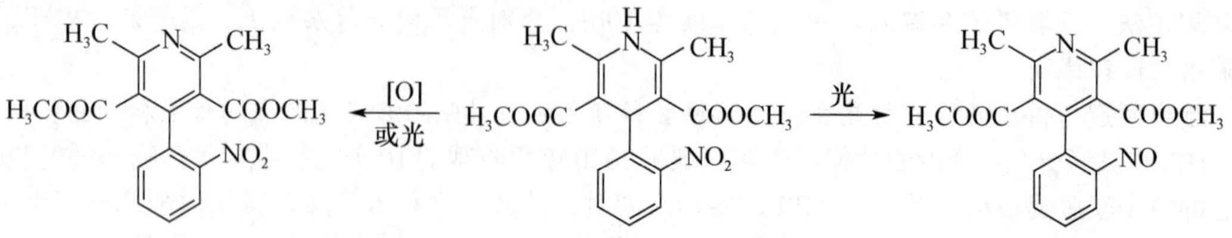

杂质Ⅰ        硝苯地平        杂质Ⅱ

《中国药典》《美国药典》《英国药典》《欧洲药典》硝苯地平标准中，均规定采用 HPLC 进行氧化降解产物杂质Ⅰ（A）、光降解产物杂质Ⅱ（B）及有关物质的检查，JP18 采用 TLC 检查光降解杂质Ⅱ，ChP2020 硝苯地平中有关物质的检查如下：

**【检查】有关物质** 照高效液相色谱法（通则 0512）测定。避光操作。

**供试品溶液** 取本品，精密称定，加甲醇溶解并定量稀释制成每 1ml 中约含 1mg 的溶液。

**对照品贮备液** 取杂质Ⅰ对照品与杂质Ⅱ对照品，精密称定，加甲醇溶解并定量稀释制成每 1ml 中各约含 10μg 的混合溶液。

**对照溶液** 精密量取供试品溶液与对照品贮备液各适量，用流动相定量稀释制成每 1ml 中分别含硝苯地平 2μg、杂质Ⅰ 1μg 与杂质Ⅱ 1μg 的混合溶液。

**系统适用性溶液** 取硝苯地平对照品、杂质Ⅰ对照品与杂质Ⅱ对照品各适量，精密称定，加甲醇溶解并稀释制成每 1ml 中各约含 1mg、10μg 和 10μg 的混合溶液。

**色谱条件** 用十八烷基硅烷键合硅胶为填充剂；以甲醇-水（60:40）为流动相；检测波长为 235nm；进样体积 20μl。

**系统适用性要求** 系统适用性溶液色谱图中，杂质Ⅰ峰、杂质Ⅱ峰与硝苯地平峰之间的分离度均应符合要求。

**测定法** 精密量取供试品溶液与对照溶液，分别注入液相色谱仪，记录色谱图至主成分峰保留时间的 2 倍。

**限度** 供试品溶液的色谱图中如有与杂质Ⅰ峰、杂质Ⅱ峰保留时间一致的色谱峰，按外标法以峰面积计算，均不得过 0.1%；其他单个杂质峰面积不得大于对照溶液中硝苯地平峰面积（0.2%）；杂质总量不得过 0.5%。

另外，硝苯地平还有其他氧化降解、碱降解杂质，如硝基亚甲基氧代丁酸甲酯杂质（杂质 C）、氨基丁烯酸甲酯杂质（杂质 D）、硝苯甲醛杂质、单酰胺杂质、二硝基嘧啶杂质、硝苯环己烯酮等杂质。

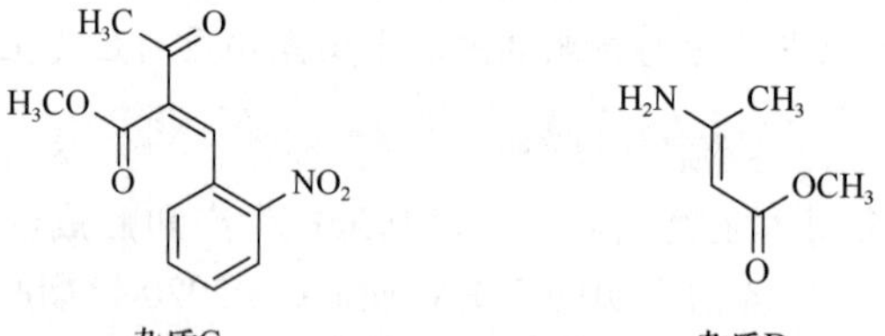

杂质C        杂质D

除了采用 HPLC 进行有关物质检查，《美国药典》《英国药典》《欧洲药典》《日本药局方》还对合成工艺过程中可能引入的氨基丁烯酸甲酯（杂质 D）等碱性杂质进行检查，如 BP2023 硝苯地平中杂质 D 和其他碱性杂质的检查：

取本品 4g 置 250ml 锥形瓶中，加入冰醋酸 160ml 超声使溶解，滴加 0.1mol/L 对萘酚苯指示剂 0.25ml，采用 0.1mol/L 高氯酸滴定液滴定，直至指示剂颜色由棕黄色变为绿色。要求消耗 0.1mol/L 高氯酸滴定液的体积不能超过 0.48ml（0.14%）。

# 四、含 量 测 定

## （一）氧化还原滴定法

**1. 溴酸钾滴定法**　异烟肼的酰肼基具有较强的还原性，可在强酸性介质中用溴酸钾滴定液直接滴定。异烟肼与溴酸钾反应的摩尔比为 3 : 2。

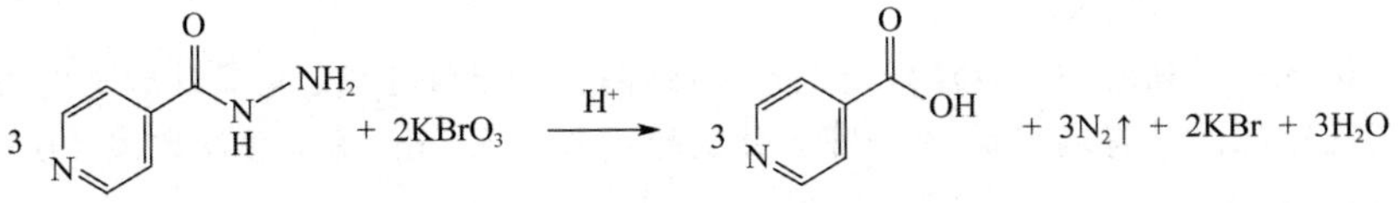

BP2023 异烟肼及其片剂的含量测定采用该法，如异烟肼的含量测定：

取本品 0.250g，置 100ml 量瓶中，加水使溶解并稀释至刻度。量取 20.0ml，加水 100ml、盐酸 20ml、溴化钾 0.2g 与甲基红指示液 0.05ml，用溴酸钾滴定液（0.0167mol/L）滴定，并不断振摇，滴定至红色消失。每 1ml 溴酸钾滴定液（0.0167mol/L）相当于 3.429mg 的 $C_6H_7N_3O$。

以甲基红指示液指示终点，终点时，微过量的溴酸钾氧化甲基红使其红色消失，即为终点。甲基红是不可逆氧化还原指示剂，为防止溶液中溴酸钾局部浓度过高使指示剂破坏而提前到达终点，要求在不断振摇下滴定。

**2. 溴量法**　异烟肼在稀盐酸介质中可被定量过量的溴氧化，剩余的溴用碘量法测定。异烟肼与溴反应的摩尔比为 1 : 2。

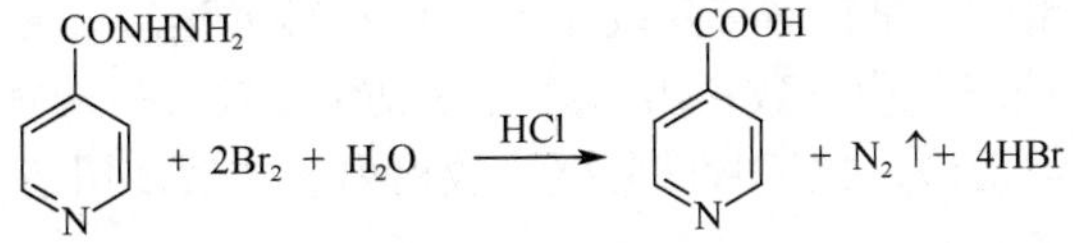

BP2023 收载的异烟肼注射液采用该法测定含量，方法如下：

精密量取本品适量（约相当于异烟肼 0.4g），加水稀释至 250ml，摇匀。精密量取 25ml，置具塞锥形瓶中，精密加溴滴定液（0.05mol/L）25ml，再加盐酸 5ml，立即密塞并振摇 1min，在暗处静置 15min 后，注意微开瓶塞，加碘化钾 1g，立即密塞，摇匀后，用硫代硫酸钠滴定液（0.1mol/L）滴定，至近终点时，加淀粉指示液，继续滴定至蓝色消失，并将滴定的结果用空白试验校正。每 1ml 溴滴定液（0.05mol/L）相当于 3.429mg 的 $C_6H_7N_3O$。

**3. 铈量法**　利用二氢吡啶类药物的还原性，可用铈量法测定含量。ChP2020 收载的二氢吡啶类原料药，BP2023 收载的尼莫地平、尼群地平、硝苯地平，JP18 收载的尼群地平采用该法测定含量，如 ChP2020 硝苯地平的含量测定：

取本品约 0.4g，精密称定，加无水乙醇 50ml，微温使溶解，加高氯酸溶液（取 70% 高氯酸 8.5ml，加水至 100ml）50ml、邻二氮菲指示液 3 滴，立即用硫酸铈滴定液（0.1mol/L）滴定，至近终点时，在水浴中加热至 50℃左右，继续缓缓滴定至橙红色消失，并将滴定的结果用空白试验校正。每 1ml 硫酸铈滴定液（0.1mol/L）相当于 17.32mg 的 $C_{17}H_{18}N_2O_6$。

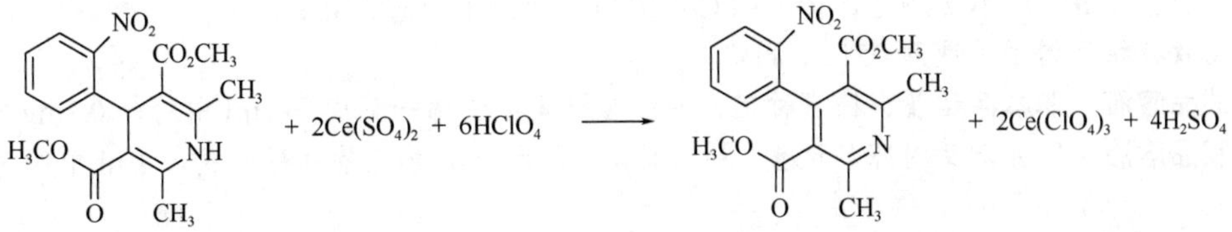

硝苯地平与硫酸铈反应的摩尔比为 1 : 2。用邻二氮菲指示液指示终点，终点时微过量的 $Ce^{4+}$ 将指示液中的 $Fe^{2+}$ 氧化成 $Fe^{3+}$，使橙红色消失，以指示终点。邻二氮菲指示液应临用新制。

### （二）非水碱量法

二氢吡啶环具有弱碱性，ChP2020 采用非水碱量法，以冰醋酸为溶剂，加入醋酸汞，高氯酸滴定液滴定，结晶紫指示终点，测定盐酸尼卡地平含量。JP18 采用该方法，以醋酐-冰醋酸（7∶3）为溶剂，高氯酸滴定液滴定，电位法指示终点，测定盐酸尼卡地平含量；以甲酸-醋酐（1∶7）为溶剂，高氯酸滴定液滴定，电位法指示终点，测定盐酸贝尼地平含量，如 ChP2020 尼可刹米的含量测定：

取本品约 0.15g，精密称定，加冰醋酸 10ml 与结晶紫指示液 1 滴，用高氯酸滴定液（0.1mol/L）滴定至溶液显蓝绿色，并将滴定的结果用空白试验校正。每 1ml 高氯酸滴定液（0.1mol/L）相当 17.82mg 的 $C_{10}H_{14}N_2O$。

ChP2020 收载的异烟腙、异烟腙片，JP18 收载的异烟肼亦用该法测定含量。

### （三）紫外-可见分光光度法

本类药物均具有芳杂环，在紫外光区有特征吸收，因此可用紫外分光光度法测定含量，如 ChP2020 尼可刹米注射液的含量测定：

用内容量移液管精密量取本品 2ml，置 200ml 量瓶中，用 0.5% 硫酸溶液分次洗涤移液管内壁，洗液并入量瓶中，用 0.5% 硫酸溶液稀释至刻度，摇匀；精密量取适量，用 0.5% 硫酸溶液定量稀释成每 1ml 中约含尼可刹米 20μg 的溶液，照紫外-可见分光光度法（通则 0401），在 263nm 的波长处测定吸光度，按 $C_{10}H_{14}N_2O$ 的吸收系数（$E_{1cm}^{1\%}$）为 292 计算，即得。

由于本品黏度较大，用内容量移液管移取样品，0.5% 硫酸溶液溶解样品。内容量移液管是指移液管里所有的液体的体积跟刻度一致，用于精密移取黏度较大的液体，如糖浆剂和油溶液等。正确的使用方法：精密吸取溶液，拭干管端外壁，放出内容物后，用适当溶剂对移液管内壁分次进行洗涤，将样品完全转移出来。

JP18 收载的硝苯地平、ChP2020 收载的尼群地平软胶囊亦用紫外分光光度法测定含量，对照品比较法定量。尼群地平软胶囊的含量测定方法如下：

避光操作。取本品 10 粒，置小烧杯中，用剪刀剪破囊壳，加无水乙醇少量，振摇使溶解后，将内容物与囊壳全部转移至具塞锥形瓶中，用无水乙醇反复冲洗剪刀及小烧杯，洗液并入锥形瓶中，将锥形瓶密塞，置 40℃ 水浴中加热 15min，并时时振摇，将内容物移入 100ml 量瓶中，用无水乙醇反复冲洗囊壳和锥形瓶，洗液并入量瓶中，用无水乙醇稀释至刻度，摇匀，精密量取 2ml，置 100ml 量瓶中，用无水乙醇稀释至刻度，摇匀，照紫外-可见分光光度法（通则 0401）在 353nm 的波长处测定吸光度；另取尼群地平对照品适量，精密称定，用无水乙醇溶解并定量稀释制成每 1ml 中约含 20μg 的溶液，同法测定，计算，即得。

### （四）高效液相色谱法

HPLC 通过分离可消除有关物质及制剂中辅料的干扰，准确测定药物含量。ChP2020、USP2023、JP18 异烟肼原料及其制剂，BP2023 异烟肼口服溶液均采用本法测定含量。各国药典二氢吡啶类药物的制剂也大多采用本法测定含量，如 ChP2020 异烟肼的含量测定：

照高效液相色谱法（通则 0512）测定。

**供试品溶液** 取本品适量，精密称定，加水溶解并定量稀释制成每 1ml 中约含 0.1mg 的溶液。

**对照品溶液** 取异烟肼对照品适量，精密称定，加水溶解并定量稀释制成每 1ml 中约含 0.1mg 的溶液。

**色谱条件与系统适用性试验** 用十八烷基硅烷键合硅胶为填充剂；以 0.02mol/L 磷酸氢二钠溶液（用磷酸调 pH 至 6.0）-甲醇（85∶15）为流动相；检测波长为 262nm。进样体积 10μl。理论塔板数按异烟肼峰计算不低于 4000。

**测定法** 精密量取供试品溶液与对照品溶液，分别注入液相色谱仪，记录色谱图。按外标法以峰面积计算。

## 第二节　吩噻嗪类药物的分析

### 一、结构与性质

**（一）基本结构与代表药物**

吩噻嗪类药物（phenothiazines）为吩噻嗪的衍生物，分子结构中均含有硫氮杂蒽母核，基本结构式为

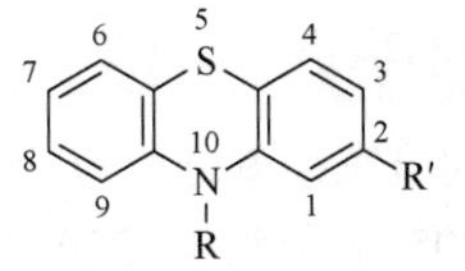

硫氮杂蒽（phenothiazine）

母核 2 位碳原子上 R′ 取代基、10 位氮原子上 R 取代基不同，构成各种吩噻嗪类药物，常见代表药物见表 10-3。

表 10-3　吩噻嗪类的代表药物

| 药物名称 | 化学结构式 |
| --- | --- |
| 盐酸氯丙嗪（chlorpromazine hydrochloride） | 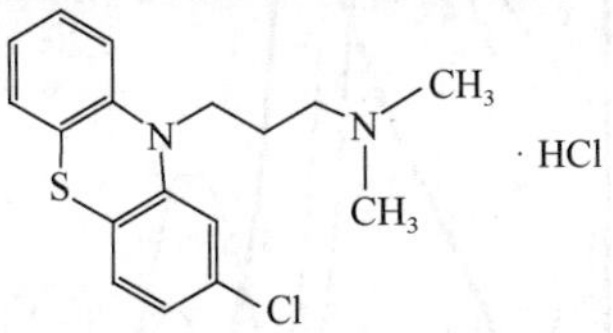 |
| 盐酸异丙嗪（promethazine hydrochloride） | 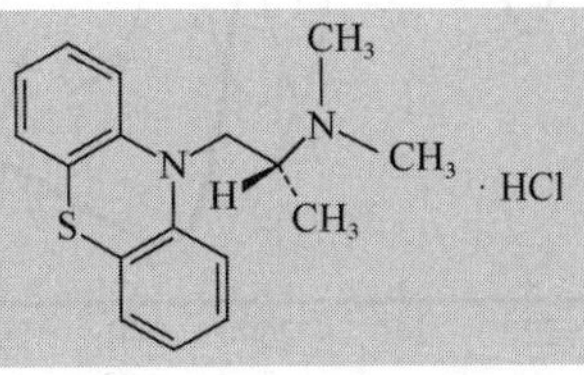 |
| 奋乃静（perphenazine） | 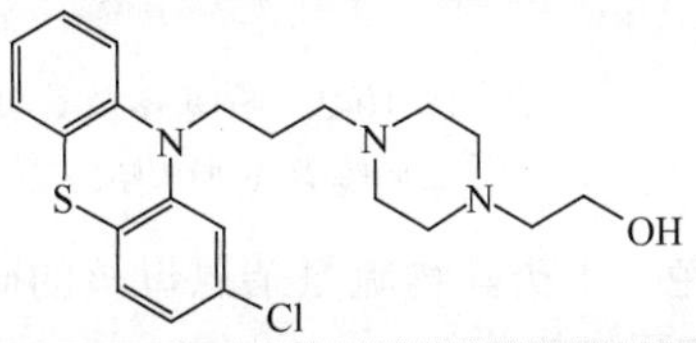 |
| 盐酸氟奋乃静（fluphenazine hydrochloride） | 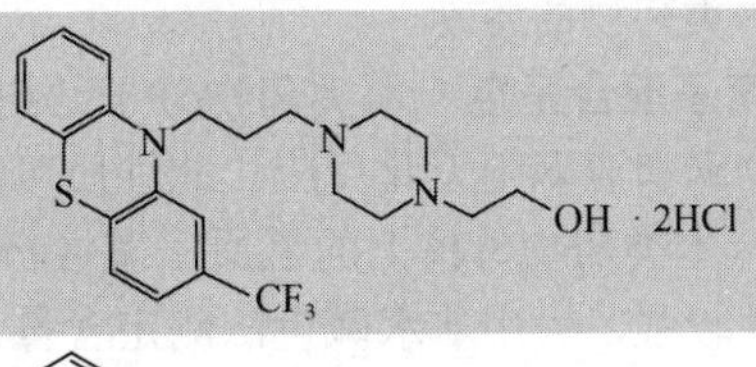 |
| 癸氟奋乃静（fluphenazine decanoate） | 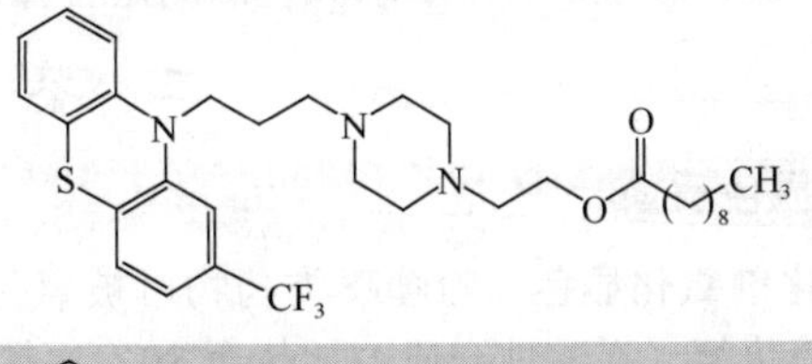 |
| 盐酸三氟拉嗪（trifluoperazine hydrochloride） | 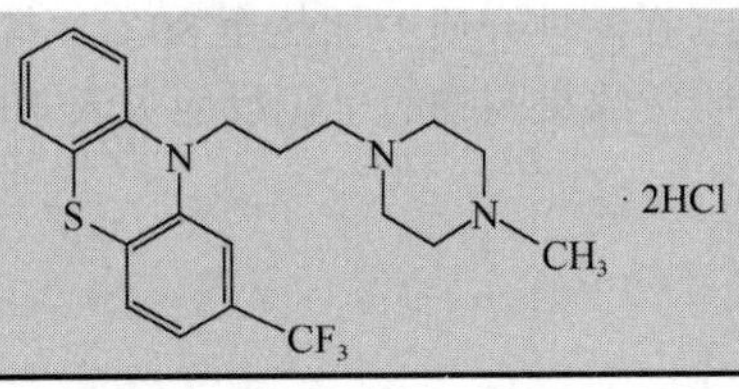 |

续表

| 药物名称 | 化学结构式 |
|---|---|
| 盐酸硫利达嗪（thioridazine hydrochloride） | |

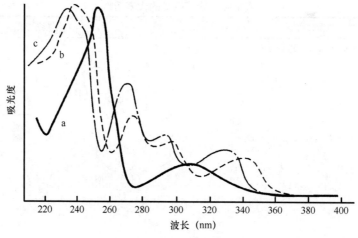

### （二）性质

**1. 紫外吸收光谱特征** 本类药物的硫氮杂蒽母核为三环共轭的大 π 体系，一般在紫外光区有三个吸收峰，分别在 204～209nm（205nm 附近）、250～265nm（254nm 附近）和 300～325nm（300nm 附近），最强峰多在 254nm 附近。

硫氮杂蒽母核的硫为负二价，易被氧化，其氧化产物为砜（$>SO_2$）和亚砜（$>SO$），与未取代的吩噻嗪母核的紫外吸收光谱（图 10-2）有明显不同，吸收峰由 2 个增加成 4 个吸收峰。

图 10-2　吩噻嗪及其氧化产物的紫外吸收图谱
a. 吩噻嗪；b. 吩噻嗪的亚砜化合物；c. 吩噻嗪的砜化物

**2. 易氧化呈色** 本类药物硫氮杂蒽母核的硫为负二价，具有还原性，易被氧化剂氧化呈色。此性质可用于本类药物的鉴别。

**3. 与金属离子配合呈色** 本类药物分子结构中的硫可与金属钯离子配合形成有色的配位化合物，其氧化产物砜和亚砜则无此反应。此性质可用于本类药物的鉴别和含量测定，并且专属性强。

**4. 弱碱性** 本类药物母核上的氮原子碱性极弱，但 10 位氮上 R 取代基为脂烃胺基、哌啶基、哌嗪基时，碱性较强，可用非水碱量法测定含量，也可与盐酸成盐。

## 二、鉴别试验

### （一）显色反应

**1. 氧化剂氧化显色** 吩噻嗪类药物可被氧化剂如硫酸、硝酸、溴水（加热至沸）、三氯化铁试液及过氧化氢（在酸性介质中加热至 80℃）等氧化呈色，且药物不同，所呈颜色也有差异，可用于鉴别。常见吩噻嗪类药物的呈色反应见表 10-4。

#### 表 10-4　常见吩噻类药物与氧化剂的呈色反应

| 药物 | 氧化剂 | | | | |
|---|---|---|---|---|---|
| | 硫酸 | 硝酸 | 溴水 | 三氯化铁 | 过氧化氢 |
| 盐酸氯丙嗪 | 樱桃红色，放置色渐深 | 红色，渐变淡黄色 | 鲜绯红色 | 红色 | — |
| 盐酸异丙嗪 | 樱桃红色，放置色渐深 | 红色沉淀，加热即溶解，由红色转橙黄色 | 暗樱红色（略显浑浊） | — | — |
| 奋乃静 | 红色，加热变深 | — | — | — | 深红色，放置渐退 |
| 盐酸氟奋乃静 | 淡红色，温热变红褐色 | — | — | — | — |
| 盐酸三氟拉嗪 | — | 微带红色的白色沉淀；放置红色变深，加热变黄色 | — | — | — |
| 盐酸硫利达嗪 | 蓝色 | — | — | — | — |

**2. 与钯离子配合显色**　硫氮杂蒽母核中未被氧化的硫原子可与钯离子在适当的 pH 溶液中配合显色，用于鉴别，如 ChP2020 癸氟奋乃静的鉴别：

取本品约 50mg，加甲醇 2ml 溶解后，加 0.1% 氯化钯溶液 3ml，即有沉淀生成，并显红色，再加过量的氯化钯溶液，颜色变深。

反应式如下：

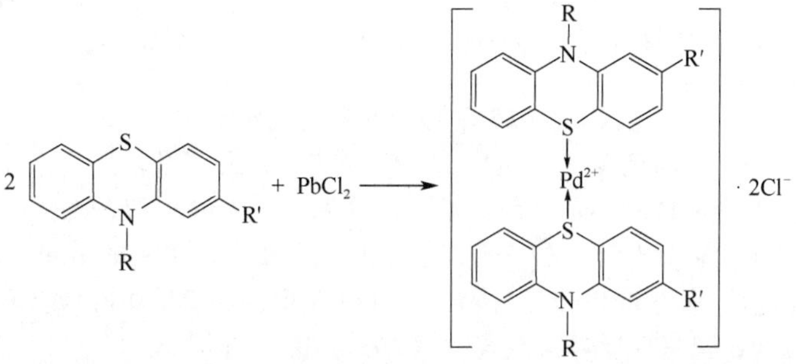

### （二）分解产物的反应

含氟有机药物与碳酸钠及碳酸钾在 600℃ 同炽灼，分解成氟化物，与酸性茜素锆试液反应生成 $[ZrF_6]^{2-}$ 配位离子，茜素游离使溶液由红色变为黄色，可用于鉴别，如 ChP2020 癸氟奋乃静的鉴别：

取本品 15～20mg，加碳酸钠与碳酸钾各约 0.1g，混匀，在 600℃ 炽灼 15～20min，放冷，加水 2ml 使溶解，加盐酸溶液（1→2）酸化，滤过，滤液加茜素锆试液 0.5ml，应显黄色。

### （三）紫外分光光度法与红外光谱法

吩噻嗪类药物的紫外吸收特征性强，且随 2 位和 10 位上取代基的不同，可引起最大吸收峰的位移。例如，2 位上被卤素取代时，吸收峰红移 5～10nm，同时使 250～265nm 区段的峰强度增大；2 位上被—$SCH_3$ 或—$COCH_3$ 基取代时，则吸收峰红移更显著，并在 240～245nm 及 275～285nm 波长处有强吸收。吩噻嗪类药物的紫外特征吸收见表 10-5。药典收载的本类药物大多用紫外分光光度法鉴别。

#### 表 10-5　吩噻嗪类药物的紫外吸收特征

| 药物 | 溶剂 | 浓度（μg/ml） | $\lambda_{max}$（nm） | $E_{1cm}^{1\%}$ | 吸光度（A） | 吸光度比值 |
|---|---|---|---|---|---|---|
| 盐酸氯丙嗪 | 盐酸溶液（9→1000） | 5 | 254、306 | — | $A_{254} \approx 0.46$ | — |
| 盐酸异丙嗪 | 0.01mol/L 盐酸溶液 | 6 | 249 | 883～937 | — | — |

续表

| 药物 | 溶剂 | 浓度（µg/ml） | $\lambda_{max}$（nm） | $E_{1cm}^{1\%}$ | 吸光度（$A$） | 吸光度比值 |
|------|------|---------|----------|------|--------|----------|
| 奋乃静 | 甲醇 | 10 | 258、313 | — | — | $A_{313}/A_{258}$=0.12～0.13 |
| 癸氟奋乃静 | 乙醇 | 10 | 260 | — | — | — |
| 盐酸氟奋乃静 | 盐酸溶液（9→1000） | 10 | 255 | 553～593 | — | — |
| 盐酸莫雷西嗪 | 乙醇-水（1:1） | 10 | 268 | 360～375 | — | — |
| 盐酸硫利达嗪 | 乙醇 | 8 | 264、315 | — | — | — |

另外，吩噻嗪类药物由于取代基 R 和 R′ 的不同，可产生不同的红外吸收光谱，国内外药典大多采用 IR 进行本类药物的鉴别。

**（四）色谱法**

ChP2020 收载的盐酸氟奋乃静及其制剂、癸氟奋乃静注射液采用 HPLC 鉴别；盐酸异丙嗪及其制剂用 TLC 或 HPLC 鉴别。

# 三、有关物质的检查

吩噻嗪类药物易被氧化生成砜类化合物，遇光分解及在合成过程中的副反应均会产生有关物质，因此吩噻嗪类药物的原料及制剂均需进行有关物质的检查，采用 TLC 或 HPLC。

检查时应注意：①避光操作；②溶液应临用时配制，否则杂质增多。

---

**案例 10-2　　　　　ChP2020 奋乃静的有关物质测定**

　**有关物质**　照高效液相色谱法（通则 0512）测定，避光操作。

　**供试品溶液**　取本品适量，加甲醇溶解并稀释制成每 1ml 中约含 1mg 的溶液。

　**对照溶液**　精密量取供试品溶液 1ml，置 100ml 量瓶中，用甲醇稀释至刻度，摇匀。

　**系统适用性溶液**　取奋乃静 25mg，置 25ml 量瓶中，加甲醇 15ml 溶解，加入 30% 过氧化氢溶液 2ml，摇匀，用甲醇稀释至刻度，摇匀，放置 1.5h。

　**色谱条件**　用十八烷基硅烷键合硅胶为填充剂；以甲醇为流动相 A，以 0.03mol/L 醋酸铵溶液为流动相 B，按表 10-6 进行梯度洗脱；检测波长为 254nm；进样体积为 20µl。

表 10-6　奋乃静梯度洗脱表

| 时间（min） | 流动相 A（%） | 流动相 B（%） |
|---------|-----------|-----------|
| 0 | 67 | 33 |
| 40 | 67 | 33 |
| 50 | 90 | 10 |
| 60 | 100 | 0 |
| 75 | 67 | 33 |

　**系统适用性要求**　系统适用性溶液色谱图中，奋乃静峰保留时间约为 27min，与相对保留时间约为 0.73 的降解杂质峰的分离度应大于 7.0。

　**测定法**　精密量取供试品溶液与对照溶液，分别注入液相色谱仪，记录色谱图。

　**限度**　供试品溶液色谱图中如有杂质峰，单个杂质峰面积不得大于对照溶液主峰面积的 0.5 倍（0.5%），各杂质峰面积的和不得大于对照溶液主峰面积的 2 倍（2.0%），小于对照溶液主峰面积 0.03 倍的色谱峰忽略不计。

> **问题:**
> 1. 系统适用性溶液制备中加入过氧化氢溶液的作用是什么?
> 2. 为什么系统适用性溶液需放置 1.5h?
> 3. 为何需避光操作?

# 四、含量测定

## (一) 非水碱量法

利用吩噻嗪类药物 10 位取代基上脂烃胺基、哌啶基、哌嗪基的碱性,可在非水介质中直接用高氯酸滴定。目前,各国药典中大多采用非水碱量法测定吩噻嗪类药物原料药的含量,如 ChP2020 中盐酸氯丙嗪的含量测定:

取本品约 0.2g,精密称定,加冰醋酸 10ml 与醋酐 30ml 溶解后,照电位滴定法(通则 0701),用高氯酸滴定液(0.1mol/L)滴定,并将滴定的结果用空白试验校正。每 1ml 高氯酸滴定液(0.1mol/L)相当于 35.53mg 的 $C_{17}H_{19}ClN_2S \cdot HCl$。

ChP2020 奋乃静注射液和 JP18 盐酸氯丙嗪注射液的含量测定中,为消除溶剂水对测定的干扰,采用样品碱化、有机溶剂提取,挥干有机溶剂后,非水碱量法测定,如 ChP2020 奋乃静注射液的含量测定:

精密量取本品适量(约相当于奋乃静 125mg),置分液漏斗中,加氢氧化钠试液 2ml 使成碱性,用三氯甲烷振摇提取 4 次,每次 20ml,合并提取液,以置有无水硫酸钠 5g 的干燥滤纸滤过,滤液置水浴上蒸干,加冰醋酸 10ml 溶解,加结晶紫指示液 1 滴,用高氯酸滴定液(0.1mol/L)滴定,并将滴定的结果用空白试验校正。每 1ml 高氯酸滴定液(0.1mol/L)相当于 20.20mg 的 $C_{21}H_{26}ClN_3OS$。

奋乃静与高氯酸反应的摩尔比为 1:2。

## (二) 紫外-可见分光光度法

吩噻嗪类药物的制剂大多利用其紫外吸收特性,采用紫外分光光度法测定含量。吩噻嗪类药物在空气或日光中易被氧化变色,应避光操作。

**1. 直接紫外分光光度法** 对于辅料无干扰的吩噻嗪类药物制剂,可用直接紫外分光光度法测定含量,如 ChP2020 盐酸氯丙嗪注射液的含量测定:

精密量取本品适量(约相当于盐酸氯丙嗪 50mg),置 200ml 量瓶中,用盐酸溶液(9→1000)稀释至刻度,摇匀;精密量取 2ml,置 100ml 量瓶中,用盐酸溶液(9→1000)稀释至刻度,摇匀,照紫外-可见分光光度法(通则 0401),在 254nm 的波长处测定吸光度,按 $C_{17}H_{19}ClN_2S \cdot HCl$ 的吸收系数($E_{1cm}^{1\%}$)为 915 计算,即得。

**2. 提取后紫外分光光度法** 吩噻嗪类药物的某些制剂,采用直接紫外分光光度法测定含量时,共存杂质或辅料对测定结果有干扰。可利用游离吩噻嗪类药物易溶于有机溶剂,盐类易溶于水的性质提取分离,再进行测定,如 BP2023 氯丙嗪口服溶液的含量测定:

避光操作。精密量取本品适量(约相当于盐酸氯丙嗪 0.1g),置 500ml 量瓶中,用 2mol/L 盐酸稀释至刻度,摇匀。精密量取 10ml,置分液漏斗中,加水 20ml,加 13.5mol/L 的氨试液使呈碱性,用乙醚振摇提取 6 次,每次 25ml,合并乙醚液,用盐酸溶液(1→100)振摇提取 4 次,每次 25ml,合并盐酸提取液,置 250ml 量瓶中,用盐酸溶液(1→100)稀释至刻度,摇匀,照紫外-可见分光光度法,在 254nm 的波长处测定吸光度,按 $C_{17}H_{19}ClN_2S \cdot HCl$ 的吸收系数($E_{1cm}^{1\%}$)为 914 计算,即得。

**3. 提取-双波长分光光度法** 吩噻嗪类药物中的氧化物杂质(如砜、亚砜等)具有碱性,经提取分离也不能除去。利用氧化产物与药物吸收光谱的差异,可用提取-双波长分光光度法测定含量,如 USP2023 盐酸氯丙嗪注射液的含量测定：

精密量取本品适量（约相当于盐酸氯丙嗪 100mg），置 500ml 量瓶中，加 0.1mol/L 盐酸溶液稀释至刻度，摇匀，精密量取 10ml，置 250ml 分液漏斗中，加水 20ml，加氨试液使呈碱性，用乙醚振摇提取 4 次，每次 25ml，合并乙醚液，用 0.1mol/L 盐酸溶液振摇提取 4 次，每次 25ml，合并盐酸提取液，置 250ml 量瓶中，通气除去残留乙醚，加 0.1mol/L 盐酸溶液稀释至刻度，摇匀，作为供试品溶液；以 0.1mol/L 盐酸溶液作空白，照紫外-可见分光光度法，分别在 254nm 及 277nm 的波长处测定吸光度；另精密称取盐酸氯丙嗪对照品适量，加 0.1mol/L 盐酸溶液溶解并定量稀释制成每 1ml 中约含 8μg 的溶液，作为对照品溶液，同法测定，计算，即得。

测定波长为盐酸氯丙嗪的最大吸收波长 254nm，参比波长为 277nm，氧化产物在 254nm 与 277nm 波长处的吸光度相等。

**4. 二阶导数分光光度法** 吩噻嗪类药物制剂中其他干扰组分如抗氧剂等，采用碱化后有机溶剂萃取-分光光度法和双波长分光光度法可以消除其干扰，但操作烦琐，待测组分因经 2 次提取易损失，致使测定结果精密度不高，准确度较差。可采用二阶导数光谱法，消除抗氧剂等其他组分的干扰，且可提高测定的精密度和灵敏度。《印度药典》IP10 采用二阶导数光谱法测定奋乃静片的含量：

避光操作。取本品 10 片，置 500ml 量瓶中，加水 50ml，超声振荡 15min 使分散，水浴加热 3min，不断振摇，放冷，加乙醇 400ml，超声振荡 2min，振摇 5min，用乙醇稀释至刻度，摇匀，滤过，取续滤液适量，用乙醇稀释制成含奋乃静 0.001% 的溶液，作为供试品溶液；照紫外-可见分光光度法，在 210~290nm 的波长区间记录二阶导数吸收光谱，量取 265nm 与 255nm 波长处的峰-谷振幅值；另精密称取奋乃静对照品适量，加乙醇溶解并定量稀释制成含奋乃静 0.001% 的溶液，作为对照品溶液，同法测定，计算，即得。

**5. 钯离子比色法** 吩噻嗪类药物在适当 pH 的溶液中，可与钯离子形成有色配位化合物，在 500nm 波长附近有最大吸收，据此进行比色测定。本法可选择性地用于未被氧化的吩噻嗪类药物的测定，专属性强。因为钯离子只与未被氧化的硫原子形成配位化合物，故可消除本类药物中氧化产物的干扰。

---

**案例 10-3**           **USP2023 奋乃静糖浆的含量测定**

含量测定：精密量取本品适量（约相当于奋乃静 6mg），置 25ml 量瓶中，用水稀释至刻度，摇匀，精密量取 10ml，置 125ml 分液漏斗中，加水 25ml，加氨试液调节 pH 为 10~11，用三氯甲烷振摇提取 4 次，每次 20ml，以置有无水硫酸钠的干燥滤纸滤过，合并滤液，置沸水浴上氮气流下蒸发至约 5ml 后，移开水浴，氮气吹干，残留物精密加入盐酸-乙醇溶液（取乙醇 500ml，加水 300ml，加盐酸 10ml，加水至 1000ml，摇匀）15.0ml 溶解，必要时滤过。精密量取 10ml，与氯化钯溶液（取氯化钯 100mg，置 100ml 量瓶中，加盐酸 1ml 和水 50ml，水浴加热使溶解，放冷，加水稀释至刻度，摇匀，置棕色瓶中保存，30 天内使用。临用前，精密量取 50ml，置 500ml 量瓶中，加盐酸 4ml，无水醋酸钠 4.1g，用水稀释至刻度，摇匀）15.0ml，混合均匀，必要时滤过，作为供试品溶液；以试剂作空白，照紫外-可见分光光度法，在 480nm 的波长处测定吸光度；另精密称取奋乃静对照品适量，加盐酸-乙醇溶液制成每 1ml 中约含 160μg 的溶液，作为对照品溶液，同法测定。按下式计算奋乃静（$C_{21}H_{26}ClN_3OS$）的含量。

$$m=0.0375(C/V)/(A_U/A_S)$$

式中，$m$ 为每 1ml 糖浆中含奋乃静的量，单位为 mg；$C$ 为奋乃静对照品溶液的浓度，单位为 μg/ml；$V$ 为糖浆体积，单位为 ml；$A_U$ 和 $A_S$ 分别为供试品溶液和对照品溶液的吸光度值。

**问题：**

1. 加入氨水的作用是什么？

2. 用三氯甲烷萃取时，三氯甲烷在上层还是下层？如果采用甲苯萃取，甲苯是在上层还是下层？

3. 盐酸-乙醇溶液的作用是什么？

4. 计算公式中的系数 0.0375 是怎么得来的？

## （三）高效液相色谱法

药物中的有关物质、制剂中的辅料及稳定剂等，常对主成分的含量测定造成干扰，因此具有分离功能的 HPLC 也被广泛应用于吩噻嗪类药物的含量测定，如 ChP2020 盐酸氟奋乃静注射液的含量测定：

照高效液相色谱法（通则 0512）测定。

**供试品溶液**　精密量取本品适量（约相当于盐酸氟奋乃静 10mg），置 50ml 量瓶中，用流动相 A 稀释至刻度，摇匀，精密量取 10ml，置 25ml 量瓶中，用流动相 A 稀释至刻度，摇匀。

**对照品溶液**　取盐酸氟奋乃静对照品，精密称定，加流动相 A 溶解并定量稀释制成每 1ml 中约含 0.08mg 的溶液。

**色谱条件**　用十八烷基硅烷键合硅胶为填充剂；以 0.01mol/L 磷酸二氢钾溶液（用磷酸调节 pH 至 2.5）-甲醇-乙腈（52∶28∶20）为流动相 A；以甲醇-乙腈（58∶42）为流动相 B，按表 10-7 进行梯度洗脱；检测波长为 259nm；进样体积为 20μl。

**表 10-7　盐酸氟奋乃静注射液梯度洗脱表**

| 时间（min） | 流动相 A（%） | 流动相 B（%） |
| --- | --- | --- |
| 0 | 100 | 0 |
| 36 | 100 | 0 |
| 60 | 70 | 30 |
| 61 | 100 | 0 |
| 70 | 100 | 0 |

**系统适用性要求**　理论塔板数按盐酸氟奋乃静峰计算不低于 3000。

**测定法**　精密量取供试品溶液与对照品溶液，分别注入液相色谱仪，记录色谱图。按外标法以峰面积计算。

# 第三节　苯并二氮杂䓬类药物的分析

## 远离毒品，珍爱生命

麻醉药品是指连续使用后易产生身体依赖性、能形成瘾癖的药品，包括阿片类、可卡因类、大麻类、合成麻醉药类及国家卫生健康委员会指定的其他易成瘾癖的药品、药用原植物及其制剂。精神药品是指直接作用于中枢神经系统，使之兴奋或抑制，连续使用能产生依赖性的药品。麻醉药品和精神药品具有耐受性、成瘾性、药品依赖性的特点，因此易滥用。麻醉药品和精神药品一旦滥用，或流入非法渠道，它们就是毒品。《中华人民共和国刑法》对毒品的定义："指鸦片、海洛因、甲基苯丙胺（冰毒）、吗啡、大麻、可卡因以及国家规定管制的其他能够使人形成瘾癖的麻醉药品和精神药品。"

我国对麻醉药品、精神药品、医疗用毒性药品和放射性药品实行特殊管理。因为上述四类药品具有特殊的生理和药理作用，合法、安全、合理使用，可以正确发挥防病治病的作用，若管理不当，滥用或流入非法渠道，会严重影响公众身心健康和生命安全，并引发公共卫生、社会治安等诸多问题。

滥用药物和吸食毒品不仅对人体与身心有一定的危害作用，还带给社会与家庭不少伤痛。家庭中一旦出现了吸毒者，家便不成家。吸毒者在自我毁灭的同时，也破坏自己的家庭，陷入经济破产、亲属离散甚至家破人亡的困难境地！滥用药物和吸食毒品还对社会生产力有巨大的破坏性，扰乱社会治安，带给人们巨大的威胁。随着合成毒品的快速蔓延，因吸毒出现精神症状后引发的自杀自残、伤害他人、毒驾、暴力抗法、肇事肇祸等个人极端案（事）件也频频发生。

禁毒工作事关国家安危、民族兴衰、人民福祉，毒品一日不除，禁毒斗争就一日不能松懈。作为当代青年，须知一旦染指毒品，终难摆脱学业尽废、前途尽毁的悲惨结局，珍爱生命，远离毒品！

**链接 10-1**              **麻醉药品和精神药品管理条例**

为加强麻醉药品和精神药品的管理，保证麻醉药品和精神药品的合法、安全、合理使用，防止流入非法渠道，根据《中华人民共和国药品管理法》和其他有关法律的规定，2005年8月3日国务院公布《麻醉药品和精神药品管理条例》（国务院令第442号，以下简称《条例》）。该条例自2005年11月1日实施，2013年和2016年对其中个别条款做了修改。《条例》第四条规定："国家对麻醉药品药用原植物以及麻醉药品和精神药品实行管制。除本条例另有规定的外，任何单位、个人不得进行麻醉药品药用原植物的种植以及麻醉药品和精神药品的实验研究、生产、经营、使用、贮存、运输等活动。"第十条规定："开展麻醉药品和精神药品实验研究活动应当具备下列条件，并经国务院药品监督管理部门批准。（一）以医疗、科学研究或者教学为目的；（二）有保证实验所需麻醉药品和精神药品安全的措施和管理制度；（三）单位及其工作人员2年内没有违反有关禁毒的法律、行政法规规定的行为。"

《精神药品品种目录（2013版）》共有149个品种，其中第一类精神药品有68种，第二类精神药品有81种。本节中涉及的三唑仑为第一类精神药品，其他临床常用苯并二氮杂䓬类药物大多属于第二类精神药品。

# 一、结构与性质

## （一）基本结构与代表药物

苯并二氮杂䓬类药物（benzodiazepines）为取代苯环与七元含氮杂环骈合而成的有机药物，其中1,4-苯并二氮杂䓬类药物生理活性最强，是目前临床应用最广泛的抗焦虑、抗惊厥药，基本结构式为

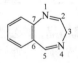

苯并二氮杂䓬

常见代表药物见表10-8。

表 10-8　苯并二氮杂䓬类的代表药物

| 药物名称 | 化学结构式 |
| --- | --- |
| 氯氮䓬（chlordiazepoxide） | |

| 药物名称 | 化学结构式 |
|---|---|
| 地西泮（diazepam） | |
| 氯硝西泮（clonazepam） | |
| 奥沙西泮（oxazepam） | |
| 阿普唑仑（alprazolam） | |
| 三唑仑（triazolam） | |

## （二）性质

**1. 弱碱性**　二氮杂䓬七元环上的氮原子具有较强的碱性，但与苯环骈合后碱性降低。

**2. 水解性**　通常情况下七元环较稳定，但在强酸性溶液中二氮杂䓬七元环水解开环，生成相应的二苯甲酮衍生物，这是本类药物的主要有关物质；其水解产物所呈现的某些特性，也可用于本类药物的鉴别和含量测定。

**3. 紫外与红外吸收光谱特征**　苯并二氮杂䓬分子结构中有共轭体系及苯环、氨基等，具有特征的紫外和红外吸收。由于二氮杂䓬七元环上两个氮原子性质不同，在不同的 pH 介质中，会以不同的分子形式存在（质子化分子 $H_2A^+$，中性分子 HA，去质子化分子 $A^-$），从而影响其紫外光谱性质。

## 二、鉴别试验

**（一）化学鉴别法**

**1. 沉淀反应** 苯并二氮杂䓬类药物均为含氮杂环，可与生物碱沉淀试剂反应生成沉淀用于鉴别，常见苯并二氮杂䓬类药物与生物碱沉淀试剂的反应见表 10-9。

表 10-9 苯并二氮杂䓬类药物与生物碱沉淀试剂的反应

| 药物 | 溶剂 | 沉淀试剂 | 现象 |
|---|---|---|---|
| 氯氮䓬 | 盐酸溶液（9→1000） | 碘化铋钾 | 橙红色沉淀 |
| 氯硝西泮 | 稀盐酸 | 碘化铋钾 | 橙红色沉淀，放置后，色渐变深 |
| 盐酸氟西泮 | 水 | 碘化铋钾 | 橙红色沉淀 |
| 阿普唑仑 | 盐酸溶液（9→1000） | 硅钨酸 | 白色沉淀 |
| | 盐酸溶液（9→1000） | 碘化铋钾 | 橙红色沉淀 |
| 地西泮 | 水 | 碘化铋钾 | 橙红色沉淀 |
| 三唑仑 | 稀盐酸 | 碘化铋钾 | 橙红色沉淀，放置后，色渐变深 |

**2. 水解后呈芳香第一胺反应** 氯氮䓬、艾司唑仑、劳拉西泮、硝西泮、奥沙西泮在盐酸溶液（1→2）中，缓缓加热煮沸，其二氮杂䓬环水解开环，产生芳伯氨基，因此可用水解后的芳香第一胺反应鉴别，如 ChP2020 氯氮䓬的鉴别：

取本品约 10mg，加盐酸溶液（1→2）15ml，缓缓煮沸 15min，放冷；溶液显芳香第一胺类的鉴别反应（通则 0301）。

环上 1 位未被取代的氯氮䓬在酸性条件下加热，1,2 位双键水解断裂，形成具有芳伯氨基的 2-氨基-5-氯-二苯甲酮，其反应如下：

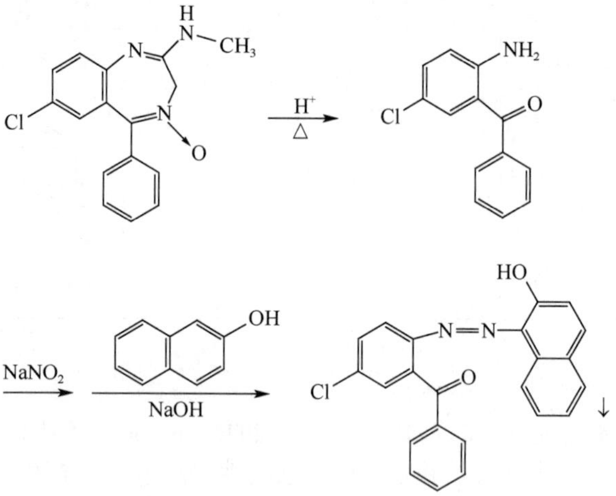

地西泮等 1 位有取代的苯并二氮杂䓬类药物无此反应。

**3. 硫酸-荧光反应** 苯并二氮杂䓬类药物溶于硫酸或稀硫酸后，在紫外光（365nm）下呈现不同颜色的荧光，可用于鉴别，如地西泮溶于硫酸显黄绿色荧光；艾司唑仑在稀硫酸中显天蓝色荧光。

**4. 分解产物的反应** 本类药物大多为有机氯化物，用氧瓶燃烧法破坏，生成氯化氢，以氢氧化钠溶液吸收，加硝酸酸化，显氯化物的反应，如 ChP2020 用于地西泮的鉴别。

## （二）光谱法

各国药典均采用紫外分光光度法鉴别该类药物，ChP2020 收载的苯并二氮杂䓬类药物的紫外吸收特征见表 10-10。

**表 10-10 苯并二氮杂䓬类药物的紫外吸收特征**

| 药物 | 溶剂 | 浓度（μg/ml） | $\lambda_{max}$（nm） | $E_{1cm}^{1\%}$ | 吸光度 | 吸光度比值 |
|---|---|---|---|---|---|---|
| 三唑仑 | 无水乙醇 | 5 | 221 | | | |
| 艾司唑仑 | 盐酸溶液（9→1000） | 10 | 271 | 349～367 | | |
| 地西泮 | 0.5% 硫酸的甲醇溶液 | 5 | 242、284、366 | 284nm 处为 440～468 | $A_{242} \approx 0.51$ $A_{284} \approx 0.23$ | |
| 劳拉西泮 | 乙醇 | 5 | 230 | 1070～1170 | | |
| 盐酸氟西泮 | 硫酸甲醇溶液（1→36） | 10 | 239、284、363 | | | $A_{239}/A_{284}=1.95～2.50$ |
| 硝西泮 | 无水乙醇 | 8 | 220、260、310 | | | $A_{260}/A_{310}=1.45～1.65$ |
| 氯硝西泮 | 0.5% 硫酸的乙醇溶液 | 10 | 252、307 | | | |
| 氯氮䓬 | 盐酸溶液（9→1000） | 7 | 245、308 | | | |
| 奥沙西泮 | 乙醇 | 10 | 229、315（较弱） | | | |

ChP2020 收载的本类药物的原料药均采用 IR 鉴别。

## （三）色谱法

苯并二氮杂䓬类药物发展很快，目前临床应用的品种不断增多。由于本类药物结构相似，用化学方法有时难以区别，因此可用色谱法鉴别或区分本类药物，如 ChP2020 劳拉西泮的鉴别：在含量测定项下记录的色谱图中，供试品溶液主峰的保留时间应与对照品溶液主峰的保留时间一致。

# 三、有关物质的检查

苯并二氮杂䓬类药物在生产或贮藏过程中易引入中间体、副产物和分解产物等有关物质。因此本类药物的原料及制剂大多需进行有关物质的检查，采用 TLC 或 HPLC。

例如，氯氮䓬在合成过程中，易引入中间体 7-氯-5-苯基-1,3-二氢-1,4-苯并二氮杂䓬-2-酮-4-氧化物（有关物质 A，杂质Ⅱ）、6-氯-2-(氯甲基)-4-苯基喹唑啉-3-氧化物（有关物质 B）等氧化物，以及分解产物 2-氨基-5-氯二苯酮（有关物质 C，杂质Ⅰ）。

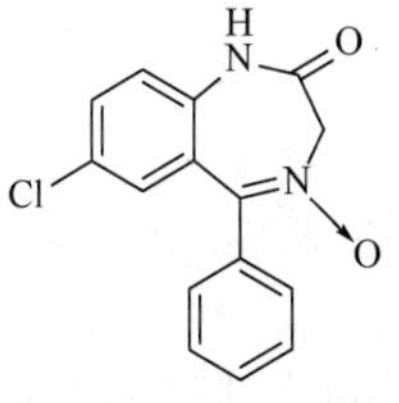

A 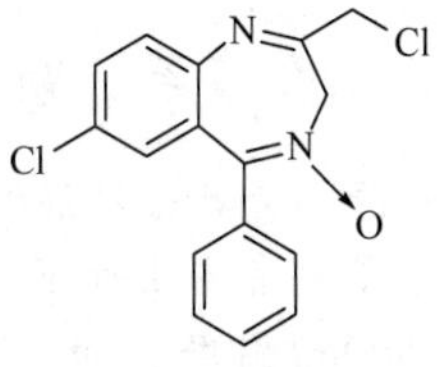      B 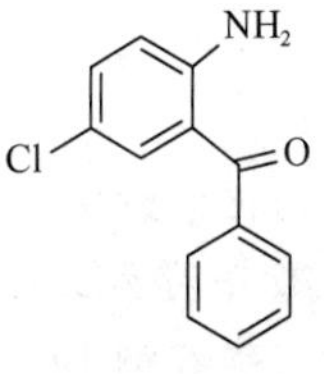      C

ChP2020 采用 HPLC 检查有关物质，方法如下：

**有关物质** 照高效液相色谱法（通则 0512）测定。避光操作。临用新制。

**供试品溶液** 取本品适量，精密称定，加流动相溶解并稀释制成每 1ml 中约含 0.2mg 的溶液。

对照品溶液 取杂质Ⅰ对照品适量，精密称定，加流动相溶解并稀释制成每1ml中约含20μg的溶液。

对照溶液 精密量取供试品溶液0.2ml与对照品溶液1ml，置同一100ml量瓶中，用流动相稀释至刻度，摇匀。

系统适用性试验 取氯氮草约20mg，加流动相5ml振摇使溶解，加1mol/L盐酸溶液5ml，室温放置约20h，加1mol/L氢氧化钠溶液5ml，用流动相稀释至100ml，摇匀。

色谱条件 用十八烷基硅烷键合硅胶为填充剂；以乙腈-水（50：50）为流动相；检测波长为254nm；进样体积为10μl。

系统适用性要求 系统适用性溶液色谱图中，出峰顺序依次为杂质Ⅱ与氯氮草，杂质Ⅱ相对保留时间约为0.7，二者分离度应大于5.0。

测定法 精密量取对照溶液和供试品溶液，分别注入液相色谱仪，记录色谱图至主成分峰保留时间的5倍。

限度 供试品溶液的色谱图中如有与杂质Ⅰ保留时间一致的色谱峰，按外标法以峰面积计算，不得过0.1%，如有与杂质Ⅱ保留时间一致的色谱峰，其峰面积不得大于对照溶液中氯氮草峰面积（0.2%），其他单个杂质峰面积不得大于对照溶液中氯氮草峰面积的0.5倍（0.1%），各杂质峰面积的和不得大于对照溶液中氯氮草峰面积的2.5倍（0.5%），供试品溶液色谱图中小于对照溶液中氯氮草峰面积0.25倍的色谱峰可忽略不计。

# 四、含量测定

ChP2020中，本类药物的原料药大多采用非水碱量法测定含量，制剂采用紫外分光光度法或HPLC测定含量，如氯氮草片的含量测定采用紫外分光光度法，方法如下：

取本品20片，精密称定，研细，精密称取适量（约相当于氯氮草30mg），置100ml量瓶中，加盐酸溶液（9→1000）70ml，充分振摇使氯氮草溶解，用盐酸溶液（9→1000）稀释至刻度，摇匀，滤过，精密量取续滤液5ml，置100ml量瓶中，用盐酸溶液（9→1000）稀释至刻度，摇匀，作为供试品溶液，照紫外-可见分光光度法（通则0401），在308nm的波长处测定吸光度。另取氯氮草对照品，精密称定，加盐酸溶液（9→1000）溶解并稀释制成每1ml中约含15μg的溶液，同法测定。计算，即得。

地西泮注射液的含量测定采用HPLC，方法如下：

色谱条件与系统适用性试验 用十八烷基硅烷键合硅胶为填充剂；以甲醇-水（70：30）为流动相；检测波长为254nm。理论塔板数按地西泮峰计算不低于1500。

测定法 精密量取本品适量（约相当于地西泮10mg），置50ml量瓶中，用甲醇稀释至刻度，摇匀，作为供试品溶液，精密量取10μl注入液相色谱仪，记录色谱图；另取地西泮对照品约10mg，精密称定，置50ml量瓶中，用甲醇稀释至刻度，摇匀，同法测定。按外标法以峰面积计算，即得。

# 思 考 题

1. 请采用适当的化学方法区分奋乃静、癸氟奋乃静和盐酸氯丙嗪三种药物。

2. USP2023盐酸异丙嗪注射液的含量测定方法如下：

流动相：取戊烷磺酸钠1g，加水500ml溶解，加乙腈500ml与冰醋酸5ml。

色谱系统：紫外检测器（波长：254nm）；苯基柱（300mm×4.6mm）；流速1.5ml/min。

请问：该方法为反相HPLC中的哪一种？其原理是什么？为什么可以用于吩噻嗪类药物的分析？

3. ChP2020有关苯磺酸氨氯地平的检查项目中包括旋光度和有关物质，为何要进行这两个项目的检查？一般化学药的有关物质检查常采用什么方法？

4. 硝苯地平的鉴别试验：取本品，加盐酸-水-乙醇混合溶液，温热，加入锌粒 0.5g，放置 5min，滤过，滤液加亚硝酸钠溶液 5ml，放置 2min，再加入氨基磺酸铵溶液 2ml，摇匀，加入盐酸萘乙二胺溶液 2ml，即显红色。请解释加入"①盐酸-水-乙醇；②锌粒；③亚硝酸钠；④氨基磺酸铵；⑤盐酸萘乙二胺"的试验原理。

5. 简述铈量法测定二氢吡啶类药物终点指示的原理及注意事项。

（马学琴）

# 第十一章　生物碱类药物的分析

**本章要求**

**1. 掌握**　典型生物碱类药物的结构与性质、特征鉴别反应、含量测定的非水碱量法、酸性染料比色法及高效液相色谱法。

**2. 熟悉**　生物碱类药物的一般鉴别试验、特殊杂质检查的主要方法、含量测定的提取酸碱滴定法。

**3. 了解**　生物碱类药物的其他分析方法。

---

**案例 11-1**

已知某药物结构式为

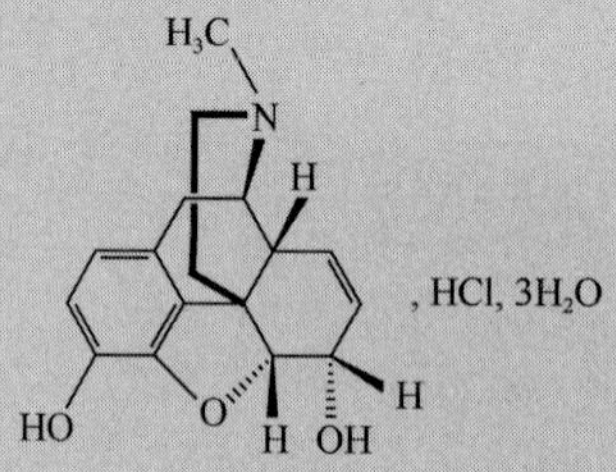

, HCl, 3H$_2$O

**问题：**

1. 根据其结构特点，设计合理的鉴别方法。

2. 查阅其制备方法，推测可能产生的杂质，设计杂质检查方法。

3. 简述 ChP2020 中该原料药、缓释片及注射液含量测定方法的原理及优缺点。

4. 查阅现行《美国药典》、《英国药典》和《日本药局方》中该药物及其制剂的含量测定方法，对四国药典分析方法进行比较。

---

　　生物碱（alkaloid）是一类存在于生物体内的含氮有机化合物，绝大多数存在于植物体内，少数存在于动物体内（如蟾酥碱），因多数具有碱性，称为生物碱。生物碱常具有特殊而显著的生理活性，并在临床上广泛使用，故需对其质量进行严格控制。

## 第一节　结构与性质

　　生物碱药物数目繁多，结构复杂。临床常用的生物碱类药物按其母核不同主要分为六大类：苯烃胺类、托烷类、喹啉类、异喹啉类、吲哚类及黄嘌呤类等。

　　生物碱及其盐类多为结晶或结晶性粉末，具有一定的熔点。游离生物碱大多不溶或难溶于水，溶解或易溶于有机溶剂，在稀酸水溶液中形成盐而溶解；某些游离生物碱也能溶于水，如麻黄碱；部分两性或酸性的生物碱可溶于碱性水溶液，如吗啡。生物碱盐类多数易溶于水，不溶或难溶于有机溶剂。生物碱分子大多数具有手性碳原子，呈旋光活性。

### 一、苯烃胺类

　　本类生物碱具有苯烃胺结构，代表药物为盐酸麻黄碱和盐酸伪麻黄碱，结构式如下：

盐酸麻黄碱（ephedrine hydrochloride）　　　盐酸伪麻黄碱（pseudoephedrine hydrochloride）

本类生物碱主要性质如下。

**1. 碱性**　结构中氮原子位于侧链，属脂肪胺类，碱性较强（如麻黄碱的 $pK_b$ 为 4.44），易与酸成盐。

**2. 旋光性**　侧链上具有不对称碳原子，具有旋光性，盐酸麻黄碱为左旋体，盐酸伪麻黄碱为右旋体，如麻黄碱的比旋度为–33° 至–35.5°，伪麻黄碱的比旋度为+61.0° 至+62.5°。

**3. 光谱特征**　分子结构中具有苯环、羟基及氨基，具有特征紫外和红外吸收光谱，如盐酸伪麻黄碱的水溶液在 251nm、257nm 与 263nm 波长处有最大吸收。

## 二、托 烷 类

本类生物碱大多数是由莨菪烷（托烷）衍生的氨基醇与有机酸缩合而成的酯，代表药物为硫酸阿托品和氢溴酸山莨菪碱，结构式如下：

硫酸阿托品（atropine sulfate）　　　氢溴酸山莨菪碱（anisodamine hydrobromide）

本类生物碱主要性质如下。

**1. 碱性**　结构中氮原子位于五元脂环上，碱性较强（如阿托品的 $pK_b$ 为 4.35），易与酸成盐。

**2. 水解性**　分子结构中具有酯键易水解，生成莨菪醇和莨菪酸。莨菪酸能够发生维塔利（Vitali）反应，可用于鉴别。

**3. 旋光性**　分子结构中具有不对称碳原子，氢溴酸山莨菪碱为左旋体，比旋度为–24° 至–27°，硫酸阿托品为外消旋体（不呈现旋光性）。

**4. 光谱特征**　分子结构具有苯环、羰基、羟基、氨基，具有特征紫外和红外吸收光谱。

## 三、喹 啉 类

本类生物碱具有喹啉环结构，代表药物为硫酸奎宁和硫酸奎尼丁，结构式如下：

硫酸奎宁（quinine sulfate）　　　硫酸奎尼丁（quinidine sulfate）

本类生物碱主要性质如下。

**1. 碱性**　结构中包含喹啉环和喹核碱两部分。其中，喹核碱所含氮原子为脂环氮，碱性强，可与硫酸成盐；喹啉环所含氮原子为芳环氮，碱性较弱，不能与硫酸成盐。奎宁的 $pK_{b1}$ 为 5.1，

$pK_{b2}$ 为 9.7，饱和水溶液的 pH 为 8.8；奎尼丁的 $pK_{b1}$ 为 5.4，$pK_{b2}$ 为 10.0，碱性稍弱于奎宁。

**2. 旋光性** 奎宁和奎尼丁为同分异构体，分子中均有三个手性碳原子，具有旋光性，硫酸奎宁为左旋体，硫酸奎尼丁为右旋体。立体结构的不同导致了两者的溶解性能和药理作用的不同，硫酸奎宁为抗疟药，硫酸奎尼丁为抗心律失常药。

**3. 光谱特征** 喹啉环为芳杂环，具有特征紫外和红外吸收光谱；硫酸奎宁和硫酸奎尼丁在稀硫酸溶液中均显蓝色荧光。

## 四、异喹啉类

本类生物碱具有异喹啉环结构，代表药物为盐酸吗啡和磷酸可待因，结构式如下：

盐酸吗啡（morphine hydrochloride）　　　磷酸可待因（codeine phosphate）

本类生物碱主要性质如下。

**1. 碱性** 吗啡分子中含有叔胺基团和酚羟基，为两性化合物，但碱性略强，$pK_b$ 为 6.13，饱和水溶液的 pH 为 8.5，可与盐酸形成稳定的盐供临床使用；可待因分子中含有叔胺基团，无酚羟基，故碱性较吗啡稍强，$pK_b$ 为 6.04。

**2. 旋光性** 盐酸吗啡的分子结构中有不对称碳原子，具有旋光性，为左旋体。

**3. 光谱特征** 异喹啉环为芳杂环，具有特征紫外和红外吸收光谱。

## 五、吲 哚 类

本类生物碱具有吲哚环结构，大多数结构复杂，代表药物为利血平和马来酸麦角新碱，结构式如下：

利血平（reserpine）　　　马来酸麦角新碱（ergometrine maleate）

本类生物碱主要性质如下。

**1. 碱性** 利血平的分子结构中含有两个氮原子。其中，吲哚环氮原子因与苯环共轭，碱性极弱；脂环叔胺氮因受 $C_{20} \sim C_{19}$ 竖键空间位阻的影响，碱性很弱（$pK_{b1}$ 为 7.93），不能与酸结合成稳定的盐。麦角新碱的分子结构中含有三个氮原子，可与一分子的马来酸成盐。

**2. 水解性** 利血平分子结构中的酯键与弱碱接触或受热易分解。

**3. 旋光性** 利血平和马来酸麦角新碱的分子结构中均具有不对称碳原子，具有旋光性，利血平为左旋体，马来酸麦角新碱为右旋体。

**4. 光谱特征** 吲哚环为芳杂环，具有特征紫外和红外吸收光谱。

## 六、黄嘌呤类

本类生物碱具有黄嘌呤结构，代表药物为咖啡因和茶碱，结构式如下：

咖啡因（caffeine）　　　　茶碱（theophylline）

本类生物碱主要性质如下。

**1. 碱性**　咖啡因和茶碱的分子中均含有四个氮原子，但由于受到邻位羰基的影响，产生 p-π 共轭效应，碱性弱。咖啡因的 p$K_b$ 为 14.2，不能与酸形成稳定的盐，以游离碱存在；茶碱因氮原子上的氢原子非常活泼而呈酸性，可与碱成盐，如与乙二胺形成的盐为氨茶碱。

**2. 光谱特征**　黄嘌呤为芳杂环，具有特征紫外和红外吸收光谱。

# 第二节　鉴别试验

生物碱类药物的分子结构中均含有氮原子，因此具有一些共性的鉴别反应；不同生物碱的分子结构又各具特点，所以具有特征鉴别反应。

## 一、一般鉴别方法

生物碱类药物的一般鉴别方法主要包括物理常数测定、化学法、光谱法和色谱法。

### （一）物理常数测定

生物碱类药物可以通过测定熔点、旋光度等物理常数进行鉴别。ChP2020 部分生物碱类药物的熔点和比旋度见表 11-1。

表 11-1　生物碱类药物的熔点和比旋度

| 药物名称 | 熔点 | 比旋度 | | |
|---|---|---|---|---|
| | | $[\alpha]_D^{20}$ | 溶剂 | 浓度 |
| 盐酸麻黄碱 | 217～220℃ | −33°～−35.5° | 水 | 50mg/ml |
| 盐酸伪麻黄碱 | 183～186℃ | +61.0°～+62.5° | 水 | 50mg/ml |
| 秋水仙碱 | | −240°～−250° | 乙醇 | 10mg/ml |
| 硫酸阿托品 | 不低于 189℃，熔融时同时分解 | | | |
| 氢溴酸山莨菪碱 | 176～181℃ | −9.0°～−11.5° | 水 | 0.1g/ml |
| 氢溴酸东莨菪碱 | 195～199℃，熔融时同时分解 | −24°～−27° | 水 | 50mg/ml |
| 二盐酸喹啉 | | −233°～−229° | 0.1mol/L 盐酸 | 30mg/ml |
| 硫酸奎宁 | | −237°～−244° | 0.1mol/L 盐酸 | 20mg/ml |
| 硫酸奎尼丁 | | +275°～+290° | 0.1mol/L 盐酸 | 20mg/ml |
| 盐酸吗啡 | | −110.0°～−115.0° | 水 | 20mg/ml |
| 利血平 | | −115°～−131° | 三氯甲烷 | 10mg/ml |
| 马来酸麦角新碱 | | +53°～+56° | 水 | 10mg/ml |
| 咖啡因 | 235～238℃ | | | |

## （二）化学法

**1. 沉淀反应** 大多数生物碱在酸性水溶液中，可与生物碱沉淀试剂反应，生成难溶或不溶于水的盐类、复盐或配合盐沉淀，用于生物碱类药物的鉴别。生物碱沉淀试剂包括重金属盐类和大分子酸类。常用的重金属盐类生物碱沉淀试剂有碘化铋钾试剂（Dragendorff's reagent）、碘化汞钾试剂（Mayer's reagent）、碘化钾-碘试剂（Wagner's reagent）、二氯化汞、氯化金、氯化铂等。常用的大分子酸类生物碱沉淀试剂有磷钼酸试剂（Sonnenschein's reagent）、硅钨酸试剂（Bertrand's reagent）、苦味酸试剂（Hager's reagent）、鞣酸等，如 ChP2020 咖啡因的鉴别：

取本品的饱和水溶液 5ml，加碘试液 5 滴，不生成沉淀；再加稀盐酸 3 滴，即生成红棕色的沉淀，并能在稍过量的氢氧化钠试液中溶解。

**2. 显色反应** 大多数生物碱可与生物碱显色试剂反应，呈现不同的颜色，用于生物碱类药物的鉴别。常用的生物碱显色试剂有浓硫酸、浓硝酸、钼硫酸、钒硫酸、硒硫酸和甲醛硫酸等。反应机制可能是氧化、脱水、缩合等而显色，如 ChP2020 磷酸可待因的鉴别：

取本品约 1mg，置白瓷板上，加含亚硒酸 2.5mg 的硫酸 0.5ml，立即显绿色，渐变蓝色。

**3. 荧光反应** 利用硫酸奎宁和硫酸奎尼丁在稀硫酸溶液中均显蓝色荧光对其进行鉴别，如 ChP2020 硫酸奎尼丁的鉴别：

取本品约 20mg，加水 20ml 溶解后，分取溶液 10ml，加稀硫酸使呈酸性，即显蓝色荧光，加几滴盐酸，荧光即消失。

## （三）光谱法

**1. 紫外分光光度法** 大多数生物碱类药物含有芳环等共轭结构，在紫外光区有特征吸收，故用于鉴别，如 ChP2020 中盐酸伪麻黄碱的鉴别：

取本品，加水制成每 1ml 中含 0.5mg 的溶液，照紫外-可见分光光度法（通则 0401）测定，在 251nm、257nm 与 263nm 处有最大吸收。

**2. 红外分光光度法** 本类药物的原料药大多数采用该法进行鉴别。

## （四）色谱法

**1. 薄层色谱法** 生物碱类药物多以盐的形式供临床使用。但是，生物碱盐的极性强，不易溶于展开剂（一般含有较大比例的有机溶剂），且与硅胶产生牢固吸附造成严重拖尾。因此，在使用 TLC 时，应先使生物碱盐呈游离状态。然而，即使是游离生物碱，也可被弱酸性的硅胶牢固吸附而严重拖尾。所以，解决色斑的拖尾现象是生物碱类药物及其他碱性有机药物在硅胶薄层色谱分离中的一个重要问题。这个问题常采用以下两种方法加以解决。

（1）在展开剂中加入碱性试剂：使用碱性展开剂是常用且简便的方法。一般以氨、二乙胺等有机脂烃胺类为碱性试剂。加入的碱性试剂一方面中和生物碱盐中的酸，使生物碱游离；另一方面中和硅胶的弱酸性，从而降低色斑拖尾的严重程度。如 ChP2020 消旋山莨菪碱的鉴别：

取本品与消旋山莨菪碱对照品，分别加甲醇制成每 1ml 中含 3mg 的溶液。照薄层色谱法（通则 0502）试验，吸取上述两种溶液各 10μl，分别点于同一硅胶 GF$_{254}$ 薄层板上，用甲苯-丙酮-乙醇-浓氨溶液（4:5:0.6:0.4）为展开剂，展开，晾干，置紫外线灯（254nm）下检视，供试品溶液所显主斑点的位置和颜色应与对照品溶液的主斑点相同。

（2）制备薄层板时在硅胶中加入碱性试剂：使用碱处理的硅胶板进行分离分析也能有效降低生物碱类药物色斑拖尾的程度。一般地，取硅胶适量，加入一定量的氢氧化钠，搅拌均匀，铺制成薄板，以中性溶剂为展开剂。

**2. 高效液相色谱法** 本类药物的部分制剂在采用高效液相色谱法测定含量的同时，采用该法进行鉴别。

# 二、特征鉴别反应

## （一）双缩脲反应

双缩脲反应为芳环侧链具有氨基醇结构生物碱的特征反应，ChP2020 盐酸麻黄碱采用该反应进行鉴别：

取本品约 10mg，加水 1ml 溶解后，加硫酸铜试液 2 滴与 20% 氢氧化钠溶液 1ml，即显蓝紫色；加乙醚 1ml，振摇后，放置，乙醚层即显紫红色，水层变成蓝色。

反应机制：在碱性条件下，$Cu^{2+}$ 与仲胺基形成蓝紫色配位化合物。其中，无水配位化合物 $[(C_{10}H_{15}NO)_2CuO]$ 及含 2 分子水的配位化合物 $[(C_{10}H_{15}NO)_2CuO \cdot 2H_2O]$ 易溶于乙醚呈紫红色，含 4 分子水的配位化合物 $[(C_{10}H_{15}NO)_2CuO \cdot 4H_2O]$ 则溶于水呈蓝色。

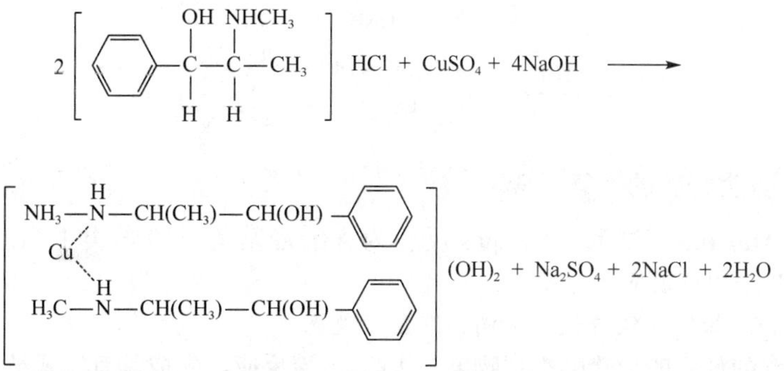

### 麻黄碱类药物的监管——遵守职业道德，呵护人民健康

据媒体报道，云南某县人民法院曾公开审理了一起生产麻黄碱案件，7 名被告人涉嫌生产麻黄碱 600 余千克，销售到缅甸制造毒品甲基苯丙胺（俗称"冰毒"），法庭择期进行了宣判，严厉打击了毒品犯罪。

麻黄碱类复方制剂是用于治疗感冒和咳嗽的常用药品，大多为非处方药，常见的如新康泰克胶囊、麻黄碱苯海拉明片、消咳宁等。麻黄碱类物质是制造甲基苯丙胺等苯丙胺类合成毒品的主要原料，《易制毒化学品管理条例》中，将多种麻黄素类物质及其单方制剂列为第一类易制毒化学品，进行严格管理。由于麻黄碱类物质及其单方制剂被严格管控，毒品犯罪分子转而寻求易于获取的麻黄碱类复方制剂作为制毒原料，这也导致麻黄碱类复方制剂脱离药用渠道流入非法渠道的形势较为严峻。

## （二）Vitali 反应

Vitali 反应为托烷生物碱类药物的特征反应，ChP2020 硫酸阿托品、氢溴酸山莨菪碱、氢溴酸东莨菪碱及消旋山莨菪碱均采用该反应进行鉴别。

反应机制：托烷生物碱类的酯键易水解生成莨菪酸。莨菪酸与发烟硝酸共热得到黄色的莨菪酸三硝基衍生物，与氢氧化钾醇溶液或固体氢氧化钾作用转变成醌型产物，呈深紫色。

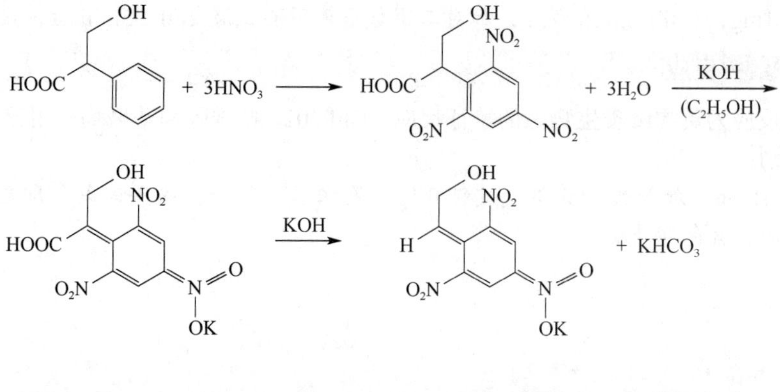

### （三）绿奎宁反应

绿奎宁反应为 6-位含氧喹啉衍生物的特征反应，ChP2020 硫酸奎宁、二盐酸喹啉和硫酸奎尼丁均采用该反应进行鉴别，如硫酸奎宁的鉴别：

取本品约 20mg，加水 20ml 溶解后，分取溶液 5ml，加溴试液 3 滴与氨试液 1ml，即显翠绿色。

反应机制：6-位含氧喹啉经氯水（或溴水）氧化、氯化（溴化），与氨水缩合，生成绿色的二醌基亚胺的铵盐。

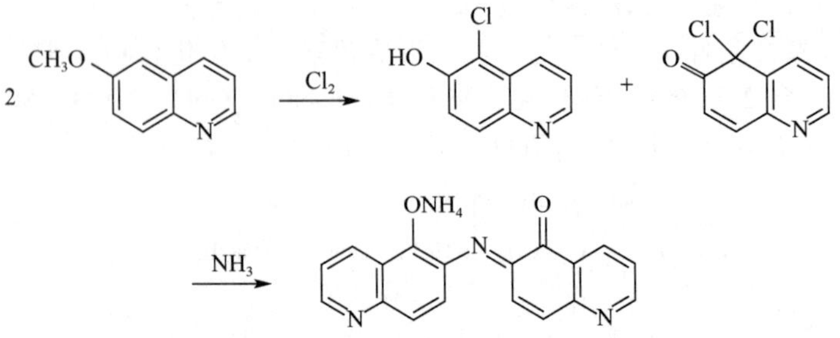

### （四）异喹啉类生物碱的特征反应

**1. 马奎斯（Marquis）试验**　Marquis 反应为含酚羟基的异喹啉类生物碱的特征反应，如 ChP2020 盐酸吗啡采用该反应进行鉴别：

取本品约 1mg，加甲醛硫酸试液 1 滴，即显紫堇色。

反应机制：含酚羟基的异喹啉类生物碱与甲醛-硫酸反应，生成具有醌式结构的有色化合物。

**2. 弗罗德（Frohde）反应**　Frohde 反应为吗啡的特征反应，如 ChP2020 盐酸吗啡采用该反应进行鉴别：

取本品约 1mg，加钼硫酸试液 0.5ml，即显紫色，继变为蓝色，最后变为棕绿色。

**3. 还原反应**　吗啡具有弱还原性，在水溶液中被铁氰化钾氧化生成伪吗啡，而铁氰化钾被还原成亚铁氰化钾，再与试液中的三氯化铁反应生成普鲁士蓝显蓝绿色。可待因无还原性，故无此反应，如 ChP2020 盐酸吗啡采用本反应与可待因进行区别：

取本品约 1mg，加水 1ml 溶解后，加稀铁氰化钾试液 1 滴，即显蓝绿色（与可待因的区别）。

$$4C_{17}H_{19}NO_3 + 4K_3Fe(CN)_6 \longrightarrow H_4Fe(CN)_6 + 2C_{34}H_{35}N_2O_6 + 3K_4Fe(CN)_6$$

$$3K_4Fe(CN)_6 + 4FeCl_3 \longrightarrow Fe_4[Fe(CN)_6]_3 + 12KCl$$

### （五）吲哚类生物碱的特征反应

吲哚环上 $\beta$ 位氢原子较活泼，能与芳醛发生缩合反应而显色。

**1. 与香草醛反应**　ChP2020 利血平采用该反应进行鉴别，方法如下：

取本品约 1mg，加新制的香草醛试液 0.2ml，约 2min 后显玫瑰红色。

**2. 与对二甲氨基苯甲醛反应**　ChP2020 利血平、马来酸麦角新碱均采用该反应进行鉴别，如马来酸麦角新碱的鉴别：

取本品约 1mg，加水 1ml 溶解后，加对二甲氨基苯甲醛试液 2ml，5min 后，显深蓝色。

### （六）紫脲酸铵反应

紫脲酸铵反应为黄嘌呤类生物碱的特征反应，ChP2020 咖啡因和茶碱均采用该反应进行鉴别，如咖啡因的鉴别：

取本品约 10mg，加盐酸 1ml 与氯酸钾 0.1g，置水浴上蒸干，残渣遇氨气即显紫色；再加氢氧化钠试液数滴，紫色即消失。

# 第三节　特殊杂质检查

生物碱类药物一般通过植物提取来制备，所以常常伴有其他生物碱。另外，生物碱类药物多数具有旋光活性。然而，其他生物碱及旋光异构体常常具有特殊而且显著的生理活性或毒性。为了保证用药安全，必须对生物碱类药物中的这些特殊杂质加以严格控制。因此，多国药典规定对生物碱类药物中的有关物质、其他生物碱、旋光性杂质、残留溶剂等进行检查。

## 一、有关物质的检查

**1. 高效液相色谱法**　生物碱类药物在提取中，可能引入的杂质成分较复杂，绝大多数生物碱药物要进行有关物质的检查，检查方法主要为 HPLC，如 ChP2020 茶碱中有关物质的检查：

取本品，加流动相溶解并稀释制成每 1ml 中含 2mg 的溶液，作为供试品溶液；精密量取适量，用流动相定量稀释制成每 1ml 中含 10μg 的溶液，作为对照溶液；另取茶碱对照品和可可碱对照品各适量，加流动相溶解并稀释制成每 1ml 中各含 10μg 的溶液，作为系统适用性试验溶液。照高效液相色谱法（通则 0512）试验，用十八烷基硅烷键合硅胶为填充剂；以醋酸盐缓冲液（取醋酸钠 1.36g，加水 100ml 使溶解，加冰醋酸 5ml，再加水稀释至 1000ml，摇匀）-乙腈（93：7）为流动相；检测波长为 271nm。取系统适用性试验溶液 20μl，注入液相色谱仪，记录色谱图，理论塔板数按茶碱峰计算不低于 5000，可可碱峰与茶碱峰的分离度应大于 2.0。精密量取供试品溶液与对照溶液各 20μl，分别注入液相色谱仪，记录色谱图至主成分峰保留时间的 3 倍。供试品溶液的色谱图中如有杂质峰，单个杂质峰面积不得大于对照溶液主峰面积的 0.2 倍（0.1%），各杂质峰面积的和不得大于对照溶液主峰面积（0.5%）。

本检查采用离子抑制色谱法（ion suppressed chromatography，ISC）抑制茶碱的离解，增加疏水缔合作用，促进分离；采用不加校正因子的主成分自身对照法进行限量检查。

**2. 薄层色谱法**　ChP2020 硫酸奎尼丁、马来酸麦角新碱、咖啡因等部分药物采用 TLC 检查有关物质，如马来酸麦角新碱中有关物质的检查：

取本品，精密称定，加乙醇-浓氨溶液（9：1）溶解并定量稀释制成每 1ml 中含 5mg 的溶液与每 1ml 中含 0.2mg 的溶液，分别作为供试品溶液（1）与供试品溶液（2）；另取马来酸麦角新碱对照品，精密称定，用上述溶剂溶解并定量稀释制成每 1ml 中含 5mg 的溶液，作为对照品溶液。照薄层色谱法（通则 0502）试验，吸取上述三种溶液各 10ml，分别点于同一硅胶 G 薄层板上，以三氯甲烷-甲醇-水（25：8：1）为展开剂，展开，晾干，置紫外线灯（365nm）下检视。供试品溶液（1）主斑点的位置和颜色应与对照品溶液的主斑点相同，如显杂质斑点，其颜色与对照品溶液对应的杂质斑点比较，不得更深，并不得显对照品溶液以外的杂质斑点；供试品溶液（2）除主斑点外，不得显任何杂质斑点。

## 二、其他生物碱的检查

**1. 薄层色谱法**　奎宁主要来源于金鸡纳树皮，在提取分离过程中除得到奎宁外，还可引入奎尼丁、辛可宁和辛可尼丁等其他金鸡纳碱，ChP2020 采用 TLC 检查，方法如下：

取本品，用稀乙醇制成每 1ml 约含 10mg 的溶液，作为供试品溶液；精密量取适量，用稀乙醇稀释制成每 1ml 中约含 50μg 的溶液，作为对照溶液。照薄层色谱法（通则 0502）试验，吸取上述两种溶液各 5μl，分别点于同一硅胶 G 薄层板上，以三氯甲烷-丙酮-二乙胺（5：4：1.25）为展开剂，展开，微热使展开剂挥散，喷以碘铂酸钾试液使显色。供试品溶液如显杂质斑点，与对照溶液的主斑点比较，不得更深。

ChP2020氢溴酸山莨菪碱中其他生物碱的检查亦采用TLC。为解决在硅胶薄层板上生物碱的拖尾现象，采用中性氧化铝（活度Ⅱ级～Ⅲ级）薄层板，三氯甲烷-无水乙醇（95∶5）为展开剂，稀碘化铋钾试液-碘化钾试液（1∶1）为显色剂进行检查。

**2. 沉淀反应** 氢溴酸东莨菪碱中其他生物碱的检查是利用碱性及溶解性的差异，采用沉淀反应进行检查。东莨菪碱的碱性较强，其他生物碱碱性较弱，在氢溴酸东莨菪碱的水溶液中加入氨试液，东莨菪碱不会游离析出，溶液不发生浑浊；若存在其他生物碱杂质，其他生物碱游离，溶液显浑浊。在氢溴酸东莨菪碱的水溶液中加入氢氧化钾试液，东莨菪碱游离析出，则溶液显浑浊；氢溴酸东莨菪碱在碱性条件下进一步水解生成异东莨菪醇和莨菪酸的钾盐，溶液浑浊消失。例如，ChP2020氢溴酸东莨菪碱中其他生物碱的检查：

取本品0.10g，加水2ml溶解后，分成两等份：一份中加氨试液2～3滴，不得发生浑浊；另一份中加氢氧化钾试液数滴，只许发生瞬即消失的类白色浑浊。

**3. 显色反应** 吗啡在酸性溶液中加热，可脱水，经分子重排生成阿扑吗啡。阿扑吗啡在碳酸氢钠碱性条件下被碘氧化，生成水溶性的绿色化合物。此产物能溶于乙醚呈红色，水中残留的产物仍呈绿色。例如，ChP2020盐酸吗啡中阿扑吗啡的检查：

取本品50mg，加水4ml溶解后，加碳酸氢钠0.10g与0.1mol/L碘溶液1滴，加乙醚5ml，振摇提取，静置分层后，乙醚层不得显红色，水层不得显绿色。

## 三、旋光性杂质的检查

**案例11-2**

查阅文献，曾有报道"20例急性莨菪碱中毒观察与护理体会"，患者因误食"野萝卜"（含莨菪碱）而中毒，中毒症状表现为呼吸异常、神志不清、头晕、昏迷。因医生及时正确处理，患者全部治愈出院。

阿托品为茄科植物颠茄、曼陀罗或莨菪等提取的左旋体莨菪碱经消旋化制得，无旋光性。若消旋化不完全，则因莨菪碱毒性较大而产生中毒，危及生命，因此对硫酸阿托品中的莨菪碱杂质进行严格控制。

**问题：**

1. ChP2020采用何种方法对硫酸阿托品中的莨菪碱进行限量检查？检查原理是什么？

2. 药典标准规定旋光度不得过-0.40°，已知莨菪碱比旋度$[\alpha]$为-32.5°，如供试品浓度为每1ml含50mg的溶液，其限量是多少？

硫酸阿托品为莨菪碱的消旋体，若生产过程中消旋化不完全会引入莨菪碱，莨菪碱毒性较大，ChP2020采用旋光法对硫酸阿托品中的莨菪碱进行限量检查：

取本品，按干燥品计算，加水溶解并制成每1ml中含50mg的溶液，依法测定（通则0621），旋光度不得过-0.40°。

## 四、不溶物、易氧化物及氧化产物的检查

**1. 不溶物的检查** 硫酸奎宁与硫酸奎尼丁在制备过程中可能引入无机盐及其他生物碱等杂质，可利用药物与杂质在溶解行为方面的差异对其进行检查。ChP2020硫酸奎宁中三氯甲烷-无水乙醇中不溶物的检查：

取本品2.0g，加三氯甲烷-无水乙醇（2∶1）的混合液15ml，在50℃加热10min后，用称定重量的垂熔坩埚滤过，滤渣用上述混合液分5次洗涤，每次10ml，在105℃干燥至恒重，遗留残渣不得过2mg。

**2. 易氧化物的检查**　氢溴酸东莨菪碱在制备过程中可能引入还原性杂质，可通过使高锰酸钾溶液褪色的反应对其进行检查。ChP2020氢溴酸东莨菪碱中易氧化物的检查：

取本品0.15g，加水5ml溶解后，在15～20℃加高锰酸钾滴定液（0.02mol/L）0.05ml，10min内红色不得完全消失。

**3. 氧化产物的检查**　利血平在生产或运输过程中，在光照或有氧存在的条件下易氧化变质，可利用药物与氧化产物在光吸收特性方面的差异，采用紫外分光光度法对其进行检查。ChP2020利血平中氧化产物的检查：

取本品20mg，置100ml量瓶中，加冰醋酸溶解并稀释至刻度，摇匀，照紫外-可见分光光度法（通则0401），在388nm的波长处测定吸光度，不得过0.10。

# 第四节　含量测定

生物碱类药物原料药的含量，主要利用其碱性，采用非水碱量法测定；制剂的含量测定方法主要有提取酸碱滴定法、紫外-可见分光光度法、高效液相色谱法等方法。

## 一、非水碱量法

### （一）基本原理

生物碱类药物一般具有弱碱性。在水溶液中用酸直接滴定它们时，常不能产生明显的突跃，故不能获得满意的测定结果；但在非水酸性介质中，它们的相对碱性显著增强，能用高氯酸直接滴定。国内外药典多采用非水碱量法测定生物碱及其盐类原料药的含量。

**1. 溶剂**　冰醋酸是最常用的非水酸性溶剂。当很弱的碱在冰醋酸中仍然没有足以辨认的滴定突跃时，可在冰醋酸中加入醋酐，以此混合物为溶剂，甚至可以直接以醋酐为溶剂。随着溶剂中醋酐量的不断增加，滴定突跃将显著增大，直至获得满意的测定结果。一般地，当碱的$K_b$为$10^{-10}$～$10^{-8}$时，宜以冰醋酸为溶剂；$K_b$为$10^{-12}$～$10^{-10}$时，宜以冰醋酸与醋酐的混合物为溶剂；$K_b < 10^{-12}$时，应以醋酐为溶剂。

**2. 滴定液**　高氯酸的冰醋酸溶液是最常用的滴定液。因为，在冰醋酸中高氯酸具有足够强的酸性，且绝大多数有机碱的高氯酸盐易溶于有机溶剂，利于滴定反应的进行。

由于冰醋酸具有挥发性，且其体积膨胀系数较大（$1.1×10^{-3}$/℃），温度和贮存条件对滴定液的浓度有较显著的影响。因此，若滴定供试品与标定高氯酸滴定液时的温度差别超过10℃，则应重新标定；若未超过10℃，则可根据下式将高氯酸滴定液的浓度加以校正。

$$N_1 = \frac{N_0}{1 + 0.0011(t_1 - t_0)}$$

式中，0.0011为冰醋酸的体积膨胀系数；$t_0$为标定高氯酸滴定液时的温度；$t_1$为滴定供试品时的温度；$N_0$为$t_0$时高氯酸滴定液的浓度；$N_1$为$t_1$时高氯酸滴定液的浓度。

**3. 指示终点的方法**　电位滴定法是确定非水碱量法滴定终点的基本方法。当采用指示剂法时，一般是在电位滴定的同时，观察指示剂的颜色变化，选择变色点与电位滴定终点相吻合的指示剂。

采用电位滴定法时，以玻璃电极为指示电极、饱和甘汞电极（玻璃套管内装氯化钾的饱和无水甲醇溶液）或银-氯化银电极为参比电极，也可使用复合电极。

采用指示剂法时，常用结晶紫为指示剂。结晶紫的变色较复杂，由碱区到酸区的颜色变化依次为紫、蓝、蓝绿、绿、黄绿、黄。因此，滴定不同强度的碱时，结晶紫的终点颜色不同。滴定较强的生物碱时，以蓝色为终点；碱性次之时，以蓝绿色或绿色为终点；碱性较弱时，以黄绿或黄色为终点。此外，还可使用α-萘酚苯甲醇、喹哪啶红等为指示剂。

## （二）测定方法

ChP 一般采用半微量法：

除另有规定外，精密称取供试品适量［约消耗高氯酸滴定液（0.1mol/L）8ml］，加冰醋酸 10～30ml 使溶解，加各品种项下规定的指示液 1～2 滴，用高氯酸滴定液（0.1mol/L）滴定。终点颜色以电位滴定时的突跃点为准，并将滴定的结果用空白试验校正。

## （三）原料药的含量测定

临床应用的生物碱有游离生物碱，但大多数为生物碱盐。游离生物碱可用非水碱量法直接测定含量，如 ChP2020 咖啡因的含量测定：

取本品约 0.15g，精密称定，加醋酐-冰醋酸（5：1）的混合液 25ml，微温使溶解，放冷，加结晶紫指示液 1 滴，用高氯酸滴定液（0.1mol/L）滴定至溶液显黄色，并将滴定的结果用空白试验校正。每 1ml 高氯酸滴定液（0.1mol/L）相当于 19.42mg 的 $C_8H_{10}N_4O_2$。

生物碱盐的非水酸碱滴定，实质上是酸性强的高氯酸从生物碱盐中不断置换出弱酸的过程。反应方程式为

$$BH^+ \cdot A^- + HClO_4 \longrightarrow BH^+ \cdot ClO_4^- + HA$$

式中，$BH^+ \cdot A^-$ 表示生物碱盐，HA 表示被置换出的弱酸。常见无机酸在冰醋酸中的酸性以下列顺序依次递减：

$$HClO_4 > HBr > H_2SO_4 > HCl > HSO_4^- > HNO_3$$

被置换出的弱酸酸性不同，对滴定反应的影响也不同。当其酸性较强时，滴定反应不能定量进行，需根据情况采用相应的测定条件，保证滴定反应定量进行。

**1. 氢卤酸盐的测定**　由于氢卤酸在冰醋酸中酸性较强，使置换反应不能进行完全。一般处理方法：滴定前加入醋酸汞试液 3～5ml，使氢卤酸形成难以解离的卤化汞，而氢卤酸盐则转变成可定量测定的醋酸盐，再用高氯酸滴定。

$$2B \cdot HX + Hg(OAc)_2 \longrightarrow 2B \cdot HOAc^- + HgX_2$$

醋酸汞用量不足时，可影响滴定终点而使测定结果偏低；过量的醋酸汞（理论用量的 1～3 倍）不影响测定结果，如 ChP2020 盐酸麻黄碱的含量测定：

取本品约 0.15g，精密称定，加冰醋酸 10ml，加热溶解后，加醋酸汞试液 4ml 与结晶紫指示液 1 滴，用高氯酸滴定液（0.1mol/L）滴定至溶液显翠绿色，并将滴定的结果用空白试验校正。每 1ml 高氯酸滴定液（0.1mol/L）相当于 20.17mg 的 $C_{10}H_{15}NO \cdot HCl$。

**2. 硫酸盐的测定**　在水中，硫酸为二元强酸。但在冰醋酸介质中，因冰醋酸的碱性弱于水，硫酸只能发生一级解离，生成 $HSO_4^-$，故为一元强酸。因此，有机碱硫酸盐在冰醋酸中用高氯酸滴定时，只能滴定至有机碱的硫酸氢盐。

$$(BH^+)_2 \cdot SO_4^{2-} + HClO_4 \longrightarrow BH^+ \cdot ClO_4^- + BH^+ \cdot HSO_4^-$$

在测定生物碱硫酸盐时，应注意生物碱分子结构中氮原子的碱性强弱，正确判断反应的摩尔比，以准确计算含量测定结果。例如，阿托品为一元碱，硫酸阿托品与高氯酸反应的摩尔比为 1：1。奎宁的分子结构中虽然有两个氮原子，但喹啉环所含氮原子碱性较弱，不能与硫酸成盐；只有喹核碱所含氮原子的碱性强，可与硫酸成盐。而在冰醋酸介质中，奎宁的碱性增强，两个氮原子均可与高氯酸反应，因此硫酸奎宁与高氯酸反应的摩尔比为 1：3，反应如下：

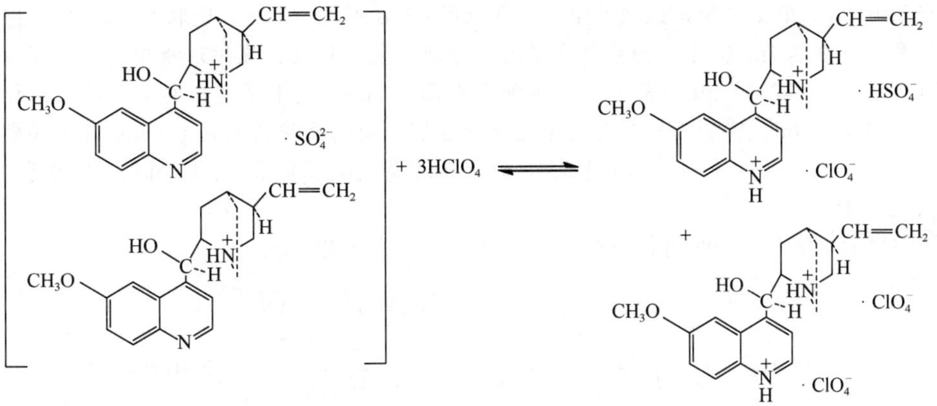

ChP2020硫酸奎宁的含量测定：

取本品约0.2g，精密称定，加冰醋酸10ml溶解后，加醋酐5ml与结晶紫指示液1～2滴，用高氯酸滴定液（0.1mol/L）滴定至溶液显蓝绿色，并将滴定的结果用空白试验校正。每1ml高氯酸滴定液（0.1mol/L）相当于24.90mg的$(C_{20}H_{24}N_2O_2)_2 \cdot H_2SO_4$。

**3. 硝酸盐的测定**　在冰醋酸介质中，硝酸的酸性不强，滴定反应可定量进行。但是，被高氯酸置换出的硝酸可氧化指示剂使其褪色，滴定终点难以观察，一般采用电位法指示终点，如ChP2020硝酸毛果芸香碱的含量测定：

取本品约0.2g，精密称定，加冰醋酸30ml，微热使溶解，放冷，照电位滴定法（通则0701），用高氯酸滴定液（0.1mol/L）滴定，并将滴定的结果用空白试验校正。每1ml高氯酸滴定液（0.1mol/L）相当于27.13mg的$C_{11}H_{16}N_2O_2 \cdot HNO_3$。

**4. 磷酸盐的测定**　在冰醋酸介质中，磷酸的酸性极弱，不影响有机碱磷酸盐与高氯酸滴定液的定量反应，可直接滴定，如ChP2020磷酸可待因的含量测定：

取本品约0.25g，精密称定，加冰醋酸10ml溶解后，加结晶紫指示液1滴，用高氯酸滴定液（0.1mol/L）滴定至溶液显绿色，并将滴定的结果用空白试验校正。每1ml高氯酸滴定液（0.1mol/L）相当于39.74mg的$C_{18}H_{21}NO_3 \cdot H_3PO_4$。

**5. 有机酸盐的测定**　在冰醋酸介质中，有机酸的酸性极弱，可直接滴定，如ChP2020马来酸麦角新碱的含量测定：

取本品约60mg，精密称定，加冰醋酸20ml溶解后，加结晶紫指示液1滴，用高氯酸滴定液（0.05mol/L）滴定至溶液显蓝绿色，并将滴定的结果用空白试验校正。每1ml高氯酸滴定液（0.05mol/L）相当于22.07mg的$C_{19}H_{23}N_3O_2 \cdot C_4H_4O_4$。

## ■（四）制剂的含量测定

非水碱量法的专属性较差，生物碱类药物的制剂需经适当处理方可用该法测定含量。

**1. 注射液**

（1）主药对热稳定的注射液：取一定量的样品，水浴上蒸干，在一定温度下干燥后，按原料药项下的方法测定，如ChP2020磷酸可待因注射液的含量测定：

精密量取本品适量（约相当于磷酸可待因0.3g），置水浴上蒸干，在105℃干燥1h，放冷，加冰醋酸10ml溶解后，加结晶紫指示液1滴，用高氯酸滴定液（0.1mol/L）滴定至溶液显绿色，并将滴定的结果用空白试验校正。每1ml高氯酸滴定液（0.1mol/L）相当于42.44mg的

$C_{18}H_{21}NO_3 \cdot H_3PO_4 \cdot 1\frac{1}{2} H_2O$。

（2）主药对热不稳定的注射液：取一定量的样品，碱化，经有机溶剂反复提取完全，蒸去溶剂后，按原料药项下的方法测定，如ChP2020氢溴酸烯丙吗啡注射液的含量测定：

精密量取本品 20ml，加氨试液 5ml，用异丙醇-三氯甲烷（1∶3）提取 5 次，每次 15ml，提取液分别用同一份水 7ml 洗涤，静置待分层后，分取三氯甲烷液，置锥形瓶中，合并提取液，置水浴上蒸干，加无水乙醇 2ml，蒸干后，再加无水乙醇 2ml，蒸干至无乙醇臭，放冷，加三氯甲烷 20ml、冰醋酸 30ml、醋酐 3ml 与结晶紫指示液 2 滴，用高氯酸滴定液（0.1mol/L）滴定至溶液显纯蓝色，并将滴定的结果用空白试验校正。每 1ml 高氯酸滴定液（0.1mol/L）相当于 39.23mg 的 $C_{19}H_{21}NO_3 \cdot HBr$。

本法为直接滴定法，同时进行空白试验，测定结果按下式计算：

$$\text{标示量\%} = \frac{\dfrac{T(V-V_0)F}{V_S}}{\text{标示量}} \times 100\% = \frac{\dfrac{39.23 \times (V-V_0) \times \dfrac{c}{0.1}}{20.00}}{\text{标示量}} \times 100\%$$

式中，$V_0$ 和 $V$ 分别为空白试验和样品测定时消耗高氯酸滴定液的体积，单位为 ml；$c$ 为高氯酸滴定液的实际浓度，单位为 mol/L；$V_S$ 为供试品的取样体积，单位为 ml；标示量为制剂的规格，单位为 mg/ml。

**2. 片剂** 片剂中许多赋形剂如硬脂酸盐、苯甲酸盐、羧甲基纤维素钠等都消耗高氯酸，使含量测定结果偏高。一般须经提取分离并干燥后方可用该法测定含量，如 ChP2020 硫酸奎宁片的含量测定：

取本品 20 片，除去包衣后，精密称定，研细，精密称取适量（约相当于硫酸奎宁 0.3g），置分液漏斗中，加氯化钠 0.5g 与 0.1mol/L 氢氧化钠溶液 10ml，混匀，精密加三氯甲烷 50ml，振摇 10min，静置，分取三氯甲烷液，用干燥滤纸滤过，精密量取续滤液 25ml，加醋酐 5ml 与二甲基黄指示液 2 滴，用高氯酸滴定液（0.1mol/L）滴定至溶液显玫瑰红色，并将滴定的结果用空白试验校正。每 1ml 高氯酸滴定液（0.1mol/L）相当于 19.57mg 的 $(C_{20}H_{24}N_2O_2)_2 \cdot H_2SO_4 \cdot 2H_2O$。

$$(QH^+)_2 \cdot SO_4^{2-} + 2NaOH \longrightarrow 2Q + Na_2SO_4 + 2H_2O$$

$$2Q + 4HClO_4 \longrightarrow 2[(QH_2^{2+}) \cdot (ClO_4^-)_2]$$

采用碱化、有机溶剂提取后的非水碱量法测定硫酸奎宁片的含量，可排除片剂辅料对非水碱量法的干扰。从上式可知，硫酸奎宁片的含量测定中，硫酸奎宁与高氯酸反应的摩尔比为 1∶4。测定结果按下式计算：

$$\text{标示量\%} = \frac{\dfrac{T(V-V_0)F \times \overline{W}}{W}}{\text{标示量}} \times 100\% = \frac{\dfrac{19.57 \times (V-V_0) \times \dfrac{c}{0.1} \times 10^{-3} \times \overline{W}}{W}}{\text{标示量}} \times 100\%$$

式中，$V_0$ 和 $V$ 分别为空白试验和样品测定时消耗高氯酸滴定液的体积，单位为 ml；$c$ 为高氯酸滴定液的实际浓度，单位为 mol/L；$W$ 为供试品的取样量，单位为 g；$\overline{W}$ 为平均片重，单位为 g/片；标示量为制剂的规格，单位为 g/片。

# 二、提取酸碱滴定法

## （一）基本原理

碱性较强的生物碱类药物（$K_b$ 为 $10^{-9} \sim 10^{-6}$），可利用其盐大多数易溶于水，其游离碱大多数不溶于水而溶于有机溶剂的性质，经碱化、有机溶剂提取后，采用酸碱滴定法测定其含量。

## （二）一般方法

**1. 碱化** 将供试品溶于水或稀酸中，加入适当的碱化试剂使生物碱游离。

常用的碱化试剂有氨水、氢氧化钠、氢氧化钙、碳酸钠、碳酸氢钠等。一般碱化试剂的碱性应强于被测生物碱，并应考虑生物碱的性质及共存物的影响。强碱为碱化试剂易使含酯结构的生物碱（如阿托品和利血平）水解；使含酚羟基的生物碱（如吗啡）形成盐而溶于水，难以被有机溶剂提取；使与生物碱共存的脂肪性物质发生乳化，导致提取不完全。氨水的 $pK_b$ 为 4.76，可使 $pK_b$ 为 6～9 的生物碱游离，又不会使其分解或与其成盐，而且具有挥发性，易被除去，因此是最常用的碱化试剂。

**2. 有机溶剂提取**　用适当的有机溶剂分次（4 次以上）振摇提取，使游离的生物碱完全转入有机溶剂中，合并有机相，用水洗涤以除去混存的碱化试剂和水溶性杂质，再用无水硫酸钠或植物胶（西黄蓍胶）脱水，滤过，得到游离生物碱的有机溶剂提取液。第一次提取时，有机溶剂的用量至少应为水液体积的 1/2；以后每次提取时，有机溶剂的用量均为第一次的 1/2。

提取溶剂应符合以下要求：与水不相混溶；对生物碱具有极大的溶解度，对其他物质不溶或几乎不溶；对生物碱及碱化试剂均呈化学惰性；沸点低，易于挥去。

最常用的提取溶剂为三氯甲烷（但提取强碱性生物碱时不宜采用，因为强碱与三氯甲烷长时间接触或加热可使三氯甲烷分解生成盐酸）。采用三氯甲烷为提取溶剂时，应将三氯甲烷提取液蒸发至近干，加入滴定液，再加热除尽三氯甲烷。需要注意的是，以三氯甲烷为提取溶剂时，常产生乳化现象。为了预防乳化，可采用弱碱性的碱化试剂，并避免过于猛烈的振摇。对于已经形成的乳化层，可用下列方法进行破坏：①旋转分液漏斗（加速分层）；②加少量乙醇并轻轻转动分液漏斗；③加饱和氯化钠溶液数滴（盐析）；④如为碱性水液，加少量酸液，反之，加少量碱液；⑤经少量脱脂棉过滤；⑥用热毛巾在分液漏斗外部热敷。

也可以乙醚、二氯甲烷或混合溶剂为提取溶剂。使用乙醚时，应在溶液中加入中性盐（如氯化钠）使水层饱和，以减少乙醚在水中的溶解，促进提取；蒸发乙醚时，宜先通风或吹入空气使乙醚尽量挥发，再行干燥，并避免蒸干而引起爆炸。

**3. 测定法**

（1）直接滴定法：将提取液中的有机溶剂蒸干，残渣用少量中性乙醇溶解，用酸滴定液直接滴定。

一般地，直接滴定生成的生物碱盐为强酸弱碱盐，水解呈酸性，故应选用变色范围在酸性区域的指示剂。

（2）剩余滴定法：将提取液中的有机溶剂蒸干，于残渣中加入定量过量的酸滴定液，再用碱滴定液滴定剩余的酸。对于易挥发或易分解的生物碱（如麻黄碱、烟碱），应在蒸至近干时加入酸滴定液，使生物碱成盐，再继续加热将残余的有机溶剂除尽，放冷，依法滴定。

使用剩余滴定法时，滴定终点为中性或弱碱性，可选择变色范围在近中性或弱碱性区域的指示剂。

（3）酸滴定液返提后碱滴定液剩余滴定法：直接于提取液中加入定量过量的酸滴定液，使生物碱定量成盐而进入水层，分取水层，有机层用水分次振摇提取。合并水层，以碱滴定液回滴。

### （三）制剂的含量测定

提取酸碱滴定法的操作烦琐，误差较大，主要用于碱性较强的生物碱制剂的含量测定。

ChP2020 磷酸氯喹注射液以氢氧化钠为碱化试剂、乙醚为提取溶剂，采用剩余滴定法测定含量，方法如下：

精密量取本品适量（约相当于磷酸氯喹 0.3g），用水稀释至 30ml，加 20% 氢氧化钠溶液 3ml，摇匀，用乙醚提取 4 次，每次 20ml，合并乙醚液，用 10ml 水洗涤，水洗涤液再用 15ml 乙醚提取 1 次，合并前后 2 次的乙醚液，蒸发至近 2～3ml 时，精密加盐酸滴定液（0.1mol/L）25ml，温热蒸去乙醚并使残渣溶解，冷却，加溴甲酚绿指示液数滴，用氢氧化钠滴定液（0.1mol/L）滴定。每 1ml 盐酸滴定液（0.1mol/L）相当于 25.79mg 的 $C_{18}H_{26}ClN_3 \cdot 2H_3PO_4$。

ChP2020 磷酸可待因糖浆以氨试液为碱化试剂、三氯甲烷为提取溶剂，采用剩余滴定法测定

含量,方法如下:

用内容量移液管精密量取本品 10ml,以水洗出移液管内的附着液,置分液漏斗中,加氨试液使呈碱性,用三氯甲烷振摇提取至少 4 次,第一次 25ml,以后每次各 15ml,至可待因提尽为止,每次得到的三氯甲烷液均用同一份水 10ml 洗涤,洗液用三氯甲烷 5ml 振摇提取,合并三氯甲烷液,置水浴上蒸干,精密加硫酸滴定液(0.01mol/L)25ml,加热使溶解,放冷,加甲基红指示液2 滴,用氢氧化钠滴定液(0.02mol/L)滴定。每 1ml 硫酸滴定液(0.01mol/L)相当于 8.488mg 的 $C_{18}H_{21}NO_3 \cdot H_3PO_4 \cdot 1\frac{1}{2} H_2O$。

# 三、紫外-可见分光光度法

生物碱类药物大多数含有芳环等共轭结构,在紫外光区有特征吸收,或与显色剂反应生成有色产物,可采用紫外-可见分光光度法测定其含量。

## (一)紫外分光光度法

ChP2020 磷酸氯喹片、盐酸吗啡片及盐酸吗啡注射液等采用本法测定含量,如盐酸吗啡注射液的含量测定:

精密量取本品适量,用 0.1mol/L 氢氧化钠溶液定量稀释制成每 1ml 中约含吗啡 20μg 的溶液,照紫外-可见分光光度法(通则 0401),在 250nm 的波长处测定吸光度;另取吗啡对照品适量,精密称定,用 0.1mol/L 氢氧化钠溶液溶解并定量稀释制成每 1ml 中约含 20μg 的溶液,同法测定。计算,结果乘以 1.317,即得盐酸吗啡($C_{17}H_{19}NO_3 \cdot HCl \cdot 3H_2O$)的含量。

## (二)酸性染料比色法

在一定 pH 条件下,一些酸性染料可与生物碱类药物定量结合显色,可测定吸光度计算生物碱类药物的含量。该方法具有一定的专属性和准确度,灵敏度高,适用于小剂量生物碱类药物制剂的含量测定。

**1. 基本原理** 在适当 pH 的水溶液中,生物碱类药物(B)可与氢离子结合成阳离子($BH^+$),一些酸性染料可解离成阴离子($In^-$),上述阳离子与阴离子能定量结合生成电中性的、吸收光谱明显红移的有色离子对($BH^+ \cdot In^-$),该离子对可以被有机溶剂定量萃取。在一定波长处测定有机溶剂中离子对的吸光度,对照品比较法定量,即可计算生物碱类药物的含量。反应示意式为

$$B + H^+ \rightleftharpoons BH^+$$

$$HIn \rightleftharpoons H^+ + In^-$$

$$BH^+ + In^- \longrightarrow (BH^+ \cdot In^-)_{水相} \xrightarrow{\text{有机溶剂}} (BH^+ \cdot In^-)_{有机相}$$

**2. 测定条件的选择** 酸性染料比色法测定生物碱类药物含量的关键是离子对的定量形成与定量萃取。由以上示意式可知,水相的 pH、生物碱的性质、酸性染料的种类、有机溶剂的种类等是影响酸性染料比色法的重要因素。

(1)水相 pH 的选择:在影响酸性染料比色法的因素中,水相 pH 最为重要。如果 pH 过低,$H^+$ 浓度高,抑制酸性染料的离解,使 $In^-$ 浓度过低,影响离子对的形成;如果 pH 过高,$H^+$ 浓度低,生物碱多呈游离状态,使 $BH^+$ 浓度过低,也影响离子对的形成。为了准确测定生物碱类药物的含量,水相的 pH 应能使生物碱定量形成阳离子($BH^+$)、酸性染料形成足够的阴离子($In^-$),并定量生成溶于有机溶剂的离子对,过量的酸性染料则继续保留在水相。

一般可依据生物碱和酸性染料的 p$K$ 及离子对在两相中的分配系数确定 pH 范围,然后通过试验确定水相最佳 pH,见表 11-2。

表 11-2 提取生物碱溴百里酚蓝离子对的最佳 pH

| 生物碱 | 离子对的结合比（生物碱-染料） | 最佳 pH | |
|---|---|---|---|
| | | 实验值 | 理论值 |
| 阿托品 | 1:1 | 5.2～6.4 | 5.6～6.8 |
| 可待因 | 1:1 | 5.2～5.8 | 5.8～6.0 |
| 依米丁 | 1:2 | 4.0～5.8 | 5.8～6.2 |
| 麻黄碱 | 1:1 | 5.2～6.4 | 6.0～6.6 |
| 毛果芸香碱 | 1:2 | 5.2 | 5.2～5.8 |
| 奎宁 | 1:2 | 3.0～4.6 | 4.2～6.4 |
| 士的宁 | 1:2 | 3.0～4.6 | 4.4～6.0 |

（2）酸性染料的选择：酸性染料的选择应符合以下条件。①应能与生物碱定量结合，且生成的离子对在有机相中应具有足够大的溶解度；②生成的离子对在最大吸收波长处应有较高的吸光度；③酸性染料在有机相中应不溶或很少溶解。

可用于本法的酸性染料较多，常用磺酸酞类指示剂，包括溴百里酚蓝（bromothymol blue）、溴酚蓝（bromophenol blue）、溴甲酚绿（bromocresol green）、溴甲酚紫（bromocresol purple）、甲基橙（methyl orange）等。溴百里酚蓝与生物碱生成的离子对具有极高的有机溶剂提取常数（$\log K$ 为 8.0），故被认为是最好的酸性染料。

酸性染料的浓度对测定结果影响不大，有足够量即可。增加酸性染料的浓度，可以提高测定的灵敏度。但如果浓度太高，则易产生严重的乳化层，且不易去除，往往影响测定结果。

（3）有机溶剂的选择：有机溶剂的选择应符合以下条件。①应与水不相混溶；②具有高的离子对提取率。常用的有机溶剂有三氯甲烷、二氯甲烷、二氯乙烯、乙醚等。其中，三氯甲烷能与离子对形成氢键，选择性好，在水中的溶解度小，且混溶的微量水分易于除去，是较理想的溶剂，最为常用。

（4）有机相中水分的影响：用有机溶剂提取有色离子对时应严防水分的混入。因为有机溶剂中的微量水分会使有机溶剂发生浑浊，影响比色；另外，水中过量的酸性染料会干扰测定。因此，常在有机相中加入脱水剂或经干燥滤纸滤过，以除去其中的微量水分。

（5）共存物的影响：酸性染料中的有色杂质如果混入有机相，将干扰测定。可在加入供试品前，将缓冲液与酸性染料的混合液用所选有机溶剂萃取弃去，以除去酸性染料中的有色杂质。强酸可改变体系的 pH；碱性物质不但可改变体系的 pH，还可能与酸性染料发生反应，它们对测定均有干扰。制剂中的赋形剂等一般不干扰测定。

**3. 制剂的含量测定** ChP2020 硫酸阿托品片、硫酸阿托品注射液、氢溴酸山莨菪碱片、氢溴酸山莨菪碱注射液采用本法测定含量，如硫酸阿托品片的含量测定：

取本品 20 片，精密称定，研细，精密称取适量（约相当于硫酸阿托品 2.5mg），置 50ml 量瓶中，加水振摇使硫酸阿托品溶解并稀释至刻度，滤过，取续滤液，作为供试品溶液。另取硫酸阿托品对照品约 25mg，精密称定，置 25ml 量瓶中，加水溶解并稀释至刻度，摇匀，精密量取 5ml，置 100ml 量瓶中，加水稀释至刻度，摇匀，作为对照品溶液。

精密量取供试品溶液与对照品溶液各 2ml，分别置预先精密加入三氯甲烷 10ml 的分液漏斗中，各加溴甲酚绿溶液（取溴甲酚绿 50mg 与邻苯二甲酸氢钾 1.021g，加 0.2mol/L 氢氧化钠溶液 6.0ml 使溶解，再用水稀释至 100ml，摇匀，必要时滤过）2.0ml，振摇提取 2min 后，静置使分层，分取澄清的三氯甲烷液，照紫外-可见分光光度法（通则 0401），在 420nm 的波长处分别测定吸光度，计算，并将结果乘以 1.027，即得。

## 四、荧光分光光度法

某些物质受紫外光或可见光照射激发后能发射出比激发光波长较长的荧光（fluorescence）。当激发光强度、波长、所用溶剂及温度等条件固定时，物质在一定浓度范围内，其发射光强度与溶液中该物质的浓度成正比关系，可用作定量分析。因为不易测定物质的绝对荧光强度，所以荧光分析法采用对照品比较法测定含量。荧光分析法灵敏度高、专属性强，主要用于含量较低的制剂分析，如 ChP2020 利血平片（规格：0.1mg、0.25mg）的含量测定：

避光操作。取本品 20 片，如为糖衣片应除去包衣，精密称定，研细，精密称取适量（约相当于利血平 0.5mg），置 100ml 棕色量瓶中，加热水 10ml，摇匀，加三氯甲烷 10ml，振摇，用乙醇稀释至刻度，摇匀，滤过，精密量取续滤液，用乙醇定量稀释成每 1ml 约含利血平 2μg 的溶液，作为供试品溶液；另精密称取利血平对照品 10mg，置 100ml 棕色量瓶中，加三氯甲烷 10ml 使利血平溶解，用乙醇稀释至刻度，摇匀；精密量取 2ml，置 100ml 棕色量瓶中，用乙醇稀释至刻度，摇匀，作为对照品溶液。精密量取对照品溶液与供试品溶液各 5ml，分别置具塞试管中，加五氧化二钒试液 2.0ml，激烈振摇后，在 30℃ 放置 1h 后，照荧光分光光度法（通则 0405），在激发光波长 400nm，发射光波长 500nm 处测定荧光强度，计算，即得。

$$标示量\% = \dfrac{c_r \times \dfrac{R_x - R_{xb}}{R_r - R_{rb}} \times D \times 100}{\dfrac{W}{标示量}} \times \bar{W} \times 100\%$$

式中，$\bar{W}$ 为平均片重，单位为 mg/片或 g/片；$D$ 为供试品溶液的稀释倍数；标示量为片剂的规格，单位为 mg/片或 g/片；$c_r$ 为对照品溶液浓度；$R_x$、$R_{xb}$ 分别为供试品和对照品溶液的荧光强度；$R_r$、$R_{rb}$ 分别为供试品和对照品溶液的试剂空白荧光强度。

## 五、高效液相色谱法

**案例 11-1 分析讨论　　　　ChP2020 盐酸吗啡缓释片的含量测定**

照高效液相色谱法（通则 0512）测定。

**色谱条件与系统适用性试验**　用十八烷基硅烷键合硅胶为填充剂；以甲醇-0.05mol/L 磷酸二氢钾（1:4）为流动相；检测波长为 280nm。理论塔板数按吗啡峰计算不低于 1000。

**测定法**　取本品 10 片，精密称定，研细，精密称取适量（约相当于盐酸吗啡 35mg），置 250ml 量瓶中，加水适量，充分振摇使盐酸吗啡溶解，用水稀释至刻度，摇匀，用 0.45μm 滤膜滤过，精密量取续滤液 20μl，注入液相色谱仪，记录色谱图；另取吗啡对照品适量，精密称定，加流动相溶解并定量稀释制成每 1ml 中约含 0.1mg 的溶液，同法测定。按外标法以峰面积计算，结果乘以 1.317，即得供试品中 $C_{17}H_{19}NO_3 \cdot HCl \cdot 3H_2O$ 的量。

理论塔板数的意义：理论塔板数是柱效指标，$n=5.54(t_R/W_{1/2})^2$，$n$ 越大，柱效越高，色谱峰越窄，反之，则柱效较低，色谱峰变宽。

流动相中加入 0.05mol/L 磷酸二氢钾溶液，调节流动相的 pH，主要因为 pH 对组分在流动相中的存在状态及和色谱柱之间的吸附、解吸附的作用影响很大，对保留时间和分离产生影响。

"1.317"数字系数，为测定方法中采用吗啡为对照品，根据分子量的折算得来。

HPLC 在生物碱类药物的含量测定中应用广泛，主要采用反相 HPLC，多采用化学键合相为固定相，如十八烷基硅烷键合硅胶（$C_{18}$）、辛烷基硅烷键合硅胶（$C_8$）。由于受键合基团位阻等因素的影响，硅胶表面的硅醇基不能被完全键合，存在游离硅醇基。分离生物碱类药物时，这些未被硅烷化的游离硅醇基可与碱性药物发生吸附、离子交换等作用，使色谱柱的分离效能下降，生物碱类药物的保留时间延长（甚至不能洗脱），色谱峰变宽、拖尾。因此生物碱类药物的含量测定主要采用离子对色谱法和离子抑制色谱法。

对于易解离、碱性较强的生物碱类药物可采用离子对色谱法测定。该法是将离子对试剂（含待测离子的反离子）加入含水流动相中，反离子与待测离子（呈解离状态的药物）作用生成电中性的离子对，增加药物与非极性固定相之间的相互作用，从而改善分离效果。分析生物碱类药物或带正电荷的物质时，一般采用烷基磺酸盐类离子对试剂。其中，常用的有戊烷磺酸钠（sodium pentanesulfonate）、己烷磺酸钠（sodium hexanesulfonate）、庚烷磺酸钠（sodium heptanesulfonate）、十二烷基磺酸钠（sodium dodecanesulfonate）等。离子对试剂的碳链越长，所形成的离子对在反相色谱中的保留越强。离子对试剂的浓度一般为 $3 \sim 10\text{mmol/L}$。分析时，流动相中需加入合适的缓冲溶液调节 pH 至 $3 \sim 5$，使生物碱以离子形式存在。

对于弱碱性生物碱及其盐类采用离子抑制色谱法测定。流动相中加入少量弱碱，一方面抑制固定相表面游离硅醇基的活性；另一方面抑制生物碱类药物的电离，增加其脂溶性，降低生物碱类药物的保留时间，从而改善分离，并增加生物碱类药物色谱峰的对称性。最常用三乙胺（triethylamine，TEA），三乙胺对固定相的作用是可逆的，当用不含三乙胺的流动相冲洗色谱柱时，可恢复色谱柱原有的性能。

也可采用经特别封端处理的化学键合填料为固定相，也能获得相对较好的色谱峰。ChP2020 收载的部分生物碱类药物 HPLC 含量测定的色谱条件见表 11-3。

**表 11-3  ChP2020 部分生物碱类药物 HPLC 含量测定的色谱条件**

| 药物 | 固定相 | 流动相 | 检测波长 |
|---|---|---|---|
| 盐酸麻黄碱注射液、滴鼻液 | $C_{18}$ | 磷酸盐缓冲液（调节 pH 至 3.0±0.1）-乙腈（90∶10） | 210nm |
| 秋水仙碱片 | $C_8$ | 甲醇-水（40∶60） | 254nm |
| 硫酸阿托品眼膏 | $C_{18}$ | 0.05mol/L 磷酸二氢钾溶液（含 0.0025mol/L 庚烷磺酸钠）-乙腈（84∶16）（用磷酸或氢氧化钠试液调节 pH 至 5.0） | 225nm |
| 氢溴酸东莨菪碱原料、片剂及注射液 | $C_8$ | 0.25%+二烷基硫酸钠溶液（用磷酸调节 pH 至 2.5）-乙腈（60∶40） | 210nm |
| 消旋山莨菪碱片、注射液 | $C_{18}$ | 0.01mol/L 磷酸二氢钾溶液（含 0.15% 三乙胺溶液，用磷酸调节 pH 至 6.5）-甲醇（70∶30） | 220nm |
| 磷酸伯氨喹原料、片剂 | $C_8$ | 水-乙腈-四氢呋喃-三氟乙酸（90∶9∶1∶0.1） | 265nm |
| 磷酸哌喹原料、片剂 | $C_{18}$ | 乙腈-0.1% 三氯乙酸溶液（用磷酸调节 pH 至 2.1±0.05）（25∶75） | 349nm |
| 盐酸吗啡缓释片 | $C_{18}$ | 甲醇-0.05mol/L 磷酸二氢钾溶液（1∶4） | 280nm |
| 磷酸可待因片 | $C_{18}$ | 0.03mol/L 醋酸钠溶液（用冰醋酸调节 pH 至 3.5）-甲醇（25∶10） | 280nm |
| 利血平原料、注射液 | $C_{18}$ | 乙腈-1% 乙酸铵溶液（46∶54） | 268nm |
| 茶碱缓释胶囊 | $C_{18}$ | 醋酸盐缓冲液（取醋酸钠 1.36g，加水 100ml 使溶解，加冰醋酸 5ml，以水稀释至 1000ml，摇匀）-乙腈（93∶7） | 271nm |

# 思 考 题

1. 简述酸性染料比色法的基本原理，影响因素有哪些？
2. 用非水碱量法测定生物碱的哪一种盐类需加入醋酸汞试液？为什么？
3. 用化学方法区别以下药物
①吗啡与可待因；②盐酸麻黄碱与硫酸阿托品。

4. ChP2020 非水滴定法测定硫酸奎宁的含量，硫酸奎宁与高氯酸反应的摩尔比是多少？为什么？

5. ChP2020 用非水溶液滴定法滴定盐酸吗啡的含量：取本品约 0.2g，精密称定得 0.2135g，加冰醋酸 10ml 与醋酸汞试液 4ml 溶解后，加结晶紫指示液 1 滴，用高氯酸滴定液（0.1006mol/L）滴定，消耗滴定液 6.60ml，空白试验消耗滴定液 0.02ml，每 1ml 的高氯酸滴定液（0.1mol/L）相当于 32.18mg 的 $C_{17}H_{19}NO_3 \cdot HCl$，问该供试品含量是多少？判断是否符合《中国药典》规定（≥99.0%）。

（马廷升）

# 第十二章 维生素类药物的分析

**本章要求**

**1. 掌握** 维生素类药物的结构、性质及与分析方法之间的关系；维生素 A 鉴别的三氯化锑反应、含量测定的紫外分光光度法；维生素 $B_1$ 鉴别的硫色素反应；维生素 C 基于还原性的鉴别和含量测定方法及维生素 E 含量测定的气相色谱法。

**2. 熟悉** 维生素 $B_1$ 及其制剂的含量测定方法；维生素 E 的鉴别和检查。

**3. 了解** 维生素类药物的其他分析内容。

维生素（vitamins）是维持机体正常生命活动必需的一类生物活性物质。一旦缺乏，就会产生维生素缺乏症。如缺乏维生素 A，就会患干眼症、夜盲症等；缺乏维生素 D，会出现佝偻病或软骨化症等。维生素在人体内不能自行合成，须从食物中摄取。从化学结构上看，维生素类均为有机化合物，但并不是同一类化合物，其中有些是醇、酯，有些是酸、胺，还有些是酚和醛类，各具不同的理化性质和生理作用。目前已发现的维生素有 60 多种，多已能人工合成，但迄今被世界公认和临床常用的维生素有 14 种。ChP2020 收载维生素 A、维生素 AD、维生素 $B_1$、维生素 $B_2$、维生素 $B_6$、维生素 $B_{12}$、维生素 C、维生素 $D_2$、维生素 $D_3$、维生素 E、维生素 $K_1$、叶酸、烟酸、烟酰胺、泛酸钙等原料及制剂近 50 个品种。目前维生素的分类多按其溶解度不同分为脂溶性和水溶性两大类，脂溶性维生素包括维生素 A、维生素 D、维生素 E、维生素 K 等；水溶性维生素包括维生素 $B_1$、维生素 $B_2$、维生素 $B_6$、维生素 $B_{12}$、维生素 C、叶酸、烟酸、烟酰胺和泛酸等。本章重点讨论维生素 A、维生素 $B_1$、维生素 C 及维生素 E 的分析。

## 第一节 维生素 A 的分析

**案例 12-1**

已知某药物结构式：

$$R=H, R=COCH_3, R=COC_{15}H_{31}$$

**问题：**

1. 该药物的特殊结构是什么？由于其特殊结构使其具有易氧化性并具有紫外吸收，则该药物原料及制剂的保存条件分别是什么？其紫外吸收光谱在哪个范围内有最大吸收？

2. 查阅现行《美国药典》《英国药典》《日本药局方》《中国药典》，对该药物原料及制剂各采用哪些方法进行鉴别，其中哪种方法为 ChP2020 中主要收载方法，简述该方法的现象、反应机制及反应条件（包括要求反应条件的原因）。

3. 该药物含量测定的方法有哪些？不同方法分别适用于哪种原料或制剂？

4. 现对 $R=COCH_3$ 时的胶丸进行含量测定，取内容物 39.8mg（每丸胶丸内容物的平均重量为 0.087 58g，标示量为每丸 3000IU），加环己烷溶解并稀释至 10ml，摇匀，精密量取 1ml，再加环己烷稀释至 10ml。以环己烷为空白，测得最大吸收波长为 328nm，并分别于

300nm、316nm、328nm、340nm、360nm 的波长处测得吸光度（表12-1），求其标示量的百分含量？

表 12-1 某药物不同波长下的吸光度

| 波长（nm） | 300 | 316 | 328 | 340 | 360 |
|---|---|---|---|---|---|
| 吸光度（$A$） | 0.388 | 0.605 | 0.670 | 0.548 | 0.230 |

维生素 A（vitamin A）包括维生素 $A_1$（视黄醇，retinol）、维生素 $A_2$（去氢维生素 A，dehydroretinol）和维生素 $A_3$（去水维生素 A，anhydroretinol）等，其中维生素 $A_1$ 活性最高，维生素 $A_2$ 的生物活性是维生素 $A_1$ 的 30%～40%，维生素 $A_3$ 的生物活性是维生素 $A_1$ 的 0.4%，故通常所说的维生素 A 是指维生素 $A_1$。维生素 $A_1$ 是一种不饱和脂肪醇，在自然界主要来自鲛类无毒海鱼肝脏中提取的脂肪油（通称为鱼肝油，cod liver oil），其含量高达 600 000 国际单位/克（IU/g），在鱼肝油中维生素 A 多以各种酯类混合物的形式存在，其中主要为醋酸酯和棕榈酸酯；目前主要采用人工合成方法制取。ChP2020 收载的维生素 A 是指人工合成的维生素 A 醋酸酯结晶加精制植物油制成的油溶液，还收载维生素 A 软胶囊、维生素 AD 软胶囊和维生素 AD 滴剂。USP45 收载了维生素 A 及其醋酸酯、棕榈酸酯混合物的食用油溶液。BP2023 收载人工合成浓缩维生素 A 是维生素 A 及维生素 A 醋酸酯、丙酸酯和棕榈酸酯混合物的植物油溶液，除此还收载了天然维生素 A 酯浓缩物。

# 一、结构与性质

## （一）结构

维生素 A 的结构为具有一个共轭多烯醇侧链的环己烯，因而具有多个立体异构体，天然维生素 A 主要是全反式维生素 A，并有多种其他异构体。维生素 A 醇的醋酸酯等酯式状态更稳定。由 R 决定是维生素 A 醇式或酯式状态（表12-2）。

表 12-2 维生素 A 醇及酯

| 名称 | —R | 分子式 | 摩尔质量 | 晶型及熔点 |
|---|---|---|---|---|
| 维生素 A 醇（retinol） | —H | $C_{20}H_{30}O$ | 286.44 | 黄色棱形结晶 62～64℃ |
| 维生素 A 醋酸酯（vitamin A acetate） | —COCH$_3$ | $C_{22}H_{32}O_2$ | 328.48 | 淡黄色棱形结晶 57～58℃ |
| 维生素 A 棕榈酸酯（vitamin A palmitate） | —COC$_{15}$H$_{31}$ | $C_{36}H_{60}O_2$ | 524.84 | 无定形或结晶 28～29℃ |

此外，尚有多种其他异构体［包括新维生素 $A_a$（2-顺式）、新维生素 $A_b$（4-顺式）、新维生素 $A_c$（2,4-二顺式）、异维生素 $A_a$（6-顺式）、异维生素 $A_b$（2,6-二顺式）］，具有相似的化学性质，但各具不同的光谱特性和生物效价；鱼肝油中还有去氢维生素 A、去水维生素 A、鲸醇（kitol）等；这些物质在 310～340nm 波长处均有紫外吸收，并能与显色剂产生相近的颜色，所以在测定维生素 A 含量时需考虑这些因素的干扰。

去氢维生素A

去水维生素A

## （二）性质

**1. 溶解性** 维生素 A 与三氯甲烷、乙醚、环己烷或石油醚能任意混合，在乙醇中微溶，在水中不溶。

**2. 易氧化性** 维生素 A 结构中的共轭多烯醇侧链含有多个不饱和键，性质不稳定，对光敏感，易被空气中的氧或氧化剂氧化，在加热或有金属离子存在时可促进氧化，生成无生物活性的环氧化物、维生素 A 醛或维生素 A 酸。因此，维生素 A 要装于铝制或其他适宜的容器内，充氮气，密封，在凉暗处保存，或加入抗氧剂以提高药物的稳定性；若长期贮存也可发生异构化，使活性下降，维生素 A 制剂应遮光、密封，在阴凉干燥处保存。

**3. 脱水反应** 维生素 A 对酸不稳定，在一定条件下（如无水乙醇-盐酸溶液中）可发生脱水反应，生成去水维生素 A。

**4. 与三氯化锑反应呈色** 维生素 A 在三氯甲烷中能与三氯化锑作用，产生不稳定的蓝色，可用于鉴别及比色法测定含量。

**5. 紫外吸收光谱特征** 维生素 A 结构中具有共轭多烯醇侧链，在 325～328nm 内有最大吸收，可用于鉴别和含量测定。

# 二、鉴别试验

## （一）三氯化锑反应（Carr-Price 反应）

维生素 A 在饱和无水三氯化锑的无醇三氯甲烷溶液中即显蓝色，渐变成紫红色。本反应的机制为维生素 A 与氯化锑（Ⅲ）中存在的亲电试剂氯化高锑（Ⅴ）作用形成不稳定的蓝色正碳离子，通过互变异构而稳定。反应式如下：

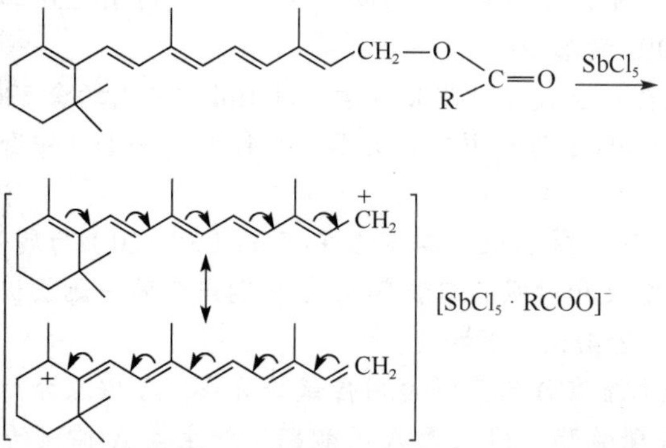

因为水可使三氯化锑水解成氯化氧锑（SbOCl），乙醇可以和正碳离子作用使其正电荷消失，因此反应需在无水、无醇条件下进行。

ChP2020 收载的维生素 A 及其制剂均采用该法鉴别。维生素 A 的鉴别：

取本品 1 滴，加三氯甲烷 10ml 振摇使溶解；取出 2 滴，加三氯甲烷 2ml 与 25% 三氯化锑的三氯甲烷溶液 0.5ml，即显蓝色，渐变成紫红色。

USP2022 维生素 A 及其制剂的鉴别均采用该法。

## （二）紫外分光光度法

维生素 A 分子中含有五个共轭双键，其无水乙醇溶液在 326nm 的波长处有最大吸收。在盐酸催化下加热，发生脱水反应生成去水维生素 A。后者比维生素 A 多一个共轭双键，故其最大吸收峰红移，同时在 350～390nm 的波长之间出现 3 个吸收峰（图 12-1）。BP2023 用该法鉴别天然维生素 A 酯浓缩物，方法如下：

取约相当于 10IU 的维生素 A 供试品，加无水乙醇-盐酸（100∶1）溶液溶解，立即用紫外分光光度计在 300～400nm 的波长范围内进行扫描，应在 326nm 的波长处有单一的吸收峰。将此溶液置水浴上加热30s，迅速冷却，照上法进行扫描，则应在348nm、367nm和389nm的波长处有三个尖锐的吸收峰，且在332nm的波长处有较低的吸收峰或拐点。

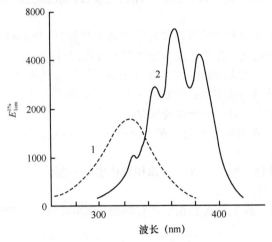

图 12-1　维生素 A 和去水维生素 A 的紫外吸收光谱图

1. 维生素 A；2. 去水维生素 A

### ■ （三）薄层色谱法

USP2023、BP2023、JP18 均采用 TLC 进行维生素 A 的鉴别及有关物质检查。BP2023 维生素 A 的鉴别：

**供试品溶液**　取本品适量，精密称定，加环己烷（含 1mg/ml 2,6-二叔丁基对甲酚）溶解并稀释制成每 1ml 中约含 3300IU 的溶液。

**对照品溶液**　取维生素 A 合成酯对照品适量（每 1ml 中分别约含 3300IU 的维生素 A 各种酯），加环己烷（含 1mg/ml 2,6-二叔丁基对甲酚）溶解并稀释制成每 1ml 中含 10mg 的维生素 A 合成酯溶液。

**色谱条件**　采用硅胶 GF$_{254}$ 薄层板，以环己烷-乙醚（80∶20）为展开剂。

**测定法**　吸取供试品溶液和对照品溶液各 3μl，分别点于同一薄层板上，展至薄层板的 2/3 处，取出，晾干，置紫外线灯（254nm）下检视。

**结果判定**　混合对照品溶液作为系统适用性试验溶液，各斑点分离度应符合要求，从起始线至前沿线依次为维生素 A 醋酸酯、维生素 A 丙酸酯、维生素 A 棕榈酸酯。供试品溶液所显主斑点或其他斑点的位置和颜色应与对照品溶液的各斑点相一致。

USP2022 维生素 A 的鉴别：

**供试品溶液**　取本品适量（液体样品），加二氯甲烷制成每 10.0ml 中约含 5mg 的维生素 A 醇溶液；如为固体样品，取本品（约相当于 5mg 维生素 A 醇），精密称定，置分液漏斗中，加水 75ml 使溶解，充分振摇 1min，加二氯甲烷 10ml，充分振摇 1min，离心，分取澄清的二氯甲烷层，作为供试品溶液。

**对照品溶液**　另取维生素 A 醋酸酯对照品和维生素 A 棕榈酸酯对照品，加二氯甲烷溶解并稀释制成每 1ml 中分别含 0.2mg 的维生素 A 醋酸酯和维生素 A 棕榈酸酯溶液。

**色谱条件**　采用硅胶 G 薄层板，以环己烷-乙醚（4∶1）为展开剂。

**测定法**　吸取供试品溶液 10μl、混合对照品溶液 15μl，分别点于同一薄层板上，展开，展距 10cm，取出，晾干，喷以磷钼酸试液使显色。

**结果判定**　混合对照品溶液作为系统适用性试验溶液，维生素 A 醋酸酯和维生素 A 棕榈酸酯显 2 个蓝绿色主斑点，比移值分别为 0.45±0.10 和 0.7±0.1。供试品溶液在与对照品溶液相应的位置上显示相同颜色的蓝绿色斑点，并且比移值在对照品溶液相应斑点比移值的 ±0.1 范围内。

# 三、含量测定

ChP2020 通则 0721 为维生素 A 测定法，共收载两法：第一法紫外-可见分光光度法，第二法高效液相色谱法。维生素 A、维生素 A 软胶囊的测定采用第一法，维生素 AD 软胶囊、维生素 AD 滴剂的测定采用第二法。

## （一）紫外-可见分光光度法

紫外-可见分光光度法是 ChP2020 及多国药典维生素 A 含量测定的法定方法，通常也被称为"三点校正法"或"三波长校正法"。

**1. 三点校正法的建立**　维生素 A 在 325～328nm 波长内具有最大吸收，可用于含量测定，其最大吸收峰的位置随溶剂的不同而不同，表 12-3 为维生素 A 在不同溶剂中的最大吸收波长、吸收系数和换算因子。

表 12-3　维生素 A 在不同溶剂中的紫外吸收数据

| 溶剂 | 维生素 A 醋酸酯 | | | 维生素 A 醇 | | |
|---|---|---|---|---|---|---|
| | $\lambda_{max}$（nm） | $E_{1cm}^{1\%}$ | 换算因子 | $\lambda_{max}$（nm） | $E_{1cm}^{1\%}$ | 换算因子 |
| 环己烷 | 327.5 | 1530 | 1900 | 326.5 | 1755 | 1900 |
| 异丙醇 | 325 | 1600 | 1830 | 325 | 1820 | 1830 |

维生素 A 原料中常混有杂质，包括其多种异构体、氧化降解产物、合成中间体及副产物等，维生素 A 制剂中还含有稀释用油，这些杂质均在 310～340nm 波长内有吸收，所以干扰维生素 A 测定。因此，在测定维生素 A 含量时，为排除这些杂质的干扰，采用"三点校正法"测定含量，即在三个波长处测得吸光度后，在规定的条件下以校正公式进行校正，再计算维生素 A 的真实含量。

**2. 测定原理**　本法的原理主要基于以下两点：

（1）杂质的无关吸收在 310～340nm 的波长内呈线性，且随波长的增加吸光度下降。

（2）物质对光的吸收呈加和性，即供试品在各波长处的吸光度值是维生素 A 与杂质吸光度的代数和，吸收曲线也是二者吸收的叠加。

**3. 波长选择**　三点波长的选择原则：一点选择在维生素 A 的最大吸收波长处（$\lambda_1$），其他两点在 $\lambda_1$ 的两侧各选一点（$\lambda_2$ 和 $\lambda_3$）。

（1）直接测定法（等波长差法）：$\lambda_3 - \lambda_1 = \lambda_1 - \lambda_2$。ChP2020 规定，测定维生素 A 醋酸酯时 $\lambda_1 = 328nm$、$\lambda_2 = 316nm$、$\lambda_3 = 340nm$，$\Delta\lambda = 12nm$。

（2）皂化法（等吸收比法）：$A_{\lambda_2} = A_{\lambda_3} = 6/7A_{\lambda_1}$。ChP2020 规定，测定维生素 A 醇时 $\lambda_1 = 325nm$、$\lambda_2 = 310nm$、$\lambda_3 = 334nm$。

**4. 直接测定法**　本法适用于纯度高的维生素 A 醋酸酯的含量测定。

（1）方法：取供试品适量，精密称定，加环己烷溶解并定量稀释制成每 1ml 中含 9～15IU 的溶液，照紫外-可见分光光度法（通则 0401），测定其吸收峰波长，并在表 12-4 所列各波长处测定吸光度，计算各吸光度与波长 328nm 处吸光度的比值，并计算各波长处吸光度比值与药典规定值的差值，判断差值是否超过±0.02。

表 12-4　维生素 A 测得吸光度值与规定值及数据相关处理

| 波长（nm） | 测得吸光度 | 吸光度的比值 | | 两个比值的差值 |
|---|---|---|---|---|
| | | 药典规定值 | 计算值 | |
| 300 | $A_0$ | 0.555 | $A_0/A_2$ | |

续表

| 波长（nm） | 测得吸光度 | 吸光度的比值 | | 两个比值的差值 |
|---|---|---|---|---|
| | | 药典规定值 | 计算值 | |
| 316 | $A_1$ | 0.907 | $A_1/A_2$ | |
| 328 | $A_2$ | 1.000 | $A_2/A_2$ | |
| 340 | $A_3$ | 0.811 | $A_3/A_2$ | |
| 360 | $A_4$ | 0.299 | $A_4/A_2$ | |

（2）吸光度值的选择

1）如果吸收峰波长在 326～329nm，且所测得各波长吸光度比值的差值均不超过规定值的±0.02，直接用 328nm 波长处测得的吸光度 $A_{328}$ 进行计算。

2）如果吸收峰波长在 326～329nm，且所测得各波长吸光度比值的差值有一个及以上超过规定值的±0.02，应按下式计算校正后的吸光度，并计算 $f$ 值：

$$A_{328(校正)} = 3.52(2A_{328} - A_{316} - A_{340})$$

$$f = \frac{A_{328(校正)} - A_{328}}{A_{328}} \times 100\%$$

a. 如果 $f$ 值在±3.0% 内，则仍直接用 $A_{328}$ 进行计算。

b. 如果 $f$ 值在-15%～-3% 内，则以 $A_{328(校正)}$ 进行计算。

c. 如果 $f$ 值小于-15% 或大于+3%，则供试品需按皂化法测定。

3）如果吸收峰波长不在 326～329nm 内，则供试品需按皂化法测定。

上述判断方法可示意如下：

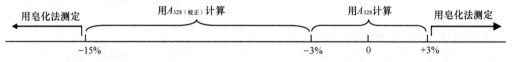

（3）结果计算

1）求 $E_{1cm}^{1\%}$：由 $A = E_{1cm}^{1\%} \cdot c \cdot L$，求得 $E_{1cm}^{1\%} = \dfrac{A}{cL}$，$A$ 为 328nm 波长处直接测得的吸光度值，即 $A_{328}$；或采用校正公式计算出的校正值，即 $A_{328(校正)}$。

2）求效价（IU/g）：效价 $= E_{1cm}^{1\%} \times 1900$。

3）求维生素 A 醋酸酯占标示量的百分含量：

$$标示量\% = \frac{效价 \times \overline{W}}{标示量} \times 100\% = \frac{E_{1cm}^{1\%} \times 1900 \times \overline{W}}{标示量} \times 100\% = \frac{\dfrac{A}{cL} \times 1900 \times \overline{W}}{标示量} \times 100\%$$

式中，效价单位为 IU/g；$\overline{W}$ 为平均重量，单位为 g；$E_{1cm}^{1\%}$ 为百分吸收系数；$A$ 为 328nm 波长处直接测得的吸光度值，即 $A_{328}$；或采用校正公式计算出的校正值，即 $A_{328(校正)}$；$c$ 为物质的浓度，即 100ml 溶液中所含被测物质的量 g（按干燥品或无水物计算），单位为 g/100ml；$L$ 为液层厚度，单位为 cm。

**5. 皂化法** 本法适用于维生素 A 醇的含量测定。

（1）方法：精密称取供试品适量（约相当于维生素 A 总量 500IU 以上，重量不多于 2g），置皂化瓶中，加乙醇 30ml 与 50% 氢氧化钾溶液 3ml，置水浴中煮沸回流 30min，冷却后，自冷凝管顶端加水 10ml 冲洗冷凝管内部管壁，将皂化液移至分液漏斗中（分液漏斗活塞涂以甘油淀粉润滑剂），皂化瓶用水 60～100ml 分数次洗涤，洗液并入分液漏斗中，用不含过氧化物的乙醚振摇提取 4 次，每次振摇约 5min，第 1 次 60ml，以后各次 40ml，合并乙醚液，用水洗涤数次，每次约 100ml，洗涤应缓缓旋动，避免乳化，直至水层遇酚酞指示液不再显红色，乙醚液用铺有脱脂棉与无水硫酸钠的滤器滤过，滤器用乙醚洗涤，洗液与乙醚液合并，放入 250ml 量瓶中，用乙醚稀释至刻度，摇匀；精密量取适量，置蒸发皿内，微温挥去乙醚，迅速加异丙醇溶解并定量稀释制成每 1ml 中含维生素 A 9～15IU，照紫外-可见分光光度法（通则 0401），在 300nm、310nm、325nm 与 334nm 四个波长处测定吸光度，并测定吸收峰的波长。

（2）吸光度值的选择

1）如果吸收峰的波长在 323～327nm 内，且 300nm 波长处的吸光度与 325nm 波长处的吸光度的比值不超过 0.73，按下式计算校正吸光度，并计算 $f$ 值：

$$A_{325(校正)} = 6.815A_{325} - 2.555A_{310} - 4.260A_{334}$$

$$f = \frac{A_{325(校正)} - A_{325}}{A_{325}} \times 100\%$$

a. 如果 $f$ 值在 ±3% 内，则直接用 $A_{325}$ 进行计算。

b. 如果 $f$ 值小于 −3% 或大于 +3%，则以 $A_{325(校正)}$ 进行计算。

2）如果吸收峰的波长不在 323～327nm 内，或 300nm 波长处的吸光度与 325nm 波长处的吸光度的比值超过 0.73，则应色谱分离后，照下述方法测定：

自上述皂化后的乙醚提取液 250ml 中，另精密量取适量（相当于维生素 A 300～400IU），微温挥去乙醚至约剩 5ml，再在氮气流下吹干，立即精密加入甲醇 3ml，溶解后，采用维生素 D 测定法（通则 0722）第二法项下的净化用色谱系统，精密量取溶解后溶液 500μl，注入液相色谱仪，分离并准确收集含有维生素 A 的流出液，在氮气流下吹干，而后照上述方法自"迅速加异丙醇溶解"起，依法操作并计算含量。

（3）结果计算

1）求 $E_{1cm}^{1\%}$：由 $A = E_{1cm}^{1\%} \cdot c \cdot L$，求得 $E_{1cm}^{1\%} = \dfrac{A}{cL}$，$A$ 为 325nm 波长处直接测得的吸光度值，即 $A_{325}$；或采用校正公式计算出的校正值，即 $A_{325(校正)}$。

2）求效价（IU/g）：效价 $= E_{1cm}^{1\%} \times 1830$。

3）求维生素 A 醇占标示量的百分含量：

$$标示量\% = \frac{效价 \times \overline{W}}{标示量} \times 100\% = \frac{E_{1cm}^{1\%} \times 1830 \times \overline{W}}{标示量} \times 100\% = \frac{\dfrac{A}{cL} \times 1830 \times \overline{W}}{标示量} \times 100\%$$

式中，效价单位为 IU/g；$\overline{W}$ 为平均重量，单位为 g；$E_{1cm}^{1\%}$ 为百分吸收系数；$A$ 为 325nm 波长处直接测得的吸光度值，即 $A_{325}$；或采用校正公式计算出的校正值，即 $A_{325(校正)}$；$c$ 为物质的浓度，即 100ml 溶液中所含被测物质的量 g（按干燥品或无水物计算），单位为 g/100ml；$L$ 为液层厚度，单位为 cm。

**6. 讨论**

（1）校正公式采用三点校正法，除其中一点是在吸收峰波长处测得外，其他两点分别在吸收峰两侧的波长处测定，因此仪器波长若不够准确时，会有较大误差，故在测定前，应对仪器波长进行校正。

（2）测定应在半暗室中快速进行，所用试药不得含有氧化性物质，以避免被紫外线或氧化性物质破坏。

（3）换算因子：维生素 A 的含量用生物效价即每克所含国际单位（IU/g）表示。维生素 A 的国际单位规定：

1IU=0.344μg 全反式维生素 A 醋酸酯；1IU=0.300μg 全反式维生素 A 醇

换算因子定义为单位 $E_{1cm}^{1\%}$ 数值所相当的效价，即

$$换算因子 = \frac{效价(IU/g)}{E_{1cm}^{1\%}(\lambda_{max})}$$

因此，每 1g 维生素 A 醋酸酯相当的国际单位数为

$$\frac{1 \times 10^6}{0.344} = 2\,907\,000（IU）$$

每 1g 维生素 A 醇相当的国际单位数为

$$\frac{1 \times 10^6}{0.300} = 3\,330\,000（IU）$$

由表 12-3 可知，维生素 A 醋酸酯在环己烷中的 $E_{1cm}^{1\%}$ 为 1530，所以直接滴定法测定维生素 A 醋酸酯时：

$$换算因子 = \frac{2\,907\,000}{1530} = 1900$$

维生素 A 醇在异丙醇中的 $E_{1cm}^{1\%}$ 为 1820，所以皂化法测定维生素 A 醇时：

$$换算因子 = \frac{3\,330\,000}{1820} = 1830$$

## （二）高效液相色谱法

ChP2010 新增 HPLC 作为维生素 A 的法定含量测定方法，ChP2020 仍采用此法。HPLC 具有分离分析功能，可排除维生素 A 中共存物质的干扰，本法适用于维生素 A 醋酸酯原料及其制剂中维生素 A 的含量测定，方法如下：

**色谱条件与系统适用性试验**　用硅胶为填充剂，以正己烷-异丙醇（997：3）为流动相，检测波长为 325nm。取系统适用性试验溶液 10μl，注入液相色谱仪，维生素 A 醋酸酯主峰与其顺式异构体峰的分离度应大于 3.0。精密量取对照品溶液 10μl，注入液相色谱仪，连续进样 5 次，主成分峰面积的相对标准偏差不得过 3.0%。

**系统适用性试验溶液的制备**　取维生素 A 对照品适量（约相当于维生素 A 醋酸酯 300mg），置烧杯中，加入碘试液 0.2ml，混匀，放置约 10min，定量转移至 200ml 量瓶中，用正己烷稀释至刻度，摇匀；精密量取 1ml，置 100ml 量瓶中，用正己烷稀释至刻度，摇匀。

**测定法**　精密称取供试品适量（约相当于 15mg 维生素 A 醋酸酯），置 100ml 量瓶中，用正己烷稀释至刻度，摇匀，精密量取 5ml，置 50ml 量瓶中，用正己烷稀释至刻度，摇匀，作为供试品溶液。另精密称取维生素 A 对照品适量（约相当于 15mg 维生素 A 醋酸酯），同法制成对照品溶液。精密量取供试品溶液与对照品溶液各 10μl，分别注入液相色谱仪，记录色谱图，按外标法以峰面积计算，含量应符合规定。

本法为正相高效液相色谱法，以硅胶为填充剂，以非极性溶剂正己烷-异丙醇（997：3）为流动相。系统适用性试验中加入碘试液 0.2ml，目的是将对照品中部分维生素 A 醋酸酯转化成其顺式异构体，进行分离度考察。若维生素 A 对照品中含有维生素 A 醋酸酯顺式异构体，则可直接用作系统适用性分离度考察，不必再做破坏性试验。

ChP2020 维生素 AD 软胶囊、维生素 AD 滴剂用该法测定含量。

USP2022 亦采用 HPLC 测定维生素 A 及其制剂含量。采用 $L_8$ 色谱柱（4.6mm×15cm，3μm）；正己烷为流动相，流速约 1ml/min；检测波长为 325nm。维生素 A 醋酸酯和维生素 A 棕榈酸酯色谱峰的分离度不得小于 10；重复进样的相对标准偏差不得超过 3.0%。以维生素 A 为对照品，同时对维生素 A 醋酸酯和维生素 A 棕榈酸酯进行含量测定。根据测定的峰面积，利用校正系数法计

算维生素 A 醋酸酯和维生素 A 棕榈酸酯相当于维生素 A 的含量。

### （三）三氯化锑比色法

维生素 A 与三氯化锑的无水无醇三氯甲烷溶液作用，产生不稳定的蓝色，在 618～620nm 的波长处有最大吸收，可用于维生素 A 的比色法测定。该法操作简便、快速，目前仍为食品或饲料中维生素 A 含量测定的常用方法。方法如下：

取维生素 A 对照品，制成系列浓度的三氯甲烷溶液，加入一定量的三氯化锑的三氯甲烷溶液，在 5～10s 内，于 620nm 波长处测定吸光度，绘制标准曲线。按同法测定供试品溶液的吸光度，根据标准曲线计算含量。

测定时应注意：①操作须迅速，由于产生的蓝色不稳定，一般规定加入三氯化锑后应在 5～10s 内测定；②反应须无水，水可使三氯化锑水解产生 SbOCl 而使溶液浑浊，影响比色；③温度须恒定，温度对呈色影响很大，样品测定时的温度与绘制标准曲线时温度相差应在±1℃以内，否则，需重新绘制标准曲线；④操作须谨慎，三氯化锑试剂有较强的腐蚀性，易损坏皮肤和仪器，使用时应严加注意；⑤误差须防止，由于在相同条件下，某些有关物质均可与三氯化锑显蓝色，干扰测定，常使测定结果偏高，应加以注意。

## 第二节　维生素 B$_1$ 的分析

**案例 12-2**

已知某药物结构式为

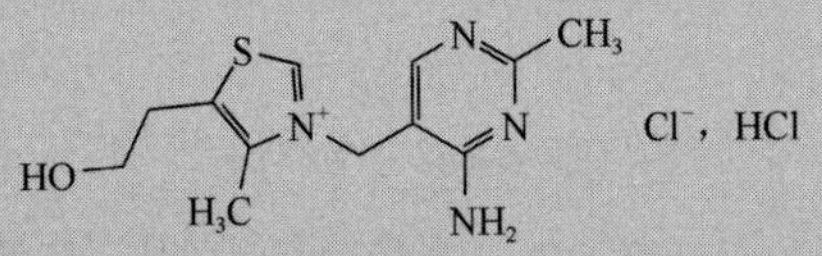

分子量337.29

**问题：**
1. 该药物中有几个特征碱性基团？分别是什么？
2. 根据其结构特点，设计合理的鉴别方法，并说出其原理。
3. ChP2020 中该药物原料药、片剂、注射剂的含量测定采用何种方法？

维生素 B$_1$（vitamin B$_1$），别名盐酸硫胺（thiamine hydrochloride），广泛存在于各种食物中，如谷物、蔬菜、牛奶、鸡蛋等，现在均用化学合成方法制取。本品具有维持糖代谢及神经传导与消化正常功能的作用，主要用于治疗脚气病、多发性神经炎和胃肠道疾病。ChP2020、BP2022 收载维生素 B$_1$ 及其片剂和注射液；除此 USP2022 还收载维生素 B$_1$ 口服溶液；JP18 收载了维生素 B$_1$ 及其注射液和散剂。

## 一、结构与性质

### （一）结构

维生素 B$_1$ 是由氨基嘧啶环和噻唑环通过亚甲基连接而成的季铵类化合物，噻唑环上季铵及嘧啶环上氨基，为两个碱性基团，可与酸成盐。化学名称为氯化 4-甲基-3[(2-甲基-4-氨基-5-嘧啶基)甲基]-5-(2-羟基乙基) 噻唑鎓盐酸盐。结构式如下：

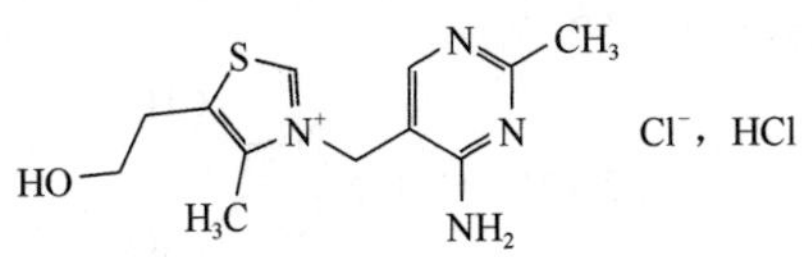

### （二）性质

**1. 溶解性** 维生素 $B_1$ 在水中易溶，在乙醇中微溶，在乙醚中不溶，其水溶液显酸性。干燥品在空气中迅即吸收约 4% 的水分。

**2. 硫色素反应** 噻唑环在碱性介质中开环，再与嘧啶环上的氨基环合，经铁氰化钾等氧化剂氧化成具有荧光的硫色素，后者溶于正丁醇或异丁醇中显蓝色荧光。

**3. 与生物碱沉淀试剂反应** 分子中含有两个杂环（嘧啶环和噻唑环），故可与某些生物碱沉淀试剂反应生成恒定的沉淀，可用于鉴别和含量测定。

**4. 紫外吸收光谱特征** 维生素 $B_1$ 具有芳杂环共轭结构，其盐酸溶液（9→1000）在 246nm 的波长处有最大吸收，吸收系数（$E_{1cm}^{1\%}$）为 406～436，可用于鉴别和含量测定。

**5. 氯化物的特性** 维生素 $B_1$ 为盐酸盐，故本品的水溶液显氯化物的鉴别反应。

## 二、鉴 别 试 验

### （一）硫色素反应

硫色素反应为维生素 $B_1$ 所特有的专属性反应，ChP2020 用该法鉴别维生素 $B_1$ 及其制剂，如维生素 $B_1$ 的鉴别：

取本品约 5mg，加氢氧化钠试液 2.5ml 溶解后，加铁氰化钾试液 0.5ml 与正丁醇 5ml，强力振摇 2min，放置使分层，上面的醇层显强烈的蓝色荧光；加酸使呈酸性，荧光即消失；再加碱使呈碱性，荧光又显出。

维生素 $B_1$ 在碱性溶液中，可被铁氰化钾氧化生成硫色素。硫色素溶于正丁醇（或异丁醇）中，显蓝色荧光。反应式如下：

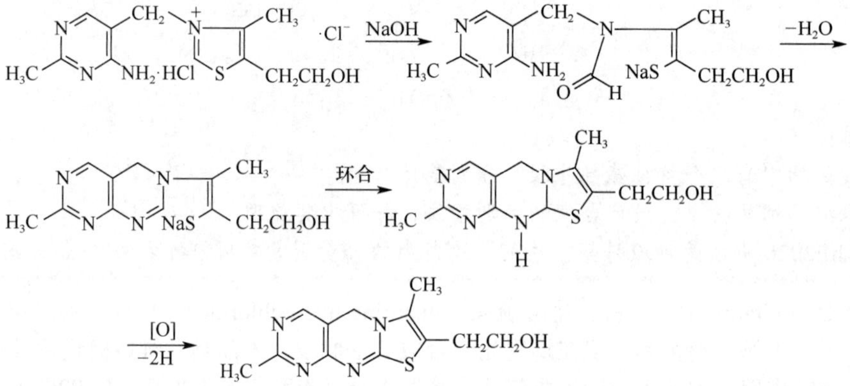

USP2022 收载的维生素 $B_1$ 片、注射液及口服溶液；BP2022 收载的维生素 $B_1$ 原料、片剂及注射液；JP18 收载的维生素 $B_1$ 原料、注射液及粉剂均用该反应鉴别。

### （二）沉淀反应

维生素 $B_1$ 分子结构中有含氮杂环，可与生物碱沉淀试剂反应生成沉淀。

（1）维生素 $B_1$ 与二氯化汞反应生成白色沉淀。

（2）维生素 $B_1$ 与碘化汞钾反应生成淡黄色沉淀 $[B] \cdot H_2HgI_4$。

（3）维生素 $B_1$ 与碘反应生成棕红色沉淀 $[B] \cdot HI \cdot I_2$。

（4）维生素 $B_1$ 与硅钨酸生成白色沉淀 $[B]_2 \cdot SiO_2(OH)_2 \cdot 12WO_3 \cdot 4H_2O$。

（5）维生素 $B_1$ 与苦酮酸生成扇形白色结晶。

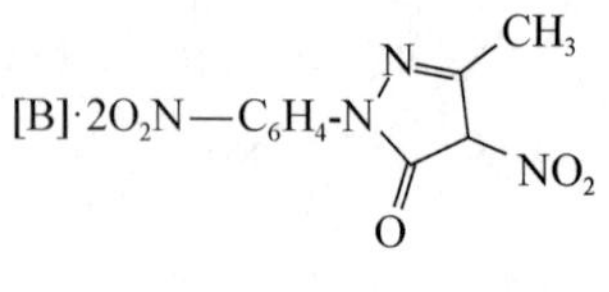

USP2022 收载的维生素 $B_1$ 片采用与二氯化汞、碘试液反应生成沉淀进行鉴别；维生素 $B_1$ 注射液采用与二氯化汞、碘试液、碘化汞钾、苦味酸反应生成沉淀进行鉴别。

### （三）与铅离子反应

维生素 $B_1$ 与氢氧化钠试液共热，分解产生硫化钠，可与硝酸铅或醋酸铅反应生成硫化铅黑色沉淀，可供鉴别。USP2022 收载的维生素 $B_1$ 片用该反应鉴别。

### （四）红外光谱法

ChP2020、USP2022、BP2022、JP18 均用 IR 鉴别维生素 $B_1$，ChP2020 的方法如下：

取本品适量，加水溶解，水浴蒸干，在 105℃ 干燥 2h 测定。本品的红外光吸收图谱应与对照的图谱（光谱集 1205 图）一致。

### （五）薄层色谱法

BP2022 维生素 $B_1$ 片和注射液的鉴别采用 TLC，采用涂层纤维素 $F_{254}$ 为吸附剂，冰醋酸-水-正丁醇（15∶25∶60）为展开剂，以维生素 $B_1$ 的水溶液（0.1%）点样 2μl，展开 15cm，空气中挥干，105℃ 加热 30min，喷以 0.3% 铁氰化钾和 10% 氢氧化钠的等体积混合液，在紫外线灯下（365nm）检视，比较供试品和对照品溶液斑点的位置和颜色即可鉴别。

### （六）氯化物反应

本品的水溶液显氯化物的鉴别反应（通则 0301）。

## 三、有关物质的检查

ChP2020、USP2022、BP2022、JP18 均采用 HPLC 检查维生素 $B_1$ 中的有关物质，ChP2020 维生素 $B_1$ 制剂中也采用 HPLC 进行有关物质的检查。ChP2020 维生素 $B_1$ 中有关物质的检查：

**供试品溶液**　取本品适量，精密称定，加流动相溶解并稀释制成每 1ml 中约含 1mg 的溶液。

**对照溶液**　精密量取供试品溶液 1ml，置 100ml 量瓶中，用流动相稀释至刻度，摇匀。

**色谱条件**　用十八烷基硅烷键合硅胶为填充剂；以甲醇-乙腈-0.02mol/L 庚烷磺酸钠溶液（含 1% 三乙胺，用磷酸调节 pH 至 5.5）（9∶9∶82）为流动相；检测波长为 254nm；进样体积为 20μl。

**测定法**　精密量取供试品溶液与对照溶液，分别注入液相色谱仪，记录色谱图至主成分峰保留时间的 3 倍。

**限度**　供试品溶液色谱图中如有杂质峰，各杂质峰面积的和不得大于对照溶液主峰面积的 0.5 倍（0.5%）。

本法以庚烷磺酸钠为离子对试剂采用离子对色谱法，以不加校正因子的主成分自身对照法，对有关物质进行限度控制。

## 四、含 量 测 定

维生素 $B_1$ 及其制剂常用的含量测定方法有非水碱量法、紫外-可见分光光度法、硫色素荧光法和高效液相色谱法。

### （一）非水碱量法

维生素 $B_1$ 分子中含有碱性的已成盐的伯胺和季铵基团，在非水酸性介质中，均可与高氯酸作用。根据消耗高氯酸的量即可计算维生素 $B_1$ 的含量。ChP2020 维生素 $B_1$ 的含量测定：

取本品约 0.12g，精密称定，加冰醋酸 20ml 微热使溶解，放冷，加醋酐 30ml，照电位滴定法（通则 0701），用高氯酸滴定液（0.1mol/L）滴定，并将滴定的结果用空白试验校正。每 1ml 高氯酸滴定液（0.1mol/L）相当于 16.86mg 的 $C_{12}H_{17}ClN_4OS \cdot HCl$。

维生素 $B_1$ 含有两个碱性基团，故与高氯酸反应的摩尔比为 1∶2。维生素 $B_1$（$C_{12}H_{17}ClN_4OS \cdot HCl$）

的分子量为 337.27，故高氯酸滴定液（0.1mol/L）相当于维生素 $B_1$ 的滴定度为

$$T = 0.1 \times \frac{1}{2} \times 337.27 = 16.86（mg / ml）$$

BP2022 亦采用非水碱量法测定维生素 $B_1$ 含量，以无水甲酸-醋酐（5∶50）为溶剂，用电位法指示终点。

## （二）紫外-可见分光光度法

维生素 $B_1$ 分子中具有芳杂环共轭结构，在紫外光区有特征吸收，测定其最大吸收波长处的吸光度，采用吸收系数法计算含量。ChP2020 收载的维生素 $B_1$ 片及注射液均采用本法测定含量。

**1. 维生素 $B_1$ 片的测定**　取本品 20 片，精密称定，研细，精密称取适量（约相当于维生素 $B_1$ 25mg），置 100ml 量瓶中，加盐酸溶液（9→1000）约 70ml。振摇 15min 使维生素 $B_1$ 溶解，加盐酸溶液（9→1000）稀释至刻度，摇匀，用干燥滤纸滤过，精密量取续滤液 5ml，置另一 100ml 量瓶中，再加盐酸溶液（9→1000）稀释至刻度，摇匀，照紫外-可见分光光度法，在 246nm 的波长处测定吸光度，按 $C_{12}H_{17}ClN_4OS \cdot HCl$ 的吸收系数 $E_{1cm}^{1\%}$ 为 421 计算，即得。

测定结果按下式计算：

$$标示量\% = \frac{\dfrac{A}{421 \times 1 \times 100} \times \dfrac{100}{5} \times 100 \times 10^3}{\dfrac{W}{标示量}} \times \overline{W} \times 100\%$$

式中，$A$ 为供试品溶液的吸光度；$W$ 为供试品的取样量，单位为 mg；$\overline{W}$ 为平均片重，单位为 mg/片；标示量为制剂的规格，单位为 mg/片。

**2. 维生素 $B_1$ 注射液的测定**　精密量取本品适量（约相当于维生素 $B_1$ 50mg），置 200ml 量瓶中，加水稀释至刻度，摇匀，精密量取 5ml，置 100ml 量瓶中，再加盐酸溶液（9→1000）稀释至刻度，摇匀，照紫外-可见分光光度法，在 246nm 的波长处测定吸光度，按 $C_{12}H_{17}ClN_4OS \cdot HCl$ 的吸收系数 $E_{1cm}^{1\%}$ 为 421 计算，即得。

测定结果按下式计算：

$$标示量\% = \frac{\dfrac{A}{421 \times 1 \times 100} \times \dfrac{100}{5} \times \dfrac{200}{V_S} \times 10^3}{标示量} \times 100\%$$

式中，$A$ 为供试品溶液的吸光度；$V_S$ 为供试品溶液的取样体积，单位为 ml；标示量为制剂的规格，单位为 mg/ml。

由于维生素 $B_1$ 的紫外吸收随溶液 pH 的变化而变化，而辅料的紫外吸收不随溶液 pH 的变化而变化。pH 7（磷酸盐缓冲液）时，有两个吸收峰，在 232～233nm 波长处，$E_{1cm}^{1\%}=345$；在 266nm 波长处，$E_{1cm}^{1\%}=255$。pH 2（0.1mol/L 盐酸溶液）时，最大吸收在 246nm 波长处，$E_{1cm}^{1\%}=421$。故也可用差示分光光度法测定维生素 $B_1$ 片的含量，可消除背景和辅料的干扰。

## （三）高效液相色谱法

USP2022、JP18 收载的维生素 $B_1$ 及其制剂，BP2022 收载的维生素 $B_1$ 制剂均用该法测定含量，如 USP2022 维生素 $B_1$ 的测定：

**内标溶液**　取苯甲酸甲酯，加甲醇制成 2%（$V/V$）的溶液。

**对照品溶液**　精密称取维生素 $B_1$ 对照品适量，加流动相溶解并稀释制成每 1ml 中含维生素 $B_1$ 1mg 的溶液；精密量取 20.0ml，置 50ml 量瓶中，精密加入内标溶液 5.0ml，加流动相稀释至刻度，制成每 1ml 中含维生素 $B_1$ 400μg 的溶液。

**供试品溶液**　精密称取本品适量，加流动相溶解并稀释制成每 1ml 中含维生素 $B_1$ 2mg 的溶液；

精密量取 10.0ml，置 50ml 量瓶中，精密加入内标溶液 5.0ml，加流动相稀释至刻度。

**色谱条件** $L_1$ 色谱柱（4mm×30cm）；以 0.005mol/L 的 l-辛烷磺酸钠的 1% 冰醋酸溶液为溶液 A，甲醇-乙腈（3:2）为溶液 B，溶液 B-溶液 A（40:60）为流动相；流速 1ml/min（流速应调整至使维生素 $B_1$ 的保留时间约为 12min）；检测波长为 254nm。

**测定法** 分别精密量取供试品溶液和对照品溶液各 10μl，分别注入液相色谱仪，记录色谱图，按内标法以峰面积计算，即得。

USP2022 采用内标法测定维生素 $B_1$ 的含量，可避免因供试品前处理及进样体积误差对测定结果的影响。

### （四）硫色素荧光法

**1. 原理** 维生素 $B_1$ 在碱性溶液中被铁氰化钾氧化成硫色素，用异丁醇提取后，在紫外线灯（$\lambda_{ex}$ 为 365nm）照射下呈现蓝色荧光（$\lambda_{em}$ 为 435nm），通过与对照品荧光强度比较，即可测定含量。《美国药典》曾用该法测定维生素 $B_1$ 片的含量。

**2. 方法**

**氧化试剂**：取新鲜配制的 1.0% 铁氰化钾溶液 4.0ml，加 3.5mol/L 氢氧化钠溶液制成 100ml，于 4h 内使用。

**对照品溶液**：取维生素 $B_1$ 对照品约 25mg，精密称定，置 1000ml 量瓶中，加 300ml 的稀乙醇溶液（1→5）使溶解，用 3mol/L 盐酸溶液调节 pH 至 4.0，用稀乙醇稀释至刻度，作为对照品贮备液，避光冷藏，每月配制 1 次。取贮备液适量，用 0.2mol/L 盐酸溶液逐步定量稀释至 0.2μg/ml 的溶液。

**供试品溶液**：取本品不少于 20 片置于合适的瓶子中，加入 0.2mol/L 盐酸液至瓶子的一半，置水浴上加热并不断搅拌，直至维生素 $B_1$ 片完全溶解并分散均匀。放冷，取适量上述瓶中溶液至量瓶中，加 0.2mol/L 盐酸液至刻度。如果溶液不澄清，可以离心或者过滤（滤纸不得吸收维生素 $B_1$）。精密量取 5ml，用 0.2mol/L 盐酸液逐步定量稀释至 0.2μg/ml 的溶液。

**测定法**：取 40ml 具塞试管 3 支或 3 支以上，各精密加入对照品溶液 5ml，于其中 2 支（2 支以上）试管中迅速（1~2s 内）加入氧化试剂各 3.0ml，在 30s 内再加入异丁醇 20.0ml，密塞，剧烈振摇 90s。于另 1 支试管中加 3.5mol/L 氢氧化钠溶液 3.0ml 以代替氧化试剂，并照上述方法操作，作为空白。

另取 3 支或 3 支以上的相同试管，各精密加入供试品溶液 5ml，照上述对照品溶液管的方法，同法处理。

于上述 6 支或 6 支以上试管中，各加入无水乙醇 2ml，旋摇数秒，待分层后，取上层澄清的异丁醇液约 10ml，置荧光计测定池内，测定其荧光强度（输入和输出的最大波长分别为 365nm 和 435nm）。

$$5ml 供试品溶液中的维生素 B_1 的微克数 = \frac{A-b}{S-d} \times 0.2 \times 5$$

式中，$A$ 和 $S$ 分别为供试品溶液和对照品溶液测得的平均荧光读数；$b$ 和 $d$ 则分别为其相应的空白读数；0.2 为对照品溶液的浓度，单位为 μg/ml；5 为测定时对照品溶液的取样体积，单位为 ml。

**3. 讨论**

（1）本法以维生素 $B_1$ 所特有硫色素反应为原理，故不受氧化破坏产物的干扰，测定结果较为准确。但操作烦琐，且荧光测定受干扰因素较多。

（2）本法中使用的氧化剂，除铁氰化钾外，尚可用氯化汞或溴化氰。其中，溴化氰能将维生素 $B_1$ 完全定量地氧化为硫色素，在一定浓度范围内与荧光强度成正比。在体内药物分析中，尿液中某些代谢产物不干扰测定，故本法亦适用于临床体液分析。

# 第三节 维生素 C 的分析

**案例 12-3**

已知某药物结构式为

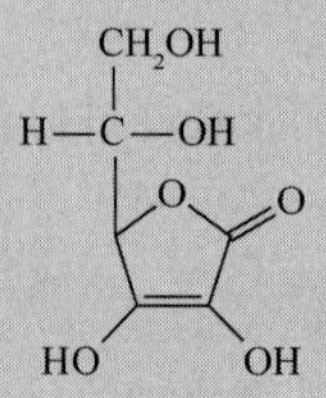

$$
\begin{array}{c}
CH_2OH \\
H-C-OH \\
\end{array}
$$

分子量176.13

**问题:**

1. 根据其结构特点,设计合理的鉴别方法。

2. 查阅其生产路线,简述可能产生哪些杂质,ChP2020 杂质检查收载了哪些项目,其检查各采用什么方法。

3. ChP2020 中该药物原料药、片剂、注射剂的含量测定采用何种方法,简述方法的原理;设计测定方法的流程图(包括试剂、指示终点的方法),并简述各种试剂的作用。

4. 查阅现行《美国药典》《英国药典》《日本药局方》,该药物原料及制剂各用什么方法测定含量,并比较各法的优缺点。

维生素 C(vitamin C)是人类与坏血病的斗争中发现的一种营养物质,又称抗坏血酸。临床用于防治坏血病,提高免疫力,预防冠心病,大量静脉注射用于克山病的治疗。维生素 C 有 4 种旋光异构体,其中以 $L$-构型右旋体的活性最强,所以又称 $L$-抗坏血酸($L$-ascorbic acid)。各国药典收载的均为 $L$-抗坏血酸。ChP2020 收载有维生素 C 原料、片剂及泡腾片、颗粒及泡腾颗粒和注射液;USP2022 收载了维生素 C 原料、口服溶液、片剂、注射液及咀嚼凝胶;BP2022 收载了维生素 C 原料、片剂、注射液和咀嚼片;JP18 收载了维生素 C 原料、注射液、散剂和片剂。

## 一、结构与性质

### （一）结构

维生素 C 的化学结构与糖类十分相似,具有烯二醇和内酯环,且有两个手性碳原子($C_4$、$C_5$),具旋光性。因此维生素 C 的性质极为活泼。结构式如下:

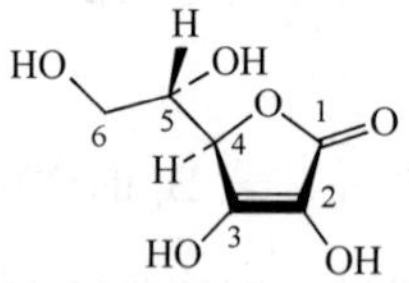

### （二）性质

**1. 溶解性** 维生素 C 为水溶性维生素,在水中易溶,在乙醇中略溶,在三氯甲烷或乙醚中不溶,其水溶液呈酸性。

**2. 酸性** 维生素 C 分子结构中具有烯二醇基,其中 $C_3$-OH 由于受共轭效应的影响,酸性较强($pK_{a_1}$=4.17);$C_2$-OH 由于形成分子内氢键,酸性较弱($pK_{a_2}$=11.57),故维生素 C 一般表现为一元酸,可与碳酸氢钠作用生成钠盐。

**3. 旋光性** 分子结构中有 2 个手性碳,故有 4 个旋光异构体,其中 $L$(+)-抗坏血酸活性最强。本品水溶液的比旋度为+20.5°～+21.5°。

**4. 还原性** 分子中的烯二醇基具极强的还原性，易被氧化成二酮基而成为去氢抗坏血酸，加氢又可被还原为抗坏血酸。在碱性溶液或强酸性溶液中能被进一步水解为二酮古洛糖酸而失去活性，此反应为不可逆反应。

L-抗坏血酸        L-去氢抗坏血酸        L-二酮古洛糖酸
（有生物活性）    （有生物活性）    （无生物活性）

**5. 水解性** 双键的存在使内酯环变得较稳定，因此维生素 C 和碳酸钠作用可生成单钠盐，不致发生水解；但在强碱中，内酯环可水解开环，生成酮酸盐。反应式如下：

**6. 糖类的性质** 维生素 C 的化学结构与糖类相似，具有糖类的性质和反应。

**7. 紫外吸收光谱特征** 维生素 C 具有共轭双键，其稀盐酸溶液在 243nm 波长处有最大吸收，$E_{1cm}^{1\%}$ 为 560，可用于鉴别和含量测定。若在中性或碱性条件下，则红移至 265nm 处。

# 二、鉴别试验

## （一）与硝酸银反应

维生素 C 分子中有烯二醇基，具有强还原性，可将硝酸银还原为黑色金属银沉淀，反应式如下：

$$+ 2AgNO_3 \longrightarrow + 2HNO_3 + 2Ag\downarrow$$

ChP2020 和 BP2022 采用该法鉴别，如 ChP2020 维生素 C 的鉴别：

取本品 0.2g，用水 10ml 溶解后，加硝酸银试液 0.5ml，即生成银的黑色沉淀。

## （二）与 2,6-二氯靛酚反应

2,6-二氯靛酚为一种染料，其氧化型在酸性介质中为玫瑰红色，在碱性介质中为蓝色。与维生素 C 反应，可被还原成无色的酚亚胺，反应式如下：

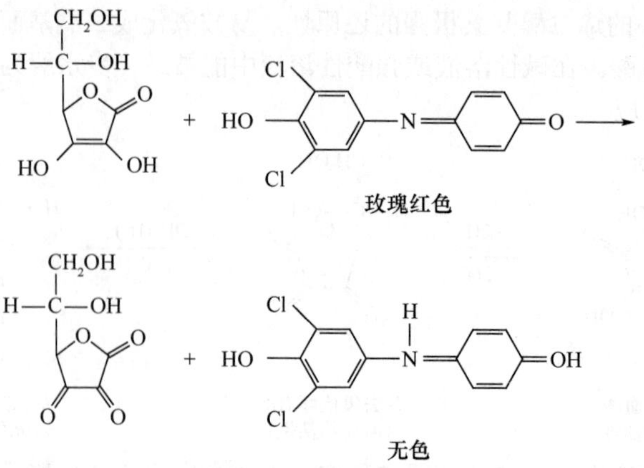

玫瑰红色

无色

ChP2020 和 JP18 维生素 C 及其制剂、BP2022 维生素 C 片及其咀嚼片采用该法鉴别。例如，ChP2020 维生素 C 的鉴别：

取本品 0.2g，用水 10ml 溶解后，加二氯靛酚钠试液 1～2 滴，试液的颜色即消失。

## （三）与其他氧化剂反应

维生素 C 还可被亚甲蓝、碱性酒石酸铜试液和高锰酸钾等氧化剂氧化为去氢抗坏血酸，同时抗坏血酸可使氧化剂褪色、产生沉淀或呈现颜色，如 ChP2020 维生素 C 注射液的鉴别：

取本品，用水稀释制成 1ml 中含维生素 C 10mg 的溶液，取 4ml，加 0.1mol/L 的盐酸溶液 4ml，混匀，加 0.05% 亚甲蓝乙醇溶液 4 滴，置 40℃ 水浴中加热，3min 内溶液应由深蓝色变为浅蓝色或完全褪色。

USP2022 采用与碱性酒石酸铜的反应鉴别维生素 C 原料、片剂及咀嚼凝胶，采用与亚甲蓝的反应鉴别维生素 C 注射液、口服溶液剂及片剂。JP18 采用与高锰酸钾的反应鉴别维生素 C 原料，采用与偏磷酸的反应鉴别维生素 C 注射液及散剂。

## （四）糖类的反应

维生素 C 在三氯醋酸或盐酸存在下可发生水解、脱羧，生成戊糖，戊糖失水转化为糠醛，加入吡咯并加热至 50℃，即产生蓝色。USP2022 用该反应鉴别维生素 C 片及口服溶液。

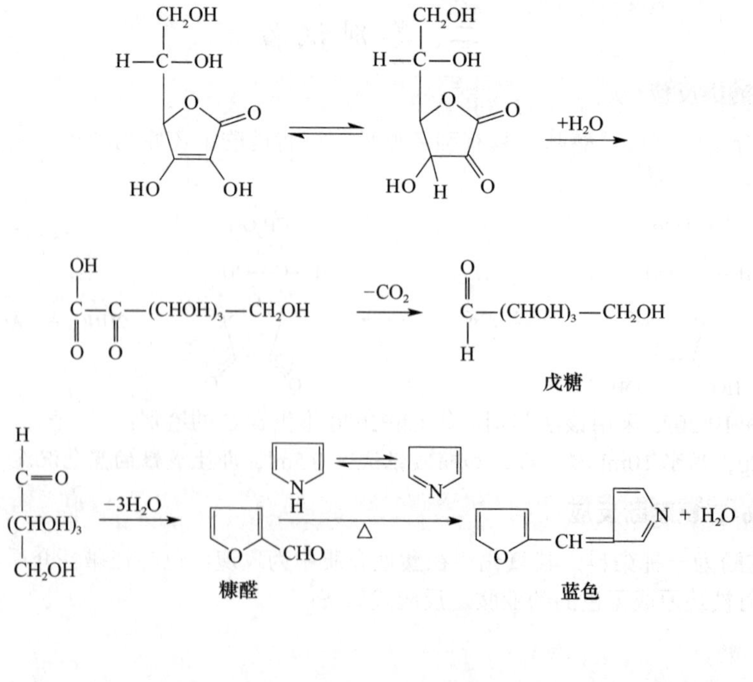

戊糖

糠醛　　　　　蓝色

## （五）紫外分光光度法与红外光谱法

维生素 C 的 0.01mol/L 盐酸溶液，在 243nm 波长处有最大吸收，利用此特征，BP2022 采用紫外分光光度法鉴别维生素 C，规定其吸收系数为 545～585。

ChP2020、USP2022、BP2022 均采用 IR 鉴别维生素 C。

## （六）薄层色谱法或高效液相色谱法

ChP2020 维生素 C 片、泡腾片、泡腾颗粒、注射液、颗粒均用 TLC 鉴别，如 ChP2020 维生素 C 片的鉴别：

取本品细粉适量（约相当于维生素 C 10mg），加水 10ml，振摇使维生素 C 溶解，滤过，取滤液作为供试品溶液；另取维生素 C 对照品适量，加水溶解并稀释制成 1ml 中约含 1mg 的溶液，作为对照品溶液。照薄层色谱法（通则 0502）试验，吸取供试品溶液与对照品溶液各 2μl，分别点于同一硅胶 GF$_{254}$ 薄层板上，以乙酸乙酯-乙醇-水（5：4：1）为展开剂，展开，取出，晾干，立即（1h 内）置紫外线灯（254nm）下检视。供试品溶液所显主斑点的位置和颜色应与对照品溶液的主斑点相同。

BP2022 亦用 TLC 鉴别维生素 C 片、注射液及咀嚼片。USP2022 采用 HPLC 鉴别维生素 C 注射液及咀嚼凝胶。

# 三、杂质检查

ChP2020 规定应检查维生素 C 原料的澄清度和颜色及其片剂、注射剂的颜色、泡腾片和泡腾颗粒的酸度，采用 AAS 对维生素 C 原料中的铁、铜离子进行检查。

## （一）溶液澄清度和颜色检查

维生素 C 性质活泼，其水溶液在高于或低于 pH 5～6 时，受空气、光线和温度的影响比较大，分子中的内酯环可发生水解开环，并进一步发生脱羧反应生成糠醛聚合而呈色。因此，维生素 C 及其制剂在贮存期间易变色，且颜色随贮存时间的延长而逐渐加深。为保证产品质量，须控制其有色杂质的量。ChP2020 采用控制吸光度的方法，具体如下：

**1. 原料**　取维生素 C 供试品 3.0g，加水 15ml，振摇使溶解，溶液应澄清无色；如显色，将溶液经 4 号垂熔玻璃漏斗滤过，取滤液，照紫外-可见分光光度法（通则 0401），在 420nm 的波长处测定吸光度，不得过 0.03。

**2. 片剂**　取本品的细粉适量（约相当于维生素 C 1.0g），加水 20ml，振摇使溶解，滤过，滤液照紫外-可见分光光度法（通则 0401），在 440nm 的波长处测定吸光度，不得过 0.07。

**3. 注射剂**　取本品适量，加水稀释成每 1ml 中含维生素 C 50mg 的溶液，照紫外-可见分光光度法（通则 0401），在 420nm 的波长处测定吸光度，不得过 0.06。

维生素 C 在制剂过程中有色杂质的量会增加，故制剂的杂质限量比原料药要宽一些。片剂和注射剂中所含有色杂质的吸收峰略有不同，故测定限量时所用波长也不同。

## （二）草酸的检查

维生素 C 在空气中极易被氧化，尤其是在碱性条件下更快，而在酸性介质中，它受空气氧化的速度稍慢，较为稳定，所以用草酸来减慢它的氧化速度。为控制产品质量，须控制其草酸含量。ChP2020 的检查方法如下：

**1. 原料**　取本品 0.25g，加水 4.5ml，振摇使维生素 C 溶解，加氢氧化钠试液 0.5ml、稀醋酸 1ml 与氯化钙试液 0.5ml，摇匀，放置 1h，作为供试品溶液。

**2. 注射剂**　取本品，用水稀释制成每 1ml 中约含维生素 C 50mg 的溶液，精密量取 5ml，加稀醋酸 1ml 与氯化钙试液 0.5ml，摇匀，放置 1h，作为供试品溶液。

另精密称取草酸 75mg，置 500ml 量瓶中，加水溶解并稀释至刻度，摇匀，精密量取 5ml，加稀醋酸 1ml 与氯化钙试液 0.5ml，摇匀，放置 1h，作为对照溶液。供试品溶液产生的浑浊不得浓于对照溶液（0.3%）。

## （三）铁、铜离子的检查

维生素 C 有很强的还原性，在一定条件下极易被氧化，一些重金属离子（如铁、铜）也可使维生素 C 氧化，从而使药物变质，因此 ChP2020、BP2022 采用 AAS 检查维生素 C 原料药中的铁、铜离子，ChP2020 的检查方法如下：

**1. 铁** 取本品 5.0g 两份，分别置 25ml 量瓶中，一份中加 0.1mol/L 硝酸溶液溶解并稀释至刻度，摇匀，作为供试品溶液（B）；另一份中加标准铁溶液（精密称取硫酸铁铵 863mg，置 1000ml 量瓶中，加 1mol/L 硫酸溶液 25ml，加水稀释至刻度，摇匀，精密量取 10ml，置 100ml 量瓶中，加水稀释至刻度，摇匀）1.0ml，加 0.1mol/L 硝酸溶液溶解并稀释至刻度，摇匀，作为对照品溶液（A）。照原子吸收分光光度法（通则 0406），在 248.3nm 的波长处分别测定，应符合规定。

**2. 铜** 取本品 2.0g 两份，分别置 25ml 量瓶中，一份中加 0.1mol/L 硝酸溶液溶解并稀释至刻度，摇匀，作为供试品溶液（B）；另一份中加标准铜溶液（精密称取硫酸铜 393mg，置 1000ml 量瓶中，加水溶解并稀释至刻度，摇匀，精密量取 10ml，置 100ml 量瓶中，加水稀释至刻度，摇匀）1.0ml，加 0.1mol/L 硝酸溶液溶解并稀释至刻度，摇匀，作为对照品溶液（A）。照原子吸收分光光度法（通则 0406），在 324.8nm 的波长处分别测定，应符合规定。

# 四、含量测定

维生素 C 具有强还原性，可与多种氧化剂发生定量的氧化还原反应，可用于测定含量。碘量法、2,6-二氯靛酚滴定法、铈量法操作简便、快速、结果准确，被各国药典所采用。ChP2020 收载的维生素 C 及其制剂，USP2022 收载的维生素 C 及咀嚼凝胶，JP18 收载的维生素 C 及片剂，BP2022 收载的维生素 C 及其注射液均采用碘量法测定含量；USP2022 收载的维生素 C 片及口服溶液，JP18 收载的维生素 C 散剂及注射液采用 2,6-二氯靛酚滴定法测定含量；BP2022 收载的维生素 C 片及咀嚼片采用铈量法测定含量。此外，USP2022 维生素 C 注射液的含量测定采用 HPLC。

## （一）碘量法

维生素 C 在酸性条件下，可被碘定量氧化。根据消耗碘滴定液的体积，即可计算维生素 C 的含量。反应式如下：

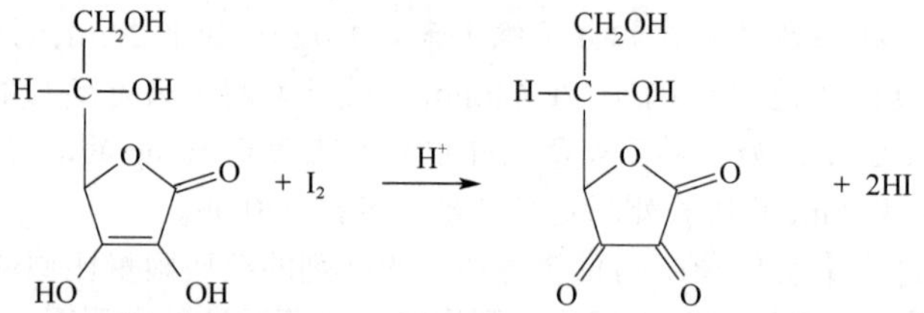

例如，ChP2020 维生素 C 的测定：

取本品 0.2g，精密称定，加新沸过的冷水 100ml 与稀醋酸 10ml 使溶解，加淀粉指示液 1ml，立即用碘滴定液（0.05mol/L）滴定至溶液显蓝色并在 30s 内不褪。每 1ml 碘滴定液（0.05mol/L）相当于 8.806mg 的 $C_6H_8O_6$。

注意事项：

（1）反应在酸性溶液中进行。在酸性介质中维生素 C 受空气中氧的氧化速度减慢，因此 ChP2020 在稀醋酸溶液中，USP2022、BP2022 在稀硫酸溶液中，JP18 在偏磷酸溶液中滴定。

（2）用新沸过的冷水溶解样品，是为减少水中溶解的氧对滴定的影响。

（3）ChP2020 收载的维生素 C 片及泡腾片、颗粒及泡腾颗粒和注射液均用该法测定含量，制剂中的辅料会对测定造成干扰，因此需要在滴定前进行必要的处理。例如，片剂，滴定前要过滤除去辅料的干扰，取续滤液进行滴定；注射液滴定前要加入 2ml 丙酮，使之与抗氧剂亚硫酸氢钠生成加成物，以消除注射液中抗氧剂亚硫酸氢钠对测定的影响。

## （二）2,6-二氯靛酚滴定法

2,6-二氯靛酚氧化型在酸性溶液中显红色，碱性溶液中显蓝色，与维生素 C 作用后，即转变为无色的酚亚胺（还原型）。因此，维生素 C 在酸性溶液中，可用 2,6-二氯靛酚标准滴定液滴定至溶液显玫瑰红色为终点，无须另加指示剂，如 USP2022 维生素 C 口服液的测定：

精密量取本品适量（约相当于维生素 C 50mg），置 100ml 量瓶中，加偏磷酸-醋酸试液 20ml，加水稀释至刻度，摇匀，精密量取稀释液适量（约相当于维生素 C 2mg），置 50ml 锥形瓶中，加偏磷酸-醋酸试液 5ml，用 2,6-二氯靛酚滴定液滴定至溶液显玫瑰红色，并持续 5s 不褪色；另取偏磷酸-醋酸试液 5.5ml，加水 15ml，用 2,6-二氯靛酚滴定液滴定，作空白试验校正。以 2,6-二氯靛酚滴定液对维生素 C 滴定度计算，即可。

注意事项：

（1）本法并非维生素 C 的专一反应，其他还原性物质对测定也有干扰。但由于维生素 C 的氧化速度远比干扰物质快，故快速滴定可减少干扰物质的影响。

（2）根据此原理，维生素 C 亦可用比色法测定，即在 2,6-二氯靛酚溶液中加入维生素 C，在很短的时间内，测定剩余染料的吸收强度，或利用醋酸乙酯或醋酸丁酯提取剩余染料后进行比色测定。

（3）2,6-二氯靛酚滴定液不稳定，贮存时易缓缓分解，故需临用新制，贮备液贮存时间不宜超过一周。

## （三）高效液相色谱法

USP2022 采用离子抑制色谱法测定维生素 C 注射液的含量，方法如下：

**对照品溶液**　精密称取维生素 C 对照品适量，加流动相溶解并稀释制成每 1ml 中约含维生素 C 0.5mg 的溶液（注意：使用前应避光、冷藏保存，保存条件下溶液 24h 内稳定，从冷藏处拿出后应在 3h 内进样）。

**供试品溶液**　精密量取注射液适量，加流动相稀释制成每 1ml 中约含维生素 C 0.5mg 的溶液（注意事项同对照品溶液）。

**色谱条件及系统适用性试验**　色谱柱为 $L_{39}$（6mm×150mm）；取磷酸氢二钠 15.6g，磷酸二氢钾 12.2g，加水 2000ml 溶解后，磷酸调节 pH 至 2.5±0.05 为流动相；流速为 0.6ml/min；检测波长为 245nm。取对照品溶液注入液相色谱仪，记录色谱图，理论塔板数不得少于 3500，拖尾因子不得大于 1.6，重复进样的相对标准偏差不得大于 1.5%。

**测定法**　分别精密量取供试品和对照品溶液各 4μl，分别注入液相色谱仪，记录色谱图，按外标法以峰面积计算，即得。

$$注射液中维生素 C（C_6H_8O_6）标记量的百分含量 = (r_U/r_S) \times (c_S/c_U) \times 100\%$$

式中，$r_U$ 为样品溶液的峰面积；$r_S$ 为标准溶液的峰面积；$c_S$ 为标准溶液中维生素 C 的浓度（mg/ml）；$c_U$ 为样品溶液中维生素 C 的标称浓度（mg/ml）；验收标准：90.0%～110.0%。

# 第四节　维生素 E 的分析

**案例 12-4**

已知某药物结构式为

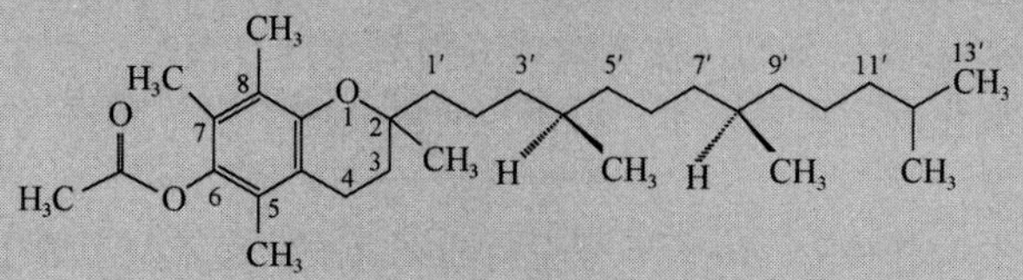

> **问题：**
> 1. 根据其结构式，判断该药物具有哪些结构特点和性质？
> 2. 根据其结构特点，设计合理的鉴别方法。
> 3. 查阅其生产路线，可能产生哪些杂质？ChP2020 杂质检查收载了哪些项目？其中游离生育酚的检查原理是什么？

维生素 E 是 20 世纪 20 年代研究生殖过程中发现的一类与生殖功能有关的维生素的总称，属苯并二氢吡喃衍生物，苯环上有一个乙酰化的酚羟基，故这类化合物又称生育酚醋酸酯（tocopheryl acetate）。维生素 E 类已知有 8 种，即 $\alpha$、$\beta$、$\gamma$、$\delta$、$\varepsilon$、$\xi_1$、$\xi_2$ 和 $\eta$-生育酚，各异构体显示不同的生理活性，其中以 $\alpha$-异构体的生理活性最强。各国药典收载的维生素 E（vitamin E）为 $\alpha$-生育酚（$\alpha$-tocopherol）及其各种酯类。有天然品与合成品之分，天然品为右旋体（$d$-$\alpha$），合成品为消旋体（$dl$-$\alpha$），右旋体与消旋体效价比为 1.4∶10。ChP2020 收载合成型或天然型维生素 E 和维生素 E 片剂、软胶囊、散剂与注射剂。USP2022 收载右旋或外消旋 $\alpha$-生育酚及其醋酸酯和琥珀酸酯。JP18 和 BP2022 收载外消旋 $\alpha$-生育酚醋酸酯和 $\alpha$-生育酚。

# 一、结构与性质

## ▋（一）结构

本品为合成型或天然型维生素 E；合成型为(±)-2,5,7,8-四甲基-2-(4,8,12-三甲基十三烷基)-6-苯并二氢吡喃醇醋酸酯或 $dl$-$\alpha$-生育酚醋酸酯（$dl$-$\alpha$-tocopheryl acetate）；天然型为(+)-2,5,7,8-四甲基-2-(4,8,12-三甲基十三烷基)-6-苯并二氢吡喃醇醋酸酯或 $d$-$\alpha$-生育酚醋酸酯（$d$-$\alpha$-tocopheryl acetate）。结构式如下：

合成型

天然型

## ▋（二）性质

**1. 溶解性**　维生素 E 为微黄色至黄色或黄绿色澄清的黏稠液体，属脂溶性维生素，在无水乙醇、丙酮、乙醚或植物油中易溶，在水中不溶。

**2. 水解性**　维生素 E 在酸性或碱性条件下加热，苯环上乙酰化的酚羟基会发生水解，生成游离生育酚。

**3. 氧化性**　维生素 E 对氧十分敏感，遇光、空气均可被氧化；在无氧条件下对热稳定，加热至 200℃也不被破坏。其氧化产物为 $\alpha$-生育醌（$\alpha$-tocopherol quinone）和 $\alpha$-生育酚二聚体。

维生素 E 的水解产物游离生育酚，在有氧或其他氧化剂存时，会生成有色的醌型化合物。尤其是在碱性条件下，氧化反应更易发生。游离生育酚暴露于空气和日光中，极易氧化变色，故应避光保存。

**4. 比旋度**　天然维生素 E 由 $\alpha$、$\beta$、$\gamma$、$\delta$ 型生育酚和 $\alpha$、$\beta$、$\gamma$、$\delta$ 型三烯生育酚 8 种同系物组成，

生育酚有 3 个不对称碳原子。维生素 E 比旋度（按 *d-α*-生育酚计，即测得结果除以换算系数 0.911）不得低于+24°（天然型）。

**5. 紫外吸收光谱特征** 维生素 E 结构中含有苯环，具有紫外吸收，其无水乙醇溶液在 284nm 波长处有最大吸收，吸收系数（$E_{1cm}^{1\%}$）为 41.0～45.0。

# 二、鉴 别 试 验

## （一）硝酸反应

在硝酸酸性条件下，维生素 E 水解生成生育酚，生育酚进一步被硝酸氧化生成橙红色的生育红。ChP2020、USP2022、JP18 均用该反应鉴别维生素 E 及其制剂，如 ChP2020 维生素 E 的鉴别：

取本品约 30mg，加无水乙醇 10ml 溶解后，加硝酸 2ml，摇匀，在 75℃加热约 15min，溶液显橙红色。

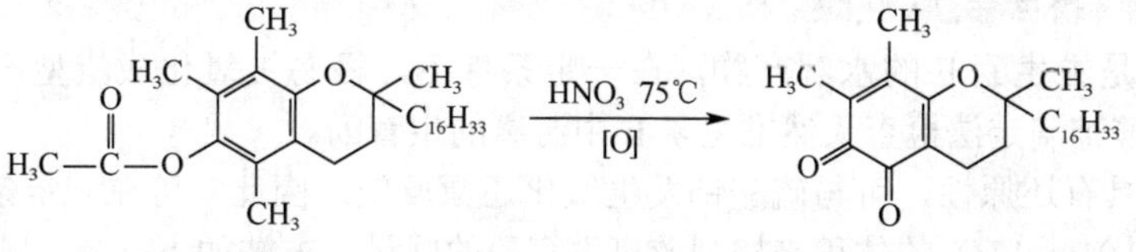

维生素E    HNO₃ 75℃ [O]    生育红（橙红色）

## （二）三氯化铁-联吡啶反应

在碱性条件下，维生素 E 水解生成游离生育酚，生育酚经乙醚提取后，可被三氯化铁氧化生成对-生育醌（*p*-tocopherol quinone）；同时 $Fe^{3+}$ 被还原成 $Fe^{2+}$，$Fe^{2+}$ 与联吡啶反应生成血红色的配位离子。该反应可用于鉴别或含量测定，如 ChP2000 维生素 E 的鉴别：

取本品约 10mg，加乙醇制氢氧化钾试液 2ml，煮沸 5min，放冷，加水 4ml 与乙醚 10ml，振摇，静置使分层；取乙醚液 2ml，加 2,2'-联吡啶的乙醇溶液（0.5→100）数滴与三氯化铁的乙醇溶液（0.2→100）数滴，应显血红色。

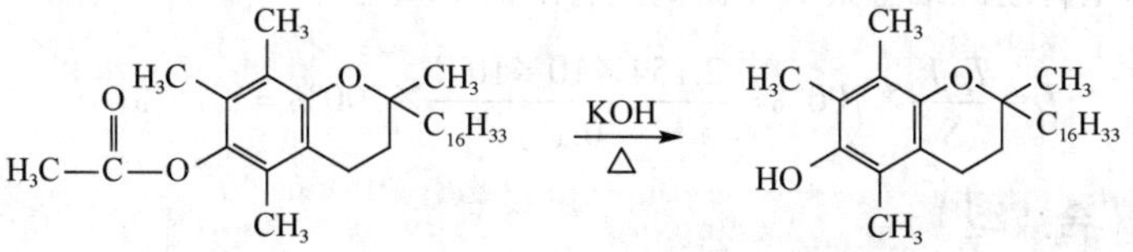

KOH △    *α*-生育酚

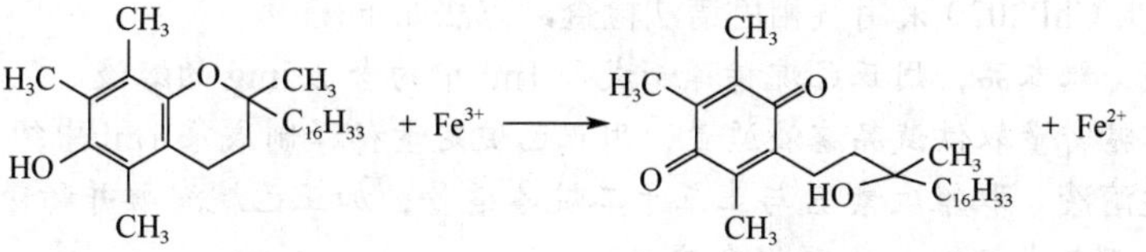

+ Fe³⁺    对-生育醌    + Fe²⁺

$Fe^{2+}$ + 3    血红色

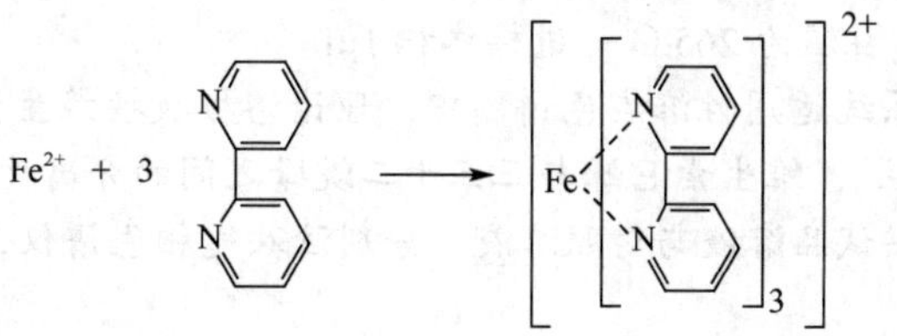

《美国药典》曾将该反应用作维生素 E 的比色测定，但由于操作麻烦且专属性差，现已被气相色谱法取代。

## （三）其他方法

ChP2020、BP2022、JP18 采用 IR 鉴别维生素 E。ChP2020、USP2022 采用 GC 鉴别维生素 E 及其制剂。

# 三、杂质检查

## （一）酸度

维生素 E 在制备过程中会引入游离的醋酸，ChP2020 采用酸碱滴定法检查其酸度，方法如下：

取乙醇与乙醚各 15ml，置锥形瓶中，加酚酞指示液 0.5ml，滴加氢氧化钠滴定液（0.1mol/L）至微显粉红色，加本品 1.0g，溶解后，用氢氧化钠滴定液（0.1mol/L）滴定，消耗的氢氧化钠滴定液（0.1mol/L）不得过 0.5ml。

## （二）生育酚（天然型）

游离生育酚是维生素 E 的水解产物，在一定条件下，极易被氧化成醌型产物而变色。因此 ChP2020 采用硫酸铈滴定法检查天然维生素 E 中游离的生育酚。

游离生育酚具有还原性，可与硫酸铈发生氧化还原反应。因此，可在一定条件下，通过消耗硫酸铈滴定液（0.01mol/L）的体积来控制游离生育酚的限量，方法如下：

取本品 0.10g，加无水乙醇 5ml 溶解后，加二苯胺试液 1 滴，用硫酸铈滴定液（0.01mol/L）滴定，消耗的硫酸铈滴定液（0.01mol/L）不得过 1.0ml。

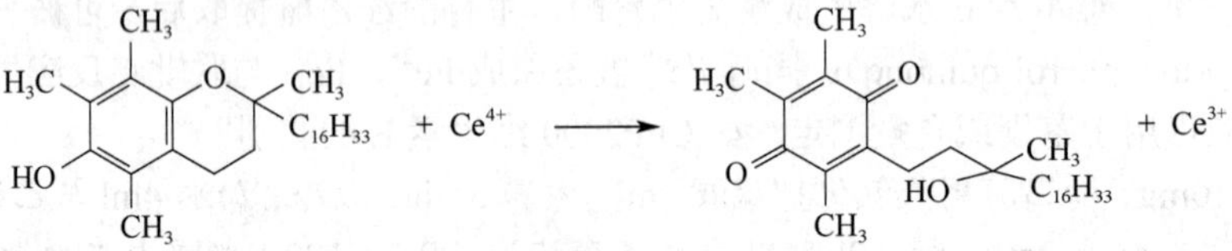

滴定反应的摩尔比为 1:2，生育酚的分子量为 430.7，每 1ml 硫酸铈滴定液（0.01mol/L）相当于 2.154mg 的游离生育酚。维生素 E 中游离生育酚的限量为

$$L = \frac{T \cdot V}{S} \times 100\% = \frac{2.154 \times 10 \times 10^{-3}}{0.1} \times 100\% = 2.15\%$$

## （三）有关物质（合成型）

合成型维生素 E 是以三甲基氢醌与植醇缩合环合而得。合成步骤繁多，合成过程中会残存 $\alpha$-生育酚及其他杂质，ChP2020 采用气相色谱法检查，方法如下：

**供试品溶液** 取本品，用正己烷稀释制成每 1ml 中约含 2.5mg 的溶液。

**对照溶液** 精密量取供试品溶液适量，用正己烷定量稀释制成每 1ml 中约含 25μg 的溶液。

**系统适用性溶液** 取维生素 E 与正三十二烷各适量，加正己烷溶解并稀释制成每 1ml 中约含维生素 E 2mg 与正三十二烷 1mg 的混合溶液。

**色谱条件** 用硅酮（OV-17）为固定液，涂布浓度为 2% 的填充柱，或用 100% 二甲基聚硅氧烷为固定液的毛细管柱；柱温为 265℃；进样体积 1μl。

**系统适用性要求** 系统适用性溶液色谱图中，理论塔板数按维生素 E 峰计算不低于 500（填充柱）或 5000（毛细管柱），维生素 E 峰与正三十二烷峰之间的分离度应符合规定。

**测定法** 精密量取供试品溶液与对照溶液，分别注入气相色谱仪，记录色谱图至主成分峰保留时间的 2 倍。

**限度** 供试品溶液色谱图中如有杂质峰，$\alpha$-生育酚（杂质 I）（相对保留时间约为 0.87）峰面积不得大于对照溶液主峰面积（1.0%），其他单个杂质峰面积不得大于对照溶液主峰面积的 1.5 倍（1.5%），各杂质峰面积的和不得大于对照溶液主峰面积的 2.5 倍（2.5%）。

## （四）残留溶剂（天然型）——正己烷

维生素 E 主要存在于植物油中，如大豆油、麦胚油、玉米油等。提取时以正己烷作为提取溶剂，因此会残存部分正己烷，ChP2020 采用气相色谱法检查，照残留溶剂测定法（通则 0861 第一法）测定，限度为 0.029%。

# 四、含量测定

## （一）气相色谱法

维生素 E 的沸点虽高达 350℃，但仍不经衍生化直接用 GC 测定含量。ChP2020、USP2022、BP2022 均采用 GC 测定维生素 E 及其制剂的含量，内标法定量，如 ChP2020 维生素 E 的含量测定：

**内标溶液** 取正三十二烷适量，加正己烷溶解并稀释成每 1ml 中含 1.0mg 的溶液。

**供试品溶液** 取本品约 20mg，精密称定，置棕色具塞锥形瓶中，精密加内标溶液 10ml，密塞，振摇使溶解。

**对照品溶液** 取维生素 E 对照品约 20mg，精密称定，置棕色具塞锥形瓶中，精密加内标溶液 10ml，密塞，振摇使溶解。

**色谱条件** 见有关物质项下。进样体积为 1～3μl。

**系统适用性试验** 见有关物质项下。

**测定法** 精密量取供试品溶液与对照品溶液，分别注入气相色谱仪，记录色谱图。按内标法以峰面积计算。

本法以正三十二烷为内标物，溶液直接进样，以火焰离子化检测器检测。

## （二）高效液相色谱法

JP18 采用 HPLC 测定维生素 E（消旋-α-生育酚）及维生素 E 醋酸酯的含量，外标法定量，如维生素 E 的测定：

**供试品溶液** 取维生素 E 供试品约 50mg，精密称定，置 50ml 棕色具塞锥形瓶中，加无水乙醇溶解并稀释至刻度，密塞，振摇使溶解。

**对照品溶液** 取生育酚对照品约 50mg，精密称定，置 50ml 棕色具塞锥形瓶中，加无水乙醇溶解并稀释至刻度，密塞，振摇使溶解。

**色谱条件** 色谱柱（4.6mm×150mm，5μm），以十八烷基硅烷键合硅胶为填充剂，柱温 35℃；流动相为甲醇-水（49:1），调整流速使生育酚的出峰时间约为 10min；紫外检测器检测，检测波长为 292nm。

**系统适用性试验** 取生育酚和生育酚醋酸酯各 0.05g，同置 50ml 量瓶中，加无水乙醇溶解并稀释至刻度，摇匀，精密吸取 20μl 注入液相色谱仪，出峰顺序为生育酚、生育酚醋酸酯，生育酚峰与生育酚醋酸酯峰的分离度应大于 2.6。取生育酚对照品溶液，连续进样 5 次，峰高的 RSD 应小于 0.8%。

**测定法** 精密吸取两种溶液各 20μl，分别注入液相色谱仪，记录色谱图，分别测量生育酚的峰高 $H_x$ 和 $H_r$，按下式计算含量：

$$供试品中生育酚的含量（mg）= m_r \times \frac{H_x}{H_r}$$

式中，$m_r$ 为生育酚对照品的量，$H_x$ 和 $H_r$ 分别为供试品和对照品中生育酚的峰高。

# 思 考 题

1. 采用紫外-可见分光光度法（三点校正法）对维生素 A 含量进行测定的原理及波长选择原则是什么？

2. 维生素 $B_1$ 片的含量测定：精密称取标示量为 0.01g 的本品 20 片，总重为 1.6031g。精密称取本品细粉 0.2051g，置研钵中，加盐酸溶液（9→1000）数滴，研磨成糊状后，用盐酸溶液（9→1000）70ml 移至 100ml 量瓶中，振摇 15min 使维生素 $B_1$ 溶解，加盐酸溶液（9→1000）稀释至刻度，摇匀，滤过，精密量取续滤液 5ml，置另一 100ml 量瓶中，加盐酸溶液（9→1000）稀释至刻度，摇匀，照紫外-可见分光光度法，在 246nm 波长处测定吸光度为 0.541，已知 $E_{1cm}^{1\%}$ 为 421，计算其标示百分含量。ChP2020 规定维生素 $B_1$ 片含维生素 $B_1$（$C_{12}H_{17}ClN_4OS \cdot HCl$）应为标示量的 90.0%～110.0%，请写出计算公式及计算过程。

3. 维生素 C 结构中具有什么样的活性结构？简述其主要性质。

4. 查阅维生素 E 生产路线，在生产中可能产生哪些杂质？ChP2020 杂质检查收载了哪些项目？

（安 明）

# 第十三章　甾体激素类药物的分析

**本章要求**

**1. 掌握**　甾体激素类药物的基本结构、分类，结构特征与分析方法的关系，常用的化学鉴别法，有关物质的检查方法，含量测定的 HPLC。

**2. 熟悉**　其他特殊杂质及其检查方法，含量测定的紫外-可见分光光度法、比色法。

**3. 了解**　甾体激素类药物中其他分析项目及测定方法。

## 第一节　结构与性质

甾体激素类药物（steroid hormone drugs）是临床上一类重要的药物，在机体发育、生殖和体内平衡等方面有着广泛而明确的作用，包括天然激素类和人工合成品及其衍生物。该类药物均具有环戊烷并多氢菲的母核，其基本结构式如下：

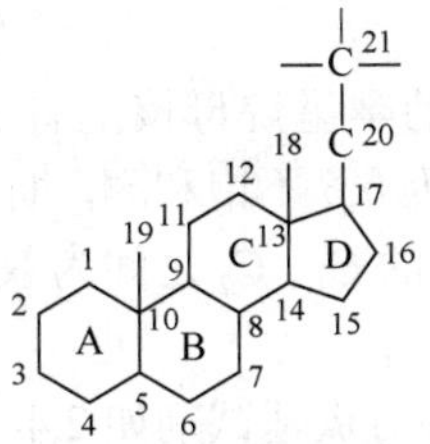

甾体激素类药物按 $C_{10}$、$C_{13}$、$C_{17}$ 位上取代基的不同，分为雄甾烷、雌甾烷和孕甾烷。按药理作用的不同可分为肾上腺皮质激素（adrenocortical hormone）和性激素（sex hormone）两大类，其中性激素又可分为雄激素（androgen）与同化激素（anabolic hormone）、孕激素（progestogen）和雌激素（estrogen）。

---

**案例 13-1**

已知某药物结构式为

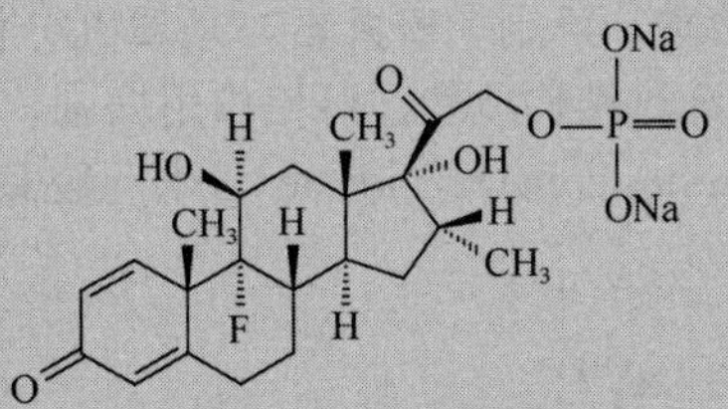

**问题：**

1. 甾体激素类药物按药理作用的不同分成哪几类？该药物属于哪一类？

2. 根据该药物的结构，分析其性质，设计合理的化学鉴别反应。

3. 根据其结构特点，该药物可能产生哪些杂质？

4. 该药物可采用哪些方法进行含量测定？

---

## 一、肾上腺皮质激素

肾上腺皮质激素是肾上腺皮质受到脑垂体前叶分泌的促肾上腺皮质激素的刺激而产生的一类激素，对维持生命有重大意义。前人从肾上腺皮质中分离得到了多种皮质激素，并在此基础上，经过结构改造得到了各种新的甾体激素类药物，在临床上广泛应用。其代表药物有氢化可的松（hydrocortisone）、地塞米松磷酸钠（dexamethasone sodium phosphate）、醋酸泼尼松（prednisone acetate）、醋酸曲安奈德（triamcinolone acetonide acetate）等。结构式如下：

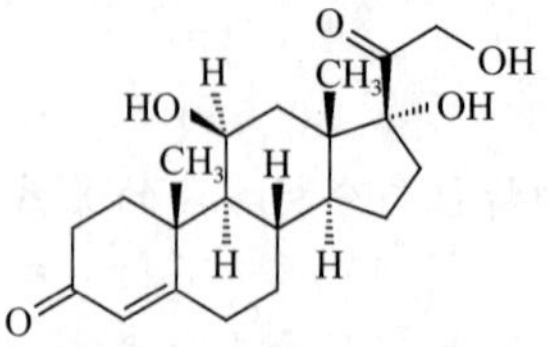

氢化可的松

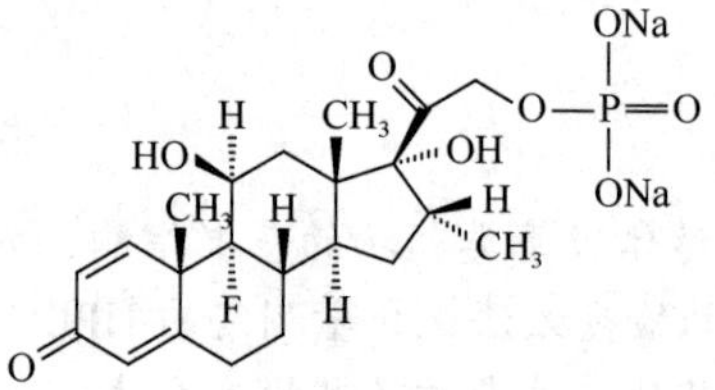

地塞米松磷酸钠

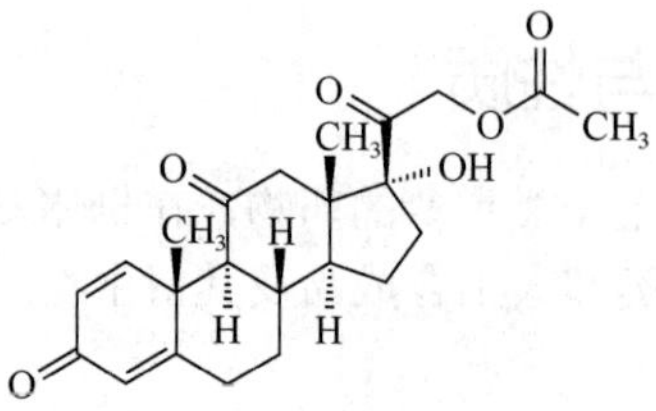

醋酸泼尼松

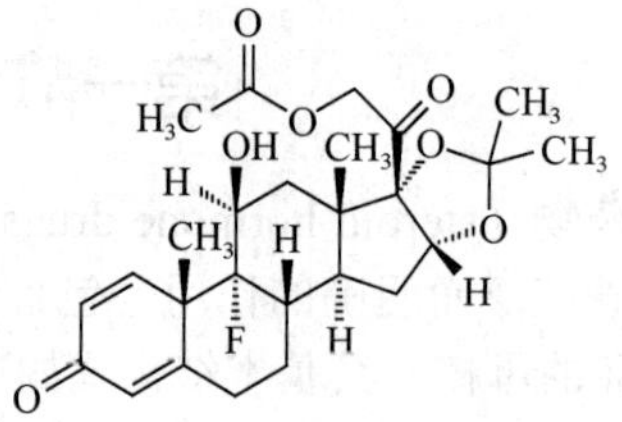

醋酸曲安奈德

本类药物的结构特点：皮质激素的孕甾烷母核上有 21 个碳原子；A 环的 $C_3$ 上有酮基，$C_4$、$C_5$ 之间为双键，并与 $C_3$ 酮基共轭，称为 $\alpha,\beta$ 不饱和酮，标记为 $\Delta^4$-3-酮基；D 环的 $C_{17}$ 位上有 $\alpha$-醇酮基或潜在的 $\alpha$-醇酮基。此外一些药物的 $C_1$、$C_2$ 之间为双键；$6\alpha$ 或 $9\alpha$ 位有卤素（氟或氯）取代，$C_{17}$ 或 $C_{21}$ 上羟基形成酯键等。

$\Delta^4$-3-酮基具有下列性质：①酮基可与羰基试剂如 2,4-二硝基苯肼、硫酸苯肼、异烟肼生成黄色的腙；②酮基可与氨基脲发生缩合反应；③为共轭体系，在波长 240nm 附近有紫外吸收。

$C_{17}$-$\alpha$ 醇酮基具有还原性，可与碱性酒石酸铜、氨制硝酸银、四氮唑盐反应。$6\alpha$ 或 $9\alpha$ 位如有卤素取代，可将有机结合的卤素转化为无机卤素离子后进行分析。

$C_{17}$ 或 $C_{21}$ 上的羟基如形成酯，可通过水解形成相应的羧酸用于鉴别。

## 二、雄性激素与同化激素

雄性激素是一类重要的雄甾烷类药物，主要在雄性动物的睾丸中产生，是维持雄性生殖器发育及促进第二性征发育的物质。睾酮（睾丸素）是睾丸分泌的原始激素，为天然的雄性激素，其活性强但作用时间短暂，经过结构改造，可使作用增强。经过结构改造的合成品有甲睾酮（methyltestosterone）、丙酸睾酮（testosterone propionate）、十一酸睾酮（testosterone undecanoate）等。

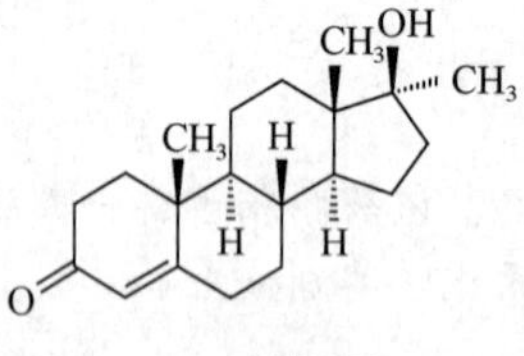

甲睾酮

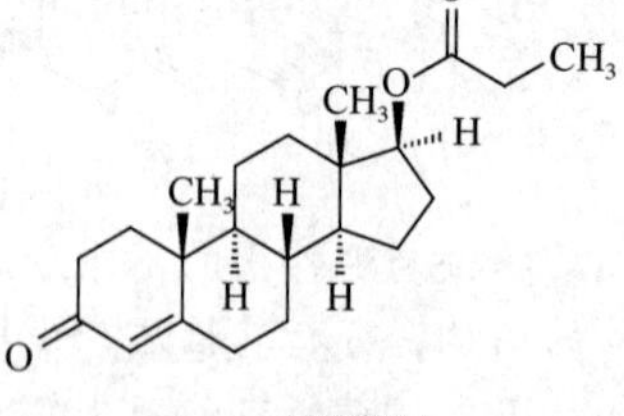

丙酸睾酮

同化激素是雄性激素的另一药理作用，经结构改造可将同化作用与雄性激素作用分开，进一步增强同化作用而发展成同化激素。常用的同化激素药物为苯丙酸诺龙（nandrolone phenyl-propionate）。

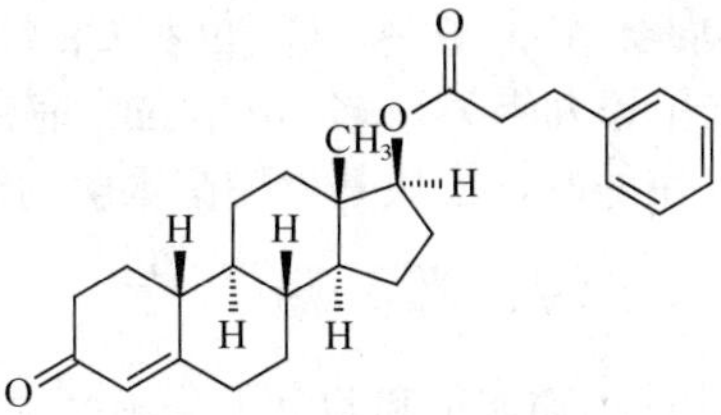

苯丙酸诺龙

本类药物的结构特点是：A 环上均有 $\Delta^4$-3-酮基，$C_{10}$ 位和 $C_{13}$ 位上皆有甲基，$C_{17}$ 位上为羟基或由它们形成的酯，可利用应 $\Delta^4$-3-酮基的性质和酯键水解的性质进行分析。

雄性激素与同化激素结构的区别在于同化激素在 $C_{10}$ 上无角甲基，母核只有 18 个碳原子。

## 竞技运动中甾体激素类药物的滥用——公平竞争，正视输赢

长期以来，运动员服用违禁药物已经成为世界上各个国家都无法回避的、困扰当代奥林匹克运动的严重问题。运动员为了赢得比赛，铤而走险，违反规定服用违禁药物。非治疗用途大剂量长期使用违禁药物，会对运动员的身体健康造成明显损害。

苯丙酸诺龙属于同化激素，具有较强的蛋白合成作用。化学名称为 19-去甲基睾丸素苯丙酸酯，是睾酮 $C_{19}$ 位去甲基衍生而来，可使雄性激素的作用减弱而增强蛋白同化作用。因此，在竞技体育领域格外受到运动员的青睐。然而，滥用甾体激素类药物已经严重影响了奥林匹克运动的公平正义。

面对竞争压力，我们应当采取正当的方式，遵守公平竞争原则，增强抗挫力，努力拼搏。

# 三、孕　激　素

孕激素是雌性动物的卵泡排卵后形成的黄体所分泌的激素。黄体酮（孕酮）为天然的孕激素，从胃肠道吸收并在肝内迅速代谢而失活，因此临床上一般采用注射给药。为获得长效孕激素，研究者对黄体酮（progesterone）作了大量的构效关系的研究，经结构改造获得合成品。人工合成的孕激素根据结构不同分成两类，17α-羟孕酮类为黄体酮衍生物，如醋酸甲地孕酮（megestrol acetate）、己酸羟孕酮（hydroxyprogesterone caproate）、醋酸甲羟孕酮（medroxyprogesterone acetate）等；另一类为新型的孕激素，即 19-去甲睾酮类，如炔孕酮（ethisterone）、炔诺酮（norethisterone）、左炔诺孕酮（levonorgestrel）等（少数例外，19 位含甲基，如炔孕酮）。人工合成的雌激素和孕激素合用是一类重要的口服避孕药。

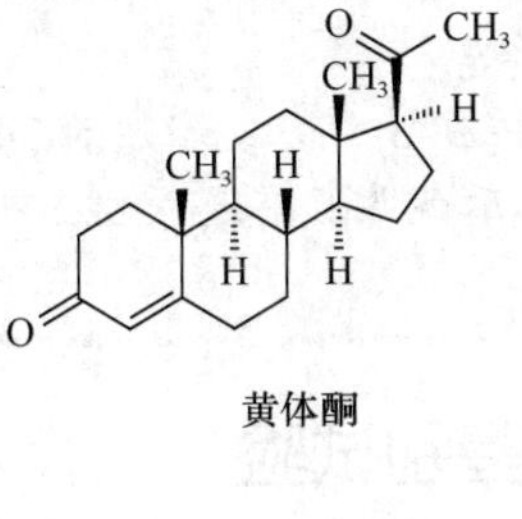

黄体酮

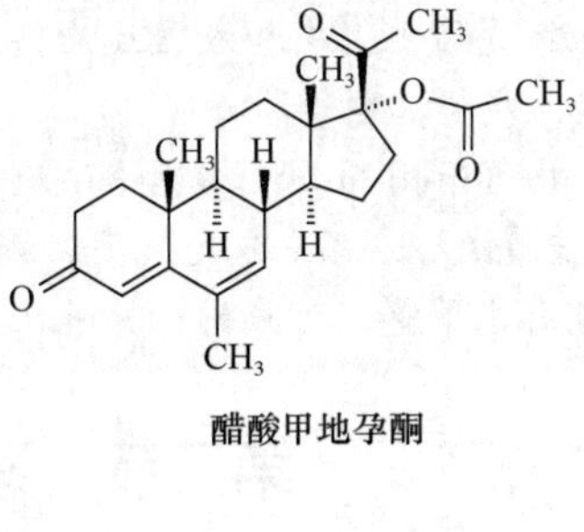

醋酸甲地孕酮

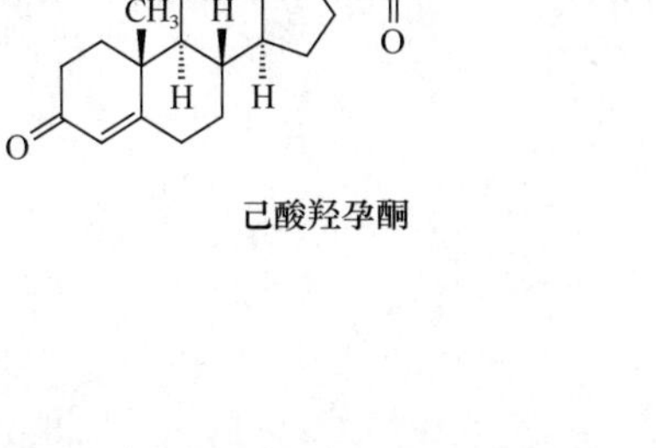

己酸羟孕酮

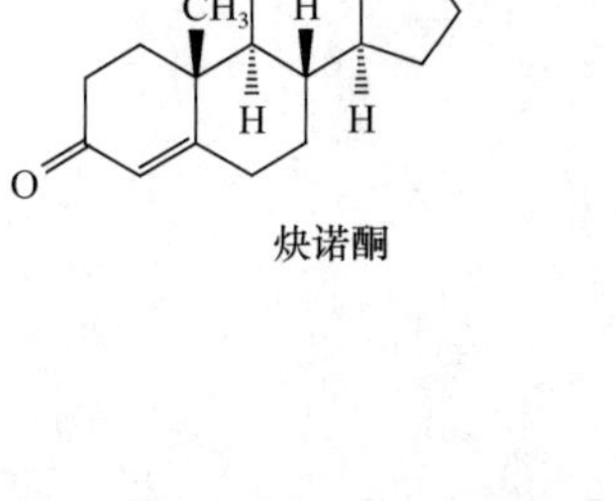

炔诺酮

本类药物的结构特点：A 环均有 $\Delta^4$-3-酮基，$C_{10}$ 位和 $C_{13}$ 位上多有甲基，$C_{17}$ 位上有甲酮基（17$\alpha$-羟孕酮类）或乙炔基（19-去甲睾丸酮类）；多数 $C_{17}$ 位上有羟基，部分药物的羟基被酯化（如己酸羟孕酮）。可利用 $\Delta^4$-3-酮基、甲酮基、乙炔基、酯键水解的性质对此类药物进行分析。

## 四、雌　激　素

雌激素为雌甾烷类药物，由雌性动物卵巢和胎盘中分泌产生。雌二醇（estradiol）等天然雌激素代谢分解迅速，作用时间短暂，口服作用弱。对雌二醇进行结构改造，得到了一系列高效和长效的雌激素类药物，如炔雌醇（ethinylestradiol）、苯甲酸雌二醇（estradiol benzoate）、戊酸雌二醇（estradiol valerate）等。

雌二醇　　　　　　　　　　　　　炔雌醇

本类药物的结构特点：A 环为苯环，在波长 280nm 附近有最大吸收；$C_{10}$ 位无角甲基；$C_{13}$ 位上有甲基；$C_3$ 位上有酚羟基取代，能够与铁离子发生显色反应；$C_{17}$ 位上有 $\beta$-羟基取代，有的药物 $C_{17}$-羟基形成了酯，可水解后进行分析；有的药物在 $C_{17}$ 位上有乙炔基取代，利用乙炔基与硝酸银的反应可鉴别或测定含量。

> **案例 13-1 分析讨论**
>
> 　　1. 按药理作用的不同，甾体激素可分为肾上腺皮质激素和性激素两大类，其中性激素又可分为雄性激素与同化激素、孕激素和雌激素。该药物为地塞米松磷酸钠，属于肾上腺皮质激素。
>
> 　　2. $C_{17}$-$\alpha$-醇酮基可与多种氧化剂（如碱性酒石酸铜试液、氨制硝酸银试液、四氮唑盐试液等）反应。酮基与一些羰基试剂反应，形成黄色的腙而用于鉴别，常用的羰基试剂有 2,4-二硝基苯肼、硫酸苯肼、异烟肼等。结构中含有氟原子，显有机氟化物的鉴别反应。钠盐或磷酸盐可照 ChP2020 通则"一般鉴别试验"中"钠盐"或"磷酸盐"的鉴别反应进行鉴别。
>
> 　　3. 研究表明，醋酸地塞米松环氧物为起始原料，依次经过开环反应、重结晶、碱催化水解、焦磷酰氯酯化、中和成盐反应得到地塞米松磷酸钠溶液。需检查的杂质为有关物质、游离磷酸盐、残留溶剂等。
>
> 　　4. 该药物可采用高效液相色谱法测定含量。结构中 $\Delta^4$-3-酮基，在波长 240nm 附近有紫外吸收，可采用紫外-可见分光光度法测定含量。$C_{17}$-$\alpha$-醇酮基具有还原性，可以定量还原四氮唑盐生成有色甲䐶，可采用四氮唑比色法测定含量。

# 第二节　理化特性与鉴别试验

甾体激素类药物的母核结构相似，本类药物的性状项下，多收载药物的物理常数测定项目，用于区别不同的药物。本类药物的甾体母核和官能团具有一些典型的化学反应，常用于鉴别。

**案例 13-2**

现有如下三种药物，已知结构式：

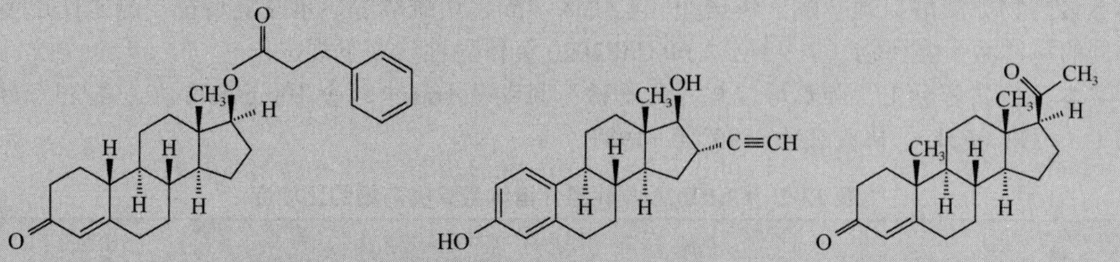

**问题：**

1. 观察上述三种药物的结构，判断其所属哪一类甾体激素？
2. 设计化学实验鉴别这三种药物。

# 一、性状与物理常数的测定

本类药物结构虽类似，但物理常数各不相同，其质量标准的性状项下，多收载了物理常数测定项目，如熔点、比旋度、吸收系数等。测定药物的物理常数具有鉴别意义，也可反映药物的纯净程度。

## （一）溶解度

除钠盐外，多数在三氯甲烷中微溶至易溶，在甲醇或乙醇中微溶至溶解，在乙醚或植物油中极微溶解至略溶，在水中不溶或几乎不溶，如 ChP2020 地塞米松性状下规定：

本品在甲醇、乙醇、丙酮或二氧六环中略溶，在三氯甲烷中微溶，在乙醚中极微溶解，在水中几乎不溶。

## （二）熔点

ChP2020 中部分甾体激素类药物性状项下收载了熔点测定，如 ChP2020 丙酸氯倍他索的性状项下规定：

本品的熔点（通则 0612）为 194～198℃，熔融时同时分解。

皮质激素类的熔点范围多为 200～270℃，熔融时同时分解。雄性激素的熔点范围多为 60～170℃。孕激素的熔点范围多为 200～240℃。雌激素的熔点范围多为 100～200℃（表 13-1）。

表 13-1　ChP2020 收载部分甾体激素类药物的熔点

| 药物名称 | 熔点 | 药物名称 | 熔点 |
| --- | --- | --- | --- |
| 丙酸氯倍他索 | 194～198℃ | 左炔诺孕酮 | 233～239℃ |
| 醋酸去氧皮质酮 | 155～161℃ | 炔诺孕酮 | 204～212℃ |
| 甲睾酮 | 163～167℃ | 醋酸氯地孕酮 | 206～214.5℃ |
| 丙酸睾酮 | 118～123℃ | 炔雌醇 | 180～186℃ |
| 十一酸睾酮 | 60～63℃ | 雌二醇 | 175～180℃ |
| 苯丙酸诺龙 | 93～99℃ | 苯甲酸雌二醇 | 191～196℃ |
| 黄体酮 | 128～131℃ | 戊酸雌二醇 | 145～150℃ |
| 醋酸甲地孕酮 | 213～220℃ | 己烯雌酚 | 169～172℃ |
| 醋酸甲羟孕酮 | 202～208℃ | 尼尔雌醇 | 160～165℃ |
| 己酸羟孕酮 | 120～124℃ | 炔雌醚 | 106～112℃ |
| 炔诺酮 | 202～208℃ | 氯烯雌醚 | 114～120℃ |

## （三）比旋度

甾体激素类药物多具手性碳原子，具有旋光性，且大多数甾体激素药物显示右旋特征，少数甾体激素药物如醋酸氯地孕酮、炔诺酮、左炔诺孕酮、炔雌醇等显示左旋特征，测定比旋度可区别不同的甾体激素类药物（表 13-2），如 ChP2020 黄体酮性状项下规定：

取本品，精密称定，加乙醇溶解并定量稀释制成每 1ml 中约含 10mg 的溶液，在 25℃ 时，依法测定（通则 0621），比旋度为 +186° 至 +198°。

**表 13-2　ChP2020 收载部分甾体激素类药物的比旋度**

| 药物名称 | 比旋度 | 药物名称 | 比旋度 |
|---|---|---|---|
| 地塞米松 | +72° 至 +80° | 丙酸倍氯米松 | +88° 至 +94° |
| 醋酸地塞米松 | +82° 至 +88° | 甲睾酮 | +79° 至 +85° |
| 地塞米松磷酸钠 | +72° 至 +80° | 丙酸睾酮 | +84° 至 +90° |
| 倍他米松 | +115° 至 +121° | 十一酸睾酮 | +68° 至 +72° |
| 倍他米松磷酸钠 | +98° 至 +104° | 硫酸普拉睾酮钠 | +10.7° 至 +12.1° |
| 氢化可的松 | +162° 至 +169° | 苯丙酸诺龙 | +48° 至 +51° |
| 丁酸氢化可的松 | +47° 至 +54° | 黄体酮 | +186° 至 +198° |
| 醋酸氢化可的松 | +158° 至 +165° | 醋酸甲地孕酮 | +9° 至 +12° |
| 醋酸可的松 | +210° 至 +217° | 醋酸甲羟孕酮 | +47° 至 +53° |
| 曲安奈德 | +101° 至 +107° | 醋酸氯地孕酮 | −10° 至 −14° |
| 醋酸曲安奈德 | +92° 至 +98° | 己酸羟孕酮 | +58° 至 +64° |
| 哈西奈德 | +150° 至 +159° | 炔诺酮 | −32° 至 −37° |
| 醋酸氟氢可的松 | +148° 至 +156° | 炔孕酮 | +28° 至 +33° |
| 醋酸氟轻松 | +80° 至 +88° | 左炔诺孕酮 | −30° 至 −35° |
| 丙酸氯倍他索 | +99° 至 +105° | 雌二醇 | +76° 至 +83° |
| 醋酸去氧皮质酮 | +175° 至 +185° | 戊酸雌二醇 | +41° 至 +47° |
| 泼尼松 | +167° 至 +175° | 苯甲酸雌二醇 | +58° 至 +63° |
| 泼尼松龙 | +96° 至 +103° | 尼尔雌醇 | +2° 至 +10° |
| 醋酸泼尼松 | +183° 至 +190° | 炔雌醚 | 0° 至 +5° |
| 醋酸泼尼松龙 | +112° 至 +119° | 炔雌醇 | −26° 至 −31° |

## （四）吸收系数

甾体激素类药物结构中有共轭体系，在紫外光区有特征吸收。A 环含有 $\Delta^4$-3-酮基的药物，在 240nm 波长附近有最大吸收；A 环为苯环并且具有酚羟基的雌激素类药物，在 280nm 波长附近有最大吸收。在乙醇或无水乙醇溶液中，肾上腺皮质激素类药物的 $E_{1cm}^{1\%}$ 值多在 350～450；性激素类药物的 $E_{1cm}^{1\%}$ 值大多在 500～650。ChP2020 中部分甾体激素类药物性状项下收载了吸收系数测定，可用于区别不同的药物。例如，醋酸去氧皮质酮性状项下规定：

取本品，精密称定，加乙醇溶解并定量稀释制成每 1ml 中约含 10μg 的溶液，照紫外-可见分光光度法（通则 0401），在 240nm 的波长处测定吸光度，吸收系数（$E_{1cm}^{1\%}$）为 430～460。

# 二、化学鉴别法

## （一）甾体母核与强酸的呈色反应

甾体激素类多能与强酸反应呈色，如硫酸、盐酸、磷酸、高氯酸，其中与硫酸的呈色反应应用最广泛。甾体激素与硫酸发生呈色反应，不同的药物形成不同的颜色或荧光而相互区别，方法操作简便、反应灵敏，为各国药典所使用。ChP2020 收载的部分甾体激素药物与硫酸的呈色反应见表 13-3，也有采用与硫酸-乙醇或硫酸-甲醇呈色进行鉴别。

ChP2020 甲睾酮的鉴别：

取本品 5mg，加硫酸-乙醇（2：1）1ml 使溶解，即显黄色并带有黄绿色荧光。

ChP2020 十一酸睾酮的鉴别：

取本品约 5mg，加硫酸-乙醇（2：1）1ml 使溶解，即显黄色并带有黄绿色荧光。

**表 13-3 部分甾体激素类药物与硫酸的呈色反应**

| 药物名称 | 加硫酸后现象 | | 加水稀释后现象 |
| --- | --- | --- | --- |
| | 颜色 | 荧光 | |
| 氢化可的松 | 棕黄至红色 | 绿色 | 黄至橙黄色，微带绿色荧光，有少量絮状沉淀 |
| 醋酸可的松 | 黄或微带橙色 | — | 颜色消失，溶液应澄清 |
| 泼尼松龙 | 深红色 | — | 颜色消失，有灰色絮状沉淀 |
| 醋酸泼尼松龙 | 玫瑰红色 | — | 颜色消失，有灰色絮状沉淀 |
| 地塞米松 | 淡红棕色 | — | 颜色消失 |
| 泼尼松 | 橙色 | — | 黄色渐变为蓝绿色 |
| 醋酸泼尼松 | 橙色 | — | 黄色渐变蓝绿色 |
| 炔雌醇 | 橙红色 | 黄绿色 | 玫瑰红色絮状沉淀 |
| 炔雌醚 | 橙红色 | 黄绿色 | 红色沉淀 |
| 苯甲酸雌二醇 | 黄绿色 | 蓝色 | 淡橙色 |
| 己酸羟孕酮 | 微黄色 | | 由绿色经红色至带蓝色荧光的红紫色 |
| 尼尔雌醇 | 玫瑰红色 | | 显蓝紫色 |
| 己烯雌酚 | 橙黄色 | | 橙黄色消失 |
| 氯烯雌醚 | 深紫色 | | 迅速变为淡红色，并显浑浊 |
| 雌二醇 | — | 黄绿色，加三氯化铁后变草绿色 | 再加水稀释后变为红色 |

## （二）官能团的反应

**1. $C_{17}$-$\alpha$-醇酮基的呈色反应** 肾上腺皮质激素类药物 $C_{17}$ 位上的 $\alpha$-醇酮基具有还原性，能与多种氧化剂（如碱性酒石酸铜试液、氨制硝酸银试液、四氮唑盐试液等）反应，可用于鉴别。

ChP2020 丁酸氢化可的松的鉴别：

取本品约 10mg，加甲醇 1ml 溶解后，加碱性酒石酸铜试液 1ml，加热，即产生氧化亚铜的红色沉淀。

ChP2020 醋酸去氧皮质酮的鉴别：

取本品约 5mg，加乙醇 0.5ml 溶解后，加氨制硝酸银试液 0.5ml，即生成黑色沉淀。

ChP2020 醋酸泼尼松的鉴别：

取本品约 1mg，加乙醇 2ml 使溶解，加 10% 氢氧化钠溶液 2 滴与氯化三苯四氮唑试液 1ml，即显红色。

四氮唑显色反应可用于 $C_{17}$-$\alpha$-醇酮基的鉴别，薄层色谱显色剂。同时，四氮唑比色法也是该类药物含量测定的依据。

**2. 酮基的呈色反应** 肾上腺皮质激素类、雄性激素和同化激素类、孕激素类药物中的 $C_3$-酮基和（或）$C_{20}$-酮基可与一些羰基试剂反应，形成黄色的腙而用于鉴别，常用的羰基试剂有 2,4-二硝基苯肼、硫酸苯肼、异烟肼等，其中异烟肼可选择性地作用于 $C_3$-酮基。该呈色反应可用作皮质激素类药物的鉴别和检查。

ChP2020 黄体酮的鉴别：

取本品约 0.5mg，加异烟肼约 1mg 与甲醇 1ml 溶解后，加稀盐酸 1 滴，即显黄色。

ChP2020 醋酸氢化可的松的鉴别：

取本品约 0.1mg，加乙醇 1ml 溶解后，加临用新制的硫酸苯肼试液 8ml，在 70℃ 加热 15min，溶液即显黄色。

**3. 酚羟基的呈色反应**　雌激素分子结构中 A 环 $C_3$ 位为酚羟基，可与重氮苯磺酸反应生成红色的偶氮染料，《日本药局方》曾采用此反应鉴别苯甲酸雌二醇。

**4. $C_{17}$-甲酮基的呈色反应**　甾体激素类药物的结构中如含有甲酮基或活泼亚甲基，能与亚硝基铁氰化钠、间二硝基苯反应呈色。

ChP2020 黄体酮的鉴别：

取本品约 5mg，加甲醇 0.2ml 溶解后，加亚硝基铁氰化钠的细粉约 3mg、碳酸钠与醋酸铵各约 50mg，摇匀，放置 10～30min，应显蓝紫色。

其中亚硝基铁氰化钠反应是黄体酮专属、灵敏的鉴别反应，其他甾体激素均不显蓝紫色，而呈淡橙色或不显色，可与其他甾体激素类药物相区别。

**5. 炔基的沉淀反应**　具有炔基的甾体激素类药物，遇硝酸银试液，即生成白色的炔银沉淀，可用于鉴别。

ChP2020 炔诺酮的鉴别：

取本品约 10mg，加乙醇 1ml 溶解后，加硝酸银试液 5～6 滴，即生成白色沉淀。

**6. 卤素的反应**　有的甾体激素类药物结构中有氯或氟的取代，可用确认取代的卤原子的方法进行鉴别。例如，ChP2020 醋酸地塞米松分子中含氟原子，鉴别方法：

本品显有机氟化物的鉴别反应（通则 0301）。

该法采用氧瓶燃烧法对样品进行有机破坏，使有机结合的氟转化为无机的氟离子，再在 pH 4.3 的条件下与茜素氟兰试液和硫酸亚铈试液反应，生成蓝紫色的水溶性配位化合物进行鉴别。

丙酸氯倍他索的氯原子取代在侧链上，通过加热水解就可将之转化为氯离子。ChP2020 丙酸氯倍他索的鉴别：

取本品少许，加乙醇 1ml，混合，置水浴上加热 2min，加硝酸（1→2）2ml，摇匀，加硝酸银试液数滴，即生成白色沉淀。

**7. 水解及水解产物反应**　本类药物很多是 $C_{17}$ 或 $C_{21}$ 位上羟基的酯。具有酯键的药物，可利用酯键水解生成相应的羧酸，再根据羧酸的性质进行鉴别。

ChP2020 醋酸地塞米松的鉴别：

取本品约 50mg，加乙醇制氢氧化钾试液 2ml，置水浴中加热 5min，放冷，加硫酸溶液（1→2）2ml，缓缓煮沸 1min，即发生乙酸乙酯的香气。

**8. 钠盐或磷酸盐的反应**　钠盐或磷酸盐可照 ChP2020 通则"一般鉴别试验"中"钠盐"或"磷酸盐"的鉴别反应进行鉴别。

ChP2020 地塞米松磷酸钠的鉴别：

取本品约 40mg，加硫酸 2ml，缓缓加热至发生白烟，滴加硝酸 0.5ml，继续加热至氧化氮蒸气除尽，放冷，滴加水 2ml，再缓缓加热至发生白烟，溶液显微黄色，放冷，滴加水 10ml，用氨试液中和至溶液遇石蕊试纸显中性反应，加少许活性炭脱色，滤过，滤液显钠盐与磷酸盐的鉴别反应（通则 0301）。

**案例 13-2 分析讨论**

1. 第一个药物为苯丙酸诺龙，属于同化激素。第二个药物为炔雌醇，属于雌激素。第三个药物为黄体酮，属于孕激素。

2. 甾体激素多与强酸反应呈色。苯丙酸诺龙可采用酮基与羰基试剂的呈色反应。炔雌醇 $C_3$ 位上为酚羟基，可与重氮苯磺酸反应生成红色偶氮染料而进行鉴别。炔雌醇结构中含有乙炔基，可与硝酸银形成白色的炔银沉淀而加以鉴别。黄体酮结构中含有甲酮基能与亚硝基铁氰化钠反应呈蓝紫色，该反应是黄体酮专属、灵敏的鉴别反应。

# 三、制备衍生物测定熔点

部分甾体激素类药物可利用制备衍生物测定熔点进行鉴别。本法专属性强，但操作烦琐费时。

## （一）酯的水解

甾体激素如为有机酸的酯，可水解后测定其熔点。JP18 中庚酸睾酮（testosterone enanthate）可在碱性条件下水解生成睾酮，测定睾酮熔点鉴别：

取本品约 25mg，加甲醇制氢氧化钾溶液（1→100）2ml，水浴加热回流 1h，放冷，加水 10ml，析出结晶后滤过；结晶用水洗至洗液显中性，置于五氧化二磷真空干燥器中干燥 4h，依法测定，熔点为 151～157℃。

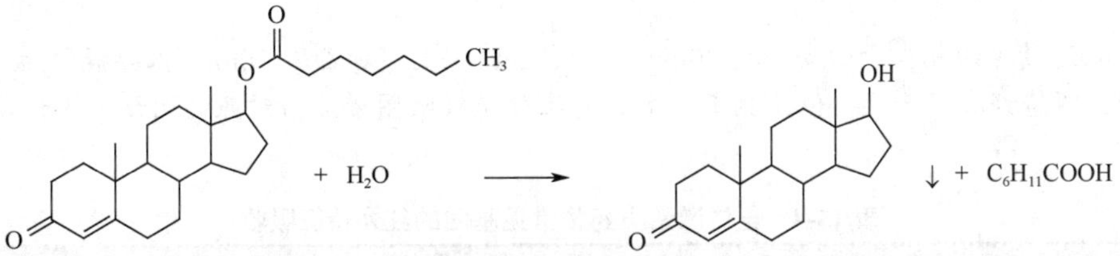

## （二）酯的生成

可以利用羟基与酰卤形成酯的反应制备衍生物。JP18 中炔雌醇与苯甲酰氯反应生成苯甲酸酯，测定熔点进行鉴别：

取本品 0.02g，置具塞玻璃试管中，加氢氧化钾溶液（1→20）10ml，加 0.1g 苯甲酰氯，振摇析出结晶后滤过，用甲醇重结晶，置于五氧化二磷真空干燥器中干燥，依法测定，熔点为 200～202℃。

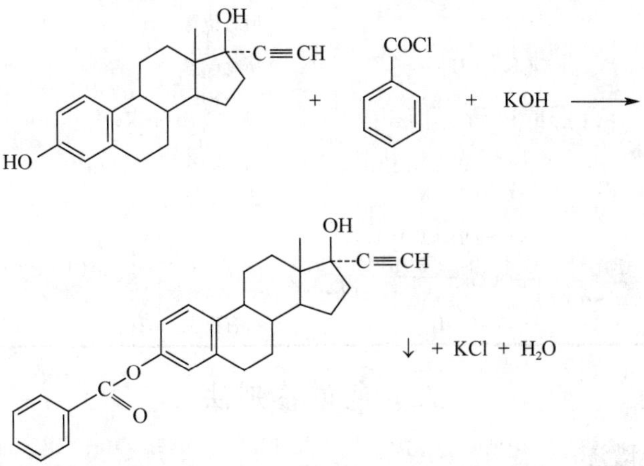

此外，羰基和氨基脲可以发生加成消除反应合成缩氨基脲沉淀。大多数的缩氨基脲为固体，易于结晶，并有一定的熔点。含有酮基的甾体激素与羟胺（$NH_2$—OH）发生加成-消除反应，生成易于结晶和分离的固体，并且该晶体有敏锐的熔点。通过熔点测定，即可鉴定相应药物。例如，黄体酮和盐酸羟胺醋酸钠反应，生成黄体酮双酮肟，其熔点为 235~240℃，一般在 238℃左右。

## 四、光谱鉴别法

### （一）紫外-可见分光光度法

甾体激素类药物中，肾上腺皮质激素、雄性激素与同化激素、孕激素的结构中有 $\Delta^4$-3-酮基，在波长 240nm 附近有吸收；雌激素结构中有苯环，在 280nm 附近有吸收，可通过测定最大吸收波长、最大吸收波长处的吸光度或吸收系数，某两个波长处吸光度比值对药物进行鉴别。ChP2020 丙酸倍氯米松的鉴别：

取本品，精密称定，加乙醇溶解并定量稀释制成每 1ml 中约含 20μg 的溶液，照紫外-可见分光光度法（通则 0401）测定，在 239nm 的波长处有最大吸收，吸光度为 0.57~0.60；在 239nm 与 263nm 波长处的吸光度比值应为 2.25~2.45。

### （二）红外光谱法

甾体激素类药物数量较多，结构复杂，药物之间的结构差别细微，仅靠化学法和紫外-可见分光光度法难以区别，IR 专属性强，是鉴别本类药物的可靠手段，各国药典均将该法作为本类药物的主要鉴别方法。甾体激素类药物常见基团的红外特征吸收见表 13-4。ChP2020 收载的甾体激素原料药均采用 IR 进行鉴别。除原料药外，部分制剂也采用该法鉴别，如曲安奈德注射液的鉴别：

取本品适量（约相当于曲安奈德 40mg），加水 5ml 混匀，加乙醚 10ml，振摇提取后，取水层，水浴蒸干，残渣经减压干燥，依法测定。本品的红外光吸收图谱应与对照的图谱（光谱集 603 图）一致。

**表 13-4　甾体激素类药物常见基团的红外特征吸收**

| 振动类型 | 基团 | 位置 | 频率（cm⁻¹） |
|---|---|---|---|
| $\nu_{C=O}$ | 饱和酮 | 六元环 | 1720~1705 |
| | | 五元环 | 1749~1742 |
| | | $C_{20}$ | 1710~1706 |
| | —OCOCH₃ | 所有位置 | 1742~1735 |
| | —C=C—C=O | 六元环（$\Delta^4$-3-酮基） | 1684~1620 |
| $\nu_{C=C}$ | C=C | | 1585~1620 |
| $\nu_{-OH}$ | OH | 所有位置 | ~3600 |
| $\nu_{C-H}$ | CH₂，CH₃ | 所有位置 | 2970~2850 |
| | =C—H | 六元环 | 3040~3010 |
| | ≡C—H | | 3320 |
| $\nu_{C-O}$ | —C—OH（醇） | 所有位置 | 1230~1000 |
| | —C—OH（酚） | 所有位置 | 1300~1200 |
| $\nu_{C-O-C}$ | —OCOR | | 1200~1000 |
| $\delta_{C-H}$ | —C=C—H | 所有位置 | 900~650 |

## 五、色谱鉴别法

### （一）高效液相色谱法

甾体激素类的许多药物采用 HPLC 测定含量的同时，可进行鉴别。《中国药典》规定在含量测定项下记录的色谱图中，供试品溶液主峰的保留时间应与对照品溶液主峰的保留时间一致。

## （二）薄层色谱法

TLC 简便、快速、分离效能高，常用于甾体激素类药物制剂的鉴别。对于复方制剂，更可以对多种组分同时进行鉴别。ChP2020 复方炔诺孕酮片的鉴别：

**供试品溶液** 取本品 2 片，研细，加三氯甲烷 10ml，充分搅拌，滤过，取滤液置水浴上浓缩至约 0.5ml。

**对照品溶液** 取炔诺孕酮对照品与炔雌醇对照品各适量，用三氯甲烷溶解并稀释制成每 1ml 中约含炔诺孕酮 1.2mg 与炔雌醇 0.12mg 的溶液。

**色谱条件** 采用硅胶 G 薄层板，以三氯甲烷-甲醇（9：1）为展开剂。

**测定法** 吸取供试品溶液与对照品溶液各 50μl，分别点于同一薄层板上，展开，晾干，喷以硫酸-无水乙醇（1：1），在 105℃加热使显色。

**结果判定** 供试品溶液所显两个主斑点的位置和颜色应与对照品溶液相应的主斑点相同。

# 第三节 特殊杂质检查

甾体激素类药物的检查项下，除一般杂质检查外，根据药物在生产和贮存过程中可能引入的杂质，通常要作"有关物质"的检查。此外，根据不同药物的生产工艺和药物的稳定性，有的药物还需进行游离磷酸盐、硒、残留溶剂等限度检查，一些含氟、乙炔基的甾体激素类药物还需分别进行氟、乙炔基的含量有效性检查。

## 一、有关物质的检查

甾体激素类药物多由其他甾体化合物经结构改造而来，因此可能引入合成原料、中间体、异构体及降解产物等具有甾体母核、与药物结构相似的杂质，ChP2020 将这些杂质定义为"有关物质"。"有关物质"与药物的结构和性质相似，一般采用 HPLC 或 TLC 进行限度检查。

## （一）高效液相色谱法

各国药典中，HPLC 是甾体激素药物原料及制剂中有关物质检查应用最广泛的方法。ChP2020 采用不加校正因子的主成分自身对照法检查黄体酮中有关物质，方法如下：

**供试品溶液** 取本品，加甲醇溶解并稀释制成每 1ml 中约含 1mg 的溶液。

**对照溶液** 精密量取供试品溶液 1ml，置 100ml 量瓶中，用甲醇稀释至刻度，摇匀。

**系统适用性溶液** 取黄体酮 25mg，置 25ml 量瓶中，加 0.1mol/L 氢氧化钠甲醇溶液 10ml 使溶解，置 60℃水浴中保温 4h，放冷，用 1mol/L 盐酸溶液调节至中性，用甲醇稀释至刻度，摇匀。

**色谱条件** 用辛基硅烷键合硅胶为填充剂；以甲醇-乙腈-水（25：35：40）为流动相；检测波长为 241nm；进样体积为 10μl。

**系统适用性要求** 系统适用性溶液色谱图中，黄体酮峰的保留时间约为 12min，黄体酮峰与相对保留时间约为 1.1 的降解产物峰之间的分离度应大于 4.0。

**测定法** 精密量取供试品溶液与对照溶液，分别注入液相色谱仪，记录色谱至主成分峰保留时间的 2 倍。

**限度** 供试品溶液色谱图中如有杂质峰，单个杂质峰面积不得大于对照溶液主峰面积的 0.5 倍（0.5%），各杂质峰面积的和不得大于对照溶液主峰面积（1.0%）；小于对照溶液主峰面积 0.05 倍的色谱峰忽略不计。

USP2022 采用面积归一化法检查曲安奈德中有关物质，方法如下：

**流动相** 水-乙腈（17：8），过滤除气，必要时进行调整（见色谱 621 下的系统适用性）。

**供试品溶液** 取本品约 25mg，精密称定，置 50ml 量瓶中，加 25ml 甲醇，充分摇匀使溶解，用流动相定容至刻度，摇匀即得。

**色谱系统** 液相色谱仪配有 254nm 检测器和 3.9mm×30cm 色谱柱。流速约为 1.5ml/min。对供试品溶液进行色谱分析，并按程序记录峰响应：曲安奈德与任何杂质峰之间的分离度 $R$ 不小于 1.0。

**测定法** 取供试品溶液约 20μl 注入色谱仪，记录色谱图不少于曲安奈德保留时间的 4 倍并全部测定。

## （二）薄层色谱法

有少数甾体激素药物中有关物质检查仍采用 TLC。ChP2020 中醋酸氟氢可的松中有关物质的检查采用供试品溶液的自身稀释对照法，方法如下：

**供试品溶液** 取本品适量，加三氯甲烷-甲醇（9:1）溶解并稀释制成每 1ml 中约含 3mg 的溶液。

**对照溶液** 精密量取供试品溶液 1ml，置 50ml 量瓶中，用三氯甲烷-甲醇（9:1）稀释至刻度，摇匀。

**色谱条件** 采用硅胶 G 薄层板，以二氯甲烷-乙醚-甲醇-水（385:75:40:6）为展开剂。

**测定法** 吸取上述两种溶液各 5μl，分别点于同一薄层板上，展开，晾干，在 105℃干燥 10min，放冷，喷以碱性四氮唑蓝试液，立即检视。

**限度** 供试品溶液如显杂质斑点，不得多于 2 个，其颜色与对照溶液的主斑点比较，不得更深（2.0%）。

USP2022 收载的炔诺孕酮中有关物质的检查则采用参比杂质对照法，以炔诺孕酮对照品为参比杂质对照品，并配制了多个浓度的对照液，可得到每个杂质的大概含量，从而控制总杂质限量，方法如下：

**磷钼酸试液** 取磷钼酸 10g，加入乙醇 100ml，搅拌 30min 以上，使用前过滤。

**供试品溶液** 制备炔诺孕酮的三氯甲烷溶液，浓度为 10.0mg/ml。

**对照溶液** 用炔诺孕酮对照品配制浓度为 10mg/ml 的对照溶液，经过稀释后得到浓度分别为 0.20mg/ml、0.10mg/ml、0.05mg/ml、0.02mg/ml 和 0.01mg/ml 的对照稀释液。

**色谱条件** 采用硅胶 G 薄层色谱板，以三氯甲烷-乙醇（96:4）为展开剂。

**测定法** 照薄层色谱法试验，吸取上述供试品溶液、对照溶液、5 种不同浓度的对照稀释液各 10μl，分别点于同一薄层板上。展开缸预先以三氯甲烷-乙醇（96:4）进行饱和，将薄层板置于展开缸中进行展开，展开距离为 15cm，展开完毕后取出晾干，喷以磷钼酸试液，在 105℃加热 10～15min，检视。供试液主斑点的位置应与对照溶液主斑点的位置一致，供试液如显杂质斑点，与不同浓度的对照品稀释液进行比较，可知杂质大概含量。

**限度** 浓度为 0.20mg/ml、0.10mg/ml、0.05mg/ml、0.02mg/ml 和 0.01mg/ml 的对照品稀释液分别对应的杂质限量为 2.0%、1.0%、0.5%、0.2% 和 0.1%。所有杂质量的总和应不超过 2.0%。

# 二、游离磷酸盐的检查

肾上腺皮质激素的磷酸钠盐均由相应皮质激素 $C_{21}$ 位羟基与磷酸酯化后形成，如地塞米松磷酸钠、倍他米松磷酸钠、氢化可的松磷酸钠，在药物的生产和贮存过程中可能引入磷酸盐，需进行游离磷酸盐的检查。《中国药典》采用磷钼酸比色法（phosphomolybdic acid colorimetry），即利用磷酸盐在酸性条件下与钼酸铵反应，生成磷钼酸铵，再经 1-氨基-2-萘酚-4-磺酸溶液还原形成磷钼酸蓝（钼蓝），在 740nm 波长处有最大吸收，以一定浓度的标准磷酸二氢钾溶液制成的对照液同法操作作为对照，规定供试品溶液的吸光度不得大于对照溶液的吸光度。

ChP2020 地塞米松磷酸钠中游离磷酸盐的检查：

**供试品溶液** 精密称取本品 20mg，置 25ml 量瓶中，加水 15ml 使溶解，精密加钼酸铵硫酸试液 2.5ml 与 1-氨基-2-萘酚-4-磺酸溶液（取无水亚硫酸钠 5g、亚硫酸氢钠 94.3g 与 1-氨基-2-萘酚-4-磺酸 0.7g，充分混合，临用时取此混合物 1.5g 加水 10ml 使溶解，必要时滤过）1ml，加水至刻度，摇匀，在 20℃放置 30～50min。

**对照溶液**　取标准磷酸盐溶液［精密称取经 105℃干燥 2h 的磷酸二氢钾 0.35g，置 1000ml 量瓶中，加硫酸溶液（3→10）10ml 与水适量使溶解，用水稀释至刻度，摇匀；临用时再稀释 10 倍］4.0ml，置 25ml 量瓶中，加水 11ml，自"精密加钼酸铵硫酸试液 2.5ml"起，制备方法同供试品溶液。

**测定法**　取供试品溶液与对照溶液，在 740nm 的波长处分别测定吸光度。

**限度**　供试品溶液的吸光度不得大于对照溶液的吸光度。

标准磷酸盐溶液的浓度为 0.035mg/ml，相当于磷酸的浓度为 0.025mg/ml，供试品中游离磷酸盐的限量按下式计算：

$$L = \frac{0.025 \times 4.0}{20} \times 100\% = 0.5\%$$

## 三、硒 的 检 查

有的甾体激素类药物在生产工艺中需使用氧化剂二氧化硒（SeO$_2$）脱氢，可能引入杂质硒，如曲安奈德、醋酸曲安奈德、醋酸氟轻松和醋酸地塞米松。二氧化硒对人体有剧毒，必须对其进行控制。ChP2020 通则收载"硒检查法"（二氨基萘比色法，diaminonaphthalene colorimetry）：将样品先经氧瓶燃烧法破坏（通则 0703），使硒游离并转变为 Se$^{6+}$，以硝酸溶液吸收，再用盐酸羟胺使 Se$^{6+}$ 还原为 Se$^{4+}$。以亚硒酸钠为标准硒对照，在 pH 2.0±0.2 的条件下，Se$^{4+}$ 与二氨基萘反应，生成 4,5-苯并苯硒二唑，用环己烷提取后，于 378nm 波长处测定吸光度，按对照品比较法测定硒含量。供试品溶液的吸光度不得大于硒对照溶液的吸光度。例如，ChP2020 醋酸地塞米松中硒的检查：

取本品 0.10g，依法检查（通则 0804），应符合规定（0.005%）。

## 四、残留溶剂的检查

药品中的残留溶剂系指在原料药或辅料的生产中，以及在制剂制备过程中使用的，但在工艺过程中未能完全去除的有机溶剂。除另有规定外，常见残留溶剂中第一、第二、第三类溶剂的残留限度应符合 ChP2020 中残留溶剂测定法的限度规定；对其他溶剂，应根据生产工艺的特点，制定相应的限度，使其符合产品规范、GMP 或其他基本的质量要求。

ChP2020 地塞米松磷酸钠的残留溶剂检查：

**内标溶液**　取正丙醇，用水稀释制成 0.02%（ml/ml）的溶液。

**供试品溶液**　取本品约 1.0g，精密称定，置 10ml 量瓶中，加内标溶液溶解并稀释至刻度，摇匀，精密量取 5ml，置顶空瓶中，密封。

**对照品溶液**　取甲醇约 0.3g、乙醇约 0.5g 与丙酮约 0.5g，精密称定，置 100ml 量瓶中，用内标溶液稀释至刻度，摇匀，精密量取 1ml，置 10ml 量瓶中，用内标溶液稀释至刻度，摇匀，精密量取 5ml，置顶空瓶中，密封。

**色谱条件**　用 6% 氰丙基苯基-94% 二甲基聚硅氧烷毛细管色谱柱，起始温度为 40℃，以每分钟 5℃的速率升温至 120℃，维持 1min，顶空瓶平衡温度为 90℃，平衡时间为 60min。

**系统适用性要求**　理论塔板数按正丙醇峰计算不低于 10 000，各成分峰之间的分离度均应符合要求。

**测定法**　分别量取供试品溶液与对照品溶液顶空瓶上层气体 1ml，注入气相色谱仪，记录色谱图。

**限度**　按内标法以峰面积计算，甲醇、乙醇与丙酮的残留量均应符合规定。

根据 ChP2020 通则 0861 "残留溶剂测定法"，甲醇为第二类溶剂，其限度为 0.3%，丙酮、乙醇为第三类溶剂，其限度均为 0.5%。

## 五、乙炔基的检查

含乙炔基的甾体激素类药物需进行乙炔基的有效性检查。ChP2020 左炔诺孕酮、炔诺孕酮需检查乙炔基，如炔诺孕酮中乙炔基的检查：

取本品约 0.2g，精密称定，置 50ml 烧杯中，加四氢呋喃 20ml，搅拌使溶解，加 5% 硝酸银溶液 10ml，照电位滴定法（通则 0701），以玻璃电极为指示电极，饱和甘汞电极（套管内装硝酸钾饱和溶液）为参比电极，用氢氧化钠滴定液（0.1mol/L）滴定。每 1ml 的氢氧化钠滴定液（0.1mol/L）相当于 2.503mg 的乙炔基（—C≡CH）。含乙炔基应为 7.8%～8.2%。

本法为置换酸碱滴定法，是利用硝酸银与乙炔基的活泼氢作用，生成乙炔银化合物，同时生成一分子硝酸，用氢氧化钠滴定。

## 六、氟 的 检 查

含氟的甾体激素类药物需进行氟的有效性检查。ChP2020 曲安奈德、哈西奈德、醋酸曲安奈德、醋酸氟轻松需进行氟的检查，方法为氧瓶燃烧破坏后的茜素氟蓝比色法（alizarin fluorine blue colorimetry），即有机氟化物经氧瓶燃烧法破坏，被碱性溶液吸收成为无机氟化物后，与茜素氟蓝、硝酸亚铈在 pH 4.3 的弱酸性条件下生成蓝紫色配位化合物，在 610nm 波长处测定吸光度，如 ChP2020 哈西奈德中氟的检查：

取本品，照氟检查法（通则 0805）测定，含氟量应为 3.4%～4.4%。

# 第四节 含量测定

**案例 13-3** ChP2020 醋酸去氧皮质酮的含量测定

**供试品溶液** 取本品适量，精密称定，加无醛乙醇溶解并定量稀释制成每 1ml 中约含 35μg 的溶液，精密量取 10ml，置 25ml 量瓶中，加氯化三苯四氮唑试液 2ml，在氮气后，迅速加入氢氧化四甲基铵试液 2ml，通氮气后，密塞，摇匀，在 30℃ 水浴中放置 1h，迅速冷却，用无醛乙醇稀释至刻度，摇匀。

**对照品溶液** 取醋酸去氧皮质酮对照品适量，精密称定，制备方法同供试品溶液。

**测定法** 取供试品溶液与对照品溶液，在 485nm 的波长处分别测定吸光度，计算。

**问题：**

1. 该药物的含量测定采用哪种方法？简述该法的原理、影响因素及适用范围。

2. 测定中为何要用无醛乙醇为溶剂？

3. 测定中为何要通氮气？

HPLC 具有分离分析功能，能排除甾体激素类药物中有关物质的干扰，因此 ChP2020 收载的甾体激素类药物含量测定大多采用 HPLC，此外亦可用紫外分光光度法、比色法等方法测定含量。具体见表 13-5。

表 13-5 ChP2020 收载的甾体激素类药物含量测定方法

| 测定方法 | 甾体激素类药物 |
| --- | --- |
| 紫外-可见分光光度法 | 吸收系数法定量：醋酸氯地孕酮、泼尼松龙片、氢化可的松片、醋酸可的松片、醋酸泼尼松龙片、炔孕酮片 对照品比较法定量：氢化可的松乳膏、醋酸泼尼松眼膏、醋酸泼尼松龙乳膏 |
| 四氮唑比色法 | 醋酸去氧皮质酮、氢化可的松乳膏、醋酸地塞米松注射液、醋酸泼尼松眼膏、醋酸泼尼松龙乳膏、醋酸氢化可的松片 |
| Kober 反应比色法 | 复方炔诺孕酮滴丸中炔雌醇 |
| 高效液相色谱法 | 多数甾体激素类药物 |

# 一、高效液相色谱法

测定甾体激素类药物的 HPLC 多为反相色谱法，以外标法或内标法定量。在色谱系统适用性试验分离效能的考察中，内标法一般要求被测物色谱峰与内标物峰的分离度应符合要求。外标法中一般选择一个与被测物色谱行为相近的其他甾体化合物与被测物共同配制混合溶液，要求两者的分离度达到某一规定值以上，如 ChP2020 地塞米松磷酸钠的含量测定：

**供试品溶液** 取本品约 20mg，精密称定，置 50ml 量瓶中，加水溶解并稀释至刻度，摇匀，精密量取适量，用流动相定量稀释制成每 1ml 中约含 40μg 的溶液。

**对照品溶液** 取地塞米松磷酸酯对照品约 20mg，精密称定，置 50ml 量瓶中，加水溶解并稀释至刻度，摇匀，精密量取适量，用流动相定量稀释制成每 1ml 中约含 40μg 的溶液。

**系统适用性溶液** 取地塞米松磷酸钠，加流动相溶解并稀释制成每 1ml 中约含 1mg 的溶液，另取地塞米松，加甲醇溶液并稀释制成每 1ml 中约含 1mg 的溶液。分别量取上述两种溶液适量，加流动相稀释制成每 1ml 中各约含 10μg 的混合溶液。

**色谱条件** 用十八烷基硅烷键合硅胶为填充剂；以三乙胺溶液（取三乙胺 7.5ml，加水稀释至 1000ml，用磷酸调节 pH 至 3.0±0.05）甲醇-乙腈（55：40：5）为流动相；检测波长为 242nm；进样体积 20μl。

**系统适用性要求** 系统适用性溶液色谱图中，理论塔板数按地塞米松磷酸酯峰计算不低于 7000，地塞米松磷酸酯峰与地塞米松峰之间的分离度应大于 4.4。

**测定法** 精密量取供试品溶液与对照品溶液，分别注入液相色谱仪，记录色谱图（图 13-1）。按外标法以峰面积乘以 1.0931 计算。

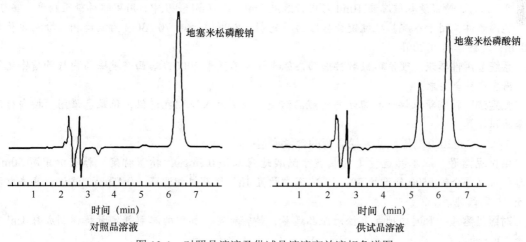

图 13-1 对照品溶液及供试品溶液高效液相色谱图

讨论：本法属离子对色谱法，外标法定量。药物为磷酸盐，可离解为磷酸的酸根，影响分离。在流动相中加入三乙胺，并调节 pH 至 3.0±0.05，三乙胺在酸性条件下解离成三乙胺正离子，可与磷酸根形成电中性的离子对，有利于组分的分离。

如 ChP2020 黄体酮注射液的含量测定：

**供试品溶液**　用内容量移液管精密量取本品适量（约相当于黄体酮 50mg），置 50ml 量瓶中，用乙醚分数次洗涤移液管内壁，洗液并入量瓶中，用乙醚稀释至刻度，摇匀，精密量取 5ml，置具塞离心管中，在温水浴中使乙醚挥散，用甲醇振摇提取 4 次（第 1～3 次每次 5ml，第 4 次 3ml），每次振摇 10min 后离心 15min，并将甲醇液移至 25ml 量瓶中，合并提取液，用甲醇稀释至刻度，摇匀。

**对照品溶液**　取黄体酮对照品，精密称定，加甲醇溶解并定量稀释制成每 1ml 中约含 0.2mg 的溶液。

**系统适用性溶液**　取黄体酮 25mg，置 25ml 量瓶中，加 0.1mol/L 氢氧化钠甲醇溶液 10ml 使溶解，置 60℃水浴中保温 4h，放冷，用 1mol/L 盐酸溶液调节至中性，用甲醇稀释至刻度，摇匀。

**色谱条件**　用辛基硅烷键合硅胶为填充剂；以甲醇-乙腈-水（25∶35∶40）为流动相；检测波长为 241nm；进样体积为 10μl。

**系统适用性要求**　系统适用性溶液色谱图中，黄体酮峰的保留时间约为 12min，黄体酮峰与相对保留时间约为 1.1 的降解产物峰之间的分离度应大于 4.0。

**测定法**　精密量取供试品溶液与对照品溶液，分别注入液相色谱仪，记录色谱图。按外标法以峰面积计算。

讨论：黄体酮注射液是黄体酮的灭菌油溶液，黏度较大，因此制备供试品溶液时，应用内容量移液管移取样品。用乙醚将样品转入量瓶中并定容，精密量取乙醚液，挥去乙醚，用甲醇分次萃取出药物，分取甲醇液进行分析。黄体酮和溶剂油在乙醚中均能溶解，挥散乙醚后用甲醇萃取，黄体酮在甲醇中溶解，而溶剂油在甲醇中的溶解度很小，可将黄体酮萃取出来，消除溶剂油对色谱系统的污染。

如 ChP2020 哈西奈德软膏的含量测定：

**内标溶液**　取黄体酮，加流动相溶解并稀释制成每 1ml 中约含 0.15mg 的溶液。

**供试品溶液**　取本品适量（约相当于哈西奈德 1.25mg），精密称定，置 50ml 量瓶中，加甲醇约 30ml，置 80℃水浴中加热 2min，振摇使哈西奈德溶解，放冷，精密加内标溶液 5ml，用甲醇稀释至刻度，摇匀，置冰浴中冷却 2h 以上，取出后迅速滤过，放至室温，取续滤液。

**对照品溶液**　取哈西奈德对照品约 12.5mg，精密称定，置 100ml 量瓶中，加甲醇溶解并稀释至刻度，摇匀，精密量取该溶液 10ml 与内标溶液 5ml，置 50ml 量瓶中，用甲醇稀释至刻度，摇匀。

**色谱条件**　用十八烷基硅烷键合硅胶为填充剂；以甲醇-水（70∶30）为流动相；检测波长为 240nm；进样体积为 20μl。

**系统适用性要求**　理论塔板数按哈西奈德峰计算不低于 2000，哈西奈德峰与内标物质峰之间的分离度应符合要求。

**测定法**　精密量取供试品溶液与对照品溶液，分别注入液相色谱仪，记录色谱图。按内标法以峰面积计算。

例如，ChP2020 醋酸地塞米松乳膏的含量测定：

**供试品溶液**　取本品适量（约相当于醋酸地塞米松 0.5mg），精密称定，精密加甲醇 50ml，用匀浆机以每分钟 9500 转搅拌 30s，置冰浴中放置 1h，经有机相滤膜（0.45μm）滤过，弃去初滤液 5ml，取续滤液。

**对照品溶液**　取醋酸地塞米松对照品适量，精密称定，加甲醇溶解并定量稀释制成每 1ml 中约含 10μg 的溶液。

**色谱条件**　用十八烷基硅烷键合硅胶为填充剂；以甲醇-水（66∶34）为流动相；检测波长为 240nm；进样体积为 20μl。

**系统适用性要求**　理论塔板数按醋酸地塞米松峰计算不低于 3500。

**测定法** 精密量取供试品溶液与对照品溶液，分别注入液相色谱仪，记录色谱图。按外标法以峰面积计算。

讨论：软膏剂、乳膏剂的基质较复杂。为消除基质对测定的影响，可在样品中加入适宜的溶剂，加热，振摇使被测成分溶解，再置冰水或冰浴中冷却，待凡士林等基质重新凝固后，滤过，弃去初滤液，取续滤液进行分析；或在样品中加入适宜的溶剂，匀浆机匀浆使被测成分溶解，再置冰水或冰浴中冷却，待凡士林等基质重新凝固后，滤过，弃去初滤液，取续滤液进行分析。

# 二、紫外-可见分光光度法

## ■ （一）紫外分光光度法

肾上腺皮质激素、雄性激素与同化激素、孕激素均具有 $\Delta^4$-3-酮基，在波长 240nm 附近有最大吸收，而雌激素的苯环则在 280nm 附近有最大吸收，这些特征吸收可用于甾体激素类药物的含量测定，采用吸收系数法或对照品比较法对部分甾体激素类药物定量，但因其专属性不强，已逐渐被 HPLC 取代。

ChP2020 氢化可的松片的含量测定：

**供试品溶液** 取本品 20 片，精密称定，研细，精密称取适量（约相当于氢化可的松 20mg），置 100ml 量瓶中，加无水乙醇约 75ml，振摇 1h 使氢化可的松溶解，用无水乙醇稀释至刻度，摇匀，滤过，精密量取续滤液 5ml，置 100ml 量瓶中，用无水乙醇稀释至刻度，摇匀。

**测定法** 取供试品溶液，在 242nm 的波长处测定吸光度，按 $C_{21}H_{30}O_5$ 的吸收系数（$E_{1cm}^{1\%}$）为 435 计算。

讨论：肾上腺皮质激素氢化可的松结构具有 $\Delta^4$-3-酮基，在波长 240nm 附近有最大吸收，按吸收系数法进行计算含量。

## ■ （二）四氮唑比色法

**1. 反应原理** 肾上腺皮质激素结构中的 $C_{17}$-$\alpha$-醇酮基具有还原性，能在强碱性条件下将四氮唑盐定量还原为有色甲臜（formazan），在一定波长处有最大吸收，可用比色法测定含量。

该反应的原理一般被认为有两条反应路线：① $\alpha$-醇酮基失去两个电子，氧化生成 20-酮-21-醛基；在碱催化下，分子内部进行重排，有部分形成 20-羟基-21-醛基衍生物；② $C_{20}$—$C_{21}$ 键断裂，生成甾基甲酸衍生物和甲醛。四氮唑盐得到 2 个电子，环被打开，还原为相应的有色甲臜。

ChP2020 中用四氮唑比色法进行含量测定的品种见表 13-5。

**2. 四氮唑盐的种类** 所生成有色甲臜的颜色随所用试剂和条件不同而异，常用四氮唑盐有如下两种。

（1）氯化三苯四氮唑（TTC）：即 2,3,5-三苯基氯化四氮唑（2,3,5-triphenyltetrazolium chloride），可被还原为不溶于水的深红色三苯甲臜，在 480～490nm 有最大吸收，因此又称红四氮唑（red tetrazoline，缩写为 RT）。

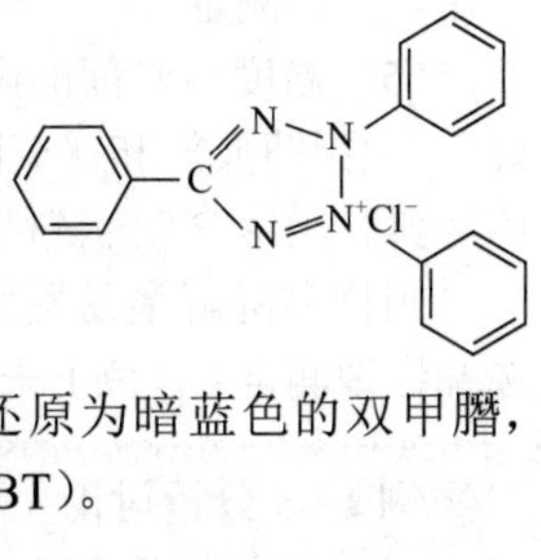

（2）蓝四氮唑（BT）：即 3,3′-二甲氧苯基-双-4,4′-(3,5-二苯基) 氯化四氮唑（3,3′-dianisole-bis[4,4′-(3,5-diphenyl) tetrazolium chloride]），可被还原为暗蓝色的双甲臜，在 525nm 左右有最大吸收，因此又称蓝四氮唑（blue tetrazoline，缩写为 BT）。

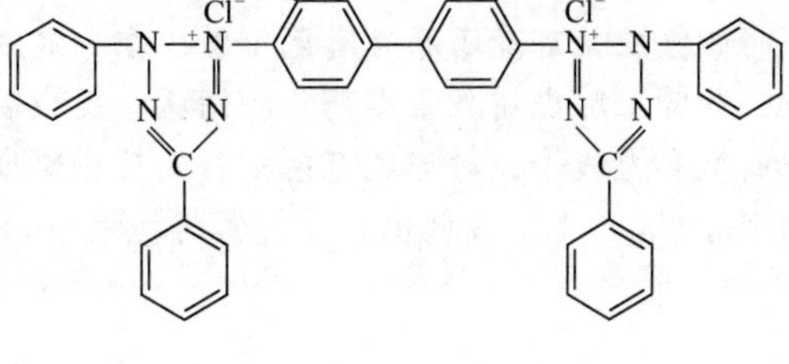

**3. 应用实例** ChP2020 醋酸泼尼松龙乳膏的含量测定：

**供试品溶液** 取本品 4g（约相当于醋酸泼尼松龙 20mg），精密称定，置烧杯中，加无水乙醇约 30ml，置水浴上加热，充分搅拌，使醋酸泼尼松龙溶解，再置冰浴中放冷后，滤过，滤液置 100ml 量瓶中；同法提取 3 次，滤液并入量瓶中，用无水乙醇稀释至刻度，摇匀。

**对照品溶液** 取醋酸泼尼松龙对照品约 20mg，精密称定，置 100ml 量瓶中，加无水乙醇适量，振摇使溶解并稀释至刻度，摇匀。

**测定法** 精密量取供试品溶液与对照品溶液各 1ml，分别置干燥具塞试管中，各精密加无水乙醇 9ml 与氯化三苯四氮唑试液 2ml，摇匀，再各精密加氢氧化四甲基铵试液 1ml，摇匀，在 25℃的暗处放置 40～45min，在 485nm 的波长处分别测定吸光度，计算。

测定结果按下式计算：

$$标示量\% = \frac{\dfrac{c_R \times \dfrac{A_X}{A_R} \times D \times V}{W}}{标示量} \times 100\%$$

式中，$c_R$ 中为对照品溶液的浓度，单位为 mg/ml；$A_X$、$A_R$ 分别为供试品溶液、对照品溶液的吸光度；$V$ 为供试品溶液的体积，单位为 ml；$D$ 为溶液的稀释倍数；$W$ 为供试品的取样量，单位为 g；标示量为制剂的规格，单位为 mg/g。

讨论：本法测定时受各种因素的影响，如肾上腺皮质激素类药物的结构、反应温度和时间、水分、pH、空气中的氧和光线等，对形成有色甲腙的反应速度、呈色强度、稳定性都有影响。在操作中应严格控制试验条件，才能获得满意的结果。

（1）取代基的影响：肾上腺皮质激素类药物的结构影响反应速率，一般 $C_{11}$—O＞$C_{11}$—OH；$C_{21}$—OH＞$C_{21}$—酯；当酯化了的基团为三甲基醋酸酯、磷酸酯或琥珀酸酯时，反应更慢。

（2）碱的种类及加入顺序：目前最常用的碱为氢氧化四甲基铵（tetramethyl ammonium hydroxide）。肾上腺皮质激素与氢氧化四甲基铵长时间接触会发生分解，应先加四氮唑盐后再加入碱液。

（3）溶剂与水分的影响：该反应受水分影响大，含水量大时呈色速度减慢。如含水量不超过 5%，结果并无明显影响，为了减少整个反应过程中水分的含量，溶剂以无水乙醇为佳。由于醛具有还原性，会消耗四氮唑盐，使吸光度增高，故规定采用无醛乙醇为溶剂。

（4）空气中氧及光线的影响：反应及产物对空气中的氧敏感，影响呈色强度和稳定性，可加入试剂后往容器中充氮气。反应产物对光敏感，应用避光容器并置于暗处显色，达到最大呈色时间后，立即测定。

（5）温度与时间的影响：随温度的增高反应速度加快，反应温度在室温条件下结果重现性较好。《中国药典》和《英国药典》采用 TTC 为试剂，一般规定在 25℃的暗处反应 40～45min。《美国药典》采用 BT 为试剂，一般规定在暗处反应 90min。

因样品降解最易发生在 $C_{17}$ 位侧链上，而氧化产物和水解产物不发生四氮唑反应，故本法能选择性地测定 $C_{17}$ 位上未被氧化或降解的药物的含量。

**案例 13-3 分析讨论**

1. 该药物的含量测定采用四氮唑比色法。肾上腺皮质激素结构中的 $C_{17}$-$\alpha$-醇酮基具有还原性，能在强碱性条件下将四氮唑盐定量还原为有色甲腙，在一定波长处有最大吸收。本法测定时受各种因素的影响，如肾上腺皮质激素类药物的结构、反应温度和时间、水分、碱的种类及加入顺序、空气中的氧和光线等，对形成有色甲腙的反应速度、呈色强度、稳定性都有影响。本法能选择性地测定 $C_{17}$ 位上未被氧化或降解的药物的含量。

2.该反应受水分影响大，含水量大时呈色速度减慢。如含水量不超过 5%，结果并无明显影响，为了减少整个反应过程中水分的含量，溶剂以无水乙醇为佳。由于醛具有还原性，会消耗四氮唑盐，使吸光度增高，故规定采用无醛乙醇为溶剂。

3.反应及产物对空气中的氧敏感，影响呈色强度和稳定性，可加入试剂后往容器中充氮气除去氧。

### （三）Kober 比色法

**1.反应原理**　Kober 反应为雌激素与硫酸-乙醇反应呈色，在 515nm 附近有最大吸收，可用于雌激素类药物的含量测定。

**2.应用实例**　ChP2020 复方炔诺孕酮滴丸中炔雌醇的含量测定采用 Kober 比色法，方法如下：

**供试品溶液**　取本品 10 丸，除去包衣后，置 20ml 量瓶中，加乙醇约 12ml，微温使炔诺孕酮与炔雌醇溶解，放冷，用乙醇稀释至刻度，摇匀，滤过，取续滤液。

**对照品溶液**　取炔诺孕酮对照品与炔雌醇对照品各适量，精密称定，加乙腈溶解并定量稀释制成每 1ml 中约含炔诺孕酮 0.15mg 与炔雌醇 15μg 的溶液。

**测定法**　炔雌醇　精密量取供试品溶液与对照品溶液各 2ml，分置具塞锥形瓶中，置冰浴中冷却 30s 后，各精密加硫酸-乙醇（4:1）8ml（速度必须一致），随加随振摇，加完后继续冷却 30s，取出，在室温放置 20min，在 530nm 的波长处分别测定吸光度，计算。

讨论：其反应机制可能是雌激素与硫酸作用，通过质子化、重排、去氢形成共轭双键发色团。随着反应的进行，最大吸收波长发生红移。

## 三、置换酸碱滴定法

含有炔基的甾体激素类药物，可与硝酸银反应生成白色的炔银沉淀，同时置换出硝酸，生成的硝酸可用氢氧化钠滴定，从而测定药物含量。BP2022 收载的炔诺孕酮、炔雌烯醇用该法测定含量。反应方程式如下：

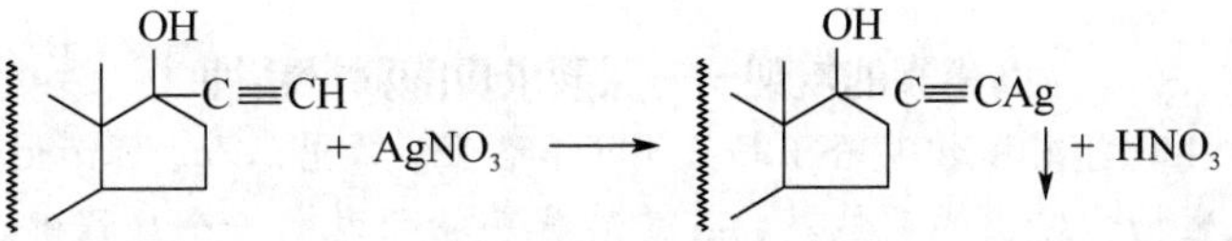

## 思　考　题

1.甾体激素类药物按药理作用分可分为哪几类，每一类举例一个以上具体的药物。
2.可用哪些化学鉴别法鉴别黄体酮？
3.甾体激素类药物应检查的特殊杂质有哪些？通常用什么方法进行有关物质的限量检查？
4.简述 Kober 比色法的原理？适用于哪一类药物的含量测定。

（杨　洁）

# 第十四章 抗生素类药物的分析

**本章要求**

**1. 掌握** 抗生素类药物的类型、结构、理化性质及分析方法。
**2. 熟悉** 抗生素类药物的鉴别与含量测定方法。
**3. 了解** 抗生素类药物的其他分析项目及测定方法。

## 第一节 概 述

### 一、抗生素的定义及分类

抗生素（antibiotics）是指由微生物（包括细菌、真菌、放线菌属）、动物、植物在生命过程中产生的，以及通过化学合成或半合成、生物或生化方法衍生的，具有抗病原体或其他活性的一类次级代谢产物，能在低微浓度下选择性地抑制或干扰其他细胞功能，从而达到杀灭致病微生物或控制感染的目的的一类化学物质的总称。

ChP2020 共收载抗生素原料药及其各种制剂近 500 个品种。抗生素品种繁多、性质复杂、用途各异、系统分类困难，还存在耐药性。基于以上特点，有三种主要的分类方法：①根据抗生素的化学结构，将其分为 β-内酰胺类、四环素类、氨基糖苷类、大环内酯类、多烯大环类、酰胺醇类、多肽类、抗肿瘤类、其他抗生素。②按照作用机制，可分为抑制细胞壁合成的抗生素、影响细胞膜功能的抗生素、抑制和干扰细胞蛋白质合成的抗生素、抑制细胞核酸合成的抗生素、抑制细菌生物能作用的抗生素。③根据抗生素的作用对象分类，分为抗革兰氏阳性菌的抗生素、抗革兰氏阴性菌的抗生素、广谱抗生素、抗真菌抗生素、抗肿瘤抗生素、抗病毒及抗原虫系昆虫的抗生素、抗结核分枝杆菌的抗生素。

### 青霉素的发现——探索求真的科学精神

1945 年诺贝尔生理学或医学奖给了弗莱明、弗洛里、钱恩三人，因为他们发现青霉素——历史上第一个从微生物开发出的天然药物，是现代药物研发的一个里程碑。1929 年，英国细菌学家弗莱明在培养皿中培养细菌时，发现从空气中偶然落在培养基上的青霉菌长出的菌落周围没有细菌生长，这种抗菌化学物质便是最先发现的抗生素——青霉素。有了科学家的细心、认真才有了青霉素的发现，也使人类找到了一种具有强大杀菌作用的药物，结束了传染病几乎无法治疗的时代。通过学习青霉素的发现历程，同学们应当注重细节，培养探索求真的精神、敬业精神、人道主义精神。

### 二、抗生素类药物的特性与质量分析的特点

#### （一）抗生素类药物的特性

抗生素主要通过微生物发酵、化学纯化、精制、修饰等过程，最后得到制剂。与化学合成药物相比，抗生素由于其结构、组成更为复杂，主要有以下特性：

**1. 多组分、多异构体、多降解物** 生物合成产生的抗生素往往不是单一的组分，而是多种相近结构的抗生素"族"，主要表现为同系物多，如庆大霉素有庆大霉素 $C_1$、$C_2$、$C_{1a}$、$C_{2a}$，或由 A、B、C 三种成分组成的红霉素；异构体多，如半合成 β-内酰胺类抗生素、氨基糖苷类抗生素具有旋光性，均存在旋光异构体；降解物多，如四环素类易脱水、易产生差向异构体。

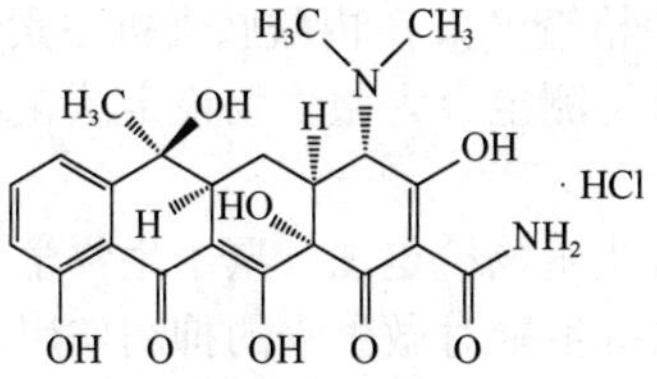

盐酸四环素

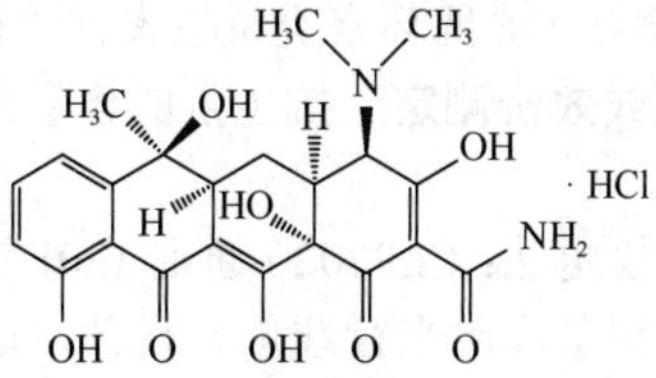

4-差向四环素

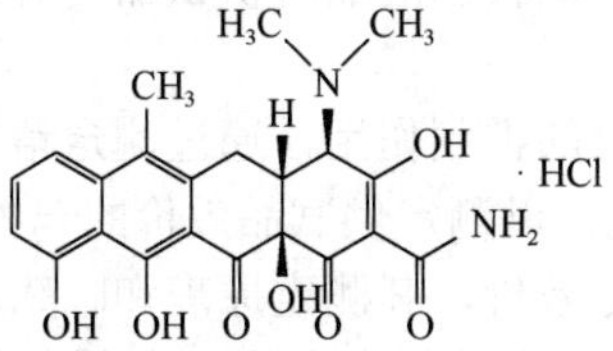

脱水四环素

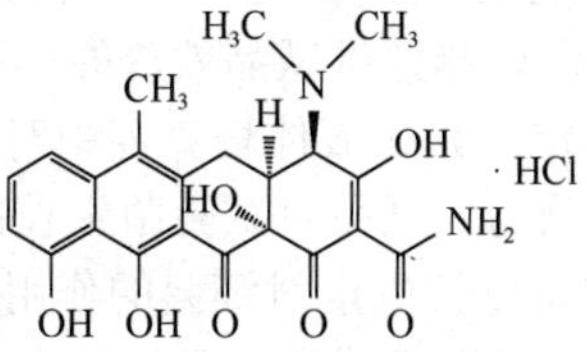

差向脱水四环素

**2. 活性组分易发生变异** 若改变抗生素发酵、提取、精制、合成或半合成等工艺条件，改变发酵条件，或是微生物菌株的变化，造成组分的组成比例、杂质异构体含量等的变化，均可导致产品质量发生变化。

**3. 稳定性差** 大多数抗生素结构中含有活泼基团，如青霉素、头孢菌素类结构中的 $\beta$-内酰胺环易水解、链霉素结构中的醛基易氧化等，而这些基团又是抗生素的活性中心，分解常使其疗效降低、失效甚至引起不良反应。

**4. 化学纯度较低** 微生物在发酵过程中，易引入多种杂质，如无机盐、糖类、脂肪、蛋白质及其降解产物，色素、热原、毒性物质等，或是由水解、分解、聚合及异构化等变化而产生的杂质，往往是抗生素类药物中杂质的主要来源。

基于以上抗生素的特性、生产方法的特殊性、复杂性，其分析项目包括鉴别、检查、含量测定等。

## （二）抗生素类药物质量分析的特点

**1. 鉴别** 抗生素类药物的鉴别主要为理化方法，包括官能团显色反应、光谱法、色谱法及生物学法。

（1）显色反应：配位反应和氧化还原反应，如 $\beta$-内酰胺环的羟肟酸铁反应、链霉素的麦芽酚反应、坂口反应等。对于抗生素盐类，通常鉴别酸根、金属离子或有机碱。

（2）光谱法：红外光谱和紫外光谱。抗生素易产生多晶现象，建议用相同溶剂同时重结晶供试品和对照品，使处于相同的晶型条件下再测定。若多晶效应由研磨和压迫过程中的晶相转变所致，则采用溶液法进行测定。

（3）色谱法：薄层色谱法和高效液相色谱法。

（4）生物学法：检查抗生素灭活前后的抑菌能力，并与已知含量的对照品对照后进行鉴别，此法较少用。

**2. 检查** 为保证临床用药的安全性和有效性，需对抗生素进行组分分析及临床安全性密切相关的检查，抗生素类药物的检查项目包括如下：

（1）影响药物纯度的项目：溶液澄清度与颜色、有关物质、残留溶剂、炽灼残渣、吸光度等。

（2）影响药物稳定性的项目：酸碱度、水分、干燥失重等。

（3）影响药物有效性的项目：结晶性、异构体的相对含量、多组分抗生素的组分分析（如硫酸庆大霉素的"庆大霉素 C 组分的测定"）等。

（4）影响药物安全性的项目：细菌内毒素、热原、异常毒性、无菌、可见异物、不溶性颗粒、β-内酰胺类抗生素中的高分子聚合物、四环素类抗生素中的降解产物等。

（5）其他检查项目：某些抗生素如规定"悬浮时间与抽针试验"（如注射用普鲁卡因青霉素）、

"杂质吸光度"检查（如四环素类抗生素）、"聚合物"检查（如 β-内酰胺类抗生素）。

**3. 含量测定或效价测定** 抗生素的含量测定或效价测定分为微生物检定法、理化方法、抗生素活性表示方法。

（1）微生物检定法：ChP2020 通则 1201 为抗生素微生物检定法，属于生物学方法。本法系在适宜条件下，根据量反应平行线原理设计，通过检测抗生素对微生物的抑制作用，计算抗生素活性（效价）的方法。抗生素微生物检定包括两种方法：管碟法和浊度法。

管碟法系利用抗生素在琼脂培养基内的扩散作用，比较标准品与供试品两者对接种的试验菌产生抑菌圈的大小，以测定供试品效价的一种方法。

浊度法系利用抗生素在液体培养基中对试验菌生长的抑制作用，通过测定培养后细菌浊度值的大小，比较标准品与供试品对试验菌生长抑制的程度，以测定供试品效价的一种方法。

微生物检定法是以抗生素对细菌的作用强度来测定效价，其测定原理和临床应用的要求较接近，更能反映抗生素的医疗价值，是抗生素类药物效价测定的基本方法。该方法优点是灵敏度高、所需样品用量少，应用范围广，较纯的样品、纯度较差的样品、已知的样品、新研制或新发现的抗生素均能应用，对同一类抗生素不需要分离，可一次测定总效价。缺点是操作烦琐、测定时间长、误差较大。因此，随着抗生素类药物的不断发展，分析方法日新月异，理化方法逐步替代了生物学方法。但相对于分子结构复杂、多组分的抗生素，生物学方法仍是首选的效价测定方法。

（2）理化方法：根据抗生素的分子结构特点，利用其特有的化学或物理化学及反应而进行的。主要用于提纯的、结构已经明确的抗生素。优点是方法操作简单、分析时间短、准确性高、专属性强。缺点是测定结果只能代表药物的含量，不一定能代表效价。因此，通常在以理化方法测定微生物含量时，不但要求方法简便、专属性强、样品用量少等，而且必须在理化方法与生物学方法的测定结果相吻合的情况下，才能用理化方法来替代生物学方法。目前，抗生素的理化方法主要有 HPLC，如 β-内酰胺类、四环素类、大环内酯类等抗生素大多采用此法测定含量。

（3）抗生素活性表示方法：抗生素活性以效价单位表示，即指每毫升或每毫克中含有某种抗生素的有效成分的多少，用单位（U）表示或微克（μg）表示。各种抗生素的效价基准是为了生产科研方便而规定的，如 1mg 青霉素钠定为 1670U、1mg 庆大霉素定为 590U、1mg 硫酸卡那霉素定为 670U。一种抗生素有一个效价基准，同一种抗生素的各种盐类的效价可根据分子量与标准盐类进行换算，如

$$0.96\text{g（160 万 U）注射用青霉素的单位（U）} = \frac{1\,600\,000}{0.96} \times 10^3 = 1667\text{U/mg}$$

# 第二节　β-内酰胺类抗生素的分析

β-内酰胺类抗生素（β-lactam antibiotics），分子结构中含有 β-内酰胺环，主要分为青霉素类（penicillins）和头孢菌素类（cephalosporins）。

## 一、结构与性质

### （一）结构

青霉素和头孢菌素分子结构中都含有一个游离羧基和酰胺侧链，与酰胺基侧链 RCO—组成 β-内酰胺类抗生素的母核。青霉素类分子的母核为 6-氨基青霉烷酸（6-aminopenicillanic acid，简称 6-APA），是由氢化噻唑环与 β-内酰胺并合而成的双杂环。头孢菌素类分子的母核为 7-氨基头孢烷酸（7-aminocephalosporanic acid，7-ACA），是由氢化噻嗪环与 β-内酰胺并合而成的双杂环。

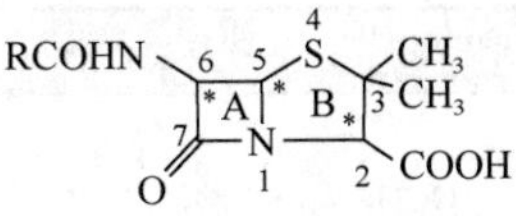

青霉素类

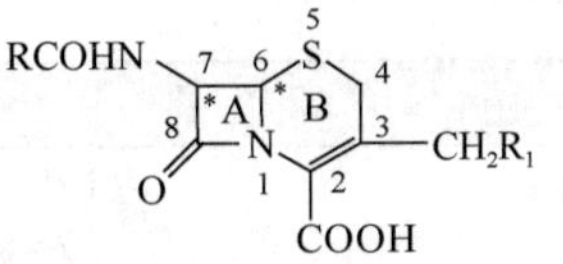

侧链RCO— 母核：6-APA
A：β-内酰胺环
B：氢化噻唑环

头孢菌素类

侧链RCO— 母核：7-ACA
A：β-内酰胺环
B：氢化噻嗪环

青霉素类分子中含有 3 个手性碳原子（$C_2$、$C_5$、$C_6$），头孢菌素类分子中含有 2 个手性碳原子（$C_6$、$C_7$）。由于侧链取代基 R 及头孢菌素类母核 $C_3$ 上 $R_1$ 的不同，构成不同的青霉素类和头孢菌素类药物。常用青霉素类药物及头孢菌素类药物列于表 14-1 和表 14-2 中。

**表 14-1　常见青霉素类药物的结构**

| 药物名称 | 取代基 R | 药物名称 | 取代基 R |
|---|---|---|---|
| 青霉素钾/钠（普鲁卡因青霉素）<br>benzylpenicillin potassium<br>（sodium，procaine） | 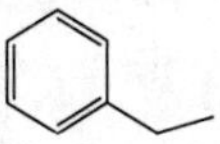 | 哌拉西林（钠）<br>piperacillin（sodium） | 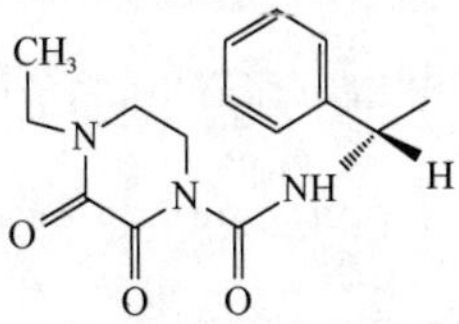 |
| 青霉素 V 钾<br>phenoxymethyl penicillin potassium | 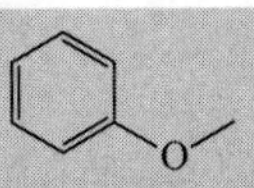 | 磺苄西林钠<br>sulbenicillin sodium | 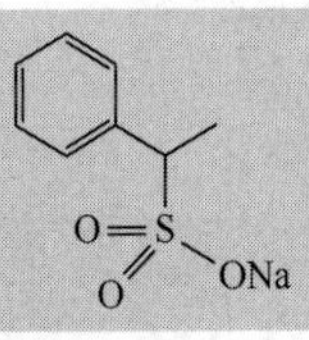 |
| 氨苄西林（钠）<br>ampicillin（sodium） | 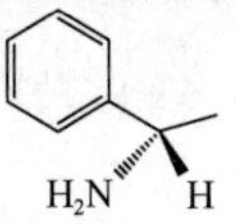 | 苯唑西林钠<br>oxacillin sodium | 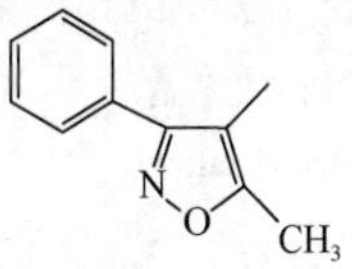 |
| 阿莫西林（钠）<br>amoxicillin（sodium） | 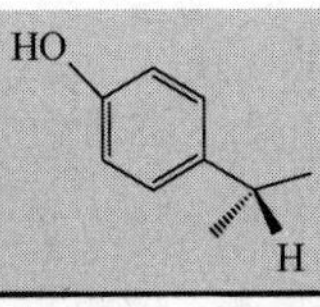 | | |

**表 14-2　常见头孢菌素类药物的结构**

| 药物名称 | 取代基 R | 取代基 $R_1$ |
|---|---|---|
| 头孢他啶 ceftazidine | 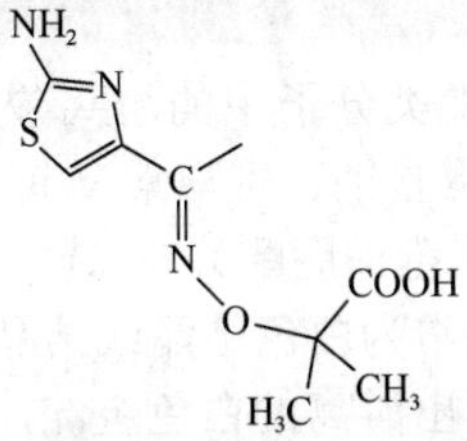 | 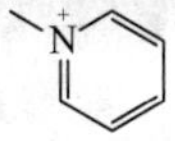 |
| 头孢地尼 cefdinir | 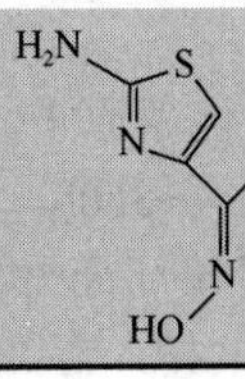 | =$CH_2$ |

续表

| 药物名称 | 取代基 R | 取代基 R₁ |
|---|---|---|
| 头孢曲松钠 ceftriaxone sodium | | |
| 头孢噻肟钠 cefotaxime sodium | | |
| 头孢噻吩钠 cefalotin sodium | | |
| 头孢克洛 cefaclor | | —Cl |
| 头孢拉定 cefradine | | —H |
| 头孢氨苄 cefalexin | | —H |
| 头孢羟氨苄 cefadroxil | | —H |
| 头孢呋辛钠（酯）cefuroxime sodium（axetil） | | |

## ▮（二）理化性质

**1. 酸性** 青霉素类和头孢菌素类分子中的游离羧基具有较强的酸性，大多数青霉素 $pK_a$ 为 2.5～2.8，能与无机碱成盐（如青霉素钠、青霉素 V 钾），或与某些有机碱成盐（如普鲁卡因青霉素），或可成酯（如头孢呋辛酯、头孢泊肟酯）。

**2. 溶解性** $\beta$-内酰胺类药物通常为白色结晶或结晶性粉末。游离的 $\beta$-内酰胺类抗生素不溶于水，其碱金属盐易溶于水，遇酸析出游离的白色沉淀，而有机碱盐难溶于水，微溶或不溶于水或乙醇，易溶于甲醇等有机溶剂。

**3. 旋光性** 青霉素类分子中含有 3 个手性碳原子，头孢菌素类分子中含有 2 个手性碳原子，都具有旋光性，如氨苄西林的比旋度为+280°～+350°，头孢噻吩钠的比旋度为+124°～+134°。

**4. 紫外吸收特征** 青霉素类分子中的母核部分无共轭系统，但其侧链酰胺基上的 R 取代基若有苯环等共轭体系，则有紫外吸收特征。例如，青霉素钾（钠）的 R 取代基为苄基，其水溶液在 264nm 波长处具有较强的紫外吸收，见青霉素钾水溶液（1mg/ml）紫外吸收光谱图（图 14-1）。

头孢菌素类分子的母核具有 O＝C—N—C＝C 结构，R 取代基具有苯环等共轭结构，因此有紫外吸收。

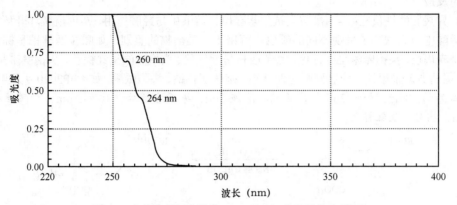

图 14-1 青霉素钾水溶液（1mg/ml）紫外吸收光谱图

**5. β-内酰胺的不稳定性** β-内酰胺环是 β-内酰胺类抗生素的结构活性中心，是四元环，环张力比较大，是分子结构中最不稳定的部分，其稳定性和含水量、纯度有着密切的关系。青霉素类和头孢菌素类在干燥条件下均较稳定，室温条件下密封保存可贮存 3 年以上，但其水溶液很不稳定，放置后即会很快失活。青霉素的水溶液在 pH 6～6.8 时较稳定。此类药物在酸、碱、青霉素酶、羟胺、某些金属离子（如铜、铅、汞、银）或氧化剂等作用下，易发生水解和分子重排，导致 β-内酰胺环的破坏而失去抗菌活性，如青霉素的降解反应（图 14-2）。

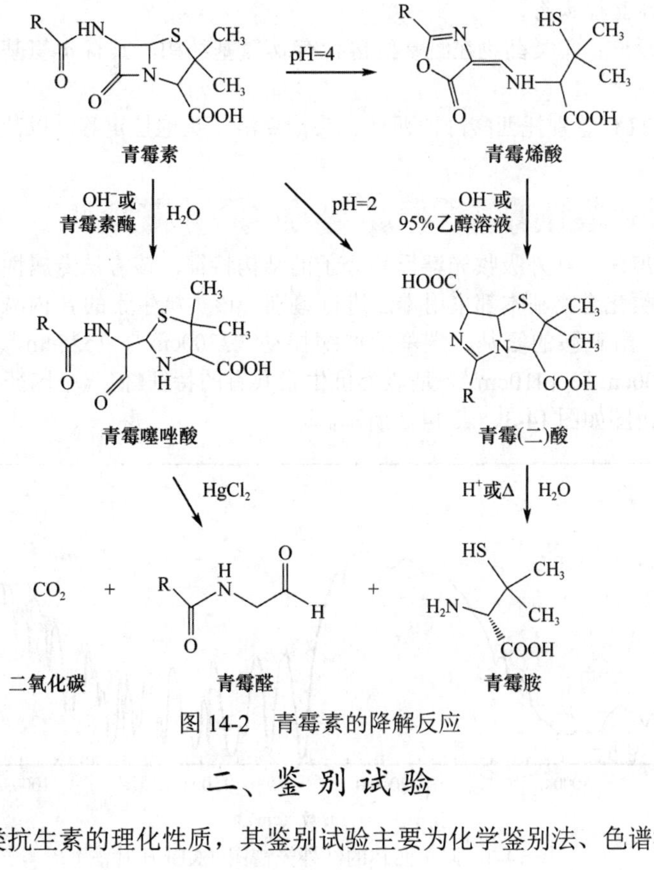

图 14-2 青霉素的降解反应

## 二、鉴 别 试 验

根据 β-内酰胺类抗生素的理化性质，其鉴别试验主要为化学鉴别法、色谱法和光谱法。

## （一）化学鉴别法

### 呈色反应

（1）异羟肟酸铁反应：β-内酰胺类抗生素在碱性溶液中与羟胺作用，β-内酰胺环开环生成异肟酸，在稀酸中与高铁离子呈现不同的颜色，可用于本类药物的鉴别，如哌拉西林钠呈棕色、磺苄西林钠呈赤褐色、头孢哌酮呈红棕色、氨苄西林呈紫红色、头孢哌酮呈红棕色、头孢氨苄呈红褐色。

《中国药典》采用该反应鉴别哌拉西林钠、磺苄西林钠、头孢哌酮，如 ChP2020 头孢哌酮鉴别：

取本品约 10mg，加水 2ml 与盐酸羟胺溶液 3ml，振摇溶解后，放置 5min，加酸性硫酸铁铵试液 1ml，摇匀，显红棕色。

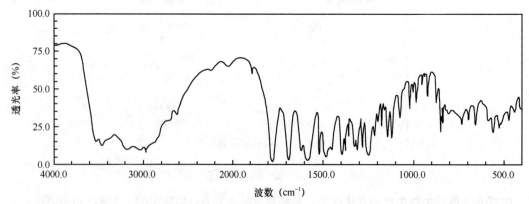

（2）与三氯化铁反应：头孢氨苄结构中含有酚羟基，能与三氯化铁反应显色，如 ChP2020 头孢羟氨苄鉴别：

取本品适量，加水适量，超声溶解并稀释成每 1ml 中约含 12.5mg 的溶液，取溶液 1ml，加三氯化铁试液 3 滴，即显棕黄色。

（3）与茚三酮反应：本类药物在酰基侧链含有 α-氨基结构，具有 α-氨基酸的性质，可与茚三酮反应，显蓝紫色。

ChP2020 采用 TLC 鉴别托西酸舒他西林、头孢克洛、头孢拉定等，以茚三酮为显色剂（或添加于展开剂中）。

## （二）光谱法

**1. 红外分光光度法**　红外吸收光谱反映分子的结构特征，该方法专属性强，因此，各国药典对收载的 β-内酰胺类化合物基本都采用本法进行鉴别。该类抗生素的 β-内酰胺环羰基的伸缩振动（$1750\sim1800cm^{-1}$）、酰亚胺的氨基、羰基的伸缩振动（$3300cm^{-1}$、$1525cm^{-1}$、$1680cm^{-1}$）、羧酸离子的伸缩振动（$1600cm^{-1}$、$1410cm^{-1}$）是该类抗生素共有的特征峰。《中国药品红外光谱集》收载的阿莫西林红外光谱图如图 14-3、表 14-3 所示。

图 14-3　阿莫西林的红外光谱图（KBr 压片法）

表 14-3　特征吸收峰归属

| 峰位（cm$^{-1}$） | 归属 | 峰位（cm$^{-1}$） | 归属 |
|---|---|---|---|
| 3600～2600 | $\nu_{O-H}$ | 1585，1480 | $\nu_{COO^-}$ |
| 1780 | $\nu_{C=O}$ | 1250 | $\nu_{C-O}$ |
| 1690 | $\nu_{C=O}$ | | |

**2. 紫外-可见分光光度法**　本类药物制成适当浓度的溶液，直接测定紫外吸收光谱，根据其最大吸收波长或最大吸收波长处的吸收系数进行鉴定。

头孢菌素类母核中的共轭结构在紫外光区有最大吸收，青霉素类母核没有共轭体系，但其侧链均含有苯环结构，因此紫外光谱也有特征吸收。例如，ChP2020 头孢唑林钠吸收系数测定：

取本品，精密称定，加水溶解并定量稀释制成每 1ml 中约含 16μg 的溶液，照紫外-可见分光光度法测定（通则 0401），在 272nm 的波长处测定吸光度，吸收系数（$E_{1cm}^{1\%}$）为 264～292。

### （三）色谱法

色谱法一般都规定在含量测定项下记录的色谱图中，供试品溶液应与对照品溶液主峰的保留时间一致。《中国药典》对鉴别试验中既有 TLC 又有 HPLC，规定可在两种鉴别方法中任选其一。例如，ChP2020 头孢拉定，方法（1）照薄层色谱法（通则 0502）试验（案例 14-1）。

**案例 14-1　　　　ChP2020 头孢拉定的薄层色谱法鉴别**

【鉴别】（1）照薄层色谱法（通则 0502）试验。

**供试品溶液**　取本品适量，加水溶解并稀释制成每 1ml 中约含 6mg 的溶液。

**对照品溶液**　取头孢拉定对照品适量，加水溶解并稀释制成每 1ml 中约含 6mg 的溶液。

**色谱条件**　采用硅胶 G 薄层板［经 105℃活化后，置 5%（ml/ml）正十四烷的正己烷溶液中，展开至薄层板的顶部，晾干］，以 0.1mol/L 枸橼酸溶液-0.2mol/L 磷酸氢二钠溶液-丙酮（60：40：1.5）为展开剂。

**测定法**　吸取供试品溶液与对照品溶液各 5μl，分别点于同一薄层板上，展开，取出，于 105℃加热 5min，立即喷以用展开剂制成的 0.1% 茚三酮溶液，在 105℃加热 15min 后，检视。

**结果判定**　供试品溶液所显主斑点的位置和颜色应与对照品溶液所显主斑点的位置和颜色相同。

问题：

1. 头孢拉定的含量测定项下记录的色谱图，如何判别？

2. 头孢拉定的鉴别试验除用薄层色谱法外，还可以用什么方法进行鉴别？

**案例 14-1 分析讨论**

头孢拉定的鉴别试验除用薄层色谱法外，还可以用红外分光光度法（通则 0402）测定。取本品适量，加甲醇适量使溶解，于室温挥发至干，取残渣照红外分光光度法（通则 0402）测定，本品的红外光吸收图谱应与对照的图谱（光谱集 722 图）一致。

### （四）各种盐的反应

钠（钾）盐的火焰反应：本类药物多制成钾盐或钠盐供临床使用，因此可采用钾、钠离子的焰色反应进行鉴别。

有机胺盐的特殊反应：苄星青霉素系由青霉素与二苄基乙二胺形成的盐。二苄基乙二胺可与重铬酸钾反应生成金黄色沉淀。

# 三、特殊杂质检查

$\beta$-内酰胺类抗生素的杂质主要有高分子聚合物、有关物质、异构体等。一般采用 HPLC 控制限量，亦有采用测定杂质的吸光度来控制杂质量。此外，有的还需进行结晶性、吸光度、有机溶剂残留量等检查。

## （一）聚合物

$\beta$-内酰胺类抗生素临床上最常见的不良反应是速发型过敏反应。数十年研究发现，过敏原并非 $\beta$-内酰胺类抗生素本身，而是存在于其中的高分子杂质（分子量一般为 1000～5000）。按来源，将高分子杂质分为外源性杂质和内源性杂质。外源性杂质主要来自发酵工艺，如蛋白质、多肽、多糖类及其抗生素形成的结合物。内源性杂质为药物自身的聚合物，主要来自生产和贮存过程，或因使用不当产生。ChP2020 规定需检查聚合物，照分子排阻色谱法（通则 0514）测定，且临用新制，如青霉素钠中的青霉素聚合物检查：

**供试品溶液** 取本品约 0.4g，精密称定，置 10ml 量瓶中，加水适量使溶解后，用水稀释至刻度，摇匀。

**对照溶液** 取青霉素对照品适量，精密称定，加水溶解并定量稀释制成每 1ml 中约含 0.1mg 的溶液。

**系统适用性溶液（1）** 取蓝色葡聚糖 2000 适量，加水溶解并稀释制成每 1ml 中约含 0.1mg 的溶液。

**系统适用性溶液（2）** 取青霉素钠约 0.4g，置于 10ml 量瓶中，加 0.05mg/ml 的蓝色葡聚糖 2000 溶液溶解并稀释至刻度，摇匀。

**色谱条件** 用葡聚糖凝胶 G-10（40～120μm）为填充剂；玻璃柱内径为 1.0～1.4cm，柱长为 30～40cm；以 pH7.0 的 0.1mol/L 磷酸盐缓冲液［0.1mol/L 磷酸氢二钠溶液-0.1mol/L 磷酸二氢钠溶液（61：39）］为流动相 A，以水为流动相 B；流速为 1.5ml/min；检测波长 254nm；进样体积为 100～200μl。

**系统适用性要求** 系统适用性溶液（1）分别在以流动相 A 与流动相 B 为流动相记录的色谱图中，按蓝色葡聚糖 2000 峰计算，理论塔板数不低于 400，拖尾因子均应小于 2.0，蓝色葡聚糖 2000 的保留时间的比值应在 0.93～1.07。统适用性溶液（2）在以流动相 A 记录的色谱图中，高聚体的峰高与单体和高聚体之间的谷高比应大于 2.0。对照品溶液主峰和供试品溶液中聚合物峰与相应色谱系统中蓝色葡聚糖 2000 峰的保留时间的比值均应在 0.93～1.07。以流动相 B 为流动相，精密量取对照溶液连续进样 5 次，峰面积值的相对标准偏差应不大于 5.0%。

**测定法** 以流动相 A 为流动相，精密量取供试品溶液，注入液相色谱仪，记录色谱图；以流动相 A 为流动相，精密量取对照溶液，注入液相色谱仪，记录色谱图。

**限度** 按外标法以青霉素峰面积计算，青霉素聚合物的量不得过 0.08%。

随着生产工艺的不断提升，$\beta$-内酰胺类抗生素中的外源性杂质显著降低。因此，需要重点关注和控制内源性聚合物。

## （二）有关物质

**案例 14-2** 　　　　　　　　　**头孢泊肟酯有关物质的检查**

照高效液相色谱法（通则 0512）测定。

**溶剂** 水-乙腈-乙酸（99：99：2）。

**供试品溶液** 取本品适量，精密称定，加溶剂溶解并稀释制成每 1ml 中约含头孢泊肟 1.0mg 的溶液。

**对照溶液** 精密量取供试品溶液适量，用溶剂定量稀释制成每 1ml 中约含头孢泊肟

0.01mg 的溶液。

**系统适用性溶液** 取头孢泊肟酯对照品适量（约相当于头孢泊肟 50mg），置 50ml 量瓶中，加溶剂适量使溶解，置紫外线灯下照射 12h 后，加 30% 过氧化氢溶液 3ml，放置 60min，用溶剂稀释至刻度，摇匀。

**色谱条件** 用十八烷基硅烷键合硅胶为填充剂（4.6mm×150mm，5μm 或效能相当的色谱柱），以水-甲醇-甲酸（600:400:1）为流动相 A，以水-甲醇-甲酸（50:950:1）为流动相 B，按表 14-4 进行线性梯度洗脱；检测波长为 254nm；流速为 0.6ml/min，进样体积为 20μl。

**表 14-4　头孢泊肟酯梯度洗脱表**

| 时间（min） | 流动相 A（%） | 流动相 B（%） |
| --- | --- | --- |
| 0 | 95 | 5 |
| 65 | 95 | 5 |
| 145 | 15 | 85 |
| 155 | 15 | 85 |
| 158 | 95 | 5 |
| 170 | 95 | 5 |

**系统适用性要求** 系统适用性溶液色谱图中，头孢泊肟异构体 A、杂质 C、杂质 D-Ⅰ、头孢泊肟酯异构体 B 及杂质 D-Ⅱ 依次出峰，头孢泊肟酯异构体 B 峰的保留时间约为 68min。头孢泊肟酯异构体 A 峰与头孢泊肟酯异构体 B 峰之间的分离度应大于 4.0，头孢泊肟酯异构体 A 峰与杂质 C 峰、杂质 D-Ⅰ 峰与头孢泊肟酯异构体 B 峰、头孢泊肟酯异构体 B 峰与杂质 D-Ⅱ 峰之间的分离度均应符合要求。

**测定法** 精密量取供试品溶液与对照品溶液，分别注入液相色谱仪，记录色谱图。

**问题：**

1. 为什么要对 β-内酰胺类抗生素进行有关物质检查？
2. 如何对有关物质进行检查？

β-内酰胺类抗生素，在合成工艺中或贮存期间可能会引入原料、中间体、副产物、异构体、降解产物等杂质。因此，多数规定该类药物的有关物质检查，部分还需检查异构体杂质。大多采用 HPLC 检查有关物质。例如，头孢泊肟酯有关物质的检查，是利用头孢泊肟酯在紫外光催化下的氧化反应制备混合杂质对照溶液，作为系统适用性试验溶液；通过比较系统适用性试验色谱图与标准模拟色谱图，结合标准中给出的各杂质相对保留时间，即可对特定杂质进行定位（图 14-4）。

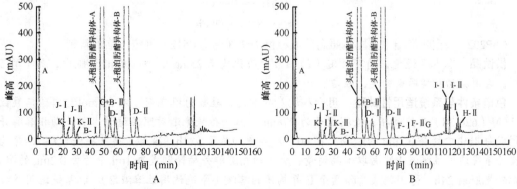

图 14-4　头孢泊肟酯（A）系统适用性溶液典型色谱图及特定杂质（B）的参考色谱图

## （三）异构体

β-内酰胺类抗生素存在不同的异构体，其抗菌活性、不良反应或生物利用度与药物本身往往存在较大的差异。因此，本类药物除了规定进行有关物质检查，部分药物还需检查异构体杂质。

例如，头孢呋辛酯是分子结构中 1-乙酰氧基乙基 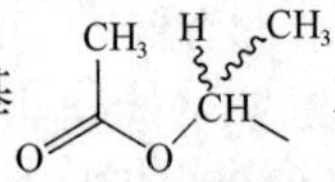 上不对称碳的 *R*- 和 *S*-异构体接近等摩尔比时的混合物，其生物利用度高于任何其他一种异构体，是头孢呋辛的酯类前体药物，属于半合成第二代头孢菌素，在体内羧酸酯经水解后形成头孢呋辛，达到抗菌作用。头孢呋辛酯是由两个差向异构体头孢呋辛酯 A 和 B 组成的混合物。

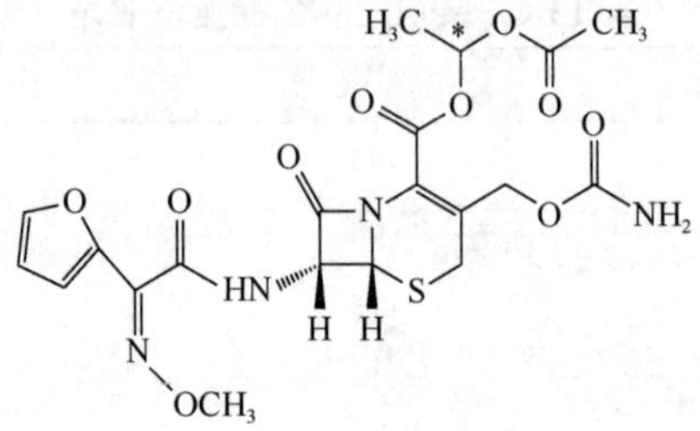

头孢呋辛酯A、B异构体

头孢呋辛酯的主要杂质是由热降解产生的头孢呋辛酯 $\Delta^3$-异构体、光降解产生的头孢呋辛酯 E 异构体，以及其他各种合成中带入的副产物或其他杂质。

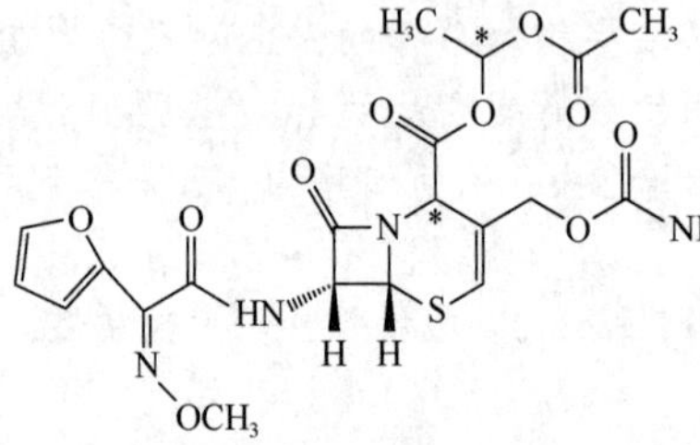

杂质1：头孢呋辛酯$\Delta^3$-异构体

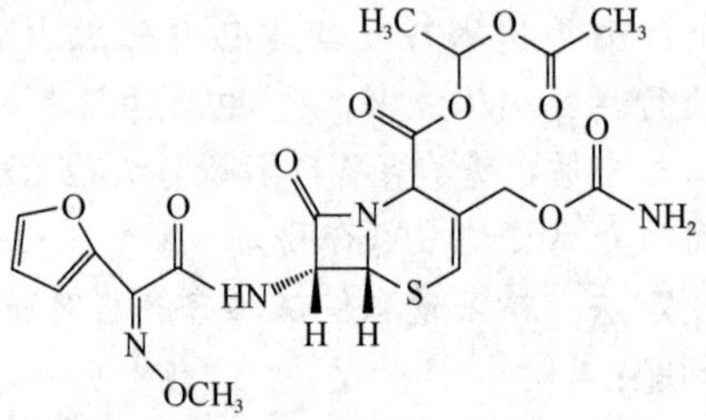

杂质2：头孢呋辛酯E异构体

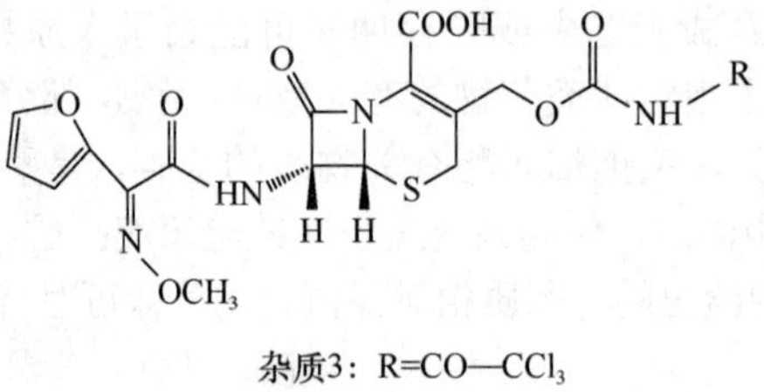

杂质3：R=CO—CCl₃

杂质4：R=H，头孢呋辛

ChP2020 头孢呋辛酯中异构体照高效液相色谱法（通则 0512）测定，临用新制。

**供试品** 取本品适量，精密称定（约相当于头孢呋辛25mg），置100ml量瓶中，加甲醇5ml溶解，再用流动相稀释至刻度，摇匀。

**色谱条件与系统适用性试验** 用十八烷基硅烷键合硅胶为填充剂；以 0.2mol/L 磷酸二氢铵溶液-甲醇（62∶38）为流动相；检测波长为278nm。取头孢呋辛酯对照品适量，加流动相溶解并稀释制成每1ml中约含 0.2mg 的溶液，在 60℃水浴中加热至少 1h，冷却，得头孢呋辛酯 $\Delta^3$-异构体溶液（系统适用性溶液 1）；另取本品适量，加流动相溶解并稀释制成每1ml中约含 0.2mg 的溶液，经紫外光照射24h，得头孢呋辛酯两个E异构体的溶液（系统适用性溶液 2）。取系统适用性溶液 1 和 2 各20μl，分别注入液相色谱仪，记录色谱图。头孢呋辛酯A、B异构体，$\Delta^3$-异构体与两个

E 异构体的相对保留时间分别约为 1.0、0.9、1.2 与 1.7 和 2.1。头孢呋辛酯 A、B 异构体峰之间，孢呋辛酯 A 异构体峰与 Δ³-异构体峰之间的分离度均应符合要求（图 14-5）。

**限度** 供试品溶液色谱图中，头孢呋辛酯 A 异构体峰面积与头孢呋辛酯 A、B 异构体峰面积的和之比应为 0.48～0.55。

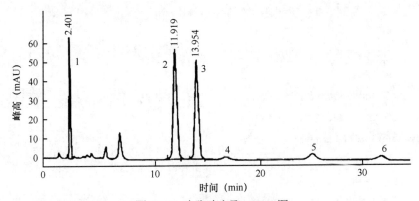

图 14-5 头孢呋辛酯 HPLC 图

1. 头孢呋辛; 2. 异构体 B; 3. 异构体 A; 4. Δ³-异构体; 5 和 6. 异构体 E

## （四）残留溶剂

β-内酰胺类抗生素多半为半合成类抗生素，在合成工艺中易引入不同的有机溶剂，为此，药典中采用 GC 检查残留溶剂。需检查的残留溶剂如丙酮、异丙醇、二氯甲烷、乙酸乙酯、甲醇、乙腈、N,N-二甲基甲酰胺、四氢呋喃、二氯甲烷、乙醇、吡啶、苯甲醚等。当残留溶剂无法确定时，可根据相对调整保留时间确定残留溶剂种类后再依法检查。例如，ChP2020 收载的头孢克肟、头孢泊肟酯中残留溶剂的测定，均照残留溶剂测定法（通则 0861）测定。ChP2020 规定需检查残留溶剂的 β-内酰胺类抗生素药物见表 14-5。

**表 14-5　ChP2020 规定需检查残留溶剂的 β-内酰胺类抗生素（通则 0861）**

| 药物 | 需检查的残留溶剂 | 方法 |
|---|---|---|
| 头孢丙烯 | 丙烯、异丙醇、二氯甲烷、乙酸乙酯、乙酸丁酯 | 第二法 |
| 头孢尼西钠 | 甲醇、乙醇、乙腈、丙酮、乙酸乙酯、四氢呋喃、二氯甲烷 | 第二法 |
| 头孢地嗪钠 | 二氯甲烷、乙腈、乙醇 | 第一法 |
| 头孢西丁钠 | 甲醇、乙醇、乙腈、丙酮、乙酸乙酯、四氢呋喃 | 第一法 |
| 头孢曲松钠 | 甲醇、乙醇、丙酮、乙酸乙酯 | 第一法 |
| 头孢米诺钠 | 甲醇、乙醇、丙酮、二氯甲烷、乙酸乙酯、二氯乙烷、异丙醇、二氧六环 | 第二法 |
| | 甲苯、苯甲醚、N,N-二甲苯胺 | 第三法 |
| 头孢克肟 | 甲醇、乙醇、乙酸、丙酮、异丙醇、二氯甲烷、异丙醇、四氢呋喃、乙酸乙酯、乙酸异丙酯、吡啶、苯甲醚 | 通则 0861 |
| 头孢克洛 | 二氯甲烷 | 第二法 |
| 头孢呋辛钠 | 甲醇、乙醇、丙酮、异丙醇、二氯甲烷、正丙醇、乙酸乙酯、四氢呋喃、正丁醇、环己烷、甲基异丁基酮 | 第二法 |
| 头孢孟多酯钠 | 乙醚、丙酮、乙酸乙酯、甲醇、异丙醇、乙醇、甲基异丁基酮、甲苯、正丁醇 | 第二法 |
| 头孢泊肟酯 | 甲醇、丙酮、异丙醇、乙腈、二氯甲烷、丁酮、乙酸乙酯、四氢呋喃、四氯化碳、环己烷、苯、1,2-二氯乙烷、乙酸异丙酯、二氧六环、甲基异丁基酮、吡啶、甲苯、乙酸丁酯 | 通则 0861 |
| | N,N-二甲基甲酰胺、二甲基亚砜 | 第三法 |

| 药物 | 需检查的残留溶剂 | 方法 |
|---|---|---|
| 头孢哌酮钠 | 丙酮、乙醇、异丙醇、正丙醇、正丁醇、乙酸乙酯、甲基异丁基酮、甲醇、环己烷、四氢呋喃、二氯甲烷、乙腈 | 通则 0861 |
| 头孢美唑钠 | 甲醇、丙酮、异丙醇、二氯甲烷、乙酸乙酯、甲基异丁基酮 | 第二法 |
| 头孢唑啉钠 | 丙酮 | 第一法 |
| 头孢硫脒 | 甲醇、乙醇、丙酮、二氯甲烷 | 第二法 |
| 头孢噻吩钠 | 乙醇、丙酮 | 第二法 |
| 头孢噻肟钠 | 甲醇、乙醇、丙酮、异丙醇、乙酸乙酯、二氯甲烷、四氢呋喃 | 第一法 |
| 拉氧头孢钠 | 乙酸乙酯、丁酮、丙酮、二氯甲烷、甲醇 | 第二法 |
| 盐酸头孢他美酯 | 异丙醇、乙酸乙酯、丙酮 | 第二法 |
| | N,N-二甲基甲酰胺 | 第三法 |
| 盐酸头孢吡肟 | 甲醇、丙酮 | 第 法 |
| 阿洛西林钠 | 二氯甲烷、丙酮、乙酸乙酯、乙醇、异丙醇 | 第二法 |
| 阿莫西林 | 二氯甲烷、丙酮 | 第二法 |
| 阿莫西林钠 | 乙醇、乙酸甲酯 | 第二法 |
| 苯唑西林钠 | 乙醇、乙酸乙酯、正丁醇、乙酸丁酯 | 第二法 |
| 哌拉西林钠 | 丙酮、乙酸乙酯 | 第二法 |
| 氟氯西林钠 | 丙酮、乙酸乙酯、乙醇、甲醇 | 第二法 |
| | N,N-二甲基甲酰胺 | 第三法 |
| 美罗培南 | 丙酮、乙腈、二氯甲烷、乙酸乙酯、四氢呋喃 | 第一法 |
| 法罗培南钠 | 正己烷、丙酮、四氢呋喃、二氯甲烷、乙腈、甲苯、二甲苯 | 第二法 |
| 氨苄西林钠 | 丙酮、乙酸乙酯、异丙醇、二氯甲烷、甲基异丁基酮、甲苯、正丁醇 | 第二法 |
| 羧苄西林钠 | 乙酸乙酯、丙酮 | 通则 0861 |
| 氯唑西林钠 | 乙酸乙酯、丙酮、乙酸丁酯 | 第二法 |
| 普鲁卡因青霉素 | 乙酸乙酯、正丁醇 | 第二法 |
| 磺苄西林钠 | 无水乙醇、异丙醇 | 第一法 |

### ▌（五）2-乙基己酸

$\beta$-内酰胺类抗生素多为半合成类抗生素，通常采用游离酸与 2-乙基己酸钠作用生成钠盐，并在 2-乙基己酸中直接析出钠盐结晶，因此，产品中常残留 2-乙基己酸。因此，照 ChP2020 收载的如头孢呋辛钠、头孢地嗪钠、头孢孟多酯钠、头孢噻肟钠、头孢噻吩钠、阿莫西林钠、苯唑西林钠、氟氯西林钠、法罗培南钠、氨苄西林钠、氯唑西林钠等需按通则 0873 检查 2-乙基己酸。

### ▌（六）吸光度

《中国药典》常采用测定杂质吸光度的方法来控制本类抗生素的杂质含量，如青霉素钾、青霉素钠、青霉素 V 钾、氟氯西林钠、头孢噻肟钠、头孢哌酮钠、头孢孟多酯钠、头孢尼西钠等均须测定杂质吸光度。ChP2020 规定杂质吸光度照紫外-可见分光光度法（通则 0401）检查，如青霉素 V 钾的吸光度检查：

取本品，精密称定，加水溶解并定量稀释制成每 1ml 中含 1.88mg 的溶液，照紫外-可见分光光度法（通则 0401）测定，在 280nm 与 325nm 波长处，吸光度均不得大于 0.10；在 264nm 的波长处有最大吸收，吸光度应为 0.80～0.88。

### （七）结晶性

药物的结晶性常常会影响其生物利用度，《中国药典》对部分 $\beta$-内酰胺类抗生素规定了结晶性的检查。固态物质分为结晶质和非结晶质两大类，可用下列方法检查物质的结晶性。取本品少许，照通则 0981 法检查，应符合规定。

**第一法（偏光显微镜法）**　许多晶体具有光学各向异性，当光线通过透明晶体时会发生双折现象。取供试品颗粒少许，置载玻片上，加液状石蜡适量使晶粒浸没其中，在偏光显微镜下检视，当转动载物台时，应呈现双折射和消光位等各品种项下规定的晶体光学性质。

**第二法（粉末 X 射线衍射法）**　结晶质呈现特征的衍射图（尖锐的衍射峰），而非晶质的衍射图则呈弥散状。ChP2020 对青霉素 V 钾、青霉素钠、头孢丙烯、头孢地尼、头孢呋辛酯、美罗培南、氟氯西林钠、头孢硫脒、头孢羟氨苄、头孢拉定、头孢曲松钠、头孢丙烯、头孢曲松钠等规定了结晶性检查。

### （八）水分或干燥失重

水分是影响此类药物稳定性的因素之一，因此需要对药物进行水分或干燥失重的检查。例如，注射用青霉素钾中干燥失重项下为："取本品，在 105℃干燥，减失重量不得过 1.0%（通则 0831）。"

### （九）其他特殊杂质的检查

**1. N,N-二甲基苯胺**　是青霉素 G 裂解时产生的特殊杂质。《中国药典》采用 GC 检查药物中的 N,N-二甲基苯胺，如 ChP2020 采用 GC 检查氨苄西林中 N,N-二甲基苯胺，照气相色谱法（通则 0521）测定。

**内标溶液**　精密称取萘适量，加环己烷溶解并稀释制成每 1ml 中约含 50μg 的溶液。

**供试品溶液**　取本品约 1.0g，精密称定，置具塞试管中，加 1mol/L 氢氧化钠溶液 5ml，加入内标溶液 1ml，强烈振摇，静置，取上层液。

**对照品溶液**　N,N-二甲基苯胺 50mg，精密称定，置 50ml 量瓶中，加盐酸 2ml 和水 20ml，振摇混匀后，用水稀释至刻度，摇匀，精密量取 5ml，置 250ml 量瓶中，用水稀释至刻度，摇匀，精密量取 1ml，置具塞试管中，加 1mol/L 氢氧化钠溶液 5ml，精密加入内标溶液 1ml，强烈振摇，静置，取上层液。

**色谱条件**　以硅酮（OV-17）为固定相，涂布浓度为 3%；柱温为 120℃，进样体积为 2μl。

**系统适应性要求**　对照品溶液色谱图中，N,N-二甲基苯胺峰与内标峰间的分离度应符合要求。

**测定法**　精密量取供试品和对照品溶液，分别注入气相色谱仪中，记录色谱图。

**限度**　按内标法以峰面积比值计算，N,N-二甲基苯胺的量不得过百万分之二十。

**2. 吡啶**　ChP2020 规定照高效液相色谱法（通则 0512）测定。例如，头孢他啶裂解产生吡啶，按外标法以峰面积计算，吡啶的限量不得超过 0.12%（注射用头孢他啶，规定吡啶不得过标示量的 0.4%）。

**3. 2-萘酚**　由于国内部分企业采用 2-萘酚作为分离纯化头孢氨苄和头孢拉定的沉淀剂，而 2-萘酚对皮肤、黏膜、肾脏具有强烈的刺激性，对机体免疫系统也有一定的抑制和损伤。ChP2020 规定头孢氨苄和头孢拉定中需要对 2-萘酚，照高效液相色谱法（通则 0512）进行检查。按外标法以峰面积计算，口服制剂中 2-萘酚的限量不得超过 0.05%，注射用制剂不得超过 0.0025%。

**4. 头孢孟多**　ChP2020 规定照高效液相色谱法（通则 0512）测定。例如，头孢孟多酯钠，按无水物计算，含头孢孟多不得过总含量的 9.5%。

## 四、含量测定

$\beta$-内酰胺类抗生素的含量测定方法，除少数药物（如磺苄西林钠、注射用磺苄西林钠）采用抗生素微生物检定法外，大多主要采用 HPLC、酸碱滴定法及紫外-可见分光光度法。

### （一）高效液相色谱法

ChP2020 普遍采用反相 HPLC 测定原料、制剂的含量，并采用外标法定量，如青霉素钠的含量测定，照高效液相色谱法（通则 0512）测定：

**供试品溶液** 取本品适量，精密称定，加水溶解并定量稀释制成每 1ml 中约含 1mg 的溶液。

**对照品溶液** 取青霉素对照品适量，精密称定，加水溶解并定量稀释制成每 1ml 中约含 1mg 的溶液。

**系统适用性溶液** 取青霉素系统适用性对照品适量，加水溶解并稀释制成每 1ml 中约含 1mg 的溶液。

**色谱条件** 用十八烷基硅烷键合硅胶为填充剂；以有关物质项下流动相 A-流动相 B（85:15）为流动相；检测波长为 225nm；进样体积为 20μl。

**系统适用性要求** 系统适用性溶液色谱图应与标准图谱一致。

**测定法** 精密量取供试品和对照品溶液，分别注入液相色谱仪，记录色谱图。按外标法以峰面积计算，其结果乘以 1.0658，即为供试品中 $C_{16}H_{17}N_2NaO_4S$ 的含量。

### （二）酸碱滴定法

青霉素或头孢菌素的 β-内酰胺环可被碱水解，并且水解定量完成，据此可进行含量测定。

$$NaOH + HCl \longrightarrow NaCl + H_2O$$

ChP2020 羧苄西林钠的含量测定项下：

取本品 0.05g，精密称定，加新沸过并用 0.01mol/L 氢氧化钠溶液中和至对酚酞指示液刚显红色的水 20ml 使溶解，再用 0.01mol/L 氢氧化钠溶液中和后，精密加入氢氧化钠滴定液（0.1mol/L）25ml，摇匀，置沸水浴中加热 20min，注意避免吸收空气中的二氧化碳，放冷，加酚酞指示液 1～2 滴，用盐酸滴定液（0.1mol/L）滴定，并将滴定的结果用空白试验校正。每 1ml 氢氧化钠滴定液（0.1mol/L）相当于 42.24mg 的羧苄西林钠（$C_{17}H_{16}N_2Na_2O_6S$），（$C_{17}H_{16}N_2Na_2O_6S : C_{17}H_{18}N_2O_6S = 1 : 0.8959$）。

### （三）紫外-可见分光光度法

头孢菌素类药物的母核含有共轭结构，头孢菌素与青霉素的侧链多含有芳香结构，均具有紫外吸收，除头孢丙烯的干混悬剂、片剂、胶囊颗粒剂及其他复方制剂采用 HPLC 测定溶出度外，此类药物固体制剂的溶出度测定均采用紫外-可见分光光度法。ChP2020 青霉素 V 钾片溶出度测定：

取本品，照溶出度与释放度测定法（通则 0931 第一法），以磷酸盐缓冲液（pH 6.8）900ml 为溶出介质，转速为每分钟 100 转，依法操作，经 30min 时，取溶液适量，滤过，精密量取续滤液适量，用溶出介质溶解并定量稀释制成每 1ml 中约含青霉素 V 0.15mg 的溶液，照紫外-可见分光光度法（通则 0401），在 268nm 的波长处测定吸光度；另取青霉素 V 对照品适量，精密称定，加溶出介质溶解并定量稀释制成每 1ml 中约含 0.15mg 的溶液，同法测定，计算出每片的溶出量。限度为标示量的 75%，应符合规定。

# 第三节 氨基糖苷类抗生素的分析

氨基糖苷类抗生素（aminoglycoside antibiotics）是以碱性环己多元醇为苷元，与氨基糖缩合而成的苷类。ChP2020 收载的该类抗生素主要有硫酸链霉素（streptomycin sulfate）、硫酸庆大霉素（gentamicin sulfate）、硫酸阿米卡星（amikacin sulfate）、妥布霉素（tobramycin）、硫酸小诺霉素（micronomicin sulfate）、硫酸卡那霉素（kanamycin sulfate）、盐酸大观霉素（spectinomycin hydrochloride）、硫酸巴龙霉素（paromomycin sulfate）、硫酸西索米星（sisomicin sulfate）、硫酸核糖霉素（ribostamycin sulfate）、硫酸新霉素（neomycin sulfate）等。

## 一、结构与性质

### （一）结构

链霉素是由一分子链霉胍和一分子链霉双糖胺结合而成的苷，其中链霉双糖胺由链霉糖与 N-甲基-L-葡萄糖胺所组成，结构式如下：

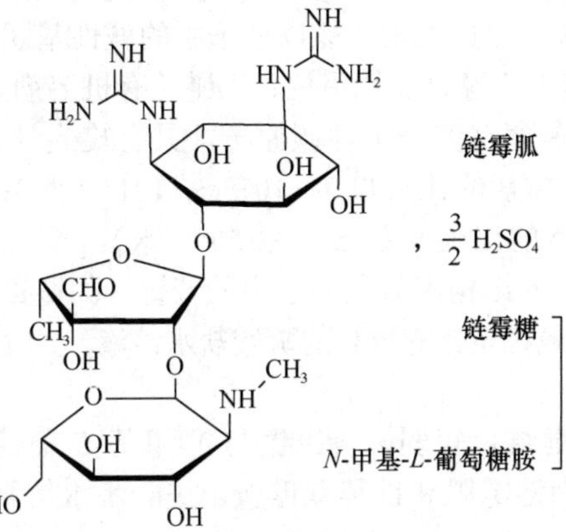

庆大霉素是由绛红糖胺、2-脱氧-D-链霉胺和加洛糖胺缩合而成的苷。临床应用的是庆大霉素 C 复合物的硫酸盐，主要由 4 个活性成分 $C_1$、$C_{1a}$、$C_2$、$C_{2a}$ 组成，另外还有多种微量次要组分，各组分的毒性与抗菌能力有一定的差异，因此复合物中各组分比例与有关物质含量的变化影响着产品的效价和临床疗效。4 个活性成分的结构式如下（表 14-6）：

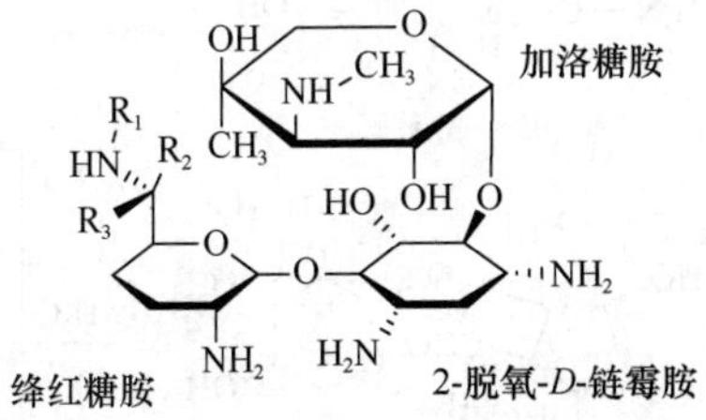

**表 14-6 庆大霉素活性成分结构式**

| 庆大霉素 | 分子式 | $R_1$ | $R_2$ | $R_3$ |
|---|---|---|---|---|
| $C_1$ | $C_{21}H_{43}N_5O_7$ | $CH_3$ | $CH_3$ | H |
| $C_{1a}$ | $C_{19}H_{39}N_5O_7$ | H | H | H |
| $C_2$ | $C_{20}H_{41}N_5O_7$ | H | $CH_3$ | H |
| $C_{2a}$ | $C_{20}H_{41}N_5O_7$ | H | H | $CH_3$ |

硫酸阿米卡星的化学结构如下:

$$C_{22}H_{43}N_5O_{13} \cdot 1.8H_2SO_4 \quad 762.15$$
$$C_{22}H_{43}N_5O_{13} \cdot 2H_2SO_4 \quad 781.76$$

## （二）性质

**1. 酸碱性与溶解性** 本类抗生素均含有氨基糖和氨基环己醇，分子中含有多个羟基，也称为多羟基抗生素；另外分子中有多个碱性基团，如链霉素分子中有 3 个碱性基团 [2 个是链霉胍的强碱性胍基（$pK_a$=11.5），1 个是葡萄糖胺上的甲氨基（$pK_a$=7.7）]，庆大霉素分子中有 5 个碱性基团。因此本类抗生素属于碱性、水溶性抗生素，能以分子中的碱性基团与酸成盐，临床上多用其硫酸盐。其硫酸盐易溶于水，不溶于乙醇、三氯甲烷、乙醚等有机溶剂。

**2. 旋光性** 本类抗生素分子中含有多个手性碳原子，具有旋光性，如硫酸阿米卡星的比旋度为+76°～+84°（水）；硫酸庆大霉素的比旋度为+107°～+121°（水）；硫酸奈替米星的比旋度为+88°～+96°（水）；硫酸巴龙霉素的比旋度为+50°～+55°（水）。

**3. 稳定性** 本类药物中不稳定的结构因素是分子中的苷键，如链霉素在干燥状态下稳定，干燥品在 pH 3～7、温度低于 25℃时最稳定。链霉素的硫酸盐水溶液，一般以 pH 5～7.5 时最为稳定，过酸或过碱条件下易水解失效。

链霉胍与链霉双糖胺间的苷键结合较弱，链霉糖与 N-甲基-L-葡萄糖胺间的苷键结合较牢。因此在酸性条件下，链霉素水解为链霉胍和链霉双糖胺，进一步水解则得链霉糖和 N-甲基-L-葡萄糖胺。

碱性也能使链霉素水解为链霉胍及链霉双糖胺，并使链霉糖部分发生分子重排，生成麦芽酚（maltol），这一性质为链霉素所特有，可用于鉴别和定量。

由于链霉糖部分有醛基，可以与醛基起反应的试剂也可破坏链霉素，主要有半胱氨酸、羟胺等；各种氧化剂，如 $KMnO_4$、$KClO_4$、$H_2O_2$ 等可以氧化醛基，也可被还原剂如维生素 C、葡萄糖等还原成伯醇基，即成为双氢链霉素，毒性增加。

硫酸庆大霉素、硫酸阿米卡星等对光、热、空气均较稳定，水溶液亦稳定，pH 2～12 时，100℃加热 30min 活性无明显变化。

　　**4. 紫外吸收光谱特征**　链霉素在 230nm 处有紫外吸收。庆大霉素、阿米卡星在紫外光区无吸收。

# 二、鉴别试验

## （一）化学鉴别法

　　**1. 与茚三酮反应**　本类抗生素中的氨基糖苷具有 α-羟基胺结构，能与茚三酮缩合成蓝紫色化合物。ChP2020 用该反应鉴别硫酸妥布霉素注射液、硫酸小诺霉素及其制剂，如硫酸小诺霉素的鉴别：

　　取本品约 5mg，加水溶解后，加 0.1% 茚三酮的水饱和正丁醇溶液 1ml 与吡啶 0.5ml，在水浴中加热 5min，即显紫蓝色。

R—CH(NH₂)—COOH 的结构：

$$R{-}\underset{NH_2}{\overset{}{C}H}{-}COOH \quad + \quad 2 \text{（水合茚三酮）} \quad \xrightarrow{\Delta} \quad \text{（蓝紫色缩合物）} \quad + \quad CO_2 \quad + \quad 3H_2O$$

氨基酸　　　　水合茚三酮　　　　　　　　　　　蓝紫色缩合物

　　**2. N-甲基葡萄糖胺反应（Elson-Morgan 反应）**　本类药物经水解产生葡萄糖胺衍生物，在碱性溶液中与乙酰丙酮缩合成吡咯衍生物（Ⅰ），再与对二甲氨基苯甲醛的酸性醇溶液（埃利希试剂，Ehrlich reagent）反应，生成樱桃红色缩合物（Ⅱ）。用该反应鉴别硫酸新霉素及其制剂，如 ChP2020 硫酸新霉素的鉴别：

　　取本品约 10mg，加水 1ml 溶解后，加盐酸溶液（9→100）2ml，在水浴中加热 10min，加 8% 氢氧化钠溶液 2ml 与 2% 乙酰丙酮水溶液 1ml，置水浴中加热 5min，冷却后，加对二甲基苯甲醛试液 1ml，即显樱桃红色。

$$\text{HOCH}_2{-}\text{(CHOH)}_3{-}\text{（吡咯衍生物）} \xrightarrow[\text{Ehrlich 试剂}]{\text{二甲氨基苯甲醛}} \text{（樱桃红色缩合物）}$$

Ⅰ　　　　　　　　　　　　　　　　　　　　Ⅱ

　　**3. 莫利希（Molisch）反应**　本类抗生素在硫酸作用下，经水解、脱水生成糠醛（五碳糖）或羟甲基糠醛（六碳糖），遇蒽酮显蓝紫色，遇 α-萘酚显红紫色。ChP2020 用蒽酮为显色剂鉴别阿米卡星、硫酸卡那霉素及其制剂、硫酸异帕米星及其制剂，前二者显蓝紫色，后者显青紫色，如阿米卡星的鉴别：

　　取本品约 10mg，加水 1ml 溶解后，加 0.1% 蒽酮的硫酸溶液 4ml，即显蓝紫色。

$$\text{HOH}_2\text{C}{-}\text{（糠醛）}{-}\text{CHO} \quad + \quad 2 \text{（蒽酮）} \xrightarrow{H_2SO_4} \text{（蓝紫色化合物）}$$

羟甲糠醛　　　　　　　　　　　　　　　　　　　蓝紫色化合物

**4. 麦芽酚（Maltol）反应** 链霉素在碱性溶液中，链霉糖经分子重排形成六元环，然后消除 N-甲基葡萄糖胺及链霉胍生成麦芽酚（α-甲基-β-羟基-γ-吡喃酮），麦芽酚在微酸性溶液中与三价铁离子形成紫红色配位化合物，此反应为链霉素的特征反应。ChP2020 用该反应鉴别硫酸链霉素及其制剂，方法如下：

取本品约 20mg，加水 5ml 溶解后，加氢氧化钠试液 0.3ml，置水浴上加热 5min，加硫酸铁铵溶液（取硫酸铁铵 0.1g，加 0.5mol/L 硫酸溶液 5ml 使溶解）0.5ml，即显紫红色。反应原理如下：

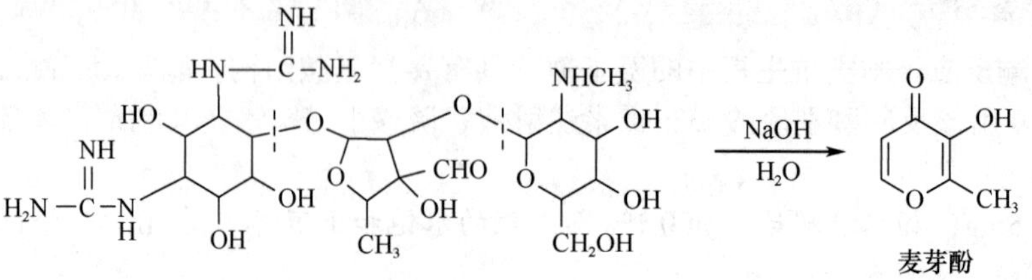

麦芽酚

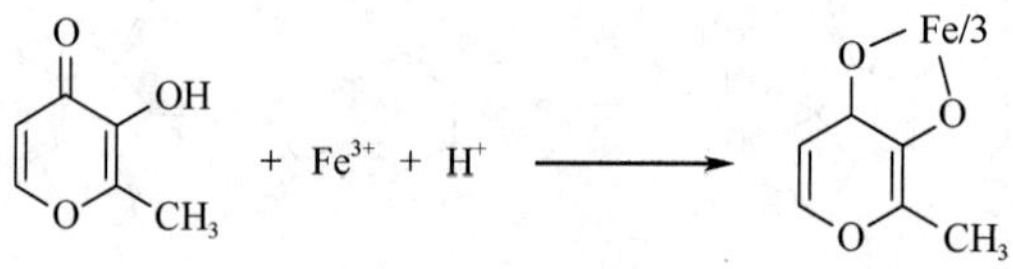

紫红色

**5. 坂口（Sakaguchi）反应** 此反应为链霉素水解产物链霉胍的特征反应。链霉素的水溶液加氢氧化钠试液，水解生成链霉胍。链霉胍、8-羟基喹啉分别与次溴酸钠反应，其各自产物再相互作用生成橙红色化合物。ChP2020 用该反应鉴别硫酸链霉素及其制剂，方法如下：

取本品约 0.5mg，加水 4ml 溶解后，加氢氧化钠试液 2.5ml 与 0.1% 8-羟基喹啉的乙醇溶液 1ml，放冷至约 15℃，加次溴钠试液 3 滴，即显橙红色。反应原理如下：

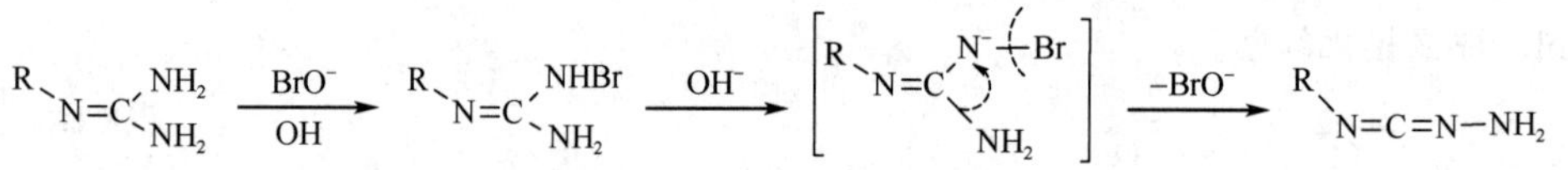

链霉胍

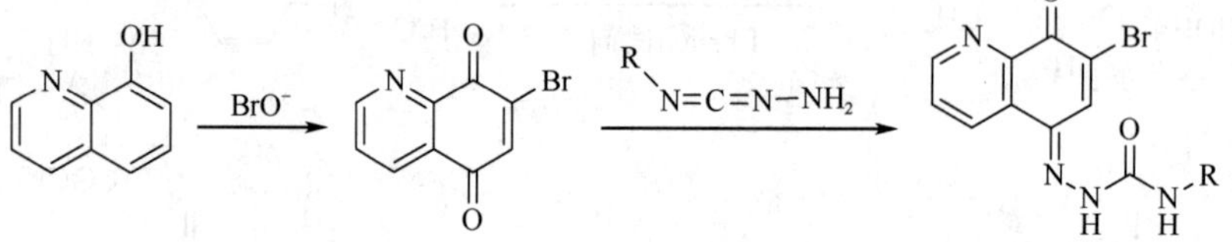

8-羟基喹啉　　　　　　　　　　　　　　　橙红色化合物

**6. 硫酸盐反应** 本类药物多为硫酸盐，各国药典均用硫酸盐的反应鉴别本类药物。

**7. 重金属离子反应** 阿米卡星在 2-脱氧-D-链霉胺的 $N_1$ 位上有（4-氨基-2-羟基）丁酰基，即酰胺结构，$N_1$ 位上的氢原子较为活泼，在碱性下可与重金属离子（如 $Co^{2+}$）生成有色化合物。ChP2020 用该反应鉴别阿米卡星，方法：

取本品约 10mg，加水 1ml 溶解后，加 4% 氢氧化钠溶液 1ml，混合，加 5% 硝酸钴溶液 2ml，即产生紫蓝色絮状沉淀。

## （二）光谱法

各国药典均采用 IR 鉴别本类药物，如硫酸庆大霉素、硫酸链霉素、硫酸巴龙霉素、硫酸阿米卡星、硫酸卡那霉素、硫酸新霉素、盐酸大观霉素等。

## （三）色谱法

本类药物大多采用 HPLC 或 TLC 鉴别。当药品标准中同时收载 HPLC 和 TLC 时，一般两项选做一项。TLC 鉴别该类药物时，多使用硅胶 G 薄层板，三氯甲烷-甲醇-氨水或二氯甲烷-甲醇-浓氨溶液为展开剂，茚三酮或碘蒸气为显色剂，如 ChP2020 阿米卡星的 TLC 鉴别：

**供试品溶液** 取本品适量，加水溶解制成每 1ml 中约含阿米卡星 5mg 的溶液。

**对照品溶液** 取对照品适量，加水溶解制成每 1ml 中约含阿米卡星 5mg 的溶液。

**系统适用性溶液** 取供试品溶液和对照品溶液，等量混合。

**色谱条件** 见卡那霉素检查项下。

**测定法** 吸取上述 3 种溶液各 5μl，分别点于同一薄层板上，展开，晾干，喷以 0.2% 茚三酮的水饱和正丁醇溶液，在 100℃ 加热数分钟。

**系统适用性要求** 系统适用性溶液应显单一斑点。

**结果判断** 供试品溶液所显主斑点的位置和颜色应与对照品溶液所显主斑点的位置和颜色相同。

# 三、特殊杂质检查及组分分析

## （一）有关物质检查

本类抗生素检查项下大多收载有关物质检查，采用 HPLC，紫外检测器、蒸发光散射检测器或电化学检测器检测。ChP2020 中采用 HPLC 检查硫酸链霉素有关物质，检测器为蒸发光散射检测器，检查方法见案例 14-3。

除有关物质检查外，某些药物还要进行特殊杂质的检查。例如，阿米卡星是将卡那霉素进行结构修饰而获得的半合成氨基糖苷类抗生素，因此 ChP2020 中阿米卡星、硫酸阿米卡星除检查有关物质外，还采用 TLC 检查卡那霉素；硫酸卡那霉素采用 HPLC-蒸发光散射检测器（ELSD）法检查卡那霉素 B，硫酸新霉素采用 TLC 检查新霉胺。

---

**案例 14-3**　　　　**ChP2020 硫酸链霉素的有关物质检查**

**有关物质** 照高效液相色谱法（通则 0512）测定。

**供试品溶液** 取本品适量，加水溶解并定量稀释制成每 1ml 中约含链霉素 3.5mg 的溶液。

**对照溶液（1）** 精密量取供试品溶液适量，用水定量稀释制成每 1ml 中约含链霉素 35μg 的溶液。

**对照溶液（2）** 精密量取供试品溶液适量，用水定量稀释制成每 1ml 中约含链霉素 70μg 的溶液。

**对照溶液（3）** 精密量取供试品溶液适量，用水定量稀释制成每 1ml 中约含链霉素 0.14mg 的溶液。

**系统适用性溶液** 取链霉素标准品适量，加水溶解并稀释制成每 1ml 中约含链霉素 3.5mg 的溶液，置日光灯（3000lx）下照射 24h；另取妥布霉素标准品适量，用此溶液溶解并稀释制成每 1ml 中约含妥布霉素 0.06mg 的混合溶液。

**色谱条件** 用十八烷基硅烷键合硅胶为填充剂；以 0.15mol/L 的三氟醋酸溶液为流动相；流速为每分钟 0.5ml；用蒸发光散射检测器检测（参考条件：漂移管温度为 110℃，载气流速为每分钟 2.8L）；进样体积为 10μl。

**系统适用性要求** 系统适用性溶液色谱图中，链霉素峰保留时间为 10～12min，链霉素峰与相对保留时间约为 0.9 处的杂质峰的分离度和链霉素峰与妥布霉素峰之间的分离度应分别大于 1.2 和 1.5。对照溶液（1）～（3）色谱图中，以对照溶液浓度的对数值与相应峰面积的对数值计算线性回归方程，相关系数（r）应不小于 0.99。

**测定法** 精密量取供试品溶液与对照溶液（1）、（2）、（3），分别注入液相色谱仪，记录色谱图至主成分峰保留时间的 2 倍。

**限度** 供试品溶液色谱图中如有杂质峰（除硫酸峰外），用线性回归方程计算，单个杂质不得过 2.0%，杂质总量不得过 5.0%。

## ■ （二）组分测定

庆大霉素是庆大霉素 C 组分的复合物，由于发酵菌种不同或工艺略有差别，不同生产厂家产品各组分含量不完全一致，各组分的抗菌活性无明显差异，但其不良反应和耐药性各不相同，进而导致因各组分的比例不同影响产品的效价和临床疗效。因此，各国药典均规定控制各组分的相对百分含量。此外 ChP2020 硫酸小诺霉素、硫酸巴龙霉素亦采用 HPLC-蒸发光散射检测器法进行组分测定。

---

**案例 14-4**                  **ChP2020 中硫酸庆大霉素组分测定**

1965 年我国著名微生物学家王岳教授和助手在简陋的实验条件下克服重重困难从小单孢菌中分离得到庆大霉素产生菌，1969 年研制成功并投入生产。庆大霉素是中国独立自主研制成功的广谱抗生素，是中华人民共和国成立以来的伟大科技成果之一，它的发现将我国抗生素研究、生产推向一个崭新阶段，为我国医药界做出重大贡献。1980 年，王岳教授和他的助手又成功地制备了庆大霉素 C 族的各单组分的国家标准品。ChP2020 中硫酸庆大霉素组分测定如下：

照高效液相色谱法（通则 0512）测定。

**供试品溶液** 取本品适量，精密称定，加流动相溶解并定量稀释制成每 1ml 中约含庆大霉素 2.5mg 的溶液。

**庆大霉素标准品溶液** 取庆大霉素标准品适量，加流动相溶解并稀释制成每 1ml 中约含庆大霉素总 C 组分 2.5mg 的溶液。

**小诺霉素标准品溶液** 取小诺霉素标准品适量，加流动相溶解并稀释制成每 1ml 中约含小诺霉素 0.1mg 的溶液。

**西索米星对照品溶液** 取西索米星对照品适量，加流动相溶解并稀释制成每 1ml 中约含西索米星 25μg 的溶液。

**标准品溶液（1）** 取庆大霉素标准品适量，精密称定，加流动相溶解并定量稀释制成每 1ml 中约含庆大霉素总 C 组分 1.0mg 的溶液。

**标准品溶液（2）** 取庆大霉素标准品适量，精密称定，加流动相溶解并定量稀释制成每 1ml 中约含庆大霉素总 C 组分 2.5mg 的溶液。

**标准品溶液（3）** 取庆大霉素标准品适量，精密称定，加流动相溶解并定量稀释制成每 1ml 中约含庆大霉素总 C 组分 5.0mg 的溶液。

**色谱条件与系统适用性试验** 用十八烷基硅烷键合硅胶为填充剂（pH 适应范围为 0.8～8.0）；以 0.2mol/L 三氟醋酸溶液-甲醇（96：4）为流动相；流速为每分钟 0.6～0.8ml；蒸发光散射检测器（高温型不分流模式：漂移管温度为 105～110℃，载气流量为每分钟 2.5L；低温型分流模式：漂移管温度为 45～55℃，载气压力为 350kPa）测定。进样体积为 20μl。

**系统适用性要求** 庆大霉素标准品溶液色谱图应与标准图谱一致，西索米星峰和庆大霉素 $C_{1a}$ 峰之间，庆大霉素 $C_2$ 峰、小诺霉素峰和庆大霉素 $C_{2a}$ 峰之间的分离度均应符合要求；西索米星对照品溶液色谱图中，主成分峰峰高的信噪比应大于 20。精密量取小诺霉素标准品溶液连续进样 5 次，峰面积的相对标准偏差应符合要求。标准品溶液（1）～（3）色谱图中，计算标准品溶液浓度对数值与相应峰面积对数值的线性回归方程，相关系数（$r$）应不小于 0.99。

**测定法** 精密量取供试品溶液与标准品溶液（1）~（3），分别注入液相色谱仪，记录色谱图。用庆大霉素各组分的线性回归方程分别计算供试品中对应组分的量（$c_{tcx}$），并按下面公式计算出各组分的含量（%，mg/mg）。

$$c_x(\%)=\frac{c_{tcx}}{\dfrac{m_t}{V_t}}\times100\%$$

式中，$c_x$ 为庆大霉素各组分的含量（%，mg/mg）；$c_{tcx}$ 为由回归方程计算出的各组分的含量，单位为 mg/ml；$m_t$ 为供试品重量，单位为 mg；$V_t$ 为体积，单位为 ml。

根据所得组分的含量，按下面公式计算出庆大霉素各组分的相对比例。

$$c'_x(\%)=\frac{c_x}{c_1+c_{1a}+c_2+c_{2a}}\times100\%$$

式中，$c'_x$ 为庆大霉素各组分的相对比例；$c_1$、$c_{1a}$、$c_2$、$c_{2a}$ 为硫酸庆大霉素的主混合物，具体分子式参考 ChP2000 二部。

**限度** $c_1$ 应为 14%~22%，$c_{1a}$ 为 10%~23%，$c_{2a}+c_2$ 应为 17%~36%，4 个组分总含量不得低于 50.0%；$c'_1$ 应为 25%~50%，$c'_{1a}$ 应为 15%~40%，$c'_{2a}+c'_2$ 应为 20%~50%。

**问题：**

1. 硫酸庆大霉素中为何要进行庆大霉素 C 组分的测定？
2. ChP2020 中氨基糖苷类抗生素还有哪些药物需进行组分的测定，采用何种方法？

### （三）硫酸盐测定

本类抗生素多制成硫酸盐，但过量的酸可影响药物含量或引起药物的水解，故 ChP2020 规定需检查酸度与硫酸盐。硫酸盐的检查采用 HPLC 或 EDTA 滴定法。

**1. EDTA 滴定法** 本法为剩余滴定法。药物中的硫酸根与定量过量的氯化钡滴定液反应生成硫酸钡沉淀，剩余的氯化钡滴定液再用 EDTA 滴定以测定硫酸盐的量。ChP2020 收载的硫酸小诺霉素、硫酸庆大霉素、硫酸卡那霉素、硫酸阿米卡星、硫酸链霉素和硫酸新霉素采用此法测定硫酸盐，如硫酸小诺霉素中硫酸盐的测定：

取本品约 0.125g，精密称定，加水 100ml 使溶解，用浓氨溶液调节 pH 至 11，精密加氯化钡滴定液（0.1mol/L）10ml 及酞紫指示液 5 滴，用乙二胺四乙酸二钠（EDTA-2Na，又称依地酸二钠）滴定液（0.05mol/L）滴定，注意保持滴定过程中的 pH 为 11，滴定至紫色开始消退，加乙醇 50ml，继续滴定至紫蓝色消失，并将滴定的结果用空白试验校正。每 1ml 氯化钡滴定液（0.1mol/L）相当于 9.606mg 硫酸盐（$SO_4^{2-}$），按无水物计算，含硫酸盐应为 32.0%~37.0%。

**2. 高效液相色谱法** ChP2020 中用此法测定硫酸盐含量的药物有硫酸西索米星、硫酸奈替米星、硫酸依替米星及硫酸异帕米星，测定时使用蒸发光散射检测器。

例如，硫酸依替米星中硫酸盐的测定：照高效液相色谱法（通则 0512）测定。

**供试品溶液** 取本品适量，精密称定，加水溶解并定量稀释制成每 1ml 中约含 0.5mg 的溶液。

**对照品溶液（1）** 精密量取硫酸滴定液适量，用水定量稀释制成每 1ml 中约含硫酸盐 0.075mg 的溶液。

**对照品溶液（2）** 精密量取硫酸滴定液适量，用水定量稀释制成每 1ml 中约含硫酸盐 0.15mg 的溶液。

**对照品溶液（3）** 精密量取硫酸滴定液适量，用水定量稀释制成每 1ml 中约含硫酸盐 0.30mg 的溶液。

**色谱条件** 用十八烷基硅烷键合硅胶为填充剂（pH 范围为 0.8~8.0）；以 0.2mol/L 三氟醋酸溶液-甲醇（84:16）为流动相；流速为每分钟 0.5ml；用蒸发光散射检测器检测（参考条件：漂

移管温度为 100℃，载气流速为每分钟 2.6L）；进样体积为 20μl。

**系统适用性要求** 系统适用性溶液色谱图中，依替米星峰与奈替米星峰之间的分离度应大于1.2。对照品溶液（1）～（3）色谱图中，以对照溶液浓度的对数值与相应峰面积的对数值计算线性回归方程，相关系数（r）应不小于 0.99。

**测定法** 精密量取供试品溶液与对照品溶液（1）～（3），分别注入液相色谱仪，记录色谱图。

**限度** 用线性回归方程计算供试品中硫酸盐的含量。按无水物计算应为 31.5%～35.0%。

---

**案例 14-4 分析讨论**

1. 氨基糖苷类抗生素多为同系物组成的混合物，同系物的生物活性、毒性各不相同，为保证药品质量和用药安全，必须控制各组分的相对含量。如硫酸庆大霉素、硫酸小诺霉素等药典规定组分分析。药物安全无小事，要树立正确的药品质量观念，具备强烈的药品质量控制的意识。

2. ChP2020 硫酸小诺霉素、硫酸巴龙霉素亦采用 HPLC-蒸发光散射检测器法进行组分测定。

---

## 四、含量测定

### （一）抗生素微生物检定法

本类药物的效价测定，目前国内外药典多数仍采用抗生素微生物检定法。ChP2020 收载的妥布霉素、硫酸小诺霉素、硫酸巴龙霉素、硫酸庆大霉素、硫酸奈替米星、硫酸核糖霉素、硫酸链霉素、硫酸新霉素及其制剂用该法测定。对多组分抗生素则采用效价和组分测定分别进行控制，如硫酸庆大霉素、硫酸小诺霉素和硫酸巴龙霉素。

### （二）高效液相色谱法

对一些结构明确、含量和生物活性相一致的单组分抗生素，各国药典已逐渐由抗生素微生物检定法修订为 HPLC。ChP2020 收载的阿米卡星、盐酸大观霉素及其制剂、硫酸卡那霉素及其制剂、硫酸西索米星及其制剂、硫酸异帕米星及其制剂、硫酸阿米卡星及其制剂、硫酸依替米星及其制剂采用该法测定含量。由于氨基糖苷类抗生素大多在紫外光区无吸收，采用 HPLC 测定时，其方法分为如下几种。①紫外检测器检测：用末端吸收测定，如 ChP2020 中阿米卡星、硫酸阿卡米星及其制剂采用 HPLC-紫外分光光度法测定，检测波长在 200nm。硫酸西索米星及其注射液也采用 HPLC-紫外分光光度法测定，检测波长为 205nm。②蒸发光散射检测器检测：ChP2020 中硫酸卡那霉素、硫酸异帕米星、盐酸大观霉素及其制剂采用 HPLC-蒸发光散射检测器法测定。③积分脉冲安培电化学检测器检测。此外，ChP2020 还采用并列方法测定，如硫酸依替米星的含量测定。

#### 第一法　高效液相色谱-积分脉冲安培电化学检测器法

**色谱条件与系统适用性试验** 用十八烷基硅烷键合硅胶为填充剂（4.6mm×250mm，5μm或效能相当的色谱柱），以 0.2mol/L 三氟醋酸溶液［含 0.05% 五氟丙酸，1.5g/L 无水硫酸钠，0.8%（V/V）的 50% 氢氧化钠溶液，用 50% 氢氧化钠溶液调节 pH 至 3.5］-乙腈（96：4）为流动相，柱温为 35℃，流速为每分钟 1.0ml，用积分脉冲安培电化学检测器检测，检测电极为金电极（推荐使用 3mm 直径），参比电极为 Ag/AgCl 复合电极，钛合金对电极，四波形检测电位（表 14-7），柱后加碱（50% 氢氧化钠溶液 1→25，推荐流速为每分钟 0.5ml）。分别取依替米星对照品和奈替米星标准品各适量，加流动相溶解并稀释制成每 1ml 中各约含 0.025mg 的混合溶液，作为系统适用性溶液，取系统适用性溶液 25μl 注入液相色谱仪，依替米星峰和奈替米星峰间的分离度应大于 4.0。另取依替米星对照品适量，加流动相溶解并稀释制成每 1ml 中约含 0.0025mg 的溶液，作为灵敏度溶液，取灵敏度溶液 25μl 注入液相色谱仪，依替米星峰峰高的信噪比应大于 10。

**测定法**　取本品适量，精密称定，加流动相溶解并稀释制成每 1ml 中约含依替米星 0.025mg 的溶液，作为供试品溶液，精密量取 25μl 注入液相色谱仪，记录色谱图；另取依替米星对照品，精密称定，同法测定。按外标法以峰面积计算，即得。

**表 14-7　四波形检测电位**

| 时间（s） | 电位（V） | 积分 |
|---|---|---|
| 0.00 | +0.10 | |
| 0.20 | +0.10 | 开始 |
| 0.40 | +0.10 | 结束 |
| 0.41 | -2.00 | |
| 0.42 | -2.00 | |
| 0.43 | +0.60 | |
| 0.44 | -0.10 | |
| 0.50 | -0.10 | |

### 第二法　高效液相色谱-蒸发光散射检测器法

**色谱条件与系统适用性试验**　用十八烷基硅烷键合硅胶为填充剂（pH 范围为 0.8～8.0），以 0.2mol/L 三氟醋酸溶液-甲醇（84:16）为流动相；流速为每分钟 0.5ml；用蒸发光散射检测器检测（参考条件：漂移管温度为 100℃，载气流速为每分钟 2.6L）。取依替米星对照品和奈替米星标准品各适量，加水溶解并稀释制成每 1ml 中各含 0.2mg 的混合溶液，取 20μl 注入液相色谱仪，记录色谱图，依替米星峰和奈替米星峰的分离度应大于 1.2。

**测定法**　取依替米星对照品适量，精密称定，分别加水溶解并定量稀释制成每 1ml 中约含依替米星 1.0mg、0.5mg 和 0.25mg 的溶液作为对照品溶液（1）、（2）、（3）。精密量取上述三种溶液 20μl，分别注入液相色谱仪，记录色谱图，以对照品溶液浓度的对数值对相应的峰面积的对数值计算线性回归方程，相关系数（$r$）应不小于 0.99；另取本品适量，精密称定，加水溶解并定量稀释制成每 1ml 中约含依替米星 0.5mg 的溶液，同法测定，用线性回归方程计算供试品中 $C_{21}H_{43}N_5O_7$ 的含量。

# 第四节　四环素类抗生素的分析

四环素类抗生素是四并苯或萘并萘的衍生物，因分子中含有四个六元环，因此统称为四环素类抗生素（tetracyclines）。

## 一、结构与性质

### （一）基本结构与典型药物

四环素类抗生素的基本结构如下：

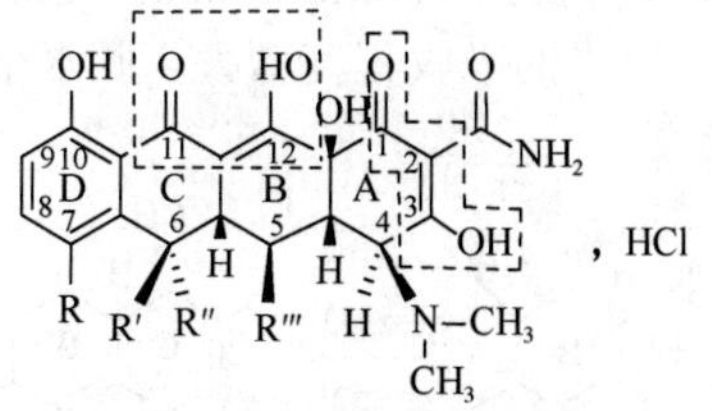

结构中取代基 R、R′、R″ 及 R‴ 的不同，构成各种四环素类抗生素。ChP2020 收载的四环素类药物见表 14-8。

表 14-8　ChP2020 收载的四环素类药物

| 名称 | R | R' | R'' | R''' |
|---|---|---|---|---|
| 盐酸四环素（TC） | H | OH | CH₃ | H |
| 盐酸金霉素（CTC） | Cl | OH | CH₃ | H |
| 盐酸土霉素（OTC） | H | OH | CH₃ | OH |
| 盐酸多西环素（DOXC） | H | H | CH₃ | OH |
| 盐酸美他环素（METC） | H | H | =CH₂ | OH |
| 盐酸米诺环素（MINC） | N(CH₃)₂ | H | H | H |

## （二）性质

**1. 酸碱性与溶解性**　四环素类抗生素母核 $C_4$ 位上的二甲氨基〔—N(CH₃)₂〕显弱碱性；$C_{10}$ 上的酚羟基（—OH）和两个含有酮基和烯醇羟基的共轭双键系统显弱酸性，因此四环素类抗生素是两性化合物。遇酸及碱，均能生成相应的盐，临床上应用的多为盐酸盐。

本类药物多为黄色结晶性粉末，有引湿性。其游离碱在水中溶解度很小，且溶解度与溶液的 pH 有关，在 pH 4.5～7.2 时难溶；当 pH 高于 8 或低于 4 时，溶解度增加。其盐酸盐易溶于水，难溶于三氯甲烷、乙醚等有机溶剂。

**2. 稳定性**　四环素类抗生素在干燥状态下较稳定，但对酸、碱、光照和各种氧化剂（包括空气中的氧）均不稳定，易破坏变色，导致抗菌活性下降、不良反应增加。其水溶液随 pH 的不同，可发生差向异构化、降解等反应。

（1）差向异构化反应：在弱酸性（pH 2.0～6.0）溶液中，四环素类抗生素 A 环上手性碳原子 $C_4$ 位构型改变，发生差向异构化，形成差向四环素类。反应是可逆的，达到平衡时，溶液中差向化合物的含量可达 40%～60%。一些阴离子如磷酸根、枸橼酸根、醋酸根等离子的存在，可加速差向异构化反应。四环素类的差向异构化反应可用下式表示：

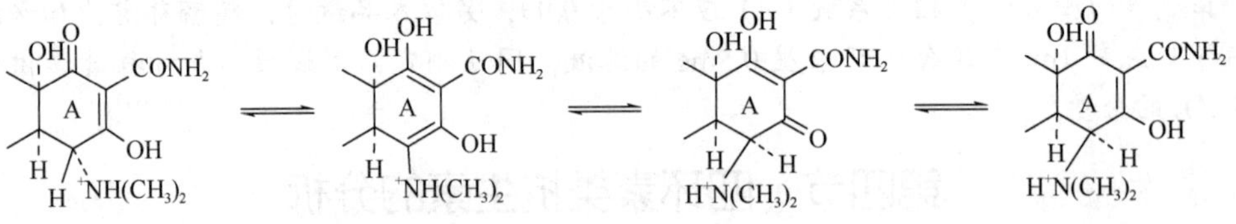

四环素　　　　　　　　　　　　　　　　　　　　　　　　　　　　　　　差向四环素（ETC）

四环素，金霉素很容易差向异构化，产生差向四环素（4-epitetracycline，ETC）和差向金霉素（具有蓝色荧光）。因金霉素的 $C_7$ 上的氯原子具空间排斥作用，使差向异构化反应比四环素更易发生。当四环素类结构中存在 $C_5$-羟基（R''' 为羟基）时，如土霉素、多西环素、美他环素等由于 $C_4$-二甲氨基与 $C_5$-羟基可形成氢键而不易发生差向异构化反应。

（2）酸性降解：在酸性（pH<2）条件下，四环素类抗生素 $C_6$ 上的羟基和相邻 $C_{5a}$ 上的氢发生反式消除反应，生成脱水四环素类（anhydrotetracycline，ATC）。反应如下：在脱水四环素类分子中，共轭双键增加，色泽加深，对光的吸收程度增大。脱水金霉素、脱水四环素为橙黄色，分别在 435nm 及 445nm 处有最大吸收。

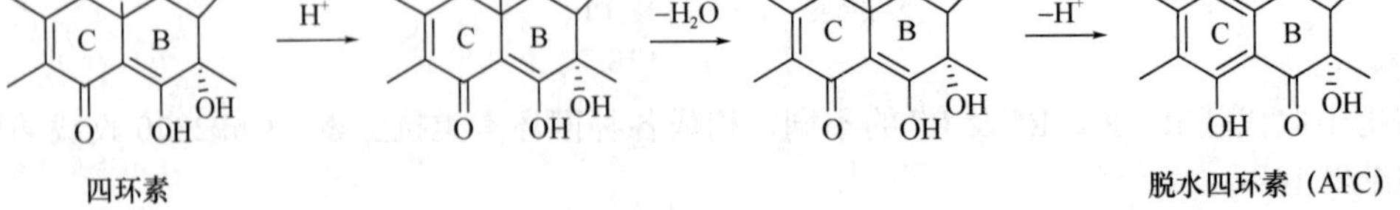

四环素　　　　　　　　　　　　　　　　　　　　　　　　　　　　　　　脱水四环素（ATC）

脱水四环素亦可形成差向异构体，称差向脱水四环素（4-epianhydro-tetracyecline，EATC），为砖红色。

（3）碱性降解：在碱性条件下，$C_6$ 上羟基在 $OH^-$ 的作用下形成氧负离子，向 $C_{11}$ 发生分子内亲核进攻，经电子转移，C 环破裂，生成无活性的具有内酯结构的异四环素类。反应如下：

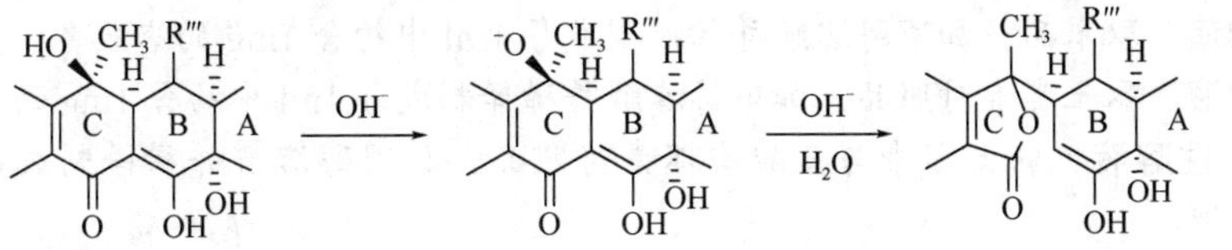

四环素类　　　　　　　　　　　　　　　　　　　　　　　　　　　异四环素类

**3. 旋光性**　四环素类抗生素分子中具有多个手性碳原子，具有旋光性。ChP2020 在其性状项下多收载比旋度的测定，见表 14-9。

**表 14-9　ChP2020 收载四环素类药物的比旋度**

| 药物 | 溶剂 | 浓度（mg/ml） | $[\alpha]_D^{20}$ |
|---|---|---|---|
| 盐酸土霉素 | 盐酸溶液（9→1000） | 10 | −188°～−200°（避光放置 1h 测定） |
| 盐酸四环素 | 盐酸溶液 0.01mol/L | 10 | −240°～−258° |
| 盐酸多西环素 | 盐酸溶液（9→1000）的甲醇溶液（1→100） | 10 | −105°～−120°（25℃） |
| 盐酸金霉素 | 水 | 5 | −235°～−250°（避光放置 30min，25℃测定） |

**4. 紫外吸收和荧光性质**　四环素类抗生素分子中有共轭双键系统，在紫外光区有特征吸收。在紫外光照射下产生荧光，它们的降解产物也具有荧光。例如，土霉素经碱降解后呈绿色荧光，加热，荧光转为蓝色，在 TLC 鉴别中常将这一性质用于斑点检出。

# 二、鉴 别 试 验

## （一）化学鉴别法

**1. 显色反应**　四环素类抗生素能与硫酸反应呈色，不同的药物可产生不同颜色而能相互区别。例如，盐酸四环素呈深紫色；盐酸金霉素呈蓝色，渐变为橄榄绿色，加水变为金黄色或棕黄色；据此可鉴别或区分各种四环素类抗生素，如 ChP2020 盐酸土霉素的鉴别：

取本品约 0.5mg，加硫酸 2ml，即显深朱红色；再加水 1ml，溶液变为黄色。

本类抗生素分子结构中具有酚羟基，遇三氯化铁试液即显色，可用于鉴别，如 ChP2020 盐酸四环素的鉴别：

取本品约 0.5mg，加硫酸 2ml，即呈深紫色，再加三氯化铁试液 1 滴，溶液变为红棕色。

**2. 氯化物的鉴别反应**　本类抗生素多为盐酸盐，其水溶液显氯化物的鉴别反应。

## （二）光谱法

**1. 紫外分光光度法**　本类抗生素分子结构中含有多个共轭系统，在紫外光区有特征吸收，可用于鉴别。ChP2020 收载的盐酸多西环素及其制剂、盐酸美他环素及其制剂均采用紫外分光光度法鉴别，如盐酸美他环素的鉴别：

取本品，加水溶解并稀释制成每 1ml 中约含 10μg 的溶液，照紫外可见分光光度法（通则 0401）测定，在 345nm、282nm 和 241nm 的波长处有最大吸收，在 264nm 和 222nm 的波长处有最小吸收。

**2. 红外分光光度法**　各国药典均利用本类药物的红外吸收光谱特征进行鉴别。ChP2020 中，除盐酸土霉素外，其余的四环素类原料均采用 IR 鉴别。

## （三）色谱法

ChP2020 所收载的本类抗生素均采用 HPLC 鉴别。其中，盐酸土霉素同时给出了 TLC 和 HPLC 两种方法，可任选其一进行鉴别，方法如下：

**1.** 照薄层色谱法（通则 0502）试验。

**供试品溶液**　取本品，加甲醇溶解并稀释制成每 1ml 中约含 1mg 的溶液。

**对照品溶液**　取土霉素对照品，加甲醇溶解并稀释制成每 1ml 中约含 1mg 的溶液。

**系统适用性溶液**　取土霉素与盐酸四环素对照品，加甲醇溶解并稀释制成每 1ml 中各约含 1mg 的混合溶液。

**色谱条件**　采用硅胶 G(H)F$_{254}$ 薄层板，以水-甲醇-二氯甲烷（6：35：59）为展开剂。

**测定法**　吸取上述三种溶液各 1μl，分别点于同一薄层板上，展开，晾干，置紫外线灯（365nm）下检视。

**系统适用性要求**　系统适用性溶液应显两个完全分离的斑点。

**结果判定**　供试品溶液所显主斑点的位置和荧光应与对照品溶液主斑点的位置和荧光相同。

**2.** 在含量测定项下记录的色谱图中，供试品溶液主峰的保留时间应与对照品溶液主峰的保留时间一致。

# 三、特殊杂质检查

## （一）有关物质

四环素类抗生素中的有关物质主要是指在生产和贮藏过程中引入的异构体、降解产物等，包括差向四环素、脱水四环素、差向脱水四环素等。这些杂质的存在不仅使抗菌活性降低，而且使有些患者出现恶心、呕吐、糖尿、蛋白尿及酸中毒等急性或亚急性不良反应，是引起临床上不良反应的主要物质。因此，各国药典均采用 HPLC 控制本类药物中有关物质的限量，如 ChP2020 盐酸四环素中有关物质的检查：

照高效液相色谱法（通则 0512）测定。临用新制。

**供试品溶液**　取本品，加 0.01mol/L 盐酸溶液溶解并稀释制成每 1ml 中约含 0.8mg 的溶液。

**对照溶液**　精密量取供试品溶液 2ml，置 100ml 量瓶中，用 0.01mol/L 盐酸溶液稀释至刻度，摇匀。

**系统适用性溶液**　取 4-差向四环素对照品、土霉素对照品、差向脱水四环素对照品、盐酸金霉素对照品及脱水四环素对照品各约 3mg 与盐酸四环素对照品约 48mg，置 100ml 量瓶中，加 0.1mol/L 盐酸溶液 10ml 使溶解后，用水稀释至刻度，摇匀。

**灵敏度溶液**　精密量取对照溶液 2ml，置 100ml 量瓶中，用 0.01mol/L 盐酸溶液稀释至刻度，摇匀。

**色谱条件**　用十八烷基硅烷键合硅胶为填充剂；以醋酸铵溶液 [0.15mol/L 醋酸铵溶液-0.01mol/L EDTA-2Na 溶液-三乙胺（100：10：1），用醋酸调节 pH 至 8.5]-乙腈（83：17）为流动相；检测波长为 280nm；进样体积为 10μl。

**系统适用性要求**　系统适用性溶液色谱图中，出峰顺序为 4-差向四环素、土霉素、差向脱水四环素、四环素、金霉素、脱水四环素，四环素峰的保留时间约为 14min；4-差向四环素峰、土霉素峰、差向脱水四环素峰、四环素峰、金霉素峰各峰间的分离度均应符合要求，金霉素峰与脱水四环素峰之间的分离度应大于 1.0。灵敏度溶液色谱图中，主成分峰峰高的信噪比应大于 10。

**测定法**　精密量取供试品溶液与对照溶液，分别注入液相色谱仪，记录色谱图至主成分峰保留时间的 2.5 倍。

**限度**　供试品溶液色谱图中如有杂质峰，土霉素、4-差向四环素、盐酸金霉素、脱水四环素、差向脱水四环素按校正后的峰面积（分别乘以校正因子 1.0、1.42、1.39、0.48 与 0.62）分别不得大于对照溶液主峰面积的 0.25 倍（0.5%）、1.5 倍（3.0%）、0.5 倍（1.0%）、0.25 倍（0.5%）、0.25 倍（0.5%），其他各杂质峰面积的和不得大于对照溶液主峰面积的 0.5 倍（1.0%），小于灵敏度溶液主峰面积的峰忽略不计。

### （二）杂质吸光度

杂质吸光度检查主要是为了控制本类药物中的异构体、降解产物等杂质。四环素类抗生素多为黄色结晶性粉末，其水溶液的最大吸收波长在 250～350nm 波长处，在 430nm 波长以上无吸收。而异构体，降解产物颜色较深。因此，ChP2020 通过限制其在 430～530nm 波长处的吸光度，以控制有色杂质的量。ChP2020 四环素类抗生素杂质吸光度检查条件及限度要求见表 14-10。

表 14-10　四环素类抗生素杂质吸光度检查的条件与限度

| 药物 | 溶剂 | 浓度（mg/ml） | 波长（nm） | 吸光度（限度） | 备注 |
|---|---|---|---|---|---|
| 盐酸土霉素 | 0.1mol/L 盐酸甲醇溶液（1→100） | 2.0 | 430 | ≤0.50 | |
| | 0.1mol/L 盐酸甲醇溶液（1→100） | 10 | 490 | ≤0.20 | |
| 盐酸四环素（供注射用） | 0.8% 氢氧化钠溶液 | 10 | 530 | ≤0.12 | 20～25℃采用 4cm 吸收池 5min 时测定 |
| 盐酸多西环素 | 盐酸溶液（9→100）的甲醇溶液（1→100） | 10 | 490 | ≤0.12 | |
| 盐酸多西环素片 | 盐酸溶液（9→100）的甲醇溶液（1→100） | 9 | 490 | ≤0.20 | |
| 盐酸金霉素 | 水 | 5 | 460 | ≤0.40 | |
| 盐酸美他环素 | 1mol/L 盐酸甲醇溶液（1→100） | 10 | 490 | ≤0.20 | |

## 四、含量测定

目前，各国药典对四环素类抗生素的含量测定多采用 HPLC，但对于固体口服制剂的溶出度则采用紫外分光光度法测定，如盐酸四环素片、盐酸多西环素片、盐酸美他环素片等，ChP2020 盐酸金霉素眼膏的含量测定：

**供试品溶液**　取本品约 2.5g（相当于盐酸金霉素 12.5mg），精密称定，置分液漏斗中，加石油醚（沸程 90～120℃）30ml，振摇使基质溶解，再精密加入 0.01mol/L 盐酸溶液 50ml，振摇约 15min，静置分层，取水层，置 50ml 量瓶中，用 0.01mol/L 盐酸溶液稀释至刻度，摇匀，滤过，取续滤液。

**对照品溶液**　取盐酸金霉素对照品约 25mg，精密称定，置 100ml 量瓶中，加 0.01mol/L 盐酸溶液溶解并稀释至刻度，摇匀。

**系统适用性溶液**　取盐酸金霉素对照品、盐酸四环素对照品与 4-差向金霉素对照品各适量，加 0.01mol/L 盐酸溶液溶解并稀释制成每 1ml 中分别含 1mg 的混合溶液。

**色谱条件**　用辛基硅烷键合硅胶为填充剂；以高氯酸-二甲基亚砜-水（8:525:467）（pH＜2.0）为流动相；柱温为 45℃；检测波长为 280nm；进样体积为 20μl。

**系统适用性要求**　系统适用性溶液色谱图中，出峰顺序依次为四环素、4-差向金霉素、金霉素。四环素峰与 4-差向金霉素峰，4-差向金霉素峰与金霉素峰间的分离度均应符合要求。

**测定法**　精密量取供试品溶液与对照品溶液，分别注入液相色谱仪，记录色谱图。按外标法以峰面积计算。

本法为反相高效液相色谱法，由于一般化学键合相色谱柱使用的 pH 范围为 2～8，本法流动相的 pH<2.0，因此应使用耐酸的填料。为消除眼膏剂基质的影响，本法加石油醚使基质溶解，再用 0.01mol/L 盐酸溶液提取金霉素进行测定。

# 思 考 题

1. 抗生素类药物常用哪些方法进行鉴别？
2. 青霉素类抗生素分子中哪部分最不稳定？易受哪些试剂作用发生降解反应而失活？
3. 采用生物检定法和理化方法对抗生素进行效价测定各有什么优缺点？
4. 氨基糖苷类药物常用哪些方法进行鉴别？
5. 为什么四环素较土霉素更容易发生差向异构化？

（吕狄亚　赵永明）

# 第十五章 药用辅料的分析

## 本章要求

**1. 掌握** 药用辅料的鉴别、检查和含量测定的原理及方法。

**2. 熟悉** 常用药用辅料的质量控制方法。

**3. 了解** 药用辅料的分类和功能性指标，药物辅料分析与质量控制的重要性。

---

**案例 15-1**                  **"齐二药"事件**

2005 年 10 月，江苏省泰兴市不法商人王某以中国地质矿业总公司泰兴化工总厂的名义，伪造药品生产许可证等证件，将假冒药用辅料丙二醇出售给齐齐哈尔第二制药公司（以下简称齐二药）。齐二药在对药品的原料、成品等检验环节上均存在较大漏洞，检验人员没有按照国家规定，对药品从原料加工到成品的每个环节均实行检验，而且化验室 11 名职工中竟无一人会进行图谱的分析操作，制造出假药"亮菌甲素注射液"并投放市场。2006 年 4 月 22~30 日，广东某家医院使用此假药后，11 名患者出现急性肾衰竭并死亡。

经调查发现，齐二药当时提供的处方配比里有两种辅料用量最大，一个是丙二醇，另一个是聚乙二醇 400。聚乙二醇四百在降解过程中确实会产生微量的二甘醇，但是二甘醇在注射液中的含量不应高于聚乙二醇 400 的含量，然而经检测发现这批注射液二甘醇的含量却高于聚乙二醇 400，提示可能用二甘醇代替了丙二醇。通过进一步的红外光谱分析，这一猜测得到了证实，明确了以工业用二甘醇假冒药用级丙二醇的不法事实。

**问题：**

1. 什么是药用辅料？其质量控制对药品有何意义？

2. 二甘醇和丙二醇在外观上很相似，应如何区分？我们如何进行药用辅料的质量控制？

3. 是什么原因导致此次药用辅料的安全性问题？对我们有何种启示？

---

药用辅料（pharmaceutical excipients）系指生产药品和调配处方时使用的赋形剂和附加剂，是除活性成分或前体以外，在安全性方面已进行了合理评估，并且包含在药物制剂中的物质。由于药用辅料除了具有赋形、充当载体、提高制剂稳定性等作用之外，还具有增溶、助溶、缓控释、抗氧、抗菌和调节 pH 等重要功能，其质量的优劣将严重影响到药品质量、安全性和有效性，甚至可以说"没有辅料就没有剂型"。药用辅料是药物制剂的基础材料和重要组成部分，是保证药物制剂生产和发展的物质基础，在制剂剂型和生产中起着关键的作用。它不仅赋予药物一定剂型，而且与提高药物的疗效、减少不良反应的发生有很大的关系，其质量可靠性和多样性是保证剂型和制剂先进性的基础。随着药品审评审批制度改革不断深入，市场对高质量药用辅料的需求越来越迫切。辅料质量水平的提高与制定的标准密切相关。目前，国内药用辅料存在多种质量标准，如药典标准、注册标准、行业标准、食品卫生标准、食品添加剂标准和企业登记标准等。高端药用辅料、注射用及生物制品等高风险品种的药用辅料标准制定方面存在许多现实问题，现标准需不断提升以满足行业发展需求。

《中国药典》自 1977 年开始收载药用辅料标准，2010 年版收载了 132 种，ChP2015 和 ChP2020 分别收载了 270 种和 335 种（相较 ChP2015，ChP2020 药用辅料收载增长 24.1%），但相对而言，《美国药典》和《欧洲药典》收录的药用辅料标准分别约为 750 种和 1500 种，差距还是较大。提升安全性控制要求是 2020 年版药典的一大特点，药用辅料部分体现在：一是强化药用辅料自身安全性指标控制，如部分品种标准增加了毒性较大的残留单体、过程杂质、过氧化物等检查项；二是更加关注药用辅料所含杂质对制剂的影响，如羧甲淀粉钠标准中增加了氯乙酸检查，减少药用辅料中残留起始物料对某些药物活性成分稳定性的影响。另一特点是完善有效性控制要求，药用辅料部分要求通过细化分类指导原则、增订通用检测方法、拟定编写指导原则、完善辅料功能性相关的技术要求。

ChP2020 收载的品种多为传统的药用辅料，新型辅料如脂质体、固体分散体、前体药物载体材料、抛射剂等很少涉及，与原料药及制剂标准相比，药用辅料标准难以满足制药工业的需求，从而直接影响了产品及市场竞争能力。随着药剂学的快速发展，国内外先后开发出不同类型的新剂型、新系统，如靶向技术（包括脂质体制剂、纳米制剂、微球微囊制剂及缓控释制剂等），对药用辅料的种类和质量提出了新的要求，尤其是在药物传递和渗透过程中起重要作用的高分子药用辅料。监管部门及药用辅料的生产企业对辅料在药物开发和生产中的重要性不断加深，我国的药用辅料迎来了高速发展的良机。

# 第一节 概　　述

## 一、药用辅料的分类

药用辅料种类繁多，可依据其来源、作用和用途、给药途径、辅料形态、剂型和化学结构等进行分类。

### （一）按来源分类

药用辅料按来源分为天然物、半合成物和全合成物。天然来源辅料包括淀粉（小麦淀粉、玉米淀粉、马铃薯淀粉）、蔗糖、糊精、纤维素、壳聚糖、磷脂（大豆磷脂、蛋黄卵磷脂）等；半合成物又称半天然物，是由天然物经基团改造或衍生化形成天然物的半合成品，如羧甲淀粉钠、蔗糖硬脂酸酯、羟丙基倍他环糊精、羟丙基纤维素、醋酸纤维素氢化大豆油等；全合成物如聚乙二醇、聚乙烯醇、卡波姆、维生素 E 琥珀酸酯等。

### （二）按作用和用途分类

根据在制剂中所起的作用，药用辅料可分为 pH 调节剂、螯合剂、包合剂、包衣剂、保护剂、保湿剂、崩解剂、表面活性剂、成膜剂、发泡剂、芳香剂、基质、矫味剂、抗结块剂、抗黏着剂、抗氧剂、抗氧增效剂、空气置换剂、冷凝剂、黏合剂、抛射剂、皮肤渗透促进剂、溶媒、柔软剂、乳化剂、润滑剂、润湿剂、渗透压调节剂、填充剂、稳定剂、吸附剂、吸收剂、稀释剂、消泡剂、絮凝剂与反絮凝剂、抑菌剂、载体材料、增稠剂、增黏剂、增溶剂、增塑剂、着色剂、助流剂、助滤剂、助溶剂、助悬剂、助压剂等。此种分类存在一种辅料多种用途的情况，如卡波姆可用作软膏基质和释放阻滞剂等。

### （三）按给药途径分类

药用辅料按给药途径分为口服给药、注射给药、黏膜给药、经皮或局部给药、经鼻或吸入给药和眼部给药等。同一药用辅料可用于不同给药途径、不同剂型，且有不同的用途。此种分类方法有利于药政管理部门对辅料的管理与审批，因为不同给药途径的药用辅料，其质量标准、生产环境的要求是不同的，一般注射给药所用的辅料比口服给药所用辅料要求更为严格，如大豆油（供注射用）与大豆油相比，其质量标准的检查项下增加了吸光度、碱性杂质、无菌、微生物限度等项目。

### （四）按辅料形态分类

药用辅料按形态分为固体辅料、半固体辅料和液体辅料。固体辅料常用作崩解剂、填充剂、包衣剂、黏合剂等，如羧甲淀粉钠（CMS-Na）、交联聚维酮（PVPP）等；半固体辅料一般具有黏和滑腻的特点，如羊毛脂、聚乙二醇、凡士林等，在制剂中常作为软膏基质、稳定剂、乳化剂及润滑剂等；液体辅料是直接用于药物制剂中起溶解、分散、浸出作用的液体，常用的有制药用水、制药用油、醇类及酯类等。

### （五）按剂型分类

药用辅料按剂型可分为片剂、注射剂、胶囊剂、颗粒剂、栓剂、丸剂、眼用制剂类、气雾剂等剂型辅料，有多少种剂型，就有多少类辅料，如注射剂的辅料有溶剂（注射用水、注射用油）、抗氧剂、螯合剂、缓冲剂、助悬剂、稳定剂、抑菌剂、填充剂、保护剂等。该分类的优点在于每种剂型所使用的辅料比较清晰。然而，很多辅料可在多种剂型中承担不同功能，导致同一辅料出现在多个剂型的分类中。例如，常用的纤维素衍生物，甲基纤维素（MC）、羟丙甲纤维素（HPMC）、羟丙纤维素（HPC）、羧甲纤维素钠（CMC-Na）既可用作片剂的黏合剂，也可用作凝胶剂的基质。

### （六）按化学结构分类

药用辅料有纯净物和混合物（如石蜡、白凡士林、白陶土等），按化学结构分为无机物（如三硅酸镁、无水亚硫酸钠等）、有机物（如山梨酸、三氯蔗糖等）、聚合物（如乙交酯丙交酯共聚物5050、卡波姆等）等。

## 二、药用辅料的功能性指标

药用辅料的试验内容主要包括两部分：①与生产工艺及安全性有关的常规试验，如性状、鉴别、检查、含量测定等项目；②影响制剂性能的功能性指标，如黏度、粒度等。ChP2020通则专门收载了"药用辅料功能性相关指标指导原则"。功能性指标的设置是针对特定用途的，同一辅料按功能性指标不同可以分为不同的规格，使用者可根据用途选择适宜规格的药用辅料以保证制剂的质量。药用辅料的功能性指标如下所示。

### （一）稀释剂

稀释剂也称填充剂，指制剂中用来增加体积或重量的成分。常用的稀释剂包括淀粉、蔗糖、乳糖、预胶化淀粉、微晶纤维素、无机盐类和糖醇类等。在药物制剂中稀释剂通常占有很大比例，其不仅保证制剂一定的体积大小，而且减少主药成分的剂量偏差，改善药物的压缩成型性。稀释剂类型和用量的选择通常取决于其物理化学性质，特别是功能性指标。

稀释剂可以影响制剂的成型性和制剂性能（如粉末流动性、湿法颗粒或干法颗粒成型性、含量均一性、崩解性、溶出度、片剂外观、片剂硬度和脆碎度、物理和化学稳定性等）。一些稀释剂（如微晶纤维素）常被用作黏合剂，因为它们在最终压片的时候能赋予片剂很高的强度。

稀释剂的功能性指标：①粒度和粒度分布（通则0982）；②粒子形态（通则0982）；③堆密度与振实密度（通则0993）；④比表面积（通则0991）；⑤结晶性（通则0451、0981）；⑥水分（通则0831、0832）；⑦粉体流动性；⑧溶解度（凡例）；⑨压缩性；⑩引湿性（指导原则9103）等。

### （二）黏合剂

黏合剂系指一类使无黏性或黏性不足的物料粉末聚集成颗粒，促进压缩成型，具有黏性的固体粉末或溶液。黏合剂在制粒溶液中溶解或分散，有些黏合剂为干粉。随着制粒溶液的挥发，黏合剂使颗粒的各项性质（如粒度大小及其分布、形态、含量均一性等）符合要求。湿法制粒通过改善颗粒一种或多种性质，如流动性、操作性、强度、抗分离性、含尘量、外观、溶解度、压缩性或者药物释放，使得颗粒的进一步加工更为容易。

黏合剂可以被分为天然高分子材料、合成聚合物、糖类。聚合物的化学属性，包括结构、单体性质和聚合顺序、功能基团、聚合度、取代度和交联度将会影响制粒过程中的相互作用。同一聚合物由于来源或合成方法的不同，它们的性质可能显示出较大的差异。常用黏合剂包括淀粉浆、纤维素衍生物、聚维酮、明胶和其他一些黏合剂。黏合剂通过改变微粒内部的黏附力生成湿颗粒（聚集物）。它们可能还会改变界面性质、黏度或其他性质。在干燥过程中，它们可能产生固体桥，赋予干颗粒一定的机械强度。

黏合剂的功能性指标：①表面张力；②粒度和粒度分布（通则0982）；③溶解度（凡例）；④黏度（通则0633）；⑤堆密度和振实密度（通则0993）；⑥比表面积（通则0991）等。

### （三）崩解剂

崩解剂是加入处方中促使制剂迅速崩解成小单元并使药物更快溶解的功能性成分。当崩解剂接触水分、胃液或肠液时，它们通过吸收液体膨胀溶解或形成凝胶，引起制剂结构的破坏和崩解，增大比表面积，从而促进药物的溶出。不同崩解剂发挥作用的机制主要有四种：膨胀、变形、毛细管作用和排斥作用。在片剂处方中，崩解剂最好具有两种以上功能。崩解剂的功能取决于多个因素，如其化学特性、粒度、粒度分布及粒子形态，此外还受一些重要的片剂因素的影响，如硬度和孔隙率。

崩解剂包括天然的、合成的或化学改造的天然聚合物。常用崩解剂包括干淀粉、羧甲基淀粉钠、低取代羟丙基纤维素、交联羧甲基纤维素钠、交联聚维酮、泡腾崩解剂等。崩解剂可为非解离型或为阴离子型。非解离聚合物主要是多糖，如淀粉、纤维素、支链淀粉或交联聚维酮。阴离子聚合物主要是化学改性纤维素的产物等。离子聚合物应该考虑其化学性质，胃肠道pH的改变或者与离子型原料药形成复合物都将会影响崩解性能。

崩解剂的功能性指标：①粒度和粒度分布（通则0982）；②水吸收速率；③膨胀率或膨胀指数（通则2101）；④粉体流动性；⑤水分（通则0832）；⑥泡腾量等。

### （四）润滑剂

润滑剂的作用为减小颗粒间、颗粒和固体制剂生产设备如压片机冲头和冲模的金属接触面之间的摩擦力。

润滑剂可以分为界面润滑剂、流体薄膜润滑剂和液体润滑剂。界面润滑剂为两亲性的长链脂肪酸盐（如硬脂酸镁）或脂肪酸酯（如硬脂酰醇富马酸钠），可附着于固体表面（颗粒和机器零件）。减小颗粒间或颗粒、金属间摩擦力而产生作用。表面附着受底物表面的性质影响，为了最佳附着效果，界面润滑剂颗粒往往为小的片状晶体；流体薄膜润滑剂是固体脂肪（如氢化植物油，Ⅰ型）。甘油酯（甘油二十二烷酸酯和二硬脂酸甘油酯），或者脂肪酸（如硬脂酸），在压力作用下会熔化并在颗粒和压片机的冲头周围形成薄膜，这将有利于减小摩擦力。在压力移除后流体薄膜润滑剂重新固化；液体润滑剂是在压紧之前可以被颗粒吸收，而压力下可自颗粒中释放的液体物质，也可用于减小制造设备的金属间摩擦力。

常用润滑剂有硬脂酸镁、微粉硅胶、滑石粉、氢化植物油、聚乙二醇类、月桂醇硫酸钠等。

润滑剂的主要功能性指标：①粒度及粒度分布（通则0982）；②比表面积（通则0991）；③水分（通则0831、0832）；④结晶性（通则0451、0981）；⑤纯度（如硬脂酸盐与棕榈酸盐比率）；⑥熔点或熔程（通则0612、0661）；⑦粉体流动性等。

### （五）助流剂和（或）抗结块剂

助流剂和抗结块剂的作用是增加颗粒的流动性，提高粉末流速，提高制剂的均匀度；用于直接压片时，还可防止粉末的分层现象。助流剂和抗结块剂通常是无机物质细粉。它们不溶于水，但也不疏水。其中有些物质是复杂的水合物。常用助流剂和抗结块剂有滑石粉、微粉硅胶等无机物质细粉。

助流剂可吸附在较大颗粒的表面，减小颗粒间黏着力和内聚力，使颗粒流动性好。此外，助流剂可分散于大颗粒之间，减小摩擦力。抗结块剂可吸收水分以阻止结块现象中颗粒桥的形成。

助流剂和（或）抗结块剂的功能性指标：①粒度及粒度分布（通则 0982）；②比表面积（通则 0991）；③粉体流动性；④水吸收速率等。

## （六）包衣剂或增塑剂

包衣剂可以掩盖药物异味、改善口感和外观、保护活性成分、调节药物释放（如膜控释和肠溶包衣）等。包衣材料包括天然、半合成和合成材料。它们可能是粉末或者胶体分散体系（胶乳或伪胶乳），通常制成溶液或者水相及非水相体系的分散液。蜡类和脂类在其熔化状态时可直接用于包衣，而不使用任何溶剂。

包衣剂或增塑剂的功能性指标：①溶解度（凡例）；②成膜性；③黏度（通则 0633）；④折光率（通则 0622）；⑤表面张力；⑥透气性；⑦粒度和粒度分度（通则 0982）等。

## （七）栓剂基质

栓剂基质为制造直肠栓剂和阴道栓剂的基质。常用栓剂基质包括油脂性基质，如可可豆脂、半合成椰油酯，半合成或全合成脂肪酸甘油酯等；水溶性基质，如甘油明胶、聚乙二醇、泊洛沙姆等。

栓剂应在略低于体温（37℃）下熔化或溶解而释放药物，其释放机制为溶蚀或扩散分配。高熔点脂肪栓剂基质在体温条件下应熔化。水溶性基质应能够溶解或分散于水性介质中，药物释放机制是溶蚀和扩散机制。

栓剂基质最重要的物理性质是它的熔程。一般来说，栓剂基质的熔程在 27～45℃。然而，单一栓剂基质的融程较窄，通常在 2～3℃。基质熔程的选择应考虑其他处方成分对最终产品熔程的影响。

高熔点亲脂性栓剂基质是半合成长链脂肪酸甘油三酯的混合物，包括单甘油酯、双甘油酯，也可能存在乙氧化脂肪酸。根据基质的熔程、羟值、酸值、碘值、凝固点和皂化值，可将基质分为不同的级别。

亲水性栓剂基质通常是亲水性半固体材料的混合物，在室温条件下为固体，而当用于使用者时，药物会通过基质的熔融、溶蚀和溶出机制而释放出来。相对于高熔点栓剂基质，亲水性栓剂基质具有更多羟基和其他亲水性基团。聚乙二醇为一种亲水性基质，具有合适的熔化和溶解行为。

栓剂基质的功能性指标：①溶解度（凡例）；②栓剂功能（通则 0107）；③熔点或融程（通则 0612、0661）；④凝点（通则 0613）等。

## （八）助悬剂和（或）增稠剂

在药物制剂中，助悬剂和（或）增稠剂用于稳定分散系统（如混悬剂或乳剂），其机制为减少溶质或颗粒运动的速率，或降低液体制剂的流动性。

助悬剂、增稠剂的稳定分散体系或增稠效应有多种机制。常见的机制是大分子链或细黏土束缚溶剂导致黏度增加和层流中断。其余包括制剂中的辅料分子或颗粒形成三维结构的凝胶，大分子或矿物质吸附于分散颗粒或液滴表面产生的立体作用。每种机制（黏度增加、凝胶形成或立体稳定性）均是辅料流变学特性的体现。由于辅料的分子量大和粒径较大，其为非牛顿流体。此类辅料的分散体表现出一定的黏弹性。

助悬剂或增稠剂可以是低分子物质也可以是大分子物质或矿物质。低分子助悬剂或增稠剂如甘油、糖浆；大分子助悬剂或增稠剂包括亲水性的碳水化合物高分子［阿拉伯胶、琼脂、海藻酸、羧甲纤维素、角叉（菜）胶、糊精、结冷胶、瓜尔胶、羟乙纤维素、羟丙纤维素、羟丙甲纤维素、麦芽糖糊精、甲基纤维素、果胶、丙二醇海藻酸、海藻酸钠、淀粉、西黄蓍胶和黄原胶树胶］和非碳水化合物亲水性大分子，包括明胶、聚维酮、卡波姆、聚氧乙烯和聚乙烯醇；矿物质助悬剂或增稠剂包括硅镁土、皂土（斑脱土）、硅酸镁铝、二氧化硅等；单硬脂酸铝，按功能分类既非大分子也非矿物质类助悬剂或增稠剂，它主要包含不同组分比例的单硬脂酸铝和单棕榈酸铝。

助悬剂或增稠剂的功能性指标为黏度（通则0633）等。

### ■（九）软膏基质

软膏是黏稠的用于体表不同部位的半固体外用制剂，软膏基质是其主要组成成分并决定其物理性质。软膏基质可作为药物的外用载体、润湿剂和皮肤保护剂。

软膏基质是具有相对高黏度的液体中含混悬固体的稳定混合物。

软膏基质分类如下。①油性基质：不溶于水，无水、不吸收水，难以用水去除（如凡士林）。②吸收性软膏基质：无水，但能够吸收一定量的水，不溶于水且不易用水去除（如羊毛脂）。③乳剂型基质：通常是水包油或油包水型，其含水，能够吸收水分，在水中也无法溶解（如乳膏）。④水溶性软膏基质：本身无水，可以吸水，能溶于水，可用水去除（如聚乙二醇）。

被选择的软膏基质应惰性、化学稳定。

黏度和熔程是乳膏基质的重要功能性指标，可参见通则0633和通则0612、0661。

### ■（十）保湿剂

保湿剂是能在半固体制剂的基质中防止水分蒸发散失而保持其适宜的柔软性物质。乳膏剂、凝胶剂等半固体制剂中常需使用适量的保湿剂以防止其失水变性。

保湿剂按作用机制，可分为吸湿型保湿剂和封闭型保湿剂。吸湿型保湿剂的化学结构中通常含有易与水形成氢键的吸水基团，具有良好的吸水能力，通过吸收环境的水分进行补水保湿。常用的吸湿型保湿剂有甘油、丙二醇、山梨醇、麦芽糖醇、透明质酸及其钠盐、氢化羊毛脂等，吸湿型保湿剂常用于水包油型基质或水溶性基质的半固体制剂。封闭型保湿剂是一类不溶于水的物质，通过封闭作用阻挡水分散失而达到保湿效果。常用的封闭型保湿剂有矿物来源的油类和蜡类（如石蜡和液状石蜡）、硅油类（如环甲基硅酮）、动植物来源的脂类和蜡类（如羊毛脂和蜂蜡）等。

不同保湿剂的吸水能力和锁水能力存在差异，是因为其对水分的作用力存在差异，通常包括如下。①吸水基团与水形成氢键的能力：保湿剂的吸水能力与结构中吸水基团形成氢键的能力有关。②黏度与分子量：封闭型保湿剂的锁水保湿能力与其黏度、分子量和其结构中疏水基团的量有关。

保湿剂的功能性相关指标：①组成、结构和纯度（通则0400、0500）；②分子量和分子量分布（通则0514）；③相对密度（通则0601）；④熔点或熔程（通则0612、0661）；⑤凝点（通则0613）；⑥黏度（通则0633）；⑦脂肪与脂肪油（通则0713）等。

# 第二节　鉴别试验

鉴别是药用辅料检验工作的首项任务，包括性状和鉴别试验。性状反映了辅料特有的物理性质，性状项下记述辅料的外观、溶解度及物理常数等。鉴别试验则由确证辅料理化特性的具体试验构成，常用化学鉴别法、光谱法、色谱法等。

## 一、物理常数测定

物理常数是辅料的特性常数，其测定结果不仅对辅料具有鉴别意义，也反映辅料的纯度，是评价辅料质量的主要指标之一。药用辅料种类繁多，结构类型也多，除收载熔点、比旋度、折光率等物理常数测定外，还需进行酸值、羟值、碘值、皂化值、过氧化值、馏程、黏度等物理常数测定。

### ■（一）酸值

酸值（acid value）系指供试品1g中含有的游离脂肪酸所需氢氧化钾的质量（mg），但在测定时可采用氢氧化钠滴定液（0.1mol/L）进行滴定。酸值过大，说明脂肪、脂肪油或其他类似物质氧化变质严重（即酸败严重），不仅影响辅料稳定性，且有刺激作用。酸值的测定采用酸碱滴定法，测定时可采用氢氧化钠滴定液进行滴定，方法如下：

除另有规定外，按规定重量，精密称取供试品，置 250ml 锥形瓶中，加乙醇-乙醚（1∶1）混合液［临用前加酚酞指示液 1.0ml，用氢氧化钠滴定液（0.1mol/L）调至微显粉红色］50ml，振摇使完全溶解（如不易溶解，可缓慢加热回流使溶解），用氢氧化钠滴定液（0.1mol/L）滴定，至粉红色持续 30s 不褪。以消耗氢氧化钠滴定液（0.1mol/L）的体积（ml）为供试品的重量（g）为 $W$，照下式计算酸值：

$$供试品的酸值 = \frac{A \times 5.61}{W}$$

某些辅料在乙醇-乙醚（1∶1）混合液中溶解性不好，可以选用其他溶剂将供试品溶解后再进行测定，如 ChP2020 聚山梨酯 20 中酸值的测定：

取本品约 10g，精密称定，置 250ml 锥形瓶中，加中性乙醇（对酚酞指示液显中性）50ml 使溶解，加热回流 10min，放冷，加酚酞指示液 5 滴，用氢氧化钠滴定液（0.1mol/L）滴定，酸值（通则 0713）不得过 2.0。

## （二）羟值

羟值（hydroxyl value）系指供试品 1g 中含有的羟基，经用下法酰化后，所需氢氧化钾的重量（mg）。羟值的测定基于酰化法（也称酯化法），即样品中的羟基与酸酐定量发生酰化反应，生成酯和酸，过量的酸酐水解成酸后，用碱标准溶液滴定，方法如下：

除另有规定外，按规定的重量，精密称取供试品，置干燥的 250ml 具塞锥形瓶中，精密加入酰化剂（取对甲苯磺酸 14.4g，置 500ml 锥形瓶中，加乙酸乙酯 360ml，振摇溶解后，缓缓加入醋酐 120ml，摇匀，放置 3 日后备用）5ml，用吡啶少许湿润瓶塞，稍拧紧，轻轻摇动使完全溶解，置 50℃ ±1℃ 水浴中 25min（每 10min 轻轻摇动）后，放冷，加吡啶-水（3∶5）20ml，5min 后加甲酚红-麝香草酚蓝混合指示液 8～10 滴，用氢氧化钾（或氢氧化钠）滴定液（1mol/L）滴定至溶液显灰蓝色或蓝色；同时做空白试验。以供试品消耗的氢氧化钾（或氢氧化钠）滴定液（1mol/L）的体积（ml）为 $A$，空白试验消耗的体积（ml）为 $B$，供试品的重量（g）为 $W$，供试品的酸值为 $D$。照下式计算羟值：

$$供试品的羟值 = \frac{(B-A) \times 56.1}{W} + D$$

## （三）碘值

碘值（iodine value）系指供试品 100g 充分卤化时所需的碘量（g）。碘值反映油脂中不饱和键的多寡，碘值过高，则含不饱和键多，油易氧化酸败。碘值测定采用溴量法，供试品中加入定量过量的溴化碘溶液，加成反应完成后，过量的溴化钾与碘化钾反应生成碘，用硫代硫酸钠滴定液滴定，方法如下：

取供试品适量［其重量（g）约相当于 25/供试品的最大碘值］，精密称定，置 250ml 的干燥碘瓶中，加三氯甲烷 10ml 溶解后，精密加入溴化碘溶液 25ml，密塞，摇匀，在暗处放置 30min。加入新制的碘化钾试液 10ml 与水 100ml，摇匀，用硫代硫酸钠滴定液（0.1mol/L）滴定剩余的碘，滴定时注意充分振摇，待混合液的棕色变为淡黄色，加淀粉指示液 1ml，继续滴定至蓝色消失；同时做空白试验。以供试品消耗硫代硫酸钠滴定液（0.1mol/L）的体积（ml）为 $A$，空白试验消耗的体积（ml）为 $B$，供试品的重量（g）为 $W$，照下式计算碘值：

$$供试品的碘值 = \frac{(B-A) \times 1.269}{W}$$

## （四）皂化值

皂化值（saponification value）系指中和并皂化供试品1g中含有的游离酸类和酯类所需氢氧化钾的重量（mg）。皂化值表示游离脂肪酸和结合成酯的脂肪酸总量，过低表明油脂中脂肪酸分子量较大或含不皂化物（如胆固醇等）杂质较多；过高则脂肪酸分子量较小，亲水性较强，失去油脂的性质。皂化值采用剩余滴定法测定，方法如下：

取供试品适量［其重量（g）约相当于250/供试品的最大皂化值］，精密称定，置250ml锥形瓶中，精密加入0.5mol/L氢氧化钾乙醇溶液25ml，加热回流30min，然后用乙醇10ml冲洗冷凝器的内壁和塞的下部，加酚酞指示液1.0ml，用盐酸滴定液（0.5mol/L）滴定剩余的氢氧化钾，至溶液的粉红色刚好褪去，加热至沸，如溶液又出现粉红色，再滴定至粉红色刚好褪去；同时做空白试验。以供试品消耗的盐酸滴定液（0.5mol/L）的体积（ml）为A，空白试验消耗的体积（ml）为B，供试品的重量（g）为W，照下式计算皂化值：

$$供试品的皂化值 = \frac{(B-A) \times 28.05}{W}$$

## （五）过氧化值

过氧化值（peroxide value）系指每1000g供试品中含有的其氧化能力与一定量的氧相当的过氧化物量。过氧化值是表示油脂和脂肪酸等被氧化程度的一种指标，可用于衡量油脂的酸败程度，一般来说过氧化值越高其酸败就越严重。油脂氧化酸败产生的一些小分子物质在体内对人体产生不良的影响，如过氧化物可以破坏细胞膜结构，导致胃癌、肝癌、动脉硬化、心肌梗死、脱发和体重减轻等。其测定采用置换碘量法，利用过氧化物将碘化钾氧化，置换出定量的碘，用硫代硫酸钠滴定置换出来的碘，方法如下：

除另有规定外，取供试品5g，精密称定，置250ml碘瓶中，加三氯甲烷-冰醋酸（2:3）混合液30ml，振摇溶解后，加入碘化钾试液0.5ml准确振摇萃取1min，然后加水30ml，用硫代硫酸钠滴定液（0.01mol/L）滴定，滴定时，注意缓慢加入滴定液，并充分振摇直至黄色几乎消失，加淀粉指示液5ml，继续滴定并充分振摇至蓝色消失，同时做空白试验。空白试验中硫代硫酸钠滴定液（0.01mol/L）的消耗量不得过0.1ml。供试品消耗硫代硫酸钠滴定液（0.01mol/L）的体积（ml）为A，空白试验消耗硫代硫酸钠滴定液（0.01mol/L）的体积（ml）为B，供试品的重量（g）为W，照下式计算过氧化值：

$$供试品的过氧化值 = \frac{10 \times (A-B)}{W}$$

例如，油酸山梨坦（司盘80）为山梨坦与油酸形成酯的混合物，ChP2020其性状项下规定：

**酸值**　本品的酸值（通则0713）不大于8。

**皂化值**　本品的皂化值（通则0713）为145～160（皂化时间1h）。

**羟值**　本品的羟值（通则0713）为190～215。

**碘值**　本品的碘值（通则0713）为62～76。

**过氧化值**　本品的过氧化值（通则0713）不大于10。

## （六）相对密度

相对密度（relative density）系指在相同的温度、压力条件下，某物质的密度与水的密度之比。

纯物质的相对密度在特定条件下为常数。相对密度随纯度的变化而改变，因此测定辅料的相对密度，可检查辅料的纯杂程度。

液体辅料的相对密度，一般用比重瓶测定；测定易挥发液体的相对密度，可用韦氏比重秤法（ChP2020丁香酚、异丙醇）。

除另有规定外，相对密度的测定温度一般为20℃。二甲硅油、丁香酚、正丁醇、甘油、甘油三乙酯丙二醇、枸橼酸三乙酯、枸橼酸三正丁酯、聚山梨酯 40、聚山梨酯 60 和醋酸等辅料则是在 25℃进行测定；可可脂的测定温度为 40℃，白凡士林和黄凡士林的测定温度为 60℃。

对于某些非液体辅料，可以用溶剂溶解成一定浓度的溶液后再测定其相对密度，如 ChP2020 聚丙烯酸树脂Ⅳ的相对密度测定：

取本品 10.25g，置 100ml 量瓶中，加异丙醇-丙酮（3∶2）溶解并稀释至刻度，作为供试品溶液。供试品溶液的相对密度（通则 0601）为 0.810～0.820。

## （七）馏程

馏程（distillation range）是指将 25ml 液体供试品按《中国药典》方法蒸馏，校正到标准压力 ［101.3kPa（760mmHg）］下，自开始馏出第 5 滴算起，至供试品仅剩下 3～4ml，或一定比例的容积馏出时的温度范围。

某些液体辅料具有一定的馏程，辅料的纯度越高，其馏程越短，纯度不高的辅料则馏程较长，测定馏程可区别或检查液体辅料的纯杂程度。ChP2020 中测定馏程的药用辅料有丁香酚、正丁醇、丙酸和甲醇等。

## （八）黏度

黏度（viscosity）是指流体对流动的阻抗能力，是流体黏滞性的一种量度。采用动力黏度、运动黏度或特性黏数表示。测定液体辅料或辅料溶液的黏度可以区别或检查其纯杂程度。

流体分为牛顿流体（或理想流体）和非牛顿流体两类。牛顿流体流动时所需剪切应力不随流速的改变而改变，纯液体和低分子物质的溶液属于此类；非牛顿流体流动时所需剪切应力随流速的改变而改变，高聚物的浓溶液、混悬液、乳剂和表面活性剂溶液均属于此类。

黏度的测定可用黏度计。ChP2020 黏度测定共收载三法：第一法，平氏毛细管黏度计测定法，用于测定纯液体和低分子物质溶液的运动黏度或动力黏度；第二法，乌氏毛细管黏度计测定法，用于测定高分子聚合物极稀溶液的特性黏数，以用来计算平均分子量；第三法，旋转黏度计测定法，用于测定牛顿流体或非牛顿流体的动力黏度。

ChP2020 中测定特性黏度的药用辅料有丙交酯乙交酯共聚物（5050、7525、8515）（供注射用），如丙交酯乙交酯共聚物（8515）（供注射用）特性黏度的测定：

取本品 0.5g，精密称定，置 100ml 量瓶中，加三氯甲烷 70ml，超声至完全溶解，冷却至室温后，加三氯甲烷稀释至刻度，摇匀。照黏度测定法（通则 0633 第二法），25℃下特性黏度应符合附表规定。

# 二、化学鉴别法

化学鉴别法是在一定条件下，利用药用辅料中的特殊基团与某些试剂发生化学反应而呈色、生成沉淀或产生气体来进行鉴别。

例如，丁香酚分子结构中含有酚羟基，可与三氯化铁反应生成有色产物，ChP2020 采用三氯化铁反应进行鉴别，方法如下：

丁香酚

取本品约 0.05ml，加乙醇 2ml，使溶解，加三氯化铁试液 0.1ml，振摇，溶液显暗绿色，放置，渐显黄绿色。

三乙醇胺的分子结构中含有多条端烃醇基，可与多种金属生成 2～4 个配位体的有色螯合物，如铜和钴等。因此，ChP2020 利用硫酸铜或氯化钴反应来鉴别，方法如下：

（1）取本品 1ml，加硫酸铜试液 0.3ml，显蓝色。再加氢氧化钠试液 2.5ml，加热至沸，蓝色仍不消失。

（2）取本品 1ml，加氯化钴试液 0.3ml，应显暗红色。

同时，三乙醇胺中含叔氨氮，有碱性，可使红色石蕊试纸变蓝色。方法如下：

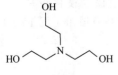
三乙醇胺

取本品 1ml 置试管中，缓缓加热，产生的气体能使湿润的红色石蕊试纸变蓝。

山梨酸

山梨酸的分子结构中含有两个双键具有还原性可使溴试液褪色，ChP2020 采用该反应进行鉴别，方法如下：

取本品约 0.2g，加乙醇 2ml 溶解后，加溴试液数滴，溴的颜色即消退。

R = H 或

羟丙纤维素

羟丙纤维素的分子结构中含有多个葡萄糖基，可与硫酸反应生成糠醛；后者再与蒽酮反应生成蓝绿色化合物，ChP2020 采用该反应进行鉴别，方法如下：

取本品 1.0g，加热水 100ml，搅拌使成浆状液体，置冰浴中冷却，成黏性液体；取 2ml 置试管中，沿管壁缓缓加 0.035% 蒽酮硫酸溶液 1ml，放置 5min，在两液界面处显蓝绿色环。

此外，根据羟丙纤维素与茚三酮反应生成紫色化合物亦可进行鉴别，方法如下：

取上述鉴别项下的黏性液体 10ml，加氢氧化钠 1g，振摇混匀，取 0.1ml，加硫酸溶液（9→10）9ml，振摇，水浴加热 3min，立即置冰浴中冷却，加入茚三酮溶液（取茚三酮 0.2g，加水 10ml，使溶解，临用新配制）0.6ml，摇匀，室温放置，即显红色，继续放置约 100min，变成紫色。

# 三、光　谱　法

光谱鉴别法是利用药用辅料在紫外光区或红外光区的特征吸收进行鉴别。

烟酰胺结构中有芳杂环，在紫外光区有特征吸收。ChP2020 采用紫外分光光度法鉴别，方法如下：

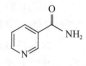

烟酰胺

取本品，加水溶解并稀释制成每 1ml 中约含 20μg 的溶液，照紫外-可见分光光度法（通则 0401）测定，在 261nm 的波长处有最大吸收，在 245nm 的波长处有最小吸收，在 245nm 波长处的吸光度与 261nm 波长处的吸光度的比值应为 0.63～0.67。

丙烯酸乙酯-甲基丙烯酸甲酯共聚物

丙烯酸乙酯-甲基丙烯酸甲酯共聚物分子结构中有多个 C=O 和 C—O 等基团，其红外光谱在 1700cm$^{-1}$ 处和 1150cm$^{-1}$ 处有强吸收。丙烯酸乙酯-甲基丙烯酸甲酯共聚物水分散体采用 IR 鉴别，方法如下：

取本品约 0.1ml，置蒸发皿中，在水浴上蒸干，残渣加丙酮数滴使溶解，滴于溴化钾片上，置红外灯下干燥，依法测定（通则 0402），本品的红外光吸收图谱应与所附的对照图谱（图 15-1）一致。

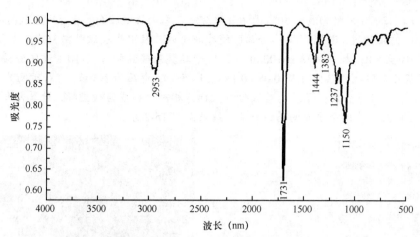

图 15-1 丙烯酸乙酯-甲基丙烯酸甲酯共聚物红外吸收光谱图

ChP2020 采用 IR 鉴别,方法如下:

本品的红外光吸收图谱(膜法)应在 $3960\sim2890cm^{-1}$ 和 $1770\sim1720cm^{-1}$ 区间有最大吸收(通则 0402)。

甘油三乙酯

# 四、色 谱 法

色谱法广泛应用于药用辅料的鉴别,鉴别主要采用 TLC、GC、HPLC。如丁香茎叶油为桃金娘科植物丁香的茎、叶经水蒸气蒸馏提取的挥发油,主要成分有丁香酚、$\beta$-丁香烯、乙酸丁香酚酯等。ChP2020 采用 TLC 鉴别,方法如下:

取本品约 80mg,加甲苯 2ml 使溶解,作为供试品溶液。另称取丁香酚和乙酸丁香酚酯对照品适量,用甲苯制成每 1ml 中各含 25mg 的混合溶液,作为对照品溶液。照薄层色谱法(通则 0502)试验,吸取上述两种溶液各 2μl,分别点于同一硅胶 GF$_{254}$ 薄层板上,以甲苯为展开剂,展开,取出,放置 5min 后进行二次展开,取出,晾干,在紫外线灯(254nm)下检视,对照品溶液色谱中应显示两个清晰分离的斑点(斑点从上至下分别为丁香酚和乙酸丁香酚酯),供试品溶液色谱中所显主斑点的位置与颜色应与对照品溶液中丁香酚斑点相同。再喷以茴香醛溶液(取茴香醛 0.5ml,加冰醋酸 10ml 使溶解,加甲醇 85ml 和硫酸 5ml,摇匀,即得,临用新制),在 105℃加热 5~10min,供试品溶液色谱中所显丁香酚斑点的位置与颜色应与对照品溶液中丁香酚斑点相同,在溶剂前沿与乙酸丁香酚酯斑点下方,应各显示一个红色斑点,溶剂前沿斑点为 $\beta$-丁香烯。

# 五、其 他 方 法

## (一)电泳法

玉米朊,或称醇溶蛋白,是一种广泛存在于植物中的食物蛋白,多为疏水的氨基酸相连,同时存在 $\alpha$-螺旋体和 $\beta$-折叠片,有氨基末端—NH$_2$ 和羧基—COOH。ChP2020 采用电泳法鉴别,方法如下:

取本品 10mg,置 10ml 离心管中,加溶剂(取异丙醇 55ml,$\beta$-巯基乙醇 2ml,加水至 100ml)10ml,用涡旋混合器混合振荡使样品完全溶解,再以 11 000r/min 离心 10min,取上清液作为供试品贮备液,取供试品贮备液与供试品缓冲液(取三羟甲基氨基甲烷 6.0g,加水 70ml,用盐酸调节 pH 至 6.8,加丙三醇 20ml,十二烷基硫酸钠 4.0g,溴酚蓝 0.005g,加水至 100ml)(1:1)混合,将混合溶液置于密封的微量离心管中 95℃放置 10min,再置冰浴中冷却,作为供试品溶液。取合适的含有 10~190kDa 或 10~100kDa 蛋白条带的分子量标记物(蛋白标准品可商业购买)与缓冲液(1:1)混合,将混合溶液置于密封的微量离心管中 95℃放置 10min,再置冰浴中冷却,作为标准蛋白溶液。分别取标准蛋白溶液与供试品溶液各 10μl(上样量约为 5μg),照电泳法(通则

0541 第五法）测定，分离胶溶液为 30% 丙烯酰胺溶液（取丙烯酰胺 60g 与亚甲基双丙烯酰胺 1.6g，加水至 200ml，滤纸滤过，避光保存）-分离胶缓冲液（取三羟甲基氨基甲烷 36.3g，加适量水溶解，用盐酸调节 pH 至 8.8，加水稀释至 100ml）-20% 十二烷基硫酸钠溶液-10% 过硫酸铵溶液（临用新配）-四甲基乙二胺-水（3.5：1.5：0.08：0.1：0.01：5.3），电压为 100V，运行时间为 2.5h 或前沿到达凝胶顶部。以标准蛋白分子量的对数为纵坐标，相对迁移率为横坐标，计算回归方程，供试品在 19～26kDa 应含有两个主要的蛋白质带。结果见图 15-2 左。

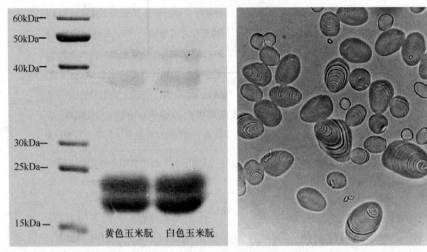

图 15-2　玉米朊的电泳法鉴别（左）及马铃薯淀粉的显微鉴别（右）

## （二）显微鉴别法

ChP2020 中小麦淀粉、马铃薯淀粉、木薯淀粉、玉米淀粉和西黄蓍胶等采用显微鉴别法进行鉴别。马铃薯淀粉的鉴别方法：

取本品，用甘油醋酸试液装片（通则 2001），在显微镜下观察。淀粉均为单粒，呈卵圆形或梨形，直径为 30～100μm，偶见超过 100μm；或圆形，大小为 10～35μm；偶见具有 2～4 个淀粉粒组成的复合颗粒。呈卵圆形或梨形的颗粒，脐点偏心；呈圆形的颗粒脐点无中心或略带不规则的脐点。在偏光显微镜下，十字交叉位于颗粒脐点处。结果见图 15-2 右。

# 第三节　特殊杂质检查

不同药用辅料其来源和性质不同，因此存在不同的杂质。可根据杂质与辅料之间的性质差异选择化学方法或光谱法进行检查，或者采用具有分离能力的色谱法对杂质进行分离检查。

## 一、合成高分子辅料的特殊杂质检查

合成高分子辅料是由小分子化合物（单体）经过聚合反应而制得。按聚合单体的种类分为均聚物（如聚乙二醇、聚乙烯吡咯烷酮、聚羟基乙酸、聚乳酸等）和共聚物（如乙交酯丙交酯共聚物、泊洛沙姆等）。均聚物的反应原料为同一种单体，其合成相对简单，合成时主要控制终产物的分子量和分子量分布即可实现对产品结构和质量的控制；共聚物的反应原料为两种以上的单体，需控制不同单体的相对比例、聚合均匀度等指标。质量控制还应控制合成过程中可能未反应的单体、引发剂或催化剂及小分子副产物等，以避免由此产生的生物相容性问题或安全性问题。

例如，丙交酯乙交酯共聚物［poly（lactide-co-glycolide），PLGA］为丙交酯、乙交酯的环状二聚物在亲核引发剂催化作用下的开环聚合物。根据丙交酯和乙交酯摩尔百分比不同得到 5050、7525、8515 三种不同规格的丙交酯乙交酯共聚物（供注射用）。丙交酯乙交酯共聚物作为一类可生物降解并且生物相容性良好的聚合物材料，为药物的缓、控释制剂载体，解决了大分子药物半衰期短，在体内给药部位不稳定，需频繁给药的问题，提高了患者的顺应性，被广泛应用于微球注射剂，也可用于埋植剂、膜剂、乳剂、微粉化制剂等新型制剂领域。ChP2020 其质量标准的检查项包括酸度、溶液的澄清度、丙交酯乙交酯摩尔含量、丙交酯和乙交酯、残留溶剂、水分、炽灼残渣、重金属、锡、砷盐、微生物限度、细菌内毒素。下面介绍乙交酯丙交酯共聚物（通则 5050）（供注射用）的质量控制。

**1. 分子量分布的测定** 分子量是聚合物最基本的结构参数之一，与材料性能有着密切的关系。一种聚合物实际上是由组成相同、结构相同但是分子量不同的同系物聚集而成，即聚合物的分子量分布是不均一的，具有多分散性，因此要确切描述高聚物的分子量，除了给出统计学平均值外，还应给出分子量分布。丙交酯乙交酯共聚物中分子量分布的测定采用分子排阻色谱法，方法如下：

取本品适量，精密称定，加四氢呋喃溶解并制成每1ml 中约含 3mg 的溶液，振摇，室温放置过夜，作为供试品溶液。另取 5 个聚苯乙烯分子量对照品（分子量范围应包含供试品的分子量）适量，加四氢呋喃溶解并制成每1ml 中约含 3mg 的溶液，作为对照品溶液。照分子排阻色谱法（通则 0514）测定，采用凝胶色谱柱，以四氢呋喃为流动相，示差折光检测器；检测器温度为 35℃。取乙腈 20μl，注入液相色谱仪，记录色谱图，理论塔板数按乙腈峰计不少于 10 000。

取上述对照品溶液各 20μl，分别注入液相色谱仪，记录色谱图，由 GPC 软件计算回归方程。取供试品溶液 20μl，同法测定，用 GPC 软件算出供试品的重均分子量、数均分子量及分子量分布。供试品的重均分子量应为 7000～170 000，分布系数 $D$（$M_w/M_n$）应不得过 2.5。

**2. 丙交酯乙交酯摩尔含量的测定** 控制不同单体的相对比例，采用核磁共振波谱法，方法如下：

取本品 10～20mg，加含有四甲基硅烷（TMS）的氘代三氯甲烷 0.6～0.8ml，溶解。照核磁共振波谱法（通则 0441）测定。记录乙交酯单元中的亚甲基质子（4.4～5.0ppm）及丙交酯单元中次甲基质子（5.1～5.5ppm）的积分面积，计算丙交酯和乙交酯的摩尔百分含量，应为 45%～55% 和 45%～55%。

**3. 乙交酯和丙交酯的检查** 检查合成过程中可能未反应的单体，采用 GC，方法如下：

取乙酸丁酯适量，精密称定，加二氯甲烷溶解，并制成每1ml 约含 0.125mg 的溶液，作为内标溶液。取本品约 0.1g，精密称定，置 10ml 量瓶中，加内标溶液 2ml，用二氯甲烷溶解，并稀释至刻度，摇匀，作为供试品溶液；另分别取乙交酯、丙交酯适量，精密加入内标溶液适量，用二氯甲烷溶解并制成每1ml 中约含乙交酯 50μg、丙交酯 100μg、乙酸丁酯 25μg 的溶液，作为对照溶液。照气相色谱法（通则 0521）测定。以 5% 苯基-甲基聚硅氧烷（或极性相近）为固定液的色谱柱，柱温为 135℃，进样口温度为 250℃，检测器温度为 300℃。取供试品溶液与对照溶液各 3μl，分别注入气相色谱仪，按内标法以峰面积计算，含丙交酯不得过 1.5%，乙交酯不得过 0.5%。

**4. 锡的检查** 丙交酯乙交酯共聚物在制备过程中采用辛酸亚锡作为催化剂，由于有机锡属于神经毒性物质，会对机体产生刺激性和强烈的神经毒性，因此在聚合物精制过程中应尽可能去除，并严格控制锡的残留量，以提高产品质量，采用电感耦合等离子体原子发射光谱法，方法如下：

取本品 0.25g，置聚四氟乙烯消解罐中，加硝酸 6.0ml 和浓过氧化氢溶液 2.0ml，盖上内盖，旋紧外套，置微波消解仪中消解。消解完后取消解内罐置电热板上缓缓加热至红棕色气体挥尽，用超纯水将罐内消解溶液小心转移至 100ml 量瓶并稀释至刻度，摇匀，作为供试品溶液。同法制备试剂空白溶液。照电感耦合等离子体原子发射光谱法（通则 0411）测定，计算，含锡不得过 0.015%。

### "毒胶囊"事件——净化药品安全环境，责无旁贷

2012 年，媒体报道河北一些企业用生石灰处理皮革废料，熬制成工业明胶，卖给某些企业制成药用胶囊，最终流入药品企业，进入患者腹中。由于皮革在工业加工时，要使用含铬的鞣剂，因此这样制成的胶囊，往往是重金属铬超标的"毒胶囊"。监管部门以负责任的态度，坚持人民至上，给公众准确的答案，并拿出铁腕的打击力度，捍卫公众的健康；同时，引入先进科学的分析检测方法，提高技术保障。从业者应该自觉提高自身道德水平，配合监管机构的引导，开展专业培训。每一位公民也应该积极树立为自己争取合法权益的意识，当权益受到侵犯时要积极利用法律为自己讨回公道，而不是听之任之。

---

**案例 15-2**               **原淀粉的元素杂质**

从原辅料和制剂生产过程中引入的杂质元素，有些杂质不仅本身有毒，还可能影响药品的安全性和稳定性。药用辅料中的元素杂质是药品元素杂质的重要来源之一，对辅料元素杂质的控制，是药品质量风险控制的重要环节。原淀粉是通过物理方法从植物中提取出来的未经其他方法处理的糖类，不仅是人类的重要食物，也是制剂中最经典常用的药用辅料，常作为填充剂崩解剂使用。原淀粉在种植和加工的过程中会引入元素杂质，如土壤中含有钒（V）、铬（Cr）、钴（Co）、镍（Ni）、铜（Cu）、钡（Ba）等元素，加工的生产容器和包装设备也可能引入镍、铜、镉（Cd）等元素，不同植物来源的原淀粉的基本性质和应用有所不同，ChP2015 中开始将原淀粉根据不同植物来源分别以玉米淀粉、木薯淀粉、马铃薯淀粉等进行收载，至 ChP2020，各原淀粉品种项下均按照通则 0821 重金属检查法进行重金属的控制，但难以满足药品安全性控制的要求。《美国药典》自 2008 年提出元素杂质控制理念，2014 年国际人用药品注册技术协调会（ICH）发布元素杂质指导原则 Q3D（ICHQ3D），随后欧美日各国药典陆续出台相关技术要求对元素杂质进行控制，中国已于 2017 年加入 ICH，推进ICHQ3D 的实施已成必然，该指导原则的推进有助于提高药品中元素杂质的风险评估水平，同时也将面临着诸多挑战：如需要考虑新法规下企业对于元素杂质检测手段及仪器的普及性，接轨过程中监管主体及企业的理念需要转变，且实施 Q3D 后，《中国药典》中可能参考国外药典将原各论中的重金属检查项逐步删除，而原有项目的删除必然需要大量数据来支持，只有充分考虑多方因素，才能确保法规的平稳过渡。

近年，通过建立电感耦合等离子体质谱法，测定《中国药典》中收载的几个原淀粉中的多种元素杂质，与目前现行的重金属检查结果进行比较，已证实其可用于初步考察和评估原淀粉中各元素杂质的风险情况，为行业提供一个公开应用 Q3D 的评估案例，也为 Q3D 在国内的逐步推进实施提供部分参考数据。

**问题：**

1. ChP2020 通则 0821 重金属检查法主要有哪些？存在哪些不足？

2. 电感耦合等离子体质谱法的具体优势与特点？新技术的发展对药物分析和药品质量控制产生了巨大的影响，你是如何理解的？

---

## 二、混合脂肪酸酯类辅料的特殊杂质检查

脂肪酸酯类辅料是由脂肪酸与甘油、油酸、单月桂酸等形成的单酯、双酯、三酯，或其混合物，如三油酸山梨坦（司盘 85）、油酸山梨坦（司盘 80）、硬脂山梨坦（司盘 60）、棕榈山梨坦（司盘 40）、月桂山梨坦（司盘 20）分别为山梨坦与三分子油酸、油酸、硬脂酸、棕榈酸、单月桂酸形成酯的混合物。该类辅料是用途较广、产量较大的非离子表面活性剂，如果脂肪酸分子量较小、亲水性较强，会失去油脂的性质，因此大多需进行脂肪酸组成的检查。

如月桂酰聚氧乙烯（12）甘油酯为甘油的单酯、双酯、三酯和聚乙二醇 600 的单酯、双酯的

混合物。ChP2020 检查项下除收载水分、炽灼残渣、重金属等一般杂质检查外，还要进行碱性杂质、游离甘油、环氧乙烷和二氧六环、乙二醇、二甘醇和三甘醇、脂肪酸组成的检查。脂肪酸组成的检查采用 GC，按面积归一化法以峰面积计算，方法如下：

取本品约 1.0g，置于 25ml 圆底两口烧瓶中，加无水甲醇 10ml，60g/L 氢氧化钾的甲醇溶液 0.2ml，振摇使溶解，通氮气（速度参考值为 50ml/min），加热至沸腾，当溶液变透明后（约 10min），继续加热 5min，用水冷却烧瓶，再转移至分液漏斗中。用正庚烷 5ml 洗涤烧瓶，再将液体加入分液漏斗并摇匀。加入 200g/L 氯化钠溶液 10ml，振摇，静置分层，取有机层，经无水硫酸钠干燥，过滤，作为供试品溶液。分别精密称取下列各脂肪酸甲酯对照品适量，用正庚烷溶解并稀释制成每 1ml 中含辛酸甲酯 1.0mg、癸酸甲酯 1.0mg、月桂酸甲酯 3.0mg、肉豆蔻酸甲酯 1.5mg、棕榈酸甲酯 1.5mg、硬脂酸甲酯 2.0mg 的混合溶液（1）。精密量取 1.0ml，置 10ml 量瓶中，加正庚烷稀释至刻度，摇匀，制成混合溶液（2）。照气相色谱法（通则 0521）试验，以聚乙二醇为固定液的毛细管柱为色谱柱，初始温度为 170℃，以每分钟 2℃ 的速率升温至 230℃，维持 10min。进样口温度为 250℃，检测器温度为 250℃。取混合溶液（1）、混合溶液（2）各 1μl，分别注入气相色谱仪，记录色谱图，混合溶液（1）中各相邻脂肪酸甲酯峰间的分离度不小于 1.8，理论塔板数按辛酸甲酯计算不得低于 30 000；混合溶液（2）中脂肪酸甲酯的最小峰高不得低于基线噪声的 5 倍。另取供试品溶液 1μl 注入气相色谱仪，按面积归一化法以峰面积计算，含辛酸不得过 15.0%，癸酸不得过 12.0%，月桂酸应为 30.0%～50.0%，肉豆蔻酸应为 5.0%～25.0%，棕榈酸应为 4.0%～25.0%，硬脂酸应为 5.0%～35.0%。

## 三、有关物质的检查

药用辅料来源广泛，性质各异，在其生产过程中会带入杂质，许多药用辅料项下需进行有关物质的检查，主要采用 TLC、GC、HPLC。

### （一）三氯蔗糖中有关物质的检查

三氯蔗糖（蔗糖素）是蔗糖分子中的三个羟基被氯原子选择性地取代而得到的甜味剂，具有无能量、甜度高、甜味纯正、高度安全等特点，是目前最佳的功能性甜味剂之一。ChP2020 规定进行有关物质的检查采用 TLC，方法如下：

取本品适量，精密称定，用甲醇溶解并定量稀释制成每 1ml 中含 0.1g 的溶液，作为供试品溶液；精密量取供试品溶液 1ml，置 200ml 量瓶中，加甲醇稀释至刻度，作为对照溶液。照薄层色谱法（通则 0502）试验，分别吸取供试品溶液和对照溶液各 5μl，分别点于同一十八烷基硅烷键合硅胶薄层板上，以 5% 氯化钠溶液-乙腈（70：30）为展开剂，展距 15cm，取出，晾干，喷以 15% 硫酸甲醇溶液，在 125℃加热 10min，立即检视。供试品溶液如所显杂质斑点，其颜色与对照溶液主斑点比较，不得更深（0.5%）。

### （二）丁香酚中有关物质的检查

丁香酚的制备是以多年生亚灌木丁香罗勒为原料，经水蒸气蒸馏得到精油和水的混合物。油水混合物中加入 20% 的氢氧化钠，再进行水蒸气蒸馏除去非酸性物质。在 50℃下将所得丁香酚钠溶液加入 30% 的硫酸搅拌中和至 pH=2～3（水层）。静置后分出下层粗丁香油，经减压蒸馏即得。然而，丁香酚在氢氧化钠中加热时，丙烯基的双键发生重排作用，变为与苯环共轭的 α-丙烯基，即异丁香酚；再经乙酰化和温和的氧化，α-丙烯基断裂，形成香草醛。ChP2020 采用 GC 检查有关物质，方法如下：

取本品约 2g，置 10ml 量瓶中，用无水乙醇溶解并稀释至刻度，摇匀，作为供试品溶液。精密量取 1ml，置 100ml 量瓶中，用无水乙醇稀释至刻度，摇匀，作为对照溶液。另取丁香酚和香草醛对照品各适量，加无水乙醇溶解并稀释制成每 1ml 中约含丁香酚 40mg、香草醛 10mg 的混合溶液，作为系统适用性试验溶液。照气相色谱法（通则 0521）测定。用（5% 苯基）甲基聚硅氧烷为固定液（或极性相似）为固定液的毛细管柱为色谱柱；初始温度为80℃，保持2min，以每分钟8℃的速率升温至280℃，维持20min；进样口温度250℃；检测器温度280℃。取系统适用性试验溶液1μl注入气相色谱仪，香草醛峰相对丁香酚峰的保留时间约为1.1，丁香酚峰与香草醛峰的分离度应符合规定。取供试品溶液与对照溶液1μl，分别注入气相色谱仪，记录色谱图。供试品溶液的色谱图中如有杂质峰，单个杂质峰面积不得大于对照溶液主峰面积的0.5倍（0.5%），各杂质峰面积的和不得大于对照溶液主峰面积的2倍（2.0%）。供试品溶液色谱图中小于对照溶液主峰面积0.05倍的峰可忽略不计。

## （三）大豆磷脂（供注射用）中有关物质的检查

大豆磷脂是从大豆中提取精制而得的磷脂混合物，是由甘油、脂肪酸、胆碱或胆胺所组成的酯，能溶于油脂及非极性溶剂。大豆磷脂的组成成分复杂，主要含有卵磷脂（约34.2%）、脑磷脂（约19.7%）、肌醇磷脂（约16.0%）、磷脂酰丝氨酸（约15.8%）、磷脂酸（约3.6%）及其他磷脂（约10.7%）。注射用大豆磷脂中可能存在溶血磷脂酰乙醇胺、溶血磷脂酰胆碱、磷脂酰肌醇等杂质。ChP2020大豆磷脂（供注射用）中有关物质的检查，采用HPLC，以蒸发光散射检测器检测，以标准曲线法计算，方法如下：

取磷脂酰乙醇胺和大豆磷脂酰胆碱对照品各适量，精密称定，加三氯甲烷-甲醇（2：1）溶解并定量稀释制成每1ml中含大豆磷脂酰胆碱分别为50μg、100μg、150μg、200μg、300μg和400μg，含磷脂酰乙醇胺分别为5μg、10μg、15μg、20μg、30μg和40μg的溶液，作为对照品溶液。以硅胶为填充剂（色谱柱Alltima Sillica，250mm×4.6mm，5μm或效能相当的色谱柱），柱温为40℃；以甲醇-水-冰醋酸-三乙胺（85：15：0.45：0.05）为流动相A，以正己烷-异丙醇-流动相A（20：48：32）为流动相B，流速为1ml/min；按表15-1进行梯度洗脱；检测器为蒸发光散射检测器（参考条件：漂移管温度为72℃；载气流量为0.2ml/min）。

**表15-1 流动相条件**

| 时间（min） | 流动相A（%） | 流动相B（%） |
|---|---|---|
| 0 | 10 | 90 |
| 20 | 30 | 70 |
| 35 | 95 | 5 |
| 36 | 10 | 90 |
| 41 | 10 | 90 |

取各对照品溶液20μl注入液相色谱仪，以浓度的对数值为横坐标，峰面积的对数值为纵坐标计算回归方程。取供试溶液2μl注入液相色谱仪，记录峰面积，由回归方程计算溶血磷脂酰乙醇胺、溶血磷脂酰胆碱、磷脂酰肌醇的含量。含溶血磷脂酰乙醇胺不得过1%，溶血磷脂酰胆碱不得过3.5%，溶血磷脂酰乙醇胺和溶血磷脂酰胆碱总量不得过4.0%，磷脂酰肌醇应不得过5.0%，总有关物质不得过8.0%。

# 四、其他检查

## （一）二丁基羟基甲苯中游离酚的检查

二丁基羟基甲苯是以对甲苯酚和异丁醇为原料，以浓硫酸作为催化剂，氧化铝作为脱水剂，反应生成。其中可能残留的原料对甲苯酚具有腐蚀性和毒性，其蒸气或雾对眼睛、黏膜和呼吸道均有刺激性，可引起周围神经炎。因此，需要严格控制其含量。由于对甲苯酚可以与溴发生溴取代反应，而二丁基羟基甲苯不会发生该反应，ChP2020采用溴量法控制其含量，即首先用过量的溴试液与对甲苯酚反应完全，然后加入过量的碘化钾，后者被剩余的溴氧化为碘单质，最后用硫代硫酸钠滴定液滴定产生的碘单质量，进而计算出对甲苯酚的量，方法如下：

取本品约 10g，精密称定，加 0.25% 氢氧化钠溶液 50ml，于 65℃ 水浴中加热振荡 5min，冷却，滤过，滤液置碘瓶中，滤渣用水 30ml 分次洗涤，洗液并入碘瓶中，精密加溴滴定液（0.05mol/L）10ml，加盐酸 5ml，立即密塞，充分振摇后，用 10% 碘化钾溶液 5ml 封口，15℃ 以下暗处放置 15min 后，微开瓶塞，将碘化钾溶液放入碘瓶中，立即密塞，充分振摇后，再用水封口，暗处放置 5min 后，用硫代硫酸钠滴定液（0.1mol/L）滴定，近终点时，加淀粉指示液 5ml，继续滴定至蓝色消失，并将滴定的结果用空白试验校正。每 1ml 硫代硫酸钠滴定液（0.1mol/L）相当于 10.81mg 的 $C_7H_8O$。含游离酚按对甲苯酚（$C_7H_8O$）计，不得过 0.02%。

## （二）十二烷基硫酸钠中总醇量及未酯化醇的检查

十二烷基硫酸钠又称月桂醇硫酸钠，是一种阴离子表面活性剂。工业上先用三氧化硫将十二醇磺化生成十二醇硫酸酯，再用氢氧化钠中和即得。因此，成品中可能会残留十二醇等未酯化的醇类物质，其蒸气或（烟）雾对眼睛、皮肤、黏膜和上呼吸道均有刺激作用。ChP2020 利用醇类物质易溶于有机溶剂而十二烷基硫酸钠难溶于有机溶剂的性质差异，采用提取重量法检查总醇量和未酯化醇，如未酯化醇的检查：

取本品约 10g，精密称定，加水 100ml 溶解后，加乙醇 100ml，用正己烷提取 3 次，每次 50ml，必要时加氯化钠以助分层，合并正己烷层，用水洗涤 3 次，每次 50ml，再用无水硫酸钠脱水，滤过，滤液在水浴上蒸干后，在 105℃ 干燥 30min，放冷，称重。遗留残渣重量百分比即为未酯化醇含量，不得过 4.0%。

## （三）乙二胺四乙酸二钠的络合力试验

乙二胺四乙酸二钠（EDTA-2Na）是一种良好的配位剂，有六个配位原子，可与金属离子发生配位反应形成配位化合物，其络合力试验采用与氯化钙或硫酸铜的反应。在 EDTA-2Na 溶液中加入氯化钙或硫酸铜，两者可反应生成水溶性配位化合物；再在此溶液中分别加入氨试液/草酸铵试液或者氨试液/亚铁氰化钾溶液，如果 EDTA-2Na 的络合力正常则不会产生沉淀，否则将会有沉淀产生，ChP2020 的方法如下：

取本品，精密称定，用水溶解并稀释制成 0.01mol/L 的溶液，作为供试品溶液；精密称取经 200℃ 干燥 2h 的碳酸钙 0.10g，置 100ml 量瓶中，加水 10ml 与 6mol/L 盐酸溶液 0.8ml 使溶解，用氨试液调节至中性，用水稀释至刻度，摇匀，作为试验溶液（1）（0.01mol/L）；精密称取硫酸铜 0.250g，置 100ml 量瓶中，加水溶解并稀释至刻度，摇匀，作为试验溶液（2）（0.01mol/L）。精密吸取供试品溶液 5ml，加氨试液 3 滴与 4% 草酸铵溶液 2.5ml，在不断振摇下加试验溶液（1）5.0ml，溶液应澄明，振摇 1min 后，如仍浑浊，再加供试品溶液 0.2ml，振摇 1min，溶液应澄明；精密量取供试品溶液 5ml，加氨试液 0.5ml 与亚铁氰化钾溶液 0.5ml，在不断振摇下加试验溶液（2）4.8ml，溶液应为淡蓝色，不得有红色。

## （四）山嵛酸甘油酯中镍的检查

ChP2020 采用 AAS 检查山嵛酸甘油酯中的镍，方法如下：

精密量取镍单元素标准溶液（1.000g/L）1ml，置 200ml 量瓶中，用水稀释至刻度，摇匀，取 5ml，置 100ml 量瓶中，用水稀释至刻度，摇匀，精密量取 0.5ml、1.0ml、1.5ml 与 2.0ml，分别置 25ml 量瓶中，分别加 1% 硝酸镁溶液 0.5ml、10% 磷酸二氢铵溶液 0.5ml 和硝酸 6ml，用水稀释至刻度，摇匀，作为对照品溶液。取本品 0.25g，置聚四氟乙烯消解罐内，加硝酸 6ml 与浓过氧化氢溶液（30%）2ml，混匀，盖上内盖，旋紧外套，置适宜的微波消解炉内进行消解，结束后取出消解罐，放冷，再加浓过氧化氢溶液（30%）2ml，重复上述消解步骤。消解完全后，取消解内罐置电热板上缓缓加热至红棕色蒸气挥尽，放冷，用水将内容物定量转移至 25ml 量瓶中，加 1% 硝酸镁溶液和 10% 磷酸二氢铵溶液各 0.5ml，用水稀释至刻度，摇匀，作为供试品溶液；同法制备试剂空白溶液。取试剂空白溶液、供试品溶液与对照品溶液，以石墨炉为原子化器，照原子吸收分光光度法（通则 0406 第一法），在 232.0nm 的波长处测定，计算，即得。含镍不得过 0.0001%。

方法中加入的 1% 硝酸镁溶液与 10% 磷酸二氢铵溶液为基体改进剂（matrix modifier）。在石墨炉 AAS 中，为了增加待测样品溶液基体的挥发性，或提高待测易挥发元素的稳定性，在待测样品溶液中加入某种化学试剂，以允许提高灰化温度而消除或减小基体干扰，这种化学试剂称为基体改进剂。基体改进剂一般可分为无机化合物、有机化合物和活性气体三大类。无机基体改进剂使用较为广泛，常见的有 $NH_4H_2PO_4$ 溶液、$NH_4NO_3$ 溶液、$Mg(NO_3)_2$ 溶液、$Pd(NO_3)_2$ 溶液、$Ni(NO_3)_2$ 溶液等。

## （五）蔗糖硬脂酸酯中含单酯量的检查

蔗糖硬脂酸酯为蔗糖的硬脂酸酯混合物，按单酯在总酯中的相对含量，主要分为 S-3、S-7、S-11 和 S-15，ChP2020 采用 TLC 分离、刮取相应斑点部位的硅胶、显色、离心、紫外-可见分光光度法测定控制单酯量，方法如下：

取本品约 0.2g，精密称定，置 10ml 的量瓶中，加三氯甲烷溶解并稀释至刻度，摇匀。照薄层色谱法（通则 0502）试验，吸取上述溶液 20μl，点于硅胶 G 薄层板上，以三氯甲烷-甲醇-冰醋酸-水（80：10：8：2）为展开剂，展开，取出。晾干，在 100℃ 加热 30min，放冷，喷以桑色素溶液（桑色素 50μg，加甲醇溶解成 100ml），置紫外线灯（365nm）下检视。并划分单酯（M：距原点最近一个）、二酯（D：居中间二至四个）与三酯（T：距原点最远一至四个）斑点（单、二、三酯斑点群之间距离相对较大）。分别刮取 M、D、T 酯斑点部位的硅胶，分别置 10ml 离心试管中，各精密加乙醇 1ml 与蒽酮试液 7ml，摇匀，置 60℃ 水浴中加热 20min，放冷，离心分离 15min，转速为 2500r/min，取上清液，作为供试品溶液；另刮取同一薄层板空白处与供试品斑点相同大小的硅胶，同法处理作为空白对照溶液。照紫外-可见分光光度法（通则 0401），在 625nm 的波长处分别测定吸光度，得 $A_M$、$A_D$ 与 $A_T$，按下式计算含单酯量（按总酯 100% 计），S-3 含单酯量为 0%～24%；S-7 为 25%～44%；S-11 为 45%～64%；S-15 为不少于 65%。

$$蔗糖单硬脂酸酯（\%）=\frac{1.754A_M}{1.754A_M+2.508A_D+3.261A_T}\times100\%$$

---

**拓展内容**　　　　　　　　**电感耦合等离子体原子发射光谱法**

电感耦合等离子体原子发射光谱法既具有原子发射光谱法（AES）的多元素同时测定的优点，又具很宽线性范围，可对主、次、痕量元素成分同时测定，适用于固、液、气态样品的直接分析，具有多元素、多谱线同时测定的特点，是元素分析的理想方法，在药典中出现越来越频密。ChP2020 中，铅、镉、砷、汞、铜测定法采用电感耦合等离子体质谱法，适用于各类药品中从痕量到常量的元素分析，尤其是矿物类中药、营养补充剂中的元素定性定量测定。

**1. 仪器的一般要求**

电感耦合等离子体原子发射光谱仪由样品引入系统、电感耦合等离子体光源、色散系统、检测系统等构成，并配有计算机控制及数据处理系统，冷却系统、气体控制系统等。

**样品引入系统**　同电感耦合等离子体质谱法（通则 0412）。

**电感耦合等离子体光源**　电感耦合等离子体光源的"点燃"，需具备持续稳定的纯氩气流、炬管、感应圈、高频发生器，冷却系统等条件。样品气溶胶被引入等离子体后，在 6000～10 000K 的高温下，发生去溶剂、蒸发、解离、激发或电离、发射谱线。根据光路采光方向，可分为水平观察电感耦合等离子体源和垂直观察电感耦合等离子体源；双向观察电感耦合等离子体源可实现垂直/水平双向观察。实际应用中宜根据样品基质、待测元素、波长、灵敏度等因素选择合适的观察方式。

**色散系统**　电感耦合等离子体原子发射光谱的单色器通常采用棱镜或棱镜与光栅的组合，光源发出的复合光经色散系统分解成按波长顺序排列的谱线，形成光谱。

**检测系统**　电感耦合等离子体原子发射光谱的检测系统为光电转换器，它是利用光电效应将不同波长光的辐射能转化成光电流信号。常见的光电转换器有光电倍增管和固态成像系统两类。固态成像系统是一类以半导体硅片为基材的光敏元件制成的多元阵列集成电路式的焦平面检测器，如电荷耦合器件（CCD）、电荷注入器件（CID）等，具有多谱线同时检测能力及检测速度快、动态线性范围宽、灵敏度高等特点。检测系统应保持性能稳定，具有良好的灵敏度、分辨率和光谱响应范围。

**冷却和气体控制系统**　冷却系统包括排风系统和循环水系统，其功能主要是有效地排出仪器内部的热量。循环水温度和排风口温度应控制在仪器要求范围内。气体控制系统运行应稳定，氩气的纯度应不小于99.99%。

**2. 干扰和校正**

电感耦合等离子体原子发射光谱法测定中通常存在的干扰大致可分为两类：一类是光谱干扰，主要包括连续背景和谱线重叠干扰等；另一类是非光谱干扰，主要包括化学干扰、电离干扰、物理干扰等。

干扰的消除和校正可采用空白校正、稀释校正、内标校正、背景扣除校正、干扰系数校正、标准加入等方法。

**3. 供试品溶液的制备**

同电感耦合等离子体质谱法（通则0412）。

**4. 测定法**

分析谱线的选择原则一般是选择干扰少、灵敏度高的谱线；同时应考虑分析对象：对于微量元素的分析，采用灵敏线，而对于高含量元素的分析，可采用较弱的谱线。

**定性鉴别**　根据原子发射光谱中的各元素固有的一系列特征谱线的存在与否可以确定供试品中是否含有相应元素。元素特征光谱中强度较大的谱线称为元素的灵敏线。在供试品光谱中，某元素灵敏线的检出限即为相应元素的检出限。

**定量测定**　同电感耦合等离子体质谱法（通则0412）。

**内标元素及参比线的选择原则**　①内标元素的选择：外加内标元素在供试样品中应不存在或含量极微可忽略；如样品基体元素的含量较稳定时，亦可用该基体元素作内标；内标元素与待测元素应有相近的特性；同族元素，具相近的电离能。②参比线的选择：激发能应尽量相近；分析线与参比线的波长及强度接近；无自吸现象且不受其他元素干扰；背景应尽量小。

**5. 方法检测限与方法定量限**

同电感耦合等离子体质谱法（通则0412）。

# 第四节　含量测定

药用辅料的含量测定方法有重量分析法、滴定分析法、光谱法（紫外-可见分光光度法、IR、AAS）、色谱法（GC、HPLC）、旋光法。

## 一、重量分析法

重量分析法准确度高、精密度好，是常量分析方法之一。ChP2020药用辅料二氧化硅、胶态二氧化硅、三硅酸镁中二氧化硅的测定采用挥发重量法，如ChP2020二氧化硅的测定：

取本品 1g，精密称定，置已在 1000℃ 下炽灼至恒重的铂坩埚中，在 1000℃ 下炽灼 1h，取出，放冷，精密称定，将残渣用水润湿，滴加氢氟酸 10ml，置水浴上蒸干，放冷，继续加入氢氟酸 10ml 和硫酸 0.5ml，置水浴上蒸发至近干，移至电炉上缓缓加热至酸蒸气除尽，在 1000℃ 下炽灼至恒重，放冷，精密称定，减失的重量，即为供试量中含有 $SiO_2$ 的重量。

# 二、滴定分析法

药用辅料很多为无机物或小分子的有机物，可用滴定分析法进行含量测定。

## （一）酸碱滴定法

三乙醇胺、氨丁三醇具碱性，山梨酸、DL-苹果酸、枸橼酸等具酸性，可用直接酸碱滴定法测定含量；乙酸乙酯、甘油三乙酯、碳酸丙烯酯等酯键水解消耗氢氧化钠，采用水解后剩余滴定法测定含量。

甘油无酸性，但氧化后产生游离羧基，有酸性，ChP2020 采用氧化后的酸碱滴定法测定含量，方法如下：

取本品 0.20g，精密称定，加水 90ml，混匀，精密加入 2.14% 高碘酸钠溶液 50ml，摇匀，暗处放置 15min 后，加 50%（g/ml）乙二醇溶液 10ml，摇匀，暗处放置 20min，加酚酞指示液 0.5ml，用氢氧化钠滴定液（0.1mol/L）滴定至红色，30s 内不褪色，并将滴定的结果用空白试验校正。每 1ml 氢氧化钠滴定液（0.1mol/L）相当于 9.21mg 的 $C_3H_8O_3$。

高碘酸钠氧化甘油为甲酸，甲酸用氢氧化钠滴定液滴定，反应摩尔比为 1:1。

$$C_3H_8O_3 + 2NaIO_4 \Longrightarrow 2HCHO + HCOOH + 2NaIO_3 + H_2O$$

ChP2020 硝酸钾的测定采用离子交换-酸碱滴定法，方法如下：

取本品 0.2g，精密称定，加水 20ml 溶解，转移至已处理好的强酸性阳离子交换树脂柱中，用水洗涤树脂柱（约 3ml/min 的流量），收集交换液及洗涤液约 250ml，加酚酞指示液 1ml，用氢氧化钠滴定液（0.1mol/L）滴定至终点。每 1ml 氢氧化钠滴定液（0.1mol/L）相当于 10.11mg 的 $KNO_3$。

## （二）配位滴定法

配位滴定法常用于含金属辅料的含量测定，如 ChP2020 硬脂酸镁的测定：

取本品约 0.2g，精密称定，加正丁醇-无水乙醇（1:1）溶液 50ml，加浓氨溶液 5ml 与氨-氯化铵缓冲液（pH10.0）3ml，再精密加入 EDTA-2Na 滴定液（0.05mol/L）25ml 与铬黑 T 指示剂少许，混匀，于 40～50℃ 水浴上加热至溶液澄清，用锌滴定液（0.05mol/L）滴定至溶液自蓝色转变为紫色，并将滴定的结果用空白试验校正。每 1ml EDTA-2Na 滴定液（0.05mol/L）相当于 1.215mg 的 Mg。

## （三）氧化还原滴定法

某些药用辅料可用氧化还原滴定法测定含量，ChP2020 无水亚硫酸钠、亚硫酸氢钠、焦亚硫酸钠采用剩余碘量法，氧化铁系列（红、黄、棕、紫、黑）采用置换碘量法，硫酸羟喹啉采用溴量法，如焦亚硫酸钠的测定：

取本品约 0.15g，精密称定，置碘量瓶中，精密加碘滴定液（0.05mol/L）50ml，密塞，振摇溶解后，加盐酸 1ml，用硫代硫酸钠滴定液（0.1mol/L）滴定，至近终点时，加淀粉指示液 2ml，继续滴定至蓝色消失，并将滴定的结果用空白试验校正。每 1ml 碘滴定液（0.05mol/L）相当于 4.752mg 的 $Na_2S_2O_5$。

## （四）非水碱量法

对于有机酸的碱金属盐类或碱性很弱的游离碱，ChP2020 采用高效液相色谱法（通则 0512）

测定，如苯甲酸钠的含量测定：

取本品适量，精密称定，用流动相溶解并定量稀释制成 1ml 中含苯甲酸钠 0.1mg 的溶液，精密量取 20μl，注入液相色谱仪，记录色谱图；另取苯甲酸钠对照品，同法测定。按外标法以峰面积计算，即得。

# 三、光　谱　法

## （一）紫外-可见分光光度法

麦芽酚的分子结构中有共轭羰基，在 274nm 有最大紫外吸收，ChP2020 采用紫外-可见分光光度法测定含量，方法如下：

取本品约 50mg，精密称定，置 250ml 量瓶中，用 0.1mol/L 盐酸溶液溶解并稀释至刻度，摇匀。精密量取 5ml，置 100ml 量瓶中，用 0.1mol/L 盐酸溶液稀释至刻度，摇匀，照紫外-可见分光光度法（通则 0401），在 274nm 的波长处测定吸光度；另取麦芽酚对照品，同法测定，即得。

## （二）红外光谱法

二甲硅油为二甲基硅氧烷的线性聚合物，含聚合二甲基硅氧烷为 97.0%～103.0%。ChP2020 采用 IR 测定含量，方法如下：

按衰减全反射红外光谱法，在 4000～700cm$^{-1}$ 波数扫描样品与对照品的红外光谱，计算在 1259cm$^{-1}$ 波数附近的吸光度（以峰高计），按照以下公式计算二甲硅油中的聚二甲基硅氧烷的含量：

$$聚二甲基硅氧烷的含量（\%）=100(A_u/A_s)(D_s/D_u)$$

式中，$A_u$ 为样品的吸光度；$A_s$ 为对照品的吸光度；$D_u$ 为样品在 25℃时的相对密度；$D_s$ 为对照品在 25℃时的相对密度。

# 四、色　谱　法

药用辅料的含量测定可采用 GC 或 HPLC。例如，阿尔法环糊精、倍他环糊精、伽马环糊精具有独特的中空分子结构，外部亲水，内部疏水，在范德瓦耳斯力的作用下，可以将其他物质的分子吸纳到分子空腔里面，从而形成像分子胶囊一样的包接复合物。

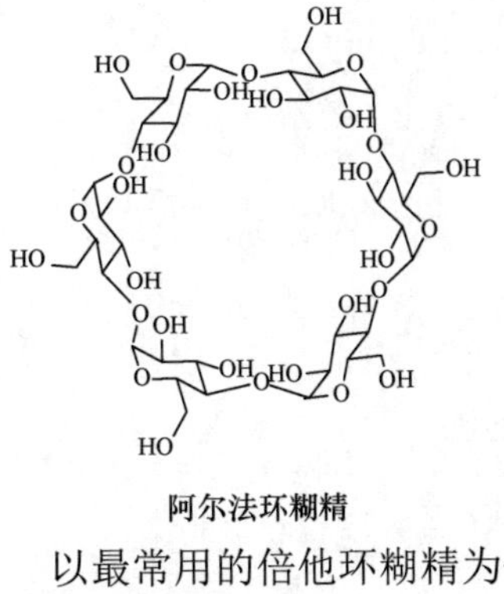

阿尔法环糊精 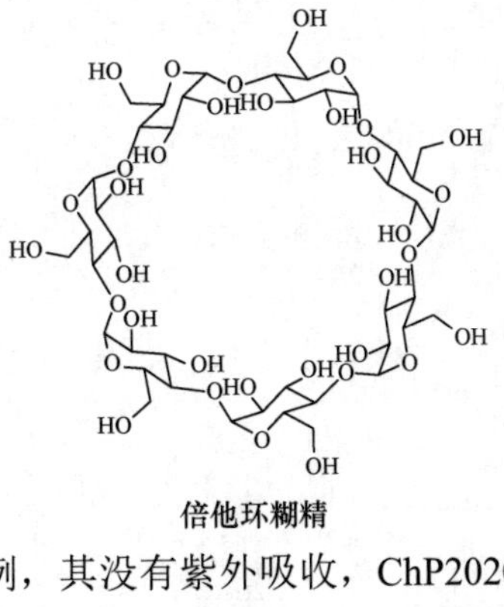　　　　　倍他环糊精 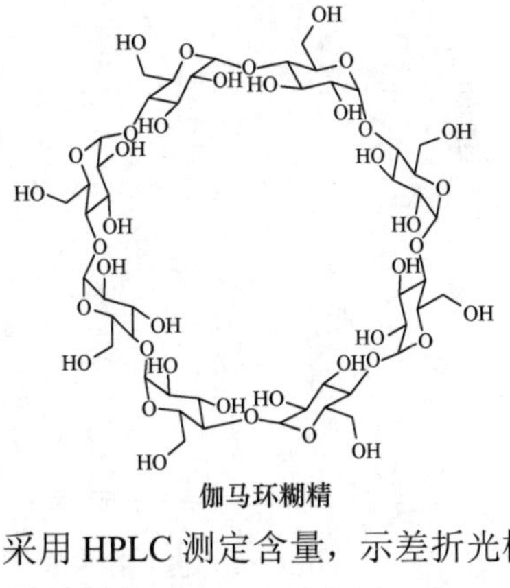　　　　　伽马环糊精

以最常用的倍他环糊精为例，其没有紫外吸收，ChP2020 采用 HPLC 测定含量，示差折光检测器进行检测，方法如下：

**色谱条件与系统适用性试验**　用十八烷基硅烷键合硅胶为填充剂；以水-甲醇（93∶7）为流动相；以示差折光检测器测定，检测器温度 40℃，取阿尔法环糊精对照品、倍他环糊精对照品与伽马环糊精对照品适量，加水溶解并定量稀释制成每 1ml 含上述对照品各 0.5mg 的混合溶液，作为系统适用性溶液。取 50μl 注入液相色谱仪，记录色谱图，伽马环糊精峰和阿尔法环糊精峰的分离度应符合要求；各色谱峰的拖尾因子均应在 0.8～2.0 内；各色谱峰理论塔板数均不低于 1500。

**测定法**　取本品约 250mg，精密称定，置 25ml 量瓶中，加水溶解并稀释至刻度，摇匀，精密量取 5ml，置 50ml 量瓶中，用水稀释至刻度，摇匀，精密量取 50μl 注入液相色谱仪，记录色谱图；另取倍他环糊精对照品约 25mg，精密称定，置 25ml 量瓶中，加水溶解并稀释至刻度，摇匀，同法测定。按外标法以峰面积计算，即得。

# 思 考 题

1. 试阐述药用辅料的定义、种类及重要性。

2. 常见药用辅料检测有哪些方法？

3. 试阐述崩解剂的种类以及常规的功能性指标。

4. 试阐述羟值的定义、测定目的及测定方法。

5. 环糊精作为药物辅料的主要功能是什么？常用的环糊精药用辅料有哪些？其含量测定普遍采用哪种方法？用哪种检测器？

6. 药品研制和生产时对辅料有哪些要求？

（郭嘉亮）

# 第十六章 药物制剂分析

**本章要求**

**1. 掌握** 药物制剂分析的特点；含量均匀度检查法和溶出度测定法；片剂、注射剂中辅料对含量测定方法的干扰及其排除，含量测定结果的计算。

**2. 熟悉** 片剂、注射剂的检查项目与方法；复方制剂分析的特点及示例。

**3. 了解** 其他的分析项目与方法。

---

**案例 16-1**

盐酸氯丙嗪是常见的吩噻嗪类抗精神病药物，其结构式如下：

ChP2020 收载的盐酸氯丙嗪及其制剂质量标准中的主要项目如表 16-1 所示。

**表 16-1　ChP2020 盐酸氯丙嗪及其制剂的分析**

| 项目 | 盐酸氯丙嗪 | 盐酸氯丙嗪片 | 盐酸氯丙嗪注射液 |
|---|---|---|---|
| 性状 | ①外观、臭、味等；②溶解度；③熔点 | 外观 | 外观 |
| 鉴别 | ①氧化呈色；②紫外分光光度法；③ IR；④氯化物鉴别 | ①氧化呈色；②氯化物鉴别 | ①氧化呈色；②紫外分光光度法 |
| 检查 | ①溶液的澄清度与颜色；②有关物质；③干燥失重；④炽灼残渣 | ①有关物质；②溶出度；③其他：应符合片剂项下有关的各项规定（通则 0101） | ① pH；②有关物质；③其他：应符合注射剂项下有关的各项规定（通则 0102） |
| 含量测定 | 电位滴定法 | 紫外-可见分光光度法，吸收系数法 | 紫外-可见分光光度法，吸收系数法 |
| 含量限度 | 按干燥品计算，含 $C_{17}H_{19}ClN_2S \cdot HCl$ 不得少于 99.0% | 含 $C_{17}H_{19}ClN_2S \cdot HCl$ 应为标示量的 93.0%～107.0% | 含 $C_{17}H_{19}ClN_2S \cdot HCl$ 应为标示量的 95.0%～105.0% |
| 规格 | | ① 12.5mg；② 25mg；③ 50mg | ① 1ml：10mg；② 1ml：25mg；③ 2ml：50mg |

**问题：**

1. 在性状项下，为何不需要对盐酸氯丙嗪片剂和注射剂进行溶解度、臭、味及熔点等的考察？

2. 在盐酸氯丙嗪片的检查项下，为何要对溶出度进行考察？

3. 在盐酸氯丙嗪注射液的检查项下，为何要对 pH 进行考察？片剂为何不特别设置 pH 的相关要求？

4. 盐酸氯丙嗪原料药与其制剂的含量测定方法为何不同？各有什么特点？

5. 通过以上案例的分析，请总结与原料药分析相比，药物制剂分析的特点。

---

任何活性药物成分（active pharmaceutical ingredient，API）在供临床使用之前，都必须制成合适的药物剂型，以满足疾病诊疗和药品流通、贮藏的需求。ChP2020 四部"制剂通则"中收载

了包括"片剂、注射剂和煎膏剂"等 38 种化学药品、中药材及生物制品的药物剂型。由此可见，药物制剂分析是药物分析中的一个重要组成部分。

# 第一节 药物制剂分析及其特点

制剂分析是利用物理、化学、物理化学或生物学的方法对不同剂型的药物制剂进行质量检验，以确定被检测的制剂是否符合质量标准的规定要求。

从原料药制成制剂，要经过一定的生产工艺，要加入一些黏合剂、稀释剂、抗氧剂等辅料，原料、辅料投产制成制剂前已进行严格的分析检验，符合质量标准的规定要求，但药物制剂中这些附加成分的存在，使制剂分析具有以下特点。

**1. 制剂分析的复杂性** 制剂中有很多附加成分，在拟定主药的分析方法时，应考虑附加成分有无干扰、干扰的程度以及如何消除或防止这些干扰。对同时含有两种或两种以上主要成分的复方制剂，除考虑附加成分对主药测定的影响外，还应考虑有效成分之间可能存在的相互干扰。

同一种药物，原料药可采用的分析方法，制剂不一定宜于使用。当辅料对主药的测定有干扰时，需对样品进行一些预处理，如片剂采用紫外-可见分光光度法测定含量时，需滤除辅料的干扰。ChP2020 阿司匹林原料药的鉴别试验分别为与三氯化铁反应、水解反应和 IR。但阿司匹林片由于辅料对 IR 鉴别有干扰，不能采用，故只采用与三氯化铁的反应和色谱图对照峰这两项进行片剂的鉴别。尼群地平片采用紫外-可见分光光度法鉴别时需过滤除去辅料的干扰，IR 鉴别时需提取分离后依法测定。

**2. 检查的分析项目和要求不同** 药物制剂生产时，所用的原料药和辅料一般在投料前均按质量标准进行分析，合格后再投料，在进行制剂分析时没有必要再去重复分析原料药物的所有检查项目。制剂的杂质检查，主要是检查制剂的制备和贮藏过程中可能产生的杂质，且应符合制剂通则的要求。ChP2020 四部"制剂通则"的每一剂型项下，都规定有一些检查项目，这些检查项目称为制剂的常规检查项目。除了常规检查项目外，对某些制剂还需做一些特殊的检查，如小剂量的片剂，需做含量均匀度检查；难溶性药物的片剂，需做溶出度测定；缓控释制剂，需做释放度测定等。

另外，同种原料药的不同剂型对同一检查项目要求可能不同，如阿司匹林片中游离水杨酸限度为 0.3%，阿司匹林肠溶胶囊中游离水杨酸限度为 1.0%。

**3. 对含量测定方法的要求不同** 药物制剂的组成比较复杂，在设计和选择含量测定方法时，应根据药物的性质、含量的多少及辅料对测定是否有干扰来确定。对药物含量较低的制剂，应选择灵敏度高的方法来测定；当辅料对测定有干扰时，则应选择专属性较强的方法来测定。因此制剂的含量测定方法常常和原料药不一样。例如，硫酸阿托品为有机碱性药物，ChP2020 中原料药采用非水碱量法测定含量，片剂、注射剂则采用酸性染料比色法测定含量，其原因一是由于片剂中的辅料硬脂酸镁、注射液中的溶剂水干扰非水碱量法；二是片剂和注射液主药成分含量低，故采用灵敏度较高的酸性染料比色法。

**4. 含量测定结果的表示方法及限度要求不同** 原料药的含量测定结果以百分含量表示。《中国药典》对原料药的含量限度要求较为严格，原料药含量一般接近 100%，若偏离较大，说明其中杂质较多。

制剂的含量测定结果以标示量的百分含量表示。考虑到生产工艺的可及性，《中国药典》对制剂的含量限度要求不同，如 ChP2020 规定硫酸阿托品的含量不得少于 98.5%，硫酸阿托品片应为标示量的 90.0%～110.0%，硫酸阿托品注射液应为标示量的 90.0%～110.0%。

药物制剂的分析主要包括鉴别、检查和含量测定。鉴别主要参考原料药。检查包括杂质检查、剂型检查及安全性检查。含量测定方法应考虑辅料的干扰。总之，在进行药物制剂的分析时，应根据药物的剂型、附加剂的种类、药物的理化性质及原料药含量的多少，综合考虑，选择和设计适当的鉴别、检查、含量测定方法。

**案例 16-1 分析讨论**

1. 溶解度、臭、味及熔点等性质可较好地反映纯度较高的原料药的质量，盐酸氯丙嗪片剂和注射剂中除了主成分盐酸氯丙嗪，还含有相应的赋形剂。因此制剂无须测定溶解度、臭、味及熔点。

2. 溶出度系指活性药物从片剂、胶囊剂或颗粒剂等制剂在规定条件下溶出的速率和程度。口服片剂溶出是吸收及产生药理作用的前提，如果片剂中的药物不能很好地溶出，就不能产生理想的治疗作用。为保证药物疗效，《中国药典》对盐酸氯丙嗪片剂进行溶出度考察。

3. 注射剂规定适宜的 pH 是确保注射液中药物具有良好的溶解性、稳定性，降低注射剂对机体的刺激性。片剂为固体制剂，pH 是液体中氢离子含量，pH 不影响片剂药物的稳定性和相容性，故片剂检查项下不特别设置 pH 的相关要求。

4. 盐酸氯丙嗪 10 位的含氮取代基具有弱碱性，且原料药纯度较高，干扰物质少，可采用非水滴定法（电位法指示终点）测定原料药含量；盐酸氯丙嗪具有紫外吸收特征，其制剂中盐酸氯丙嗪含量低微，辅料（片剂中硬脂酸镁、注射剂中溶剂水）对非水滴定产生干扰，因此制剂采用紫外分光光度法（吸收系数法）进行含量测定。

容量分析法具有准确度高、耐用性好、简便易行但专属性差的特点；紫外分光光度法具有准确、灵敏、简便易行、但专属性稍差的特点。

5. 药物制剂分析的特点包括：制剂分析具有复杂性；制剂检查的分析项目和要求与原料药不同；制剂对含量测定方法的要求与原料药不同；制剂含量测定结果的表示方法及限度要求与原料药不同。

## 注射剂中"不起眼"的可见异物

2018 年 9 月国家药品监督管理局公布了 15 批次药品不符合规定的通告，其中就包括某公司所生产的 2 批次紫杉醇注射液，经检查发现可见异物而出现在通报名单中。ChP2020 通则 0904 规定：可见异物系指存在于注射剂、眼用液体制剂和无菌原料药中，在规定目视条件下能够观察到的不溶性物质，其粒径或长度通常大于 50μm。若该项目不符合规定，可能造成过敏反应、微循环障碍及血管栓塞等用药安全风险。

此次事件，对不符合规定的药品，相关药监部门立即采取了查封、扣押等控制措施，同时要求企业暂停销售使用药品并召回产品，进行整改。该事件也再一次为人们敲响了警钟，医药产业作为与人民健康息息相关的产业，其中的任何环节都要能确保最终在老百姓手中的药品是安全、有效和稳定的，唯有把人民的利益摆在第一位，时刻心系百姓用药安全，企业才会有长远的发展。

# 第二节　片剂分析

片剂（tablet）系指药物与适宜的赋形剂（excipient）混匀压制而成的圆形或异形的片状固体制剂，是应用最广泛的药物制剂。以口服普通片为主，还包括含片、口腔贴片、咀嚼片、泡腾片、缓释片、控释片和肠溶片等。

片剂分析一般包含外观检查、鉴别试验、检查、微生物限度检查和含量测定等。片剂的常规检查项目有重量差异检查、崩解时限等。片剂的特殊检查项目有含量均匀度检查、溶出度、释放度测定等。

## 一、片剂的常规检查

### （一）重量差异

重量差异（weight variation）系指按规定称量方法测得的每片重量与平均片重之间的差异程

度。在片剂的生产过程中，由于生产设备和工艺、颗粒的均匀度和流动性等原因，都会使片剂重量产生差异，片剂片重的差异又会使各片间主药含量产生差异，因此重量差异检查的目的是通过控制各片重量的一致性，控制片剂中药物含量的均匀程度，保证用药剂量的准确。

当药物片剂中原料药与辅料难以混合均匀时，重量差异就不能完全反映药物含量的均匀程度。药物含量的均匀程度应按照"含量均匀度检查法"检查，但含量均匀度的检查工作量较大，所需时间较长，ChP2020 主要用于小剂量片剂（单剂标示量小于 25mg 或主药含量小于每一个单剂重量的 25%）的检查，对于普通片剂，还是通过重量差异的检查来控制。

重量差异的检查方法：

取供试品 20 片，精密称定总重量，求得平均片重后，再分别精密称定每片的重量，每片重量与平均片重相比较（凡无含量测定的片剂或有标示片重的中药片剂，每片重量应与标示片重比较），按表 16-2 的规定，超出重量差异限度的不得多于 2 片，并不得有 1 片超出限度 1 倍。

表 16-2　片剂的重量差异限度

| 平均片重或标示片重 | 重量差异限度 |
| --- | --- |
| 0.30g 以下 | ±7.5% |
| 0.30g 及 0.30g 以上 | ±5% |

糖衣片在包衣前检查片芯的重量差异，包糖衣后不再检查重量差异。薄膜衣片应在包薄膜衣后检查重量差异并符合规定。

## （二）崩解时限

片剂经口服后在胃肠道中首先要经过崩解，药物才能被释放、溶解、吸收。如果片剂不能崩解，药物就不能很好地溶出，也就起不到应有的治疗作用。为保证药物疗效，各国药典都把"崩解时限"作为片剂的常规检查项目之一。

崩解时限（disintegration time）系指固体制剂在规定条件下全部崩解溶散或成碎粒并全部通过筛网所需时间的限度（不溶性包衣材料或破碎的胶囊壳除外；如有少量不能通过筛网，应软化或轻质上漂且无硬心）。除片剂外，胶囊剂、滴丸剂都要作崩解时限检查。

ChP2020 采用升降式崩解仪检查。取药片 6 片进行检查，如有 1 片不能完全崩解，应另取 6 片复试，均应符合规定。不同片剂崩解时限的检查方法及规定见表 16-3。

表 16-3　不同片剂的崩解时限检查

| 片剂 | 介质 | 介质温度 | 规定 |
| --- | --- | --- | --- |
| 普通片 | 水 | 37℃±1℃ | 15min 内应全部崩解 |
| 薄膜衣片 | 盐酸溶液（9→1000） | 37℃±1℃ | 30min 内应全部崩解 |
| 糖衣片 | 水 | 37℃±1℃ | 1h 内应全部崩解 |
| 肠溶片 | ①盐酸溶液（9→1000）；②磷酸盐缓冲液（pH 6.8） | 37℃±1℃ | ①2h 不得有裂缝、崩解或软化；②1h 内应全部崩解 |
| 含片 | 水 | 37℃±1℃ | 不应在 10min 内全部崩解或溶化 |
| 舌下片 | 水 | 37℃±1℃ | 5min 内应全部崩解并溶化 |
| 可溶片 | 水 | 20℃±5℃ | 3min 内应全部崩解并溶化 |
| 结肠定位肠溶片 | ①盐酸溶液（9→1000）及 pH 6.8 以下的磷酸盐缓冲液；②pH 7.5～8.0 的磷酸盐缓冲液 | 37℃±1℃ | ①不得有裂缝、崩解或软化；②1h 内应完全崩解 |
| 泡腾片 | 取供试品 1 片，置 250ml 烧杯中，烧杯中盛有 200ml 水，水温为 20℃±5℃，即有许多气泡放出，当片剂或者碎片周围的气体停止逸出时，片剂应溶解或分散在水中，无聚集的颗粒剩留。除另有规定外，同法检查 6 片，各片均应在 5min 内崩解。如有 1 片不能完全崩解，应另取 6 片复试，均应符合规定 | | |

注：凡规定检查溶出度、释放度的片剂，不再进行崩解时限检查。

## 二、片剂含量均匀度的检查和溶出度的测定

### （一）含量均匀度的检查

为保证药物制剂单位剂量的均匀性，一批药品中每个单位剂量的药物含量应在标示量的窄小范围内。制剂的各单位剂量中药物含量的均匀性程度简称剂量均匀度，可以采用重（装）量差异和含量均匀度两种方法表示。在制剂的生产中，当原料药与辅料难以均匀混合时（如小剂量制剂），重（装）量差异不能准确反映剂量均匀度，此时应检查含量均匀度。

含量均匀度（uniformity of dosage unit）用于检查单剂量的固体制剂、半固体制剂和非均相液体制剂含量符合标示量的程度。凡检查含量均匀度的制剂，一般不再检查重（装）量差异。

**1. 检查方法** ChP2020采用计量型二次抽检法，以标示量为参照值，以各样本含量测定值的均值（$\bar{\chi}$）和标准差（$S$）进行判定，方法如下：

除另有规定外，取供试品10个，照各品种项下规定的方法，分别测定每一个单剂以标示量为100的相对含量$\chi_i$，求其均值$\bar{\chi}$、标准差$S=\sqrt{\dfrac{\sum_{i=1}^{n}(\chi_i-\bar{\chi})^2}{n-1}}$、标示量与均值之差的绝对值$A$（$A=\left|100-\bar{\chi}\right|$）：

（1）如$A+2.2S\leq L$，则供试品的含量均匀度符合规定。

（2）若$A+S>L$，则不符合规定。

（3）若$A+2.2S>L$，且$A+S\leq L$，则应另取20片（个）进行复试。

根据初、复试结果计算30片（个）的均值$\bar{\chi}$、标准差$S$和标示量与均值之差的绝对值$A$，再按下述公式计算并判定：

（1）当$A\leq 0.25L$时，若$A^2+S^2\leq 0.25L^2$，则供试品的含量均匀度符合规定；若$A^2+S^2>0.25L^2$，则不符合规定。

（2）当$A>0.25L$时，若$A+1.7S\leq L$，则供试品的含量均匀度符合规定；若$A+1.7S>L$，则不符合规定。

上述公式中，$L$为规定值。

**2. 含量均匀度限度与$L$** 含量均匀度的限度应符合各品种项下的规定。除另有规定外，含量均匀度限度一般为±15%，$L=15.0$；单剂量包装的口服混悬液、内充非均相溶液的软胶囊、胶囊型或泡囊型粉雾剂、单剂量包装的眼用、耳用、鼻用混悬剂、固体或半固体制剂，其含量均匀度限度均应为±20%，$L=20.0$；透皮贴剂、栓剂，其含量均匀度限度应为±25%，$L=25.0$。

如该品种项下规定含量均匀度的限度为其他数值时，应将上述各判断式中$L$改为其他相应的数值，但各判断式中的系数不变。

**3. 应用的指导原则** 除另有规定外，片剂、硬胶囊剂、颗粒剂或散剂等，每一个单剂标示量小于25mg或主药含量小于每一个单剂重量25%者；药物间或药物与辅料间采用混粉工艺制成的注射用无菌粉末；内充非均相溶液的软胶囊；单剂量包装的口服混悬液、透皮贴剂和栓剂等品种项下规定含量均匀度应符合要求的制剂，均应检查含量均匀度。复方制剂仅检查符合上述条件的组分。

### （二）溶出度与释放度的测定

溶出度（dissolution）系指活性药物从片剂、胶囊剂或颗粒剂等制剂在规定条件下溶出的速率和程度。释放度（release rate）系指药物从缓释制剂、控释制剂、肠溶制剂及透皮贴剂等在规定条件下释放的速率和程度。凡检查溶出度或释放度的制剂，不再进行崩解时限的检查。

溶出度测定是一种模拟口服固体制剂在胃肠道中崩解和溶出的体外试验方法，是控制固体制

剂内在质量的重要指标之一，对难溶性的药物一般都应作溶出度的测定，而释放度主要针对特殊制剂。

**1. 测定方法** 溶出度与释放度测定 ChP2020 共收载 7 种方法：第一法为篮法；第二法为桨法；第三法为小杯法；第四法为桨碟法；第五法为转筒法；第六法为流池法；第七法为往复筒法。一般情况下，篮法适用于胶囊剂和易于漂浮的药物制剂；桨法适用于片剂；小杯法适用于小规格的固体制剂；桨碟法和转筒法适用于透皮贴剂；流池法适用于植入片、脂质纳米粒、微球等特殊剂型；往复筒法适用于缓控释制剂、定时释放制剂、定位释放制剂等。下面仅介绍常用的前三种方法。

（1）第一法（篮法），测定前，应对仪器装置进行必要的调试，使转篮底部距溶出杯的内底部 25mm±2mm。分别量取经脱气处理的溶出介质规定体积，置各溶出杯内，实际量取的体积与规定体积的偏差应不超过±1%，待溶出介质温度恒定在 37℃±0.5℃ 后，取供试品 6 片（粒、袋），分别投入 6 个干燥的转篮内，将转篮降入溶出杯中，注意供试品表面上不要有气泡，立即按各品种项下规定的转速启动仪器，计时；至规定的取样时间（实际取样时间与规定时间的差异不得过±2%），吸取溶出液适量（取样位置应在转篮顶端至液面的中点，距溶出杯内壁 10mm 处；需多次取样时，所量取溶出介质的体积之和应在溶出介质的 1% 之内，如超过总体积的 1% 时，应及时补充相同体积的温度为 37℃±0.5℃ 的溶出介质，或在计算时加以校正），立即用适当的微孔滤膜滤过，自取样至滤过应在 30s 内完成。取澄清滤液，照该品种项下规定的方法测定，计算每片（粒、袋）的溶出量。

（2）第二法（桨法），以搅拌桨代替转篮。测定时，取供试品 6 片（粒、袋）投入 6 个溶出杯内（如片剂或胶囊剂浮于液面，应先装入规定的沉降篮内）。其余同第一法。

（3）第三法（小杯法），以搅拌桨代替转篮，使桨叶底部距溶出杯的内底部 15mm±2mm。溶出杯体积为 250ml，如片剂或胶囊剂浮于液面，可将其先装入规定的沉降装置内。取样位置应在桨叶顶端至液面的中点，距溶出杯内壁 6mm 处。其余同第一法。

**2. 结果判定**

（1）6 片（粒、袋）中，每片（粒、袋）的溶出量按标示量计算，均不低于规定限度（$Q$）。

（2）6 片（粒、袋）中，如有 1～2 片（粒、袋）低于 $Q$，但不低于 $Q$–10%，且其平均溶出量不低于 $Q$。

（3）6 片（粒、袋）中，有 1～2 片（粒、袋）低于 $Q$，其中仅有 1 片（粒、袋）低于 $Q$–10%，但不低于 $Q$–20%，且其平均溶出量不低于 $Q$ 时，应另取 6 片（粒、袋）复试；初、复试的 12 片（粒、袋）中仅有 1～3 片（粒、袋）低于 $Q$，其中仅有 1 片（粒、袋）低于 $Q$–10%，但不低于 $Q$–20%，且其平均溶出量不低于 $Q$。

以上结果判断中所示的 10%、20% 是指相对于标示量的百分率（%）。

**3. 讨论**

（1）溶出介质：常用溶出介质有水、0.1mol/L 盐酸溶液、缓冲液（pH 3～6.8，最高可达 8.0）、人工胃液（pH 1.2）和人工肠液（pH 6.8）；也可在介质中加适量有机溶剂（如异丙醇、乙醇）、表面活性剂（如十二烷基硫酸钠）、酶（如胃蛋白酶、胰蛋白酶）等物质。

通常，溶出介质首选水，因为制剂在水中的溶出度达到药典规定标准，则该制剂的生物利用度一般不会有问题。选择溶出介质，同时还应考虑药物本身的理化性质及制剂口服后在胃肠道中吸收的部位。

测定时应使用各品种项下规定的溶出介质，并应新鲜制备和经脱气处理，因为介质中溶解的气体在试验过程中可能形成气泡，从而影响试验结果。如果溶出介质为缓冲液，当需要调节 pH 时，一般调节至规定 pH±0.05。

溶出介质温度应保持在 37℃±0.5℃。

（2）转速：篮法或桨法中搅拌装置的转动产生了流体的动力学特性，并改变了介质与制剂的液-固界面状态。转轴的转动状态是影响篮法或桨法溶出特性的根本因素。转速的准确与稳定是溶出仪基本的性能要求。ChP2020 规定转速应该在各品种项下规定转速的±4% 范围内。

（3）取样时间：按规定的取样时间取样，实际取样时间与规定时间的差异不得过±2%，自 6 杯中完成取样的时间应在 1min 以内，如果时间不限定在一个相对窄的范围，试验结果的重复性就会变差。

（4）如胶囊壳对分析有干扰，应取不少于 6 粒胶囊，尽可能完全地除尽内容物，置同一溶出杯内，按该品种项下规定的分析方法测定每个空胶囊的空白值，作必要的校正。如校正值大于标示量的 25%，试验无效。如校正值不大于标示量的 2%，可忽略不计。

（5）测定时，除另有规定外，每个溶出杯中只允许投入供试品 1 片（粒、袋），不得多投。

## 三、其他检查项目

### （一）发泡量

泡腾片系指含有碳酸氢钠和有机酸，遇水可产生气体而呈泡腾状的片剂。其中阴道泡腾片应进行发泡量的检查。检查方法：除另有规定外，取 25ml 具塞刻度试管（内径 1.5cm，若片剂直径较大，可改为内径 2.0cm）10 支，加入一定量的水（若平均片重≤1.5g，加水 2.0ml，若平均片重＞1.5g，加水 4.0ml），置 37℃±1℃水浴中 5min，各管中分别投入供试品 1 片，20min 内观察最大发泡量的体积，平均发泡体积不得少于 6ml，且少于 4ml 的不得超过 2 片。

### （二）分散均匀性

分散片系指在水中能迅速崩解并均匀分散的片剂，应进行分散均匀性检查。检查方法：照崩解时限检查法（通则 0921）检查，不锈钢丝网的筛孔内径为 710μm，水温为 15～25℃；取供试品 6 片，应在 3min 内全部崩解并通过筛网，如有少量不能通过筛网，但已软化成轻质上漂且无硬心者，符合要求。

### （三）微生物限度

以动物、植物、矿物来源的非单体成分制成的片剂，生物制品片剂，以及黏膜或皮肤炎症或腔道等局部用片剂（如口腔贴片、外用可溶片、阴道片、阴道泡腾片等），照非无菌产品微生物限度检查：微生物计数法（通则 1105）和控制菌检查法（通则 1106）及非无菌药品微生物限度标准（通则 1107）检查，应符合规定。规定检查杂菌的生物制品片剂，可不进行微生物限度检查。

## 四、片剂的含量测定

### （一）常用辅料的干扰及排除

**1.糖类的干扰及排除**　淀粉、糊精、蔗糖、乳糖等常用作片剂的稀释剂。其中乳糖本身具有还原性，淀粉、糊精、蔗糖虽然本身无明显的还原性，但其水解产生的葡萄糖具有还原性。因此当用氧化还原滴定法测定片剂含量，特别是使用具有较强氧化性的滴定剂，如高锰酸钾、溴酸钾等滴定时，糖类可能造成干扰。因此含有糖类附加剂的片剂选择含量测定方法时，应避免使用氧化性强的滴定剂；亦可采用过滤的方法除去糖类的干扰。例如，ChP2020 硫酸亚铁原料药采用高锰酸钾滴定法，硫酸亚铁片、硫酸亚铁缓释片为排除糖类的干扰均采用硫酸铈滴定法测定含量。维生素 C 片采用直接碘量法测定含量时，过滤排除糖类的干扰。

**2.硬脂酸镁的干扰及排除**　硬脂酸镁是以硬脂酸镁（$C_{36}H_{70}MgO_4$）和棕榈酸镁（$C_{32}H_{62}MgO_4$）为主要成分的混合物，常用作片剂的润滑剂。因为 $Mg^{2+}$ 在 pH 10 左右可与 EDTA 形成稳定的配位化合物，硬脂酸根离子在冰醋酸中碱性增强，能被高氯酸滴定。因此硬脂酸镁的干扰包括如下两个方面。

（1）干扰配位滴定法。可通过选用合适的指示剂或加掩蔽剂排除其干扰。如 pH 6～7.5 条件下，酒石酸可以和 $Mg^{2+}$ 形成稳定的配位化合物而将其掩蔽。

（2）干扰非水碱量法。片剂中硬脂酸镁存在时，若主药含量大，硬脂酸镁的含量小，可不考虑其干扰，直接进行测定；但主药含量少而硬脂酸镁含量大时，硬脂酸镁的存在可使测定结果偏高，下列方法可排除干扰。

1）提取分离法。对脂溶性药物，可用合适的有机溶剂如三氯甲烷、丙酮、乙醇等提取出主药后再测定，如硫酸奎宁原料药的测定采用非水碱量法，硫酸奎宁片则需加氢氧化钠碱化，三氯甲烷提取后，采用非水碱量法测定含量。

2）采用草酸作掩蔽剂排除硬脂酸根的干扰。加入无水草酸的醋酐溶液，硬脂酸镁与草酸反应，生成难溶性的草酸镁和硬脂酸，两者均不干扰非水碱量法。

3）改用其他含量测定方法，如 ChP2020 盐酸吗啡原料药的测定采用非水碱量法，而片剂的测定采用紫外分光光度法。

在用非水碱量法测定片剂含量时，除了硬脂酸镁干扰测定外，有的片剂中若添加苯甲酸盐、羧甲基纤维素钠等，也可消耗高氯酸滴定液，使测定结果偏高，亦应引起注意。

**3. 滑石粉、硫酸钙等的干扰及排除**　滑石粉、硫酸钙等赋形剂，在水中不易溶解，使溶液浑浊，当采用紫外-可见分光光度法、旋光法等方法测定片剂含量时，会产生干扰。一般采用滤除法或提取分离法排除干扰。若主药可溶于水，可将片剂研磨成细粉，加水溶解后过滤，除去干扰。若主药不溶于水，可用有机溶剂提取主药后，再按规定方法测定。

## （二）片剂的取样和含量测定结果的计算

**1. 取样方法**　为使取样具有代表性，一般取 20 片或 10 片或按规定取样（糖衣片需要去除糖衣），精密称定质量，除以片数，计算出平均片重，然后研细，混匀，精密称取适量（约相当于规定的主药量），按规定方法测定含量。具体的取样量可根据下列公式计算：

$$取样量 = \frac{规定量}{标示量} \times 平均片重$$

**2. 片剂含量测定结果的计算**　除复方制剂以外，片剂的含量测定结果用含量占标示量的百分率表示，其含义为

$$标示量\% = \frac{每片中药物的实际含量}{标示量} \times 100\% = \frac{\dfrac{测得量}{供试品量} \times 平均片重}{标示量} \times 100\%$$

（1）滴定分析法

1）直接滴定法

$$标示量\% = \frac{T \times V \times F \times \overline{W}}{W \times 标示量} \times 100\%$$

式中，$T$ 为滴定度，每 1ml 规定浓度的滴定液相当于被测组分的质量，单位为 mg/ml；$V$ 为样品消耗滴定液的体积，单位为 ml；$F$ 为浓度校正因子；$\overline{W}$ 为平均片重，单位为 g/片或 mg/片；$W$ 为供试品的取样量，单位为 mg；标示量为片剂的规格，单位为 g/片或 mg/片。

2）直接滴定法，同时进行空白试验

$$标示量\% = \frac{T(V - V_0) \times F \times \overline{W}}{W \times 标示量} \times 100\%$$

式中，$V_0$ 为空白消耗滴定液的体积。

3）剩余滴定法，同时进行空白试验

$$标示量\% = \frac{T(V_0 - V) \times F \times \overline{W}}{W \times 标示量} \times 100\%$$

（2）紫外-可见分光光度法

1）吸收系数法

$$标示量\% = \frac{\dfrac{A}{E_{1cm}^{1\%} \times 100} \times D}{\dfrac{W}{标示量}} \times \overline{W} \times 100\%$$

式中，$A$ 为吸光度；$D$ 为溶液的稀释体积；$E_{1cm}^{1\%}$ 为百分吸收系数。

2）对照品比较法

$$标示量\% = \frac{\dfrac{c_R \times \dfrac{A_X}{A_R} \times D}{\dfrac{W}{标示量}} \times \overline{W}}{} \times 100\%$$

式中，$c_R$ 为对照品溶液的浓度，单位为 mg/ml；$A_X$、$A_R$ 分别为供试品溶液、对照品溶液的吸光度。

（3）高效液相色谱法

$$标示量\% = \frac{\dfrac{c_R \times \dfrac{A_X}{A_R} \times D \times V}{\dfrac{W}{标示量}} \times \overline{W}}{} \times 100\%$$

式中，$c_R$ 为对照品溶液的浓度，单位为 μg/ml；$A_X$、$A_R$ 分别为供试品溶液、对照品溶液的峰面积。

胶囊剂、注射用无菌粉末的含量测定结果的计算公式与片剂相同。但 $\overline{W}$ 含义不同，在胶囊剂与注射用无菌粉末中为平均装量。

**3. 计算示例**

**例 16-1：维生素 C 泡腾片（规格：1g）的含量测定**

取本品 10 片，精密称定质量为 12.012 5g，研细，精密称取片粉 0.2289g，加新沸过的冷水 100ml 与稀醋酸 10ml 使溶解，加淀粉指示液 1ml，立即用碘滴定液（0.049 96mol/L）滴定，至溶液显蓝色并持续 30s 不褪色，消耗碘滴定液（0.049 96mol/L）19.58ml，每 1ml 碘滴定液（0.05mol/L）相当于 8.806mg 的 $C_6H_8O_6$。

本法为直接滴定法，片剂的标示量 % 按下式计算：

$$标示量\% = \frac{\dfrac{T \times V \times F}{\dfrac{W}{标示量}} \times \overline{W}}{} \times 100\% = \frac{\dfrac{8.806 \times 10^{-3} \times 19.58 \times \dfrac{0.049\,96}{0.05}}{0.228\,9} \times \dfrac{12.012\,5}{10}}{1} \times 100\% = 90.4\%$$

ChP2020 规定本品含维生素 C（$C_6H_8O_6$）应为标示量的 93.0%～107.0%。本品含量不符合规定。

**例 16-2：阿苯达唑片（规格：0.2g）的含量测定**

取本品 20 片，精密称定质量为 12.841 3g，研细，精密称取 0.0645g，置 100ml 量瓶中，加冰醋酸 10ml，振摇使阿苯达唑溶解，用乙醇稀释至刻度，摇匀，滤过，精密量取续滤液 5ml，置 100ml 量瓶中，用乙醇稀释至刻度，摇匀，照紫外-可见分光光度法（通则 0401），在 295nm 的波长处测得吸光度为 0.467，按 $C_{12}H_{15}N_3O_2S$ 的吸收系数（$E_{1cm}^{1\%}$）为 444 计算。

本法为吸收系数法，片剂的标示量 % 按下式计算：

$$标示量\% = \frac{\dfrac{A}{E_{1cm}^{1\%} \times 100} \times D}{\dfrac{W}{标示量}} \times \overline{W} \times 100\% = \frac{\dfrac{\dfrac{0.467}{444 \times 1 \times 100} \times \dfrac{100}{5} \times 100}{0.0645} \times \dfrac{12.841\,3}{20}}{0.2} \times 100\% = 104.7\%$$

ChP2020 规定本品含阿苯达唑（$C_{12}H_{15}N_3O_2S$）应为标示量的 90.0%～110.0%。本品含量符合规定。

**例 16-3：**盐酸苯海拉明片的含量测定，ChP2000 采用酸性染料比色法，ChP2020 采用高效液相色谱法。

（1）酸性染料比色法

1）原理：苯海拉明在酸性条件下与酸性染料溴甲酚绿结合成有色的离子对，该离子对溶于三氯甲烷，在 415nm 波长处有最大吸收，可用比色法测定含量。

2）方法：按规定方法制备供试品溶液和对照品溶液，在 415nm 波长处分别测定吸光度（$A$）。

3）计算公式

$$标示量\% = \frac{A_X \times m_R \times \bar{W}}{A_R \times W \times 标示量} \times 100\%$$

式中，$A_X$ 和 $A_R$ 分别为供试品溶液和对照品溶液的吸光度；$m_R$ 为对照品的称样量，单位为 mg；$W$ 为片粉的称样量，单位为 g；$\bar{W}$ 为平均片重，单位为 g/片。

（2）高效液相色谱法：色谱条件：氰基键合硅胶柱；流动相为乙腈-水-三乙胺（50∶50∶0.5）；检测波长为 258nm；进样体积为 20μl。系统适用性试验要求：理论塔板数 $n$（按盐酸苯海拉明峰计算）不低于 5000；$R$ 符合要求。结果计算：按外标法以峰面积计算。

**例 16-4：**ChP2020 记载不同的吗啡制剂所采用的含量测定方法有所不同，盐酸吗啡片的含量测定采用紫外分光光度法，盐酸吗啡缓释片的含量测定采用高效液相色谱法，在进行阿片中吗啡的含量测定时则采用反相离子对色谱法。

（1）盐酸吗啡片的含量测定

1）原理：盐酸吗啡结构中含有苯环，具有紫外吸收，故可通过测定吸光度来求含量。

2）方法选择依据：片剂含量较低且辅料可能对滴定法有干扰（可通过过滤，除去不溶于水的辅料以排除干扰），因此采用紫外分光光度法的对照品比较法测定含量。

3）结果计算

$$标示量\% = \frac{A_X \times c_R \times 50 \times 100 \times 10^{-3} \times 1.317 \times \bar{W}}{A_R \times 15 \times W \times 标示量} \times 100\%$$

式中，$A_X$ 和 $A_R$ 分别为供试品溶液和对照品溶液的吸光度；$c_R$ 为对照品溶液的浓度，单位为 μg/ml；$W$ 为片粉的称样量，单位为 g；$\bar{W}$ 为平均片重，单位为 g/片；1.317 为换算系数，是盐酸吗啡（$C_{17}H_{19}NO_3 \cdot HCl \cdot 3H_2O$，$M=375.85$）与吗啡（$C_{17}H_{19}NO_3$，$M=285.34$）分子量的比值；标示量的单位为 mg/片。

（2）盐酸吗啡缓释片的含量测定：色谱条件：ODS 柱；流动相为 0.05mol/L $KH_2PO_4$ 溶液-甲醇（4∶1）；检测波长为 280nm。系统适用性试验要求：理论塔板数 $n$（按吗啡峰计算）不低于 1000；$R$ 符合要求。结果计算：采用外标法以峰面积计算，见下式。

$$标示量\% = \frac{A_X \times c_R \times 250 \times 1.317 \times \bar{W}}{A_R \times W \times 标示量} \times 100\%$$

式中，$A_X$ 和 $A_R$ 分别为供试品溶液和对照品溶液的峰面积；$c_R$ 为对照品溶液的浓度，单位为 mg/ml；$W$ 为片粉的称样量，单位为 g；$\bar{W}$ 为平均片重，单位为 g/片；1.317 为换算系数，是盐酸吗啡（$C_{17}H_{19}NO_3 \cdot HCl \cdot 3H_2O$，$M=375.85$）与吗啡（$C_{17}H_{19}NO_3$，$M=285.34$）分子量的比值；标示量的单位为 mg/片。

（3）阿片中吗啡的含量测定：色谱条件及系统适应性试验：$C_8$ 化学键合硅胶柱；流动相为 0.05mol/L $KH_2PO_4$ 溶液-0.0025mol/L 庚烷磺酸钠溶液-乙腈（5∶5∶2）；检测波长为 220nm。系统适用性试验要求：理论塔板数 $n$（按吗啡峰计算）不低于 1000；$R$ 符合要求。

固相萃取柱系统适应性试验：$C_{18}$ 化学键合硅胶柱；以测定法中相同的处理条件和洗脱条件试验，精密量取吗啡对照品溶液（0.5mg/ml）一定量置固相萃取柱上，按下述过程洗脱，取洗脱液与含量测定项下的对照品溶液各 10μl，分别注入液相色谱仪，要求吗啡峰面积 $A_X/A_R$ 在 0.97～1.03。

结果计算：按外标法以峰面积计算

$$含量\% = \frac{A_X \times c_R \times 5 \times 200 \times 10^{-3}}{A_R \times 0.5 \times W} \times 100\%$$

说明：阿片样品的组成比较复杂，故应先用 $C_{18}$ 预处理小柱对样品进行预处理。洗脱过程：①先用甲醇-水（3∶1）冲洗；②再用水冲洗；③最后用 pH 约为 9 的氨水溶液（取水适量，滴加氨试液至 pH 为 9）洗脱。吗啡对照品溶液（0.05mg/ml）同法处理，定量收集洗脱液、进样、测定。

# 第三节 注射剂分析

---

**案例 16-2　　　　　　ChP2020 克林霉素磷酸酯注射液质量标准**

本品为克林霉素磷酸酯的灭菌水溶液。含克林霉素磷酸酯按克林霉素（$C_{18}H_{33}ClN_2O_5S$）计，应为标示量的 90.0%～110.0%。

【性状】 本品为无色至微黄色的澄明液体。

【鉴别】 照克林霉素磷酸酯项下的鉴别（1）试验，显相同的结果。

【检查】pH 应为 5.5～7.0（通则 0631）。

**颜色** 取本品 5 瓶，分别与黄色 2 号标准比色液（通则 0901 第一法）比较，均不得更深。

**有关物质** 照高效液相色谱法（通则 0512）测定。

**供试品溶液** 精密量取本品适量，用溶剂定量稀释制成每 1ml 中约含克林霉素 3mg 的溶液。

**对照溶液** 精密量取供试品溶液适量，用溶剂定量稀释制成每 1ml 中约含克林霉素 90μg 的溶液。

**对照品溶液** 分别取克林霉素对照品与林可霉素对照品各适量，精密称定，加对照溶液溶解并定量稀释制成每 1ml 中约含克林霉素 30μg 与林可霉素 6μg 的混合溶液。

溶剂、对照品溶液（1）、色谱条件与系统适用性要求见克林霉素磷酸酯中有关物质项下。

**测定法** 精密量取供试品溶液、对照溶液与对照品溶液，分别注入液相色谱仪，记录色谱图。

**限度** 供试品溶液色谱图中如有与林可霉素和克林霉素保留时间一致的色谱峰，其含量按外标法以峰面积计算，分别不得过标示量的 0.2% 与 1.5%；其他单个杂质（除苯甲醇峰外）峰面积不得大于对照溶液的主峰面积（3.0%），其他杂质峰面积之和不得大于对照溶液主峰面积的 2 倍（6.0%），小于对照溶液主峰面积 0.02 倍的峰忽略不计。

**苯甲醇** 照高效液相色谱法（通则 0512）测定。

**供试品溶液** 精密量取本品 1ml，置 200ml 量瓶中，用流动相稀释至刻度，摇匀。

**对照品溶液** 取苯甲醇约 0.25g，精密称定，置 50ml 量瓶中，加二甲基亚砜 2.5ml，轻摇使溶解，用流动相稀释至刻度，摇匀，精密量取适量，用流动相定量稀释制成每 1ml 中约含 0.05mg 的溶液。

**混合对照溶液** 取克林霉素磷酸酯对照品适量，精密称定，加对照品溶液溶解并定量稀释制成每 1ml 中分别约含克林霉素磷酸酯 0.75mg 和苯甲醇 0.05mg 的混合溶液。

**色谱条件** 见含量测定项下。

**系统适用性要求** 混合对照溶液色谱图中，克林霉素磷酸酯峰与苯甲醇峰间的分离度应大于 2.0。

**测定法** 精密量取供试品溶液与对照品溶液，分别注入液相色谱仪，记录色谱图。

**限度** 供试品溶液色谱图中如有苯甲醇峰，按外标法以峰面积计算，每1ml本品中含苯甲醇不得过9.45mg。

**异常毒性、降压物质、细菌内毒素与无菌** 照克林霉素磷酸酯项下的方法检查，均应符合规定。

**其他** 应符合注射剂项下有关的各项规定（通则0102）。

【含量测定】 照高效液相色谱法（通则0512）测定。

**供试品溶液** 精密量取本品适量，用流动相定量稀释制成每1ml中约含克林霉素0.3mg的溶液。

对照品溶液、系统适用性溶液（1）、系统适用性溶液（2）、色谱条件、系统适用性要求与测定法见克林霉素磷酸酯含量测定项下。

**问题：**

1. 注射液质量分析的内容如何确定？
2. 对注射剂进行pH检查用意何在？
3. 本例中，为什么要检查苯甲醇？

注射剂（injection）系指原料药物或与适宜的辅料制成的供注入体内的无菌制剂。注射剂可分为注射液、注射用无菌粉末与注射用浓溶液等。

注射剂的分析主要有观察色泽和澄清度、鉴别试验、pH检查、检查（澄清度检查、装量限量检查、热原试验、无菌试验等）和含量测定。

### 欣弗事件——求真求实，守好药品质量控制防线

2006年7月，青海省西宁市部分患者使用某公司生产的克林霉素磷酸酯葡萄糖注射液（即欣弗注射液）后，出现胸闷、心悸心慌、寒战、肾区疼痛、腹痛、腹泻、恶心、呕吐、过敏性休克、肝肾功能损害等临床症状。随后，黑龙江、广西、浙江、山东等省（自治区）也分别报告发现类似病例，共导致11人死亡。

导致这起不良事件的主要原因是该公司在2006年6月至7月生产的欣弗注射液未按批准的工艺参数灭菌，降低灭菌温度、缩短灭菌时间、增加灭菌柜装载量，影响了灭菌效果。

药品作为治病救人的特殊商品，其质量关系到亿万人的生命安全与健康，不容半点疏忽，控制药物质量是确保药物安全、有效的重要手段。药学工作者必须树立崇高的职业道德标准和社会责任感，将医药工作者的担当与使命内化于心，严守职业道德和操守，求真求实，守好药品质量控制防线。

## 一、注射剂的检查

### （一）装量

为保证注射剂的注射用量不少于标示量，需对注射液及注射用浓溶液的装量进行检查，方法如下：

供试品标示装量不大于2ml者，取供试品5支（瓶）；2ml以上至50ml者取供试品3支（瓶）。开启时注意避免损失，将内容物分别用相应体积的干燥注射器及注射针头抽尽后，然后缓慢连续地注入经标化的量入式量筒内（量筒的大小应使待测体积至少占其额定体积的40%，不排尽针头中的液体），在室温下检视。测定油溶液、乳状液或混悬液的装量时，应先加温（如有必要）摇匀，再用干燥注射器及注射针头抽尽后，同前法操作，放冷（加温时），检视。每支（瓶）的装量均不得少于其标示装量。

标示装量为50ml以上的注射液及注射用浓溶液照最低装量检查法（通则0942）检查，应符合规定。

### （二）装量差异

注射用无菌粉末为保证含量的均匀性，需进行装量差异的检查，方法如下：

取供试品5瓶（支），除去标签、铝盖，容器外壁用乙醇擦净、干燥，开启时注意避免玻璃屑等异物落入容器中，分别迅速精密称定。然后倾出内容物，容器用水或乙醇洗净，在适宜条件下干燥后，再分别精密称定每一容器的重量，求出每瓶（支）的装量与平均装量。每瓶（支）装量与平均装量相比较，应符合表16-4规定。如有1瓶（支）不符合规定，应另取10瓶（支）复试，均应符合规定。

**表16-4 注射用无菌粉末的装量差异限度**

| 平均装量 | 装量差异限度 |
| --- | --- |
| 0.05g及0.05g以下 | ±15% |
| 0.05g以上至0.15g | ±10% |
| 0.15g以上至0.50g | ±7% |
| 0.50g以上 | ±5% |

凡规定检查含量均匀度的注射用无菌粉末，一般不再进行装量差异检查。

### （三）可见异物

可见异物是指存在于注射剂、眼用液体制剂和无菌原料药中，在规定条件下目视可以观测到的不溶性物质，其粒径或长度通常大于50μm。

注射剂中若有不溶性微粒，使用后可能引起静脉炎、过敏反应，较大的微粒甚至可以堵塞毛细血管。因此注射剂的可见异物检查是其常规检查项目之一。

注射剂、眼用液体制剂应在符合GMP的条件下生产，产品在出厂前应采用适宜的方法逐一检查可见异物，并同时剔除不合格产品。临用前，须在自然光下目视检查（避免阳光直射），如有可见异物，不得使用。

ChP2020可见异物的检查按照通则0904中"可见异物检查法"进行，有灯检法和光散射法。一般常用灯检法。灯检法不适用的品种，如用深色透明容器包装或液体色泽较深（一般深于各标准比色液7号）的品种可选用光散射法；混悬型、乳状液型注射液和滴眼液不能使用光散射法。

### （四）无菌

无菌检查是检查注射剂及其他要求无菌的药品是否无菌的一种方法，ChP2020按照通则1101"无菌检查法"进行，有直接接种法和薄膜过滤法。直接接种法适用于非抗菌作用的供试品；若供试品有抗菌作用或只要供试品性质允许，应采用薄膜过滤法。

无菌检查应在环境洁净度10 000级下的局部洁净度100级的单向流空气区域内进行，其全过程应严格遵守无菌操作，防止微生物污染。当建立产品的无菌检查法时，应进行方法的验证。检查中应根据供试品特性选择阳性对照菌，并取相应溶剂和稀释剂同法操作，作为阴性对照，阳性对照应生长良好，阴性对照不得有菌生长。

### （五）热原或细菌内毒素

静脉用注射剂需进行细菌内毒素或热原的检查，以控制引起体温升高的杂质。检查时选其中一种即可。

**1. 热原** 热原是指由微生物产生的能引起恒温动物体温升高的杂质。其来源广泛，如器皿、管道、水、灰尘中都有可能携带热原。注入人体的注射剂中如含有热原，能使人体产生发冷、寒战、发热、出汗、恶心、呕吐等症状，严重时甚至可能出现昏迷、休克死亡。因此，除在注射剂的生产工艺中必须除去热原外，对成品也要检查热原。通则 1142 采用"家兔法"检查热原的限度，即将一定剂量的供试品，静脉注入家兔体内，在规定时间内，观察家兔体温升高的情况，以判定供试品中所含热原的限度是否符合要求。

**2. 细菌内毒素**  细菌内毒素是革兰氏阴性菌细胞壁的组分，由脂多糖和微量蛋白质组成，热原主要来源于细菌内毒素，内毒素的量用内毒素单位（EU）表示。通则 1143 系利用鲎试剂来检测或量化由革兰氏阴性菌产生的细菌内毒素，有凝胶法和光度测定法。供试品检测时，可使用其中任何一种方法进行试验。当两种方法的测定结果有矛盾时，以凝胶法测定结果为准。

### （六）不溶性微粒

不溶性微粒检查是在可见异物检查符合规定后，用以检查静脉用注射剂及供静脉注射用无菌原料药中不溶性微粒的大小及数量。静脉滴注用注射液直接进入静脉，用量大，应严格控制不溶性微粒。ChP2020 通则 0903 收载有光阻法和显微计数法。当光阻法测定结果不符合规定或供试品不适于用光阻法（如黏度过高或易析出结晶的注射剂或进入传感器时容易产生气泡的注射剂）测定时，应采用显微计数法，并以显微计数法的测定结果作为判定依据。对于黏度过高，采用两种方法都无法直接测定的注射液，可用适宜的溶剂经适当稀释后测定。

### （七）渗透压摩尔浓度

除另有规定外，静脉输液及椎管注射用注射液应按各品种项下的规定，照通则 0632 方法测定渗透压摩尔浓度，应符合规定。

ChP2020 通则 0632 收载了渗透压摩尔浓度测定法，其通常采用测量溶液的冰点下降来间接测定。

生物膜，如人体的细胞膜或毛细血管壁，一般具有半透膜的性质，溶剂通过半透膜由低浓度溶液向高浓度溶液扩散的现象称为渗透，阻止渗透所需施加的压力，即为渗透压。正常人体血液的渗透压摩尔浓度范围为 285～310mOsmol/kg，0.9% 氯化钠溶液或 5% 葡萄糖溶液的渗透压摩尔浓度与人体血液相当。溶液的渗透压，依赖于溶液中溶质粒子的数量，是溶液的依数性之一，通常以渗透压摩尔浓度表示，它反映的是溶液中各种溶质对溶液渗透压贡献的总和。渗透压摩尔浓度的单位，通常以每千克溶剂中溶质的毫渗透压摩尔来表示，可按照下列公式计算毫渗透压摩尔浓度（mOsmol/kg）：

$$\text{毫渗透压摩尔浓度（mOsmol/kg）} = \frac{\text{每千克溶剂中溶解的溶质克数}}{\text{分子量}} \times n \times 1000$$

式中，$n$ 为一个溶质分子溶解或解离时形成的粒子数。

## 二、注射剂的含量测定

### （一）常用辅料的干扰及排除

**1. 抗氧剂**  将具有还原性的药物制成注射剂时，常需加入抗氧剂以增加药物的稳定性。

常用抗氧剂有亚硫酸钠、亚硫酸氢钠、焦亚硫酸钠、硫代硫酸钠、维生素 C 等。由于抗氧剂本身具有较强的还原性，当用氧化还原滴定法测定主药含量时，常会产生干扰，可按下列方法排除干扰。

（1）加入掩蔽剂：丙酮和甲醛常作为掩蔽剂消除亚硫酸钠、亚硫酸氢钠和焦亚硫酸钠的干扰。例如，维生素 C 注射液中加有焦亚硫酸钠或亚硫酸氢钠，ChP2020 采用碘量法测定维生素 C 含量时，先加入丙酮，以消除抗氧剂的干扰。反应式如下：

$$Na_2S_2O_5 + H_2O \longrightarrow 2NaHSO_3$$

$$NaHSO_3 + \underset{H_3C}{\overset{H_3C}{>}}C=O \longrightarrow \underset{NaSO_3}{\overset{HO}{>}}C\underset{CH_3}{\overset{CH_3}{<}}$$

甲醛具有一定的还原性，可以消除焦亚硫酸钠对氧化还原测定法的干扰，用作掩蔽剂时，宜选择氧化电位较甲醛低的滴定剂测定主药含量，否则应选用丙酮作掩蔽剂。

（2）加酸分解：亚硫酸钠、亚硫酸氢钠和焦亚硫酸钠可被强酸分解，产生二氧化硫气体，经加热可全部逸出。分解反应如下：

$$Na_2SO_3 + 2HCl \xrightarrow{\triangle} 2NaCl + H_2O + SO_2\uparrow$$

$$NaHSO_3 + HCl \xrightarrow{\triangle} NaCl + H_2O + SO_2\uparrow$$

$$Na_2S_2O_3 + 2HCl \xrightarrow{\triangle} 2NaCl + H_2O + SO_2\uparrow + S\downarrow$$

例如，磺胺嘧啶钠注射液中加有亚硫酸氢钠，ChP2020采用亚硝酸钠滴定法测定含量时，由于滴定前，已加入一定量的盐酸（亚硝酸钠滴定法要求的条件），可使亚硫酸氢钠分解而排除干扰，不需另行处理。

（3）加弱氧化剂氧化：加入一种弱氧化剂将亚硫酸盐或亚硫酸氢盐氧化，但不会氧化被测药物，亦不消耗滴定溶液。常用的弱氧化剂为过氧化氢和硝酸。

$$Na_2SO_3 + H_2O_2 \longrightarrow Na_2SO_4 + H_2O$$

$$NaHSO_3 + H_2O_2 \longrightarrow NaHSO_4 + H_2O$$

$$Na_2SO_3 + 2HNO_3 \longrightarrow Na_2SO_4 + H_2O + 2NO_2\uparrow$$

$$2NaHSO_3 + 4HNO_3 \longrightarrow Na_2SO_4 + 2H_2O + H_2SO_4 + 4NO_2\uparrow$$

（4）改用其他方法：盐酸异丙嗪注射液加有适量的维生素C作抗氧剂。盐酸异丙嗪为吩噻嗪类药物，在249nm和299nm波长处有两个吸收峰，而维生素C在243nm处有最大吸收，当采用紫外分光光度法在249nm处测定盐酸异丙嗪注射液含量时，干扰测定，因此ChP2005盐酸异丙嗪片的测定，选择249nm（$E_{1cm}^{1\%}$为910）为测定波长；而盐酸异丙嗪注射液的含量测定，为排除维生素C的干扰，选择299nm（$E_{1cm}^{1\%}$为108）为测定波长。为了提高测定的准确度，自ChP2010起均采用HPLC测定盐酸异丙嗪片和注射液含量，外标法定量。

**2. 溶剂油**　脂溶性药物（如甾体激素类）的注射液常用植物油做溶剂，溶剂油的存在对主药的测定常有干扰，排除的方法如下。

（1）有机溶剂稀释法：对某些含量较高，而测定方法中规定取样量较少的注射剂，可经有机溶剂稀释以使油溶液对测定的影响减至最小，如ChP2020苯甲酸雌二醇注射液的测定：

用内容量移液管精密量取本品适量（约相当于苯甲酸雌二醇2mg），置100ml量瓶中，加无水乙醇适量，充分振摇，待溶液澄清后，加无水乙醇稀释至刻度，摇匀，照苯甲酸雌二醇含量测定项下的色谱条件，精密量取20μl注入液相色谱仪，记录色谱图。

（2）有机溶剂提取法：选择适当的溶剂，将药物提出后再进行测定，如ChP2020苯丙酸诺龙注射液的测定：

用内容量移液管精密量取本品适量（约相当于苯丙酸诺龙50mg），置25ml量瓶中，用乙醚分数次洗涤移液管内壁，洗液并入量瓶中，用乙醚稀释至刻度，摇匀；精密量取5ml，置具塞离心管中，在温水浴中使乙醚挥散，用甲醇振摇提取4次（第1～3次各5ml，第4次3ml），每次振摇10min后离心15min，并用滴管将甲醇液移置25ml量瓶中，合并提取液，用甲醇稀释至刻度，摇匀，按照苯丙酸诺龙含量测定项下的色谱条件，取10μl注入液相色谱仪，记录色谱图。

（3）柱色谱法：如丙酸睾酮注射液的含量测定，USP2022采用反相柱色谱法消除注射液中溶剂油的干扰。

---

**案例 16-2 分析讨论**

1. 注射液质量分析的内容包括性状、鉴别试验、检查与含量测定等，其中检查项下增加了与注射剂剂型相关的检查项目，如澄明度检查、装量限量检查、热原检查、无菌检查等。

2. 对注射剂进行pH检查是确保在适宜pH的注射液中，药物具有良好的溶解性、稳定性，降低注射剂对机体的刺激性。

3. 克林霉素磷酸酯注射液采用传统水针工艺生产时因灭菌温度较高，有关物质检查常不符合要求。因此，有些厂家生产克林霉素磷酸酯注射液时采用的不是最终灭菌的工艺，而是添加了国家控制使用的抑菌剂苯甲醇。苯甲醇作为注射液中的防腐剂和止痛剂，一般加入量为1%～2%，如果剂量过大，可出现局部刺激。因此该注射剂需进行苯甲醇限量检查。

---

## （二）注射剂的取样方法和含量测定结果的计算

**1. 取样方法** 精密量取一定体积的样品（约相当于规定的主药含量或按规定取样），按规定方法测定。具体的取样体积可根据下式计算：

$$取样体积 = \frac{规定量}{标示量}$$

**2. 注射液含量测定结果的计算** 注射液的含量测定结果也用含量占标示量的百分率表示，其含义为：

$$标示量\% = \frac{实际浓度}{标示量} \times 100\%$$

（1）滴定法

1）直接滴定法

$$标示量\% = \frac{\dfrac{T \times V \times F}{V_S}}{标示量} \times 100\%$$

式中，$T$为滴定度，每1ml规定浓度的滴定液相当于被测组分的质量，单位为mg/ml；$V$为样品消耗滴定液的体积，单位为ml；$F$为浓度校正因子；$V_S$为供试品的取样体积，单位为ml；标示量为注射液的规格，单位为mg/ml。

2）直接滴定法，同时进行空白试验

$$标示量\% = \frac{\dfrac{T \times (V - V_0) \times F}{V_S}}{标示量} \times 100\%$$

式中，$V_0$为空白消耗滴定液的体积。

3）剩余滴定法，同时进行空白试验

$$标示量\% = \frac{\dfrac{T \times (V_0 - V) \times F}{V_S}}{标示量} \times 100\%$$

（2）紫外-可见分光光度法

1）吸收系数法

$$\text{标示量}\% = \frac{\dfrac{A}{E_{1cm}^{1\%} \times 100} \times D}{\text{标示量}} \times 100\%$$

式中，$A$ 为吸光度，$D$ 为稀释倍数；$E_{1cm}^{1\%}$ 为百分吸收系数。

2）对照品比较法

$$\text{标示量}\% = \frac{c_R \times \dfrac{A_X}{A_R} \times D}{\text{标示量}} \times 100\%$$

式中，$A_X$ 和 $A_R$ 分别为供试品溶液和对照品溶液的吸光度；$c_R$ 为对照品溶液的浓度，单位为 mg/ml；$D$ 为稀释倍数。

（3）高效液相色谱法

$$\text{标示量}\% = \frac{c_R \times \dfrac{A_X}{A_R} \times D}{\text{标示量}} \times 100\%$$

式中，$A_X$ 和 $A_R$ 分别为供试品溶液和对照品溶液的峰面积；$c_R$ 为对照品溶液的浓度，单位为 μg/ml；$D$ 为稀释倍数。

**3. 计算示例**

**例 16-5：硫代硫酸钠注射液（规格为 10ml：0.5g）的含量测定**

精密量取本品 10ml，加水 20ml 与丙酮 2ml，放置 5min 后，再加稀醋酸 2ml 与淀粉指示液 2ml，用碘滴定液（0.05012mol/L）滴定至溶液显持续的蓝色，消耗碘滴定液 21.03ml。每 1ml 碘滴定液（0.05mol/L）相当于 24.82mg 的 $Na_2S_2O_3 \cdot 5H_2O$。

本法为直接滴定法，注射液的标示量 % 按下式计算：

$$\text{标示量}\% = \frac{\dfrac{T \times V \times F}{V_S}}{\text{标示量}} \times 100\% = \frac{\dfrac{24.82 \times 21.03 \times \dfrac{0.05012}{0.05}}{10}}{0.5/10 \times 10^3} \times 100\% = 104.6\%$$

ChP2020 规定：本品含硫代硫酸钠（$Na_2S_2O_3 \cdot 5H_2O$）应为标示量的 95.0%～105.0%。本品含量符合规定。

**例 16-6：氯硝西泮注射液（规格为 1ml：1mg）的含量测定**

精密量取本品 10ml，置 100ml 量瓶中，加乙醇稀释至刻度，摇匀，精密量取 5ml 置 50ml 量瓶中，加乙醇稀释至刻度，摇匀，作为供试品溶液。另精密称取氯硝西泮对照品 10.23mg，同法操作，得对照品溶液。照紫外-可见分光光度法（通则 0401），在 310nm 的波长处测得供试品溶液和对照品溶液的吸光度分别为 0.534 和 0.547。

本法为对照品比较法，注射液的标示量 % 按下式计算：

$$\text{标示量}\% = \frac{c_R \times \dfrac{A_X}{A_R} \times D}{\text{标示量}} \times 100\% = \frac{\dfrac{10.23}{100} \times \dfrac{5}{50} \times \dfrac{0.534}{0.547} \times \dfrac{50}{5} \times \dfrac{100}{10}}{1} \times 100\% = 99.9\%$$

ChP2020 规定：本品含氯硝西泮（$C_{15}H_{10}ClN_3O_3$）应为标示量的 90.0%～110.0%。本品含量符合规定。

**例 16-7：盐酸普鲁卡因注射液（2ml：40mg）的含量测定**

精密量取本品 10ml，置于 100ml 量瓶中，用水定量稀释至刻度，摇匀，精密量取 1ml 至

100ml 量瓶中，用水稀释至刻度，摇匀，作为供试品溶液，精密量取 10μl 注入液相色谱仪，记录色谱图测得峰面积为 1104；另取盐酸普鲁卡因对照品，精密称定，加水溶解并定量稀释制成每 1ml 中含盐酸普鲁卡因 0.02mg 的溶液，同法测定得峰面积为 1158。按外标法以峰面积计算百分含量。

本法为高效液相色谱法，注射液的标示量 % 按下式计算：

$$标示量\% = \frac{c_R \times \dfrac{A_X}{A_R} \times D}{标示量} \times 100\% = \frac{0.02 \times \dfrac{1104}{1158} \times \dfrac{100}{1} \times \dfrac{100}{10}}{\dfrac{40}{2}} \times 100\% = 95.3\%$$

ChP2020 规定：本品含盐酸普鲁卡因（$C_{13}H_{20}N_2O_2 \cdot HCl$）应为标示量的 95.0%～105.0%。本品含量符合规定。

# 第四节　复方制剂分析

**案例 16-3　　　　　ChP2020 安钠咖注射液的质量标准**

本品为咖啡因与苯甲酸钠的灭菌水溶液。含无水咖啡因（$C_8H_{10}N_4O_2$）与苯甲酸钠（$C_7H_5NaO_2$）均应为标示量的 93.0%～107.0%。

【性状】　本品为无色的澄明液体。

【鉴别】　（1）取本品 1ml，加盐酸 1ml 与氯酸钾 0.1g，置水浴上蒸干，残渣遇氨气即显紫色；再加氢氧化钠试液数滴，紫色即消失。

（2）取本品，蒸干，残渣显钠盐鉴别（1）的反应（通则 0301）。

（3）本品显苯甲酸盐的鉴别反应（通则 0301）。

【检查】　pH 应为 7.5～8.5（通则 0631）。

**其他**　应符合注射剂项下有关的各项规定（通则 0102）。

【含量测定】　精密量取本品 5ml，置 50ml 量瓶中，加水稀释至刻度，摇匀，照下述方法测定。

**咖啡因**　精密量取上述溶液 10ml，置 100ml 量瓶中，加水 20ml 与稀硫酸 10ml，再精密加碘滴定液（0.05mol/L）50ml，用水稀释至刻度，摇匀，在暗处静置 15min，用干燥滤纸滤过，精密量取续滤液 50ml，用硫代硫酸钠滴定液（0.1mol/L）滴定，至近终点时，加淀粉指示液 2ml，继续滴定至蓝色消失，并将滴定的结果用空白试验校正。每 1ml 碘滴定液（0.05mol/L）相当于 4.855mg 的 $C_8H_{10}N_4O_2$。

**苯甲酸钠**　精密量取上述溶液 10ml，加水 15ml 稀释后，加乙醚 25ml 与甲基橙指示液 1 滴，用盐酸滴定液（0.1mol/L）滴定，随滴随用强力振摇，至水层显持续的橙红色。每 1ml 盐酸滴定液（0.1mol/L）相当于 14.41mg 的 $C_7H_5NaO_2$。

处方中咖啡因为生物碱类药物，在酸性条件下可与碘定量反应生成沉淀，采用剩余碘量法测定含量：

$$C_8H_{10}N_4O_2 + 2I_2 \longrightarrow C_8H_{10}N_4O_2 \cdot I_4$$

$$I_2(剩余) + 2Na_2S_2O_3 \longrightarrow 2NaI + Na_2S_4O_6$$

苯甲酸钠的含量测定采用双相滴定法。苯甲酸钠易溶于水，溶液呈碱性，但碱性太弱，滴定终点的 pH 突跃不明显，并且滴定过程中析出的游离酸不溶于水，不利于终点的正确判断。双相滴定法可克服这些缺点。方法：滴定在水和与水不相混溶的有机溶剂两相中进行，反应中生成的苯甲酸不断被萃取入有机溶剂层，以减小苯甲酸在水中的浓度，使滴定反应完全，终点清晰。滴定中要强力振摇。

$$\text{COONa} + HCl \longrightarrow \text{COOH} + NaCl$$

【类别】 中枢兴奋药。

【规格】 ① 1ml：无水咖啡因 0.12g 与苯甲酸钠 0.13g。② 2ml：无水咖啡因 0.24g 与苯甲酸钠 0.26g。

【贮藏】 遮光，密闭保存。

问题：

1.什么是复方制剂？复方制剂分析与单方制剂分析相比有何特点？

2.该复方制剂中咖啡因和苯甲酸钠的含量测定采用何种方法？为什么？

## 一、复方制剂分析的特点

复方制剂是指含有两种或两种以上有效成分的制剂。在对复方制剂进行分析时，不仅要考虑到各种剂型中附加剂对有效成分测定的影响，同时还要考虑复方制剂中所含有效成分之间的相互干扰。因此，复方制剂的分析较原料药、单方制剂的分析更为复杂。具有分离和测定能力的高效液相色谱法是目前复方制剂分析中应用最广泛的方法。

## 二、复方制剂分析方法及示例

### （一）ChP2020 复方氢氧化铝片的含量测定

本品每片中含氢氧化铝［$Al(OH)_3$］应为 0.177～0.219g；含三硅酸镁按氧化镁（MgO）计算，应为 0.020～0.027g。

【处方】

| | |
|---|---|
| 氢氧化铝 | 245g |
| 三硅酸镁 | 105g |
| 颠茄流浸膏 | 2.6ml |
| 制成 | 1000 片 |

【含量测定】**氢氧化铝** 取本品 20 片，精密称定，研细，精密称取适量（约相当于 1/4 片），加盐酸 2ml 与水 50ml，煮沸，放冷，滤过，残渣用水洗涤 3 次，每次 10ml；合并滤液与洗液，滴加氨试液至恰析出沉淀，再滴加稀盐酸使沉淀恰溶解，加醋酸-醋酸铵缓冲液（pH 6.0）10ml，精密加 EDTA-2Na 滴定液（0.05mol/L）25ml，煮沸 10min，放冷，加二甲酚橙指示液 1ml，用锌滴定液（0.05mol/L）滴定至溶液由黄色转变为红色，并将滴定的结果用空白试验校正。每 1ml EDTA-2Na 滴定液（0.05mol/L）相当于 3.900mg 的 $Al(OH)_3$。

**氧化镁** 精密称取上述细粉适量（约相当于 1 片），加盐酸 5ml 与水 50ml，加热煮沸，加甲基红指示液 1 滴，滴加氨试液使溶液由红色变为黄色，再继续煮沸 5min，趁热滤过，滤渣用 2% 氯化铵溶液 30ml 洗涤，合并滤液与洗液，放冷，加氨试液 10ml 与三乙醇胺溶液（1→2）5ml，再加铬黑 T 指示剂少量，用 EDTA-2Na 滴定液（0.05mol/L）滴定至溶液显纯蓝色。每 1ml EDTA-2Na 滴定液（0.05mol/L）相当于 2.015mg 的 MgO。

处方中两个主药氢氧化铝、三硅酸镁均系无机金属盐类药物，可采用配位滴定法测定含量。如采用同一条件，相互干扰。因此该复方制剂中两成分在不同条件下，采用同一方法测定。

氢氧化铝的测定：加盐酸和水煮沸，使氢氧化铝和氧化镁溶解，过滤除去赋形剂，滤液依法用氨试液和稀盐酸调节酸碱度，再加 pH 6.0 缓冲液调节溶液 pH 在 6.0 左右。因为 $Al^{3+}$ 与 EDTA

配位时的最低 pH 为 4.2，$Mg^{2+}$ 与 EDTA 配位时的最低 pH 为 9.7，因此在此条件下，$Mg^{2+}$ 不干扰。由于 $Al^{3+}$ 与 EDTA 的反应速度很慢，且对二甲酚橙指示剂有封闭作用，因此采用剩余滴定法测定含量。每片中氢氧化铝的含量按下式计算：

$$每片含氢氧化铝量（g）= \frac{3.900 \times 10^{-3} \times (V_0 - V) \times \dfrac{c}{0.05} \times \overline{W}}{W}$$

式中，$V_0$ 和 $V$ 分别为空白试验和样品测定时消耗锌滴定液的体积，单位为 ml；$c$ 为滴定液的实际浓度，单位为 mol/L；$W$ 为供试品的取样量，单位为 g；$\overline{W}$ 为平均片重，单位为 g/片。

氧化镁的测定：加盐酸和水煮沸，使氢氧化铝和氧化镁溶解，加氨试液至甲基红指示剂显红色（pH 6.2 左右），使铝盐生成氢氧化铝析出，继续煮沸 5min，使沉淀完全。趁热滤过，则大部分铝离子除去，调节 pH 至 10 左右，加三乙醇胺作掩蔽剂，掩蔽少量铝离子，以铬黑 T 为指示剂，EDTA 直接滴定测定氧化镁的含量。每片中氧化镁的含量按下式计算：

$$每片含氧化镁量（g）= \frac{2.015 \times 10^{-3} \times V \times \dfrac{c}{0.05} \times \overline{W}}{W}$$

式中，$V$ 为样品测定时消耗 EDTA 滴定液的体积，单位为 ml；$c$ 为 EDTA 滴定液的实际浓度，单位为 mol/L；$W$ 为供试品的取样量，单位为 g；$\overline{W}$ 为平均片重，单位为 g/片。

### （二）ChP2020 碘酊的含量测定

本品含碘（按 I 计）应为 1.80%～2.20%（g/ml），含碘化钾（KI）应为 1.35%～1.65%（g/ml）。

**【处方】**

| | |
|---|---|
| 碘 | 20g |
| 碘化钾 | 15g |
| 乙醇 | 500ml |
| 水 | 适量 |
| 制成 | 1000ml |

**【含量测定】碘** 精密量取本品 10ml，置具塞锥形瓶中，加醋酸 1 滴，用硫代硫酸钠滴定液（0.1mol/L）滴定至溶液无色。每 1ml 硫代硫酸钠滴定液（0.1mol/L）相当于 12.69mg 的 I。

**碘化钾** 取上述滴定后的溶液，加醋酸 2ml 与曙红钠指示液 0.1ml，用硝酸银滴定液（0.1mol/L）滴定，至沉淀由黄色转变为玫瑰红色；将消耗硝酸银滴定液（0.1mol/L）的量（ml）减去上述消耗硫代硫酸钠滴定液（0.1mol/L）的量（ml）后，计算。每 1ml 硝酸银滴定液（0.1mol/L）相当于 16.60mg 的 KI。

处方中的碘采用碘量法直接测定，即用硫代硫酸钠直接滴定测定含量；滴定后的溶液中有被还原的碘离子和碘化钾，因此取上步滴定后的溶液，银量法测定碘离子总量，计算求得处方中碘化钾的量。碘的含量按下式计算：

$$碘的含量 = \frac{12.69 \times 10^{-3} \times V \times \dfrac{c}{0.1}}{10} （g/ml）$$

式中，$V$ 为样品测定时消耗硫代硫酸钠滴定液的体积，单位为 ml；$c$ 为硫代硫酸钠滴定液的实际浓度，单位为 mol/L。

碘化钾的含量按下式计算：

$$碘化钾的含量 = \frac{16.60 \times 10^{-3} \times \dfrac{(c_1 V_1 - c_2 V_2)}{0.1}}{10} （g/ml）$$

式中，$V_1$ 和 $V_2$ 分别为样品测定时消耗硝酸银滴定液和硫代硫酸钠滴定液的体积，单位为 ml；$c_1$ 和 $c_2$ 分别为硝酸银滴定液和硫代硫酸钠滴定液的实际浓度，单位为 mol/L。

> **案例 16-3 分析讨论**
>
> 1. 复方制剂是指含有两种或两种以上有效成分的制剂。在对复方制剂进行分析时，不仅要考虑到各种剂型中附加剂对有效成分测定的影响，同时还要考虑复方制剂中所含有效成分之间的相互干扰。因此，复方制剂的分析较原料药、单方制剂的分析更为复杂。
>
> 2. 咖啡因和苯甲酸钠在该复方制剂中含量较高，其中咖啡因为生物碱类药物，在酸性条件下可与碘定量反应生成沉淀，因此可采用剩余碘量法测定复方制剂中咖啡因含量；苯甲酸钠易溶于水，溶液呈碱性，在水和与水不相混溶的有机溶剂两相中采用盐酸进行滴定，使滴定反应完全，终点清晰。因此可采用双相滴定法测定复方制剂中苯甲酸钠的含量。

## （三）ChP2020 葡萄糖氯化钠注射液的含量测定

本品为葡萄糖或无水葡萄糖与氯化钠的灭菌水溶液。含葡萄糖（$C_6H_{12}O_6 \cdot H_2O$）与氯化钠（NaCl）均应为标示量的 95.0%～105.0%。

【含量测定】**葡萄糖**　取本品，在 25℃时，依法测定旋光度（通则 0621），与 2.085 2 相乘，即得供试量中含有 $C_6H_{12}O_6 \cdot H_2O$ 的重量（g）。

**氯化钠**　精密量取本品 10ml（含氯化钠 0.9%），加水 40ml 或精密量取本品 50ml（含氯化钠 0.18%），加 2% 糊精溶液 5ml、2.5% 硼砂溶液 2ml 与荧光黄指示液 5～8 滴，用硝酸银滴定液（0.1mol/L）滴定。每 1ml 硝酸银滴定液（0.1mol/L）相当于 5.844mg 的 NaCl。

葡萄糖分子结构中的五个碳都是手性碳原子，具有旋光性，因此可用旋光法测定葡萄糖氯化钠注射液中葡萄糖的含量，氯化钠不干扰测定。NaCl 的含量测定采用银量法，加糊精溶液以形成保护胶体，有利于滴定终点的观察，葡萄糖不干扰测定。供试品中葡萄糖的含量按下式计算：

$$无水葡萄糖浓度（c）= \frac{100\alpha}{[\alpha]_D^{20} l}$$

$$含水葡萄糖浓度（c'）= c \times \frac{198.17（含水葡萄糖的分子量）}{180.16（无水葡萄糖的分子量）}$$

$$= \alpha \times \frac{100}{52.75 \times 1} \times \frac{198.17}{180.16}$$

$$= \alpha \times 2.085\,2$$

$$标示量\% = \frac{\alpha \times 2.085\,2}{标示量} \times 100\%$$

式中，$\alpha$ 为供试品溶液的旋光度；标示量为制剂的规格，单位为 g/ml。

## （四）ChP2020 复方炔诺酮膜的含量测定

本品含炔诺酮（$C_{20}H_{26}O_2$）与炔雌醇（$C_{20}H_{24}O_2$）均应为标示量的 90.0%～110.0%。

【处方】

| | |
|---|---|
| 炔诺酮 | 600mg |
| 炔雌醇 | 35mg |
| 制成 | 1000 格 |

HPLC 同时具有分离和测定的功能，是目前复方制剂含量测定中应用最广泛的方法。复方炔诺酮膜中两组分性质差异较小，因此采用反相高效液相色谱法，在相同色谱条件下，按外标法测定两组分含量。

**【含量测定】** 照高效液相色谱法（通则0512）测定。

**供试品溶液** 取本品10格，剪碎，置100ml量瓶中，加无水乙醇适量，置热水浴中加热30min，并不时振摇使炔诺酮与炔雌醇溶解，放冷，用无水乙醇稀释至刻度，摇匀，滤过，取续滤液。

**对照品溶液** 取炔诺酮对照品与炔雌醇对照品各适量，精密称定，加无水乙醇溶解并定量稀释制成每1ml中约含炔诺酮60μg与炔雌醇3.5μg的溶液。

**色谱条件** 用十八烷基硅烷键合硅胶为填充剂；以乙腈-水（45:55）为流动相；检测波长为200nm；进样体积为50μl。

**系统适用性要求** 理论塔板数按炔诺酮峰计算不低于3000，炔诺酮峰与炔雌醇峰之间的分离度应符合要求。

**测定法** 精密量取供试品溶液与对照品溶液，分别注入液相色谱仪，记录色谱图。按外标法以峰面积计算。

除该复方制剂外，复方呋塞米片、复方炔诺酮片、酚咖片均采用同一色谱条件，同时测定各组分含量。

## （五）ChP2020 复方门冬维甘滴眼液的含量测定

本品含盐酸萘甲唑啉（$C_{14}H_{14}N_2 \cdot HCl$）、门冬氨酸（$C_4H_7NO_4$）、维生素 $B_6$（$C_8H_{11}NO_3 \cdot HCl$）、甘草酸二钾（$C_{42}H_{60}K_2O_{16}$）与甲硫酸新斯的明（$C_{13}H_{22}N_2O_6S$）均应为标示量的90.0%～110.0%，含马来酸氯苯那敏（$C_{16}H_{19}ClN_2 \cdot C_4H_4O_4$）应为标示量的85.0%～115.0%。

**【处方】**

| | |
|---|---|
| 门冬氨酸 | 7.8g |
| 维生素 $B_6$ | 0.5g |
| 甘草酸二钾 | 1.0g |
| 盐酸萘甲唑啉 | 0.03g |
| 甲硫酸新斯的明 | 0.05g |
| 马来酸氯苯那敏 | 0.1g |
| 辅料 | 适量 |
| 注射用水 | 适量 |
| 制成 | 1000ml |

复方门冬维甘滴眼液中由于门冬氨酸与其他组分性质差异较大，不能在同一色谱条件下测定，ChP2020采用正相色谱法测定门冬氨酸含量，其他五组分采用离子对色谱法梯度洗脱方式同时测定。

**【含量测定】** 维生素 $B_6$、甲硫酸新斯的明、盐酸萘甲唑啉、马来酸氯苯那敏与甘草酸二钾。照高效液相色谱法（通则0512）测定。

**供试品溶液** 精密量取本品10ml，置25ml量瓶中，用水稀释至刻度，摇匀。

**对照品溶液** 取维生素 $B_6$、甲硫酸新斯的明、盐酸萘甲唑啉、马来酸氯苯那敏与甘草酸二钾对照品，精密称定，加水溶解并定量稀释制成每1ml中分别约含0.2mg、0.02mg、0.012mg、0.04mg与0.4mg的溶液。

**色谱条件** 用十八烷基硅烷键合硅胶为填充剂；以庚烷磺酸钠溶液（取庚烷磺酸钠4.04g与磷酸二氢钾2.72g溶于1000ml水中，用磷酸调节pH至3.0）为流动相A，乙腈为流动相B，流速为每分钟1ml，照表16-5进行梯度洗脱；检测波长为260nm，10min后改为220nm；进样体积为20μl。

**表16-5 高效液相色谱流动相洗脱表**

| 时间（min） | 流动相A（%） | 流动相B（%） |
|---|---|---|
| 0 | 85 | 15 |

续表

| 时间（min） | 流动相 A（%） | 流动相 B（%） |
|---|---|---|
| 6 | 85 | 15 |
| 15 | 73 | 27 |
| 25 | 65 | 35 |
| 35 | 55 | 45 |
| 40 | 55 | 45 |
| 42 | 85 | 15 |
| 45 | 85 | 15 |

**系统适用性要求** 各组分色谱峰的保留时间分别为维生素 $B_6$ 在 6～9min，甲硫酸新斯的明在 16～18min，盐酸萘甲唑啉在 23～26min，马来酸氯苯那敏在 27～30min，甘草酸二钾在 31～34min。各组分峰的分离度应符合要求。

**测定法** 精密量取供试品溶液与对照品溶液，分别注入液相色谱仪，记录色谱图。按外标法以峰面积计算。

**门冬氨酸** 照高效液相色谱法（通则 0512）测定。

**供试品溶液** 精密量取本品 2ml，置 10ml 量瓶中，用水稀释至刻度，摇匀。

**对照品溶液** 取门冬氨酸对照品约 78mg，精密称定，置 50ml 量瓶中，加水溶解并稀释至刻度，摇匀。

**系统适用性溶液** 取门冬氨酸与甘草酸二钾对照品，加水溶解并稀释制成每 1ml 中约含 1.56mg 与 0.2mg 的混合溶液。

**色谱条件** 用氨基硅烷键合硅胶为填充剂；以磷酸二氢钾溶液（取磷酸二氢钾 5.44g，加水溶解并稀释至 1000ml）-乙腈（58：42）为流动相；检测波长为 220nm；进样体积为 20μl。

**系统适用性要求** 系统适用性溶液色谱图中，理论塔板数按门冬氨酸峰计算不低于 2000，甘草酸二钾峰与门冬氨酸峰的分离度应符合要求。

**测定法** 精密量取供试品溶液与对照品溶液，分别注入液相色谱仪，记录色谱图。按外标法以峰面积计算。

## （六）ChP2020 复方乳酸钠葡萄糖注射液的分析

本品为乳酸钠、氯化钠、氯化钾、氯化钙与无水葡萄糖的灭菌水溶液。含乳酸钠（$C_3H_5NaO_3$）应为标示量的 93.0%～107.0%、含氯化钠（NaCl）、氯化钾（KCl）、氯化钙（$CaCl_2 \cdot 2H_2O$）与无水葡萄糖（$C_6H_{12}O_6$）均应为标示量的 95.0%～110.0%。

【处方】

| | |
|---|---|
| 乳酸钠 | 3.10g |
| 氯化钠 | 6.00g |
| 氯化钾 | 0.30g |
| 氯化钙（$CaCl_2 \cdot 2H_2O$） | 0.20g |
| 无水葡萄糖 | 50.0g |
| 注射用水 | 适量 |
| 制成 | 1000ml |

【性状】 本品为无色至微黄色的澄明液体。

【鉴别】

（1）取本品 5ml，缓缓滴入温热的碱性酒石酸铜试液中，即发生氧化亚铜的红色沉淀。葡萄糖具有还原性，可还原碱性酒石酸铜为氧化亚铜的红色沉淀。

（2）本品显钠盐鉴别（1）、钾盐、钙盐鉴别（2）、乳酸盐与氯化物鉴别（1）的反应（通则0301）。

本品含乳酸钠、氯化钠、氯化钾、氯化钙，可用钠盐、钾盐、钙盐、乳酸盐、氯化物的反应鉴别。

【检查】 葡萄糖水溶液在高温加热灭菌时，易分解产生5-羟甲基糠醛。由于其损害人体横纹肌和内脏，其量可反映出葡萄糖分解的情况，因此在葡萄糖注射液类制剂中应控制其限量。检查是利用5-羟甲基糠醛分子具有共轭双烯结构，在284nm波长处有最大吸收，制剂中其他成分在此波长处无干扰，采用紫外分光光度法测定吸光度进行检查。

【含量测定】 复方制剂进行含量测定时不仅要考虑辅料的干扰，还要考虑各个组分之间的干扰。ChP2020采用原子吸收分光光度法测定氯化钾、氯化钠和氯化钙含量；采用旋光度测定法测定葡萄糖含量；采用离子交换-酸碱滴定法测定离子交换后酸的总量，计算求得处方中乳酸钠的含量。

原子吸收分光光度法测定钙含量时，主要干扰有铝、硫酸盐、磷酸盐、硅酸盐等，能抑制钙的原子化，产生干扰。可加入镧、锶或其他释放剂来消除干扰。

氯化钠含量计算时，1.6165是注射液中乳酸钠换算为每1ml中氯化钠的量（mg），即3.1×58.43÷112.1=1.6165（mg）。

乳酸钠含量测定时，采用阳离子交换树脂进行样品处理，经过阳离子交换树脂，乳酸钠转化为乳酸，氯化钾、氯化钠和氯化钙转化为盐酸，用氢氧化钠滴定时测的是乳酸、盐酸和游离酸消耗的总体积，计算时需减去硝酸银的体积（即盐酸消耗氢氧化钠的体积）和游离酸所消耗氢氧化钠的体积。

# 思 考 题

1. 试阐述药物制剂分析的特点和意义。
2. 什么是重量差异和含量均匀度？含量均匀度有何意义？
3. 什么是崩解时限和溶出度？溶出度有何意义？影响溶出的因素有哪些？
4. 片剂、注射剂的常规检查项目有哪些？
5. 简述复方制剂分析的特点。

（常军民）

# 第十七章　中药分析学概论

**本章要求**

**1. 掌握**　中药分析学的特点，样品前处理方法，鉴别试验TLC，杂质检查中有害物质的检查，中药指纹图谱及其方法的建立和步骤，含量测定药味、成分及方法选定原则。

**2. 熟悉**　中药主要检查项目，其他的鉴别和含量测定方法，以及中药特征图谱技术。

**3. 了解**　本章的其他项目与内容。

---

**案例 17-1**　　　　**ChP2020 六味地黄丸的质量标准**

【处方】　熟地黄 160g　　酒萸肉 80g　　牡丹皮 60g　　山药 80g　　茯苓 60g　　泽泻 60g

【制法】　以上六味，粉碎成细粉，过筛，混匀。用乙醇泛丸，干燥，制成水丸，或每100g 粉末加炼蜜 35～50g 与适量的水，制丸，干燥，制成水蜜丸；或加炼蜜 80～110g 制成小蜜丸或大蜜丸，即得。

【性状】　本品为棕黑色的水丸、水蜜丸、棕褐色至黑褐色的小蜜丸或大蜜丸；味甜而酸。

【鉴别】

（1）取本品，置显微镜下观察：淀粉粒三角状卵形或矩圆形，直径 24～40μm，脐点短缝状或人字状（山药）。不规则分枝状团块无色，遇水合氯醛试液溶化；菌丝无色，直径 4～6μm（茯苓）。薄壁组织灰棕色至黑棕色，细胞多皱缩，内含棕色核状物（熟地黄）。草酸钙簇晶存在于无色薄壁细胞中，有时数个排列成行（牡丹皮）。果皮表皮细胞橙黄色，表面观类多角形，垂周壁连珠状增厚（酒萸肉）。薄壁细胞类圆形，有椭圆形纹孔，集成纹孔群；内皮层细胞垂周壁波状弯曲，较厚，木化，有稀疏细孔沟（泽泻）。

（2）取本品水丸 3g，水蜜丸 4g，研细；或取小蜜丸或大蜜丸 6g，剪碎。加甲醇 25ml，超声处理 30min，滤过，滤液蒸干，残渣加水 20ml 使溶解，用正丁醇-乙酸乙酯（1:1）混合溶液振摇提取 2 次，每次 20ml，合并提取液，用氨溶液（1→10）20ml 洗涤，弃去氨液，正丁醇液蒸干，残渣加甲醇 1ml 使溶解，作为供试品溶液。另取莫诺苷对照品、马钱苷对照品，加甲醇制成每 1ml 各含 2mg 的混合溶液，作为对照品溶液。照薄层色谱法（通则 0502）试验，吸取供试品溶液 5μl、对照品溶液 2μl，分别点于同一硅胶 G 薄层板上，以三氯甲烷-甲醇（3:1）为展开剂，展开，取出，晾干，喷以 10% 硫酸乙醇溶液，在 105℃加热至斑点显色清晰，置紫外线灯（365nm）下检视。供试品色谱中，在与对照品色谱相应的位置上，显相同颜色的荧光斑点。

（3）取本品水丸 4.5g，水蜜丸 6g，研细；或取小蜜丸或大蜜丸 9g，剪碎，加硅藻土 4g，研匀。加乙醚 40ml，回流 1h，滤过，滤液挥去乙醚，残渣加丙酮 1ml 使溶解，作为供试品溶液。另取丹皮酚对照品，加丙酮制成每 1ml 含 1mg 的溶液，作为对照品溶液。照薄层色谱法（通则 0502）试验，吸取上述两种溶液各 10μl，分别点于同一硅胶 G 薄层板上，以环己烷-乙酸乙酯（3:1）为展开剂，展开，取出，晾干，喷以盐酸酸性 5% 三氯化铁乙醇溶液，加热至斑点显色清晰。供试品色谱中，在与对照品色谱相应的位置上，显相同颜色的斑点。

（4）取本品水丸 4.5g，水蜜丸 6g，研细；或取小蜜丸或大蜜丸 9g，剪碎，加硅藻土 4g，研匀。加乙酸乙酯 40ml，加热回流 20min，放冷，滤过，滤液浓缩至约 0.5ml，作为供试品溶液。另取泽泻对照药材 0.5g，加乙酸乙酯 40ml，同法制成对照药材溶液。照薄层色谱法（通则 0502）试验，吸取上述两种溶液各 5～10μl，分别点于同一硅胶 G 薄层板上，以三氯甲烷-乙酸乙酯-甲酸（12:7:1）为展开剂，展开，取出，晾干，喷以 10% 硫酸乙醇溶液，在

105℃加热至斑点显色清晰。供试品色谱中，在与对照药材色谱相应的位置上，显相同颜色的斑点。

【检查】 应符合丸剂项下有关的各项规定（通则0108）。

【含量测定】 照高效液相色谱法（通则0512）测定。

**色谱条件与系统适用性试验** 以十八烷基硅烷键合硅胶为填充剂；以乙腈为流动相A，以0.3%磷酸溶液为流动相B，按表17-1中的规定进行梯度洗脱；莫诺苷和马钱苷检测波长为240nm，丹皮酚检测波长为274nm；柱温为40℃。理论塔板数按莫诺苷、马钱苷峰计算均应不低于4000。

**表17-1 六味地黄丸高效液相色谱法梯度洗脱**

| 时间（min） | 流动相A（%） | 流动相B（%） |
| --- | --- | --- |
| 0～5 | 5→8 | 95→92 |
| 5～20 | 8 | 92 |
| 20～35 | 8→20 | 92→80 |
| 35～45 | 20→60 | 80→40 |
| 45～55 | 60 | 40 |

**对照品溶液的制备** 取莫诺苷对照品、马钱苷对照品和丹皮酚对照品适量，精密称定，加50%甲醇制成每1ml中含莫诺苷与马钱苷各20μg、含丹皮酚45μg的混合溶液，即得。

**供试品溶液的制备** 取水丸，研细，取约0.5g，或取水蜜丸，研细，取约0.7g，精密称定；或取小蜜丸或重量差异项下的大蜜丸，剪碎，取约1g，精密称定。置具塞锥形瓶中，精密加入50%甲醇25ml，密塞，称定重量，加热回流1h，放冷，再称定重量，用50%甲醇补足减失的重量，摇匀，滤过，取续滤液，即得。

**测定法** 分别精密吸取对照品溶液与供试品溶液各10μl，注入液相色谱仪，测定，即得。

本品含酒萸肉以莫诺苷（$C_{17}H_{26}O_{11}$）和马钱苷（$C_{17}H_{26}O_{10}$）的总量计，水丸每1g不得少于0.9mg；水蜜丸每1g不得少于0.75mg；小蜜丸每1g不得少于0.50mg；大蜜丸每丸不得少于4.5mg；含牡丹皮以丹皮酚（$C_9H_{10}O_3$）计，水丸每1g不得少于1.3mg；水蜜丸每1g不得少于1.05mg；小蜜丸每1g不得少于0.70mg；大蜜丸每丸不得少于6.3mg。

问题：

1.与化学药物相比，中药分析有哪些特点？

2.进行中药分析时，如何以中医药理论为指导？

3.中药中待测成分的提取方法有哪些？各有何优缺点？

4.简述中药制剂的鉴别药味选择原则。

5.简述本成方制剂含量测定药味的选择原则，测定成分的选择原则及定量分析方法的选择原则。

# 第一节 概 述

中医药是中华民族的瑰宝，是我国人民在几千年与疾病作斗争的实践中，积累总结出来的宝贵遗产，它为中华民族的健康和生存繁衍做出了巨大的贡献。目前，中药作为临床广泛使用的药品，在人民卫生保健事业中继续发挥着积极的、不可取代的作用。ChP2020一部收载药材和饮片、植物油脂和提取物、成方制剂和单味制剂等，品种共计2711种。

## 一、中药分析学的性质和任务

中药是指依据中医药理论体系和临床经验应用于医疗或保健的药物，主要包括中药材、中药饮片、中药提取物和中药制剂。中药分析学是以中医药理论为指导，运用化学、物理学、生物学等现代科学理论和技术，研究中药质量评价与控制的一门学科。作为中药学的一个分支学科，中药分析发挥分析的"眼睛"作用，对研究开发过程中的中药，以及生产和临床使用中的中药进行质量评价和控制，是中药"安全、有效、质量可控"的保障。

中药分析学的任务是运用现代分析技术研究适合中药质量评价和质量控制的方法，对中药材、中药饮片、中药提取物、中药制剂的半成品及成品等进行分析，测定有效物质，分析有毒、有害成分，制订质量标准，分析药物体内过程，评价质量优劣，保证中药的安全性和有效性。

中药分析学的研究内容涉及中药质量评价研究、中药质量控制体系研究、体内中药分析研究、中药分析新技术和新方法研究、中药标准物质研究等范畴。

## 二、中药分析学的特点

### （一）中医药理论的指导性

中药有四气五味、性味归经之说，中药复方的组方原则有君、臣、佐、使之分，君药是针对主病或主证起主要治疗作用的药物，臣药是辅助君药治疗主病或主证的重要药物。在进行质量分析时，首先进行组方分析，按功能主治分出君、臣、佐、使药味，选择合适的化学成分为指标评价中药复方制剂的质量，力求找到合理的检测方法。抛开君药、臣药成分，只进行佐、使药的研究，不能真正反映复方制剂的质量。由于中药成分的复杂性、药理作用的多样性，很难以某个或某些成分的含量评价中药制剂质量。目前多根据制剂中单味药有效成分的特性建立控制制剂中某味药质和量的分析方法，随方分析主药或药群的有效成分，进行质量评价。例如，山楂富含黄酮类、有机酸、三萜酸类等多种活性成分，其中，黄酮类成分如槲皮素、金丝桃苷等具有降血压血脂、增加冠状动脉流量、强心、抗心律不齐等药理作用；三萜酸类成分如熊果酸、齐墩果酸等亦具有强心、增加冠状动脉流量等作用；有机酸类成分如枸橼酸、酒石酸等为健胃消食有效成分。中药制剂中的山楂若以消食健胃功能为主，应检测其有机酸类成分；以活血止痛治疗心血管病为主，则应检测其黄酮类成分。

因此建立中药质量标准时，首先应以中医药理论为指导，单味制剂应尽可能选择与临床功效主治相一致的成分或专属性成分，中药饮片应结合炮制机制研究，选择适宜的指标成分，复方制剂应遵循中医组方原则，首选君药或基础研究较多的臣药、贵重药和毒性药中合适的化学成分作为检测指标来评价中药制剂的质量。

### （二）中药化学成分的多样性与复杂性

任何单味中药都是由各种化学成分组合而成的混合物，化学成分十分复杂，包括各类型的有机和无机化合物。由多味中药组成的复方中药制剂所含化学成分则更为复杂，有些化学成分在复方配伍及制剂制备过程中还会相互作用，使含量发生较大变化，给质量分析增加难度。例如，黄连与黄芩、甘草、金银花等中药配伍时，黄连中的小檗碱能和黄芩中黄芩苷、甘草中甘草酸及金银花中绿原酸等成分形成难溶于水的复合物而沉淀析出，影响测定结果的准确性。

### （三）中药质量的差异性和不稳定性

**1. 中药材**　中药的品种繁多，往往出现同名异物或同科不同种的现象。例如，ChP2000规定黄柏为芸香科植物黄皮树或黄檗的干燥树皮，前者习称"川黄柏"，后者习称"关黄柏"，但二者所含成分及盐酸小檗碱含量差异较大。ChP2005起，将黄柏分列为黄柏和关黄柏两味药材，黄柏规定盐酸小檗碱和黄柏碱含量分别不得少于 3.0% 和 0.34%；关黄柏规定盐酸小檗碱和盐酸巴马汀含量分别不得少于 0.60% 和 0.30%。

此外，药材的规格、产地、生长环境、药用部位、采收时间、加工方法等均会影响药材中有效成分的含量，从而影响中药制剂的质量和临床疗效。例如，槐花夏季开放或花蕾形成时采收，前者习称槐花，后者习称槐米，二者中总黄酮含量、芦丁含量均有较大差别，ChP2020 规定槐花中总黄酮以芦丁计不少于 8.0%，芦丁含量不得少于 6.0%；而槐米中总黄酮以芦丁计不少于 20.0%，芦丁含量不得少于 15.0%。

**2. 中药饮片** 中药饮片即中药材的加工品或炮制品。中药制剂是以中药饮片为原料进行制备的。中药材经加工炮制成饮片后，其化学成分、性味、药理作用等方面也会发生一定变化，为了保证中药的质量，应严格遵守中药炮制规范，对炮制工艺、成品质量严格把关，才能保证中药质量稳定、疗效可靠。例如，延胡索中有效成分主要为叔胺型生物碱，为了增加生物碱的溶解性，常用醋制，醋制后生物碱转变为水溶性的醋酸盐，使水煎液中生物碱溶出率提高，但醋的浓度对总生物碱的溶出率影响较大。又如含草乌制剂，草乌中的酯型生物碱属于毒性成分，制剂中毒性成分含量的高低与炮制条件有关，若用流通蒸气蒸制草乌，随着压力和温度升高，总生物碱含量无明显变化，而酯型生物碱含量则显著下降。ChP2020 对一些常用药材饮片和毒性药材的炮制品制定了相应的质量控制标准。

**3. 中药提取物或中药制剂** 中药制剂的剂型种类繁多，制备方法各异，工艺复杂，在制剂的生产制备过程中，由于化学成分的挥发、分解、沉淀等原因，有些在药材中存在的成分消失、含量下降或者结构发生改变，使质量分析更加困难。应针对不同工艺、剂型和辅料等选择适宜的分析方法和检测项目。例如，地黄中含有的梓醇在长时间煎煮后很难检测到。

含有相同药材的不同中药制剂，不同生产工艺的差别，将会影响到制剂中化学成分的含量。例如，复方丹参系列制剂，药味相同，丹参均为君药，ChP2020 质量控制方法均选择丹参中有效成分进行分析，复方丹参滴丸以丹参素为含量测定指标，复方丹参片、复方丹参颗粒则以丹参酮 $\text{II}_\text{A}$ 和丹酚酸 B 为含量测定指标。其原因是丹参药材中含有以丹参酮 $\text{II}_\text{A}$ 为代表的脂溶性成分和以丹酚酸 B、丹参素为代表的水溶性成分。复方丹参滴丸采用水提工艺，脂溶性物质较少；而复方丹参片、复方丹参颗粒的提取工艺为先用乙醇提取，后用水提取，从而使两类成分均被提取出来，故选择与滴丸不同的成分控制质量。此外，同一种中药制剂，不同生产厂家生产工艺上的差别，也会影响到制剂中成分的含量。有些中药制剂的生产工艺较为复杂，影响因素较多，即使同一批原料、同一生产车间，若工艺上稍有疏忽，也很难保证不同批次之间化学成分的一致性。

**4. 中药制剂辅料** 中药制剂辅料使用广泛、种类繁多，如传统中药制剂中使用的蜂蜜、蜂蜡、糯米粉、植物油、铅丹等辅料是中药制剂的一大特色。这些辅料的存在，对质量分析均有一定的影响，须选择合适的方法，将其干扰排除，才能获得准确的分析结果。

### （四）中药有效成分的非单一性

中药产生的疗效并非单一成分作用的结果，也不是某些成分作用的简单加和，是各成分之间的协同作用。某单一成分含量的高低并不一定与其临床作用效果具有简单的线性关系，检测一种化学成分并不能反映它所体现的整体疗效。研究中药的物质基础，应用灵敏可靠的分析仪器，从中医整体观出发，模糊与量化相结合，整体表征与局部指征相结合，采用多种手段，测定多种有效信息，才能更加科学、客观地评价中药质量。

### （五）中药杂质来源的多途径性

中药杂质来源比化学药物复杂得多，如药材中非药用部位及未除净的泥沙；药材中所含的重金属及残留农药；中药提取物与中药制剂生产过程中，可能因生产设备引入的物理杂质，或因部分化学成分发生氧化、降解、沉淀等反应而引入的非药效物质；保管、包装不当发生霉变、虫蛀等产生的杂质；洗涤原料的水质二次污染等途径引入的杂质。

总之，中药分析与化学药物分析有很大区别，中药成分复杂，干扰较多，被测成分含量偏低且波动较大，因此中药分析难度更大，要求方法的专属性更强、灵敏度更高。随着分析仪器研究、中药化学成分研究、分析方法学研究的不断深入和发展，中药分析的灵敏度、准确度和稳定性将逐步提高，以满足中药质量控制的实际需求。

# 三、中药分析基本程序

## （一）取样和留样

中药分析的首要环节是取样。取样的方法要具有科学性，所取样品应具有代表性和真实性，否则，将影响到检验结果的准确性。取样的基本原则是均匀、合理。取样方式和数量需根据分析目的和分析方法确定。一般中药质量分析与监督管理中常用抽样检验，中药贵重药材质量检验可采用全数检验，即对整批样品逐个取样分析。抽取样品的数量可按药品标准检验、补充检验方法和（或）探索性研究的不同需求确定。取样量应该不少于检验用量的 3 倍量（实验室分析、复核，以及留样保存各一份）。

**1. 药材和饮片取样法**　药材和饮片取样法系指供检验用药材或饮片样品的取样方法。

（1）抽取样品前，应核对品名、产地、规格等级及包件式样，检查包装的完整性、清洁程度及有无水迹、霉变或其他物质污染等情况，详细记录。凡有异常情况的包件，应单独检验并拍照。

（2）从同批药材和饮片包件中抽取供检验用样品的原则：总包数不足 5 件的，逐件取样；5～99 件，随机抽 5 件取样；100～1000 件，按 5% 比例取样；总包件超过 1000 件的，超过部分按 1% 比例取样；贵重药材和饮片，不论包件多少均逐件取样。

（3）每一包件至少在 2～3 个不同部位各取样品 1 份；包件大的应从 10cm 以下的深处在不同部位分别抽取；对破碎的、粉末状的或大小在 1cm 以下的药材和饮片，可用采样器（探子）抽取样品；对包件较大或个体较大的药材，可根据实际情况抽取有代表性的样品。每一包件的取样量：一般药材和饮片抽取 100～500g；粉末状药材和饮片抽取 25～50g；贵重药材和饮片抽取 5～10g。

（4）将抽取的样品混匀，即为抽取样品总量。若抽取样品总量超过检验用量数倍时，可按四分法再取样，即将所有样品摊成正方形，依对角线画"×"，使分为四等份，取用对角两份；再如上操作，反复数次，直至最后剩余量能满足供检验用样品量。

**2. 中药制剂取样法**　按照相关药品标准检验的样品消耗，遵循取样的原则，抽取至少 3 倍量的中药制剂单包装供检验部门使用。

腐蚀性药品应当使用耐腐蚀的工具和容器。规定避光的药品，取样和保存时应当采取避光措施。需真空或充氮气保存的药品，应当使用专用设备、器材和容器，抽样后立即对样品和剩余药品进行密封处置。

留样的方法、要求与化学药相同。

## （二）供试品的制备

中药成分复杂，被检测成分含量较低，大多需经提取、分离、富集，制成较纯净的供试品溶液才可进行分析测定，因此，样品的预处理成为中药检验工作中的一项重要内容。预处理一般系指通过样品的粉碎，对测定成分提取、分离纯化除去干扰性成分，并使被检成分含量转移、富集而成供试品溶液。供试品溶液制备的原则是最大限度地保留被测成分、除去干扰成分、浓缩富集被测成分，使其符合所选定分析方法的要求。

## （三）供试品的测定

**1. 鉴别**　中药的鉴别包括性状鉴别、显微鉴别和理化鉴别。

**2. 检查**　中药的检查主要有制剂通则的检查、一般杂质的检查、特殊杂质的检查及微生物限度的检查。检测项目依剂型、给药途径、所含药味及化学成分的特点而确定，检测方法则依据药典有关规定进行。

**3. 含量测定**　含量测定是控制中药内在质量的重要内容，测定对象应是中药中起主要作用的有效成分或毒性成分，以保证临床用药的有效性和安全性。

## （四）原始记录和检验报告

原始记录和检验报告书的要求与化学药相同。

# 第二节　中药分析中样品前处理方法

## 一、样品的粉碎

样品的粉碎，既可以保证所取样品均匀而有代表性，提高测定结果的精密度和准确度；又可使样品中的被测组分能更快地完全提取出来。对于中药材、饮片和制剂等固体样品，应视情况进行粉碎，并通过规定筛目。但是样品粉碎得过细，在样品提取时，会造成过滤的困难，因此可视实际情况粉碎过筛。

粉碎样品时，要尽量避免由于设备的磨损或不洁净等因素污染样品，防止粉尘飞散或挥发性成分的损失。过筛时，通不过筛孔的部分决不能丢弃，要反复粉碎或研磨，使其全部通过筛孔，以保证样品具有代表性。粉碎设备目前主要有粉碎机、铜冲、研钵等。含中药的生物组织样品可用高速匀浆机或玻璃匀浆器。

---

**案例 17-1 分析讨论**

ChP2020 六味地黄丸的鉴别和含量测定中，样品的粉碎主要依据制剂的物理性状选择，水丸、水蜜丸用炼蜜和水制丸，质地较坚硬，可直接研细或粉碎；小蜜丸、大蜜丸中含有大量的炼蜜，质地柔软，不能直接研细或粉碎，可用小刀将其切成小块再进行处理，还可加入一定量的硅藻土、石英砂、硅胶等分散剂研磨，利于蜜丸分散均匀。

---

## 二、样品的提取

### （一）溶剂提取法

选用适当的溶剂将中药中的待测成分溶出的方法称为溶剂提取法。一般遵循"相似相溶"的原则，根据被测成分的结构与性质选择合适的溶剂。例如，苷类成分系由苷元与糖缩合而成，苷亲水性强，应选择极性大的溶剂提取；而苷元一般亲脂性强，应选择极性小的溶剂提取。

提取溶剂选择的原则：对待测成分的溶解度大，而对其他成分的溶解度小或不溶；所选溶剂与待测成分不起化学反应，且易得、安全。常用的提取溶剂有水、甲醇、乙醇、丙酮、三氯甲烷、乙酸乙酯、乙醚、石油醚等。

**1. 浸渍法**　浸渍法系将样品置于溶剂中浸泡一段时间分离出浸渍液，分为冷浸法（室温）和温浸法（40～60℃）。浸渍法适用于固体样品的提取，方法简便。

（1）冷浸法：系将样品粉碎后，称取一定量置具塞容器内，加入一定体积的溶剂，室温下浸泡一定时间。冷浸法的样品可以是药材，也可以是含有原生药粉的制剂等固体样品。溶剂种类与性质、样品的性质与颗粒直径、溶剂用量、浸提时间等均影响浸提效果。

（2）温浸法：与冷浸法基本相同，但浸渍温度较高，一般在 40～60℃溶剂中浸渍，浸渍时间短，却能浸出较多有效成分。由于温度较高，浸出液冷却后放置贮存时常析出沉淀，为保证质量，须滤去沉淀后再浓缩。

浸渍法操作方便、简单易行，适用于有效成分遇热易被破坏、含挥发性成分或含淀粉、果胶、黏液质较多中药的提取，但提取时间长、提取效率低，用水作溶剂提取时易发霉变质，必要时加入防腐剂。

**2. 回流提取法**　系将样品粉末置于烧瓶中，加入适量有机溶剂，水浴上加热进行回流提取的方法。可更换溶剂多次提取，使待测组分提取完全。回流提取法适用于固体样品的提取。为利于组分溶出样品需粉碎，所选提取溶剂的沸点不宜过高，每次提取时间为 0.5～2h，防止组分分解。

在加热条件下组分的溶解度大、溶出快、提取时间短、提取效率高，但回流提取法操作较烦琐，不适用于对热不稳定或具有挥发性组分的提取。

**3. 连续回流提取法** 系将样品置于索氏提取器中连续提取，一般提取数小时（通常提取至溶剂近无色），提取完全后取下虹吸回流管，无须过滤，即可回收溶剂，再用适宜溶剂溶解、定容，进行测定。需选低沸点的溶剂，如乙醚、甲醇等进行反复提取。连续回流提取法操作简便、节省溶剂、提取效率高于回流提取法，不适用于对热不稳定组分的提取。

**4. 超声辅助提取法** 系将样品置适当具塞容器内，加入提取溶剂，放入加有适量水的超声振荡器中进行提取。在超声波的助溶作用下，超声辅助提取较冷浸法速度快，一般 10～30min 内即可完成，最多不超过 1h。

超声辅助提取法提取时间短、提取效率高、操作方便、无须加热，适用于固体样品的提取，是目前《中国药典》使用最广泛的一种提取方法。超声提取法与冷浸法结合，或与回流提取法结合，可达到更好的提取效果，也常被《中国药典》采用。

由于超声波会使大分子化合物发生降解和聚集作用，或者形成更复杂的化合物，也会促进一些氧化和还原过程，所以在用超声波提取时，也应对超声频率、超声功率、提取时间、提取溶剂等条件进行考察，以提高提取效率。当超声提取用于药材粉末提取时，由于组分是由细胞内部逐步扩散出来的，速度较慢，加溶剂后宜先放置一段时间，再超声振荡提取。

**5. 加速溶剂萃取法** 系将固体或半固体样品置于密封容器中，在较高的温度（50～200℃）和压力（10.3～20.6MPa）下，通过升高压力，提高溶剂的沸点，使萃取能够在温度高于溶剂沸点而溶剂保持液体状态下进行的提取方法，又称压力溶剂萃取法。与传统方法相比，加速溶剂萃取法有机溶剂用量少（1g 样品仅需 1.5ml 溶剂）、快速（一般为 15min）、回收率高，广泛用于环境、药物、食品样品的前处理。

**6. 微波辅助萃取法** 系将样品置于微波可透过的容器中，利用微波加热来加速溶剂对固体样品中目标萃取物的萃取效率，又称微波萃取法，是微波和传统的溶剂提取法相结合形成的一种提取方法。微波是一种频率介于 300MHz～300GHz 的电磁波，波长在 1mm～1m，具有波动性、高频特性及热特性或非热特性（生物效应）等特点。微波辅助萃取法具有快速、高效、省溶剂、环境友好等优点。

### （二）蒸馏法

某些被测成分具有挥发性，或某些成分经蒸馏能分解生成挥发性成分（要求结构明确），可采用蒸馏法，收集馏出液供下一步分析使用。目前以水蒸气蒸馏法应用较多，可分为共水蒸馏法（即直接加热法）、通水蒸气蒸馏法和水上蒸馏法三种。例如，中药及其制剂中的挥发油、某些小分子的生物碱（麻黄碱、烟碱、槟榔碱）、丹皮酚及能够转变为无机氨的样品等，均可采用此法提取。

### （三）升华法

升华法利用某些成分具有升华性质的特点，使其与其他成分分离，再进行测定，如游离羟基蒽醌类化合物、咖啡因、斑蝥素等。

此外，还有超临界流体萃取、加压液体萃取、亚临界水萃取、半仿生提取、酶提取、高压逆流提取等方法应用于样品的提取。

## 三、样品的净化与富集

净化是指在待测组分被提出后，根据下一步分析手段和方法的要求对样品进行再处理。样品测定前是否需要净化分离和分离净化到何等程度，与所用测定方法的专属性、分离能力、检测系统对污染的耐受程度等密切相关。净化原则是从提取液中除去对测定有干扰的杂质，又不损失被测定成分。净化分离方法的设计主要依据被测定成分和杂质在理化性质上的差异，同时结合要采用的测定方法综合考虑。如采用专属性不强的滴定分析法和紫外-可见分光光度法时，需对提取液进行净化处理。

### （一）液-液萃取法

液-液萃取法是利用混合物中各组分在两种互不相溶的溶剂中分配系数的不同而达到分离净化目的的方法，用于待测组分的提取及纯化处理。可采用适当的溶剂利用萃取原理将被测成分或杂质提取出来，使被测成分与杂质分离。多次萃取的效率高于一次用全量溶剂萃取的效率，萃取次数应经试验确定。

### （二）色谱法

色谱法是中药分析中常用的样品净化方法，包括柱色谱法、薄层色谱法和纸色谱法，方法设备简单、操作简便、适用范围广，尤其适用于同一类总成分的分析测定。其中柱色谱法最为常用。

柱色谱法中常用的固定相有硅胶、硅藻土、化学键合相硅胶、聚酰胺、中性氧化铝、大孔吸附树脂、活性炭及离子交换树脂等。根据待测组分和杂质性质的差异选择适当的固定相，装于玻璃色谱柱内，柱长一般为 5~15cm，柱内径一般为 0.5~1.0cm，填料的量视杂质和待测组分的量而定。净化时，将提取液加于柱顶，用适当溶剂进行洗脱。可使组分保留于柱上，将杂质洗去，再用适当的溶剂将组分洗脱下来；或将组分洗下而将杂质保留于柱上，达到纯化的目的。若一种填料净化效果不理想，也可用混合填料或串联柱等手段，以提高分离效果。含量测定时，净化后要符合定量分析方法要求，考察回收率。除以上自装的色谱柱外，还有市售色谱预处理小柱，内装的填料除硅胶、氧化铝等吸附剂和大孔吸附树脂外，还有各类化学键合相，如 $C_{18}$、氰基、氨基化学键合相等。

### （三）沉淀法

沉淀法是基于某些试剂与被测成分或杂质生成沉淀，保留溶液或分离沉淀以使样品净化的方法。如将被测成分生成沉淀，这种沉淀必须是可逆的或可直接测定的沉淀物，再根据化学计量关系计算出被测成分含量。若使杂质生成沉淀，则可以是不可逆的沉淀反应。但需注意的是，若溶液中的过量试剂对被测成分有干扰，则应设法除去留存的过量试剂；若大量杂质以沉淀形式除去时，被测成分不应产生共沉淀而损失；若被测成分生成沉淀，其沉淀经分离后可重新溶解或直接用重量法测定。例如，ChP2020 西瓜霜润喉片中西瓜霜（主含 $Na_2SO_4$）的含量测定，在盐酸和氯化钡的作用下，将 $Na_2SO_4$ 转为 $BaSO_4$ 沉淀，沉淀物经炽灼至恒重，根据重量和化学计量关系计算出西瓜霜的含量。

### （四）盐析法

盐析法是在样品水提液中加入无机盐至一定浓度或达到饱和状态，使某些成分在水中溶解度降低，而使之析出或易于被有机溶剂提取净化的方法，常用的无机盐有 NaCl、$Na_2SO_4$、$MgSO_4$ 和 $(NH_4)_2SO_4$ 等。

### （五）微萃取技术

微萃取技术可以分为固相微萃取技术和液相微萃取技术两种。固相微萃取是一种集萃取、浓缩、进样于一体的样品前处理技术，分析效率高、分析速度快，广泛应用于中药分析。该法样品用量小、选择性好、灵敏度高、结果重现性好、无须使用有机溶剂、绿色环保，可分为分散固相萃取、分散微固相萃取、磁性固相萃取等方法，但该法萃取头使用寿命短，成本较高。

液相微萃取技术是基于传统的液-液萃取原理，于纤维膜中封闭与样品溶剂不相混溶的溶剂，选择性地萃取目标化合物，用微量有机溶剂即可实现目标化合物的富集纯化。根据萃取形式不同，可分为单滴微萃取、多孔中空纤维液相微萃取和分散液-液微萃取、浊点萃取等。该法分析时间短、成本低、选择性强、溶剂用量少、富集倍数高、绿色环保，但结果重现性较差。

## 四、样品的浓缩、消解与衍生化

　　一些中药提取、纯化后，提取液较多，被测成分含量较低，如被测成分浓度低于分析方法的检测灵敏度，或者因其他原因导致的被测成分无法直接测定时，则需要对提取溶液进行浓缩，提高样品中被测成分的浓度。常用的样品浓缩方法包括水浴蒸发法、自然挥发法、减压蒸发法、气体吹蒸法、冷冻干燥法等。其中，水浴蒸发法是将提取液置于蒸发皿中，水浴蒸干，残渣加适宜溶剂溶解，该法适用于热稳定性好的非挥发性成分的浓缩，中药分析中 TLC 鉴别时，供试品溶液的制备最常采用该法。如案例 17-1 中，TLC 均采用水浴蒸发法进行样品的浓缩。

　　当测定中药中的无机元素时，由于大量有机物的存在，会严重干扰测定，因此须采用合适的方法进行有机破坏。消解是将样品与酸、氧化剂、催化剂等共置于回流装置或密闭装置中，加热分解并破坏有机物的方法。常用的消解方法有湿法消解、干法消解、高压消解、微波消解、氧瓶燃烧等。

　　衍生化是一种利用化学变换把化合物转化成化学结构类似的物质，由此产生新的化学物质可用于分离分析。样品衍生化的目的是提高样品检测的灵敏度，改善混合物的分离度等。样品衍生化在仪器分析中被广泛应用，如在气相色谱中应用化学衍生法是为了增加样品的挥发性或提高检测灵敏度。高效液相色谱的化学衍生法是指在一定条件下利用某种试剂（通称化学衍生试剂或标记试剂）与样品组分进行化学反应，反应的产物有利于色谱分离分析。

---

**案例 17-1 分析讨论**

　　ChP2020 六味地黄丸中 TLC 鉴别和含量测定中供试品溶液的制备，分别采用超声辅助提取法和回流提取法进行样品的提取，液-液萃取法净化和水浴蒸发法浓缩是中药供试品溶液制备常用方法（图 17-1、图 17-2）。

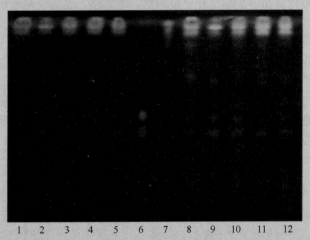

图 17-1　六味地黄丸中酒萸肉鉴别的 TLC 图谱

1～5 供试品（大蜜丸）；6. 莫诺苷、马钱苷对照品；7. 缺山茱萸阴性样品；8～12 供试品（水蜜丸）

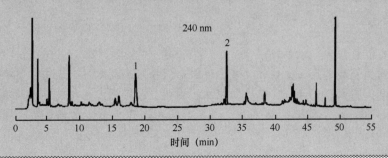

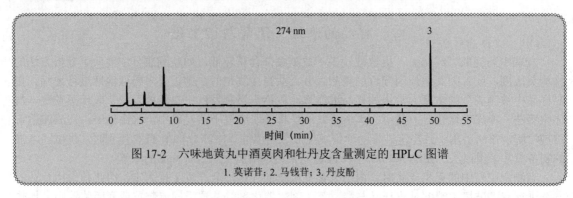

图 17-2　六味地黄丸中酒萸肉和牡丹皮含量测定的 HPLC 图谱
1. 莫诺苷；2. 马钱苷；3. 丹皮酚

# 第三节　中药的鉴别

鉴别是中药质量检验工作的首要任务。中药的鉴别系指运用一定分析方法和技术，检验中药的真伪。中药鉴别主要包括性状鉴别、显微鉴别、理化鉴别和生物鉴别，各鉴别项之间互相补充、互相佐证。

中药材鉴别选用方法要求专属、灵敏，包括经验鉴别、显微鉴别、一般理化鉴别、色谱或光谱鉴别及其他方法的鉴别。

中药饮片鉴别可采用传统经验方法、显微鉴别法、化学反应法、色谱法、光谱法等手段建立饮片的专属性鉴别方法。

中药配方颗粒鉴别，可依据各品种及其原料的性质采用理化鉴别、色谱鉴别等方法。理化鉴别应根据所含成分的化学性质选择适宜的专属性方法。色谱鉴别具有直观、承载信息量大、专属性强的特点，是中药配方颗粒鉴别的主要方法。

中药制剂鉴别常采用显微鉴别法、化学反应法、色谱法、光谱法和生物鉴别法。制剂中若有直接入药的饮片粉末，一般应建立显微鉴别方法；若含有多种直接入药的饮片粉末，在显微鉴别法中应分别描述各药味的专属性特征；若处方中含有动物来源的药味并且在制剂中仅其蛋白质、多肽等生物大分子成分具备识别特征，应建立特异性检测方法。中药制剂鉴别药味选择原则如下：①单味制剂直接选取单一药味进行鉴别；复方制剂，应按照君、臣、佐、使的组方原则，依次选择药味。②当药味较多时，应首选君药、臣药、贵重药和毒性药进行鉴别研究。③凡有饮片粉末入药者，应作显微鉴别。有显微鉴别的，可同时进行其他方法的鉴别。④原则上处方中每一味药均应进行鉴别研究，选择尽量多的药味制订在质量标准中，最少也要超过处方的 1/3 药味。

---

**案例 17-2　　　　　　　　ChP2020 川贝母的鉴别**

本品为百合科植物川贝母 *Fritillaria cirrhosa* D. Don、暗紫贝母 *Fritillaria unibracteata* Hsiao et K. C. Hsia、甘肃贝母 *Fritillaria przewalskii* Maxim.、梭砂贝母 *Fritillaria delavayi* Franch.、太白贝母 *Fritillaria taipaiensis* P. Y. Li 或瓦布贝母 *Fritillaria unibracteata* Hsiao et K. C. Hsia var. *wabuensis*（S. Y. Tang et S. C. Yue）Z. D. Liu, S. Wang et S. C. Chen 的干燥鳞茎。按性状不同分别习称"松贝""青贝""炉贝""栽培品"。夏、秋二季或积雪融化后采挖，除去须根、粗皮及泥沙，晒干或低温干燥。

【鉴别】

（1）本品粉末类白色或浅黄色。

**松贝、青贝及栽培品**　淀粉粒甚多，广卵形、长圆形或不规则圆形，有的边缘不平整或略作分枝状，直径 5～64μm，脐点短缝状、点状、人字状或马蹄状，层纹隐约可见。表皮细胞类长方形，垂周壁微波状弯曲，偶见不定式气孔，圆形或扁圆形。螺纹导管直径 5～26μm。

炉贝 淀粉粒广卵形、贝壳形、肾形或椭圆形，直径约至60μm，脐点人字状、星状或点状，层纹明显。螺纹导管和网纹导管直径可达64μm。

（2）取本品粉末10g，加浓氨试液10ml，密塞，浸泡1h，加二氯甲烷40ml，超声处理1h，滤过，滤液蒸干，残渣加甲醇0.5ml使溶解，作为供试品溶液。另取贝母素乙对照品，加甲醇制成每1ml含1mg的溶液，作为对照品溶液。照薄层色谱法（通则0502）试验，吸取供试品溶液1～6μl，对照品溶液2μl，分别点于同一硅胶G薄层板上，以乙酸乙酯-甲醇-浓氨试液-水（18:2:1:0.1）为展开剂，展开，取出，晾干，依次喷以稀碘化铋钾试液和亚硝酸钠乙醇试液。供试品色谱中，在与对照品色谱相应的位置上，显相同颜色的斑点。

（3）聚合酶链式反应-限制性内切酶长度多态性（PCR-RFLB）方法。

**模板DNA提取** 取本品0.1g，依次用75%乙醇溶液1ml、灭菌超纯水1ml清洗，吸干表面水分，置乳钵中研磨成极细粉。取20mg，置1.5ml离心管中，用新型广谱植物基因组DNA快速提取试剂盒提取DNA［加入缓冲液AP1 400μl和RNA酶溶液（10mg/ml）4μl，涡旋振荡，65℃水浴加热10min，加入缓冲液AP2 130μl，充分混匀，冰浴冷却5min，离心（转速为14 000r/min）10min；吸取上清液转移入另一离心管中，加入1.5倍体积的缓冲液AP3/E，混匀，加到吸附柱上，离心（转速为13 000r/min）1min，弃去滤液，加入漂洗液700μl，离心（转速为12 000r/min）30s，弃去滤液；再加入漂洗液500μl，离心（转速为12 000r/min）30s，弃去滤液；再离心（转速为13 000r/min）2min，取出吸附柱，放入另一离心管中，加入50μl洗脱缓冲液，室温放置3～5min，离心（转速为12 000r/min）1min，将洗脱液再加入吸附柱中，室温放置2min，离心（转速为12 000r/min）1min］，取洗脱液，作为供试品溶液，置4℃冰箱中备用。另取川贝母对照药材0.1g。同法制成对照药材模板DNA溶液。

**PCR-RFLP反应** 鉴别引物：5′CGTAACAAGGTTTCCGTAGGTGAA3′和5′GCTACGTTCTTCATCGAT3′。PCR反应体系：在200μl离心管中进行，反应总体积为30μl，反应体系包括10×PCR缓冲液3μl，二氯化镁（25mmol/L）2.4μl，dNTP（10mmol/L）0.6μl，鉴别引物（30μmol/L）各0.5μl，高保真TaqDAN聚合酶（5U/μl）0.2μl，模板1μl，无菌超纯水21.8μl。将离心管置PCR仪，PCR反应参数：95℃预变性4min，循环反应30次（95℃ 30s，55～58℃ 30s，72℃ 30s），72℃延伸5min。取PCR反应液，置500μl离心管中，进行酶切反应，反应总体积为20μl，反应体系包括10×酶切缓冲液2μl，PCR反应液6μl，SmaI（10U/μl）0.5μl，无菌超纯水11.5μl，酶切反应在30℃水浴反应2h。另取无菌超纯水，同法上述PCR-RFLP反应操作，作为空白对照。

**电泳检测** 照琼脂糖凝胶电泳法（通则0541），胶浓度为1.5%，胶中加入核酸凝胶染色剂GelRed；供试品与对照药材酶切反应溶液的上样量分别为8μl，DNA分子量标记上样量为1μl（0.5μg/μl）。电泳结束后，取凝胶片在凝胶成像仪上或紫外透射仪上检视。供试品凝胶电泳图谱中，在与对照药材凝胶电泳图谱相应的位置上，在100～250bp应有两条DNA条带，空白对照无条带。

**问题：**

1. 与化学药物的鉴别相比，中药的鉴别有哪些特点？

2. 中药鉴别常用哪些方法？

3. 简述中药薄层色谱鉴别法的主要影响因素。

4. 简述分子生物学检测技术在中药饮片、动物组织来源材料、生物制品起始材料、微生物污染溯源鉴定中的应用特点及适用范围。

# 一、性状鉴别

中药性状鉴别是对中药的形状、形态、颜色、气味、质地等外观性状进行鉴别。性状鉴别主要通过感官来进行，如眼看（较细小的样品可以借助扩大镜或体视显微镜）、手摸、鼻闻、口尝等方式进行判断，如药材和饮片的形状、大小、色泽、气味、质地、断面特征等；植物油脂和提取物的外观、颜色、气味，以及溶解度、相对密度、折光率等物理常数；中药制剂除去包装后，成品的外观及内容物的形状、颜色、气味等均可作为描述的内容。性状鉴别是评价中药质量的一项重要指标，也称"直观鉴别法"，属于经验鉴别，具有操作简单、鉴别迅速、易行实用的特点，在中药鉴别中占有十分重要的地位。

中药常用药材以植物来源占大多数，也有少数来源于动物和矿物。各类药材和饮片在外形上既具有一般的形态规律，又各具形态特异点。掌握各类药材的上述特点，参照药品标准所描述的性状，并遵循药材检定通则规定操作，能正确鉴定药材的真伪。植物油脂和提取物将物理常数作为鉴别依据的同时，也可以反映药品的纯度。而中药制剂的性状往往与投料的原料质量及工艺有关，原料质量保证，工艺稳定则成品的性状应该基本一致，故制剂的性状，能初步反映其质量状况。

# 二、显微鉴别

显微鉴别法系指用显微镜对药材（饮片）切片、粉末、解离组织或表面制片及含饮片粉末的制剂中饮片的组织、细胞或内含物等特征进行鉴别的一种方法。用于鉴别中药的显微特征应明显易见、具代表性。鉴别时选择具有代表性的供试品，根据各品种鉴别项的规定制片。中药制剂需根据不同剂型适当处理后制片。

显微鉴别不仅在药材（饮片）的鉴别中应用较多，在中药制剂中的应用更有特色。中药制剂一般多由两味以上中药饮片制备而成，可能其中几种药味具有相似显微特征，这是由于制备方法的影响，一些在药材中易检出的显微特征会消失或难以检出。选取复方制剂中的药味进行显微鉴别时，要考虑所选特征在制剂中的专属性，同时尽可能将制剂外的药材排除，且范围越大越好。

中药制剂显微鉴别，首先需了解制剂处方及制法，明确相关原料的药用部位，根据原料药部位的组织、细胞及内含物的显微特征进行鉴别。中药制剂显微鉴别原则上应对处方中所有以饮片粉末投料的药味逐一鉴别，选择容易观察（制片5张，可检出规定特征的应不少于3张，镜检出现概率达60%）、与处方中其他药味无交叉干扰的显微特征作为鉴别依据。例如，案例17-1六味地黄丸中6味药均为饮片细粉入药，显微鉴别对方中6药味逐一鉴别。又如ChP2020左金丸中黄连、吴茱萸二味粉碎成细粉入药，黄连和吴茱萸均含有石细胞，石细胞不能作为显微鉴别指标，因此选择黄连中纤维束、吴茱萸中腺毛作为显微鉴别指标，其显微鉴别：

取本品，置显微镜下观察：纤维束鲜黄色，壁稍厚，纹孔明显（黄连）。非腺毛2～6细胞，胞腔内有的充满红棕色物；腺毛头部多细胞，椭圆形，含棕黄色至棕红色物，柄2～5细胞（吴茱萸）。

# 三、理化鉴别

理化鉴别是利用中药所含化学成分或成分群的某些理化性质，通过化学反应或光谱法、色谱法等现代分析方法和技术检测中药中的某些成分，判断其真伪。理化鉴别包括物理、化学、光谱、色谱、质谱等鉴别方法。

中药制剂多为复方，化学组成复杂，在难以对全部组方药味逐一进行鉴别时，应据组方分析，首选主药（君药）、辅药（臣药）、毒性药及贵重药，其他药味的选择则根据其基础研究水平而定。根据待测成分的结构、性质及共存物的干扰情况，采用专属性强、灵敏度高、鉴别快速、结果可靠的鉴别方法，尽量避免将中药复方制剂中的共性成分作鉴别之用。

## （一）化学反应鉴别法

中药化学反应鉴别法系利用中药中特定的化学成分（群）与适宜试剂发生化学反应，根据所产生的颜色变化或沉淀等现象，判断该药味或成分（群）的存在，以此评价中药的真实性。本类鉴别试验可在试管中进行，半微量试验也可在点滴板、滤纸或薄层板上进行，也可在药材切面或粉末上滴加各种试剂进行观察。例如，ChP2020 马钱子散由马钱子、地龙（培黄）组成，利用生物碱沉淀反应，碘化铋钾试液与马钱子所含士的宁、马钱子碱等生物碱类成分生成黄棕色沉淀物，以此鉴别方中马钱子，方法如下：

取本品 1g，加浓氨试液数滴及三氯甲烷 10ml，浸泡数小时，滤过，取滤液 1ml 蒸干，残渣加稀盐酸 1ml 使溶解，加碘化铋钾试液 1～2 滴，即生成黄棕色沉淀。

为避免蛋白质、多肽等成分的干扰，该法在碱性条件下用三氯甲烷提取游离生物碱后，再用酸水溶解生物碱进行沉淀反应。

利用显色、沉淀等化学反应鉴别中药简单易行，但方法准确性和专属性差，需注意：应慎用专属性不强的化学反应，如泡沫生成反应、三氯化铁显色反应等，因蛋白质、含酚羟基化合物等在中药材中普遍存在；在分析前应对样品进行必要的前处理，以除去干扰鉴别反应的物质，提高鉴别方法的专属性；制定中药质量标准时，须采用阴性对照和阳性对照试验，对拟定的方法进行反复验证，防止出现假阳性和假阴性现象。例如，ChP2010 牛黄解毒片鉴别处方中的冰片时，采用微量升华法得到白色升华物后，用 1% 香草醛硫酸鉴别，该方法 ChP2015 起未被收载。

当中药中存在具有升华性质的化学成分时，可采用微量升华法进行鉴别，如大黄中蒽醌类化合物可升华为菱状针晶或羽状晶体，牡丹皮中丹皮酚可升华为白色簇状结晶，薄荷中薄荷醇可升华为无色簇状针晶。微量升华法通常是将制备的升华物在显微镜下观察晶型，在可见光下观察颜色，在紫外线灯下观察荧光，加入合适的试液或试剂与其发生显色反应或荧光反应等。由于升华物化学组成简单，可根据其特性进行鉴别，使得微量升华法鉴别具有很好的专属性。此法简单迅速，所需样品和试剂量少。若制剂中有两种以上的药味含有可升华成分，且升华温度不同时，则可通过控制加热温度，分段收集升华物，并分别鉴别。例如，ChP2020 大黄流浸膏的鉴别，即利用大黄中蒽醌类成分具升华性，且遇碱变紫红色的性质，进行鉴别，方法如下：

取本品 1ml，置瓷坩埚中，在水浴上蒸干后，坩埚上覆以载玻片，置石棉网上直火徐徐加热，至载玻片上呈现升华物后，取下载玻片，放冷，置显微镜下观察，有菱形针状、羽状和不规则晶体，滴加氢氧化钠试液，结晶溶解，溶液显紫红色。

随着中药鉴别技术的不断发展，化学反应鉴别法因其专属性不强逐渐成为一种辅助鉴别手段，需与其他鉴别方法结合，加强中药整体的鉴别能力。

## （二）显微化学反应鉴别法

显微化学反应鉴别法系根据中药所含化学成分的理化性质，确定某些特殊化学成分的存在及其在组织中分布的一种鉴别方法。可测定其理化常数、观察理化性质，也可选择适当的化学反应来进行分析。显微化学反应鉴别可用于细胞内化学成分、细胞壁性质及细胞内含物性质的鉴别。

**1. 鉴别化学成分**　将中药粉末、切片或浸出液少量置于载玻片上，滴加适宜的化学试液，使所含成分结晶析出，或成为盐类析出，在显微镜下观察结晶晶型，或滴加试液后的化学反应现象，以鉴别中药真伪的方法。例如，ChP2020 安息香的鉴别，即利用安息香中可升华的芳酸类成分进行鉴别：

取本品约 0.25g，置干燥试管中，缓缓加热，即发生刺激性香气，并产生多数棱柱状结晶的升华物。

**2. 鉴别细胞壁和细胞内含物的性质**　细胞壁性质的鉴别主要包括木质化细胞壁、木栓化或角质化细胞壁、纤维素细胞壁、硅质化细胞壁的鉴别。

细胞内含物性质的鉴别主要包括淀粉粒、糊粉粒、脂肪油、挥发油、树脂、菊糖、黏液、草酸钙结晶、碳酸钙结晶、硅质的鉴别。例如，ChP2020桔梗的薄壁细胞含细胞内含物菊糖，鉴别方法如下：

取本品，切片，用稀甘油装片，置显微镜下观察，可见扇形或类圆形的菊糖结晶。

## （三）光谱鉴别法

光谱鉴别法系利用中药样品特定的光谱特征，判断中药真伪的一种分析方法。用于中药鉴别的光谱法主要包括紫外-可见分光光度法、红外分光光度法、荧光分光光度法、原子吸收分光光度法、核磁共振波谱法、X射线衍射法等。如ChP2020地枫皮采用荧光法鉴别、人工牛黄中胆红素采用紫外-可见分光光度法鉴别和石膏采用红外分光光度法鉴别。

光谱鉴别法体现了中药的综合光谱信息特征，避免了单一化学成分鉴别的片面性，但由于混合物光谱特征的专属性和特征性不强，经典光谱鉴别法在中药鉴别中的应用受到一定限制。

## （四）色谱鉴别法

色谱法具有分离度好、灵敏度高、专属性强、应用范围广等特点，特别适用于中药的鉴别。它是根据中药中各类化学成分在色谱中的保留行为，通过与标准物质相比较，来判断其真伪的鉴别方法。目前用于中药鉴别的色谱法主要有薄层色谱法、纸色谱法、气相色谱法、高效液相色谱法等，薄层色谱法最为常用。本节重点介绍薄层色谱法。

薄层色谱法系将供试品溶液点于薄层板上，在展开容器内用展开剂展开，使供试品所含成分分离，所得色谱图与适宜的标准物质按同法所得的色谱图对比，亦可用薄层色谱扫描仪进行扫描，用于鉴别、检查或含量测定。薄层色谱可将中药所含成分通过分离直观化、可视化，具有承载信息量大、专属性强、快速、经济、操作简便等优点，是中药鉴别的首选方法。

**1. 操作方法**

（1）供试品溶液的制备：对样品进行适当的提取和净化，以除去干扰成分，提高被检成分浓度，获得清晰的色谱图。

（2）阴阳对照试验：用于验证薄层鉴别方法的专属性。

阳性对照液的制备：也称对照药材溶液的制备，将制剂中欲鉴别的某药味的对照药材按制剂供试品溶液的制备方法进行制备，所得的供试液称为该药味的阳性对照液。

阴性对照液的制备：从制剂处方中除去要鉴别的某味药，其余各味药按相同制法得到阴性制剂（缺味制剂），再以制备样品相同比例、条件、方法得到供试液，为该药味的阴性对照液。

将样品和阳性对照液、阴性对照液在同一条件下展开，观察在同一相应位置上样品与阳性对照液有无相同颜色（或荧光）的斑点，以判断样品中有无该中药成分，并且观察阴性对照液中有无干扰，确定鉴别方法的专属性。用阳性和阴性对照液对照时，最好选择几种色谱条件分别展开，将所得结果综合分析。因为一种对照液中可能有几种不同类型的化学成分，它们的色谱条件不尽相同，只用一种条件展开有时可能因为色谱条件选择不当而使分离效果不佳或虽分离但显现不出斑点，不能得到正确的判断结果。

（3）对照物的选择：中药鉴别用的标准物质有对照品、对照药材和对照提取物3种。对照提取物为ChP2005一部首次收载。

标准物质选择原则：有对照品的须采用对照品作对照，无对照品的须采用对照药材或对照提取物作对照。一般情况下，选用对照品即可满足薄层鉴别的需要，而有些情形需结合对照药材或对照提取物才能确定制剂的真实性。

1）对照品：用已知中药的某一有效成分或特征性成分对照品制成对照液，与样品在同一条件下展开，显色，比较在相同位置上有无同一颜色（或荧光）的斑点。

2）对照药材：当仅用对照品不能满足TLC鉴别要求时，可采用对照品与对照药材同时对照的方法，以保证中药鉴别结果的准确性。以对照药材为对照鉴别时，应根据处方量确定取量，使鉴别具有可比性。例如，鉴别制剂中是否为黄连或黄柏，不仅要以小檗碱为对照品，还要增设对照药材，可检验其投料情况，控制制剂内在质量。

3）对照提取物：对照提取物系指经提取制备，含有多种主要有效成分或指标性成分，用于中药材（饮片）、提取物、制剂鉴别或含量测定的标准物质。采用对照品与对照提取物同时对照的方法，可提高中药鉴别的可靠性，如ChP2020川乌、草乌的TLC鉴别，采用乌头双酯型生物碱对照提取物；陈皮中广陈皮的TLC鉴别，采用广陈皮对照提取物；薏苡仁中TLC鉴别，采用薏苡仁油对照提取物；地奥心血康胶囊中TLC鉴别，采用黄山药皂苷对照提取物作为对照。

（4）色谱条件的选择：中药TLC鉴别，应考虑如何在规定条件下将样品制成清晰、紧密、比移值稳定和可重复的色谱图，以便与标准物质进行比较。薄层色谱法应进行色谱条件的选择和方法学研究。

1）固定相的选择：薄层板有市售薄层板和自制薄层板。TLC常用的固定相有硅胶G、硅胶$GF_{254}$、硅胶H、硅胶$HF_{254}$、微晶纤维素、微晶纤维素$_{254}$等，临用前一般应在110℃活化30min（聚酰胺薄膜不需活化）。按固定相粒径大小分为普通薄层板（10～40mm）和高效薄层板（5～10mm）。薄层涂布可分为无黏合剂和含黏合剂两种，一般常用黏合剂有10%～15%煅石膏（用字母G表示），混合均匀后加水或用羧甲基纤维素钠水溶液（0.2%～0.5%）适量调成糊状，均匀涂布于玻璃板上。若吸附剂中加入无机荧光剂（如$F_{254}$和$F_{365}$），则称为荧光薄层板。在保证薄层质量的前提下，可对薄层板进行特别处理和化学改性，以适应分离需求。

2）展开系统的选择：选择展开剂主要考虑溶剂的极性和选择性。理想的分离是指在$R_f$ 0.2～0.8内得到一组清晰的斑点，且能突出被检斑点。展开系统一般为两种或两种以上混合溶剂，有利于极性的调整。

分离含有弱酸或弱碱的样品，展开剂中应加入少量的弱酸或弱碱性溶剂，以防止斑点拖尾；展开剂宜临用前配制，配制多元溶剂系统时应注意量取各溶剂体积的准确性；一般尽量不使用苯等对人体有害的溶剂。

（5）点样：在洁净干燥环境中，用专用毛细管或配合相应的半自动、自动点样器械将样品点样于薄层板上。一般为圆点状或窄细的条带状，点样基线距底边10～15mm，高效板一般基线离底边8～10mm。圆点状直径一般不大于4mm，高效板一般不大于2mm。接触点样时，应注意勿损伤薄层表面。条带状宽度一般为5～10mm，高效板条带宽度一般为4～8mm，可用专用半自动或自动点样器械喷雾法点样。点间距离可视斑点扩散情况以相邻斑点互不干扰为宜，一般不少于8mm，高效板供试品间隔不少于5mm。

（6）展开：将点好供试品的薄层板放入展开缸中，浸入展开剂的深度以距原点5mm为宜，密闭。一般上行展开8～15cm，高效薄层板上行展开5～8cm。取出薄层板，晾干，待检测。

展开前如需溶剂蒸气预平衡，可在展开缸中加入适量展开剂，密闭，一般保持15～30min溶剂蒸气预平衡后，应迅速放入载有供试品的薄层板，立即密闭，展开。如需使展开缸达到溶剂蒸气饱和状态，则需在展开缸内壁贴与展开缸高、宽同样大小的滤纸，一端浸入展开剂中，密闭一定时间，使溶剂蒸气达到饱和，再如法展开。必要时，可进行二次展开或双向展开，进行第二次展开前，应使薄层板残留的展开剂完全挥干。

（7）显色与检视：有颜色的物质在可见光下直接检视，无色物质可用喷雾法或浸渍法以适宜的显色剂显色，或加热显色，在可见光下检视。有荧光的物质或显色后可激发产生荧光的物质，可在紫外线灯（365nm或254nm）下观察荧光斑点。对于在紫外光下有吸收的成分，可用带有荧光剂的薄层板（如硅胶$GF_{254}$板），在紫外线灯（254nm）下观察荧光板面上的荧光物质猝灭形成的斑点。

（8）结果记录与保存：应尽快将显色或荧光检测后的色谱结果记录保存，薄层色谱图像可采用摄像设备拍摄，以光学照片或电子图像的形式保存。也可用薄层色谱扫描仪扫描或其他适宜的方式记录相应的色谱图。

**2. 系统适用性试验**　按各品种项下要求对试验条件进行系统适用性试验，即用供试品和标准物质对试验条件进行试验及调整，应达到规定的 $R_f$、检出限、分离度和相对标准偏差要求。

**3. 影响薄层色谱分析的主要因素**

（1）薄层色谱的点样技术：点样是薄层色谱的第一步，也是最关键的一步，它关系到能否得到可以重现的、分离度好的薄层色谱。一般在常规薄层板上点样量不宜过大，最好控制在 10μl 以下，如在一个位置重复多次点样时，接触点样时注意勿损伤薄层表面，同时必须注意不要将原点点成一个空心圈。

（2）湿度和温度：操作环境的相对湿度和温度，严重影响薄层色谱的重现性。对于一些中药的 TLC 鉴别，需严格控制相对湿度和温度。例如，ChP2020 万应锭方中熊胆粉 TLC 鉴别，要求在相对湿度 40% 以下展开；复方皂矾丸中西洋参 TLC 鉴别，要求在温度 10～25℃，相对湿度小于 60% 条件下展开。

---

**链接 17-1**        **薄层-生物自显影技术**

薄层-生物自显影技术是一种集色谱分离、成分鉴定和活性测试于一体的药物筛选和评价方法。以 1,1-二苯基-2-苦肼基自由基（DPPH）为显色剂的薄层色谱-生物自显影技术近年开始应用于中药活性成分导向分离、鉴定和品质评价研究。DPPH 是一种稳定的以氮为中心的自由基，若被测物能清除它，则说明被测物可能具有降低羟自由基、烷自由基或过氧自由基等自由基的有效浓度，打断脂质过氧化链反应的作用。DPPH 本身显紫色，具有清除 DPPH 自由基能力的物质能使其还原成 DPPH-H 而呈现黄色。薄层-生物自显影技术综合了比色法（或光谱法）与色谱分离技术二者的优点。

---

**（五）色谱-质谱联用法**

LC-MS 既具有液相色谱高效分离的特点，又具有质谱高灵敏度、高选择性的特点，可获取复杂混合物所含化学成分的轮廓和混合物中各单一成分的结构信息，是定性、定量分析中药复杂体系的有效方法。ChP2020 中阿胶、龟甲胶、鹿角胶的鉴别均采用 LC-MS 法，如阿胶的鉴别：

取本品粉末 0.1g，加 1% 碳酸氢铵溶液 50ml，超声处理 30min，用微孔滤膜滤过，取续滤液 100μl，置微量进样瓶中，加胰蛋白酶溶液 10μl（取序列分析用胰蛋白酶，加 1% 碳酸氢铵溶液制成每 1ml 含 1mg 的溶液，临用时配制），摇匀，37℃恒温酶解 12h，作为供试品溶液。另取阿胶对照药材 0.1g，同法制成对照药材溶液。照【含量测定】特征多肽项下色谱、质谱条件试验，以十八烷基硅烷键合硅胶为填充剂（色谱柱内径为 2.1mm）；以乙腈为流动相 A，以 0.1% 甲酸溶液为流动相 B，进行梯度洗脱；流速为每分钟 0.3ml。采用三重四极杆质谱检测器，电喷雾离子化正离子模式下多反应监测（MRM），选择质荷比（$m/z$）539.8（双电荷）→612.4 和 $m/z$ 539.8（双电荷）→923.8 作为检测离子对。取阿胶对照药材溶液，进样 5μl，按上述检测离子对测定的 MRM 色谱峰的信噪比均应大于 3：1。

吸取供试品溶液 5μl，注入高效液相色谱-质谱联用仪，测定。以 $m/z$ 539.8（双电荷）→612.4 和 $m/z$ 539.8（双电荷）→ 923.8 离子对提取的供试品离子流色谱中，应同时呈现与对照药材色谱保留时间一致的色谱峰。

GC-MS 利用计算机自动检索谱库核对可获得定性、定量信息，GC-MS 分析的信号参数主要有色谱保留值、总离子流色谱图（TIC）、质量色谱图、选择离子监测图（质量碎片图）和质谱图等。GC-MS 分析可一次性完成样品的分离、定性鉴定和定量分析，适合具有挥发性成分或可衍生化为挥发性成分中药的鉴别。

# 四、生物鉴别

生物鉴别法是利用中药或其含有的化学组分对生物体的作用强度，以及用生命信息物质（DNA、蛋白质等）、特异性遗传标记特征和基因表达差异等鉴别中药品种和质量的一种方法。生物鉴别法将分子生物技术与植物学、动物学研究相结合，具有专属性强和准确度高等特点。目前，生物鉴别法主要分为生物效应鉴别法和基因鉴别法两类。生物效应鉴别法是利用药物对于生物（整体和离体组织）所起的作用，测定药物生物活性强度或药理作用，按照鉴定的目的和对象不同，可分为免疫鉴别法、细胞生物学鉴别法、生物效价测定法、单纯指标测定法等。基因鉴别法包括 DNA 遗传标记鉴别法、mRNA 差异显示鉴别法等。其中，DNA 遗传标记鉴别法包括形态标记、细胞标记、生化标记和分子标记。

ChP2020 通则 9107 收载了中药材 DNA 条形码分子鉴定法指导原则，用于中药材（包括药材及部分饮片）及基原物种的鉴定。DNA 条形码分子鉴定法是利用基因组中一段公认的、相对较短的 DNA 序列来进行物种鉴定的一种分子生物学技术，是传统形态鉴别方法的有效补充。中药材 DNA 条形码分子鉴定符合生药鉴定简单、准确的特点，有明确的判断标准，每个中药材物种实现以核糖体 DNA 第二内部转录间隔区（ITS2）为主体条形码序列鉴定的方法体系，其中植物类中药材选用 ITS2/ITS 为主体序列，以叶绿体 *psbA-trn*H 为辅助序列，动物类中药材采用细胞色素 c 氧化酶亚基 I（COI）为主体序列，ITS2 为辅助序列。值得注意的是，该法用于鉴定药材的基原物种，不能确定药用部位；暂不适用于混合物与炮制品的鉴定及硫黄熏蒸等造成不适用的情况；必要时结合其他鉴别方法综合判断。另外，为防止外源微生物污染，试验前须将用具进行高压灭菌，并用 75% 乙醇溶液擦拭药材表面；有些药材如遍布内生真菌，植物类药材需选用 psbA-trnH 条形码（真菌内不含有该基因片段），不能选用 ITS2 序列。

DNA 分子鉴定技术已逐渐渗透到中药鉴别领域，可弥补形态学鉴定的缺陷，更为客观完整地对中药质量进行评价。ChP2020 一部中乌梢蛇和蕲蛇饮片、金钱白花蛇药材采用 PCR，川贝母和霍山石斛药材采用 PCR-RFLP 鉴别，作为传统中药鉴别法的补充。

> **案例 17-2 分析讨论**
>
> 川贝母具有清热润肺，化痰止咳，散结消痈之功能。传统经验认为，以表面白色，质坚实，无黄贝、油贝、碎贝、破贝者为佳。
>
> 川贝母的鳞茎中含有多种生物碱类有效成分，ChP2020 TLC 鉴别中，供试品溶液制备以氨试液游离生物碱，二氯甲烷为提取溶剂，冷浸法和超声辅助提取法相结合提取游离生物碱类成分，水浴蒸发法浓缩。TLC 分离生物碱成分，为防止斑点拖尾，在展开剂中加入了少量碱性试剂。
>
> 川贝母的鉴别检验主要依靠性状鉴别，但有些混淆品的外观性状与川贝母十分相似，较难就此做出客观准确的判断。DNA 分子鉴定技术不受药材外观性状变化的影响，可从 DNA 水平实现准确鉴别。ChP2010 年版第一增补本起，收录了 PCR-RFLP 方法用于川贝母鉴别。该法较传统性状鉴别法更加客观准确。方法原理是川贝母的 ITS1 区域含有 1 个 *Sma*I 酶切位点，能够对 PCR 产物进行切割，而浙贝母与伊犁贝母等品种不含有 *Sma*I 酶切位点，根据是否在 100～250 bp 间出现两条条带来判断药材的真伪。

# 第四节　中药的检查

> **案例 17-3　　　　　ChP2020 酸枣仁的检查**
>
> 本品为鼠李科植物酸枣 *Ziziphus jujuba* Mill. var. *spinosa* (Bunge) Hu ex H. F. Chou 的干燥成熟种子。秋末冬初采收成熟果实，除去果肉和核壳，收集种子，晒干。
>
> 【检查】杂质（核壳等）　不得过 5%（通则 2301）。
>
> 水分　不得过 9.0%（通则 0832 第二法）。
>
> 总灰分　不得过 7.0%（通则 2302）。

**重金属及有害元素**　照铅、镉、砷、汞、铜测定法（通则 2321 原子吸收分光光度法或电感耦合等离子体质谱法）测定，铅不得过 5mg/kg；镉不得过 1mg/kg；砷不得过 2mg/kg；汞不得过 0.2mg/kg；铜不得过 20mg/kg。

**黄曲霉毒素**　照真菌毒素测定法（通则 2351）测定。

取本品粉末（过二号筛）约 5g，精密称定，加入氯化钠 3g，照黄曲霉毒素测定法项下供试品的制备方法，测定，计算，即得。

本品每 1000g 含黄曲霉毒素 $B_1$ 不得过 5μg，含黄曲霉毒素 $G_2$、黄曲霉毒素 $G_1$、黄曲霉毒素 $B_2$ 和黄曲霉毒素 $B_1$ 的总量不得过 10μg。

**问题：**

1. 与化学药物相比，中药杂质的分类有哪些特点？
2. 简述中药涉及安全性和有效性的检测方法有哪些？

中药的检查系指中药在加工、生产和贮藏过程中可能含有或产生并需要控制的物质或其限度指标，包括纯度检查、均一性检查、安全性检查和有效性检查等方面内容。

# 一、中药检查的主要内容

中药的检查按分析对象分类，可分为药材和饮片的检查、中药提取物和植物油脂的检查、中药制剂的检查。

药材和饮片的检查主要包括药物的纯净程度、有毒有害物质等的限量检查，如水分、灰分、混存的杂质、毒性成分、重金属及有害元素、二氧化硫残留、农药残留、黄曲霉毒素等。产地加工中易引入非药用部位的应规定杂质检查；易夹带泥沙的需进行酸不溶性灰分检查；栽培药材应进行重金属及有害元素、农药残留量等检测；易霉变的品种应进行真菌毒素检查；某些特殊加工处理的品种还需进行二氧化硫残留量检查。

中药提取物和植物油脂检查应根据原料药材中可能存在的有毒成分、生产过程中可能造成的污染情况、剂型要求、贮藏条件等建立检查项目，如相对密度、乙醇量、水分、灰分、总固体、干燥失重、炽灼残渣、酸败度、酸值、皂化值、有毒有害物质检查等。作为注射剂原料的提取物除上述检查项外，还应根据相应注射剂品种正文项下规定选择检查项目，如色度、酸碱度、水分、总固体、有关物质、有害元素、残留溶剂等，并规定控制限度。

中药制剂除按制剂通则进行检查外，还应针对各品种规定检查项目，如水分、炽灼残渣、重金属及有害元素、农药残留量、有毒有害物质、残留溶剂、树脂降解产物检查等进行检查。含有毒性饮片的制剂，原则上应制订有关毒性成分的检查项目，以确保用药安全；生产过程可能造成重金属和砷盐污染的中药制剂，或使用含有矿物药、海洋药物、相关动物药的中药制剂，应制订重金属和砷盐的限量检查；中药注射剂应制订有关物质及有害元素检查项；含雄黄、朱砂的制剂应采用具有强专属性的方法对可溶性砷、汞进行检查并制订限度，严格控制在安全剂量范围内；使用有机溶剂提取、分离、重结晶等工艺的制剂应检查残留溶剂，规定残留溶剂的限量；工艺中使用非药用吸附树脂进行分离纯化的制剂，根据吸附树脂的种类、型号规定检查项目，按残留溶剂方法检查，规定限量。

# 二、中药杂质和有害物质的种类

中药的检查按生理效应分类，可分为中药杂质的检查和中药有害物质的检查。

## （一）中药杂质的种类

中药杂质，系指中药中含有的不具有医疗作用，但当超过一定限度时，可能对人体产生危害或影响药物稳定性的物质。中药杂质按其来源可分为一般杂质和特殊杂质。一般杂质是指在自然界中分布较广泛，在多种药材的采集、收购、加工及制剂的生产或贮存过程中容易引入的杂质，如酸、碱、水分、氯化物、硫酸盐、铁盐等，其检查方法均在《中国药典》通则中加以规定。特殊杂质系指某中药在种植、采集、生产和贮存过程中，根据其来源、生产工艺及药品的性质有可能引入的杂质，这类杂质被列入《中国药典》有关品种正文检查项下。

### （二）中药有害物质的种类

中药有害物质，按其来源分为内源性有害物质和外源性有害物质。内源性有害物质是指中药本身所含的可引起不良反应的化学成分。这些化学成分大多为生物的次生代谢产物，或为矿物类中药的有毒成分。例如，菊科、豆科和紫草科植物中含有的吡咯里西啶类生物碱，如千里光碱、野百合碱，其在体内的代谢产物吡咯具有很强的肝毒性作用；马兜铃科植物含有的马兜铃酸，具有肾毒性；矿物药雄黄中含有的三氧化二砷具有神经系统毒性，并影响毛细血管通透性。内源性有害物质的检查方法在《中国药典》各品种正文项下分别加以规定。中药外源性有害物质主要指有害残留物或污染物，包括农药残留、重金属及有害元素、砷盐、二氧化硫残留、有机溶剂残留和生物毒素等。外源性有害物质的检查方法在《中国药典》通则中加以规定。

与化学药物相比，中药检查项目的差别主要在中药特殊杂质、中药有害物质。因此，本节重点介绍中药特殊杂质、中药有害物质的检查。

## 三、中药特殊杂质检查

### （一）杂质检查法

中药材和饮片中混存的杂质系指下列各类物质：来源与规定相同，但其性状或药用部位与规定不符；来源与规定不同的物质；无机杂质，如砂石、泥块、尘土等。如 ChP2020 杂质检查法（通则 2301）：

（1）取适量的供试品，摊开，用肉眼或借助放大镜（5～10 倍）观察，将杂质拣出；如其中有可以筛分的杂质，则通过适当的筛，将杂质分出。

（2）将各类杂质分别称重，计算其在供试品中的含量（%）。

本法是许多药材要进行的杂质检查，如 ChP2020 颠茄草中杂质的检查：

颜色不正常（黄色、棕色或近黑色）的颠茄叶不得过 4%，直径超过 1cm 的颠茄茎不得过 3%（通则 2301）。

杂质检查所用的供试品量，除另有规定外，按药材和饮片取样法称取。个体大的药材或饮片，必要时可破开，检查有无虫蛀、霉烂或变质情况，如 ChP2020 麝香中杂质的检查：

本品不得检出动物组织、植物组织、矿物和其他掺伪物。不得有霉变。

药材或饮片中混存的杂质如与正品相似，难以从外观鉴别时，可称取适量，进行显微、化学或物理鉴别试验，证明其为杂质后，计入杂质重量中。

### （二）特殊杂质检查法

对于一些特殊杂质，需采用特殊方法进行检查时，应给出具体方法，如西洋参中人参的检查，大黄中土大黄苷的检查，猪胆粉中牛胆、羊胆的检查，血竭中松香的检查，天然冰片中异龙脑的检查，冰片中樟脑的检查，艾片中异龙脑、樟脑的检查，两面针中毛两面针的检查，阿胶中水不溶物的检查，牛黄和体外培育牛黄中游离胆红素的检查，穿心莲内酯中其他内酯的检查，黄藤素中盐酸小檗碱的检查，薄荷脑中有关物质的检查等，举例如下。

**1. 西洋参中人参的检查**　西洋参为五加科植物西洋参 *Panax quinquefolium* L. 的干燥根，具有补气养阴，清热生津的功效。人参为五加科植物人参 *Panax ginseng* C. A. Mey. 的干燥根和根茎，具有大补元气，复脉固脱，补脾益肺，生津养血，安神益智的功效。前者主要含多种人参皂苷（$Rb_1$、$Rb_2$、$Rc$、$Rd$、$Re$、$Rf$、$Rg_1$、$F_3$、$F_{11}$ 等，以 $Rb_1$ 含量最高）及挥发性成分、有机酸、糖类等，后者主要含多种人参皂苷（$R_0$、$Ra$、$Rb_1$、$Rb_2$、$Rc$、$Rd$、$Rg_1$、$Rg_2$、$Rh_1$、$Rh_2$、$Rh_3$ 等，以 $Rg_1$ 含量最高）及有机酸、糖类等。两者从来源、功效主治、化学成分的种类和含量均有差异。由于市场上常有西洋参中掺人参的现象，为控制西洋参的质量，ChP2020 中规定对西洋参中是否掺有人参进行检查，方法如下：

取人参对照药材 1g，加甲醇 25ml，加热回流 30min，滤过，滤液蒸干，残渣加水 20ml 使溶解，加水饱和的正丁醇振摇提取 2 次，每次 25ml，合并正丁醇提取液，用水洗涤 2 次，每次 10ml，分取正丁醇液，蒸干，残渣加甲醇 4ml 使溶解，制成对照药材溶液。取本品粉末 1g，同法制成供试品溶液。照薄层色谱法（通则 0502）试验，吸取供试品溶液和上述对照药材溶液各 2μl，分别点于同一硅胶 G 薄层板上，以三氯甲烷-甲醇-水（13:7:2）5～10℃放置 12h 的下层溶液为展开剂，展开，取出，晾干，喷以 10% 硫酸乙醇溶液，在 105℃加热至斑点显色清晰，分别置日光和紫外线灯（365nm）下检视。供试品色谱中，不得显与对照药材完全相一致的斑点。

**2. 土大黄苷的检查** 正品大黄主要有效成分为蒽醌苷及其苷元，此外还含有痕量或少量土大黄苷和土大黄苷元。土大黄苷也存在于数种其他大黄属植物的根茎中，如大黄属波叶大黄组的多种植物中均含有土大黄苷。通常认为含土大黄苷的大黄质量较次，因此土大黄苷的检查可以作为伪品大黄或大黄品质鉴定的依据。故 ChP2020 规定大黄、大黄提取物及含大黄制剂均应进行土大黄苷检查，利用土大黄苷在紫外线灯（365nm）下呈亮蓝色荧光进行检查，如大黄中土大黄苷的检查：

取本品粉末 0.1g，加甲醇 10ml，超声处理 20min，滤过，取滤液 1ml，加甲醇至 10ml，作为供试品溶液。另取土大黄苷对照品，加甲醇制成每 1ml 含 10μg 的溶液，作为对照品溶液（临用新制）。照薄层色谱法（通则 0502）试验，吸取上述两种溶液各 5μl，分别点于同一聚酰胺薄膜上，以甲苯-甲酸乙酯-丙酮-甲醇-甲酸（30:5:5:20:0.1）为展开剂，展开，取出，晾干，置紫外线灯（365nm）下检视。供试品色谱中，在与对照品色谱相应的位置上，不得显相同的亮蓝色荧光斑点。

# 四、中药有害物质检查

## （一）内源性有害物质的检查

**1. 乌头酯型生物碱类成分的检查** 乌头中含有多种生物碱，其中乌头碱型生物碱中 $C_{14}$、$C_8$ 的羟基常和乙酸、苯甲酸生成双酯型生物碱存在，如乌头碱、次乌头碱、新乌头碱等。这种双酯型生物碱有麻辣味，亲脂性强，毒性大，是乌头具有大毒的主要成分。因此，ChP2020 规定本类药材的饮片（制川乌、制草乌、附子）及制剂均进行双酯型生物碱的检查，以确保用药安全性。含有制川乌、制草乌、附子的制剂采用 TLC 检查乌头碱、酯型生物碱的限量；制川乌、制草乌、附子药材，木瓜丸、二十五味珊瑚丸、附桂骨痛片、附桂骨痛胶囊、附桂骨痛颗粒、活血壮筋丸等制剂，以乌头碱、次乌头碱和新乌头碱为对照品，采用 HPLC 检查乌头碱的限量和酯型生物碱的总量，如 ChP2020 跌打镇痛膏中乌头碱的检查：

取乌头碱对照品适量，精密称定，加三氯甲烷制成每 1ml 含 0.4mg 的溶液，作为对照品溶液。照薄层色谱法（通则 0502）试验，精密吸取对照品溶液与【检查】士的宁项下的供试品溶液各 10μl，分别点于同一用 2% 氢氧化钠溶液制备的硅胶 G 薄层板上，以乙醚-甲醇（60:1）为展开剂，展开，取出，晾干，碘蒸气显色。供试品色谱中，在与对照品色谱相应的位置上出现的斑点，应小于对照品斑点或不出现斑点。

**2. 马钱子生物碱类成分的检查** 马钱子中含有的主要有效成分为士的宁和马钱子碱。士的宁有剧毒，约占马钱子中总生物碱的 45%，其中毒剂量和有效剂量非常接近，能引起中枢和脊髓神经的强烈兴奋和惊厥，严重时会导致呼吸麻痹而死亡。ChP2020 对马钱子、马钱子粉及含马钱子的部分制剂，主要采用 HPLC 进行检查，并规定了士的宁含量。另外，采用 TLC 检查含马钱子的复方夏天无片、风寒双离拐片和跌打镇痛膏中士的宁限量，如 ChP2020 跌打镇痛膏中士的宁的检查：

取本品 5 片，除去盖衬，剪成小块，置具塞锥形瓶中，加 1mol/L 盐酸溶液 60ml，浸泡过夜，超声处理 20min，滤过，滤液置分液漏斗中，加浓氨试液调节 pH 至 9～10，用乙醚振摇提取 3 次（30ml、20ml、20ml），合并乙醚液，加无水硫酸钠脱水，滤过，滤液蒸干，残渣加三氯甲烷使溶解，移至 2ml 量瓶中，加三氯甲烷至刻度，摇匀，作为供试品溶液。另取士的宁对照品适量，精密称定，加三氯甲烷制成每 1ml 含 6mg 的溶液，作为对照品溶液。照薄层色谱法（通则 0502）试验，精密吸取上述两种溶液各 10μl，分别点于同一硅胶 G 薄层板上，以甲苯-丙酮-乙醇-浓氨试液（4∶5∶0.6∶0.4）为展开剂，展开，取出，晾干，喷以稀碘化铋钾试液。供试品色谱中，在与对照品色谱相应的位置上出现的斑点，应小于对照品斑点。

**3. 吡咯里西啶生物碱类成分的检查** 吡咯里西啶生物碱是对肝脏有毒的天然植物有毒成分，在植物学范畴及地理学范畴均具有广泛的分布。95% 以上集中于菊科、紫草科、豆科、兰科，其他少量分布于厚壳科、玄参科、夹竹桃科、毛茛科、百合科等。阿多尼弗林碱是千里光药材中主要的吡咯里西啶生物碱，国产千里光植物毒性较小，国外该属植物因含大量的吡咯里西啶生物碱而具有较强的毒性，许多国家和地区对其限量作了相应规定。

阿多尼弗林碱结构中缺少生色团，紫外检测响应较弱，ChP2020 采用高效液相色谱-质谱法对千里光中阿多尼弗林碱进行限量检查，方法如下：

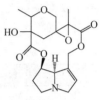

阿多尼弗林碱

**阿多尼弗林碱** 照高效液相色谱-质谱法（通则 0512 和通则 0431）测定。

**色谱、质谱条件与系统适用性试验** 以十八烷基硅烷键合硅胶为填充剂；以乙腈-0.5% 甲酸溶液（7∶93）为流动相；采用单级四极杆质谱检测器，电喷雾离子化正离子模式下选择 m/z 为 366 离子进行检测。理论塔板数按阿多尼弗林碱峰计算应不低于 8000。

**校正因子测定** 取野百合碱对照品适量，精密称定，加 0.5% 甲酸溶液制成每 1ml 含 0.2μg 的溶液，作为内标溶液。取阿多尼弗林碱对照品适量，精密称定，加 0.5% 甲酸溶液制成每 1ml 含 0.1μg 的溶液，作为对照品溶液。精密量取对照品溶液 2ml，置 5ml 量瓶中，精密加入内标溶液 1ml，加 0.5% 甲酸溶液至刻度，摇匀，吸取 2μl，注入液相色谱-质谱联用仪，计算校正因子。

**测定法** 取本品粉末（过三号筛）约 0.2g，精密称定，置具塞锥形瓶中，精密加入 0.5% 甲酸溶液 50ml，称定重量，超声处理（功率 250W，频率 40kHz）40min，放冷，再称定重量，用 0.5% 甲酸溶液补足减失的重量，摇匀，滤过，精密量取续滤液 2ml，置 5ml 量瓶中，精密加入内标溶液 1ml，加 0.5% 甲酸溶液至刻度，摇匀，吸取 2μl，注入液相色谱-质谱联用仪，测定，即得。

本品按干燥品计算，含阿多尼弗林碱（$C_{18}H_{23}NO_7$）不得过 0.004%。

**4. 莨菪烷生物碱类成分的检查** 颠茄、华山参、洋金花、山莨菪、天仙子等茄科中药材中主要有效成分为莨菪烷类生物碱，具有解除痉挛、减少分泌、缓解疼痛、散瞳等作用。莨菪烷类生物碱安全范围较小，超出安全用量时可能出现不良反应，如阿托品 5～10mg 能产生显著中毒症状，最低致死量为 0.08～0.13g。含以上药材的中药制剂常采用 TLC 和 HPLC 进行限度检查，如 ChP2020 复方苦参肠炎康片（含颠茄流浸膏）中莨菪碱的检查：

取本品 20 片，除去包衣，研细，置具塞锥形瓶中，精密加入甲醇 100ml，密塞，称定重量，摇匀，超声处理（功率 500W，频率 40kHz）30min，放冷，再称定重量，用甲醇补足减失的重量，摇匀，滤过，精密量取续滤液 50ml，回收溶剂至干，残渣加 5% 硫酸溶液 30ml 使溶解，用三氯甲烷 20ml 振摇提取，弃去三氯甲烷液，酸水液滴加浓氨试液使 pH 至 10～11，用三氯甲烷振摇提取 5 次（20ml、20ml、20ml、10ml、10ml），合并三氯甲烷液，加水 20ml 洗涤，分取三氯甲烷液，回收溶剂至干，残渣用乙醇溶解并转移至 5ml 量瓶中，加乙醇至刻度，摇匀，滤过，取续滤液作为供试品溶液。另取硫酸阿托品对照品适量，精密称定，加乙醇制成每 1ml 含 0.1mg 的溶液，作为对照品溶液。照高效液相色谱法（通则 0512）试验，以十八烷基硅烷键合硅胶为填充剂，以乙腈-0.033mol/L 磷酸二氢钾溶液（15∶85）为流动相；检测波长为 220nm；理论塔板数按硫酸阿托品峰计算应不低于 2000。分别精密吸取对照品溶液与供试品溶液各 5μl，注入液相色谱仪。供试品色谱中，在与对照品色谱峰保留时间相对应的位置上出现的色谱峰应小于对照品色谱峰，或不出现色谱峰。

**5. 马兜铃酸的检查**　马兜铃酸是一类含有硝基的菲类有机酸，天然存在于马兜铃属、细辛属等马兜铃科植物中如天仙藤、细辛等。马兜铃酸具有肾毒性，可引起严重的肾损害，为保证临床用药安全，我国已取消含马兜铃酸成分的关木通、广防己、青木香、天仙藤、马兜铃的药用标准。ChP2020 规定细辛药材及饮片、辛芩颗粒采用 HPLC 检查马兜铃酸 I 的限量，九味羌活丸采用 HPLC-质谱法检查马兜铃酸 I 的限量，方法如下：

取本品适量，研细，取约 1g，精密称定，置具塞锥形瓶中，精密加入 70% 甲醇溶液 25ml，密塞，称定重量，超声处理（功率 250W，频率 40kHz）30min，取出，放冷，再称定重量，用 70% 甲醇溶液补足减失的重量，摇匀，滤过，取续滤液，作为供试品溶液。另取马兜铃酸 I 对照品适量，精密称定，加 70% 甲醇溶液制成每 1ml 含 20ng 的溶液，作为对照品溶液。以十八烷基硅烷键合硅胶（粒径约 1.7μm）为填充剂；以乙腈为流动相 A，0.1% 甲酸溶液为流动相 B，按表 17-2 中的规定进行梯度洗脱；柱温为 30℃；流速为每分钟 0.3ml。采用三重四极杆质谱检测器，电喷雾离子化正离子模式，进行多反应监测（MRM），选择 $m/z$ 359.0→298.0 和 359.0→296.0 离子对进行监测。照高效液相色谱法-质谱法（通则 0512 和通则 0431）试验。

**表 17-2　九味羌活丸梯度洗脱**

| 时间（min） | 流动相 A（%） | 流动相 B（%） |
| --- | --- | --- |
| 0～10 | 35→38 | 65→62 |

分别精密吸取对照品溶液与供试品溶液各 1μl，注入液相色谱-质谱仪，测定。以 $m/z$ 359.0→298.0 和 359.0→296.0 离子对提取的供试品离子流色谱中，应不得同时出现与对照品色谱保留时间一致的色谱峰；若同时出现，则供试品中 $m/z$ 359.0→298.0 的色谱峰应小于对照品色谱峰。

**6. 总银杏酸的检查**　总银杏酸是 6-烷基或 6-烯基水杨酸的衍生物，具有致敏性、细胞毒性和免疫毒性，严重者可引起患者死亡，是银杏叶提取物及其制剂中的主要毒性物质。ChP2020 规定银杏叶提取物中总银杏酸的限量不得过 5mg/kg，方法如下：

照高效液相色谱法（通则 0512）测定。

**色谱条件与系统适用性试验**　以十八烷基硅烷键合硅胶为填充剂（柱长为 150mm，柱内径为 4.6mm，粒径为 5μm）；以含 0.1% 三氟乙酸的乙腈为流动相 A，含 0.1% 三氟乙酸的水为流动相 B，按表 17-3 中的规定进行梯度洗脱；检测波长为 310nm。理论塔板数按白果新酸峰计算应不低于 4000。

**表 17-3　银杏叶提取物梯度洗脱**

| 时间（min） | 流动相 A（%） | 流动相 B（%） |
| --- | --- | --- |
| 0～30 | 75→90 | 25→10 |
| 30～35 | 90 | 10 |
| 35～36 | 90→75 | 10→25 |
| 36～45 | 75 | 25 |

**对照品溶液的制备**　取白果新酸对照品适量，精密称定，加甲醇制成每 1ml 含 1μg 的溶液，作为对照品溶液；另取总银杏酸对照品适量，用甲醇制成每 1ml 含 20μg 的溶液，作为定位用对照溶液。

**供试品溶液的制备**　取本品粉末约 2g，精密称定，置具塞锥形瓶中，精密加入甲醇 10ml，称定重量，超声使其溶解，放冷，用甲醇补足减失的重量，摇匀，滤过，取续滤液，即得。

**测定法**　精密吸取供试品溶液、对照品溶液及定位用对照溶液各 50μl，注入液相色谱仪，计算供试品溶液中与总银杏酸对照品相应色谱峰的总峰面积，以白果新酸对照品外标法计算总银杏酸含量，即得。

本品含总银杏酸不得过 5mg/kg。

**7. 其他类毒性成分的检查** 除上述生物碱类及马兜铃酸类物质外，中药中还含有一些其他内源性有害物质，如桑寄生中强心苷的检查，因寄生于夹竹桃树上的桑寄生，有明显的强心苷反应，具毒性，故应检查强心苷，以控制有毒夹竹桃寄生的混入；又如雄黄中三价砷和五价砷、朱砂中二价汞等无机成分的检查等。

## （二）外源性有害物质的检查

**1. 铅、镉、砷、汞、铜测定法** 由于水土环境污染，中药和天然药物会受到有害元素的污染，铅、镉、砷、汞、铜是目前公认的对人体有害的元素。药材产地、环境不同，受到污染程度也有差别。为加强我国中药产品的安全性，同时也能与国际接轨，ChP2020 收载了中药中铅、镉、砷、汞、铜测定法。

铅、镉、砷、汞、铜测定法与重金属检查法相比，具有更强的针对性，前者测定 5 种有害元素的含量，强调药物的安全性；后者以铅为对照，测定重金属离子总量，强调药物的纯度。

ChP2020 采用专属性强、灵敏度高的 AAS 或电感耦合等离子体质谱法定量测定中药中铅、镉、砷、汞、铜含量，严格限制 5 种重金属的限量。原子吸收分光光度法中，铅和镉的测定采用石墨炉法，砷的测定采用氢化物法，汞的测定采用冷蒸气吸收法，铜的测定采用火焰法。测定前，中药样品必须进行前处理以释放出样品中的待测元素。测定时根据方法及所测元素不同，选择不同的前处理方法。前处理方法：①聚四氟乙烯罐内，加硝酸微波消解；②凯氏烧瓶内，硝酸-高氯酸（4:1）湿法破坏；③高温灰化，注意灼烧样品时温度应控制在 500～600℃，以防止重金属逸失。

ChP2020 中收载的 28 个药材和饮片，包括人参、三七、山茱萸、山楂、丹参、水蛭、甘草、白芍、白芷、冬虫夏草、西洋参、当归、牡蛎、阿胶、昆布、金银花、珍珠、栀子、枸杞子、桃仁、海螵蛸、海藻、黄芪、黄精、葛根、蛤壳、蜂胶、酸枣仁；7 个提取物，包括人参茎叶总皂苷、人参总皂苷、三七总皂苷、灯盏花素、茵陈提取物、积雪草总苷、薄荷脑；6 个中药制剂，包括无比山药丸、妇必舒阴道泡腾片、活血止痛胶囊、蚝贝钙咀嚼片、银黄清肺胶囊、紫雪散需进行重金属及有害元素的检查，如 ChP2020 人参中重金属及有害元素的检查：

照铅、镉、砷、汞、铜测定法（通则 2321 原子吸收分光光度法或电感耦合等离子体质谱法）测定，铅不得过 5mg/kg；镉不得过 1mg/kg；砷不得过 2mg/kg；汞不得过 0.2mg/kg；铜不得过 20mg/kg。

**2. 农药残留量测定法** 中药材生产有相当数量为人工栽培，为提高药材产量，减少昆虫、真菌和霉菌的危害，在生产过程中常需喷洒农药。此外，土壤中残留的农药也可能引入药材中，致使中药材中农药残留问题较为严重，而农药对人体危害极大，故需控制中药材及其制剂中农药残留量。农药品种繁多，迄今为止，常用的农药达 300 多种，按其化学结构可分类如下。①有机氯类，如六六六、DDT、五氯硝基苯等；②有机磷类，如对硫磷、乐果、甲胺磷、敌敌畏等；③苯氧羧酸类除草剂，如 2,4-二氯苯氧乙酸，2,4-二氯苯氧丙酸等；④氨基甲酸酯类，如西维因等；⑤二硫代氨基甲酸酯类，如福美铁、代森锰等；⑥植物性农药，如烟叶和尼古丁、除虫菊花提取物和拟除虫菊酯、毒鱼藤根和鱼藤酮等；⑦无机农药，如磷化铝、砷酸钙、砷酸铅等；⑧其他农药，如溴螨酯、氯化苦等。有机氯类和有机磷类农药的毒性大、降解时间长，拟除虫菊酯类应用较为广泛，因此，在接触农药时间长短未知的情况下，需对有机氯类、有机磷类、拟除虫菊酯类进行农药残留量的检查。ChP2020 采用气相色谱法和质谱法测定药材、饮片及制剂中部分农药残留量，共收载了五法：第一法（有机氯类农药残留量测定法——色谱法）、第二法（有机磷类农药残留量测定法——色谱法）、第三法（拟除虫菊酯类农药残留量测定法——色谱法）、第四法（农药多残留量测定法——质谱法）、第五法［药材及饮片（植物类）中禁用农药多残留测定法——质谱法］。色谱-串联质谱法测定农药多残留量和禁用农药多残留量，结合各化合物的保留时间、监测离子对、碰撞电压（CE）大幅提高定性和定量能力，可同时测定多种农药残留量。为提高灵敏度，还可根据保留时间分段监测各农药，如 ChP2020 采用气相色谱-串联质谱法以氘代莠去津、氘代二嗪磷和氘代倍硫磷为内标物可测定 91 种农药残留量。

ChP2020 收载的黄芪、甘草、人参、西洋参、人参茎叶总皂苷、人参总皂苷中要进行有机氯农药残留量的测定，如黄芪中有机氯农药残留量的测定：

照农药残留量测定法（通则 2341 有机氯类农药残留量测定法——第一法）测定，五氯硝基苯不得过 0.1mg/kg。

**3. 大孔吸附树脂有机残留物检查** 大孔树脂吸附技术广泛应用于中药和天然药物有效成分的净化与富集。由于大孔吸附树脂在合成过程中，使用大量有机溶剂，包括交联剂、致孔剂等，因此大孔吸附树脂生产的药品可能带有树脂有机残留物，从而影响药品的安全性，须对其残留物进行检查。ChP2020 收载的三七三醇皂苷、三七总皂苷、灯盏花素、骨疏康胶囊、复脉定胶囊需进行树脂残留物的测定。

**4. 二氧化硫残留量测定法** 硫磺具有漂白、增艳、防虫等作用，某些中药材在加工过程中有用硫黄熏蒸的习惯，残留的二氧化硫可能影响人体健康。ChP2005 开始规定，中药材如山药、大黄等在加工过程中不再允许使用硫黄熏蒸，并且要对某些中药材进行二氧化硫残留量的检查。

ChP2020 共收载了三法测定中药中二氧化硫残留量，第一法（酸碱滴定法）、第二法（气相色谱法）和第三法（离子色谱法）。

（1）第一法（酸碱滴定法）：系将中药材以蒸馏法进行处理，样品中的亚硫酸盐系列物质加酸处理转化为二氧化硫后，随氮气流带入含有双氧水的吸收瓶中，双氧水将其氧化为硫酸根离子，采用酸碱滴定法测定，计算药材及饮片中二氧化硫残留量。

（2）第二法（气相色谱法）：系将中药材以蒸馏法进行处理，样品中的亚硫酸盐系列物质加酸处理转化为二氧化硫后，通过气相色谱法以亚硫酸钠为对照品，采用顶空进样系统，热导检测器检测测定药材、饮片中二氧化硫残留量的方法。

（3）第三法（离子色谱法）：系将中药材以水蒸气蒸馏法进行处理，样品中的亚硫酸盐系列物质加酸处理转化为二氧化硫，随水蒸气蒸馏，并被过氧化氢吸收、氧化为硫酸根离子后，采用离子色谱法（通则 0513）检测，并计算药材及饮片中的二氧化硫残留量。

ChP2020 对山药、天冬、天花粉、天麻、牛膝、白及、白术、白芍、党参、粉葛等 10 味药材均规定二氧化硫残留量不得过 400mg/kg。另规定山药片不得过 10mg/kg。

**5. 真菌毒素测定法** 在中药的种植、采收、加工、运输和贮藏过程中易污染真菌，导致产生各种真菌霉素。真菌毒素是由真菌产生的次级代谢有毒产物，包括黄曲霉毒素、赭曲霉毒素 A、玉米赤霉烯酮、呕吐毒素、伏马毒素等。为保证用药安全性，ChP2020 采用高效液相色谱法、高效液相色谱-串联质谱法等方法检查中药及其制剂中真菌毒素。

（1）黄曲霉毒素测定法：是黄曲霉和寄生曲霉的代谢产物，具有极强的毒性和致癌性，能引起多种动物发生癌症，主要诱发肝癌。中药在贮藏、运输过程中很容易发生霉变，污染黄曲霉毒素，黄曲霉毒素耐热，在 280℃时发生裂解，一般在制药加工的温度下很少被破坏，为临床保证用药安全，应控制中药中黄曲霉毒素的限量。

黄曲霉毒素是一类结构相似的化合物，具有二呋喃和香豆素（氧杂萘邻酮）基本结构。目前，已明确结构的黄曲霉毒素共有 10 多种，并认为其毒性、致癌性与结构有关，最重要的 6 种毒素结构及 HPLC 图谱见图 17-3。

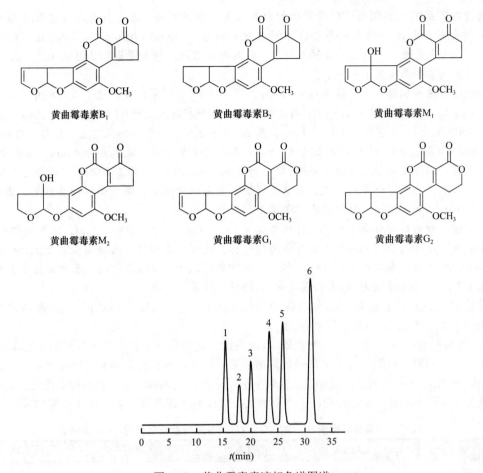

图 17-3　黄曲霉毒素液相色谱图谱

1. 黄曲霉毒素 $M_2$；2. 黄曲霉毒素 $M_1$；3. 黄曲霉毒素 $G_2$；4. 黄曲霉毒素 $G_1$；5. 黄曲霉毒素 $B_2$；6. 黄曲霉毒素 $B_1$

黄曲霉毒素在水中溶解度低，易溶于油及一些有机溶剂，如三氯甲烷、丙酮和甲醇等，但不溶于乙醚、石油醚和己烷。在污染食品和中药中，以黄曲霉毒素 $B_1$ 最多，低浓度黄曲霉毒素 $B_1$ 易受紫外线破坏，遇氧化性物质（次氯酸钠、过氧化氢、高锰酸钾）和氢氧化钠、氨水等均可被破坏。

由于黄曲霉毒素毒性强，目前国际上不建议设定黄曲霉毒素的安全耐受量和无毒作用剂量，也无最大限量理论值计算公式，限量越低越好。黄曲霉毒素限量标准的制订，应根据具体品种和具体污染状况，参考相关品种国外药典和各国、各国际组织相关限量标准等规定，尽可能地将其限量控制在最低范围内，以降低安全风险。ChP2020 对药材、饮片及中药制剂中黄曲霉毒素（以黄曲霉毒素 $B_1$、黄曲霉毒素 $B_2$、黄曲霉毒素 $G_1$ 和黄曲霉毒素 $G_2$ 总量计）共收载三法，第一法（液相色谱法），第二法（液相色谱-串联质谱法），第三法（酶联免疫法）。

1）液相色谱法：黄曲霉毒素均具有紫外吸收，在紫外光照射下能产生荧光，但荧光较弱，常通过衍生化处理使其荧光增强，最小检出量为 0.2 mg/kg。ChP2020 中 HPLC 测定药材及饮片中黄曲霉毒素，采用柱后碘衍生法或光化学衍生法增强荧光，方法如下：

**色谱条件与系统适用性试验**　以十八烷基键合硅胶为填充剂；以甲醇-乙腈-水（40∶18∶42）为流动相；采用柱后衍生法检测。①碘衍生法：衍生溶液为 0.05% 的碘溶液（取碘 0.5g，加入甲醇 100ml 使溶解，用水稀释至 1000ml 制成），衍生化泵流速每分钟 0.3ml，衍生化温度 70℃。②光化学衍生法：光化学衍生器（254nm）；以荧光检测器检测，激发波长 $\lambda_{ex}$=360nm（或 365nm），发射波长 $\lambda_{em}$=450nm。两个相邻色谱峰的分离度应大于 1.5。

**混合对照品溶液的制备** 精密量取黄曲霉毒素混合对照品溶液（黄曲霉毒素 $B_1$、黄曲霉毒素 $B_2$、黄曲霉毒素 $G_1$ 和黄曲霉毒素 $G_2$ 标示浓度分别为 $1.0\mu g/ml$、$0.3\mu g/ml$、$1.0\mu g/ml$、$0.3\mu g/ml$）$0.5ml$，置 10ml 量瓶中，用甲醇稀释至刻度，作为贮备溶液。精密量取贮备溶液 1ml，置 25ml 量瓶中，用甲醇稀释至刻度，即得。

**供试品溶液的制备** 取供试品粉末约 15g（过二号筛），精密称定，置于均质瓶中，加入氯化钠 3g，精密加入 70% 甲醇溶液 75ml，高速搅拌 2min（搅拌速度大于 11 000r/min），离心 5min（离心速度 4000r/min），精密量取上清液 15ml，置 50ml 量瓶中，用水稀释至刻度，摇匀，离心 10min（离心速度 4000r/min），精密量取上清液 20ml，通过免疫亲合柱，流速为 3ml/min，用水 20ml 洗脱（必要时可以先用淋洗缓冲液 10ml 洗脱，再用水 10ml 洗脱），弃去洗脱液，使空气进入柱子，将水挤出柱子，再用适量甲醇洗脱，收集洗脱液，置 2ml 量瓶中，加甲醇稀释至刻度，摇匀，用微孔滤膜（0.22μm）滤过，取续滤液，即得。

**测定法** 分别精密吸取上述混合对照品溶液 5μl、10μl、15μl、20μl、25μl，注入液相色谱仪，测定峰面积，以峰面积为纵坐标，进样量为横坐标，绘制标准曲线。另精密吸取上述供试品溶液 20~50ml，注入液相色谱仪，测定峰面积，从标准曲线上读出供试品中相当于黄曲霉毒素 $B_1$、黄曲霉毒素 $B_2$、黄曲霉毒素 $G_1$ 和黄曲霉毒素 $G_2$ 的量，计算，即得。

该法规定黄曲霉毒素 $B_1$、$G_1$ 检出限应为 $0.5\mu g/kg$，定量限应为 $1\mu g/kg$；黄曲霉毒素 $B_2$、$G_2$ 检出限应为 $0.2\mu g/kg$，定量限应为 $0.4\mu g/kg$。

2）液相色谱-串联质谱法：液相色谱-串联质谱法利用母离子和子离子碎片的 $m/z$ 确定峰位，以三重四极杆质谱仪检测，电喷雾离子化正离子采集模式，通过配制系列对照品溶液注入液相色谱-串联质谱仪，测定峰面积，以峰面积为纵坐标，进样浓度为横坐标，绘制标准曲线，再将供试品溶液注入仪器中测定，从标准曲线上读出供试品中相当于黄曲霉毒素的浓度（表 17-4）。

表 17-4　黄曲霉毒素 $B_1$、$B_2$、$G_1$、$G_2$ 对照品的监测离子对、CE 参考值

| 中文名 | 英文名 | 母离子 | 子离子 | CE（V） |
|---|---|---|---|---|
| 黄曲霉毒素 $B_1$ | aflatoxin $B_1$ | 313.1 | 241.0 | 50 |
| | | 313.1 | 285.1 | 40 |
| 黄曲霉毒素 $B_2$ | aflatoxin $B_2$ | 315.1 | 259.1 | 35 |
| | | 315.1 | 287.1 | 40 |
| 黄曲霉毒素 $G_1$ | aflatoxin $G_1$ | 329.1 | 243.1 | 35 |
| | | 329.1 | 311.1 | 30 |
| 黄曲霉毒素 $G_2$ | aflatoxin $G_2$ | 331.1 | 331.1 | 33 |
| | | 331.1 | 245.1 | 40 |

该法规定黄曲霉毒素 $B_1$、$B_2$、$G_1$、$G_2$ 检出限均应为 $0.1\mu g/kg$，定量限均应为 $0.3\mu g/kg$。

该法需注意：实验应有相应的安全、防护措施，并不得污染环境；残留有黄曲霉毒素废液或废渣的玻璃器皿，应置于专用贮存容器（装有 10% 次氯酸钠）内，浸泡 24h 以上，再用清水将玻璃器皿冲洗干净。

3）酶联免疫法：酶联免疫吸附法是利用抗原（或抗体）吸附于载体上的免疫吸附剂和酶标记的抗体（或抗原）与标本中的待测物（抗原或抗体）起特异的免疫学反应，再测定酶活力的方法。该技术应用于黄曲霉毒素的测定法用竞争法，检测样本中的黄曲霉毒素。

该法需注意：测定前，可选择阴性样本进行添加回收试验，样本回收率应在 60%~120%；线性回归的相关系数应不低于 0.990；供试品溶液百分吸光率超出标准曲线范围时，须对已制备好的供试品溶液进行稀释，使其百分吸光率落入曲线范围后再检测；当测定结果超出限度时，采用第二法进行确认。

　　ChP2020 收载的 23 种药材需测定黄曲霉毒素，包括九香虫、土鳖虫、大枣、水蛭、地龙、肉豆蔻、延胡索、决明子、麦芽、远志、陈皮、使君子、柏子仁、胖大海、莲子、桃仁、蜈蚣、蜂房、槟榔、酸枣仁、僵蚕、薏苡仁、全蝎，如 ChP2020 陈皮中黄曲霉毒素的测定：

　　照真菌毒素测定法（通则 2351）测定。

　　取本品粉末（过二号筛）约 5g，精密称定，加入氯化钠 3g，照黄曲霉毒素测定法项下供试品的制备方法测定，计算，即得。

　　本品每 1000g 含黄曲霉毒素 $B_1$ 不得过 5μg，黄曲霉毒素 $G_2$、黄曲霉毒素 $G_1$、黄曲霉毒素 $B_2$ 和黄曲霉毒素 $B_1$ 的总量不得过 10μg。

　　（2）赭曲霉毒素 A 测定法：赭曲霉毒素包括赭曲霉毒素 A、赭曲霉毒素 B、赭曲霉毒素 C 等 7 种结构类似的化合物，其中赭曲霉毒素 A 毒性最强，具有肝肾毒性、免疫毒性，以及致畸、致癌和致突变等作用。赭曲霉毒素 A 主要由赭曲霉、纯绿青霉和炭黑曲霉产生的次生代谢产物，无色晶体，熔点 169℃，在紫外光照射下呈绿色荧光，易溶于极性有机溶剂和稀碳酸氢钠溶液，微溶于水，具有较高的化学稳定性和热稳定性。

赭曲霉毒素 A

　　在中药的炮制、贮存等过程中容易因处置不当导致污染，如甘草、姜黄、干姜等易受到真菌污染从而产生赭曲霉毒素 A。ChP2020 对药材、饮片及中药制剂中赭曲霉毒素 A 测定法共收载二法，第一法（液相色谱法）和第二法（液相色谱-串联质谱法）。

　　1）第一法（液相色谱法），以荧光检测器检测，激发波长 $\lambda_{ex}$=333nm，发射波长 $\lambda_{em}$=477nm，以标准曲线法定量。该法规定赭曲霉毒素 A 检出限应为 1μg/kg，定量限应为 3μg/kg。

　　2）第二法（液相色谱-串联质谱法），以三重四极杆质谱仪检测，电喷雾离子化正离子采集模式，监测离子对为 404.1→239.0（CE=34），404.1→102.1（CE=93），标准曲线法定量。该法规定赭曲霉毒素 A 检出限应为 0.2μg/kg，定量限应为 1μg/kg。

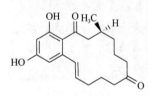

玉米赤霉烯酮

　　（3）玉米赤霉烯酮测定法：玉米赤霉烯酮又称为 F-2 毒素，主要由禾谷镰刀菌产生，广泛存在于自然界，是一种具有雌激素活性的非类固醇类真菌毒素，主要作用于生殖系统，具有生殖毒性、免疫毒性及遗传毒性等，给人类健康带来极大的危害。

　　玉米赤霉烯酮为白色晶体，熔点为 164～165℃，紫外光照射下呈蓝绿色荧光，溶于碱性水溶液、乙醚、乙酸乙酯、乙醇、甲醇等，不溶于水、二硫化碳和四氯化碳。其耐热性较强，110℃下处理 1h 才被完全破坏。

　　ChP2020 对药材、饮片及中药制剂中玉米赤霉烯酮测定法共收载二法，第一法（液相色谱法）和第二法（液相色谱-串联质谱法）。

　　1）第一法（液相色谱法），以荧光检测器检测，激发波长 $\lambda_{ex}$=232nm，发射波长 $\lambda_{em}$=460nm，以标准曲线法定量。该法规定玉米赤霉烯酮检出限应为 12μg/kg，定量限应为 30μg/kg。

　　2）第二法（液相色谱-串联质谱法），以三重四极杆质谱仪检测，电喷雾离子化负离子采集模式，监测离子对为 317.1→174.9（CE=−32），317.1→131.2（CE=−39），标准曲线法定量。该法规定玉米赤霉烯酮检出限应为 1μg/kg，定量限应为 4μg/kg。

　　ChP2020 规定薏苡仁及其饮片采用第一法检查玉米赤霉烯酮，规定每 1000g 薏苡仁含玉米赤霉烯酮不得过 500μg。

　　（4）多种真菌毒素测定法：除上述毒素外，污染中药的真菌毒素还包括单端孢霉烯族毒素、伏马菌素等。单端孢霉烯族毒素是由镰刀属真菌产生的一类次级代谢产物，根据结构的不同，可分为呕吐毒素、T-2 毒素等。

　　呕吐毒素主要由禾谷镰刀菌、黄色镰刀菌产生，其急性毒性症状有腹泻、呕吐、肠胃紊乱等，慢性毒性症状有厌食、免疫毒性等。呕吐毒素为白色针状结晶，熔点为 151～153℃，其结构中包

含有 $\alpha,\beta$-不饱和酮基团，具有紫外吸收，易溶于水和极性有机溶剂，如甲醇、乙腈、乙酸乙酯等，不溶于正己烷、乙醚。呕吐毒素耐热、耐压、耐藏，在弱酸溶液中稳定，加碱及高压处理可破坏其部分毒力。

T-2 毒素主要是由三线镰刀菌、禾谷镰刀菌等产生，主要影响肝肾、淋巴细胞等的功能。T-2 毒素为白色针状结晶，易溶于甲醇、乙酸乙酯、丙酮等极性有机溶剂，难溶于水，性质稳定，耐藏、耐热，但在碱性条件下可失去毒性。

伏马毒素是由串珠镰刀菌产生的水溶性代谢产物，是一类由不同的多氢醇和丙三羧酸组成的结构类似的双酯化合物，具有神经毒性、致癌性等。伏马毒素为白色针状结晶，对热稳定，目前发现的伏马毒素包括伏马毒素 $A_1$、$A_2$、$B_1$、$B_2$、$B_3$ 等十几种，其中伏马毒素 $B_1$ 是其主要组分，且毒性最强。

高灵敏度和高特异性的 LC-MS，适用于样品中多种真菌毒素的筛查测定，ChP2020 采用该法同时测定中药中黄曲霉毒素 $B_1$、$B_2$、$G_1$、$G_2$，赭曲霉毒素 A，呕吐毒素，玉米赤霉烯酮，伏马毒素 $B_1$、$B_2$ 及 T-2 毒素等多种真菌毒素，保证临床用药安全。测定时，以三重四极杆质谱仪检测，电喷雾离子化，黄曲霉毒素 $B_1$、$B_2$、$G_1$、$G_2$，伏马毒素 $B_1$、$B_2$ 及 T-2 毒素为正离子采集模式，赭曲霉毒素 A、呕吐毒素、玉米赤霉烯酮为负离子采集模式，以标准曲线法定量。该法规定黄曲霉毒素 $B_1$、黄曲霉毒素 $B_2$、黄曲霉毒素 $G_1$，黄曲霉毒素 $G_2$ 的检出限均应为 0.3μg/kg，定量限均应为 1μg/kg。伏马毒素 $B_1$、伏马毒素 $B_2$、T-2 毒素的检出限均应为 5μg/kg，定量限应为 15μg/kg。呕吐毒素的检出限应为 1μg/kg，定量限应为 2μg/kg。赭曲霉毒素 A 的检出限应为 35μg/kg，定量限应为 100μg/kg。玉米赤霉烯酮的检出限应为 2μg/kg，定量限应为 5μg/kg。

---

**案例 17-3 分析讨论**

酸枣仁具有补肝、宁心、敛汗、生津的功能，镇静催眠的主要有效成分为酸枣仁皂苷 A、酸枣仁皂苷 B 等皂苷类，斯皮诺素、獐牙菜素等黄酮类成分。

酸枣仁为成熟果实除去果肉和核壳后，种子入药，核壳为非药用部位，并无疗效，混入过多会影响临床疗效，为保证药材质量，需检查杂质；采收加工时易夹杂泥沙等杂质，需检查总灰分；由于酸枣仁水分高、易受潮、易发霉，需检查水分和黄曲霉毒素；种子类中药材需控制重金属及有害元素的健康风险。

---

# 第五节 中药指纹图谱与特征图谱

**案例 17-4　　　　ChP2020 丹参水提物（丹参总酚酸提取物）的指纹图谱**

本品为唇形科植物丹参 *Salvia miltiorrhiza* Bge. 的干燥根及根茎经加工制成的提取物。

**【指纹图谱】** 照高效液相色谱法（通则 0512）测定。

**色谱条件与系统适用性试验** 以十八烷基硅烷键合硅胶为填充剂（柱长为 25cm，内径为 4.6mm，粒径为 5μm）；以乙腈为流动相 A，以 0.05% 磷酸溶液为流动相 B，按表 17-5 中的规定进行梯度洗脱；检测波长为 286nm；柱温为 30℃；流速为每分钟 1.0ml。理论塔板数按迷迭香酸峰计算不低于 20 000。

**表 17-5　丹参水提物梯度洗脱**

| 时间（min） | 流动相 A（%） | 流动相 B（%） |
|---|---|---|
| 0～15 | 10→20 | 90→80 |
| 15～35 | 20→25 | 80→75 |
| 35～45 | 25→30 | 75→70 |

续表

| 时间（min） | 流动相 A（%） | 流动相 B（%） |
|---|---|---|
| 45～55 | 30→90 | 70→10 |
| 55～70 | 90 | 10 |

**参照物溶液的制备**　取迷迭香酸对照品和丹酚酸 B 对照品适量，精密称定，加甲醇制成每 1ml 各含 0.2mg 的溶液，即得。

**供试品溶液的制备**　取供试品 5mg，精密称定，置 5ml 量瓶中，加水使溶解，并稀释至刻度，摇匀，滤过，取续滤液，即得。

**测定法**　分别精密吸取参照物溶液和供试品溶液各 10μl，注入液相色谱仪，测定，记录色谱图（图 17-4），即得。

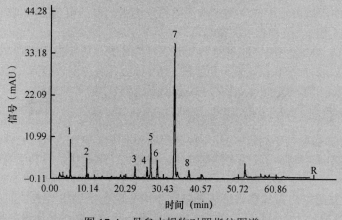

图 17-4　丹参水提物对照指纹图谱

8 个共有峰中，峰 2.原儿茶醛；峰 5.迷迭香酸；峰 6.紫草素；峰 7.丹酚酸 B

按中药色谱指纹图谱相似度评价系统，供试品指纹图谱与对照指纹图谱经相似度计算，相似度不得低于 0.90。

**问题：**

1. 中药指纹图谱与特征图谱有何异同点？
2. 如何建立中药指纹图谱与特征图谱？

中药指纹图谱与特征图谱是目前能够为国内外广泛接受的一种中药或天然药物质量评价模式，它的应用与快速发展体现了中药全面质量管理的趋势，符合中药质量控制整体表征分析的特点。中药指纹图谱和特征图谱可以从药材生产、采收加工、贮藏及制剂的原料、中间体、成品等各个环节，通过相似度和相关性比对，反映中药内在质量的整体变化情况。ChP2020 收载色谱指纹图谱 28 项，包括提取物和植物油脂 8 项、成方制剂 20 项；特征图谱 47 项，包括药材和饮片 6 项、提取物和植物油脂 13 项、成方制剂 28 项，在整体性控制中药质量方面有了大幅度的提高。

## 一、中药指纹图谱

中药指纹图谱（Chinese materia medica finger print）系指中药材、提取物或中药制剂等经适当处理后，采用一定分析手段得到的能够标示该中药特性的共有峰图谱。中药指纹图谱是一种综合的、可量化的半定量鉴别手段，主要用于评价中药质量的真实性、稳定性和一致性，强调对图谱共有峰归属的辨识和图谱相似性评价。因此，中药指纹图谱的基本属性是"整体性"和"模糊性"。整体性强调多个成分（共有指纹峰）相对稳定的比例、排列顺序及相互的牵制，反映的质量信息是综合的，利用中药指纹图谱的整体性，可以鉴别中药材的真伪，评价原料药材与成方制剂之间的相关性，监控成品批间质量的稳定性。由于中药来源的多样性（生长环境、采收加工等）、化学成分的复杂性与可变性（次生代谢产物化学成分不确定性）等特点，中药指纹图谱还具有无法精密度量的模糊性。模糊性强调待测样品的指纹图谱与对照指纹图谱之间的相似性，而不是相同性。

## （一）中药指纹图谱的分类

按应用对象分类，中药指纹图谱可分为中药材与饮片指纹图谱、植物油脂与提取物指纹图谱、中药制剂指纹图谱。中药制剂指纹图谱还包括用于中药制剂研究及生产过程中间产物的指纹图谱。

按研究方法分类，中药指纹图谱可分为中药化学（成分）指纹图谱和中药生物学指纹图谱。中药化学指纹图谱系指采用理化分析方法建立起来的用以表征中药化学成分特征的指纹图谱，包括色谱指纹图谱、光谱指纹图谱等。中药化学指纹图谱是中药指纹图谱分析中应用较为广泛的方法，狭义的中药指纹图谱一般就是指中药化学（成分）指纹图谱。中药生物学指纹图谱系指采用生物技术手段建立的用以表征中药生物学特征的指纹图谱，包括中药 DNA 指纹图谱、中药基因组学指纹图谱和中药蛋白质组学指纹图谱等。

按测定技术分类，照检测原理的不同大致可分为色谱法、光谱法及其他方法。其中使用最多的方法为色谱法，作为目前公认的常规分析手段，HPLC 因具有分离效能高、选择性高、灵敏度高、分析速度快、应用范围广泛等特点，已成为中药指纹图谱技术的首选方法。

## （二）中药指纹图谱建立的原则

中药指纹图谱的建立，应以系统的化学成分研究和药理学研究为依托，体现系统性、特征性和稳定性 3 个基本原则。确保指纹图谱的标准化、规范化、客观化，有利于推广和应用于中药质量控制。

系统性系指建立的中药指纹图谱所表征的化学成分应包括该中药有效部位所含的大部分成分，或全部的指标性成分，并与临床疗效相关联，能真正起到控制中药质量的目的。

特征性系指建立的中药指纹图谱所反映的化学信息（如相对保留时间、相对峰面积）应具有较强的选择性，这些信息的综合结果将能特征性地区分中药的真伪与优劣，成为中药的"化学条形码"。

稳定性系指建立的中药指纹图谱在规定的方法、条件下的耐用程度，不同操作者、不同实验室所重复出的指纹图谱应在允许的误差范围内，以体现指纹图谱共有模式的通用性和实用性。

因此，中药指纹图谱在检测中包括样品制备、分析方法、实验过程、数据采集、处理、分析等的全过程规范化操作。同时，还应建立相应的评价方法，对其进行客观评价。

## （三）中药指纹图谱的建立

中药指纹图谱研究的基本程序，除了进行方案设计外，还包括样品收集、供试品溶液的制备、参照物的选择和参照物溶液的制备、指纹图谱获取实验、指纹图谱建立和辨识等。

**1. 样品的收集**　样品收集是指纹图谱建立的最初环节，也是最关键步骤。收集的样品须具有真实性、科学性、代表性与广泛性。指纹图谱研究用的药材及饮片、植物油脂和提取物、各类制剂的收集量均不得少于 10 个批次，取样量应不少于 3 倍检验量，并留有充足的观察样品。"10 批"的意义是为了保证样品的代表性，中药材收集时注意确定品种、药用部位、产地、采收期和炮制方法等因素，不能将同一地点、同一渠道、同一时间获得的样品分为若干份；中药半成品和成品，应重点选择工艺稳定、疗效确切、临床使用中很少出现不良反应的批次。

**2. 供试品溶液的制备**　供试品溶液的制备必须保证能够充分地保留样本的基本特性，既能反映样品的特征性，又能保证其完整性。供试品制备需按照具体的分析对象，了解样品基本特性的前提下，根据中药中所含化学成分的理化性质和检测方法要求选择适宜的制备方法，操作过程应按照定量测定的要求，确保该中药的主要化学成分或有效成分在指纹图谱中得以体现，样品物质信息不减失、不转化。

对于仅提取其中某类或数类成分的制剂和相关产品，可按化学成分的性质并参考生产工艺提取相应类别的成分，如有效部位成分。对化学成分类别相差较大的样品，可根据成分类别的性质，按照分析要求，对样品分别进行预处理，用于制备 2 张以上的指纹图谱。主要步骤及数据应详细记录。

**3. 参照物的选择和参照物溶液的制备**　建立指纹图谱应设立参照物（或参照峰）。指纹图谱的参照物一般选取中药中容易获得的一个或一个以上主要活性成分或指标成分，主要用于考察指纹图谱的稳定程度和重现性，以确定指纹图谱技术参数，有助于指纹图谱的辨认。如果没有适宜的对照品，也可以选择指纹图谱中结构已知、稳定的色谱峰作为参照峰或选择适宜的内标物作为参照物。

建立指纹图谱操作时，精密称取参照物（S）的对照品制备参照物溶液。

**4. 指纹图谱获取实验**　应根据指纹图谱技术要求，进行试验条件的优化选择，不可照搬含量测定方法。由于色谱指纹图谱具有量化的概念，所以从样品的称取、供试品溶液的制备和色谱分析时均应定量操作，以保证色谱在整体特征上可进行半定量差异程度或相似程度的比较，使指纹图谱具备量化的特征。指纹图谱分析不同于含量测定，提高分离度但不应牺牲色谱的整体特征，不应孤立地苛求分离度达到含量测定的要求。采用 HPLC 和 GC 建立指纹图谱，分析时间一般为 1h，建立指纹图谱的研究实验中应记录 2h 的色谱图，以考察 1h 以后的色谱峰情况；采用薄层色谱扫描法（TLCS）建立指纹图谱，必须提供从原点到溶剂前沿的图谱。

**5. 指纹图谱建立**　已确定的试验方法和条件，根据足够样本数的测定结果，标定共有峰。所有供试品的指纹图谱中均存在的色谱峰，称为特征指纹峰，采用阿拉伯数字标示共有峰，用"S"标示参照物峰。

根据参照物的保留时间，计算各共有峰的相对保留时间；以对照品作为参照物的指纹图谱，以参照物峰面积为 1，计算各共有峰峰面积与参照物峰面积的比值；以内标物作为参照物的指纹图谱，则以共有峰中其中一个峰的峰面积为 1，计算其他各共有峰面积的比值；各共有峰的面积比值必须相对固定。

指纹图谱中主要特征峰与相邻峰分离度≥1.2，其他特征峰也应达到一定的分离，尖峰到峰谷的距离大于该峰 2/3 以上。未达到基线分离的色谱峰，以该组峰的总峰面积作为 1 个峰面积，同时标定该组各峰的相对保留时间。

采用相关软件，对图谱进行拟合，制定对照为参照物峰指纹图谱（指纹图谱共有模式），以此作为药品指纹图谱检验的依据。

**6. 指纹图谱的辨识**　指纹图谱的辨识应注意指纹特征的整体性。辨认和比较时从整体的角度综合考虑，如各共有峰的位置、大小或高低、各峰之间的相对比例等。

**7. 指纹图谱方法认证**　为证明获取的指纹图谱能够表征该中药产品的化学组成，各原药材的化学组成特征应该在中药产品的指纹谱图中得到体现，指纹图谱须经过认证，确定指纹图谱的系统性和特征性。

**8. 指纹图谱方法学验证**　指纹图谱方法学验证项目包括专属性试验、精密度试验（重复性和重现性）和耐用性试验。

**9. 指纹图谱数据处理和计算分析**　中药指纹图谱的评价方法，是将样品指纹图谱与建立起来的该品种对照指纹图谱（共有模式）进行相似性比较，从而对该药品质量进行评价和控制。相似度是供试品指纹图谱与对照指纹图谱共有模式的相似性的度量。

国家药典委员会推荐的"中药指纹图谱计算机辅助相似度评价软件"用于计算指纹图谱相似度，除个别品种视具体情况而定外，一般情况下相似度大于 0.9 即认为符合要求。采用相似度评价软件计算相似度时，若峰数多于 10 个，且最大峰面积超过总峰面积的 70%，或峰数多于 20 个，且最大峰面积超过总峰面积的 60%，计算相似度时应考虑去除该色谱峰。相似度小于 0.9，但直观比较难以否定的样品，可采用模式识别方法检查原因。

> **案例 17-4 分析讨论**
>
> 　　丹参总酚酸提取物的制法，是利用丹参中总酚酸既溶于水又溶于乙醇的特点，以水为提取溶剂，于 80℃提取 2 次，合并提取液后于 60℃减压浓缩至清膏，再以 70% 乙醇溶液低温沉降，除去水提取液中大部分的糖类成分和其他各种大分子物质。指纹图谱测定中，供试品溶液的制备仅用水溶解总酚酸即可。
>
> 　　对照指纹图谱色谱图中标注的"R"，表示该色谱图为指纹图谱共有模式图。

## 二、中药特征图谱

　　中药特征图谱（Chinese materia medica characteristics finger print）是指样品经过适当的处理后，采用一定分析手段和仪器检测得到的能够标识其中各种组分群特征的共有峰的图谱。中药特征图谱可分为化学（成分）特征图谱和生物特征图谱，目前主要指中药化学特征图谱。中药特征图谱准确性高、重现性好，具有明显的特征性，可用于鉴别中药材与饮片、植物油脂与提取物及各类中药成方制剂的真伪，评价中药质量的均一性和稳定性。

　　中药特征图谱的建立方法和原理与中药指纹图谱相似，通过对不同来源 10 批以上样品的测定结果，选择特征峰或数个色谱峰组成的具有特征性的色谱峰组合，其研究程序包括样品的收集、供试品溶液的制备、参照物溶液的制备、方法学考察、特征图谱的建立与评价等，其评价指标采用保留时间或相对保留时间。

　　特征图谱中，供试品的色谱峰应尽可能进行峰的成分确认，并对具有特殊意义的峰予以编号，同时选定一个参照峰，一般是峰面积大、分离度好的主峰，计算其他峰的相对峰面积、相对保留时间及其 RSD 值，要求相对保留时间在规定值的±5% 以内，以确认其具有特征性。

　　特征图谱与指纹图谱的区别在于，特征图谱要求特征峰的保留时间、相对保留时间，不计算相似度；指纹图谱要求相似度大于 0.9 即可，对保留时间、峰面积无要求。因此，特征图谱是一种定性的质量评价方法，指纹图谱是一种半定量的质量评价方法。对于有多家生产企业、药材来源多、处方组成复杂的中药品种，采用指纹图谱控制难度较大，特征图谱控制技术更科学可行。

> **中药指纹（特征）图谱——继承与创新相结合，促进中药标准国际化**
>
> 　　自 ChP2010 年版首次引入中药指纹（特征）图谱技术，从整体上提高了中药质量控制水平，推动了中药产业的技术革新与中药质量标准的进步，为"安全、有效、稳定、可控"现代中药的研制开发与生产应用提供了必要手段。
>
> 　　ChP2010 中药指纹（特征）图谱的评价方法仅为特征图谱的特征峰评价及指纹图谱的基于对照指纹图谱的相似度评价。随着指纹（特征）图谱评价指标不断完善，ChP2015 中药特征图谱的评价方法开始采用随行对照评价及随行对照评价+特征峰评价；ChP2020 新增指纹图谱的评价指标首次且全部采用了基于对照提取物指纹图谱的全峰匹配相似度评价，强化了评价方法的互补性、专属性，避免了评价方法的单一性、局限性，提高了中药质量整体控制水平。
>
> 　　中药指纹（特征）图谱技术坚持继承与创新相结合，是坚持药品标准发展国际化原则的重要体现，完善了以《中国药典》为核心的国家药品标准，加快了中国药品标准与国际接轨的步伐，促进了中药标准的国际化。

## 第六节　中药的含量测定

　　中药的含量测定是指运用物理、化学或生物的方法，对中药所含成分的有效（毒）成分、指标性成分或类别成分进行测定，以评价其内在质量，保证中药安全有效的项目和方法。

# 一、含量测定指标选定

中药含量测定首先要选择测定指标。测定指标的选择必须要从质量控制目的出发，以中医药理论为指导，综合当前中药基础研究现状，选择对控制中药的有效性、安全性和质量稳定性有益的成分作为指标。

## （一）中药制剂含量测定药味的选定原则

（1）以中医药理论的指导，首选处方中君药、贵重药与毒性药制定含量测定项目。

（2）对于上述药味基础研究薄弱或无法进行含量测定的，也可依次选择臣药及其他的佐使药，做到主次有序，控制合理。

## （二）测定成分的选择原则

**1. 选择有效成分，保证中药的有效性** 对于有效成分清楚的中药，首选有效成分作为含量测定指标。例如，水溶性酚酸类成分和脂溶性丹参酮类成分是丹参药材活血化瘀的有效成分，ChP2020 分别规定了丹参中丹酚酸 B（≥3.0%），丹参酮ⅡA、隐丹参酮和丹参酮Ⅰ的总量（≥0.25%）。因此以丹参为主药的制剂中，应测定丹酚酸类或丹参酮类成分含量，以保证制剂的有效性。

**2. 选择毒性成分，保证中药的安全性** 中药毒性成分可分为两类，一类是毒效成分，即有毒性或作用剧烈，同时又是治疗疾病的物质基础；一类是毒性成分，基本不具有治疗基本作用的成分。前者需要通过研究建立安全的使用范围，建立合理用药的含量区间；后者需严格控制含量，建立限度指标。

毒效成分如川乌、草乌、附子、雪上一枝蒿中酯型生物碱，雷公藤和昆明山海棠中雷公藤甲素，马钱子中士的宁，八角枫中毒藜碱等生物碱，洋金花中东莨菪碱等生物碱，秋水仙中秋水仙碱，桃儿七中的鬼臼毒素等，应进行含量测定，在饮片和制剂中规定含量幅度范围，保证用药安全性和有效性。

毒性成分如含马兜铃酸（如细辛）、含银杏酸（如银杏叶、白果）或含阿多尼弗林碱（如千里光）的药材和制剂，规定毒性成分含量上限，以确保用药安全。

中药制剂处方中含有剧毒或大毒的药味，内服制剂和外用制剂用于疮面、黏膜等易吸收的部位或制剂中添加了促进药物透皮吸收的促透剂时，应在制剂中规定相应毒性成分的限量检查或含量限度指标，以确保制剂的安全性。

**3. 选择不稳定成分，控制中药的质量稳定性** 中药材、饮片、制剂中如含有理化性质不稳定或者易损失成分（如挥发性成分），如冰片、樟脑、挥发油等，应对其建立含量测定法，规定合理的含量范围，并据此制订中药有效期和相应包装贮存条件，保证有效期内中药质量的稳定性。

**4. 测定总成分或有效部位** 中药的有效性往往是多成分、多靶点综合作用的结果。中药有效成分也往往不是单一成分，而可能是同一结构类型的多种成分共同构成的有效部位，如人参总皂苷、葛根总黄酮、丹参总酚酸等。某些中药的化学成分研究基础较为薄弱，其有效成分或指标性成分不甚清楚，尚无法建立有效成分含量，或虽已建立含量测定，但所测定成分与功效相关性差或含量低的药材和饮片，而其有效成分类别清楚的，可测定某一类总成分或者有效部位的含量，如总黄酮、总生物碱、总皂苷、总三萜、总有机酸、总多糖和总挥发油等。

对于中药提取物、有效部位、组分提取物必须建立成分类别的含量测定方法。需要注意的是，测定总成分或有效部位，需要注意非测定成分的干扰，因测定总成分多为官能团的反应，其专属性相对较差，注意排除干扰。例如，采用分光光度法测定总黄酮时，采用 5% 亚硝酸钠溶液和 10% 硝酸铝溶液等显色后测定，标准曲线法测定时需采用相应的试剂作空白对照，供试液测定时则应以未加显色剂的样品液作空白对照，否则难以消除样品本身对测定结果的干扰，造成含量测定结果的偏高。

**5. 测定专属性成分**　绿原酸、橙皮苷、大黄素、小檗碱等成分，往往存在于多种中药中，这些成分不具有专属性。例如，乌梅丸中同时含有黄连和黄柏，小檗碱是其共性成分，仅仅选择小檗碱作为含量测定指标就不能很好地发挥质量控制的作用和意义，因此，应选择专属性强的成分，如分别测定黄连碱和黄柏碱；同时，再规定黄连和黄柏中小檗碱的总量。

同时需要注意：应选择测定药材、饮片所含的原型成分，不宜选择测定分解产物；不宜采用无专属性的指标成分和微量成分（含量低于 0.02% 的成分）；对于被测成分含量低于 0.01% 者，可增加有效部位的含量测定；系列中药品种应尽可能选用相同的检测指标及方法，如六味地黄系列品种，大蜜丸、浓缩丸、软胶囊等 5 个品种，均选用相同的含量测定指标和方法；有效成分不明确的中药制剂可选择专属性强的指标性成分，或者测定浸出物；在建立化学成分的含量测定有困难时，可建立相应图谱测定或生物测定等方法。

# 二、含量测定方法选择

中药含量测定方法多，不同的分析方法有不同的适用范围和分析对象，依据"准确、灵敏、简便、快速"原则，应选择适宜的分析方法，获得灵敏、可靠和准确的分析结果。

## （一）含量测定方法的选择

**1. 根据测定对象组成选择**　测定对象是单一物质还是混合物，如果测定单一物质，因为中药成分复杂、干扰多，一般采用具有分离功能的各种色谱法，可以很好地使被测成分分离并进行测定。如果测定对象是混合物，如某一类成分（总生物碱、总有机酸、总黄酮、总皂苷、总蒽醌等），一般采用化学法或紫外-可见分光光度法，如总生物碱、总有机酸可以用酸碱滴定法，总皂苷、总蒽醌等可以用比色法测定含量。在多成分测定中，有的是测定同一类多种成分，有的是测定不同类的多种成分，选择测定的依据是药效物质研究的结果。多成分含量测定可以采用多个对照品法，也可以采用一测多评法。

**2. 根据测定物质类型选择**　若测定矿物药、微量元素或有毒、有害元素，可以采用离子色谱法、原子吸收分光光度法或等离子体质谱法。例如，ChP2020 枸杞子中重金属及有害元素测定，采用原子吸收分光光度法或电感耦合等离子体质谱法。含量高的无机物可以采用化学分析法测定含量，如 ChP2020 石膏含量测定采用配位滴定法，磁石的含量测定采用氧化还原滴定法。若被测物质是大分子，如多糖等可采用凝胶色谱法。

**3. 根据测定成分性质选择**　测定成分的理化性质可作为方法选择的依据，如酸碱性、挥发性、极性、有无共轭结构等。具有酸碱性的成分，可利用其结构中酸碱官能团在不同的酸碱环境中解离后颜色不同，采用比色法测定；挥发性大的成分，可采用气相色谱法测定；有共轭双键的成分，可采用光谱法或液相色谱-紫外法。

**4. 根据测定成分含量选择**　测定成分含量较高，属于常量分析，一般采用化学分析法，如矿物药的分析多采用化学分析法测定含量。测定成分含量低，属于微量分析，需要采用灵敏高的分析方法，一般采用仪器分析法。测定成分复杂，含量极低，可采用联用分析技术，如 GC-MS、LC-MS、电感耦合等离子体质谱法等，以提高分离度和灵敏度，达到含量测定要求。

## （二）定量分析对象的选择

单味中药所含成分众多，中药制剂多由一味以上中药组成，最多可以达到几十味中药，按上述原则选定测定指标往往较多。虽然从理论上讲，测定所有的有效成分、毒性成分才能控制中药的安全性和有效性，但在实际工作中缺乏可行性。因此，在选择测定指标时要综合考虑成分、种类、数量等因素，从实际出发达到简便、有效、经济、实用地控制中药质量的目的。

**1. 单一成分测定**　目前的质量标准中以单一成分定量为多。单一成分含量测定所选指标往往为药效明确、含量较高、专属性较强的成分，如 ChP2020 延胡索药材和饮片均测定有效成分延胡索乙素含量。单一成分的测定，是目前受到中药药效物质基础研究的局限，以及对照品不足等因素的限制，而不得不暂时选择的分析策略。

**2. 总成分或有效成分测定**　对于有效成分类型或有效部位明确、含量较高，且有效成分数量较多的中药，不仅可以测定单一成分含量，也可以考虑增加总成分或有效部位的测定。例如，ChP2020 分别规定了槐花中总黄酮和芦丁的含量限度，以更好地控制其质量。

**3. 多成分测定**　中药的疗效往往是处方中各药味通过协同、增效、拮抗、解毒等作用共同达到的。因此，含量测定时我们要综合考虑各药味所含的有效成分、特征性成分、毒性成分及制剂的制备工艺等，建立较为全面的多成分含量测定标准，才能保证药品的安全性、有效性、稳定性和可控性；多成分测定，可对同一类型多成分进行测定，如人参中多种皂苷类成分、黄连中多种生物碱类成分；也可以对不同类型的成分进行测定，如金银花中抗病毒、消炎退热有效成分木犀草苷、酚酸类成分，ChP2020 分别规定了金银花中酚酸类、木犀草苷的含量限度。

多成分定量分析方法可以采用多个对照品对照定量，也可以采用一测多评法定量。由于对照品紧缺和检测费高昂对多指标质量评价模式的限制，近年来采用的单对照品进行多成分同步含量测定模式，即一测多评，广泛用于中药的多成分含量测定，该方法具有节省对照品、快速等优点。

（1）一测多评法定义：一测多评法是通过中药有效成分之间存在的内在函数关系和比例关系，测定中药中某个代表性成分（对照品易得、廉价、有效）的含量，根据相对校正因子计算出该中药中其他多种待测成分（对照品难获得或难供应）的含量，使其计算值与实测值符合定量方法学要求的一种多指标同步质量控制方法。

（2）一测多评法原理：在一定的（线性）范围内，成分的量 $W$（质量或浓度）与检测器响应 $A$ 成正比，即 $W=fA$。在多指标质量评价时，以药材中某一典型组分（有对照品供应者）为内标，建立该组分与其他组分之间的相对校正因子（$f_{km}$），通过校正因子计算其他组分的含量。假设某样品中含有 $i$ 个组分，则

$$\frac{W_i}{A_i} = f_i \quad (i = 1, 2, \cdots, k, \cdots, m)$$

式中，$A_i$ 为组分峰面积；$W_i$ 为组分浓度。选取其中一组分 $k$ 为内标，建立组分 $k$ 与其他组分 $m$ 之间的相对校正因子。

$$f_{km} = \frac{f_k}{f_m} = \frac{W_k \times A_m}{W_m \times A_k}$$

由此可导出定量计算公式：

$$W_m = \frac{W_k \times A_m}{f_{km} \times A_k}$$

式中，$A_k$ 为内标物峰面积；$W_k$ 为内标物浓度；$A_m$ 为其他组分 $m$ 峰面积；$W_m$ 为其他组分 $m$ 浓度。

## 三、常用含量测定方法

中药常用含量测定方法主要包括化学分析法、光谱法、色谱法、色谱-质谱联用技术、电感耦合等离子体质谱法、电感耦合等离子体原子发射光谱法等方法。本节重点介绍 LC-MS 在中药含量测定中的应用。

LC-MS 技术，兼具 HPLC 的高分离能力与 MS 的高灵敏度、极强的结构解析能力、高度的专属性和通用性、分析速度快特点，可对多组分同时定性和定量分析，已成为药品质量控制、体内药物和药物代谢研究中其他方法所不能取代的有效工具。

HPLC-MS 分析时，多组分混合样品先经液相色谱分离，分离后的各单一组分按其不同的保留时间和流动相一起流出色谱柱，经接口进入质谱仪的离子源进行电离，这些具有不同 $m/z$ 的离子信号及强度被检测，获得总离子流色谱图和各组分的质谱图。HPLC-MS 可以给出色谱保留值、

质量色谱图、选择离子监测图等，其中，选择离子监测是进行微量/痕量成分定量分析最常用的检测方法。

HPLC-MS 在中药分析中的主要应用如下。

## （一）中药成分的含量测定

ChP2020 对多种中药材的鉴别及含量测定采用 HPLC-MS，该技术已成为中药低含量成分及药物中微量物质分析的重要手段。同时，对于无紫外吸收的成分，该技术具有突出优势，在中药成分含量测定中有着越来越多广泛的应用，如龟甲胶的鉴别、苦楝皮中川楝素的含量测定等。

## （二）农药残留检测

HPLC-MS 在食品、环境及中药等农药残留分析中已得到广泛应用。GC-MS 联用技术作为农药残留的主要检测方法之一，由于没有合适的软电离方式，不能产生足够强度的分子离子峰。HPLC-MS 的多反应监测模式使得其在抑制基质干扰、显著提高检测器灵敏度和选择性等方面较GC-MS 具有更大优势，能很好地检测出农药在动植物中的残留。

## （三）中药材中真菌毒素检测

HPLC-MS 技术在中药真菌毒素类成分的检测中具有明显优势，ChP2020 对大枣、水蛭、地龙等 19 种药材中黄曲霉毒素 $B_1$、$B_2$、$G_1$ 及 $G_2$ 的限量检测采用 HPLC-MS 法。

## （四）中药制剂中非法添加化学药物的检验

由于中药化学组成的复杂性，检查中药制剂中掺入化学药物的情况，就必须采用选择性高的分析方法，HPLC-MS 法具备这一优势，成为目前检查中药制剂中掺入化学药物的有效分析方法之一。例如，补肾壮阳类中药制剂中非法添加西地那非、伐地那非及他达那非的定性和定量检测；降血糖类中药制剂中掺入盐酸二甲双胍和格列本脲的检查；中药中添加激素类化学药物，如曲安西龙、泼尼松甲泼尼龙的检查等。

# 四、含量限（幅）度规定

中药中待测成分的含量限度，一般规定下限、规定幅度、规定标示量范围。

一般的含量测定只规定下限，如 ChP2020 规定化橘红中含柚皮苷不得少于 3.5%。

毒性成分的含量需规定幅度或上限。毒效成分的含量需规定幅度，即含量的上限和下限，以保证临床用药的安全和有效，如九分散中士的宁的含量，ChP2020 规定每袋应为 4.5～5.5mg。有毒成分的含量需规定上限，如 ChP2020 规定附子含双酯型生物碱以新乌头碱、次乌头碱和乌头碱的总量计，不得过 0.020%。

提取较纯净的制剂含量一般用标示量表示，须规定占标示量的范围。如 ChP2020 规定北豆根片含总生物碱以蝙蝠葛碱计，应为标示量的 90.0%～110.0%。

---

**案例 17-1 分析讨论**

六味地黄丸为滋阴清虚热之代表方，其组成特点是补中寓泻，而以补阴为主。方中熟地黄滋补肾阴、填精益髓而生血，其用量是酒萸肉与山药的 1 倍，为君药；酒萸肉温补肝肾、涩精敛汗，山药补脾阴而固精，二药为臣，同为本方的"三补"。牡丹皮凉血清热而泻肝肾之火，为佐药；茯苓、泽泻清热利尿，泻火利湿为使药，是本方的"三泻"。由于本方以补为主，故"三泻"的用量较轻。全方补而不滞，甘淡平补，用于肝肾阴虚证。

基于组方分析，含量测定药味首选君药熟地黄、臣药酒萸肉和山药，但因熟地黄和山药研究基础薄弱，缺乏合适的含量测定指标；同时，牡丹皮为方中"三泻"之首，其所含有效成分丹皮酚易挥发而影响制剂质量，故选择酒萸肉和牡丹皮为含量测定药味。

酒萸肉中主要含有环烯醚萜苷类、黄酮类、三萜类等成分，其中莫诺苷和马钱苷为其主要环烯醚萜苷类成分，也是有效成分；牡丹皮中的丹皮酚，既为有效成分、又为不稳定成分，为保证中药的有效性和质量稳定性，选择莫诺苷、马钱苷、丹皮酚作为含量测定成分。根据待测成分易溶于不同浓度的甲醇、乙醇的特点，选择50%甲醇作为提取溶剂，回流提取法提取供试品溶液，HPLC测定含量，采用波长切换法多组分同时定量。

值得注意的是，由于中药的难溶性，在含量测定时为避免定量结果不准确，一般不采用量瓶来定容，而采用"外加法"定容，即将供试品置于具塞锥形瓶中，通过精密加入提取溶剂，来保证定量结果的准确性。但由于供试品提取过程常导致温度升高（超声提取、回流提取等），提取溶剂会有一定量的损失，因此应于提取前先称定重量，提取完毕后，放冷再称重，并补足减失的重量，滤过后，取续滤液作为供试品溶液。

六味地黄丸中莫诺苷、马钱苷和丹皮酚含量限度规定了下限，水丸、水蜜丸、小蜜丸按mg/g计，大蜜丸按mg/丸计，其单位表示方式与制剂的用法用量有关，前三者按重量服用，大蜜丸按丸服用。

规格的写法有以重量计、以装量计、以标示量计等。以重量计的，如丸、片剂，注明每丸（或每片）的重量；以装量计的，如散剂、胶囊剂、液体制剂，注明每包（或瓶、粒）的装量；以标示量计的，注明每片的含量。同一品种有多种规格时，量小的在前，依次排列。规格单位在0.1g以下用"mg"，以上用"g"；液体制剂用"ml"。单味制剂有含量限度的，须列规格，是指每片（或丸、粒）中含有主药或成分的量；按处方规定制成多少丸（或片等）及散装或大包装的以重量（或体积）计算用量的中药制剂均不规定规格。规格最后不列标点符号。

# 思 考 题

1. 简述中药分析的特点。

2. 为保证中药的有效性、安全性和质量稳定性，简述建立中药制剂含量测定方法时，测定药味的选择原则，以及测定成分的选择原则。

3. 什么是中药指纹图谱？建立中药指纹图谱方法时，方法学考察须验证哪些内容？

4. 从建立原则及评价指标的角度，试分析中药指纹图谱与中药特征图谱的不同点。

（高晓霞）

# 第十八章　生化药物与生物制品分析概论

**本章要求**

**1. 掌握**　生化药物与生物制品分析的特点，生化药物的种类、鉴别、检查和常用的含量测定方法。

**2. 熟悉**　生物制品的分类及其质量控制的基本程序与方法。

**3. 了解**　生化药物与生物制品分析的现状和发展趋势。

---

**案例 18-1　　　　ChP2020 二部门冬酰胺酶（埃希）质量标准**

本品系自大肠埃希菌（*E.coli* AS 1.357）中提取制备的具有酰胺基水解作用的酶。每 1mg 蛋白含门冬酰胺酶的活力不得低于 250 单位。

【制法要求】　本品所用的生产菌种来源途径应经国家有关部门批准并应符合国家有关的管理规范，生产过程应符合现行版 GMP 的要求。

【性状】　本品为白色结晶性粉末；无臭。

本品在水中易溶，在乙醇和乙醚中不溶。

【鉴别】

（1）取本品 5mg，加水 1ml 使溶解，加 20% 氢氧化钠溶液 5ml，摇匀，再加 1% 硫酸铜溶液 1 滴，摇匀，溶液应显蓝紫色。

（2）照高效液相色谱法（通则 0512）试验。

**供试品溶液**　取本品适量，加流动相 A 溶解并定量稀释制成每 1ml 中约含 1mg 的溶液。

**对照品溶液**　取门冬酰胺酶（埃希）对照品，加流动相 A 溶解并定量稀释制成每 1ml 中约含 1mg 的溶液。

**色谱条件**　用辛基硅烷键合硅胶为填充剂（4.6mm×250mm）；以 0.05% 三氟醋酸溶液为流动相 A，以三氟醋酸-40% 乙腈溶液（0.5：1000）为流动相 B，按表 18-1 进行梯度洗脱；柱温为 40℃；流速为每分钟 1ml；检测波长为 220nm；进样体积为 20μl。

**表 18-1　门冬酰胺酶（埃希）梯度洗脱**

| 时间（min） | 流动相 A（%） | 流动相 B（%） |
| --- | --- | --- |
| 0 | 25 | 75 |
| 60 | 0 | 100 |
| 70 | 0 | 100 |
| 72 | 25 | 75 |
| 82 | 25 | 75 |

**测定法**　精密量取供试品溶液与对照品溶液，分别注入液相色谱仪，记录色谱图。

**结果判定**　供试品溶液色谱图中主峰的保留时间应与对照品溶液主峰的保留时间一致。

【检查】酸碱度　取本品，加水溶解并稀释制成每 1ml 中含 10mg 的溶液，依法测定（通则 0631），pH 应为 6.5～7.5。

**溶液的澄清度与颜色**　取本品，加水溶解并稀释制成每 1ml 中含 5mg 的溶液，依法测定（通则 0901 第一法和通则 0902 第一法），溶液应澄清无色。

**纯度** 照分子排阻色谱法（通则0514）测定。

**供试品溶液** 取本品适量，加流动相溶解并定量稀释制成每1ml中约含2mg的溶液。

**色谱条件** 用适合分离分子量为10 000～500 000球状蛋白的色谱用亲水改性硅胶为填充剂；以0.1mol/L磷酸盐缓冲液（pH 6.7）（取磷酸二氢钠6.0g、磷酸氢二钠20.2g，加水900ml，用磷酸或氢氧化钠溶液调节pH至6.7，加水至1000ml）为流动相；流速为每分钟0.6ml；检测波长为280nm；进样体积为20μl。

**测定法** 精密量取供试品溶液，注入液相色谱仪，记录色谱图。

**限度** 按峰面积归一化法计算主峰相对百分含量，应不得低于97.0%。

**干燥失重** 取本品0.1g，置105℃干燥3h，减失重量不得过5.0%（通则0831）。

**重金属** 取本品0.5g，依法检查（通则0821第二法），含重金属不得过百万分之二十。

**异常毒性** 取本品，照注射用门冬酰胺酶（埃希）项下的方法检查，应符合规定。

**细菌内毒素** 取本品，依法检查（通则1143），每1单位门冬酰胺酶（埃希）中含内毒素的量应小于0.015EU。

**降压物质** 取本品，依法检查（通则1145），剂量按猫体重每1kg注射1万单位，应符合规定。

**【效价测定】酶活力** 照紫外-可见分光光度法（通则0401）测定。

**磷酸盐缓冲液** 取0.1mol/L磷酸氢二钠溶液适量，用0.1mol/L磷酸二氢钠溶液调节pH至8.0。

**供试品溶液** 取本品约0.1g，精密称定，加磷酸盐缓冲液溶解并定量稀释制成每1ml中约含5单位的溶液。

**对照品溶液** 取经105℃干燥至恒重的硫酸铵适量，精密称定，加水溶解并定量稀释制成约0.0015mol/L的溶液。

**测定法** 取试管3支（14cm×1.2cm），各加入用磷酸盐缓冲液配制的0.33%门冬酰胺溶液1.9ml，于37℃水浴中预热3min，分别于第1管（$t_0$）中加入25%三氯醋酸溶液0.5ml，第2、3管（$t$）中各精密加入供试品溶液0.1ml，置37℃水浴中，准确反应15min，立即于第1管（$t_0$）中精密加入供试品溶液0.1ml，第2、3管（$t$）中各加入25%三氯醋酸溶液0.5ml，摇匀，分别作为空白反应液（$t_0$）和反应液（$t$）。精密量取$t_0$、$t$和对照品溶液各0.5ml，置试管中，各加水7.0ml与碘化汞钾溶液（取碘化汞23g、碘化钾16g，加水至100ml，临用前与20%氢氧化钠溶液等体积混合）1.0ml，混匀，另取试管1支，加水7.5ml与碘化汞钾溶液1.0ml作为空白对照管，室温放置15min，在450nm的波长处分别测定$t_0$吸光度$A_0$、$t$吸光度$A_t$，和对照品溶液吸光度$A_s$，以$A_t$的平均值，按下式计算：

$$效价（单位/mg）= \frac{(A_t - A_0) \times 5 \times 稀释倍数 \times F}{A_s \times 称样量（mg）}$$

式中，5为反应常数；$F$为对照品溶液浓度的校正值。

效价单位定义：在上述条件下，一个门冬酰胺酶单位相当于每分钟分解门冬酰胺产生1μmol氨所需的酶量。

**蛋白质含量** 取本品约20mg，精密称定，照蛋白质含量测定法（通则0731第一法）测定，即得。

**比活** 由测得的效价和蛋白质含量计算每1mg蛋白中含门冬酰胺酶活力的单位数。

**【类别】** 抗肿瘤药。

**【贮藏】** 遮光，密封，冷处保存。

**【制剂】** 注射用门冬酰胺酶（埃希）。

问题：
1. 生化药物常用的鉴别方法有哪些？与化学药物的鉴别方法有何异同点？
2. ChP2020 哪些药物的项下收载了肽图检查法？试述肽图检查法的原理及其在生化药物鉴别中的应用。
3. 生化药物常用的含量测定方法有哪些？什么是酶活性和比活？酶的单位是如何表示的？酶法分析和酶活力测定法有何区别？

# 第一节 概 述

生物药物（biopharmaceutics）是与化学药物、中药并驾齐驱的三大类药物之一，是指利用生物体、生物组织或组成生物体的各种成分，综合运用生物学、生物化学、微生物学、免疫学、物理化学和药学的原理与方法制得的，用于预防、诊断、治疗疾病的一大类药物。广义的生物药物应包括从动物、植物和微生物等生物体中直接制取的各种天然生物活性物质及人工合成或者半合成的天然物质类似物。快速发展起来的基因药物、基因重组药物和单克隆抗体极大扩充了生物药物的范围。生物药物主要包括生化药物（biochemical drug）和生物制品（biological product）及其他相关生物医药产品。

**链接 18-1** **生物药物质量控制特点**

生物药物质量控制与化学药物基本一致，包括性状、鉴别、检查和含量测定；但也不尽相同；由于在大分子生物药物中，有效结构或分子量不确定，其结构的确证很难沿用化学药物或结构已知的生化药物所常用的元素分析、红外光谱、紫外光谱、核磁共振谱、质谱等方法加以证实，往往还需要选择生物化学分析如氨基酸组成、N 端氨基酸序列、肽图等方法加以证实。特别是生物制品，在均一性、有效性、安全性和稳定性等方面有严格要求，尤其注重异常毒性、细菌内毒素、微生物、热原、致敏原及降压物质等安全性检测，必须对其进行原材料、生产过程（包括培养和纯化工艺过程）和最终产品的全过程质量控制。

生物药物是十分接近于人体的正常生理物质，具有更高的生化机制合理性和特异治疗有效性，药理活性高、用药剂量小、靶向性强、不良反应小，但有效成分含量低、稳定性差，其原料及产品均为高营养物质，极易染菌、腐败，分析检测过程具有特殊性等，因此生物药物分析具有以下特点。

**1. 分子量的测定与结构确证** 生物药物中除氨基酸、核苷酸、辅酶等为小分子化合物，化学结构明确、分子量确定外，其他如蛋白质、多肽、核酸、多糖类等均为大分子的生命物质，其分子量大（一般几千至几十万），不是定值，且具有复杂的化学结构与空间构象，以维持其特定的生理功能。例如，ChP2020 三部收载的胰岛素为 51 个氨基酸残基组成的蛋白质，分子量为 5778；注射用人促红素（CHO 细胞）通常为 165 个氨基酸，存在 4 个糖基化位点，分子量为 18 235.70。对大分子的化合物而言，即使组分相同，往往由于相对分子质量不同而产生不同的生理活性。例如，肝素主要由硫酸-D-葡萄糖胺、硫酸-L-艾杜糖醛酸、硫酸-D-葡萄糖胺及 D-葡糖醛酸中两种双糖单位交替连接而成，是一分子量为 5000～30 000 的混合物。肝素是由 D-硫酸氨基葡萄糖和葡糖醛酸组成的酸性糖胺聚糖，能明显延长血凝时间，有抗凝血作用；而低分子量肝素，其抗凝活性低于肝素。因此，生物药物常常需要进行分子量的测定。当分子量难以确定时，结构确证需要选择生物化学分析方法加以证实。例如，ChP2020 三部收载的注射用人干扰素 a1b 在原液的检定中，不仅进行蛋白质含量、纯度、分子量、等电点、紫外光谱扫描等常规理化分析，还需进行肽图检查，同时至少每年测定一次产品 N 端氨基酸序列。

**2. 生物活性检查**　生物药物往往对热、酸、碱、重金属及溶液 pH 变化都较敏感，各种理化因素的变化易对其生物活性产生影响。特别是在制备多肽或蛋白质类药物时，有时因生产工艺条件的变化，导致活性多肽或蛋白质失活。因此，对这些生物药物，除了用通常采用的理化分析检验外，尚需用生物检定法进行检定，以证实其生物活性。例如，ChP2020 三部收载的注射用人干扰素 a2a 的原液检定要进行生物学活性的检查，采用干扰素生物学活性测定法（细胞病变抑制法），依据干扰素可以保护人羊膜细胞（WISH）免受水泡性口炎病毒（VSV）破坏的作用，用结晶紫对存活的 WISH 细胞染色，于 570nm 处测定其吸光度，可得到干扰素对 WISH 细胞的保护效应曲线，以此测定干扰素生物学活性。

**3. 安全性检查**　由于生物药物大多组分复杂，有效成分在生物材料中浓度都很低，杂质特别是生物大分子杂质的含量相对比较高；同时，此类药物的性质特殊，生产工艺复杂，易引入特殊杂质和污染物，故生物药物常常要求做安全性方面的全面检查，以保证生物药物用于人体时不至于引起严重不良反应或意外事故。例如，ChP2020 三部收载的注射用人干扰素 a2a 涉及的安全性检查项目包括原液中外源性 DNA 残留量、鼠 IgG 残留量、宿主菌蛋白残留量、残余抗生素活性及半成品、成品检定中有无菌、细菌内毒素检查和异常毒性试验等。

**4. 效价（含量）测定**　生化药物和生物制品在定量分析及含量的表示方式上有其特异性。对于此类药物有效成分的检测，除应用一般化学方法或理化分析进行有效成分含量测定外，应根据产品的特异生理效应或专一生化反应拟定其专属性的生物效价测定方法，以表征其所含生物活性成分的含量。例如，对酶类等药物需进行效价测定或酶活力测定，以评价其有效成分的生物活性。ChP2020 三部收载的人凝血酶原复合物的效价测定，包括其主要活性成分人凝血因子 IX、人凝血因子 II、人凝血因子 VII 和凝血因子 X 的效价测定。

# 第二节　生化药物分析

生化药物是从生物体分离纯化或用化学合成、微生物合成或现代生物技术制得的生化基本物质。生化药物有两个基本特点：一是它是生物体中的基本生化成分；二是它来自生物体，来源复杂，有些化学结构不明确，分子量不是定值，多属高分子物质。生化药物收载在 ChP2020 二部。

## 一、生化药物的种类

ChP2020 二部收载的生化药物如下。

### （一）氨基酸及其衍生物类药物

氨基酸及其衍生物类药物包括单氨基酸、氨基酸衍生物和复合氨基酸类。ChP2020 收载有门冬氨酸、丙氨酸、甲硫氨酸、丝氨酸、乙酰半胱氨酸、半胱氨酸、苯丙氨酸等氨基酸及其盐类或衍生物 20 多种。

### （二）多肽和蛋白质类药物

药用活性多肽包括醋酸去氨加压素、鲑降钙素、杆菌肽、胸腺五肽、醋酸奥曲肽等。

药用蛋白包括人纤维蛋白原、胰岛素、鱼精蛋白等；属蛋白质类的激素有生长激素生长抑素；属细胞因子类蛋白类药物有人干扰素 α1b、人干扰素 α2b、注射用人白介素-2，人粒细胞刺激因子注射液、人促红素注射液等。

### （三）酶类与辅酶类药物

酶类与辅酶类药物按功能可分为助消化酶类、蛋白水解酶类、凝血酶及抗栓酶、抗肿瘤酶类和其他酶类等，还包括部分辅酶类（辅酶 Q）等，如胃蛋白酶、胰蛋白酶、玻璃酸酶、尿激酶、人凝血酶、辅酶 $Q_{10}$、门冬酰胺酶等。

### （四）多糖类药物

多糖类药物包括肝素、硫酸软骨素 A 和 C、硫酸角质素、透明质酸、类肝素（酸性糖胺聚糖）、壳聚多糖、灵芝多糖、黄芪多糖、人参多糖、海藻多糖、螺旋藻糖胺聚糖等。ChP2020 收载有肝素钠、硫酸软骨素钠等。

### （五）脂质类药物

脂质类药物包括多价不饱和脂肪酸（PUFA）、磷脂类、固醇类、胆酸类和卟啉类，如卵磷脂、胆固醇、熊去氧胆酸、人工牛黄等。

### （六）核酸及其降解物和衍生物类药物

核酸及其降解物和衍生物类药物包括碱基及其衍生物，核苷及其衍生物，核苷酸及其衍生物和多核苷酸类。ChP2020 收载有氟尿嘧啶、硫鸟嘌呤、硫唑嘌呤、三磷酸腺苷二钠、肌苷、环磷腺苷、胞磷胆碱钠、碘苷等药物。

## 二、生化药物的鉴别方法

生化药物所涉及的鉴别方法比化学药物多，除理化方法外，还常采用生化鉴别法、生物鉴别法、肽图检查法等。

### （一）理化鉴别法

理化鉴别法包括化学鉴别法、光谱鉴别法和色谱鉴别法。

化学鉴别法是在一定条件下，利用药物与某些试剂发生化学反应而呈色或生成沉淀或产生气体来进行鉴别的，如氨基酸类药物与茚三酮反应而呈蓝紫色。

光谱鉴别法利用药物的紫外或红外特征吸收进行鉴别，如 ChP2020 硫鸟嘌呤的鉴别：

（1）取本品约 10mg，加等量甲酸钠混匀，缓缓加热，所产生的气体能使湿润的醋酸铅试纸显黑色或灰色。

（2）在含量测定项下记录的色谱图中，供试品溶液主峰的保留时间应与对照品溶液主峰的保留时间一致。

（3）取本品约 20mg，加 0.1mol/L 氢氧化钠溶液 10ml 溶解后，用水稀释至 100ml，摇匀，取 2ml 置 100ml 量瓶中，用盐酸溶液（9→1000）稀释至刻度，摇匀，照紫外-可见分光光度法（通则 0401）测定，在 257nm 与 348nm 的波长处有最大吸收。

（4）本品的红外光吸收图谱应与对照的图谱（光谱集 477 图）一致。

色谱鉴别法多采用 TLC 或 HPLC，利用对照品溶液和供试品溶液色谱图的保留时间的一致性进行鉴别。例如，ChP2020 胰岛素的鉴别采用 HPLC，而门冬氨酸的鉴别采用 TLC。

ChP2020 胰岛素 HPLC 鉴别：

**供试品溶液** 取本品适量，加 0.1% 三氟醋酸溶液溶解并稀释制成每 1ml 中含 10mg 的溶液，取 20μl，加 0.2mol/L 三羟甲基氨基甲烷-盐酸缓冲液（pH 7.3）20μl、0.1% V8 酶溶液 20μl 与水 140μl，混匀，置 37℃水浴中 2h 后，加磷酸 3μl。

**对照品溶液** 取胰岛素对照品适量，加 0.1% 三氟醋酸溶液溶解并稀释制成每 1ml 中含 10mg 的溶液，取 20μl，加 0.2mol/L 三羟甲基氨基甲烷-盐酸缓冲液（pH 7.3）20μl、0.1% V8 酶溶液 20μl 与水 140μl 混匀，置 37℃水浴中 2h 后，加磷酸 3μl。

**色谱条件** 用十八烷基硅烷键合硅胶为填充剂（5~10μm）；以 0.2mol/L 硫酸盐缓冲液（取无水硫酸钠 28.4g，加水溶解后，加磷酸 2.7ml，乙醇胺调节 pH 至 2.3，加水至 1000ml）-乙腈（90:10）为流动相 A，乙腈-水（50:50）为流动相 B，按表 18-2 进行梯度洗脱；柱温为 40℃；检测波长为 214nm；进样体积为 25μl。

表18-2 胰岛素梯度洗脱

| 时间（min） | 流动相A（%） | 流动相B（%） |
|---|---|---|
| 0 | 90 | 10 |
| 60 | 55 | 45 |
| 70 | 55 | 45 |

**测定法** 精密量取供试品溶液与对照品溶液，分别注入液相色谱仪，记录色谱图。

**结果判定** 供试品溶液的肽图谱应与对照品溶液的肽图谱一致。

ChP2020 门冬氨酸TLC鉴别：

取本品与门冬氨酸对照品各10mg，分别置25ml量瓶中，加氨试液2ml使溶解，用水稀释至刻度，摇匀，作为供试品溶液与对照品溶液。照薄层色谱法（通则0502）试验，吸取上述两种溶液各2ml，分别点于同一硅胶G薄层板上，以正丁醇-冰醋酸-水（0.95∶1∶1）为展开剂，展开，晾干，喷以茚三酮的丙酮溶液（1→50），在80℃加热至斑点出现，立即检视。供试品溶液所显主斑点的位置和颜色应与对照品溶液的主斑点相同。

## （二）生化鉴别法

**1. 酶法** ChP2020采用酶法鉴别尿激酶。尿激酶是专属性较强的蛋白水解酶，根据尿激酶能激活牛纤维蛋白溶酶原，使其转化成纤维蛋白溶酶，纤维蛋白溶酶具有较强的蛋白水解酶能力，而纤维蛋白原在凝血酶的作用下，转变成纤维蛋白凝块，此凝块在纤维蛋白溶酶作用下，水解为可溶性的小分子多肽，直接观察溶解纤维蛋白作用的气泡上升法作为判断指标，方法如下：

取本品适量，用巴比妥-氯化钠缓冲液（pH 7.8）溶解并稀释成每1ml含20单位的溶液，吸取1ml，加牛纤维蛋白原溶液0.3ml，再依次加入牛纤维蛋白溶酶原溶液0.2ml与牛凝血酶溶液0.2ml，迅速摇匀，立即置37℃±0.5℃恒温水浴中保温，立即记时。应在30~45s内凝结，且凝块在15min内重新溶解。以0.9%氯化钠溶液作空白，同法操作，凝块在2h内不溶。

**2. 电泳法** ChP2020采用琼脂糖凝胶电泳法鉴别肝素钠乳膏，肝素是由硫酸氨基葡萄糖和葡萄糖醛酸分子间组成的酸性糖胺聚糖，其水溶液带强负电荷，于琼脂凝胶板上，在电场作用下，向正极方向移动，与肝素标准品进行对照，其移动位置应相应一致。方法为：

（1）取本品，照肝素生物测定法测定，抗Xa因子效价与抗Ⅱa因子效价比应为0.9~1.1。

（2）取本品适量（约相当于肝素钠700单位），加60%乙醇溶液10ml，水浴加热使溶解，于4℃的冰箱中放置约5h，取出，滤过，取滤液作为供试品溶液；另取肝素钠标准品，加水溶解并稀释制成每1ml中含200单位的标准品溶液。取标准品溶液与供试品溶液各2μl，照电泳法（通则0541第三法）试验，供试品溶液与对照品溶液所显电泳条带的迁移距离的比值应为0.9~1.1。

（3）取鉴别（1）项下的供试品溶液，应显钠盐鉴别（1）的反应（通则0301）。

ChP2020采用等电聚焦电泳法鉴别人生长激素。人生长激素为重组技术生产的由191个氨基酸残基组成的蛋白质，由于蛋白质为两性电解质，在电泳场中形成一个pH梯度，其所带的电荷与介质的pH有关，带电的蛋白质在电泳中向极性相反的方向迁移，当到达其等电点时，电流达到最小，不再移动，与重组人生长激素对照品进行对照，供试品溶液主带位置应与对照品溶液主带位置一致，方法如下：

取本品，加水溶解并制成每1ml中含1mg的溶液，取此溶液90ml，加两性电解质10ml和甲基红试液2ml，混匀，作为供试品溶液；另取人生长激素对照品，同法制备，作为对照品溶液。取对照品溶液和供试品溶液各10ml，加至上样孔，照等电聚焦电泳法（通则0541第六法）试验，供试品溶液主区带应与对照品溶液一致。

## （三）生物鉴别法

生物鉴别法是利用生物体进行试验来鉴别药物。鉴别通常需用标准品或对照品在同一条件下进行对照试验加以确证，如 ChP2020 玻璃酸酶的鉴别：

取健康豚鼠 1 只，分别于背部两处，皮内注射 0.25% 亚甲蓝的氯化钠注射液 0.1ml，作为对照，另两处皮内注射用上述溶液制成的每 1ml 中含本品 10 单位的溶液 0.1ml，四处注射位置须交叉排列，相互间的距离应大于 3cm，注射后 5min，处死动物，将皮剥下，自反面观察亚甲蓝的扩散现象，供试品溶液所致的蓝色圈应大于对照品溶液所致的蓝色圈。

玻璃酸酶为蛋白分解酶，可促使皮下输液或局部积贮的渗出液和血液的扩散，以利于吸收，因此玻璃酸酶的鉴别是根据其扩散作用，利用结缔组织中的玻璃酸具有较大的黏滞性，对体液扩散有阻滞作用，在动物皮内注射玻璃酸酶，通过对糖胺聚糖玻璃酸的解聚作用，能加速染色剂亚甲蓝的扩散和吸收，使皮内注射的亚甲蓝和玻璃酸酶的蓝色圈大于单独注射亚甲蓝的蓝色圈。

### （四）肽图检查法

肽图检查法是通过蛋白酶或化学物质裂解蛋白质后，采用适宜的分析方法鉴定蛋白质一级结构的完整性和准确性。根据蛋白质分子量的大小及氨基酸组成特点，使用专属性较强的蛋白水解酶，一般为内肽酶（endopeptidase），作用于特殊的肽链位点，将蛋白质裂解成较小的片段，经分离检测形成特征性指纹图谱，肽图谱对每一种蛋白质来说都是特征和专一的；也可根据同种产品不同批次肽图的一致性，考察工艺的稳定性。常用的消化试剂有胰蛋白酶、胰凝乳蛋白酶、溴化氰等，常用的检测技术有 HPLC、毛细管电泳法和质谱。ChP2020 四部（通则 3405）肽图检查法共收载二法，第一法为胰蛋白酶裂解-反相高效液相色谱法，第二法为溴化氰裂解法。ChP2020 三部收载的注射用人生长激素、人胰岛素、注射用干扰素 α1b、注射用人干扰素 α2a、注射用人白介素-2，人粒细胞刺激因子注射液、注射用人促红素均采用肽图检查第一法进行鉴别。

供试品经透析、冻干后，用 1% 碳酸氢铵溶液溶解并稀释至 1.5mg/ml，依法测定（通则 3405），其中加入胰蛋白酶（序列分析纯），37℃ ±0.5℃ 保温 6h，色谱柱为反相 $C_8$ 柱（25cm×4.6mm，粒度 5mm，孔径 30nm），柱温为 45℃ ±0.5℃；流速为每分钟 0.75ml；进样量为 20μl；按表 18-3 进行梯度洗脱（表中流动相 A 为 0.1% 三氟乙酸水溶液，流动相 B 为 0.1% 三氟乙酸-80% 乙腈水溶液）。

**表 18-3　肽图检查法梯度洗脱**

| 编号 | 时间（min） | 流速（ml） | 流动相 A（%） | 流动相 B（%） |
| --- | --- | --- | --- | --- |
| 1 | 0.00 | 0.75 | 100.0 | 0.0 |
| 2 | 30.00 | 0.75 | 85.0 | 15.0 |
| 3 | 75.00 | 0.75 | 65.0 | 35.0 |
| 4 | 115.00 | 0.75 | 15.0 | 85.0 |
| 5 | 120.00 | 0.75 | 0.0 | 100.0 |
| 6 | 125.00 | 0.75 | 100.0 | 0.0 |
| 7 | 145.00 | 0.75 | 100.0 | 0.0 |

肽图应与人促红素对照品一致。

**案例 18-1 分析讨论**

1. 生化药物与化学药物的鉴别都有理化方法、生化鉴别法、生物鉴别法。由于有效结构或分子量不确定，其结构的确证很难沿用化学药物或结构已知的生化药物所常用的元素分析、红外光谱、紫外分光光度、核磁共振波谱、质谱等方法加以证实，往往还需要选择生物化学分析如氨基酸组成、N 端氨基酸序列、肽图等方法加以证实。

2. 注射用人生长激素、人胰岛素、注射用干扰素 α1b、注射用人干扰素 α2b、注射用人白介素-2，人粒细胞刺激因子注射液、注射用人促红素都收载肽图检查法。

原理：根据蛋白质分子量的大小及氨基酸组成特点，使用专属性较强的蛋白水解酶，一般为内肽酶，作用于特殊的肽链位点，将蛋白质裂解成较小的片断，经分离检测形成特征性指纹图谱，肽图谱对每一种蛋白质来说都是特征和专一的。

# 三、生化药物的检查

由于生化药物的组分复杂，有效成分在生物材料中浓度都很低，杂质特别是生物大分子杂质的含量相对比较高；同时，此类药物的性质特殊，所用的原料比较复杂，如制备脏器生化药物是从动物的组织、器官、腺体、体液、分泌物及胎盘、毛、皮、角和蹄甲等提取的药物，胰岛素来自于胰腺，尿激酶来自于尿，组氨酸、赖氨酸、精氨酸和水解蛋白来自于血，人工牛黄来自于胆汁等。而且生产工艺复杂，易引入特殊杂质和污染物。因此，杂质检查和安全性检查就显得非常重要。生化药物应保证符合无毒、无菌、无热原、无致敏源和降压物质等一般安全性要求。

## （一）杂质检查

生化药物的杂质检查包括一般杂质检查和特殊杂质检查。一般杂质检查主要有氯化物、硫酸盐、磷酸盐、铵盐、铁盐、重金属、酸度、溶液的澄清度或溶液的颜色、水分及干燥失重、炽灼残渣等检查。其检查的原理及方法与化学药物中的一般杂质检查相同。特殊杂质检查主要检查从原料中带入或生产工艺中引入的杂质、污染物或其他成分。下面对生化药物中特殊杂质检查方法作一介绍。

**1. 氨基酸类药物中其他氨基酸的检查**　氨基酸类药物可以通过化学合成法、发酵法和酶生物合成法制备，制备中有可能引入其他氨基酸，常采用 TLC 进行检查，如 ChP2020 苯丙氨酸中其他氨基酸的检查：

**供试品溶液**　取本品适量，加冰醋酸溶液（50→100）溶解并稀释制成每 1ml 中约含 10mg 的溶液。

**对照溶液**　精密量取供试品溶液 1ml，置 200ml 量瓶中，用水稀释至刻度，摇匀。

**系统适用性溶液**　取苯丙氨酸对照品和酪氨酸对照品各适量，置同一量瓶中，加适量冰醋酸溶液（50→100）溶解，用水稀释制成每 1ml 中约含苯丙氨酸 10mg 和酪氨酸 0.1mg 的溶液。

**色谱条件**　采用硅胶 G 薄层板，以正丁醇-冰醋酸-水（6：2：2）为展开剂。

**测定法**　吸取上述三种溶液各 5μl，分别点于同一薄层板上，展开，晾干，喷以茚三酮的丙酮溶液（1→50），在 90℃加热至斑点出现，立即检视。

**系统适用性要求**　对照溶液应显一个清晰的斑点，系统适用性溶液应显两个完全分离的斑点。

**限度**　供试品溶液　如显杂质斑点，其颜色与对照溶液的主斑点比较，不得更深（0.5%）。

**2. 多肽类药物中特殊杂质的检查**　多肽类药物由多个氨基酸组成，在制备过程中可能引入氨基酸和其他肽类，合成多肽中可能有残余醋酸，需加以控制。例如，醋酸去氨加压素为化学合成的环状九肽，ChP2020 规定进行氨基酸比值、醋酸、有关物质的检查，方法如下：

**氨基酸比值**　取本品 10mg，置硬质安瓿瓶中，加 6mol/L 盐酸溶液 3ml，充氮后封口，置 110℃水解 20h，冷却，启封，蒸发近干，加水适量使溶解，作为供试品溶液；另取酪氨酸、苯丙氨酸、谷氨酸、天冬氨酸、胱氨酸、脯氨酸、精氨酸及甘氨酸对照品，制成与供试品中各氨基酸相当的浓度，作为对照品溶液。照适宜的氨基酸分析方法测定。以苯丙氨酸、谷氨酸、天冬氨酸、脯氨酸、精氨酸及甘氨酸的总摩尔数的 1/6 作为 1，计算各氨基酸的相对比值，天冬氨酸、谷氨酸、脯氨酸、甘氨酸、精氨酸、苯丙氨酸均应为 0.90～1.10，酪氨酸应为 0.70～1.05，半胱氨酸应为 0.30～1.05。

**醋酸**　取本品适量，精密称定，加稀释液［流动相 A（通则 0872）-甲醇（95：5）］溶解并定量稀释制成每 1ml 中含 2mg 的溶液，作为供试品溶液。另精密称取醋酸钠对照品适量，照合成多肽中的醋酸测定法（通则 0872）测定，含醋酸应为 3.0%～8.0%。

**供试品溶液** 取本品适量，加水溶解并稀释制成每 1ml 中约含 0.5mg 的溶液。

**对照溶液** 精密量取供试品溶液 1ml，置 200ml 量瓶中，用水稀释至刻度，摇匀。

**系统适用性溶液** 取醋酸去氨加压素对照品、杂质 I 对照品与缩宫素对照品适量，置同一量瓶中，加水溶解并稀释制成每 1ml 中各约含 20μg 的混合溶液。

**灵敏度溶液** 精密量取对照溶液 1ml，置 10ml 量瓶中，用流动相稀释至刻度，摇匀。

**色谱条件** 用十八烷基硅烷键合硅胶为填充剂；以磷酸盐溶液（取 0.067mol/L 磷酸氢二钠溶液与 0.067mol/L 磷酸二氢钾溶液等体积混合，调节 pH 至 7.0）为流动相 A，以乙腈为流动相 B，按表 18-4 进行梯度洗脱；检测波长为 220nm；系统适用性溶液进样体积为 50μl，其他溶液进样体积为 100μl。

**表 18-4 醋酸去氨加压素梯度洗脱**

| 时间（min） | 流动相 A（%） | 流动相 B（%） |
|---|---|---|
| 0 | 88 | 12 |
| 4 | 88 | 12 |
| 18 | 79 | 21 |
| 35 | 74 | 26 |
| 40 | 88 | 12 |
| 50 | 88 | 12 |

**系统适用性要求** 系统适用性溶液色谱图中，杂质 I、去氨加压素与缩宫素应依次出峰，且各峰间的分离度均应符合要求。灵敏度溶液色谱图中，去氨加压素峰高的信噪比应大于 10。

**测定法** 精密量取供试品溶液与对照溶液，分别注入液相色谱仪，记录色谱图。

**限度** 供试品溶液色谱图中如有杂质峰，杂质 I 峰和单个未知杂质峰面积均不得大于对照溶液主峰面积（0.5%），各杂质峰面积的和不得大于对照溶液主峰面积的 3 倍（1.5%），小于灵敏度溶液主峰面积的色谱峰忽略不计。

合成多肽中醋酸测定法收载于 ChP2020 四部通则（0872），系采用离子抑制色谱法，梯度洗脱，外标法定量，测定合成多肽中醋酸或醋酸盐的含量。

**3. 蛋白类药物中有关蛋白的检查** 蛋白类药物在制备过程中易引入有关蛋白和大分子蛋白，需加以控制，除了检查相关蛋白质、高分子蛋白质外，有些蛋白类药物还应控制菌体蛋白残留量、外源性 DNA 残留量。例如，ChP2020 规定注射用人生长激素进行相关蛋白质、高分子蛋白质、菌体蛋白质残留量、宿主菌 DNA 残留量的检查；粒细胞集落刺激因子注射液检查相关蛋白、外源性 DNA 残留量和菌体蛋白质残留量等项目。注射用人生长激素检查方法如下：

**相关蛋白质** 色谱条件与系统适用性试验 依法测定（通则 0512），用丁基硅烷键合硅胶为填充剂（5～10μm）；以 0.05mol/L 三羟甲基氨基甲烷缓冲液（用 1mol/L 盐酸溶液调节 pH 至 7.5）-正丙醇（71∶29）为流动相，调节流动相中正丙醇比例使人生长激素主峰保留时间为 30～36min；流速为每分钟 0.5ml；柱温 45℃；检测波长为 220nm。取人生长激素对照品，加 0.05mol/L 三羟甲基氨基甲烷缓冲液溶解并制成每 1ml 中含 2mg 的溶液，过滤除菌，室温放置 24h，作为系统适用性溶液。取系统适用性溶液 20μl，注入液相色谱仪，人生长激素主峰与脱氨的人生长激素峰之间的分离度应不小于 1.0，人生长激素主峰的拖尾因子应为 0.9～1.8。

取人生长激素原液适量，加 0.05mol/L 三羟甲基氨基甲烷缓冲液制成每 1ml 中含人生长激素 2mg 的溶液，作为供试品溶液。取供试品溶液 20μl，注入液相色谱仪，记录色谱图，按峰面积归一化法计算，总相关蛋白质不得大于 6.0%。

**高分子蛋白质**　色谱条件与系统适用性试验　依法测定（通则0514），以适合分离分子质量为5000～60 000Da球状蛋白的亲水改性硅胶为填充剂；以异丙醇-0.063mol/L磷酸盐缓冲液（取无水磷酸氢二钠5.18g、磷酸二氢钠3.65g，加水950ml，用磷酸或氢氧化钠试液调节pH至7.0，用水制成1000ml）（3∶97）为流动相；流速为每分钟0.6ml；检测波长为214nm。取人生长激素单体与二聚体混合物对照品，加0.025mol/L磷酸盐缓冲液（pH 7.0）［取0.063mol/L磷酸盐缓冲液（1→2.5）］制成每1ml中约含1.0mg的溶液，取20μl注入液相色谱仪，人生长激素单体峰与二聚体峰之间的分离度应符合要求。

**测定法**　取人生长激素原液适量，加0.025mol/L磷酸盐缓冲液（pH 7.0）制成每1ml中约含人生长激素1.0mg的溶液，作为供试品溶液，精密量取供试品溶液20μl注入液相色谱仪，记录色谱图；除去保留时间大于人生长激素主峰的其他峰面积，按峰面积归一化法计算，保留时间小于人生长激素主峰的所有峰面积之和不得大于4.0%。

**宿主菌DNA残留量**　取本品适量，依法测定（通则3407）或采用经验证并批准的其他适宜方法，每1mg人生长激素中含宿主菌DNA残留量不得过1.5ng。

**宿主菌蛋白质残留量**　取本品适量，依法检查（通则3412、3413或3414）或采用经验证并批准的其他适宜方法，每1mg人生长激素中宿主菌体蛋白质残留量不得过10ng。

**4. 酶类药物中其他酶的检查**　胰蛋白酶系自猪、羊或牛胰中提取的蛋白分解酶，糜蛋白酶系自牛或猪胰中提取的一种蛋白分解酶，胰蛋白酶也存在于胰脏中，在提取糜蛋白酶时易带入，同理，制备胰蛋白酶时也易引入糜蛋白酶。所以，糜蛋白酶中要检查胰蛋白酶，胰蛋白酶中要检查糜蛋白酶。另外胰激肽原酶系自猪胰中提取的蛋白酶，要进行相关蛋白酶的检查。例如，糜蛋白酶中胰蛋白酶的检查采用生化法，原理为胰蛋白酶专一地作用于赖氨酸、精氨酸等碱性氨基酸的羧基组成的肽键、酰胺键和酯键，选用对甲苯磺酰-*L*-精氨酸甲酯为底物，酯键被水解，生成的酸可使甲基红-亚甲蓝试液变成紫红色。呈色速度与胰蛋白酶的量及试剂纯度有关，故与胰蛋白酶对照品作比较，控制其限量。ChP2020的检查方法如下：

取本品，加水溶解并制成每1ml含16 000单位的溶液，作为供试品溶液；取胰蛋白酶适量，加水溶解并制成每1ml中含2500单位的溶液，作为对照品溶液。取供试品溶液50μl与对照品溶液5μl，分别置白色点滴板上，各加对甲苯磺酰-*L*-精氨酸甲酯盐酸盐试液0.2ml，放置后，供试品溶液应不呈现紫红色或呈色时间迟于胰蛋白酶对照溶液。

**5. 多糖类药物中分子量与分子量分布的检查**　多糖类分子中单糖组成的不同，糖苷键的连接方式和位置的不同及分子量的不同等形成了不同生理功能和生理活性。因此，多糖类药物应检查分子量与分子量分布。例如，肝素是高度硫酸化的糖胺聚糖，分子质量在3000～30 000Da，平均分子质量约为15 000Da，具有分子大小不均一的特点，控制其分子量与分子量分布是质量控制的关键指标，如ChP2020中肝素钠分子量与分子量分布的检查：

照分子排阻色谱法（通则0514）测定。

**供试品溶液**　取本品适量，加流动相溶解并稀释制成每1ml中约含5mg的溶液。

**对照品溶液**　取肝素分子量对照品适量，加流动相溶解并稀释制成每1ml中约含5mg的溶液。

**系统适用性溶液**　取肝素分子量系统适用性对照品适量，加流动相溶解并稀释制成每1ml中约含5mg的溶液。

**色谱条件**　以亲水改性键合硅胶为填充剂（TSK预柱，6mm×40mm；TSKgel G4000SWXL，7.8mm×300mm；TSKgelG3000SWXL，7.8mm×300mm，串联使用）；以0.1mol/L醋酸铵溶液为流动相；流速为每分钟0.6ml；柱温为30℃；示差折光检测器；进样体积为25μl。

**系统适用性要求**　系统适用性溶液色谱图中，主峰与溶剂峰能够彻底洗脱，重均分子量应在标示值±500范围内。

**测定法**　取对照品溶液，注入液相色谱仪，记录色谱图。准确计算对照品溶液色谱图中肝素峰的总面积（不包括盐峰）及每个点的累积峰面积百分比，确定与肝素分子量对照品附带的宽分布标样表中累积峰面积百分比最接近点的保留时间及对应的分子量，以保留时间为横坐标，分子量的对数值为纵坐标，使用 GPC 软件，拟合三次方程，建立校正曲线，相关系数应不小于 0.990。

另取供试品溶液，注入液相色谱仪，记录色谱图，按下式计算本品的重均分子量。

$$M_w = \sum (RI_i M_i) / \sum RI_i$$

式中，$RI_i$ 为洗脱的 $i$ 级分的物质量，即示差色谱图的峰高；$M_i$ 为由校正曲线计算得出的 $i$ 级分的分子量。

**限度** 重均分子量应为 15 000～19 000，分子量大于 24 000 的级分不得大于 20%，分子量 8000～16 000 的级分与分子量 16 000～24 000 的级分比应不小于 1.0。

## ■（二）安全性检查

由于生化药物的来源特殊，性质特殊，生产工艺复杂，易引入特殊杂质，因此生化药物需做安全性检查，如热原检查、过敏试验、异常毒性试验等。

**1. 热原与细菌内毒素检查法** 热原检查采用家兔法，系将一定剂量的供试品，静脉注入家兔体内，在规定时间内，观察家兔体温升高的情况，以判定供试品中所含热原的限度是否符合规定，是一种限度试验法，如 ChP2020 盐酸半胱氨酸中热原的检查：

取本品，加氯化钠注射液制成每 1ml 中含 15mg 的溶液，依法检查（通则 1142），剂量按家兔体重每 1kg 注射 10ml，应符合规定（供注射用）。

细菌内毒素主要来自革兰氏阴性细菌，主要成分为脂多糖，对人有致热反应，甚至导致死亡。细菌内毒素检查采用鲎试剂法，利用鲎试剂来检测或量化由革兰氏阴性菌产生的细菌内毒素，判断供试品中细菌内毒素的限量是否符合规定，如 ChP2020 丙氨酸的细菌内毒素检查规定每 1g 丙氨酸中含内毒素的量应小于 20EU（供注射用）。

**2. 异常毒性检查法** 异常毒性试验是给予小鼠一定剂量的供试品溶液，在规定的时间内观察小鼠出现的死亡情况，以判定供试品是否符合规定的一种方法，如 ChP2020 玻璃酸酶的异常毒性检查：

取体重 17～22g 的健康小鼠 5 只，分别由皮下注射每 1ml 中含玻璃酸酶 10 000 单位的氯化钠注射液 0.25ml，48h 内不得发生皮下组织坏死或死亡现象，如有一只小鼠发生组织坏死或死亡，应按上述方法复试，全部小鼠在 48h 内不得有组织坏死或死亡现象。

ChP2020 规定的异常毒性试验，实际上是一个限度试验。在此剂量条件下，一般供试品不应使实验动物中毒致死；如果出现实验动物急性中毒而死亡，则反映该供试品中含有的急性毒性物质超过了正常水平。在出现实验动物死亡时，除动物试验方法存在的差异或偶然差错外，主要决定于供试品在生产过程中是否带入可引发异常毒性反应的杂质。

**3. 过敏反应检查法** 过敏反应是由药物中夹杂的异性蛋白所引起，严重者可出现窒息、发结、血管神经性水肿、血压下降，甚至休克和死亡。因此，对有可能存在异性蛋白的药物应做过敏反应检查。过敏反应检查法是观测供试品对豚鼠腹腔注射（或皮下注射）和静脉给药后的过敏反应，系将一定量的供试品溶液注入豚鼠体内，间隔一定时间后静脉注射供试品进行激发，观察动物出现过敏反应的情况，以判定供试品是否引起动物全身过敏反应。细胞色素 c 为蛋白制剂，在制备中可能掺入少量杂蛋白，为保证使用安全，ChP2020 规定细胞色素 c 溶液及细胞色素 c 注射液均应进行敏反应检查，如细胞色素 c 溶液的过敏反应检查：

取本品适量，加注射用水稀释成 1ml 中含细胞色素 C 7.5mg 的溶液，作为供试品溶液，依法检查（通则 1147），应符合规定。

**4. 降压物质检查法** 降压物质是指某些药物中含有的能导致血压降低的杂质，包括组胺、类组胺或其他导致血压降低的物质。在生化药物的制备过程中，以动物脏器或组织为原料的，常引入组胺、酪胺等胺类物质。临床上注射染有此类降压物质的注射液后，将引起面部潮红、脉搏加速和血压下降等不良反应。因此，除了从生产工艺上采取有效措施以减少可能的污染外，对有关药品中的降压物质进行检查并控制其限度是十分必要的。《中国药典》采用猫血压法检查，系比较组胺对照品与供试品引起麻醉猫血压下降的程度，以判定供试品中所含降压物质的限度是否符合规定，如 ChP2020 抑肽酶的降压物质检查：

取本品，加氯化钠注射液溶解并稀释，依法检查（通则 1145），剂量按猫体重每 1kg 注射 1.5 单位，应符合规定。

**5. 无菌检查法**　无菌检查法系指用于检查药典要求无菌的药品、医疗器具、原料、辅料及其他品种是否无菌的一种方法。由于许多生化药物是在无菌条件下制备的，且不能高温灭菌。因此，无菌检查就更有必要。

# 四、生化药物的含量测定

生化药物常用的含量（效价）测定方法包括理化分析法、生化测定法（酶法和电泳法）和生物检定法等。为此，定量表征此类药物的方法通常有两种，即一种用百分含量表示，适用于化学结构明确的小分子药物或经水解后变成小分子药物的测定；另一种用生物效价或酶活力单位表示，适用于大多数酶类和蛋白质类等药物的测定。

## （一）理化分析法

理化分析法主要包括化学分析法、分光光度法和色谱法。

**1. 滴定分析法**　利用氨基酸类药物分子结构中氨基的碱性，大多数氨基酸类药物采用非水碱量法测定含量；谷氨酸利用羧基的酸性采用直接酸碱滴定法测定含量；盐酸组氨酸则采用缩合后酸碱滴定法测定含量；盐酸半胱氨酸利用分子结构中—SH 的还原性，采用剩余碘量法测定含量；胱氨酸利用分子结构中的—S—S—基，采用溴量法测定含量，如 ChP2020 盐酸组氨酸的含量测定：

取本品约 0.2g，精密称定，加水 5ml 溶解后，加甲醛溶液 1ml 与乙醇 20ml 的中性混合溶液（对酚酞指示液显中性），再加酚酞指示液数滴，用氢氧化钠滴定液（0.1mol/L）滴定，每 1ml 氢氧化钠滴定液（0.1mol/L）相当于 10.48mg 的 $C_6H_9N_3O_2 \cdot HCl \cdot H_2O$。

组氨酸分子结构中的—COOH 和—$NH_2$，能形成偶极离子，不能用氢氧化钠滴定液直接滴定，故加入甲醛使与组氨酸作用，生成席夫碱后，用氢氧化钠滴定液滴定。

其他类药物，亦可采用滴定分析法测定含量，如核酸类药物的硫唑嘌呤，ChP2020 采用银量法测定含量。

**2. 紫外-可见分光光度法**　ChP2020 收载的五肽胃泌素、注射用亚锡聚合白蛋白、三磷酸腺苷二钠中总核苷、巯嘌呤、碘苷、细胞色素 c 等生化药物采用紫外-可见分光光度法测定含量。例如，五肽胃泌素分子结构中具有较多羧酰基和酰胺基，在 280nm 波长处有最大吸收，ChP2020 采用紫外-可见分光光度法测定含量，吸收系数法定量，方法如下：

取本品适量，精密称定，加 0.01mol/L 氨溶液溶解并定量稀释制成每 1ml 中约含 50μg 的溶液，照紫外-可见分光光度法（通则 0401），在 280nm 的波长处测定吸光度，按 $C_{37}H_{49}N_7O_9S$ 的吸收系数（$E_{1cm}^{1\%}$）为 70 计算，即得。

**3. 高效液相色谱法**　HPLC 适用于分子量大、热稳定性差的生物活性物质的分析，常以具有一定 pH 的缓冲液作为流动相，常温操作，分析环境与生理环境相似，因而具有温和的分析条件与良好的生物兼容性，有利于保持生物大分子的构象和生理活性，广泛用于生化药物的含量测定。

（1）反相高效液相色谱法：固定相尽量选择球形全多孔硅胶键合相，分子量较小的药物选用十八烷基硅烷键合硅胶，分子量较大的药物选用辛烷基硅烷键合硅胶。流动相选用乙腈-水、甲醇-水，如 ChP2020 肌苷的含量测定：

照高效液相色谱法（通则 0512）测定。

**供试品溶液**　取本品适量，精密称定，加水溶解并定量稀释制成每 1ml 中约含 20μg 的溶液，摇匀。

**对照品溶液**　取肌苷对照品适量，精密称定，加水溶解并定量稀释制成每1ml中约含20μg的溶液，摇匀。

**系统适用性溶液**　取肌苷对照品约10mg，加1mol/L盐酸溶液1ml，80℃水浴加热10min，放冷，加1mol/L氢氧化钠溶液1ml，加水至50ml。

**色谱条件**　用十八烷基硅烷键合硅胶为填充剂；以甲醇-水（10∶90）为流动相；检测波长为248nm；进样体积为20μl。

**系统适用性要求**　系统适用性溶液色谱图中，肌苷峰与相邻杂质峰之间的分离度应符合要求；理论塔板数按肌苷峰计算不低于2000。

**测定法**　精密量取供试品溶液与对照品溶液，分别注入液相色谱仪，记录色谱图。按外标法以峰面积计算。

（2）离子抑制色谱法：一些生化药物在水溶液体系中可解离为带电荷离子，如氨基酸、多肽和蛋白质等，可采用反相色谱法中的离子抑制色谱法测定含量。离子抑制色谱法常在流动相中加入少量弱酸、弱碱或缓冲溶液以调节流动相的pH，在非极性固定相中分离药物时可抑制带电荷离子的离解，增加疏水缔合作用，增加药物的分配系数，改善药物的分离效能，如ChP2020多肽类药物醋酸丙氨瑞林的含量测定：

照高效液相色谱法（通则0512）测定。

**供试品溶液**　取本品适量，精密称定，加流动相溶解并定量稀释制成每1ml中约含0.5mg的溶液。

**对照品溶液**　取醋酸丙氨瑞林对照品，精密称定，加流动相溶解并定量稀释制成每1ml中约含0.5mg的溶液。

**色谱条件**　用十八烷基硅烷键合硅胶为填充剂；以0.1mol/L磷酸溶液（用三乙胺调节pH至3.0）-乙腈（80∶20）为流动相；检测波长为220nm；进样体积10μl。

**系统适用性要求**　理论塔板数按醋酸丙氨瑞林峰计算不低于2000。

**测定法**　精密量取供试品溶液与对照品溶液，分别注入液相色谱仪，记录色谱图。按外标法以峰面积计算。

（3）离子对色谱法：一些生化药物在水溶液体系中可解离为带电荷离子，如氨基酸、多肽和蛋白质、核酸类等，若向其中加入相反电荷的离子，使其形成中性离子对，会增大其在非极性固定相中的溶解度，从而改善分离效能，如ChP2020核酸类药物中环磷腺苷的含量测定：

照高效液相色谱法（通则0512）测定。

**供试品溶液**　取本品适量，精密称定，加水溶解并定量稀释制成每1ml中约含0.1mg的溶液。

**对照品溶液**　取环磷腺苷对照品适量，精密称定，加水溶解并定量稀释制成每1ml中约含0.1mg的溶液。

**系统适用性溶液**　取环磷腺苷对照品约10mg，加水5ml使溶解，加1mol/L的盐酸溶液1ml，水浴加热30min后冷却，用氢氧化钠试液调至中性，用水稀释制成每1ml中约含0.2mg的溶液。

**色谱条件**　用十八烷基硅烷键合硅胶为填充剂；以磷酸二氢钾溶液与四丁基溴化铵的混合溶液（取磷酸二氢钾6.8g与四丁基溴化铵3.2g，加水溶解并稀释至1000ml，摇匀，用磷酸调节pH至4.3）-乙腈（85∶15）为流动相；检测波长为258nm；进样体积为20μl。

**系统适用性要求**　系统适用性溶液色谱图中，环磷腺苷峰与相邻杂质峰的分离度应符合要求。理论塔板数按环磷腺苷峰计算不低于2000，拖尾因子应小于1.4。

**测定法**　精密量取供试品溶液与对照品溶液，分别注入液相色谱仪，记录色谱图。按外标法以峰面积计算。

（4）离子色谱法：离子色谱法适用于离子化合物和能够解离的化合物，如氨基酸、多肽、蛋白质、多糖类药物的分析。常用的固定相为苯乙烯-二乙烯苯共聚物或亲水性高聚物凝胶为基质的离子交换树脂，流动相多为水溶液，有时可加入少量的有机溶剂，如乙醇、四氢呋喃、乙腈等，以增加某些组分的溶解度，改变分离的选择性，如 ChP2020 硫酸软骨素钠为硫酸化链状黏多糖钠盐含量测定方法：

**供试品溶液**　取本品约 0.1g，精密称定，置 10ml 量瓶中，加水溶解并定量稀释至刻度，摇匀，用 0.45μm 滤膜过滤，精密量取 100μl，置具塞试管中，加三羟甲基氨基甲烷缓冲液（取三羟甲基氨基甲烷 6.06g 与醋酸钠 8.17g，加水 900ml 使溶解，用稀盐酸调节 pH 至 8.0，用水稀释至 1000ml）800μl，充分混匀，再加入硫酸软骨素 ABC 酶液（取硫酸软骨素 ABC 酶适量，按标示单位用上述缓冲液稀释制成每 100μl 中含 0.1 单位的溶液）100μl，摇匀，置 37℃水浴中反应 1h，取出，在 100℃加热 5min，用冷水冷却。以每分钟 10 000 转离心 20min，取上清液，用 0.45μm 滤膜滤过。

**对照品溶液**　取硫酸软骨素钠对照品适量，精密称定，加水溶解并定量稀释制成每 1ml 中约含 10mg 的溶液，用 0.45μm 滤膜过滤，自"精密量取 100μl"起制备方法同供试品溶液。

**色谱条件**　用强阴离子交换硅胶为填充剂（HypersilSAX 柱，4.6mm×250mm，5μm 或效能相当的色谱柱）；以水（用稀盐酸调节 pH 至 3.5）为流动相 A，以 2mol/L 氯化钠溶液（用稀盐酸调节 pH 至 3.5）为流动相 B；按表 18-5 进行线性梯度洗脱；检测波长为 232nm；进样体积为 20μl。

**表 18-5　硫酸软骨素钠梯度洗脱**

| 时间（min） | 流动相 A（%） | 流动相 B（%） |
| --- | --- | --- |
| 0 | 100 | 0 |
| 4 | 100 | 0 |
| 45 | 50 | 50 |

**系统适用性要求**　对照品溶液色谱图中，出峰顺序为软骨素二糖峰、6-硫酸化软骨素二糖峰和 4-硫酸化软骨素二糖峰，软骨素二糖峰、6-硫酸化软骨素二糖峰与 4-硫酸化软骨素二糖峰之间的分离度均应符合要求。

**测定法**　精密量取供试品溶液与对照品溶液，分别注入液相色谱仪，记录色谱图。按外标法以软骨素二糖、6-硫酸化软骨素二糖和 4-硫酸化软骨素二糖的峰面积之和计算。

（5）分子排阻色谱法：分子排阻色谱法（size exclusion chromatography）是根据待测组分的分子大小进行分离的一种液相色谱技术。分子排阻色谱法的分离原理为凝胶色谱柱的分子筛机制。色谱柱多以亲水硅胶、凝胶或经修饰凝胶如葡聚糖凝胶和聚丙烯酰胺凝胶等为填充剂，这些填充剂表面分布着不同尺寸的孔径，药物分子进入色谱柱后，它们中的不同组分按其分子大小进入相应的孔径内，大于所有孔径的分子不能进入填充剂颗粒内部，在色谱过程中不被保留，最早被流动相洗脱至柱外，表现为保留时间较短；小于所有孔径的分子能自由进入填充剂表面的所有孔径，在色谱柱中滞留时间较长，表现为保留时间较长；其余分子按分子大小依次被洗脱。

分子排阻色谱法是快速分离不同分子量混合物的色谱方法，广泛应用于多肽、蛋白质、多糖、生物酶、寡聚或多聚核苷酸等药物的分离分析及其分子量测定。流动相应对组分具有良好的溶解度及较低的黏度。在蛋白质和多肽的分析中，通常选用交联丙烯酸甲酯凝胶或二醇键合硅胶，根据样品的分子量范围，选择色谱柱的级分范围，流动相的选择应与蛋白质样品匹配，一般用 0.1～0.2mol/L 的缓冲液，pH 为 6.0～8.0。由于不同排阻范围的葡聚糖凝胶有一特定的蛋白质分子量范围，在此范围内，分子量的对数和洗脱体积之间呈线性关系。因此用几种已知分子量的蛋白质为标准，进行凝胶层析，以每种蛋白质的洗脱体积对它们的分子量的对数作图，绘制出标准洗脱曲线。未知蛋白质在同样的条件下进行凝胶层析，根据其所用的洗脱体积，从标准洗脱曲线上可求出此未知蛋白质对应的分子量。分子排阻色谱法具有如下特点。

（1）生物活性蛋白可以回收制备。样品组分与固定相之间理论上不存在相互作用的现象。因此，活性蛋白几乎可以全部回收，除非流动相中含有变性剂，如尿素、十二烷基硫酸钠等。

（2）色谱分离是在固定比例的水溶液体系中进行的。流动相通常为缓冲溶液。为了提高分离能力或消除不希望存在的吸附作用与基体的疏水作用，可加入少量的能与水互溶的有机改性剂或钠、钾、铵的硫酸盐、磷酸盐。

（3）色谱分离是根据蛋白质或多肽在溶液中相应的有效粒径而进行的。当蛋白质具有相同的形状（如球状或纤维状）时，通常可根据分子量来预示组分的洗脱顺序，故可用来测定蛋白质类药物的分子量。

（4）分子排阻色谱法峰容量有限，在整个色谱图上一般只能容纳10～12个色谱峰，分离度低。对于生物大分子蛋白类药物的分离，由于样品分子量大、扩散系数小、传质阻力大，因而呈现色谱峰谱带展宽的趋向，分离柱效降低。

ChP2020 四部通则 0514 收载的测定方法有 3 种，分子量测定法、生物大分子聚合物分子量与分子量分布的测定法、高分子杂质测定法，如 ChP2020 注射用人生长激素的含量测定：

**色谱条件与系统适用性试验** 以适合分离分子质量为 5000～60 000Da 球状蛋白的亲水改性硅胶为填充剂；以异丙醇–0.063mol/L 磷酸盐缓冲液（取无水磷酸氢二钠 5.18g、磷酸二氢钠 3.65g，加水 950ml，用磷酸或氢氧化钠试液调节 pH 至 7.0，用水制成 1000ml）（3∶97）为流动相；流速为 0.6ml/min；检测波长为 214nm。取人生长激素单体与二聚体混合物对照品，用 0.025mol/L 磷酸盐缓冲液（pH 7.0）［取 0.063mol/L 磷酸盐缓冲液（1→2.5）］制成每 1ml 中约含 1.0mg 的溶液，取 20μl 注入液相色谱仪，人生长激素单体峰与二聚体峰的分离度应符合要求。

**测定法** 取本品，精密称定，用 0.025mol/L 磷酸盐缓冲液（pH 7.0）溶解并定量稀释制成每 1ml 中约含 1.0mg 的溶液，精密量取 20μl 注入色谱仪，记录色谱图；另取人生长激素对照品，同法测定。按外标法以峰面积计算，即得。

## （二）酶分析法

在生化药物的分析中，酶分析法主要包括酶活力测定法和酶法分析两种类型。酶活力测定法是一种以酶为分析对象，目的在于测定样品中某种酶的含量或活性；酶法分析则是以酶为分析工具或分析试剂的分析，主要用酶作试剂测定样品中酶以外的其他物质的含量。二者检测的对象虽有所不同，但原理和方法都是以酶能专一而高效地催化某化学反应为基础，通过对酶反应速率的测定或对底物、生成物等浓度变化速率的测定而检测相应物质的含量。ChP2020 中酶类药物的测定大多采用酶活力测定法。

所谓酶活力，是指酶催化一定化学反应的能力。酶活力的测定实际上是测定一个被酶所催化的化学反应的速率。酶反应的速率可以用单位时间反应底物的减少或产物的增加来表示，酶反应的速率越快则表示酶的活力越高。

酶的单位（国际单位 IU）是指在 25℃下，以最适的底物浓度、最适的缓冲液离子强度及最适的 pH 等条件下，每分钟能转化一个微摩尔底物的酶量定为一个活性单位。与酶活性有关的另一概念——比活力，比活力定义为每毫克蛋白质所含的酶单位数（单位数/毫克蛋白）。酶的比活力是酶的生产和研究过程中经常应用的基本数据，用来比较每单位重量酶蛋白的催化能力，比活力越高，表示酶纯度越高。

要求得比活力，必须先求得酶制品的效价单位，酶的蛋白质含量，再按下式计算比活力：

$$比活力 = \frac{效价单位数}{蛋白的毫克数}$$

例如，ChP2020 尿激酶的效价测定：

**酶活力** 牛纤维蛋白原溶液取牛纤维蛋白原，加巴比妥-氯化钠缓冲液（pH 7.8）溶解并稀释制成每 1ml 中含 6.67mg 可凝结蛋白的溶液。

**牛凝血酶溶液**　取牛凝血酶，加巴比妥-氯化钠缓冲液（pH 7.8）溶解并稀释制成每1ml中含6.0单位的溶液。

**牛纤维蛋白溶酶原溶液**　取牛纤维蛋白溶酶原，加三羟甲基氨基甲烷缓冲液（pH 9.0）溶解并稀释制成每1ml中含1～1.4酪蛋白单位的溶液（如溶液浑浊，离心，取上清液备用）。

**混合溶液**　临用前取等体积的牛凝血酶溶液和牛纤维蛋白溶酶原溶液，混匀。

**标准品溶液**　取尿激酶标准品，加巴比妥-氯化钠缓冲液（pH 7.8）溶解并定量稀释制成每1ml中约含60单位的溶液。

**供试品溶液**　取本品适量，精密称定，加巴比妥-氯化钠缓冲液（pH 7.8）溶解，并定量稀释制成与标准品溶液相同浓度的溶液，摇匀。

**测定法**　取试管4支，各加牛纤维蛋白原溶液0.3ml，置37℃±0.5℃水浴中，分别加巴比妥-氯化钠缓冲液（pH 7.8）0.9ml、0.8ml、0.7ml、0.6ml，依次加标准品溶液0.1ml、0.2ml、0.3ml、0.4ml，再分别加混合溶液0.4ml，立即摇匀，分别计时。反应系统应在30～40s内凝结，当凝块内小气泡上升到反应系统体积一半时作为反应终点，立即计时。每个浓度测3次，求平均值（3次测定中最大值与最小值的差不得超过平均值的10%）。以尿激酶浓度的对数为横坐标，以反应终点时间的对数为纵坐标，进行线性回归。供试品按上法测定，用线性回归方程求得供试品溶液浓度，计算每1mg供试品的效价（单位）。

**蛋白质含量**　取本品约10mg，精密称定，照蛋白质含量测定法（通则0731第一法）测定，即得。

**比活**　每1mg蛋白中含尿激酶活力单位数。

---

**案例18-1 分析讨论**

酶活性：指酶催化一定化学反应的能力。比活性：为每毫克蛋白质所含的酶单位数（单位数/毫克蛋白）。

酶的单位（国际单位IU）是指在25℃下，以最适的底物浓度、最适的缓冲液离子强度及最适的pH等条件下，每分钟能转化一个微摩尔底物的酶量定为一个活性单位。

酶法分析和酶活力测定法区别：酶活力测定法是一种以酶为分析对象，目的在于测定样品中某种酶的含量或活性；酶法分析则是以酶为分析工具或分析试剂的分析，主要用酶作试剂测定样品中酶以外的其他物质的含量。

酶反应条件时应考虑以下因素：底物浓度、酶浓度、温度、离子强度和pH、辅助因子、激活剂、抑制剂等。

---

## （三）生物检定法

生物检定法是利用生物体包括整体动物、离体组织、器官、细胞和微生物评价药物生物活性的一种方法。它以药物的药理作用为基础，以生物统计为工具，运用特定的实验设计在一定条件下比较供试品和相应的标准品或对照品所产生的特定反应，通过等反应剂量间比例的运算或限值剂量引起的生物反应程度，从而测定供试品的效价、生物活性或杂质引起的毒性。ChP2020四部通则收载了升压素生物测定法、肝素生物测定法、绒促性素生物测定法、缩宫素生物测定法、胰岛素生物测定法、硫酸鱼精蛋白生物测定法、洋地黄生物测定法、卵泡刺激素生物测定法、黄体生成素生物测定法、降钙素生物测定法和生长激素生物测定法等，如尿促性素中卵泡刺激素的效价测定：

照卵泡刺激素生物测定法（通则1216）测定，应符合规定，测定的结果应为标示值的80%～125%。

卵泡刺激素生物测定法系尿促性素标准品（S）与供试品（T）对幼大鼠卵巢增重的作用，以测定供试品中卵泡刺激素的效价。

**链接 18-2** 　　　　　　门冬酰胺酶（埃希）的质量标准控制

**1. 来源** 　门冬酰胺酶（埃希）［Asparaginase（Escherichia）］系自大肠埃希菌（*Escherichia coli* AS 1.357）中提取制备的具有酰胺基水解作用的酶。1953 年，Kidd 发现豚鼠血清有抗癌作用，1961 年，Broom 证实豚鼠血清中的抗肿瘤因子是 *L*-天冬酰胺酶。1969 年，Peterson 使用 Erwinia aroideae NRRL B-138 菌发酵生产 *L*-天冬酰胺酶。1973 年，孟广震利用基因外修饰法成功从 *E. coli* AS 中分离出 *L*-天冬酰胺酶，实现了 *L*-天冬酰胺酶的国内生产。门冬酰胺酶是一种对肿瘤细胞具有选择性抑制作用的药物，能水解门冬酰胺，使肿瘤细胞合成生长必要的氨基酸门冬酰胺缺乏，从而抑制肿瘤生长。对急性淋巴细胞白血病的疗效最好，对急性粒细胞型白血病、急性单核细胞白血病、恶性淋巴瘤也有较好疗效。

**2. 结构与性质** 　门冬酰胺酶（埃希）是一个拥有 A、B、C、D 四个分子量为 34 080 的相同亚基组成的同源四聚体，它的每个亚基含有 326 个氨基酸残基，包括 C 端（酪氨酸）和 N 端（亮氨酸）两个由一段连接序列相连的 α/β 结构域。*L*-天冬酰胺酶具有对称的二百二十个轴，甲基 A、B 和甲基 C、D 之间有六对相互作用，*L*-天冬酰胺酶也是一个二聚体，拥有两个二聚物。N 端结构域存在于大肠埃希菌中 Ⅰ 型 *L*-天冬酰胺酶的氨基酸残基中，由四条 α 螺旋、一个 β 发卡式结构和一个 β 片层结构形成，四条 α 螺旋分别是 α1、α2、α3、α4，β 发卡式结构由 β7、β8 组成，β 片层结构由 β1、β2、β3、β4、β5、β6、β9、β10 共 8 条 β 链组成。

**3. 检验**

（1）性状：为白色结晶性粉末；无臭。在水中易溶，在乙醇和乙醚中不溶。

（2）鉴别

1）取本品，加水溶解，加 20% 氢氧化钠溶液，摇匀，再加 1% 硫酸铜溶液，摇匀，溶液应显蓝紫色。

2）采用 HPLC 鉴别，供试品溶液主峰的保留时间与对照品溶液的保留时间一致。

（3）检查：酸碱度：pH 应为 6.5～7.5。

纯度：照分子排阻色谱法测定。

重金属：含重金属不得过百万分之二十。

异常毒性：照注射用门冬酰胺酶（埃希）项下的方法检查，应符合规定。

细菌内毒素：每 1 单位门冬酰胺酶（埃希）中含内毒素的量应小于 0.015EU。

降压物质：剂量按猫体重每 1kg 注射 1 万单位。

（4）效价测定：酶活力：照紫外-可见分光光度法测定。

蛋白质含量：照蛋白质含量测定法测定。

比活：由测得的效价和蛋白质含量计算每 1mg 蛋白中含门冬酰胺酶活力的单位数。

# 第三节　生物制品分析

**案例 18-2** 　　　　　　ChP2020 三部人白介素-2 注射液质量标准

**一、基本要求**

生产和检定用设施、原材料及辅料、水、器具、动物等应符合"凡例"的有关要求。

**二、制造**

**1. 工程菌菌种**

（1）名称及来源：人白介素-2 工程菌株系由带有人白介素-2 基因的重组质粒转化的大肠埃希菌菌株。

（2）种子批的建立：应符合"生物制品生产检定用菌毒种管理及质量控制"的规定。

（3）菌种检定：主种子批和工作种子批的菌种应进行以下各项全面检定。

1）划种 LB 琼脂平板：应呈典型大肠埃希菌集落形态，无其他杂菌生长。

2）染色镜检：应为典型的革兰氏阴性杆菌。

3）对抗生素的抗性：应与原始菌种相符。

4）电镜检查（工作种子批可免做）：应为典型大肠埃希菌形态，无支原体、病毒样颗粒及其他微生物污染。

5）生化反应：应符合大肠埃希菌生化反应特性。

6）人白介素-2 表达量：在摇床中培养，应不低于原始菌种的表达量。

7）质粒检查：该质粒的酶切图谱应与原始重组质粒的相符。

8）目的基因核苷酸序列检查（工作种子批可免做）：目的基因核苷酸序列应与批准的序列相符。

### 2. 原液

（1）种子液制备：将检定合格的工作种子批菌种接种于适宜的培养基（可含适量抗生素）中培养。

（2）发酵用培养基：采用适宜的不含抗生素的培养基。

（3）种子液接种及发酵培养

1）在灭菌培养基中接种适量种子液。

2）在适宜的温度下进行发酵，应根据经批准的发酵工艺进行，并确定相应的发酵条件，如温度、pH、溶解氧、补料、发酵时间等。发酵液应定期进行质粒丢失率检查（通则 3406）。

（4）发酵液处理：用适宜的方法收集、处理菌体。

（5）初步纯化：采用经批准的纯化工艺进行初步纯化，使其纯度达到规定的要求。

（6）高度纯化：经初步纯化后，采用经批准的纯化工艺进行高度纯化，使其达到三中 1. 项要求，加入适宜稳定剂，除菌过滤后即为人白介素-2 原液。如需存放，应规定时间和温度。

（7）原液检定：按三中 1. 项进行。

### 3. 半成品

（1）配制与除菌：按经批准的配方配制稀释液。配制后应立即用于稀释。将原液用稀释液稀释至所需浓度，除菌过滤后即为半成品，保存于 2～8℃。

（2）半成品检定：按三中 2. 项进行。

### 4. 成品

（1）分批：应符合"生物制品分包装及贮运管理"规定。

（2）分装：应符合"生物制品分包装及贮运管理"与通则 0102 有关规定。

（3）规格：50 万 IU（0.4ml）/瓶；100 万 IU（0.8ml）/瓶。

（4）包装：应符合"生物制品分包装及贮运管理"与通则 0102 有关规定。

## 三、检定

### 1. 原液检定

（1）生物学活性：依法测定（通则 3524）。

（2）蛋白质含量：测定（通则 0731 第二法）。

（3）比活性：生物学活性与蛋白质含量之比，每 1mg 蛋白质应不低于 $1.0 \times 10^7$IU。

（4）纯度

1）电泳法：依法测定（通则 0541 第五法）。用非还原型 SDS-聚丙烯酰胺凝胶电泳法，分离胶的胶浓度为 15%，加样量应不低于 10μg（考马斯亮蓝 R250 染色法）或 5μg（银染法）。经扫描仪扫描，纯度应不低于 95.0%。

2）高效液相色谱法：依法测定（通则 0512）。色谱柱以适合分离分子质量为 5～60kDa

蛋白质的色谱用凝胶为填充剂；流动相为 0.1mol/L 磷酸盐–0.1mol/L 氯化钠缓冲液，pH 7.0（含适宜的表面活性剂）；上样量应不低于 20μg，在波长 280nm 处检测。以人白介素-2 色谱峰计算的理论塔板数应不低于 1500。按峰面积归一化法计算，人白介素-2 主峰面积应不低于总面积的 95.0%。

（5）分子量：依法测定（通则 0541 第五法）。用还原型 SDS-聚丙烯酰胺凝胶电泳法，分离胶的胶浓度为 15%，加样量应不低于 1.0μg，制品的分子质量应为 15.5kDa±1.6kDa。

（6）外源性 DNA 残留量：每 1 支/瓶应不高于 10ng（通则 3407）。

（7）宿主菌蛋白质残留量：应不高于蛋白质总量的 0.10%（通则 3412）。

（8）残余抗生素活性：依法测定（通则 3408），不应有残余氨苄西林或其他抗生素活性。如制品中含有 SDS，应将 SDS 浓度至少稀释至 0.01% 再进行测定。

（9）细菌内毒素检查：依法检查（通则 1143），每 100 万 IU 应小于 10EU。如制品中含有 SDS，应将 SDS 浓度至少稀释至 0.0025% 再进行测定。

（10）等电点：主区带应为 6.5～7.5，且供试品的等电点图谱应与对照品的一致（通则 0541 第六法）。

（11）紫外光谱：用水或 0.85%～0.90% 氯化钠溶液将供试品稀释至 100～500μg/ml，在光路 1cm、波长 230～360nm 下进行扫描，最大吸收峰波长应为 277nm±3nm（通则 0401）。

（12）肽图：依法测定（通则 3405），应与对照品图形一致。

（13）N 端氨基酸序列（至少每年测定 1 次）：用氨基酸序列分析仪测定，N 端序列应为 (Met)-Ala-Pro-Thr-Ser-Ser-Ser-Thr-Lys-Lys-Thr-Gln-Leu-Gln-Leu-Glu。

**2. 半成品检定**

（1）细菌内毒素检查：依法检查（通则 1143），每 100 万 IU 应小于 10EU。如制品中含有 SDS，应将 SDS 浓度至少稀释至 0.0025% 再进行测定。

（2）无菌检查：依法检查（通则 1101），应符合规定。

**3. 成品检定**

（1）鉴别试验：按免疫印迹法（通则 3401）或免疫斑点法（通则 3402）测定，应为阳性。

（2）物理检查

1）外观：应为无色或微黄色澄明液体。

2）可见异物：依法检查（通则 0904），应符合规定。

3）装量：依法检查（通则 0102），应不低于标示量。

（3）化学检定

1）pH：应为 3.5～4.5（通则 0631）。

2）渗透压摩尔浓度：依法测定（通则 0632），应符合批准的要求。

（4）生物学活性：应为标示量的 80%～150%（通则 3524）。

（5）残余抗生素活性：依法测定（通则 3408），不应有残余氨苄西林或其他抗生素活性。如制品中含有 SDS，应将 SDS 浓度至少稀释至 0.01% 再进行测定。

（6）无菌检查：依法检查（通则 1101），应符合规定。

（7）细菌内毒素检查：依法检查（通则 1143），每 1 支/瓶应小于 10EU。如制品中含有 SDS，应将 SDS 浓度至少稀释至 0.0025% 再进行测定。

（8）异常毒性试验：依法检查（通则 1141 小鼠试验法），应符合规定。

（9）残余乙腈含量：如工艺中采用乙腈，则照气相色谱法（通则 0521）进行。色谱柱采用石英毛细管柱，柱温为 45℃，气化室温度为 150℃，检测器温度为 300℃，载气为氮气，流速为每分钟 4.0ml，用水稀释乙腈标准溶液使其浓度为 0.0004%，分别吸取 1.0ml 上述标准溶液及供试品溶液顶空进样 400μl，通过比较标准溶液和供试品溶液的峰面积判定供试品溶液乙腈含量。乙腈含量不高于 0.0004%。

**四、保存、运输及有效期**

于 2~8℃ 避光保存和运输。自生产之日起，按批准的有效期执行。

**五、使用说明**

应符合"生物制品分包装及贮运管理"规定和批准的内容。

**问题：**

1. 起始材料、原液检定、半成品检定和最终产品的质量控制包括哪些项目？

2. 什么是残留杂质？生物制品的残留杂质检测包括哪些内容？

生物制品（biological product）指以微生物、细胞、动物或人源组织和体液等为起始原材料，用生物学技术制成，用于预防、治疗和诊断人类疾病的制剂，如疫苗、血液制品、生物技术药物、微生态制剂、免疫调节剂、诊断制品等。

《中国生物制品规程》是我国生物制品的国家标准和技术法规。包括生产规程和检定规程，2005 年国家药典委员会首次将《中国生物制品规程》并入药典，设为药典三部，ChP2020 三部收载生物制品 153 种。

# 一、生物制品的种类

ChP2020 三部收载的生物制品包括如下几类。

（1）预防类生物制品（含细菌类疫苗、病毒类疫苗）。

（2）治疗类生物制品（含抗毒素及抗血清、血液制品、生物技术制品等）。

（3）体内诊断制品。

（4）体外诊断制品（系指 ChP2020 收载的、国家法定用于血源筛查的体外诊断试剂）。

## （一）疫苗类药物

疫苗类药物指用病毒或立克次体接种于动物、鸡胚，或经组织培养后加以处理制造而成，分为细菌类疫苗、病毒类疫苗、联合疫苗、双价疫苗及多价疫苗等。ChP2020 三部各论收载的疫苗类药物包括如下。

**1. 细菌类疫苗（bacterial vaccines）** 由有关细菌、螺旋体或其衍生物制成的减毒活疫苗、灭活疫苗、重组 DNA 疫苗、亚单位疫苗等，如皮内注射用卡介苗、伤寒 Vi 多糖疫苗、吸附破伤风疫苗（类毒素）、乙型脑炎减毒活疫苗、人用狂犬病疫苗（Vero 细胞）等。

**2. 病毒类疫苗（viral vaccines）** 由病毒、衣原体、立克次体或其衍生物制成的减毒活疫苗、灭活疫苗、重组 DNA 疫苗、亚单位疫苗等，如口服脊髓灰质炎减毒活疫苗（猴肾细胞）、麻疹减毒活疫苗、风疹水痘减毒活疫苗（人二倍体疫苗）、腮腺炎减毒活疫苗、重组乙型肝炎疫苗（CHO 细胞）、冻干甲型肝炎减毒活疫苗、流感全病毒灭活疫苗等。

**3. 联合疫苗（combined vaccines）** 指两种或两种以上不同病原的抗原按疫苗原液按特定比例混合，配合制成预防疾病的具有多种免疫原性的灭活的疫苗或活疫苗，如伤寒甲型乙型副伤寒联合疫苗、吸附百白破联合疫苗、麻疹麻腮风联合减毒腮腺炎联合减毒活疫苗等。

**4. 双价疫苗及多价疫苗（bivalent vaccines，polyvalent vaccines）** 指由同种病原的由单一型（或群）抗原成分组成的疫苗通称单价疫苗。由两个或两个以上或同一种但不同型别的（或群）抗原成分合并组成的含有双价或多价抗原成分的一种疫苗，则分别称为双价疫苗或多价疫苗。如双价肾综合征出血热灭活疫苗等。

## （二）抗毒素及抗血清

凡用细菌类毒素或毒素免疫马或其他大动物所取得的免疫血清称抗毒素及抗血清，如破伤风抗毒素、白喉抗毒素、多价气性坏疽抗毒素、肉毒抗毒素等。凡用细菌或病毒本身免疫马或其他大动物所取得的免疫血清称抗菌或抗病毒血清，如抗蝮蛇毒血清、抗五步蛇毒血清、抗银环蛇毒血清、抗眼镜蛇毒血清、抗炭疽血清、抗狂犬病血清等。

抗毒素及抗血清类药物中含有大量抗体，注入人体后，人体不用自身制造抗体，就可以获得免疫力，这种免疫方法称"人工被动免疫法"，这类制品称"被动免疫制剂"。目前广泛使用的主要是抗毒素制品。破伤风抗毒素、白喉抗毒素等虽然也能用于预防，但一般只限于受伤而又未经破伤风类毒素免疫过的人，或和白喉患者密切接触又未经白喉类毒素免疫的人，只能作为一种临时应急措施，因为这类制品注入人体后，很快会被排泄掉，预防时间短（1～3周）。

## （三）血液制品

血液制品（blood product）指源自人类血液或血浆的治疗产品，如人血白蛋白、人免疫球蛋白、人凝血因子。

## （四）重组 DNA 制品

重组 DNA 制品（recombinant DNA product，rDNA product）系采用遗传修饰，将所需制品的编码 DNA 通过一种质粒或病毒载体，引入适宜的微生物或细胞系，DNA 经过表达和翻译后成为蛋白质，再经提取和纯化而回收所需制品制得。转染载体前的细胞或微生物称为宿主细胞，用于生产过程中两者的稳定结合称为宿主-载体系统。重组 DNA 制品包括细胞因子、生长因子、激素、酶、重组疫苗以及单克隆抗体等，如重组人表皮生长因子、注射用重组链激酶、重组乙型肝炎疫苗（汉逊酵母）、尼妥珠单抗注射液等品种。

## （五）微生态活菌制品

微生态活菌制品系由人体内正常菌群成员或具有促进正常菌群生长和活性作用的无害外籍细菌，经培养、收集菌体、干燥成菌粉后，加入适宜辅料混合制成。用于预防和治疗因菌群失调引起的相关症状和疾病，如双歧杆菌乳杆菌三联活菌片、枯草杆菌活菌胶囊、酪酸梭菌活菌散和阴道用乳杆菌活菌胶囊等品种。

## （六）诊断制品

**1. 体内诊断制品**　由变态反应原或有关抗原材料制成的免疫诊断试剂，如结核菌素纯蛋白衍生物、卡介菌纯蛋白衍生物、布氏菌纯蛋白衍生物和锡克试验毒素，用于体内免疫诊断。

**2. 体外诊断制品**　由特定抗原、抗体或有关生物物质制成的免疫诊断试剂或诊断试剂盒，如乙型肝炎病毒表面抗原诊断试剂盒（酶联免疫法）、人类免疫缺陷病毒抗体诊断试剂盒（酶联免疫法）、梅毒快速血浆反应素诊断试剂和丙型肝炎病毒抗体诊断试剂盒（酶联免疫法）等品种。

# 二、生物制品的质量控制

生物制品是由活生物体（细菌或细胞）制备，具有复杂的分子结构。其生产涉及生物材料和生物学过程，如发酵、细胞培养、目的产物的分离纯化等，在这些生产过程中，目标产品容易受到各种生物或理化条件等的影响，因此质量控制标准与检测方法在此类药物研发中占有举足轻重的位置。此类药物从原料到产品以及制备的全过程都必须严格控制实验条件和鉴定质量，以确保产品符合质量标准的要求。

**案例 18-2 分析讨论**

原液系指用于制造最终配制物或半成品的均一物质。对于多价制品，其原液是由单价原液配制而成。同一细胞批制备的多个单次病毒收获液检定合格后合并为一批原液。原液检定项目主要有细菌/细胞纯度检查、安全性检查和浓度测定。起始材料的质量控制包括疫苗菌种库或细胞库、种子批系统、生产用培养基、外源因子和原料血浆。生产过程的控制包括生产培养物的检定和原液检定，半成品检定包括稳定剂检测、无菌试验、活性或病毒含量。最终产品的质量控制要根据纯化工艺过程，产品理化性质、生物学性质、用途等来确定质量控制项目，一般要从物理化学性质、生物学活性（比活性）、纯度、杂质检测、安全试验方面进行检定。

### （一）物理化学检定

生物制品的物理化学检定包括鉴别、物理性状检查、分子量测定法、蛋白质含量测定、防腐剂含量测定、纯度检查等。

**1. 生物制品的鉴别** 鉴别方法有理化法和生物学方法。理化法有 HPLC、UV 等，生物学方法鉴别生物制品时，利用蛋白质的抗原性，根据抗原抗体特异反应建立方法对特定产品进行鉴别，包括免疫印迹（Western blot）、免疫斑点、免疫电泳、免疫扩散等方法。免疫印迹法或免疫斑点法均系以供试品与特异性抗体结合后，抗体与酶标抗体特异性结合，通过酶学反应的显色，对供试品的抗原特异性进行鉴别。两者的区别在于，免疫印迹法首先需要进行供试品的 SDS-聚丙烯酰胺凝胶电泳和相应条带从电泳凝胶至硝酸纤维素膜的电转移，而免疫斑点法则直接在硝酸纤维素膜上进行酶学反应。按免疫印迹法或免疫斑点法测定，供试品应为阳性。如人白介素-2 注射液的成品检定中的鉴别试验，按免疫印迹法或免疫斑点法测定，应为阳性。

**2. 分子量的测定** 生物制品的分子量测定通常采用 SDS-聚丙烯酰胺凝胶电泳（SDS-PAGE）法测定。多数蛋白质与阴离子表面活性剂十二烷基硫酸钠（SDS）按重量比结合成复合物，使蛋白质分子所带的负电荷远远超过天然蛋白质分子的净电荷，消除了不同蛋白质分子的电荷效应，使蛋白质按分子大小分离。有些蛋白质如电荷异常的蛋白质，用 SDS-PAGE 测出的分子量不可靠，则可采用 ESI/MS 法，该法是生物大分子精确分子量测定的重要工具，可以确证蛋白质氨基酸序列是否正确，并由此推断 DNA 序列是否正确。

例如，ChP2020 中人白介素-2 注射液的分子量测定采用 SDS-PAGE 法，分离胶浓度为 15%，加样量应不低于 1.0 mg，测得分子质量应为 15.5kDa±1.6kDa。

**3. 蛋白质纯度分析** 重组蛋白质纯度分析一般采用 HPLC 和 SDS-PAGE 方法。进行 SDS-PAGE 分析时，结果应显示单一条带，经扫描产品纯度一般应至少大于 95%。HPLC 法应根据不同的纯化工艺选择不同的分析方法，一般尽量采用与 SDS-PAGE 法原理不同的反相柱或其他离子交换柱进行分析。进行 HPLC 分析时结果应呈单一峰，经积分计算产品纯度应至少大于 95%，对某些高剂量重组药物的纯度则高达 99.0% 以上。如出现主峰以外其他相关物质峰，则应对杂质的性质进行分析。必要时，还需要研究采用适宜的方法测定相关蛋白质（如异构或缺失体）的含量，并制定相应的限量标准。例如，人白介素-2 注射液的纯度分析采用非还原型 SDS-PAGE 法，纯度应不低于 95.0%。

**4. 等电点** 重组蛋白质药物的等电点往往是不均一的，但重要的是在生产过程中批与批之间的电泳结果应一致，以反映其生产工艺的稳定性。一般采用等电聚焦电泳或毛细管电泳法，并与标准品或理论值比较。等电点呈现多区带往往是产品结构不均一的表现，如二硫键配对错误、构型改变、C 端降解等。等电聚焦电泳常用于检测蛋白质类生物制品的等电点，例如，ChP2020 三部收载的人白介素-2 注射液等电点，主区带应为 6.5～7.5。

**5. 氨基酸序列分析** N 端氨基酸测序作为重组蛋白质和肽的重要鉴别指标，一般要求至少测 15 个氨基酸。有的蛋白质以单链和从中间断裂后形成双链形式存在，这种情况就会测出两个不同的 N 端，所以在质量标准中根据理论值可分别设定 N 端为标准。N 端测序的基本原理为 Edman 化学降解法，目前已用蛋白质全自动测序仪进行 N 端氨基酸序列的测定，灵敏度可达到pmol 水平。例如，ChP2020 三部收载的人白介素-2 注射液在其生产过程产品人白介素-2 注射液原液的检定中，至少每年测定一次产品 N 端氨基酸序列。

**6. 蛋白质的含量测定**　蛋白质含量测定是生物药物质量控制中重要指标之一，准确的蛋白质含量测定结果不仅对相应产品规格、分装量具有指导意义，而且还是比活性计算、残留杂质的限量控制及其他理化特性测定的基础。特别是在临床前安全、有效性评价研究中，在体现量效关系、毒性剂量和未来临床方案的制订方面，蛋白含量测定都具有不可替代的重要作用。ChP2020 采用的测定方法有氮测定法、福林酚法（Lowry 法）、双缩脲法、2,2′-联喹啉-4,4′-二羧酸尿法（BCA 法）、考马斯亮蓝法（Bradford 法）、紫外-可见分光光度法，以下主要介绍前 3 种方法的测定原理。

第一法氮测定法。本法依据蛋白质为含氮的有机化合物，当与硫酸和硫酸铜、硫酸钾一同加热消化时使蛋白质分解，分解的氨与硫酸结合成硫酸铵。然后碱化蒸馏使氨游离，用硼酸液吸收后以硫酸滴定液滴定，根据酸的消耗量算出含氮量，再将含氮量乘以换算系数，即为蛋白质的含量。非蛋白氮供试品经钨酸沉淀去除蛋白质的供试品滤液中的非蛋白氮含量，通过测定供试品的总氮含量计算出蛋白质的含量。或将供试品经三氟乙酸沉淀，通过测定该沉淀中的蛋白氮含量，计算出蛋白质的含量。

第二法 Lowry 法。本法用于微量蛋白质的含量测定。本法依据蛋白质分子中含有的肽键在碱性溶液中与 $Cu^{2+}$ 螯合形成蛋白质-铜复合物，此复合物使酚试剂的磷钼酸还原，产生蓝色化合物，同时在碱性条件下酚试剂易被蛋白质中酪氨酸、色氨酸、半胱氨酸还原呈蓝色反应。在一定范围内其颜色深浅与蛋白质浓度成正比，以蛋白质对照品溶液作标准曲线，根据供试品的吸光度，计算供试品的蛋白质含量。

第三法双缩脲法。本法根据蛋白质肽键在碱性溶液中与 $Cu^{2+}$ 形成紫红色配位化合物，其颜色深浅与蛋白质含量成正比，利用标准蛋白质溶液作对照，在 540nm 波长处测定供试品蛋白质的含量。

## （二）安全性检定与杂质检查

生物制品的安全检定有一般安全检查，杀菌、灭活和脱毒情况的检查，外源性污染物检查和过敏性物质检查。

一般安全检查包括无菌试验、热原试验等。外源性污染物检查主要有野毒检查、支原体检查、乙肝表面抗原和丙肝抗体检查、外源 DNA 测定和残余宿主细胞蛋白测定。抗毒素是采用异种蛋白为原料所制成，因此需要检查过敏原是否符合限度要求。

**1. 残余抗生素的检查**　对于生物制品的制造工艺，原则上不主张使用抗生素。如果生物制品在生产过程中使用了抗生素，则不仅要在纯化工艺中去除，而且要在原液检定中增加残余抗生素活性的检测项目。ChP2020 三部收载的大肠杆菌表达系统生产的重组生物制品如注射用人干扰素 α1b、注射用人干扰素 α2a、注射用人干扰素 α2b、注射用人干扰素 γ 和注射用人白介素-2 等，在原液制造的种子液制备过程中使用了含适量抗生素的培养基，须进行检查。常用的抗生素是氨苄西林或四环素，目前抗生素残留测定常用方法为抑菌圈法。

---

**案例 18-2 分析讨论**

残留杂质是生物制品在生产时，与生产用细胞、工程菌相关的残存物质，残留杂质可以分为外来污染物和与产品相关杂质两大类。基因工程药物由于其制备是通过对核酸分子的插入、拼接和重组而实现遗传物质的重新组合，再借助病毒、细菌、质粒或其他载体，将目的基因转移到新的宿主细胞系统，并使目的基因在新的宿主细胞系统内进行复制和表达而获得的。因此，基因工程药物需要进行药物外源性 DNA 残留量测定和宿主细胞（菌）蛋白残留量测定。

---

**2. 宿主细胞（菌）蛋白残留量的检查**　宿主细胞（菌）的残留蛋白是与生物制品生产用细胞、工程菌相关的特殊杂质。所有的重组药物很难做到绝对无宿主细胞（菌）的残留蛋白的污染，该检查主要是控制异源蛋白的含量以防超量后引起机体免疫反应。特别对于在临床使用中需要反复多次注射（肌内注射）的重组制品，必须进行宿主细胞（菌）蛋白残留量的测定，并符合 ChP2020 的规定。宿主细胞（菌）蛋白残留量的测定收载于 ChP2020 四部通则，大肠杆菌菌体蛋

白残留量测定法是采用酶联免疫法测定大肠杆菌表达系统生产的重组制品中菌体蛋白残留量；假单胞菌菌体蛋白残留量测定法是采用酶联免疫法测定假单胞菌表达系统生产的重组制品残留菌体蛋白含量；酵母工程菌菌体蛋白残留量测定法是采用酶联免疫法测定酵母表达系统生产的重组制品残留菌体蛋白含量。

**3. 外源性 DNA 残留量的检查**　　外源 DNA 是生物制品中残存的杂质，许多生物制品要进行外源性 DNA 残留量的检查。

外源性 DNA 残留量测定法收载于 ChP2020 四部通则，共收载三法，在进行外源性 DNA 残留量测定时，可根据供试品具体情况选择下列任何一种方法进行测定。

**第一法　DNA 探针杂交法（人用狂犬疫苗）**

供试品中的外源性 DNA 经变性为单链后吸附于固相膜上，在一定温度下可与相匹配的单链 DNA 复性而重新结合成为双链 DNA，称为杂交。将特异性单链 DNA 探针标记后，与吸附在固相膜上的供试品单链 DNA 杂交，并使用与标记物相应的显示系统显示杂交结果，与已知含量的阳性 DNA 对照比对后，可测定供试品中外源性 DNA 残留量。例如，双价肾综合征出血热灭活疫苗（Vero 细胞）测定 Vero 细胞 DNA 残留量应不高于 100pg/剂（通则 3407 第一法）。

**第二法　荧光染色法**

应用双链 DNA 荧光染料与双链 DNA 特异结合形成复合物，在波长 480nm 激发下产生超强荧光信号，可用荧光酶标仪在波长 520nm 处进行检测，在一定的 DNA 浓度范围内以及在该荧光染料过量的情况下，荧光强度与 DNA 浓度成正比，根据供试品的荧光强度，计算供试品中的 DNA 残留量。例如狂犬病疫苗在检测 Vero 细胞 DNA 残留时采用荧光定量 PCR 法（通则 3407 第三法），应不高于 3ng/剂。

**第三法　定量 PCR 法**

PCR 反应过程中可通过荧光标记的特异性探针或荧光染料掺入而检测 PCR 产物量，通过连续监测反应体系中荧光数值的变化，可即时反映特异性扩增产物量的变化。在反应过程中所释放的荧光强度达到预设的阈值时，体系的 PCR 循环数（$C_t$ 值）与该体系所含的起始 DNA 模板量的对数值呈线性关系。采用已知浓度的 DNA 标准品，依据以上关系，构建标准曲线，对特定模板进行定量分析，测定供试品中的外源 DNA 残留量。例如，卡介苗采用多重 PCR 法检测卡介菌基因组特异的缺失区 RD1，应无 RD1 序列存在，供试品 PCR 扩增产物大小应与参考品一致。

### （三）生物学活性检定

生物制品是具有生物活性的制剂，单独用理化方法不能完全反映其质量，必须进行生物活性测定。生物活性测定是利用生物体来测定检品的生物活性或效价的方法，它以生物体对检品的生物活性反应为基础，以生物统计为工具，运用特定的实验设计，通过比较检品与相应的标准品在一定条件下所产生的特定生物反应的剂量间的差异，来测定检品的效价。根据产品的性质、药效学特点，生物学活性测定可分为体外测定法、体内测定法、酶促反应测定法和免疫学活性方法等。活性测定必须采用国际上通用的惯例或方法，对测定结果进行校正，以国际单位或指定单位表示。常用的检测定量方法有酶法、电泳法、理化测定法和生物检定法。

**1. 体外细胞培养测定法**　　主要通过重组生物技术药物特异的对细胞增殖、抑制或杀伤、间接保护作用等生物学功能进行分析的方法，包括利用大多数细胞因子能特异促进某种细胞生长的功能特点（G-CSF，NFS-60 细胞；GM-CSF，TF1 细胞等）、利用制品对敏感细胞的毒性、促凋亡等不同功能特点（TNF，L929 细胞；TRAIL，H460 细胞等）及制品对攻击敏感细胞的病毒、毒素、杀伤因子等具有的特异中和保护作用（IFN 可以保护 WISH 免受滤泡性口炎病毒 VSV 破坏，TNFR-Fc 则可以中和 TNF 对 L929 细胞的杀伤作用等），通过梯度稀释获得量效关系进行活性测定的方法。

**2. 离体动物器官测定法**　　基于生理学功能的测定方法，如采用家兔主动脉条测定重组脑利钠肽生物学活性等。

**3. 体内测定法** 利用动物体内某些指标的变化确定产品的生物学活性单位，如 ChP2020 三部收载的注射用人促红素（CHO 细胞）活性测定为在小鼠皮下注射供试品后，采用网织红细胞法，计算网织红细胞增加的数量与标准品比较，确定其活性单位。

**4. 生化酶促反应测定法** 这类测定方法不依赖活的生物系统，主要基于产品与底物或某种物质的结合后，发生物理化学反应后再对结果进行分析。例如，重组链激酶等溶栓药物生物学活性测定，即利用其与纤维蛋白溶酶原结合后可激活纤维蛋白溶酶，并可在纤维蛋白琼脂平板中形成溶圈的方法。

**5. 免疫学活性测定法** 采取酶联免疫吸附法等方法测定产品活性。由于蛋白质的生物学活性与其免疫学活性不一定相平行，如果蛋白肽键的抗原决定簇和生物活性中心相一致，酶联免疫吸附法测定结果和生物学活性测定结果一致；如果不一致，两者的结果也不平行。由于两种测定法所代表的意义不同，所以免疫学活性测定法不能替代生物学活性的检测。

比活性是每毫克蛋白质的生物学活性单位，这是重组蛋白质药物不同于化学药物的一项重要指标，也是进行成品分装的重要定量依据。由于蛋白质的空间结构不能常规测定，而蛋白质空间结构的改变特别是二硫键的错误配对可影响蛋白质的生物学活性，从而影响蛋白质药物的药效，比活性可间接地反映这一情况。通过对原料药比活性的检测，不仅可反映产品生产工艺的稳定情况，而且还可以比较不同表达体系、不同生产厂家生产同一产品时的质量情况。一般比活性的标准可根据中试工艺优化后的多次检定结果统计后定出标准。

一般生物学活性方法往往与产品临床药效密切相关，同时也是与产品直接相关的毒性反应评价的基础之一。

---

**链接 18-3** **人白介素-2 质量标准控制**

**1. 来源** 人白介素-2 工程菌株系由带有人白介素-2 基因的重组质粒转化的大肠埃希菌菌株。人白介素-2 是一种淋巴因子，可使细胞毒性 T 细胞、自然杀伤细胞和淋巴因子活化的杀伤细胞增殖和杀伤活性增强，还可以促进淋巴细胞分泌抗体和干扰素，具有促进机体免疫反应等作用，白介素-2 是在研究 T 淋巴细胞长时间生长条件时发现的。Morgan 等在 1976 年发现用丝裂原（植物血凝素、刀豆蛋白 A 等）刺激 T 淋巴细胞会产生 T 细胞生长因子（TCGF），而后在 1979 年的国家淋巴因子会议上正式取名白细胞介素-2。白细胞介素-2 在人类中位于 4 号染色体 q26-28 区域的单基因编码。它是免疫系统中的一类信号分子，调控具有免疫功能的白淋巴细胞的活性，是机体对微生物感染的天然应答，其药理作用在于增强免疫应答。批准的临床应用适应证为肾癌、血管肉瘤和黑色素瘤。

**2. 结构与性质** 人白介素-2 注射液是基因重组产品，是一种非糖基化蛋白，含有 133 个氨基酸残基，分子质量为 $15 \times 5kDa$。

**3. 制造**

（1）选取生产菌种：投产的工程菌需要经过相关管理部门批准，经过 DNA 重组技术，将携带有目的基因的重组质粒转化入工程菌中。工程菌需要从原始菌种库中传出，经扩大培养后冻干保存，或者由上一代制造用菌种库传出，扩大后冻干保存作为制造菌种库，但每次只传 3 代。每批的制造用菌种库需要进行一系列的检验，包括菌落形态、品种、抗生素抗性、生物学性状、微生物污染、质粒酶切图谱等。经过鉴定后的菌种，被称为生产菌种。生产菌种需要进行 LB 平板划线培养，对选取的单菌落分别进行干扰素表达量测定，选取其中干扰素表达量高的一份，供生产制备种子液用。

（2）发酵培养：每次发酵前需要进行一次空罐灭菌。根据生产菌种的特性设计发酵的条件，包括发酵温度、发酵时间、培养基成分，并变化各项培养参数（包括根据菌种的抗生素抗性加入抗生素）。发酵结束后，发酵罐需要再次进行灭菌和清洗。

（3）收集菌体：用离心的方法收集菌体。高压匀浆裂解菌体，经离心后得到粗制品。

（4）浓缩和分离纯化：根据基因工程产品的生物学性质设计分离纯化的方案。根据不同的原料进行了多步的初级分离纯化，得到的干扰素外观无色透明、无絮状物、比活力在 105U/mg 以上，体积浓缩到原来的 5%～10%。初步纯化后，进行高度纯化，去除绝大部分非干扰素蛋白，使其达到规程的要求。同时，在高度纯化的时候进一步浓缩，体积为初步纯化的 10%～20%。应转换缓冲液体系，使之更适合于人体注射用。在浓缩纯化时，结合层析方法注意除去热原物质。

（5）除菌：在半成品中加入蛋白保护剂，常用的是人白蛋白。加入蛋白保护剂以后，配制成适合的浓度，除菌处理，如用 0.22μm 过滤除菌。除菌后进行样品效价、热原质和无菌试验，合格后分装冻干。

**4. 质量控制** 包括产品理化性质和生物学性质的鉴定，其检验包括以下几个方面。

（1）原液检定：生物学活性、蛋白质含量、比活性、纯度、高效液相色谱法、分子量、外源性 DNA 残留量、宿主菌蛋白残留量、残余抗生素活性、细菌内毒素检查、等电点、紫外光谱、肽图、N 端氨基酸序列。

（2）半成品检定：细菌内毒素检查、无菌检查。

（3）成品检定：鉴别试验，物理检查（外观、可见异物、装量差异），化学检定（水分、pH、渗透压摩尔浓度），生物学活性，无菌检查，细菌内毒素检查和异常毒性检查。

## 从抗毒素到白喉疫苗——儿童的救星

在 19 世纪，白喉是威胁儿童健康的主要杀手之一。由于没有可靠的治疗方法，白喉的致死率惊人。20 世纪 20 年代，仅美国每年就有 10 万至 20 万人发病，死亡 15 000 人，其中主要为儿童。欧洲的情况更为严重，每年大约有 50 000 人死于该病。德国医学家贝林在柏林的科赫实验室当助手，从事细菌研究。贝林的主要工作就是围绕白喉杆菌进行。在实验过程中，贝林和他的同事北里柴三郎发现了一个有意思的现象：将患过白喉的老鼠血清注射入新患白喉的老鼠体内后，新感染白喉的老鼠奇迹般地痊愈了，这说明感染过白喉的老鼠体内有某种对抗白喉杆菌毒素的物质，两人为此发现激动不已，并将这种物质命名为"抗毒素"。1890 年，贝林与北里柴三郎共同发表了他们的成果，并指出可以通过注射抗毒素血清来治疗患者，这一理论已经被动物实验证实，但尚未有应用于人体的先例。1891 年底，德国柏林一家医院首次给白喉患儿注入白喉抗毒素血清，从而使患儿获救。这一疗法的疗效很快被证实，迅速得到推广，使白喉的病死率大幅度降低。鉴于白喉抗毒素血清的优异疗效，贝林被誉为"儿童的救星"。为了表彰贝林的突出成就，1901 年，诺贝尔奖评委会将第一届诺贝尔生理学或医学奖授予贝林："他的血清疗法，尤其在预防白喉方面的应用为医学科学领域开辟了新的道路；从此，医生们在面对病痛和死亡时有了制胜的武器。"

经胃酶消化后的马白喉免疫球蛋白，用于预防和治疗白喉。对已出现白喉症状者应及早注射抗毒素治疗。未经白喉类毒素免疫注射或免疫史不清者，如与白喉患者有密切接触，可注射抗毒素进行紧急预防，但也应同时进行白喉类毒素预防注射，以获得持久免疫。白喉在现代社会已经非常罕见，血清疗法，尤其在预防白喉方面的应用为医学科学领域开辟了新的道路，为人类健康做出巨大的贡献。

## 思 考 题

1. 什么是生化药物？生化药物分为哪几种？

2. 生化药物与化学药物的质量控制有何区别？

3. 什么是生物制品？ChP2020 三部中生物制品包括哪几类？

4. ChP2020 三部通则中收载的蛋白质的含量测定方法有哪几种？试述 Lowry 法测定蛋白质含量的原理。

（徐 勤）

# 第十九章 药品质量标准的制定

## 本章要求

1. **掌握** 药品质量标准的种类，药品质量标准制定的原则，药品质量标准的主要内容。
2. **熟悉** 制定药品质量标准的目的和意义，药品质量标准制定的基础，特殊杂质检查。
3. **了解** 药品质量标准起草说明示例，药品质量标准起草说明的内容。

---

**案例 19-1**　　　　　　　　　**ChP2020 尼群地平质量标准**

尼群地平的化学结构式为

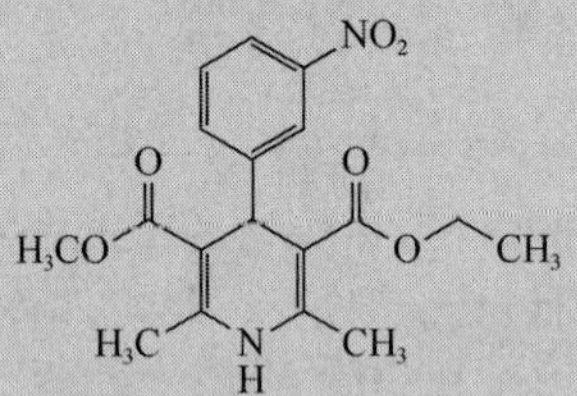

本品为 2,6-二甲基-4-(3-硝基苯基)-1,4-二氢-3,5-吡啶二甲酸甲酯乙酯。按干燥品计算，含 $C_{18}H_{20}N_2O_6$ 不得少于 99.0%。

**【性状】** 本品为黄色结晶或结晶性粉末；无臭；遇光易变质。

本品在丙酮或三氯甲烷中易溶，在甲醇或乙醇中略溶，在水中几乎不溶。

**熔点** 本品的熔点（通则 0612）为 157～161℃。

**【鉴别】**

（1）取本品约 50mg，加丙酮 1ml，加 20% 氢氧化钠溶液 3～5 滴，溶液显橙红色。

（2）避光操作。取本品，加无水乙醇溶解并稀释制成每 1ml 中约含 20μg 的溶液，照紫外-可见分光光度法（通则 0401）测定，在 236nm 与 353nm 的波长处有最大吸收，在 303nm 的波长处有最小吸收。在 353nm 与 303nm 的波长处的吸光度比值应为 2.1～2.3。

（3）本品的红外光吸收图谱应与对照的图谱（光谱集 600 图）一致。

**【检查】氯化物** 取本品 1.0g，加水 50ml，摇匀，煮沸 2～3min，放冷，滤过，取续滤液 25ml，依法检查（通则 0801），与标准氯化钠溶液 5.0ml 制成的对照液比较，不得更浓（0.01%）。

**有关物质** 照高效液相色谱法（通则 0512）测定。避光操作。

**溶剂** 乙腈-水（20：56）。

**供试品溶液** 取本品约 50mg，精密称定，置 50ml 量瓶中，加四氢呋喃 12ml 溶解后，用溶剂稀释至刻度，摇匀。

**对照溶液** 取杂质 I 对照品，精密称定，加四氢呋喃适量使溶解，用溶剂定量稀释制成每 1ml 中约含 0.1mg 的溶液，精密量取 1ml，置 100ml 量瓶中，精密加入供试品溶液 1ml，用流动相稀释至刻度，摇匀。

**系统适用性溶液** 取尼群地平与杂质 I 对照品各适量，加四氢呋喃适量使溶解，用流动相稀释制成每 1ml 中各约含 1mg 与 10μg 的混合溶液。

**色谱条件** 用十八烷基硅烷键合硅胶为填充剂；乙腈-四氢呋喃-水（20：24：56）为流动相；检测波长为 237nm；进样体积为 20μl。

**系统适用性要求** 系统适用性溶液色谱图中，理论塔板数按尼群地平峰计算不低于

3000，尼群地平峰与杂质 I 峰的分离度应符合要求。

**测定法**　精密量取供试品溶液与对照溶液，分别注入液相色谱仪，记录色谱图至主成分峰保留时间的 2.5 倍。

**限度**　供试品溶液色谱图中如有与杂质 I 峰保留时间一致的色谱峰，按外标法以峰面积计算，不得过 0.1%；其他单个杂质峰面积不得大于对照溶液中尼群地平峰面积（1.0%），其他杂质峰面积的和不得大于对照溶液中尼群地平峰面积的 2 倍（2.0%）。

**干燥失重**　取本品，在 105℃ 干燥至恒重，减失重量不得过 0.5%（通则 0831）。

**炽灼残渣**　取本品 1.0g，依法检查（通则 0841），遗留残渣不得过 0.1%。

**重金属**　取炽灼残渣项下遗留的残渣，依法检查（通则 0821 第二法），含重金属不得过百万分之十。

**铁盐**　取本品 1.0g，在 500～600℃ 灰化后，放冷，加稀盐酸 4ml，置水浴中加热溶解后，依法检查（通则 0807），与标准铁溶液 1.0ml 制成的对照液比较，不得更深（0.001%）。

【含量测定】　取本品约 0.13g，精密称定，加冰醋酸 20ml 及稀硫酸 10ml，微温使溶解，放冷；加邻二氮菲指示液 2～3 滴，用硫酸铈滴定液（0.1mol/L）缓缓滴定至红色消失，并将滴定的结果用空白试验校正。每 1ml 的硫酸铈滴定液（0.1mol/L）相当于 18.02mg 的 $C_{18}H_{20}N_2O_6$。

【类别】　钙通道阻滞药。

【贮藏】　遮光，密封保存。

【制剂】　①尼群地平片；②尼群地平软胶囊。

附：杂质 I

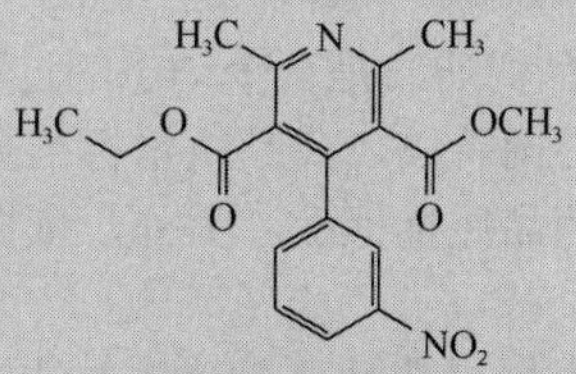

**问题：**

1. 依据上述案例，试述药品质量标准包括哪些内容？

2. 依据 ChP2020 尼群地平的有关物质检查，试述药品杂质控制的基本理念，以及在新药研制过程中杂质研究如何进行？

3. 试述为何含量测定采用滴定法而有关物质检查采用 HPLC？

# 第一节　概　述

## 一、制定药品质量标准的目的和意义

药品质量标准是对药品质量特性参数、规格、检验方法和贮藏等所作的技术规定，也是药品生产、流通、使用、检验和药品监督管理部门共同遵循的法定依据。药品作为一种用于治病救人、保护健康的特殊商品，其质量的优劣直接影响到药品的有效性、安全性、稳定性、均一性和经济性，关系到用药者的身体健康与生命安危。制定药品质量标准的目的是加强对药品质量的控制及行政管理，保障人民群众用药安全。

加强药品质量标准的研究，制定并贯彻统一的药品标准，将对我国的医药科学技术、生产管理、经济效益和社会效益产生良好的影响与促进作用；将有利于促进药品国际技术交流和推动进出口贸易的发展。

# 二、药品质量标准的分类

## （一）国家药品质量标准

2019 年 8 月 26 日公布的新版《中华人民共和国药品管理法》中明确规定"药品应当符合国家药品标准"、"国务院药品监督管理部门颁布的《中华人民共和国药典》和药品标准为国家药品标准"。国务院药品监督管理部门会同国务院卫生健康主管部门组织药典委员会，负责国家药品标准的制定和修订。

2020 年 7 月 1 日起施行的新版《药品注册管理办法》也明确规定，药品标准是指国家药品监督管理局颁布的《中国药典》、药品注册标准和其他药品标准，其内容包括质量指标、检验方法及生产工艺等技术要求。

我国法定药品质量标准即国家药品标准，包括《中国药典》、药品注册标准和《中华人民共和国卫生部药品标准》或《国家药品监督管理局药品标准》（简称为《部颁标准》或《局颁标准》）。

药品注册标准是指经国家药品监督管理局核准的药品质量标准，是国家药品监督管理局批准给申请人的特定药品标准，生产该药品的生产企业必须执行该注册标准。药品注册标准应当符合《中国药典》通用技术要求，不得低于《中国药典》的规定。申报注册品种的检测项目或者指标不适用《中国药典》的，申请人应当提供充分的支持性数据。

《部颁标准》或《局颁标准》通常收载疗效较好、在国内广泛应用、准备今后过渡到药典的品种。另有一部分品种并不准备上升到药典，而是因为国内有多处生产，有必要制定统一的质量标准共同执行。

## （二）其他药品标准

按照《药品注册管理办法》，药品的研发是一个动态的过程，分为临床前研究、临床研究、生产上市三个阶段。依据药物研发的不同阶段，药品质量标准分为临床研究用药品质量标准、生产用试行药品质量标准和生产用正式药品质量标准。另外，依据药品质量标准指定的主体可分为法定标准和企业标准。

**1. 临床研究用药品质量标准**　根据《药品注册管理办法》的规定，开发研制的新药必须按照国务院药品监督管理部门的规定如实报送研制方法、质量指标、药理及毒理试验结果等有关资料和样品，经批准后，方可进行临床试验。在进行临床研究阶段，为了保证用药的安全和使临床研究的结论可靠，应根据新药研究中发现的问题和评价的结果，由新药研制单位制定一个临时性的质量标准，并报国家药品监督管理部门批准，即"临床研究用药品质量标准"。该标准仅在临床试验期间有效，并仅供研制单位与临床试验单位使用。

临床研究用药品质量标准重点在于保证临床研究用药品的安全性。由于人们对所研发药品特性（包括药学和药理毒理方面）认识的局限，临床研究用质量标准中的质量控制项目应尽可能地全面，以便从不同的角度全面控制产品的质量。对影响产品安全性的考察项目，均应列入质量标准，如残留溶剂、杂质等，其限度可通过文献资料或动物安全性试验结果初步确定。

**2. 生产用试行药品质量标准**　生产用试行药品质量标准是新药研制单位申报生产时制定的标准。生产用试行质量标准重点考虑生产工艺中试研究或工业化生产后产品质量的变化情况，并结合临床研究的结果对质量标准的项目或限度做适当的调整和修订，在保证产品安全性的同时，还要注重质量标准的实用性。

**3. 生产用正式药品质量标准**　生产用试行药品质量标准，在试行期满后，经国家药品监督管理局批准转正，即成为生产用正式药品质量标准。该标准应注重产品实测数据的积累，调整和完善检测项目。随着生产工艺的稳定、成熟，以及产品质量的提高，不断地提高质量标准，使其更有效地控制产品的质量，同时通过实践证实质量标准中所用检测方法的可行性和稳定性，并随着新技术的发展，不断地改进或优化检测方法，使操作更加简便、快捷。

**4. 企业标准** 又称企业内部标准，是由药品生产企业自己制订并用于控制其药品质量的标准，属于非法定标准，仅在本厂或本系统的管理上有约束力。企业标准一般高于法定标准，多是在法定标准的基础上增加检验项目或提高关键项目的限度标准。企业标准的提高，使产品技术含量增加、质量提高，在企业创优、企业竞争，特别是在保护优质产品本身及严防假冒等方面均起到了重要作用。国外较大的企业都有企业标准，一般是非公开的，对外保密。

# 三、药品质量标准制定的基础

药品质量研究与质量标准的制定，是新药研究的主要内容之一。药品质量不仅受药物自身的理化与生物学特性的制约，同时又受到药物的来源、生产工艺、辅料及贮藏运输过程中的各个环节所影响。所以，质量标准的制定涉及新药研发的各个方面，只有在对药品各个方面进行大量和全面的质量研究和考察基础上，才能制定出保证药品安全、有效和质量可控的质量标准。通常研究和制定新药质量标准前应研究和考察的工作包括以下几个方面。

## （一）文献资料的查阅及整理

制定新药质量标准之前，首先要查阅相关的国内外文献资料。对于结构全新的创新药物，要查阅大量的文献资料，来证实这个药物的确是全新的创新药物。虽然结构全新的创新药物没有直接的文献可供查阅，但可以查阅其结构相似化合物的文献资料作为参考。对于仿制药物，应系统地查阅其有关的文献资料，一方面供研究及制定质量标准时参考；另一方面在把制定的新药质量标准（草案）上报国家药品监督管理局审批时，也要同时把有关的文献资料一并上报备查，这是新药报批的要求。

## （二）有关研究资料的了解

**1. 结构和理化性质** 查阅文献资料，深入分析药物或其类似物的化学结构，按照《中国药品通用名称》的命名原则对新药进行命名；利用已学过的知识，依据其理化性质，如溶解度、旋光性、$pK_a$ 值、化学反应性、光谱性质等，设计鉴别、检查和含量测定项目及其相应检测方法。

**2. 生产工艺** 原料药合成工艺的差异可能得到不同的异构体、晶型和杂质，如合成过程中所用的起始原料、中间体、有机溶剂、反应条件及生产管道和器皿等。对于制剂而言，不同的处方、辅料、制剂工艺等也会对制剂安全性和有效性产生明显的影响。因此，制定质量标准必须以确定的生产工艺为前提。

同一药物的不同晶型，因其理化性质不同，其溶出度和生物利用度不同，尤其是胃肠道难以吸收的药物，少数药物的晶型甚至影响其不良反应，因此在制定质量标准时必须对药物的晶型进行研究。对于具有多晶型的药物来说，需要考虑在质量标准中对晶型进行限定。

杂质研究是药品质量标准研究和制定过程中的主要内容之一，也是药物不良反应的主要来源，如 $\beta$-内酰胺抗生素中微量聚合物杂质可能导致过敏反应。在杂质研究中，不仅需要对杂质的种类、结构、理化性质和来源研究清楚，还需要对其生物学效应（特别是不良反应）进行专门研究。只有在对杂质充分研究的基础上，才能合理地制订药品质量标准中杂质检查的项目和限度，确保药品的安全性。

**3. 药物代谢及其动力学** 药物的药效与毒理作用与药物的吸收、转运、分布、代谢和排泄等有直接的关系，因此，药物代谢及其动力学的相关研究资料也是制订科学合理质量标准的依据之一。

**4. 稳定性** 药品的稳定性直接影响药品的有效性和安全性。一般需要针对贮藏过程中影响药物质量的因素，如温度、湿度、光线及包装等，采用加速试验和长期试验来考察药品稳定性特点，以确定药品的贮藏条件和有效期。

**5. 制剂学** 药品的剂型、辅料、其他添加剂等都可能对药物的生物利用度、稳定性和检测方法造成影响，需根据具体制剂的生产工艺及其质量控制的特点选择相应的检验项目和标准，如固体制剂需考虑含量的均一性和溶出特性等，注射剂需考虑热原、pH 等。

## （三）药品质量标准的建立

药品质量标准的建立包括以下过程。

**1. 质量研究内容的确定**　原料药和制剂质量研究的侧重点不同。原料药的质量研究在确证化学结构或组分的基础上进行，主要内容有外观、溶解性、物理常数、鉴别、检查和含量测定；制剂质量研究的内容，应在原料药质量研究的基础上，结合剂型的特点、处方工艺及临床使用方法来确定，主要包括外观、鉴别、杂质检查（重点是降解产物）、制剂检查和含量测定。

**2. 方法学研究**　要根据所选择的研究项目和试验目的选择试验方法。方法的选择要有依据，包括文献、理论及试验的依据。常规项目可采用药典收载的方法。视不同项目进行相应的方法学验证，以保证方法的可靠性。《中国药典》、《美国药典》、ICH 等对方法学验证均有具体要求。

**3. 质量标准项目及限度的确定**　本着控制药品质量的目的，在充分的质量研究基础上，根据不同药物的特性确定质量标准的项目和限度。质量标准中既要设置通用性项目，又要设置针对产品特点的项目。限度的确定既要考虑安全性、有效性，又要考虑生产的可行性与研发时样品的一致性。

**4. 质量标准的制定**　根据已经确定的质量标准项目和限度，参照现行药品质量标准的规范用语和格式，制定科学、合理、可行的质量标准。

**5. 质量标准的修订**　随着分析技术的发展、生产质量数据的积累，以及生产工艺的提高，质量标准应进行相应的修订。

# 四、药品质量标准制定的原则

制定药品质量标准，必须坚持质量第一，充分体现"安全有效、技术先进、经济合理、不断完善"的原则。

**1. 安全性与有效性**　安全（不良反应小）和有效（疗效确切）是药品必须具备的两个基本条件，是药品质量优劣的充分体现。凡影响药品安全性和有效性的因素，均应在制定质量标准时仔细研究，并纳入标准中。例如，药物的不良反应一方面是由药物本身造成的；另一方面可能是由引入的杂质造成的。因此，进行新药研究时，除进行相关的药效学试验外，还需进行毒理学试验，以确认药品自身无严重不良反应，保证用药的安全；同时需对可能产生的杂质进行深入研究，对毒性较大的杂质严格控制，对生物利用度及临床疗效有较大影响的晶型及异构体着重研究，以确保药品的质量。

**2. 先进性**　在制订药品质量标准时，要注意吸收国内外的科研成果，促进科学研究与标准化工作的有效结合，使我国医药领域的自主创新技术通过标准转化为生产力，提高我国药品的国际竞争力。总之，既要考虑当前国内实际条件，又要反映新技术的应用和发展，不断完善和提高检测水平。

**3. 科学性与实用性**　从来源、生产、流通及使用等各个环节了解影响药品质量的因素，有针对性地设置科学的检测项目，建立可靠的检测方法，规定合理的判断标准，加强对药品内在质量的控制。在确保能准确控制质量的前提下，应倡导简便、快速、实用。

**4. 规范性**　制定药品质量标准，尤其是新药的质量标准，要按照国家药品监督管理局制定的基本原则、基本要求和一般的研究规则进行，做到标准的体例格式、名词术语、计量单位、数字符号及通用检测方法等统一规范。

总之，经过细致的质量研究工作，在确保人民用药安全有效的原则下，制定出既能确保药品质量，又能符合生产实际水平的药品质量标准。同时还应充分认识到，一个药品的质量标准，随着科学技术和生产水平的不断发展与提高，也将相应地提高。如原有的质量标准不足以控制药品质量时，可以修订某项指标、补充新的内容、增删某些项目，甚至可以改进一些检验技术。所以，一个药品的质量标准仅在某一历史阶段有效，而不是固定不变的；药品质量标准的制定是一项长期的不断完善的研究工作，它在新药的研制和对老药的再评价中均具有相当重要的意义。

# 五、药品质量标准起草说明

制定新药质量标准的同时，应编写起草说明。质量标准的起草说明是对新药质量标准的详细注释，其内容应充分反映质量标准的制定过程，并用实验的数据、结果和结论详细说明所制定项目及限度的合理性与各种检测方法的可靠性。起草说明在新药申报时，作为行政审批部门的参考，还是今后执行和修订质量标准的重要参考资料。

## （一）原料药质量标准起草说明的内容

原料药质量标准的起草说明应包括如下。

**1. 基本概述**　说明药品的临床用途，我国投产的历史，有关工艺改革及重大科研成就，国外药典收载情况及目前国内生产情况和质量水平。

**2. 生产工艺**　包括工艺流程和化学反应式、起始原料和有机溶媒、反应条件（温度、压力、时间、催化剂等）和操作步骤、精制方法、主要理化常数及阶段性的数据积累结果及可能引入成品中的杂质等。如国内生产厂家存在有不同的工艺路线或精制方法，应分别列出，并尽可能注明厂家。

**3. 标准制定的意见或理由**　按标准内容依次说明，包括产品质量的具体数据或生产厂家检验结果的统计。对未载入药典通则的鉴别、检查和含量测定的方法，要根据现有资料说明其原理，特别是操作中的注意事项应加以详细说明。所用试药、试液、滴定液、缓冲液等，应当采用现行版《中国药典》收载的品种及浓度，有不同的，也应详细说明。提供的标准品或对照品应另附资料，说明其来源、理化常数、纯度、含量及其测定方法和数据。对个别进行过方法学研究的项目，要另附专题研究报告。

**4. 质量标准的对比**　与国外药典或原标准进行对比，并对本标准的水平进行评价。

**5.** 起草单位和复核单位对本标准的意见，包括本标准中尚存在的问题，以及今后的改进意见。

**6.** 主要的参考文献。

## （二）新增制剂标准起草说明的内容

新增制剂标准起草说明的内容应包括如下。

**1. 制剂处方及工艺研究资料**　包括起始物料、处方筛选、生产工艺及验证资料。要列出药用辅料的品名、用量，简要的制备方法。如国内生产厂有多种处方时，也应尽可能分别列出，并进行比较。

**2. 药用辅料的质量标准**　包括与生产工艺及安全性有关的常规试验，如性状、鉴别、检查、含量测定等项目；影响制剂性能的功能性试验，如黏度等。根据不同的生产工艺及用途，药用辅料的残留溶剂、微生物限度或无菌应符合要求；注射用药用辅料的热原或细菌内毒素、无菌等应符合要求。

**3. 标准制定的意见和理由**　除与新增原料药要求相同外，还应特别注意制剂检查项目和稳定性。依据制剂稳定性考察结果，提供相应材料及提出对有效期建议的说明。

## （三）质量标准修订的说明

对修订部分，根据下列情况分别予以说明。

（1）对药典通则方法有实质性修改的项目，应说明参照新通则对产品进行考核的结果，并列出具体数据。

（2）对原标准中检验方法进行过修改的项目，或新增的检验项目，要说明增修订的理由，方法的来源，并列出产品的检验数据。含量测定方法的修改要另附专题研究材料。

（3）对原项目限度的修改，要说明理由并提供当时产品的检验数据，以及与国外药典本项目的比较。对于不修订部分，要写出综合材料说明不修订的理由。

值得强调的是，起草说明中应阐明曾经做过的有关实验，包括不成熟的、尚待完善的或失败的，暂未或不能收载于正文的检定方法的理由，并提供相关的实验资料，以便有关部门审查其实验设计是否合理，以确定为主观或客观原因，从而判定是否需要做进一步的实验。

起草说明的书写格式应按质量标准项目依次予以说明，与研究报告不同，不能以综述性讨论代替。

## 第二节  药品质量标准的主要内容

药品质量标准的内容包括名称、性状、鉴别、检查、含量测定、类别、贮藏和制剂。现以化学药品为例，介绍药品质量研究与质量标准制定的主要内容。

### 一、药品名称

药品的名称包括中文名、汉语拼音名和英文名，以及有机药物的化学名称。新药名称的制定，原则上应先按世界卫生组织编订的国际非专有药品命名，确定命名后，再译成中文给出一个法定名称。外文名根据需要也可制定一个新的词干，具体如下。

（1）新药名称要明确、简短、科学，不准用代号及容易混同或夸大疗效的名称。

（2）外文名（拉丁名或英文名）应尽量采用世界卫生组织编订的国际非专有药名（international nonproprietary names，INN），以便国际交流。INN 没有的，可采用其他合适的英文名称。

INN 是世界卫生组织出版的不定期刊物，主要是推荐和介绍非专利药品名（包括英、拉、法、俄和西班牙等五国文字的名称），也介绍几个发达国家药典或有关资料的名称，并介绍命名的词干、词根等名称，可作为制订新药名称时的参考。INN 的一个显著特点是结构相似、药理作用相同的同一类药物使用统一的词干。例如，头孢菌素类抗生素的名称使用统一的词干"cef-"，具有"cef-"词头的药物，如 cefaclor（头孢克洛）、cefadroxil（头孢羟氨苄）、cefalexin（头孢氨苄）、cefadine（头孢拉定）、cefotaxime sodium（头孢噻肟钠）、ceftriaxone sodium（头孢曲松钠）等均为头孢菌素类抗生素。用此种命名法命名可以反映出药物的系统性。该刊物仅介绍主要有效部位结构的名称，对盐类则应加上成盐基团的名称，按《中国药典》写法命名。例如，去氧麻黄碱，INN 的拉丁名为 metamfetaminum，如该品为盐酸盐时，则应命名为 metamfetamini hydrochloridum。

（3）中文名尽量与外文名相对应，即音对应、意对应或音意对应，一般以音对应为主。《中国药典》正文收载的中文药品名称为法定名称，系按照《中国药品通用名称》推荐的名称及其命名原则命名。

（4）有机药物化学名称应根据中国化学会编撰的《有机化学命名原则》命名，母体的选定应与 IUPAC 的命名系统一致。

（5）天然药物提取物，其外文名根据其植物来源命名者，中文名可结合其原植物属种命名，如 artemisinin（青蒿素）、chrysophanol（大黄酚）；外文名不结合植物来源命名者，中文名可采用音译，如 morphinum（吗啡）、amikacin（阿米卡星）。

（6）放射性药品在药品名称中的核素后，加直角方括号标注核素符号及其质量数，如碘 [$^{131}$I] 化钠胶囊、锝 [$^{99m}$Tc] 焦磷酸盐注射液。

（7）药物制剂的命名，药品名称列于前，剂型名列于其后，如尼美舒利片、阿司匹林肠溶片、布洛芬胶囊等；如含有说明剂型或用途等的形容词，则列于原料药名之前，如注射用头孢替唑钠；复方制剂一般以主药加剂型命名，并在药名前加"复方"二字，如复方克霉唑乳膏，或以几个药名简缩并加剂型命名，如维生素 AD 胶丸、安钠咖注射液等。

（8）对于沿用已久的药名，一般不轻易变动；如必须改动，应将其曾用名作为副名过渡，以免造成混乱。

# 二、性　状

药品的性状是药品质量的重要表征之一。《中国药典》在性状项下记载药品的外观、臭、味、溶解度及物理常数等。现分别讨论如下。

## （一）外观性状

外观性状是对药品的色泽和外表感官的规定，它可以在一定程度上反映药品的质量。药品的外观性状包括色泽、聚集状态、臭、味，以及在空气中的稳定性等，应予以考察，并注意在贮藏期内是否发生变化，如有变化，应如实描述。由于药典对本项目没有严格的检测方法和判断标准，因此仅用文字对正常的外观性状作一般性的描述。

一般药物色泽的描述可用"白色"（固体）、"无色"（气体或液体），有色药物应根据其应有的色泽加以叙述，如盐酸金霉素：本品为金黄色或黄色结晶。为避免过渡颜色缺失而导致结果误判，如果两个色阶相邻可用"或"来描述，如"类白色或微黄色"；如果色阶之间相隔两个或两个以上，应采用"至"来描述，如"白色至微黄色"；尽量避免用特殊的形容词（如琥珀色或乳白色等）来描述。

臭应是指药品本身所固有的，不包括因混有不应有的残留有机溶剂而带入的异臭，如二巯丁二钠有类似蒜的特臭。如药品出现不应有的异臭时就说明其质量有问题。

具有特有味觉的药品，必须加以记述，如盐酸金霉素"味苦"，硫酸亚铁"味咸、涩"。但毒、剧、麻药则不作"味"的记述，如盐酸吗啡：本品为白色、有丝光的针状结晶或结晶性粉末；无臭，遇光易变质；此处对"味"不作记述。

有的药品外观性状可因生产条件的不同而有差异，只要这些差异不影响质量和疗效，一般是允许的。但遇有药品的晶型、细度或制成溶液后的颜色对质量有较大影响而需要作严格控制时，应在检查项下另作具体规定。另外，如药品有遇光变色、易吸湿、风化、挥发等情况，应如实描述，并与贮藏条件项相呼应。如盐酸去氯羟嗪：本品为白色至微黄色粉末；无臭，味苦；有引湿性；其贮藏条件为遮光，密封保存。

药物制剂性状描述一般如下：普通压制片应描述其颜色，异形片还应描述其性状，如长条形、椭圆形、三角形等；包衣片应描述为薄膜衣片、糖衣片、肠溶包衣片，以及除去包衣后片芯的颜色，如阿莫西林克拉维酸钾片：本品为薄膜衣片，除去包衣后显类白色至淡黄色。注射液一般为澄明液体，但也有混悬液或黏稠性溶液，需对颜色描述；颜色描述一般以黄色或黄绿色各号标准比色液为基准，浅于 1 号稀释一倍的为"无色"，介于 2 号以下的为"几乎无色"，介于 4 号以下的为"微黄色"，介于 6 号以下的为"淡黄色"，介于 8 号以下的为"黄色"，如更昔洛韦氯化钠注射液：本品为无色澄明液体。硬胶囊剂应描述内容物的颜色、形状等；如有特有的臭、味、引湿性及溶解性，或影响外观性状的常见情况，以及遇光变质等，也应描述。如吡拉西坦胶囊：本品内容物为白色或类白色颗粒状粉末或粉末。

## （二）溶解度

溶解度是药品的一种物理性质，在一定程度上可反映药品的质量。各药品项下选用的部分溶剂及其在该溶剂中的溶解性能，可供精制或制备溶液时参考，对在特定溶剂中的溶解性能需做质量控制时，应在该药品检查项下另做具体规定。

ChP2020 中规定药品的溶解性能，用"极易溶解""易溶""溶解""略溶""微溶""极微溶解""几乎不溶或不溶"等术语来表示，如"溶解"是指溶质 1g（ml）能在溶剂 10～不到 30ml 中溶解。

一般要考察药物在水及常用溶剂中的溶解度，应尽量采用与该药品溶解特性密切相关，配制制剂、制备溶液或精制等所用的常用溶剂。影响药品溶解度的因素很多，药品的晶型不同及所含结晶水的不同均会影响其溶解度；另外，有机碱的盐，若在成盐过程中加入的酸量不足，则会影响其在水中的溶解度。当药品的溶解度出现明显异常的情况时，应做进一步研究。

测定溶解度的方法：除另有规定外，称取研成细粉的供试品或量取液体供试品，于 25℃±2℃ 一定容量的溶剂中，每隔 5min 强力振摇 30s，观察 30min 内的溶解情况，如无目视可见的溶质颗粒或液滴时，即视为完全溶解。

易于溶解的样品，取样可在 1～3g；贵重药品及毒剧药可酌情减量，亦可用逐渐加入溶剂的方法，溶剂品种也可适当减少，但至少要进行水、酸、碱、乙醇等溶剂的溶解度。

## （三）物理常数

物理常数包括相对密度、馏程、熔点、凝点、比旋度、折光率、黏度、吸收系数、碘值、皂化值、酸值、羟值和过氧化值等，其测定结果不仅对药品具有鉴别意义，也可反映药品的纯度，是评价药品质量的主要指标之一。至于质量标准中采用哪些物理常数控制质量，则根据该药品的特性或检定工作的需要来选定。

测定时，要严格按照现行版《中国药典》通则中有关规定的方法和要求进行实验研究，详见"第二章"和"第十五章"。

# 三、鉴　别

药物的鉴别是指用理化方法或生物学方法来证明已知药物的真伪，是药品质量控制的一个重要环节。鉴别试验只是反映已知药品的某些物理、化学或生物学等性质的特征，不是对该药品进行结构确证，也不是对未知物进行定性分析，因此只要求所采用的方法专属性强、重现性好、灵敏度高、操作简便、快速。现将常用鉴别方法及选择的基本原则讨论如下。

## （一）常用鉴别方法的特点

化学鉴别法操作简便、快速，实验成本低，是药物鉴别常用的方法，但要选用反应明显、专属性较强的方法。化学鉴别法中，应对方法的取用量、操作和应观察到的现象有明确的叙述；若为《中国药典》通则中"一般鉴别反应"中收载的方法，可直接引用；如果为同类药物的共同反应，则应增加一个能在同类药品中相互区别的反应；在制订方法时，应进行空白试验，以免出现假阳性结果；尽可能避免采用利用化学生成具有特臭的挥发性产物，依靠嗅觉进行鉴别，尤其是对生成有毒的挥发性物质，更不能采用。

常用于药物鉴别的光谱法主要有紫外-可见分光光度法和红外分光光度法。红外分光光度法特征性强，是结构明确的原料药最优选的方法。紫外-可见分光光度法因其光谱较为简单、平坦，用作鉴别的专属性不强。紫外-可见分光光度法应规定在规定溶剂中的最大吸收波长，必要时，规定最小吸收波长；或规定几个最大吸收波长处的吸光度比值；或特定波长处的吸光度和吸收系数，以提高鉴别的专属性。

色谱法是采用与对照品或标准品，在相同条件下进行色谱分离并进行比较，要求其保留行为（如保留时间、$R_f$）和检测结果（如薄层色谱显色结果）都相互一致作为鉴别药品的方法。常用的有 TLC、HPLC、GC 等。在药物的鉴别试验中，由于 TLC 操作简便、实验成本低，是色谱法中应用最广的一种方法；若药物的杂质检查或含量测定采用 GC 或 HPLC，则可同时用于药物的鉴别。HPLC 鉴别在药典中收载率大幅度上升。选用色谱法进行鉴别试验时，必须进行系统适用性试验。

生物学方法是利用微生物或实验动物进行鉴别的方法。一般来源于生物体或发酵提取制得的酶类、激素类药品，因其结果复杂，但具有明显的与临床疗效相关的生物学反应，可用体内或体外的生物学方法进行鉴别。由于其特殊性、局限性，应用相对较少。

## （二）鉴别法选用的基本原则

在药品质量标准的制定中，可用作鉴别试验的方法很多，选择什么方法，选哪几种方法，可参考以下的基本原则。

（1）选用的方法要有一定的专属性、灵敏度，且便于推广。

（2）化学法与仪器法相结合。一般选用2～4种方法进行鉴别，相互取长补短。

（3）尽可能采用药典中收载的方法。

（4）制剂的鉴别，在具备专属性的前提下，通常尽可能采用与原料药相同的方法。一般至少采用两种以上不同类别的方法，如化学法和色谱法等；由于制剂中辅料的干扰和影响，不宜用原料药性状项下的物理常数作为鉴别；制剂的鉴别通常需要把主药提取出来以后再选用适当的方法进行鉴别；采用化学法进行鉴别时，不仅应考虑辅料对鉴别的干扰，还应考虑制订能与同类药物或化学结构相近药物相区别的鉴别试验；采用红外光谱鉴别时应明确规定供试品的处理方法。

# 四、检　查

检查项目应从药品安全性、有效性、均一性和纯度要求等方面开展。依据《中国药典》，安全性检查包括无菌、热原、细菌内毒素、异常毒性、升压或降压物质等方面的检查。有效性检查是指与疗效相关，但在鉴别、纯度检查和含量测定中不能有效控制的项目，如粒度或粒度分布、结晶性、晶型、异构体等。均一性检查主要是对制剂均匀程度的检查，如重量（或装量）差异、含量均匀度检查等。纯度检查是检查项下的主要内容，是对药物中的杂质进行检查。药品中的杂质将直接影响到药品的安全性、有效性和纯度要求。

## （一）有效性试验

有效性试验方面的检查项目：影响药物生物利用度的项目，如粒度或粒度分布、结晶性、晶型、异构体；依据药物的主要作用而有针对性设置的项目，如抗酸药必须检查"制酸力"；物理性能检查项目，如吸着力、吸水力、锥入度、分子量与分子量分布等；含有一些特殊基团的药物，如含乙炔基药物应控制乙炔基含量、含氟药物检查"含氟量"、含氯药物检查"含氯量"、含氮药物检查"含氮量"等，需要注意的是，这些"含氟量""含氮量""含氯量"检查是作为含量测定的补充，而与杂质限度检查中的"氟化物""氯化物""蛋白质"等检查项目的意义不同。

对于制剂而言，除了《中国药典》四部中制剂通则规定的该剂型检查项目外，也包含部分有效性试验方面的检查项目，如溶出度、释放度等。

## （二）杂质检查

**1. 杂质检查项目**　杂质系指在按照经国家药品监督管理部门依法审查批准的规定工艺和规定原辅料生产的药品中，由其生产工艺或原辅料带入的杂质，或在贮存过程中产生的杂质。药品杂质按理化性质一般分为三类：无机杂质、有机杂质及残留溶剂，国家药品监督管理局、ICH和FDA均采用这种分类。研究者应结合实际制定出能真实反映药品质量的杂质控制项目，以确保药品的安全有效。

无机杂质包括反应试剂、配位体、催化剂、重金属、无机盐及过滤介质、活性炭等。具体制定时，应根据药品的生产工艺、起始原料情况确定检查项目，但对于无机毒性杂质，一般应在其质量标准中规定其检查项。无机杂质检查方法一般均按现行版《中国药典》通则中方法进行试验，并要求说明选用方法的理由和实验中产生的现象及解决办法。操作中注意事项可参照《中国药品检验标准操作规范》。对无机杂质除制定限度外，在试验时，还应配制不同浓度的系列杂质对照溶液，考察多批产品所含杂质数据，确定所含杂质的范围。

残留溶剂是指生产工艺中使用，但在工艺操作过程中未能完全去除的有机溶剂，如苯、三氯甲烷、甲醇、乙酸乙酯、丙酮等。由于某些有机溶剂具有致癌、致突变、有害健康及危害环境等特性，且残留溶剂亦在一定程度上反映精制等后处理工艺的可行性，故应对生产工艺中使用的有机溶剂在药物中的残留量进行研究。残留溶剂的检查方法一般采用GC。限度一般应符合《中国药典》通则的规定，如有特殊要求，应在标准中说明。

有机杂质包括合成中未反应完全的反应物及试剂、中间体、副产物、催化剂和降解产物等，这类杂质的化学结构与活性成分的结构类似或具渊源关系，故通常又称之为特殊杂质（或有关物质）。

由于杂质的种类较多，所以，药品质量标准中检查项下杂质的项目名称，应根据国家药典委员会编写的《国家药品标准工作手册》的要求进行规范。例如，有机杂质的项目名称可参考下列原则选用。

（1）检查对象明确为某一物质时，以该杂质的化学名作为检查项目名称，如磷酸可待因中的"吗啡"，盐酸苯海索中的"哌啶苯丙酮"，盐酸林可霉素中的"林可霉素B"和胰蛋白酶中的"糜蛋白酶"等。如果该杂质的化学名太长，又无通用的简称，可参考螺内酯项下的"巯基化合物"、肾上腺素中的"酮体"、盐酸地芬尼多中的"烯化合物"等，选用相宜的名称。在质量标准起草说明中应写明已明确杂质的结构式。

（2）检查对象不能明确为某一单一物质，而又仅知为某一类物质时，则其检查项目名称可采用"其他甾体""其他生物碱""其他氨基酸""还原糖""脂肪酸""芳香第一胺"等。

（3）未知杂质，可根据杂质性质选用检查项目名称，如"杂质吸光度""易氧化物""易炭化物""不挥发物""挥发性杂质"等。

**2. 特殊杂质研究**　在药品质量标准的研究与制定过程中，特殊杂质研究是其重要内容之一，也是难点之一，下面对特殊物质的研究进行详细介绍。

（1）特殊杂质研究的规范：根据ICH的要求，创新药物原料药和新制剂中的杂质，表观含量等于或大于0.1%（或者参考ICHQ3A原则）的杂质，以及表观含量小于0.1%但具强烈生物作用的杂质或毒性杂质，均要求进行定性分析、鉴定结构。这些杂质一般包括药物合成中的有机杂质和稳定性试验中的降解产物，即有关物质。

对于仿制药品，在其研制和生产过程中，也必须研究其杂质谱与原研药品的一致性。如出现新增杂质，应按上述ICH的基本要求进行全面研究，制订适宜的检查控制项目。

对于多组分药物中共存的异构体或抗生素多组分，一般不作为杂质检查项目。必要时，这些共存物质可在质量标准中规定其比例，以保证原料药的质量一致性。但当共存物质为毒性杂质时，该物质就不再认为是共存物质。例如，单一对映体药物中，可能共存的其他对映体，应作为杂质检查，并设置比旋度或旋光异构体检查项目；对消旋体药物的质量标准，必要时，则应该设置旋光度检查项目。

（2）特殊杂质研究的基本策略：由于药品中不同的杂质可能具有完全不同的生理活性，从而可能导致不同的不良反应。因此，理想的杂质控制理念应是针对药品中的每一个杂质，依据其生理活性或不良反应逐一制定其质量控制限度。在此理念的基础上，在全球药品研发皆提出了"杂质谱研究"，来控制药品中的杂质。

药品中诸杂质的种类与含量被总称为杂质谱（impurity profiles）。杂质谱控制药品杂质的基本策略如图19-1所示，主要内容包括特殊杂质来源分析、特殊杂质结构鉴定、特殊杂质控制限度及特殊杂质质量控制分析方法的建立及验证等。

（3）特殊杂质来源分析：特殊杂质来源分析的目的是结合药品生产工艺、药品自身特点等来分析药品中可能产生的杂质及其来源等。特殊杂质来源分析的一般途径如下：

1）对于原料药，依据其合成工艺来分析药品中可能产生的杂质。

2）基于产品的结构特征来分析可能产生的降解产物。例如，依那普利结构中含有羧酸乙酯基，易发生水解反应，生成羧基，产生杂质依那普利拉；依那普利结构中含有一个羧基和一个氨基，易发生酰化反应生成内酰胺结构，产生杂质依那普利二酮哌嗪。

3）对于制剂，可以通过主药与辅料/包材的相容性研究来分析产生的降解产物。

4）采用强制降解试验来分析药品中潜在的降解产物，即考察样品在一定的酸、碱、高温、光照、氧化等因素影响下的降解产物；对于原料药，需分别考察在固体和溶液状态下的降解产物；必要时，可以根据情况进行以上因素综合存在时的强制降解试验。强制降解试验中，需要注意物料平衡的计算。一般强制降解试验条件见表19-1。

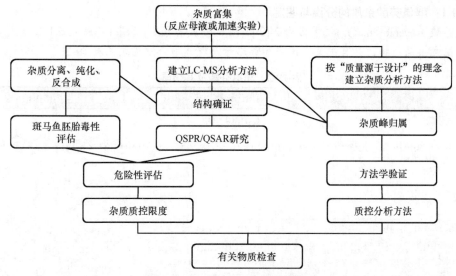

图 19-1  特殊杂质研究的基本策略

**表 19-1  常见的强制降解试验项目与试验条件**

| 样品类型 | 强制降解类型 | 强制降解条件 |
|---|---|---|
| 溶液 | 酸降解 | 0.1mol/L 盐酸溶液，室温至 100℃，具体温度和时间视具体品种而定 |
| | 碱降解 | 0.1mol/L 氢氧化钠溶液，室温至 100℃，具体温度和时间视具体品种而定 |
| | 氧化降解 | 0.1%～3% 双氧水，温度和时间视具体品种而定 |
| | 高温降解 | $H_2O$，温度和时间视具体品种而定 |
| | 光照降解 | 紫外光和可见光，照度为 4500lx±500lx，时间视具体品种而定 |

5）考察样品在确定的实际贮藏条件下所产生的降解产物，即依据药品性质，确定适宜的贮藏条件，在加速和长期稳定性研究中，考察药品在一定温度、湿度、光线等贮藏过程中随时间产生的降解产物。

（4）特殊杂质鉴定：在杂质谱分析的基础上，对于超过 ICH 相关指导原则中规定的鉴定限度的特殊杂质进行结构确证。特殊杂质鉴定通常有以下三种策略。

1）分离制备杂质样品：利用合成过程的反应母液或加速试验对杂质进行富集，采用适当的方法如柱色谱法、半制备或制备高效液相色谱法等分离纯化得到杂质单体；随后采用元素分析、紫外分光光度法、IR、核磁共振波谱法和质谱法确证杂质的结构。该方法是杂质结构确证的经典方法。

2）合成杂质对照品，但不分离制备杂质样品：采用 LC-MS、LC-NMR 等方法，结合杂质的来源和产生机制等信息，推测杂质的结构；然后，依据推测的结构，合成可能产生的杂质，并采用元素分析、紫外分光光度法、IR、核磁共振波谱法和质谱法确证其结构，作为杂质对照品；最后，测定药物中杂质与杂质对照品的液相色谱、紫外吸收光谱及质谱特征，比较测定结果，从而确定杂质的结构。

3）分离制备杂质样品，并合成杂质对照品进行确证：用合成过程的反应母液或加速试验对杂质进行富集，采用适当的方法分离纯化得到杂质单体；然后，采用元素分析、紫外分光光度法、IR、核磁共振波谱法和质谱法确证杂质的结构；最后，合成该杂质，进行再确证。

4）按照"质量源于设计（QbD）"的理念，根据药品的生产工艺、反应条件和各种起始物、中间体和终产物的理化性质，推测药品中可能出现的各种杂质，再针对性地设计杂质的分析/验证方法，适当结合反合成技术，确认药品中的杂质。

### 例 19-1：醋氯芬酸杂质的分离与鉴定

醋氯芬酸（aceclofenac），化学名为 2-[2-[2-(2,6-二氯苯氨基) 苯基] 乙酰氧基] 乙酸，是苯乙酸类非甾体抗炎镇痛药物，具有抗炎、镇痛和解热等药理作用，结构式见表 19-2。

**表 19-2  醋氯芬酸及其杂质**

| 名称 | 分子式 | 化学结构式 |
|---|---|---|
| 醋氯芬酸 | $C_{16}H_{13}Cl_2NO_4$ | 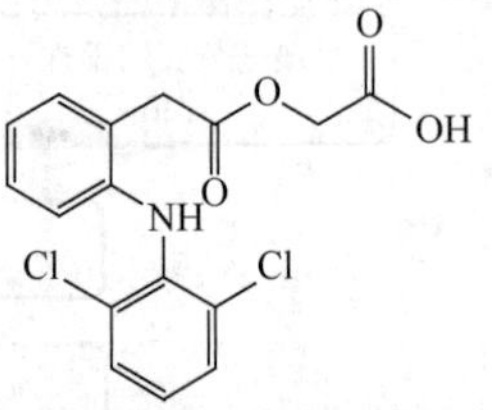 |
| 杂质 1（双氯芬酸钠） | $C_{14}H_{10}Cl_2NNaO_2$ | 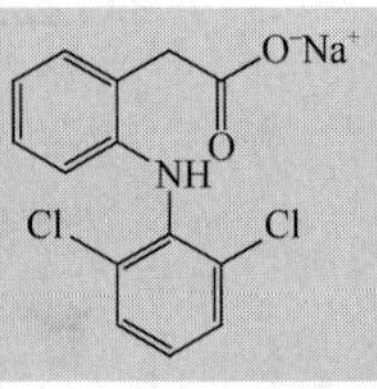 |
| 杂质 3（醋氯芬酸乙酯） | $C_{18}H_{17}Cl_2NO_4$ | 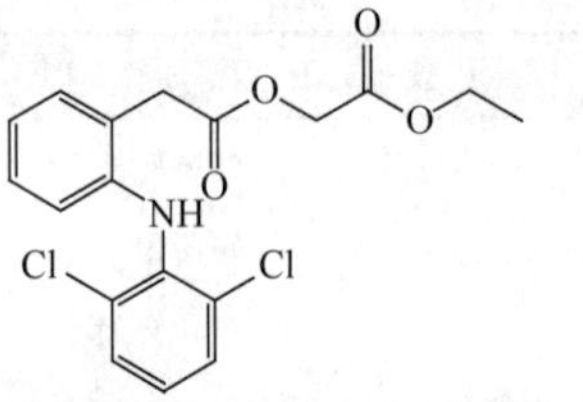 |
| 杂质 4（双氯芬酸乙酯） | $C_{16}H_{15}Cl_2NO_2$ | 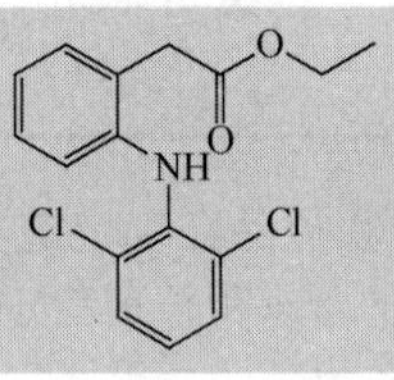 |
| 杂质 5（醋氯芬酸叔丁酯） | $C_{20}H_{21}Cl_2NO_4$ | 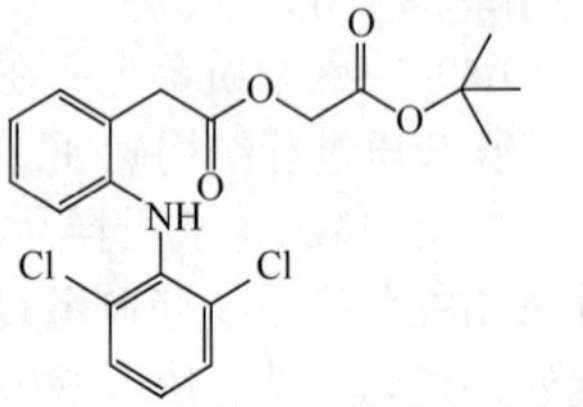 |

a. 有关物质检测：色谱柱为 Shim-pack VP-ODS 柱（250mm×4.6mm，5μm）。流动相：以 0.112%（$W/V$）磷酸溶液（用氢氧化钠试液调节 pH 至 7.0）为流动相 A，乙腈为流动相 B，梯度洗脱（0～7min，35%B→40%B；7～10min，40%B→72%B；10～28min，72%B；28～30min，72%B→35%B；30～35min，35%B）；流速为 1.0mL/min；柱温为 25℃；紫外检测波长为 276nm；进样量为 10μl。醋氯芬酸供试品色谱图如图 19-2 所示，峰 2 为醋氯芬酸，峰 1、3、4、5 分别为杂质 1、3、4、5，结构式见表 19-2。本例中讲述杂质 3 的鉴别。

b. 杂质 3 的分离：醋氯芬酸杂质含量极低，直接制备相当困难，因此根据主成分与杂质之间的性质差异，先采用硅胶柱层析进行粗分离，然后采用制备 HPLC 提纯，得到纯度为 99.0% 的杂质 3。

c. 杂质 3 的结构鉴定：杂质 3 的质谱图见图 19-3，其 [M+H]$^+$ $m/z$ 为 385.9。氢-1 核磁共振波谱法（$^1$H-NMR）（500MHz，CDCl$_3$）信号（图 19-4）归属：$\delta$ 7.36（2H，$d$，$J$=8.1Hz，H-11，

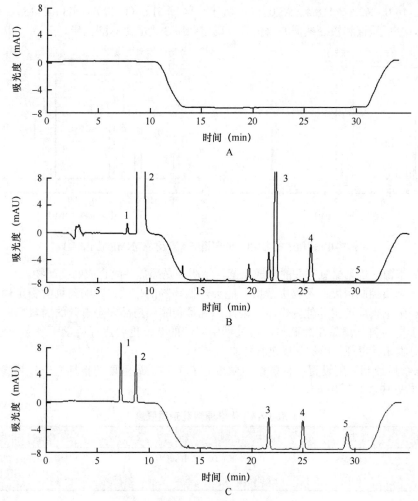

图 19-2 醋氯芬酸高效液相色谱图

A. 空白溶液；B. 供试品溶液；C. 混合对照品溶液

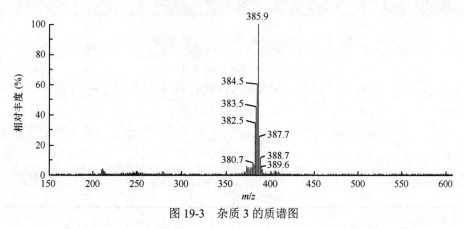

图 19-3 杂质 3 的质谱图

13），$\delta$ 7.29（1H，*dd*，*J*=7.7、1.5Hz，H-6），$\delta$ 7.16（1H，*td*，*J*=7.9、1.5Hz，H-2），$\delta$ 7.04～6.96（2H，*m*，H-1，12），$\delta$ 6.75（1H，*s*，H-N），$\delta$ 6.58（1H，*dd*，*J*=8.0、0.8Hz，H-3），$\delta$ 4.69（2H，*s*，H-15），$\delta$ 4.21（2H，*q*，*J*=7.1Hz，H-17），$\delta$ 3.96（2H，*s*，H-7），$\delta$ 1.23（3H，*t*，*J*=7.1Hz，H-18）。碳-13 核磁共振波谱法（$^{13}$C-NMR）（125MHz，CDCl$^3$）信号（图 19-4）归属：$\delta$ 171.4（C-

8），167.4（C-16），142.8～118.4（Ar C，1～6，9～14），61.5（C-17），61.3（C-15），38.1（C-7），14.0（C-18）。分析质谱和核磁共振波谱信息，确定杂质 3 为醋氯芬酸乙酯。

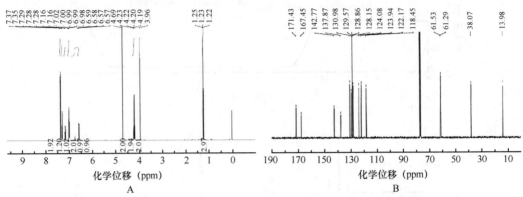

图 19-4　杂质 3 的 $^1$H-NMR 图谱（A）及 $^{13}$C-NMR 图谱（B）

d. 杂质 3 来源：依据醋氯芬酸的合成工艺，杂质 3 是醋氯芬酸合成的副产物。

（5）特殊杂质控制限度：药物中杂质可能会降低药物的疗效、影响药物的稳定性，甚至可能对人体健康产生危害或产生其他副作用。因此，凡是影响到药品安全有效的因素均应进行详细规定，对来源于原材料、药品在贮藏与运输过程中降解的杂质更要进行科学、严谨的分析与研究，特别应注意对临床有毒理作用的杂质进行控制。

1）特殊杂质控制限度设置：特殊杂质限度是有关物质最重要的指标之一，可参考 ICHQ3A 的原则制定（表 19-3、表 19-4）。

表 19-3　化学原料药杂质限度

| 最大日剂量 | 报告限度 | 鉴定限度 | 质量控制限度 |
| --- | --- | --- | --- |
| ≤2g | 0.05% | 0.10% 或 1.0mg（取低值） | 0.15% 或 1.0mg（取低值） |
| >2g | 0.03% | 0.05% | 0.05% |

表 19-4　化学药制剂杂质限度

| 最大日剂量 | 报告限度 | 鉴定限度 | 质量控制限度 |
| --- | --- | --- | --- |
| ≤1g | 0.10% | N/A | N/A |
| >1g | 0.05% | N/A | N/A |
| <1mg | N/A | 1.0% 或 5μg（取最低值） | N/A |
| 1～10mg | N/A | 0.5% 或 20μg（取最低值） | N/A |
| >10mg～2g | N/A | 0.2% 或 2mg（取最低值） | N/A |
| <10mg | N/A | N/A | 1.0% 或 50μg（取最低值） |
| 10～100mg | N/A | N/A | 0.5% 或 200μg（取最低值） |
| >100mg～2g | N/A | N/A | 0.2% 或 3mg（取最低值） |
| >2g | N/A | 0.10% | 0.15% |

N/A：未限定。

报告限度（reporting threshold）：超出此限度的杂质均应在检测报告中报告，并应报告具体的检测数据。鉴定限度（identification threshold）：超出此限度的杂质均应进行定性分析，确定其化学结构。质量控制限度（qualification threshold）：质量标准中一般允许的杂质限度，如制定的限度高于此限度，则应有充分的依据。

2）特殊杂质控制限度论证：特殊杂质控制限度论证是指对一定限度杂质的生物安全性进行研究和评估，建立杂质的可接受限度并提供包括安全性考虑在内的依据。如果杂质在样品测试中的实际观察值较高，而需要设置一个高于 ICH 论证限（qualification threshold）的控制限度时，则必须提供一个充分合理的论证来说明所设的控制限度是合理的。杂质控制限度论证可参照 ICH Q3A 中的决策树，如图 19-5 所示。

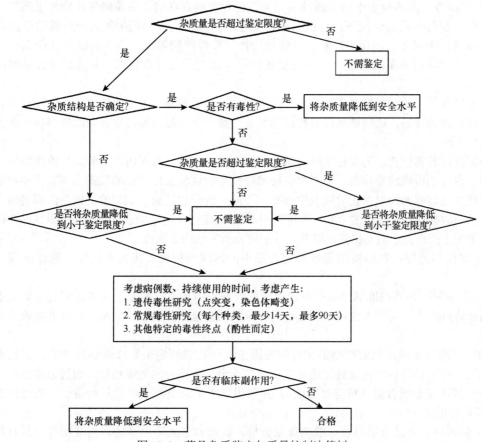

图 19-5　药品杂质鉴定与质量控制决策树

3）特殊杂质控制限度的论证方法：特殊杂质控制限度的论证方法有对比分析法、科学文献和主要代谢物法以及遗传毒性研究法。

对比分析法：仿制药的杂质可以采用相同的已验证的分析方法与 FDA 已批准的同品种人用制剂（参照药品）进行对比研究。如果无法获得参照药品，也可对含有相同原料药，以及相同给药途径和特征的不同药物制剂（如片剂对胶囊）的杂质含量进行研究。如果仿制药中已鉴别杂质的水平与相应已获准上市人用药物的杂质水平相当，则可以认为该杂质得到了合理控制。

科学文献和主要代谢物法：如果科学文献已经证明某一水平的杂质在安全性方面没有问题，那么根据这一水平建立的该杂质限度就无须进一步论证。如果科学文献证明某杂质本身也是原料药在体内代谢的主要代谢物，其安全性是显而易见的，那么，即使对该杂质设置高于 ICH 论证限的控制限度，通常也可以认为该杂质已得到合理控制。

遗传毒性研究法：由于遗传毒性试验费时间且成本高昂，此法一般是在前两种方法都无法对杂质合理研究论证的情况下才采取的方法。这项研究可以采用含该杂质的制剂或原料药直接进行研究，但实际上采用已分离的杂质进行研究可能更为恰当。

（6）特殊杂质检查分析方法的建立及验证：特殊杂质检查分析方法应专属、灵敏、简便，应尽量采用现代分离分析手段，使主成分与杂质和降解产物均能分开，其检测限应满足限度检查的要求；对于需作定量检查的杂质，方法定量限应满足相应的要求。特殊杂质的检查方法首选色谱法，如 TLC、HPLC、GC、分子排阻色谱法或毛细管电泳法。

杂质检查可分为限度检查和定量测定两种情况。用于限度检查的分析方法验证侧重于专属性、检测限和耐用性；用于杂质定量测定的方法验证包括专属性、定量限、线性、范围、准确度、精密度、耐用性。

1）专属性：杂质检查中的专属性主要考查各种可能存在的杂质及降解产物与主药的分离效率。在可以获得杂质的情况下，可根据制备工艺，向原料药或制剂中加入一定量的杂质，如加入合成原料、中间体、副反应产物、立体异构体、降解产物等后，作为测试品进行系统适用性研究，考察产品中各杂质峰及主成分峰相互间的分离度是否符合要求，从而验证方法对杂质的分离能力。

在不能获得杂质或降解产物的情况下，可采用破坏性试验（即强降解试验）处理样品，获得含有降解产物的样品，比较破坏前后检出的杂质个数和量，尽可能确定各杂质的归属，并检查主峰或主斑点纯度。

专属性试验需注意：为保证主峰与杂质峰有良好的分离，可采用二极管阵列检测器检测和质谱检测，进行色谱峰纯度检查；如不具备检测峰纯度的试验条件，可通过适当调整流动相的组成或比例使各色谱峰的相对保留时间发生改变，用同一份经加速破坏试验的供试品溶液进样，然后比较流动相调整前后杂质峰的个数；也可采用 TLC 比较同一份经加速破坏试验的供试品溶液在不同展开系统下的斑点个数及位置，以此佐证杂质分析方法的专属性。

2）线性与范围：在杂质的定量测定方法中，范围应根据初步实测结果，拟订出规定限度的±20%。

3）准确度：杂质的准确度试验可向原料药或制剂中加入已知量杂质进行测定。如果不能得到杂质或降解产物，可用本法测定结果与另一成熟的方法进行比较，如药典标准方法或经过验证的方法。

如不能测得杂质或降解产物的相对响应因子，可在线测定杂质或降解产物的相关数据，如采用二极管阵列检测器测定紫外光谱，当杂质的光谱与主成分的光谱相似，则可采用原料药的响应因子近似计算杂质含量（自身对照法）。并应明确单个杂质和杂质总量相当于主成分的重量比（%）或是面积比（%）。

4）灵敏度：药品杂质检查一般为微量分析，因此对杂质限度试验，需证明方法具有足够低的检测限和定量限，以保证需要控制的杂质被检出或被测定。杂质检查的检测限和定量限采用信噪比法，一般以信噪比为 3∶1 时相应的浓度或注入仪器的量确定检测限，定量限一般可接受的信噪比是 10∶1。

5）其他：精密度和耐用性的试验参见"第四章"。

**缬沙坦召回事件——加强药品杂质控制，确保用药安全**

2018 年，缬沙坦原料药和片剂中因出现遗传毒性杂质 *N,N*-二甲基亚硝胺以及 *N,N*-二乙基亚硝胺被召回，此后，厄贝沙坦，氯沙坦钾等原料药中也因先后发现亚硝基毒性杂质而被召回。2021 年，沙坦类药物可能含有导致细胞 DNA 发生突变的叠氮化杂质而被召回。遗传毒性杂质（genotoxic impurities, GTIs），又称为基因毒性杂质，是指能引起遗传毒性的杂质，包括致突变性杂质和其他类型的无致突变性杂质，主要来源于原料药或制剂的生产过程，如起始原料、反应物、催化剂、试剂、溶剂、中间体、副产物、降解产物等。其特点为毒性极强，在很低浓度时即可造成人体遗传物质的损伤，进而导致基因突变并可能促使肿瘤的发生。

为加强遗传毒性杂质的控制，ChP2020 四部通则中新增了《遗传毒性杂质控制指导原则》，为药物中基因毒性杂质的控制提供了初步技术指导。2020 年 5 月国家药品监督管理局药品评审中心发布了《化学药物中亚硝胺类杂质研究技术指导原则》，为注册申请上市及已上市化学药品中亚硝胺类杂质的研究和控制提供了指导。杂质研究是药品质量标准研究的重点和难点，药学工作者应具有不断探索、乐于奉献的精神，结合现代药物分析技术和药理学知识，加深对药品杂质的认识和研究，确保用药安全，保证广大人民的身体健康。

## （三）生物安全性检查

药品中若存在可对生物体产生特殊的生理作用或引起药物成分发生变化而影响用药安全的杂质，需要进行异常毒素、热原或细菌内毒素、升压物质、降压物质、无菌与微生物限度、过敏反应等项目检查。一般来源于植物、动物的脏器或微生物发酵提取物，供直接分装注射用制剂的原料药，易污染热原、内毒素或要求控制热原、内毒素的原料药，需要进行生物安全性检查。生物安全性检查一般均按现行版《中国药典》通则中方法进行试验。

总之，在新药质量标准的研究阶段，检查的项目应尽可能全面考察，但在制定该药品质量标准时应合理地确定其检查项目。例如，砷为毒性杂质，在新药研制阶段，是肯定要进行检查的项目，但实际上许多药品的检查项下并没有砷盐的检查。根本原因是其含量极低（如小于百万分之一）或不含砷。对于此种药物，砷盐的检查项以不列入质量指标更为合理。

# 五、含 量 测 定

药品的含量（效价）测定是评价药品质量、保证药品疗效的重要手段，也是药品质量研究的重要内容。凡用理化方法测定药品含量，并按照有效物质的质量计算的称为含量测定；凡用生物学方法或生化方法测定生理活性物质，并按效价单位计算的称为效价测定。

## （一）含量测定常用的分析方法及其特点

**1. 滴定分析法** 又称容量分析法。本法虽专属性不强，但其准确度高、精密度好、仪器设备简单、试验成本低、操作简便快速、不需要对照品，故广泛用于原料药的含量测定。ChP2020 采用的滴定分析法有非水溶液滴定法（非水碱量法和非水酸量法）、酸碱滴定法、配位滴定法、沉淀滴定法（银量法）、氧化还原滴定法（碘量法、亚硝酸钠滴定法、高锰酸钾法、溴酸钾法、碘酸钾法及高碘酸钾法），其中应用最广的是非水碱量法。

**2. 重量分析法** 重量分析法准确度高、精密度好，但操作烦琐、费时，样品用量较多，故目前药典中已较少采用。

**3. 分光光度法**

（1）紫外-可见分光光度法：该法常用于单方制剂的含量测定，以及含量均匀度的检查与溶出度的测定，具有准确度较高、精密度较好、操作简便、快速等优点，但专属性不强。

（2）荧光分光光度法：本法具有灵敏度高、专属性强等优点，但干扰因素较多，且具荧光的物质较少，所以本法远不如紫外-可见分光光度法应用广泛。ChP2020 利血平片的含量测定，甲地高辛片、利血平片溶出度的测定采用荧光分析法。

（3）原子吸收分光光度法：本法专属性强、灵敏度高，当含金属元素的药物没有更为简便、可靠的定量方法时，可选用此法。ChP2020 口服补液盐散（Ⅱ）中钾及总钠的测定，乳酸钠林格注射液、复方乳酸钠葡萄糖注射液中氯化钾、氯化钠、氯化钙的含量测定等均采用本法。

**4. 色谱法** 色谱法具有分离和分析的能力，其分离效能强，准确度、精密度较高，在药物制剂尤其是复方制剂的含量测定中应用广泛。

（1）高效液相色谱法：色谱柱最常用的填充剂为十八烷基硅烷键合硅胶（ODS）、硅胶、氨基键合硅胶。如果分离效果不好，可改用其他色谱柱。检测器以紫外检测器为主，此外蒸发光散射检测器也有应用。HPLC 是目前应用最广泛的方法，除用于含量测定外，还可同时用于鉴别和杂质检查，在药典中的收载率大幅度上升。

（2）气相色谱法：气相色谱法主要用于一些挥发性较大的药品的含量测定，由于许多药物难以气化，故 GC 远没有 HPLC 应用广泛。ChP2020 收载的维生素 E 及其制剂、甲酚皂溶液、林旦乳膏等的含量测定采用本法。

（3）薄层色谱法：由于其准确度、精密度、灵敏度均较差，主要用于测定一些组成复杂的中药制剂，但现已逐渐被 HPLC 取代。

**5. 其他方法**

（1）旋光度测定法：主要用于含有手性碳原子但又不是消旋体的药物或其制剂的含量测定。ChP2020 葡萄糖注射液、葡萄糖氯化钠注射液中葡萄糖的含量测定，右旋糖酐 20、40、70 葡萄糖注射液中右旋糖酐 20、40、70 及葡萄糖的含量测定，右旋糖酐 20、40、70 氯化钠注射液中右旋糖酐 20、40、70 等的含量测定采用旋光法。

（2）抗生素微生物检定法：本法灵敏度高、样品用量少，测定结果较为直观，测定原理与临床要求相一致，能直接反映抗生素的医疗价值，故仍为抗生素含量测定方法之一。

（3）酶分析法：本法专属性强，精密度及准确度也较好，主要用于酶类药品的效价测定。ChP2020 收载的尿激酶、胃蛋白酶、糜蛋白酶、胰酶、胰蛋白酶、凝血酶等的效价测定均采用酶活力测定法。

（4）放射性药品检定法：放射性药品系指含有放射性核素供医学诊断和治疗用的一类特殊药品。放射性药品检定法可用于放射性诊断或治疗药品的鉴别、纯度检查、放射性浓度测定等，如高锝 [$^{99m}$Tc] 酸钠注射液、碘 [$^{131}$I] 化钠口服溶液、氙 [$^{133}$Xe] 注射液、胶体磷 [$^{32}$P] 酸铬注射液、磷 [$^{32}$P] 酸钠盐注射液、磷 [$^{32}$P] 酸钠盐口服溶液等的测定。

（5）氮测定法：对于结构复杂的含氮有机药物，当无适当的定量分析方法时，可采用氮测定法来测定其氮的含量，再根据含氮百分率来推算供试品的含量。例如，蛋白质含量测定法的第一法即为氮测定法，先用氮测定法求出其氮的含量（一般蛋白质含氮量约 16%），再乘上换算系数 6.25 即可得蛋白质的含量。

### 三聚氰胺奶粉污染事件——分析方法与食品和药品安全

2008 年，一些食用奶粉的婴幼儿出现了"肾结石"病症。经调查发现，此病症系不法奶农和奶粉生产企业在婴幼儿奶粉中掺入三聚氰胺所导致。三聚氰胺含氮量为 66.6%，每 100g 牛奶中添加 0.1g 三聚氰胺，就能提高 0.4% 蛋白质。为牟取暴利，不法分子罔顾食品安全和婴幼儿健康，违法添加三聚氰胺。

奶制品中蛋白质含量测定采用氮测定法。氮测定法具有操作简单、实验费用低、易于推广等优点；但实际上它是一种检测物质中"氮含量"的方法，没有选择性，不能区分氮的来源。作为药学工作者，为确保药品安全，应胸怀人民健康，结合现代分析技术，为药品质量控制开发高选择性、高灵敏度和准确度的新方法。

### （二）选择含量测定方法的基本原则

**1. 原料药含量测定** 原料药要求纯度高，限度严格，其含量测定方法的选择着重考虑准确度高，因此首选滴定分析法。在方法设计时要注意：①供试品取用量应满足滴定精度的要求；②滴定终点应明确，可以用指示剂变色或电位法等确定，选用指示剂法时，除考虑指示剂变色敏锐外，还应考虑易得；③如所用试剂对测定有影响，可采用空白试验校正；④方法中应列出含量计算用的每 1ml 滴定液相当待测成分量的换算因子，一般采用四位有效数字。

紫外分光光度法由于专属性不强，准确度又不及滴定分析法，一般不用于原料药的含量测定；若确需采用紫外分光光度法测定含量时，最好采用对照品比较法。GC 用于具有一定挥发性原料药的测定，HPLC 主要用于抗生素、甾体激素类药物和杂质干扰其他测定方法的原料药的含量测定。此外，酶类药物的效价测定首选酶分析法，放射性药品的含量测定首选放射性药品检定法等。

**2. 制剂含量测定** 药物制剂一般含有辅料，复方制剂中还含有其他药物，且含量较低，其含量测定方法选择的原则如下。①当其原料药的含量测定方法不受制剂辅料的干扰，且较为简便时，制剂应首选与原料药相同的测定方法。②当其原料药的含量测定方法受制剂辅料的干扰，可选色谱法，如 HPLC 和 GC；也可选用与原料药相同的测定方法，但应增加预处理方法，排除辅料干扰。③复方制剂或主药为多组分的制剂可选用 HPLC 和 GC 测定制剂中药物的含量。④紫外分光光度法操作简便，适用性广，适于测定制剂的含量，并可同时用于含量均匀度和溶出度的测定，但是应充分考察辅料、共存物质和降解产物等对测定结果的干扰。⑤当制剂中的主药含量很小，且主药的分子结构具有荧光特性，可用荧光分光光度法，因为荧光分光光度法的灵敏度较高。⑥主药分子结构中含有金属元素的可用原子吸收分光光度法。

含量计算方式：化学药制剂的含量，一般均按照其原料药的分子式（包括结晶水和盐类药物的酸根或碱金属盐）进行计算；有些品种，由于用药剂量或习惯原因，也有按无水物或按有效的盐基或有效物质进行计算的。

## （三）含量限度的制定

含量限度是指药品质量标准规定的含量合格的范围。药品质量标准中含量限度的制定应从以下几方面综合考虑。

**1. 根据药物的剂型** 同种药物的不同剂型，含量限度要求不同。一般来说，原料药的含量限度高于制剂；注射液的含量限度高于口服制剂。不同药物的相同剂型，其含量限度也是不同的。例如，ChP2020 盐酸吗啡原料的含量不得少于 99.0%，片剂的含量应为标示量的 93.0%～107.0%，注射液的含量应为标示量的 95.0%～105.0%，缓释片的含量应为标示量的 93.0%～107.0%；盐酸伐昔洛韦原料的含量不得少于 98.0%，片剂的含量应为标示量的 90.0%～110.0%。

**2. 根据生产的实际水平** 对生产工艺成熟、容易纯化的或含量较高的药品，含量限度要求严格一些；有些药物难以纯化，在保证安全有效的前提下，则可适当放宽。例如，从植物中提取得到的原料药，因原料中含有多种成分，药品的纯度很大程度上取决于分离技术水平，故含量限度也应根据生产的实际水平而定。如硫酸长春新碱在开始生产时不易提纯，原料药规定含量为不得少于 92.0%，根据近年的实际生产水平，ChP2020 现改为 95.0%～105.0%；盐酸罂粟碱因从原料中提取的方法已经成熟和稳定，其原料药 ChP2020 规定含量不得少于 99.0%。

**3. 根据所用分析方法** 药物的含量测定需要采用各种不同的分析方法，不同的分析方法其精密度和准确度的要求不同。滴定分析法测定的准确度和精密度都较高，RSD 一般小于 0.2%；紫外分光光度法测定灵敏度较高，但考虑到操作误差和仪器间的误差，其 RSD 一般小于 1%；采用 HPLC 测定时，分离效果好，可排除某些杂质或异构体的干扰，但因进样量小，检测的相对误差较大，一般小于 2%。因此，在制订药物的含量限度时，需考虑方法本身引入的误差。例如，盐酸赛庚啶原料的含量测定采用非水碱量法，规定含量不得少于 98.5%；炔雌醚原料的含量测定采用紫外分光光度法，规定含量应为 97.5%～102.5%；头孢拉定原料的含量测定采用 HPLC，规定含量不得少于 90.0%。

**4. 根据主药含量的多少** 制订制剂的含量限度还要充分考虑制剂中主药的含量，主药含量高的，其含量限度一般要求也高。例如，阿司匹林片（0.5g），由于主药含量较多，辅料相对较少，主药分布的均匀度较高，因此含量限度规定较严，ChP2020 规定其含量应为标示量的 95.0%～105.0%；炔雌醇片（5 mg、20 mg、50 mg 或 500 mg），片剂中主药少，辅料多，主药分布的均匀度较差，因此含量限度可适当放宽，ChP2020 规定其含量应为标示量的 90.0%～110.0%。一般而言，主药含量较大的片剂，多数含量限度应为标示量的 95.0%～105.0%。

总之，药品的含量限度应根据具体情况而定。限度太高，生产上难以达到；限度太低，药品的安全性和有效性无法保证。因此，含量限度的制定应在保证药品质量的前提下，考虑生产工艺和工业化生产规模产品的实际情况，合理地确定。

# 六、贮　藏

药品的贮藏条件及药品有效期都是通过药品稳定性试验来确定的。稳定性试验的目的是考察原料药或药物制剂在温度、湿度、光线等的影响下随时间变化的规律，为药品的生产、包装、贮存、运输条件提供科学依据，同时通过试验建立药品的有效期。药品稳定性试验按照 ChP2020 通则 9001 原料药与药物制剂稳定性试验指导原则进行。

## （一）药品稳定性试验的分类及目的

**1. 影响因素试验**　此项试验在比加速试验更激烈的条件下进行。原料药进行此项试验的目的是探讨药物的固有稳定性、了解影响其稳定性的因素及可能的降解途径与降解产物，为制剂生产工艺、包装、贮存条件与建立降解产物的分析方法提供科学依据。药物制剂进行此项试验的目的是考察制剂处方的合理性与生产工艺及包装条件。

供试品可以用一批原料药或一批制剂进行。将供试品置适宜的开口容器中（如称量瓶或培养皿），分散放置，厚度不超过 3mm（疏松原料药可略厚）；制剂除去外包装，并根据试验目的和产品特性考虑是否除去内包装，置适宜的开口容器中进行试验。

**2. 加速试验**　此项试验是在加速条件下进行，原料药进行此项试验的目的是通过加速药物的化学或物理变化，探讨药物的稳定性，为制剂设计、包装、运输、贮存提供必要的资料。

药物制剂进行此项试验的目的是通过加速药物制剂的化学或物理变化，探讨药物制剂的稳定性，为处方设计、工艺改进、质量研究、包装改进、运输、贮存提供必要的资料。

**3. 长期试验**　长期试验是在接近药物的实际贮存条件下进行，其目的是为制订药物的有效期提供依据。

## （二）药品稳定性试验的条件与要求

稳定性试验的基本要求：①稳定性试验包括影响因素试验、加速试验与长期试验。影响因素试验用 1 批原料药或 1 批制剂进行。加速试验与长期试验要求用 3 批供试品进行。②原料药供试品应是一定规模生产的，供试品批量相当于制剂稳定性实验所要求的批量，原料药物合成工艺路线、方法、步骤应与大生产一致。每批放大试验的规模，至少是中试规模。大体积包装的制剂，如静脉输液等，每批放大规模的数量通常应为各项试验所需总量的 10 倍。特殊品种、特殊剂型所需数量，根据情况另定。③加速试验与长期试验所用供试品的包装应与拟上市产品一致。④研究药物稳定性，要采用专属性强、准确、精密、灵敏的药物分析方法与有关物质（含降解产物及其他变化所生成的产物）的检查方法，并对方法进行验证，以保证药物稳定性试验结果的可靠性。在稳定性试验中，应重视降解产物的检查。⑤若放大试验比规模生产的数量要小，故申报者应承诺在获得批准后，从放大试验转入规模生产时，对最初通过生产验证的 3 批规模生产的产品仍需进行加速试验与长期稳定性试验。⑥对包装在有通透性容器内的药物制剂应当考虑药物的湿敏感性或可能的溶剂损失。⑦制剂质量的"显著变化"通常定义为含量与初始值相差 5%，或采用生物或免疫法测定时效价不符合规定；降解产物超过标准限度要求；外观、物理常数、功能试验（如颜色、相分离、再分散性、粘结、硬度、每揿剂量）等不符合标准要求；pH 不符合规定；12 个制剂单位的溶出度不符合标准的规定。

**1. 影响因素试验**　影响因素试验包括高温试验、高湿试验和强光照射试验。

（1）高温试验：供试品开口置适宜的恒温设备中，设定温度一般高于加速试验温度 10℃以上，于 0 天、5 天、10 天、30 天取样，按稳定性重点考察项目进行检测。若供试品质量有明显变化，则适当降低温度试验。

原料及常用制剂稳定性重点考察项目见表 19-5。

表 19-5　原料药及部分常见药物制剂稳定性重点考察项目

| 剂型 | 稳定性重点考察项目 |
|---|---|
| 原料药 | 性状、熔点、含量、有关物质、吸湿性及根据品种性质选定的考察项目 |
| 片剂 | 性状、含量、有关物质、崩解时限或溶出度或释放度 |
| 胶囊剂 | 性状、含量、有关物质、崩解时限或溶出度或释放度、水分，软胶囊要检查内容物有无沉淀 |
| 颗粒剂 | 性状、含量、粒度、有关物质、溶化性或溶出度或释放度 |
| 口服溶液剂 | 性状、含量、澄清度、有关物质 |
| 注射剂 | 性状、含量、pH、可见异物、不溶性微粒、有关物质，应考察无菌 |
| 眼用制剂 | 如为溶液，应考察性状、可见异物、含量、pH、有关物质；如为混悬液，还应考察粒度、再分散性；洗眼剂还应考察无菌；眼丸剂应考察粒度与无菌 |

（2）高湿试验：供试品开口置恒湿密闭容器中，在 25℃ 分别于相对湿度 90%±5% 条件下放置 10 天，于第 5 天和第 10 天取样，按稳定性重点考察项目要求检测，同时准确称量试验前后供试品的重量，以考察供试品的吸湿潮解性能。若吸湿增重 5% 以上，则在相对湿度 75%±5% 条件下，同法进行试验；若吸湿增重 5% 以下，且其他考察项目符合要求，则不再进行此项试验。

恒湿条件可通过在密闭容器（如干燥器）下部放置按恒湿溶液成分表（表 19-6）配制的饱和盐溶液来实现。

表 19-6　恒湿溶液成分表

| 饱和试剂 | 相对湿度（%） | 适用温度（℃） |
|---|---|---|
| KNO$_3$ | 92.5 | 25 |
| NaCl | 75±1 | 15.5～60 |

（3）强光照射试验：供试品开口放在光照箱或其他适宜的光照装置内，可选择输出相似于 D65/ID65 发射标准的光源，或同时暴露于冷白荧光灯和近紫外线灯下，于照度为 4500lx±500lx 的条件下，且光源总照度应不低于 $1.2 \times 10^6 lx \cdot h$、近紫外线灯能量不低于 $200W \cdot h/m^2$，于适宜时间取样，按稳定性重点考察项目进行检测，特别要注意供试品的外观变化。

**2. 加速试验**　供试品在温度 40℃ ±2℃、相对湿度 75%±5% 的条件下放置 6 个月，所用设备应能控制温度 ±2℃、相对湿度 ±5%，并能对真实温度与湿度进行监测。在至少包括初始和末次等的 3 个时间点（如 0、3、6 月）取样，按稳定性重点考察项目检测。在上述条件下，如在 25℃ ±2℃、相对湿度 60%±5% 条件下进行长期试验，当加速试验 6 个月中任何时间点的质量发生了显著变化，则应进行中间条件试验。中间条件为 30℃ ±2℃、相对湿度 65%±5%，建议的考察时间为 12 个月，应包括所有的稳定性重点考察项目，检测至少包括初始和末次等的 4 个时间点（如 0 个月、6 个月、9 个月、12 个月）。溶液剂、混悬剂、乳剂、注射液等含有水性介质的制剂可不要求相对湿度。

对温度特别敏感的药物制剂，预计只能在冰箱（5℃ ±3℃）内保存使用的，此类药物的加速试验，可在温度 25℃ ±2℃、相对湿度 60%±5% 的条件下进行，时间为 6 个月。

对拟冷冻贮藏的药物，应对一批样品在 5℃ ±3℃ 或 25℃ ±2℃ 条件下放置适当的时间进行试验，以了解短期偏离标签贮藏条件（如运输或搬运时）对药物的影响。

**3. 长期试验**　供试品在温度 25℃ ±2℃，相对湿度 60%±5% 的条件下放置 12 个月，或在温度 30℃ ±2℃、相对湿度 65%±5% 的条件下放置 12 个月。每 3 个月取样一次，分别于 0 个月、3 个月、6 个月、9 个月、12 个月取样按稳定性重点考察项目进行检测。12 个月后仍需继续考察的，分别于 18 个月、24 个月、36 个月，取样进行检测。将结果与 0 个月比较，以确定药物的有效期。由于实验数据的分散性，一般应按 95% 可信限进行统计分析，得出合理的有效期。如 3 批统计分析结果差别较小，则取其平均值为有效期；若差别较大，则取其最短的为有效期。如果数据表明，测定结果变化很小，说明药物是很稳定的，则不作统计分析。

对温度特别敏感的药物，长期试验可在温度5℃±3℃的条件下放置12个月，按上述时间要求进行检测，12个月以后，仍需按规定继续考察，制订在低温贮存条件下的有效期。

对拟冷冻贮藏的药物，长期试验可在温度−20℃±5℃的条件下至少放置12个月进行考察。

# 第三节 药品质量标准起草说明示例

## 一、托吡酯质量标准（草案）及其起草说明

### （一）托吡酯质量标准（草案）

**托吡酯**

Tuobizhi

Topiramate

$C_{12}H_{21}NO_8S$ 　339.36

本品为2,3:4,5-双-氧-(1-甲基亚乙基)-β-D-吡喃果糖氨基磺酸酯。按无水物计算，含$C_{12}H_{21}NO_8S$应为98.0%～102.0%。

【性状】 本品为白色结晶性粉末。

本品在甲醇、乙醇、丙酮、三氯甲烷、二甲基亚砜、冰醋酸或乙醚中易溶，在水中微溶，在碱性溶液中极易溶解。

**比旋度** 取本品，精密称定，加甲醇溶解并稀释制成每1ml中约含10mg的溶液，依法测定（ChP2020通则0621），比旋度为−28.6°至−32.6°。

【鉴别】

（1）在含量测定项下记录的色谱图中，供试品溶液主峰的保留时间应与对照品溶液主峰的保留时间一致。

（2）本品的红外光吸收图谱应与对照品的图谱一致。

【检查】有关物质 精密称取本品适量，加流动相溶解并定量稀释制成每1ml含10mg的溶液，作为供试品溶液；另精密称取托吡酯对照品和杂质RWJ-34826对照品适量，分别加流动相溶解并定量稀释制成每1ml含托吡酯10μg和杂质RWJ-34826 30μg的溶液，作为对照品溶液（1）和（2）。照含量测定项下的色谱条件，精密量取对照品溶液（1）50μl，注入液相色谱仪，调节检测灵敏度，使托吡酯的峰面积能够准确积分。精密量取供试品溶液和2种对照品溶液各50μl，分别注入液相色谱仪，记录色谱图至主成分峰保留时间的2倍。供试品溶液的色谱图中如有与杂质RWJ-34826保留时间一致的色谱峰，按外标法以峰面积计算，含杂质RWJ-34826不得过0.3%，其他单个杂质峰面积不得大于对照溶液（1）中托吡酯的峰面积（0.1%），各杂质的总量不得过0.5%。

**硫酸盐及氨基磺酸盐** 精密称取硝酸钾适量，加20%乙腈溶解并稀释制成每1ml中含25μmol的溶液，作为内标物储备溶液；精密称取硫酸钠和氨基磺酸适量，加20%乙腈溶解并定量稀释制成每1ml中含硫酸钠和氨基磺酸均为4.4μmol的溶液，作为对照品储备溶液，然后精密量取1ml对照品储备溶液，置50ml量瓶中，再精密加入内标物储备溶液1ml，用20%乙腈稀释至刻度，摇匀，作为对照品溶液；精密称取本品约120mg，置10ml量瓶中，加20%乙腈适量，振摇使溶解，放冷，用20%乙腈稀释至刻度，混匀，精密量取5ml，精密加入内标物储备溶液0.1ml，摇匀，滤过，弃去2ml初滤液，取续滤液作为供试品溶液。照毛细管电泳法（ChP2020通则

0542）试验，用熔融石英毛细管为分离通道［50μmi.d.×40cm（有效长度）］；以组成为 5mmol/L 铬酸钠、5mmol/L 硼酸溶液和 0.5mmol/L 十四烷基三甲基溴化铵（TTAB）的缓冲液作为分离缓冲液（取铬酸钠 1.62g 和硼酸 0.62g，分别加水至 100ml 溶解；取 0.84gTTAB 加水 50ml 溶解；分别取铬酸钠溶液和硼酸溶液各 10ml，加水约 130ml，再加入 TTAB 溶液，用水稀释至 200ml，用 1mol/L 氢氧化钠溶液调 pH 至 8.0）；运行电压为 18kV；负极进样；检测波长为 272nm；毛细管温度为 25℃。取对照品溶液进样，调整电泳条件，使硫酸盐峰与内标物峰之间的分离度应大于 1.5，氨基磺酸盐与内标物峰的迁移时间比值应小于 1.5；硫酸盐和氨基磺酸盐的校正峰面积与内标物校正峰面积比值的 RSD 均应小于 10.0%（$n$=5）（校正峰面积=测得峰面积/迁移时间）。取对照品溶液和供试品溶液，分别压力进样 7psi×s（1psi=6.894 76×$10^3$Pa），记录电泳图谱，按内标法以相对峰面积计算，待测物与托吡酯的摩尔数之比，含硫酸盐不得过 0.1%（mol/mol），氨基磺酸盐不得过 0.1%（mol/mol）。

　　**残留溶剂**　甲醇、乙醇、甲苯：取异丁醇适量，以二甲基亚砜为溶剂稀释制成每 1ml 中约含 25μg 的溶液，作为内标溶液；精密称取甲醇 50mg，乙醇 100mg，甲苯 50mg，分别置于 100ml 量瓶中，用内标溶液稀释至刻度，作为对照品储备溶液，然后，精密量取三种对照品储备溶液适量，置于同一量瓶中，用内标溶液稀释制成每 1ml 中含甲醇 25μg、乙醇 50μg 和 25μg 的溶液，作为对照品溶液；精密称取本品 250mg，置于 10ml 量瓶中，用内标溶液溶解并稀释至刻度，作为供试品溶液。照残留溶剂测定法（ChP2020 通则 0861）测定。以聚乙二醇（PEG）的毛细管柱为色谱柱，柱温为程序升温，起始温度 40℃，维持 15min 后，以每分钟 30℃ 的速率升温至 160℃，维持 15min；检测器为氢火焰离子化检测器（FID）；检测器温度为 250℃，进样口温度为 120℃；进样体积为 2μl。理论塔板数按甲醇峰计算不低于 1000，各峰之间的分离度应符合规定。精密量取对照品溶液与供试品溶液各 2μl，分别注入气相色谱仪，记录色谱图，按内标法以相对峰面积计算，含甲醇不得过 0.1%，乙醇不得过 0.2%，甲苯不得过 0.089%。

　　**水分**　取本品，照水分测定法（ChP2020 通则 0832），含水分不得过 0.3%。

　　**炽灼残渣**　取本品 1.0g，依法检查（ChP2020 通则 0841），遗留残渣不得过 0.1%。

　　**重金属**　取炽灼残渣项下遗留的残渣，依法检查（ChP2020 通则 0821），含重金属不得过百万分之十。

　　**【含量测定】**　照高效液相色谱法（ChP2020 通则 0512）。

　　**色谱条件与系统适用性试验**　用己基硅烷键合硅胶为填充剂；以甲醇-水（32：68）为流动相；检测器为示差折光检测器；检测器与色谱柱温度均为 35℃。取有关物质项下的对照品溶液（1）和（2）等体积混合，取混合溶液 50μl，注入液相色谱仪，调整色谱系统，使两峰之间的分离度符合要求，理论塔板数按托吡酯峰计算应不低于 3000。

　　**测定法**　取本品适量，精密称定，用流动相溶解并稀释制成每 1ml 中约含托吡酯为 10mg 的溶液，摇匀，精密量取 50μl，注入液相色谱仪，记录色谱图；另取托吡酯对照品适量，同法测定，按外标法以峰面积计算，即得。

　　**【类别】**　抗癫痫药。

　　**【贮藏】**　避光，密闭保存。

　　**【制剂】**　①托吡酯片；②托吡酯胶囊。

　　**【有效期】**　三年。

## ▶（二）托吡酯质量标准（草案）起草说明

　　**1. 命名**　中文名为托吡酯，与英文名 topiramate 的音相对应；汉语拼音名是"中文名"的拼音，即"tuobizhi"；根据新药命名的指导原则，托吡酯的化学名称为 2,3:4,5-双-氧-(1-甲基亚乙基)-*β*-D-吡喃果糖氨基磺酸酯。

　　**2. 含量限度**　按干燥品计算，高效液相色谱法测定三批样品的结果均在 99.2%～100.5%。

为了严格控制药品的质量和同时考虑生产实际情况，确定本品含量限度：按无水物计算，含 $C_{12}H_{21}NO_8S$ 应为 98.0%～102.0%。

**3. 性状**

（1）外观：取实际样品观察，本品外观呈白色的结晶粉末，故将本品描述为白色结晶性粉末。

（2）溶解性：选用水、甲醇、乙醇、丙酮、三氯甲烷、二甲基亚砜、冰醋酸、二氯甲烷和碱性溶液为溶剂，按照《中国药典》凡例要求进行溶解度试验。结果表明，本品在甲醇、乙醇、丙酮、三氯甲烷、二甲基亚砜、冰醋酸和乙醚中易溶，在水中微溶，在碱性溶液中极易溶解。

（3）比旋度：本品结构含有手性碳原子，具有旋光活性，比旋度的测定对其光学纯度的确定极为重要，故将比旋度测定列入本标准。依照 ChP2020 通则 0621，测定了三批样品的比旋度，三批样品的比旋度（20℃，甲醇）均在 –29.8° 至 –31.4° 之间。考虑实际生产的情况，比旋度值略放宽为 –28.6° 至 –32.6°。

**4. 鉴别**

（1）鉴别方法 1 采用专属性高的高效液相色谱法进行鉴别。

（2）鉴别方法 2 采用专属性高的红外吸收光谱法进行鉴别。由于红外吸收光谱法特征性强，用于组分单一、结构明确的原料药是优先的方法。所以，采用红外吸收光谱法，通过供试品与对照品的红外光谱图比较进行定性。

**5. 检查**

（1）有关物质：经过杂质谱分析和结构鉴定，托吡酯中含有 RWJ-36638 和 RWJ-34826 两个已知杂质以及几个未知杂质，其中 RWJ-34826 含量相对较高（0.1% 左右），确定对其限度进行控制。依据三批样品中杂质检查的结果，杂质 RWJ-34826 的含量限度定为不得过 0.3%，其他单个杂质不得过 0.1%，各杂质的总量不得过 0.5%。

本品采用反相高效液相色谱法进行有关物质检测，检测器为示差折光检测器（因为托吡酯和其杂质无紫外吸收）。强破坏性（酸、碱、高温、高湿和强光）试验显示，托吡酯主峰与相邻杂质峰能够有效分离，分离度均大于 1.5，专属性强（图 19-6）。RWJ-34826 的含量采用外标法测定，托吡酯主峰与杂质 RWJ-34826 的色谱峰能有效分离，分离度大于 1.5；杂质 RWJ-34826 在一定浓度范围内线性关系良好，相关系数为 0.9998；检测限与定量限能满足含量测定要求；精密度和回收率的 RSD 均小于 2.0%。其他杂质采用主成分自身对照法进行检测，结果显示该方法能较好地控制托吡酯中其他杂质。以上结果表明，该方法灵敏、可靠、稳定，可用于本品的有关物质检查。

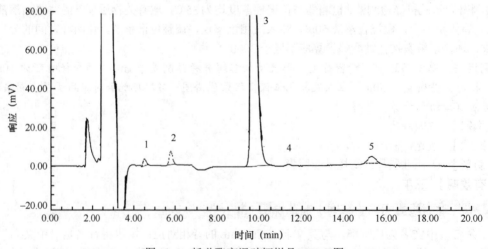

图 19-6 托吡酯高温破坏样品 HPLC 图

3：托吡酯；1、2、4、5：杂质

（2）硫酸盐和氨基磺酸盐：托吡酯一般是采用氨基磺酸基取代 2,3:4,5-双-氧-(1-甲基亚乙基)-*β*-*D*-吡喃果糖的羟甲基上 H 而得到的，在贮存过程中托吡酯会降解生成氨基磺酸盐和硫酸盐，因此，在标准中列入硫酸盐和氨基磺酸盐的检查项目。照毛细管电泳法（ChP2020 通则 0542），建立高效毛细管电泳法测定本品中硫酸盐和氨基磺酸盐。经三批样品检查，硫酸盐和氨基磺酸盐的含量均低于 0.1%，故规定本品中含硫酸盐和氨基磺酸盐均不得过 0.1%（mol/mol）。

（3）残留溶剂：本品在生产工艺过程主要用到甲醇、乙醇和甲苯等溶剂，因此，在标准中列入甲醇、乙醇和甲苯的检查。照残留溶剂测定法（ChP2020 通则 0861），建立气相色谱法测定本品中残留溶剂甲醇、乙醇和甲苯。结合三批样品的检查结果，确定本品中残留溶剂的限量为含甲醇不得过 0.1%，乙醇不得过 0.2%，甲苯不得过 0.089%。

（4）水分：取本品 5.0g，按照水分测定法（ChP2020 通则 0832）第二法（烘干法）测定，符合规定。

（5）炽灼残渣：取本品 1.0g，按照炽灼残渣检查法（ChP2020 通则 0841）进行检查，符合规定。

（6）重金属：取炽灼残渣项下遗留的残渣，按照重金属检查法（ChP2020 通则 0821）第一法进行检查，符合规定。

**6. 含量测定**　根据文献和质量研究资料，采用 HPLC 进行含量测定，色谱条件见质量标准草案。方法学验证结果显示，空白溶剂不干扰主成分的测定，托吡酯主峰与杂质之间分离度符合要求，理论塔板数按托吡酯峰计算高于 3000（图 19-7）；托吡酯溶液在 10μg/ml～50mg/ml 呈良好的线性关系（$r$=0.9999）；检测限和定量限分别为 12ng 和 30ng；精密度良好，RSD 为 0.5%；24h 内稳定性良好，RSD 为 0.8%；回收率为 99.9%，RSD 为 0.2%；三批样品测定结果显示，托吡酯的含量均在 99.2%～100.5%。故确定本品的含量测定方法为 HPLC。

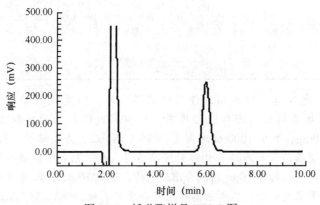

图 19-7　托吡酯样品 HPLC 图

# 二、盐酸莫西沙星氯化钠注射液质量标准（草案）及其起草说明

## （一）盐酸莫西沙星氯化钠注射液质量标准

### 盐酸莫西沙星氯化钠注射液
#### Yansuan Moxi shaxing Lühuana Zhusheye
#### Moxifloxacin Hydrochloride and Sodium Chloride Injection

本品为盐酸莫西沙星与氯化钠的灭菌水溶液，含盐酸莫西沙星按莫西沙星（$C_{21}H_{24}FN_3O_4$）计算，应为标示量的 95.0%～105.0%；含氯化钠（NaCl）应为标示量的 95.0%～105.0%。

【性状】　本品为黄色的澄明液体。

【鉴别】

（1）在含量测定项下记录的色谱图中，供试品溶液主峰的保留时间应与对照品溶液主峰的保留时间一致。

（2）本品显钠盐的鉴别（1）与氯化物的鉴别（1）反应（ChP2020 年通则 0301）。

**【检查】pH** 应为 4.1～4.6（ChP2020 通则 0631）。

**有关物质** 避光操作。取本品直接作为供试品溶液；精密量取适量，用溶剂稀释制成每 1ml 中约含莫西沙星 1μg 的溶液，作为对照溶液。另取杂质Ⅰ适量，用甲醇溶解并制成每 1ml 约含 1μg 的溶液，作为杂质Ⅰ定位溶液。照高效液相色谱法（ChP2020 通则 0512）测定，用苯基键合硅胶为填充剂；以四丁基硫酸氢铵溶液（取四丁基硫酸氢铵 0.50g，磷酸二氢钾 1.0g 与磷酸 2ml，加水 1000ml 使溶解）为流动相 A，甲醇为流动相 B，按表 19-7 进行线性梯度洗脱；流速为每分钟 1.3ml；柱温为 45℃；检测波长为 293nm。取含量测定项下系统适用性溶液 10μl，注入液相色谱仪，记录色谱图，杂质 F、莫西沙星、杂质 A、杂质 B、杂质 C、杂质 D、杂质 E、杂质 L 和杂质Ⅰ依次出峰，杂质 F 峰与莫西沙星峰和莫西沙星峰与杂质 A 峰的分离度均应大于 1.5。再精密量取杂质Ⅰ定位溶液、供试品溶液和对照溶液各 10μl，分别注入液相色谱仪，记录色谱图。供试品溶液色谱图中如有杂质峰，杂质 A、杂质 C、杂质 D 和杂质 F 的峰面积不得大于对照溶液主峰面积（0.1%），杂质 B、杂质 E 和杂质 L 按校正后的峰面积计算（分别乘以校正因子 1.3、3.3 和 1.5）均不得大于对照溶液主峰面积（0.1%），杂质Ⅰ按外标法以峰面积计算，含量不得大于 0.1%，其他单个杂质峰面积不得大于对照溶液主峰面积（0.10%），杂质总量不得过 0.3%。

**表 19-7 盐酸莫西沙星氯化钠注射液梯度洗脱**

| 时间（min） | 流动相 A（%） | 流动相 B（%） |
| --- | --- | --- |
| 0 | 72 | 28 |
| 30 | 72 | 28 |
| 35 | 40 | 60 |
| 45 | 40 | 60 |
| 50 | 72 | 28 |
| 55 | 72 | 28 |

**对映异构体** 避光操作。取本品，作为供试品溶液。照高效液相色谱法（ChP2020 通则 0512）测定，用十八烷基硅烷键合硅胶为填充剂；以硫酸铜 L-苯丙氨酸溶液（取 L-苯丙氨酸 991.2mg 与硫酸铜 750mg，加水 1000ml 溶解）-甲醇（78：22）为流动相；柱温为 45℃；检测波长为 293nm。取盐酸莫西沙星和对映异构体对照品适量，加流动相溶解并稀释制成每 1ml 中含盐酸莫西沙星和对映异构体均约为 10μg 的混合溶液，精密量取 10μl，注入液相色谱仪，记录色谱图，对映异构体与莫西沙星依次出峰，二者分离度应符合要求。精密量取供试品溶液 10μl 注入液相色谱仪，记录色谱图。按面积归一化法计算，对映异构体的峰面积不得大于对映异构体与莫西沙星峰面积之和的 0.10%。

**渗透压摩尔浓度比** 取本品，依法测定（ChP2020 通则 0632），渗透压摩尔浓度比应为 0.85～1.00。

**重金属** 取本品 50ml，置铂坩埚中蒸干，依法检查（ChP2020 通则 0821 第二法），含重金属不得过千万分之三。

**异常毒性** 取本品，用 0.9% 氯化钠注射液制成每 1ml 中含 1mg 的溶液（以莫西沙星计），依法检查（ChP2020 通则 1141），按静脉注射给药，应符合规定。

**细菌内毒素** 取本品，依法检查（ChP2020 通则 1143），每 1ml 盐酸莫西沙星氯化钠注射液中含内毒素的量应小于 0.5EU。

**无菌** 取本品，经薄膜过滤法处理，用 0.1% 无菌蛋白胨水溶液（含 0.02mol/L 硫酸镁）冲洗（每膜不少于 900ml），每管培养基中加入 1.25mol/L 的硫酸镁溶液 8ml，以金黄色葡萄球菌为阳性对照菌，依法检查（ChP2020 通则 1101），应符合规定。

**其他**　应符合注射液项下有关的各项规定（ChP2020 通则 0102）。

【含量测定】　照高效液相色谱法（ChP2020 通则 0512）测定。

**色谱条件与系统适用性试验**　用十八烷基键合硅胶为填充剂；以四丁基硫酸氢铵溶液（称取四丁基硫酸氢铵 0.50g 与磷酸二氢钾 1.0g 溶于约 500ml 水中，加入 2ml 磷酸，用水稀释至 1000ml）-甲醇（72∶28）为流动相；柱温为 35℃；检测波长为 293nm；流速为每分钟 0.9ml。称取盐酸莫西沙星对照品、杂质 A 和杂质 F 对照品适量，精密称定，用溶剂溶解并稀释制成每 1ml 约含盐酸莫西沙星对照品 0.1mg、杂质 A 和杂质 F 对照品各 0.5μg 的混合溶液，作为系统适用性溶液，精密量取 10μl 注入液相色谱仪，记录色谱图，杂质 F、莫西沙星、杂质 A 依次出峰，杂质 F 峰与莫西沙星峰和莫西沙星峰与杂质 A 峰的分离度均应大于 1.5。

**测定法**　避光操作。精密量取本品适量，用溶剂稀释成每 1ml 中约含莫西沙星 0.1mg 的溶液，摇匀，作为供试品溶液。精密量取 10μl 注入液相色谱仪，记录色谱图；另取盐酸莫西沙星对照品适量，同法测定，按外标法以峰面积计算，即得。

**氯化钠**　精密量取本品 10ml，置锥形瓶中，加水 30ml，加 2% 糊精溶液 5ml，2.5% 硼砂溶液 2ml 与荧光黄指示液 5～8 滴，用硝酸银滴定液（0.1mol/l）滴定至浑浊液由黄绿色变为微红色，消耗硝酸银滴定液的体积减去 0.4ml 为实际氯化钠滴定结果。每 1ml 的硝酸银滴定液（0.1mol/L）相当于 5.844mg 的 NaCl。

【类别】　喹诺酮类抗菌药

【规格】　250ml；盐酸莫西沙星（按 $C_{21}H_{24}FN_3O_4$ 计）0.4g 与氯化钠 2.0g。

【贮藏】　避光，密闭，15～25℃保存。

【有效期】　18 个月。

## （二）盐酸莫西沙星氯化钠注射液质量标准（草案）起草说明

**1. 含量限度**　本品为大容量静脉注射剂，根据三个批号样品的含量测定结果（盐酸莫西沙星 98.4%～102.2%，氯化钠 99.1%～101.2%）及稳定性试验结果，制订本品含量限度：含盐酸莫西沙星按莫西沙星（$C_{21}H_{24}FN_3O_4$）计算，应为标示量的 95.0%～105.0%；含氯化钠（NaCl）应为标示量的 95.0%～105.0%。

**2. 性状**　经检查三个批号的样品，均为无色澄清的液体，颜色检查均浅于 7 号标准黄色比色液，澄清度检查合格。

**3. 鉴别**

（1）采用专属性高的高效液相色谱法进行鉴别。

（2）本品为含有氯化钠，采用 ChP2020 通则 0301 一般鉴别试验中钠盐的鉴别试验（1）与氯化物的鉴别试验（1）。

**4. 检查**

（1）pH：本品三个批号的样品经测定 pH 均在 4.2～4.5，参照《中国药典》其他该类药物的标准，将 pH 规定在 4.1～4.6。

（2）有关物质：《美国药典》《欧洲药典》盐酸莫西沙星质量标准有关物质检查时，有五个已知杂质，分别命名为已知杂质 A、B、C、D、E；国内有关盐酸莫西沙星有关物质的研究，也主要围绕已知杂质 A～E 进行。杂质 E 产生的副产物甲醇，与另一分子的莫西沙星反应，得到 N-甲基莫西沙星，即杂质 F。本企业在对多批莫西沙星进行反应监测，其中一中间体生成一种降解产物，将其命名为杂质 I。《美国药典》《欧洲药典》标准中要求避光操作，专利 CN201410454066.8 公开了盐酸莫西沙星光降解杂质的制备方法，将该光降解杂质命名为杂质 L。

综合上述杂质追踪结果和文献报道内容，盐酸莫西沙星氯化钠注射液有关物质研究对象为已知杂质 A～F、杂质 I 和杂质 L。盐酸莫西沙星、杂质 A～F、杂质 I、杂质 L 的化学结构式见图 19-8。

盐酸莫西沙星
(moxifloxacin hydrochloride)

杂质A
(impurity A)

杂质B
(impurity B)

杂质C
(impurity C)

杂质D
(impurity D)

杂质E
(impurity E)

杂质F
(impurity F)

杂质I
(impurity I)

杂质L
(impurity L)

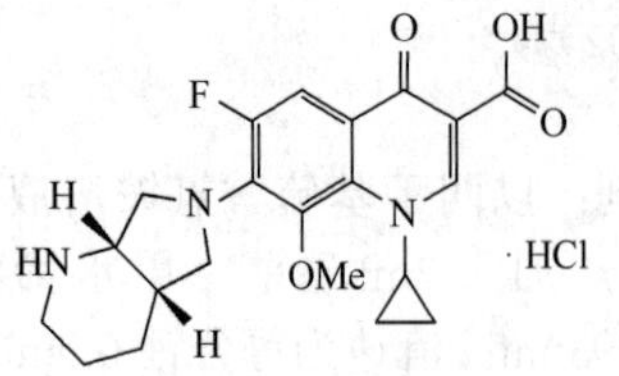

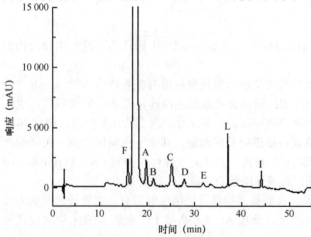

图 19-8 盐酸莫西沙星和各已知杂质的化学结构式

《美国药典》《欧洲药典》中，盐酸莫西沙星的有关物质检测均采用 HPLC。《美国药典》《欧洲药典》色谱条件基本相同，本研究在《欧洲药典》条件基础上进行方法开发。强制降解（碱降解、酸降解、光照降解、氧化降解和高温降解）产生的降解杂质峰与主峰之间分离良好，DAD 检测器对上述降解色谱中的主峰进行纯度检查，均没有检出不纯物，说明主峰没有包裹杂质。进一步分析，盐酸莫西沙星溶液对碱、光照、酸、氧化、高温均不稳定，在碱、氧化条件下降解生成杂质 F，在光照、氧化、高温条件下降解生成杂质 L，在酸、氧化条件下降解生成杂质 E。专属性考察显示各色谱峰分离良好，其中主峰与杂质 F 相邻最近，分离度大于 1.5（图 19-9）。杂质校正因子计算结果显示，杂质 A、C、D、F 的校正因子在 0.9～1.1，含量可采用自身对照法计算；杂质 B、E、I、L 的校正因子均大于 1.2，其中杂质Ⅰ大于 5，故杂质 B、E、L 采用加校正因子自身对照法计算含量，杂质Ⅰ用外标对照法计算含量。方法学验证中，线性关系、检测限和定量限、重复性、精密度、回收率、稳定性和耐用性均符合要求。

图 19-9 盐酸莫西沙星和各杂质的 HPLC 图

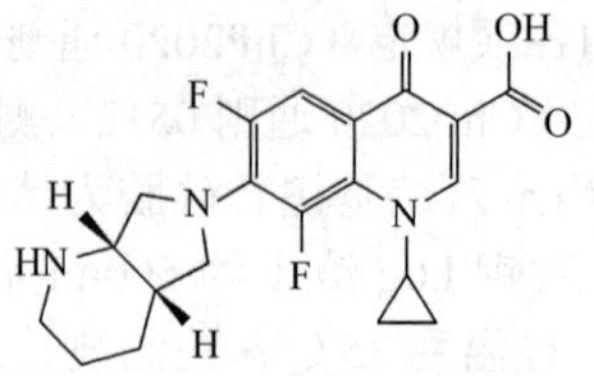

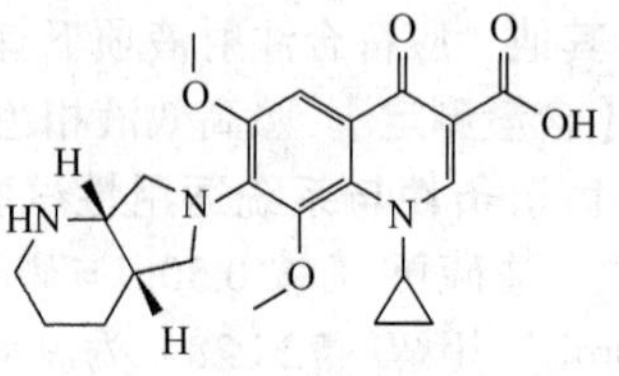

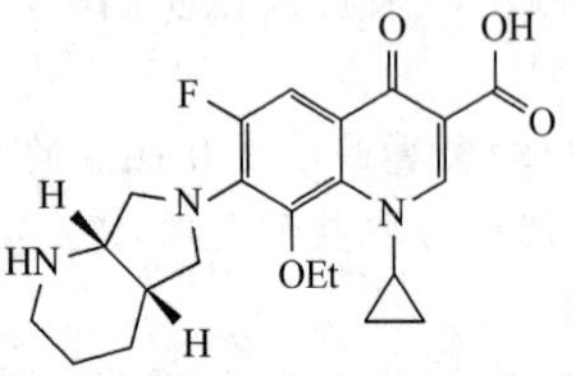

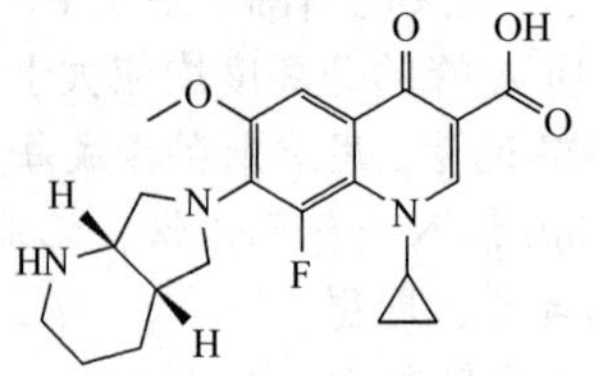

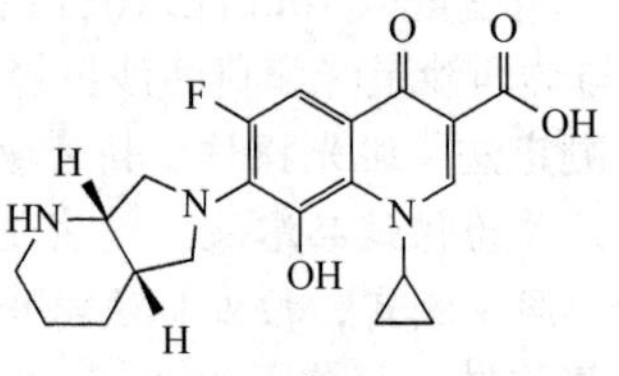

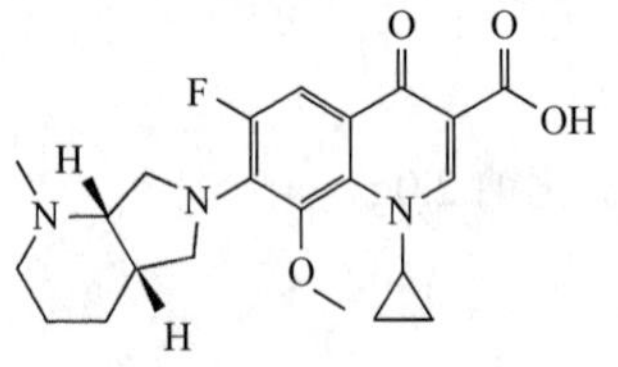

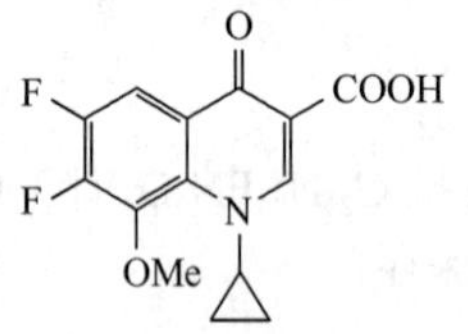

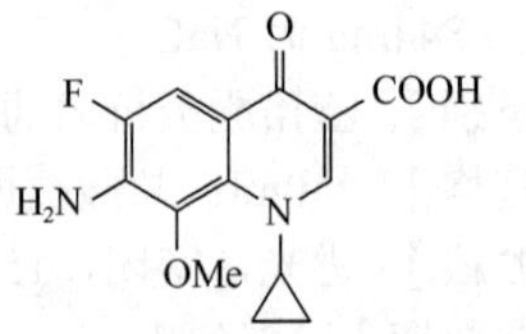

参考 ICH Q3 相关要求，新增杂质 F、I、L，拟定限度亦为 0.1%；《美国药典》《英国药典》要求杂质 A～E，以及未知杂质，不得过 0.1%，总杂质不得过 0.3%。综合考虑后，拟定各已知杂质和未知单杂均不得过 0.1%，总杂限

度维持 0.3% 不变。

（3）对映体检查：盐酸莫西沙星分子式有 2 个手性中心，合成目标为 4S,7S-构型，该构型主要为顺式，莫西沙星合成过程中侧链主要引入 4R,7R-构型，因此对成品中可能存在的 4R,7R-构型的对映异构体。

盐酸莫西沙星对映异构体的分离主要有两种方法，一种是采用手性色谱柱正相流动体系进行分离；另一种是采用 ODS 色谱柱反相流动相体系中加入金属离子和手性氨基酸进行分离。ODS 色谱柱反相流动相体系分离方法简单、便宜，《美国药典》和《欧洲药典》也采用本方法，故本标准采用该方法。方法学验证结果表明，专属性、线性关系、检测限和定量限、重复性、精密度、回收率、稳定性和耐用性均符合要求。盐酸莫西沙星主要构型为顺势，存在对映异构体，而不存在非对映异构体。《美国药典》面积归一化法计算对映异构体含量不得过 0.10%，《英国药典》面积归一化法计算对映异构体含量不得过 0.15%。结合本研究结果，本品限度拟定外标法计算，对映异构体不得过 0.10%。

（4）渗透压摩尔浓度比：本品按 ChP2020 通则 0632 渗透压摩尔浓度测定法测定，依据测定结果，暂定渗透压摩尔浓度比为 0.85～1.00。

（5）重金属、异常毒性、细菌内毒素、无菌检查等：均按 ChP2020 通则进行试验，依据三批样品和稳定性结果，制订相关限度。

**5. 含量测定**　盐酸莫西沙星含量测定方法参考有关物质测定方法。有关物质研究中，杂质 F、A 分别与盐酸莫西沙星前后相邻，因此以杂质 A、F 与盐酸莫西沙星的混合溶液作为含量测定系统适用性溶液，进行含量测定方法学验证。方法学验证结果表明，专属性、线性关系、检测限和定量限、重复性、精密度、回收率、稳定性和耐用性均符合要求。依据三批样品含量测定结果和稳定性结果，制订盐酸莫西沙星含量限度。

氯化钠含量测定方法采用硝酸银滴定法，并依据三批样品含量测定结果和稳定性结果，制订氯化钠含量限度。

**6. 贮藏**　取盐酸莫西沙星氯化钠注射液，参考相关指导原则，进行高湿、高温和光照试验。强光照射条件下，盐酸莫西沙星已知杂质 D、L 和未知杂质有生成和增大现象，导致有关物质检测结果不符合规定；高温和高湿条件下，盐酸莫西沙星几乎无变化。根据影响因素试验结果，盐酸莫西沙星氯化钠注射液在贮藏过程中应注意避光。

加速试验和长期试验 6 个月，盐酸莫西沙星氯化钠注射液有关物质略有增加，但均符合规定；外观性状、含量均没有明显变化；重金属、渗透压摩尔浓度比、细菌内毒素及其他检查均符合规定。因此，将本品贮藏条件定为遮光，密闭，15～25℃保存；有效期暂定 18 个月。

> **案例 19-1 分析讨论**
>
> 本案例为 ChP2020 尼群地平质量标准全文，从中可以看出，药品质量标准的主要内容包括名称、性状、鉴别、检查、含量测定、类别、贮藏和制剂，附件为杂质结构式。其中，性状包括外观、臭、味、溶解度和物理常数（如熔点）；鉴别包括化学鉴别和光谱（紫外-可见分光光度法和红外光吸收图谱）鉴别；检查主要是纯度检查，如有关物质、重金属、铁盐等。
>
> 药品中杂质控制理念的变迁，可概括为三个主要阶段：纯度控制、限度控制和杂质谱控制。药品中诸杂质的种类与含量被总称为杂质谱。理想的"杂质谱控制"理念应针对药品中的每一个杂质，依据其生理活性制订相应的质控限度。1997 年，Görög S 等较详细地阐述了利用杂质谱控制药品中杂质的策略。ChP2010 开始尝试利用杂质谱控制的理念进行杂质控制，目前国内已经形成了一个比较成熟的药品杂质谱控制体系。
>
> 新药研制过程中杂质研究可参照特殊杂质研究的基本策略和药品杂质鉴定与质量控制决策树，其关键技术可概括为复杂体系样本的分离分析、微量组分的结构分析和微量组分的毒性评价三个方面。

滴定分析法准确度高，精密度好，仪器设备简单，试验成本低，操作简便快速，不需要对照品，广泛用于原料药的含量测定。而杂质属于药品中的微量成分，其中有机物质一般结构类似，要求分析方法具有较好的分离能力和灵敏度。色谱法具有分离和分析的能力，其分离效能强，准确度、精密度较高，因此，有关物质检查采用 HPLC。

## 思 考 题

1. 制订药品质量标准的目的和意义。
2. 药品质量标准的种类有哪些？
3. 药品质量标准制订的基本过程有哪些？
4. 药品质量标准制订的原则有哪些？
5. 药品质量标准的主要内容包括哪些？
6. 简述药品质量标准中特殊杂质研究的基本过程。
7. 原料药和制剂含量测定常用方法是什么？二者有何区别？

（曾爱国）

# 第二十章 药品质量控制中分析方法的进展

**本章要求**

**1. 熟悉** LC-MS、GC-MS、电感耦合等离子体质谱法、X射线荧光光谱法的原理及其应用。

**2. 了解** 毛细管电泳法的分离模式及其应用，手性高效液相色谱法分离对映体的方法，DNA测序技术等方法。

## ChP2020 的创新与发展

ChP2020坚持以标准创新加快创新驱动发展，加大药品标准前沿技术研究力度，提升国家药品标准的整体水平。例如，新增细菌DNA特征序列鉴定法，将测得的细菌16Sr基因特征序列与经验证的专业数据库进行比对，实现细菌的生物学鉴定，扩大了分子生物学技术在药品微生物检测中的应用；新增单核细胞活化反应测定法用于注射剂安全性检查，利用免疫细胞（单核或巨噬细胞）模拟人体，将其与药品孵育后分泌的促炎症细胞因子为检测指标反映药品中污染物的致热活性，满足各种创新生物技术药物的安全性控制需求。

ChP2020坚持瞄准世界科技前沿，促进我国医药领域的前瞻性、引领性，提升我国药品标准的国际话语权和制高点。例如，新增准确度高、精密度好、分析范围广、操作简单快捷、样品无损的X射线荧光光谱法，规范和指导药品中元素的定性和定量分析。新增固体核磁共振波谱法实现对晶型物质状态的鉴别，用于药品晶型研究及质量控制。

ChP2020创新国家重大科技项目与药品标准工作的联动机制，强化标准与科研的协同对接。例如，依托国家科研项目，研究制定了应用于药品质量控制的聚合酶链式反应法、DNA测序、农药多残留量测定法-质谱法、真菌毒素液相色谱法和LC-MS法，黄曲霉毒素酶测定酶联免疫吸附法等分析技术方法，用高特异性、高灵敏度、高准确性、高效率、操作简便和低成本等优势，有力保障了药品生产过程控制和产品检验的准确可靠及临床用药安全。

创新是引领发展的第一动力，标准是创新成果产业化的桥梁和纽带，药品标准与科技创新的互动发展，使得高质量发展的药品标准体系被逐步构建起来，不断满足公众安全用药、药品监督管理、产业结构调整和国际经贸合作的需要。促使我国药品研发、标准研制和医药产业健康高质量的发展。

## 第一节 《中国药典》药品质量控制方法的发展

以《中国药典》为核心的国家药典标准体系，贯彻药品全生命周期的管理理念，强化药品研发、生产、流通、使用等全过程质量控制。紧跟国际先进标准发展的趋势，密切结合我国药品生产实际，不断扩大先进、成熟检测技术的应用，不断提升保证药品安全性和有效性的检测技术要求，充分发挥药典对促进药品质量提升、指导药品研发和推动产业高质量发展的引领作用和技术导向作用。ChP2020和ChP2015的新增通用技术见表20-1和表20-2。

这些新技术、新方法的应用，提高了药品检测的灵敏度、专属性和稳定性。例如，GC-MS/MS、LC-MS/MS、电感耦合等离子体质谱法、超临界流体色谱法、临界点色谱法、毛细管电泳分析、X射线荧光光谱法、DNA测序技术、聚合酶链式反应（polymerase chain reaction，PCR）、基因芯片、细菌DNA特征序列鉴定法等，提高了对药品中重金属及有害元素、禁用农药残留、真菌毒素、内源性有毒物质、异构体等的检查能力，加强了药品安全性的控制。

表 20-1　ChP2020 新增通用技术

| 编号 | 方法名称 | 编号 | 方法名称 |
|------|----------|------|----------|
| 0461 | X 射线荧光光谱法 | 3650 | 氢氧化铝佐剂 |
| 0601 | 相对密度测定法（增加新方法） | 4001 | 121℃玻璃颗粒耐水性测定法 |
| 0722 | 维生素 D 测定法（增加新方法） | 4002 | 包装材料红外光谱测定法 |
| 0931 | 溶出度与释放度测定法（增加新方法） | 4003 | 玻璃内应力测定法 |
| 0991 | 比表面积测定法 | 4004 | 剥离强度测定法 |
| 0992 | 固体密度测定法 | 4005 | 拉伸性能测定法 |
| 0993 | 堆密度和振实密度测定法 | 4006 | 内表面耐水性测定法 |
| 1001 | 聚合酶链式反应法 | 4007 | 气体透过量测定法 |
| 1021 | 细菌 DNA 特征序列鉴定法 | 4008 | 热合强度测定法 |
| 1108 | 中药饮片微生物限度检查法 | 4009 | 三氧化二硼测定法 |
| 1208 | 肝素生物测定法（增加新方法） | 4010 | 水蒸气透过量测定法 |
| 1213 | 硫酸鱼精蛋白效价测定法（增加新方法） | 4011 | 药包材急性全身毒性检查法 |
| 1431 | 生物检定统计法（增加新方法） | 4012 | 药包材密度测定法 |
| 2341 | 农药残留量测定法（增加新方法） | 4013 | 药包材溶血检查法 |
| 2351 | 真菌毒素测定法（增加新方法） | 4014 | 药包材细胞毒性检查法 |
| 3128 | 抗毒素/抗血清制品分子大小分布测定法 | 4015 | 注射剂用胶塞、垫片穿刺力测定法 |
| 3129 | 单抗电荷变异体测定法 | 4016 | 注射剂用胶塞、垫片穿刺落屑测定法 |
| 3130 | 单抗 N 糖谱测定法 | 9099 | 分析方法确认指导原则 |
| 3208 | 人血白蛋白铝残留量测定法（增加新方法） | 9100 | 分析方法转移指导原则 |
| 3303 | 鼠源性病毒检查法（增加新方法） | 9108 | DNA 测序技术指导原则 |
| 3307 | 黄热减毒活疫苗猴体试验 | 9109 | 标准核酸序列建立指导原则 |
| 3308 | 禽源性病毒荧光定量 PCR（Q-PCR）检查法 | 9207 | 灭菌用生物指示剂指导原则 |
| 3407 | 外源性 DNA 残留量测定法（增加新方法） | 9208 | 生物指示剂耐受性检查法指导原则 |
| 3428 | 人免疫球蛋白类制品 IgA 残留量测定法 | 9251 | 细菌内毒素检查法应用指导原则 |
| 3429 | 免疫化学法 | 9306 | 遗传毒性杂质控制指导原则 |
| 3534 | Sabin 株脊髓灰质炎灭活疫苗效力试验 | 9401 | 生物制品生物活性/效价测定方法验证指导原则 |
| 3535 | 康柏西普生物学活性测定法 | 9402 | 生物制品稳定性试验指导原则 |
| 3601 | 生物制品生产及检定用实验动物质量控制 | 9602 | 动物来源药用辅料指导原则 |
| 3603 | 重组胰蛋白酶 | 9603 | 预混与共处理药用辅料质量控制指导原则 |

表 20-2　ChP2015 新增通则

| 编号 | 方法名称 | 编号 | 方法名称 |
|------|----------|------|----------|
| 0111 | 吸入制剂 | 0451 | X 射线衍射法（增加新方法） |
| 0291 | 国家药品标准物质通则 | 0531 | 超临界流体色谱法 |
| 0412 | 电感耦合等离子体质谱法 | 0532 | 临近点色谱法 |
| 0421 | 拉曼光谱法（原为指导原则） | 0902 | 澄清度检查法（增加新方法） |

| 编号 | 方法名称 | 编号 | 方法名称 |
|---|---|---|---|
| 0931 | 溶出度与释放度测定法（增加新方法） | 3532 | 重组人白介素-11 生物学活性测定法 |
| 0951 | 吸入制剂微细粒子空气动力学特性测定法（增加新方法） | 3533 | A 型肉毒毒素效价测定法 |
| | | 3701 | 生物制品国家标准物质目录 |
| 0952 | 黏附力测定法（增加新方法） | 9012 | 生物样品定量分析方法验证指导原则 |
| 1121 | 抑菌效力检查法（原为指导原则） | 9015 | 药品晶型研究及晶型质量控制指导原则 |
| 1146 | 组胺类物质检查法 | 9106 | 基于基因芯片的药物评价技术与方法指导原则 |
| 1208 | 肝素生物测定法（增加新方法） | 9107 | 中药材 DNA 条形码分子鉴定法指导原则 |
| 2322 | 汞和砷元素形态及其价态测定法 | 9204 | 微生物鉴定指导原则 |
| 2331 | 二氧化硫残留量测定法（增加新方法） | 9205 | 药品洁净实验室微生物监测和控制指导原则 |
| 2341 | 农药残留量测定法（增加新方法） | 9206 | 无菌检查用隔离系统验证指导原则 |
| 2351 | 黄曲霉毒素测定法（增加新方法） | 9302 | 中药有害残留物限量制定指导原则 |
| 3127 | 单抗分子大小变异体测定法 | 9303 | 色素测定法指导原则 |
| 3207 | 游离甲醛测定法 | 9304 | 中药中铝、铬、铁、钡元素测定指导原则 |
| 3209 | 羟胺残留量测定法 | 9305 | 中药中真菌毒素测定指导原则 |
| 3306 | 血液制品生产用人血浆病毒核酸检测技术要求 | 9601 | 药用辅料功能性指标研究指导原则 |
| 3523 | 干扰素生物学活性测定法 | 9621 | 药包材通用要求指导原则 |
| 3530 | 鼠神经生长因子生物学活性测定法 | 9622 | 药用玻璃材料和容器指导原则 |
| 3531 | 尼妥珠单抗生物学活性测定法 | 9901 | 国家药品标准物质制备指导原则 |

# 第二节　气相色谱-质谱联用法

**案例 20-1　　　　　ChP2020 药材和饮片检定通则**

药材和饮片的检定包括"性状""鉴别""检查""浸出物测定""含量测定"等。检定时应注意有关的各项规定。

其中，"检查"系指对药材和饮片的纯净程度、可溶性物质、有害或有毒物质进行的限量检查，包括水分、灰分、杂质、毒性成分、重金属及有害元素、二氧化硫残留、农药残留、黄曲霉毒素等。

除另有规定外，饮片水分通常不得过 13%；药屑及杂质通常不得过 3%；药材及饮片（矿物类除外）的二氧化硫残留量不得过 150mg/kg；药材及饮片（植物类）禁用农药（33种禁用农药）不得检出（不得过定量限）。

ChP2020 通则 2341 中对农药残留量的检测有 5 种方法，其中第五法是对药材及饮片（植物类）中禁用农药多残留测定法，包括 GC-MS/MS 和 LC-MS/MS。详见教材第十七章，此不缀述。

**问题：**

1. 什么是色谱-质谱联用法？在药物分析中有何应用？

2. 什么是 GC-MS/MS？

GC-MS 是以气相色谱为分离手段，质谱为检测手段的分析方法。使用的仪器设备是 GC-MS 联用仪器。本方法充分发挥了气相色谱法对复杂混合物中不同组分进行有效的分离，提供纯度高的组分样品，以及质谱法可对未知化合物组分进行结构鉴别的能力。解决了气相色谱法在定性、鉴定结构方面能力较差、需要多种检测器才能解决不同化合物响应值的差别问题，以及质谱法结构鉴定时需要化合物样本具备高纯度的应用局限性。GC-MS 联用技术，具有 GC 的高分辨率和质谱的高灵敏度、强鉴别能力，兼具良好的混合物分离能力和物质结构定性专属性，可提供准确的结构信息，灵敏度高，检测快速；可同时完成待测组分的分离、鉴定和定量，被广泛应用于复杂组分的分离与鉴定。

# 一、气相色谱-质谱联用仪

GC-MS 联用仪主要由气相色谱仪、接口、质谱仪和计算机系统等部分构成。①气相色谱仪部分，包括进样系统、色谱柱，柱温箱，一般不带色谱检测器；②质谱部分，有直接进样器、不同类型离子源、质量分析器和离子检测器；③真空系统；④数据系统；⑤其他必要的辅助设备。气相色谱仪可以看作是质谱仪的进样系统，质谱仪也可看作是色谱仪的检测器。

用 GC 将供试品各组分分离，并按其不同的保留时间，与载气一起流出色谱柱，经分离器接口（interface）除去载气，各组分依次进入离子源被离子化，使组分分子转变为离子。对于有机化合物，在多数情况下，由于在离子化过程中接受了过多的能量，新生的分子离子会进一步地裂解，生成各种碎片离子。经分析检测，记录为质谱图。经计算机自动检索核对，即可迅速鉴别样品，方法专属性强，灵敏度高。

## （一）气相色谱仪

GC-MS 联用仪对气相色谱仪没有特殊要求，主要根据分离检测需求，选定适宜的色谱柱和载气。

**1. 色谱柱** 色谱柱有填充柱、毛细管柱两种常用类型。具有不同规格（柱长、柱径、液膜厚度、填料筛目）。根据固定液的不同，又可分为非极性、极性与手性色谱柱。毛细管柱本身具有弹性，可拉直，易与 GC-MS 仪离子源连接。色谱柱应能耐高温，以防止固定相流失，对离子源进行污染，多采用填充化学键合相的色谱柱，最好选择 GC-MS 专用色谱柱。

**2. 载气** GC-MS 联用仪要求载气具备化学惰性、不干扰质谱检测，在质谱检测过程中易于去除，最理想的载气是氦气。

## （二）接口

接口（interface）是实现气相色谱单元、质谱单元联用的关键组件。接口的作用是传输试样，并解决气相色谱仪的常压工作条件和质谱仪的真空工作条件的连接及匹配。

**1. 接口一般应满足如下要求**

（1）不破坏离子源的高真空，也不影响色谱分离的柱效。

（2）使色谱分离后的组分尽可能多地进入离子源，载气尽可能少地进入离子源。

（3）不能改变色谱分离后各组分的组成和结构。

理想的接口应能去除全部载气而使试样毫无损失地从气相色谱仪传输给质谱仪。要求试样传输产率高，浓缩系数大，延时短，色谱的峰展宽小。

**2. 接口一般可以分为三类** 直接导入型、开口分流型和喷射式分子分离器接口。目前最常用的一种接口是毛细管柱直接导入型接口。

（1）直接导入型接口：毛细管色谱柱出口端通过一根金属毛细管直接引入质谱的离子源内。此类接口的载气限于氢气或氦气，载气和待测物一起从气相色谱柱流出立即进入离子源的作用场。由于载气是惰性气体不发生电离，不受电场影响，被真空泵抽走，而待测物却会形成带电粒子，在电场作用下加速向质量分析器运动。接口的实际作用是支撑插入端毛细管，使其准确定位，以及保持温度，使色谱柱流出物始终不冷凝。

直接导入型接口的优点：死体积小；无催化分解效应；无吸附；结构简单，只有一个连接件，减少漏气部位；色谱柱易安装，操作方便，容易维护；与各种分流式接口比较，样品几乎没有损失，可增加检测的灵敏度。缺点：GC 的最大载气流量受到真空抽速的限制，不适合流量大于 1.0ml/min 的大口径毛细管柱和填充柱；色谱柱固定液的流失随样品进入离子源，会污染离子源，影响灵敏度。

（2）开口分流型接口：气相色谱柱的一段插入接口，其出口正对着另一毛细管（称为限流毛细管），将色谱柱流出物可全部或部分通过限流管进入质谱仪的离子源。这种接口结构采用内外套管，外套管充满氮气，色谱柱一端和限流毛细管通过内套管相连，结构简单，但不适用于填充柱。

开口分流型接口的优点：因分流而减少或限制了进入离子源的流量，允许使用口径较大的色谱柱和较大的载气流速，柱容量增大。缺点：明显的分流会使样品损失一部分，灵敏度受到影响；增加的分流部件增加了可能漏气的部位；涉及许多操作参数（分离、浓缩系数等）的优化。目前分流式接口已不常使用。

（3）喷射式分子分离器接口：载气携带组分通过喷射管狭窄的喷嘴，此时形成喷射状气流，不同质量的分子具有不同的动量及扩散速率，分子量大的分子动量大，沿喷射方向运动，通过接收口进入质谱仪；分子量小的分子动量小，易于偏离喷射方向，被真空泵抽走。这种接口具有分离载气、降低气压和浓缩样品的作用，适用于各种流量的气相色谱柱。缺点是不适于易挥发的化合物。

## （三）质谱仪

**1. 离子源**　离子源的作用是将被分析的样品分子电离成带电的离子，并使这些离子在离子光学系统的作用下，聚成一定几何形状和一定能量的离子束，然后进入质量分析器被分离。离子源的结构和性能与质谱仪的灵敏度和分辨率有密切的关系。样品分子电离的难易与其分子组成和结构有关，为了使稳定性不同的样品分子在电离时都能得到各自分子离子的信息，就需要采用不同的电离方法。目前常用 GC-MS 的离子化方法主要是电子轰击离子化（electron impact ionization，EI）和化学电离（chemical ionization，CI）。

（1）电子轰击离子化：处于离子源的气态待测化合物分子，受到一束能量（通常 70 eV）大于其电离能的电子轰击而离子化。质谱中往往含有待测化合物的分子离子及具有待测化合物结构特征的碎片离子。电子轰击离子化适用于热稳定的、易挥发化合物的离子化，是 GC-MS 最常用的离子化方式。

（2）化学离子化：离子源中的试剂气分子（如甲烷、异丁烷和氨气）受高能电子轰击而离子化，进一步发生离子-分子反应，产生稳定的试剂气离子，再使待测化合物离子化。化学离子化可产生待测化合物 (M) 的 $(M+H)^+$ 或 $(M–H)^-$ 特征离子，或待测化合物与试剂气分子产生的加合离子。与电子轰击离子化质谱相比，化学离子化质谱中碎片离子较少，适宜于采用电子轰击离子化无法得到分子质量信息的热稳定的、易挥发化合物分析。

**2. 质量分析器**　质量分析器是质谱仪的核心，它将离子源产生的离子按 $m/z$ 的不同，按空间的位置、时间的先后或轨道的稳定与否进行分离，得到按 $m/z$ 大小顺序排列而成的质谱图。质量范围、分辨率是质量分析器的两个主要性能指标。质量范围指质谱仪所能测定的 $m/z$ 的范围，分辨率表示质谱仪分辨相邻的、质量差异很小的峰的能力。目前常用的质量分析器有扇形磁场分析器、四极杆分析器、离子阱分析器、飞行时间分析器和离子回旋共振分析器等。详见液相色谱-质谱法。

## （四）串联质谱

串联质谱（MS-MS）是时间上或空间上两级以上质量分析的结合，测定第一级质量分析器中的先驱离子（precursor ion）与第二级质量分析器中的产物离子（product ion）之间的质量关系，是指用质谱作质量分离的质谱方法，也称为质谱-质谱法、多级质谱法、二维质谱法和序贯质谱法等。

空间串联是两个以上的质量分析器联合使用，两个分析器之间有一个碰撞活化室，目的是将前级质谱仪选定的离子打碎，由后一级质谱仪分析。时间串联质谱仪则只有一个质量分析器，前一时刻选定离子，在质量分析器内打碎后，后一时刻再进行分析。

典型的空间串联质谱是三重四极杆质谱（triple quadrupole mass spectrometry，TQ-MS）。典型的时间串联质谱是离子阱质谱，在离子阱中进行质量选择、离子活化、质量分析，而且可多次重复。

三重四极杆质谱有以下 5 种工作模式：

（1）产物离子扫描（product ion scan）：在第一级质量分析器中选择某 $m/z$ 的离子作为先驱离子，测定该离子在第二级质量分析器中、一定的质量范围内的所有碎片离子（产物离子）的 $m/z$ 与相对强度，获得该先驱离子的质谱。

（2）先驱离子扫描（precursor ion scan）：在第二级质量分析器中选择某 $m/z$ 的产物离子，测定在第一级质量分析器中、一定的质量范围内所有能产生该碎片离子的先驱离子。

（3）中性丢失扫描（neutral-loss scan）：以恒定的质量差异，在一定的质量范围内同时测定第一级、第二级质量分析器中的所有先驱离子和产物离子，以发现能产生特定中性碎片（如 $CO_2$）丢失的化合物或同系物。

（4）选择反应检测（selected-reaction monitoring，SRM）：选择第一级质量分析器中某先驱离子$(m/z)_1$，测定该离子在第二级质量分析器中的特定产物离子$(m/z)_2$ 的强度，以定量分析复杂混合物中的低浓度待测化合物。

（5）多反应检测（multiple-reaction monitoring，MRM）：多反应检测是指同时检测两对及以上的先驱离子-产物离子。

串联质谱相对于质谱具有以下作用：

（1）诱导第一级质谱产生的分子离子裂解，通过研究先驱离子和产物离子的关系，给出该分子离子的结构信息。

（2）可从干扰严重的质谱中抽取有用数据，提高质谱检测的选择性，用于测定混合物中的痕量物质。

# 二、气相色谱-质谱定性定量分析方法

利用色谱-质谱联用技术可获得多种定性定量信息，如总离子流色谱图（total ion current chromatogram，TIC），选择离子监测（selected ion monitoring，SIM），质量色谱法（mass chromatography，MC）和质谱图等。

## （一）总离子流色谱图

TIC 是总离子流强度随时间变化的色谱图，其纵坐标为总离子流的强度（每个质谱的所有离子强度的加和），横坐标为时间，以色谱保留时间和质谱图双重因素对待测物质定性后再定量。

此图的外形和由一般色谱仪得到的色谱图是一样的，只是以质谱仪为检测器，同样给出保留值、峰高和峰面积。经色谱分离后的组分分子进入离子源后被电离成离子，同时，在离子源内的残余气体和一部分载气分子也被电离成离子，这部分离子构成本底。样品离子和本底离子被离子源的加速电压加速，并射向质量分析器。在离子源内设置一个总离子检测器，收集总离子流的一部分，经放大并扣除本底离子流后，在记录纸上得到该样品的总离子流色谱图。总离子流色谱峰由低到峰顶再下降的过程，就是某些组分出现在离子源的过程。当接近峰顶时，扫描质谱仪的磁场得到该组分的质谱信号。经电子倍增器和放大器放大后，在记录纸上给出质谱图。因而 GC-MS 联用在获得色谱图的同时还得到了对应于每个色谱峰的质谱图。GC-MS 联用定量一般用特征离子的离子流图。特征离子流图相对稳定而且受干扰小，定量结果更加可靠。

## （二）选择离子监测

SIM 是对预先选定的某个或数个质量特征峰进行单离子或多离子检测，获得这些离子流强度随时间的变化曲线。当目标化合物的质谱已知时，可用 SIM 检测复杂混合物中少量的该化合物。

一般该方法可提高检测灵敏度 2～3 个数量级，达到 pg 水平，且速度快，常被用于痕量组分的分析和目标化合物的快速筛选。

## ■ （三）质量色谱法

质量色谱法又称离子碎片色谱图，是当色谱峰出现时，质谱仪在一定质量范围内自动重复扫描，然后对某个特征离子进行计算机处理得到色谱图，它表示在一次扫描中，具有某一 *m/z* 的离子强度随时间变化的规律。

## ■ （四）质谱图

质谱图是指带正电荷的离子碎片 *m/z* 与其相对强度之间关系的谱图，可提供有关相对分子质量和结构特征信息。质谱图中最强峰称为基峰，其强度规定为 100%，其他峰以此峰为准，确定其相对强度。

## ■ （五）谱库

采用 GC-MS 分析复杂样品时，会出现数十个甚至上百个色谱峰，用人工方法对每一个色谱峰的质谱图进行解析将十分困难，可利用质谱谱库进行检索，快速完成谱图解析任务。NIST/EPA/NIH 谱库是 GC-MS 上配有的商业化的标准谱库，收载的标准质谱图超过 10 万张。将实验中获得的总离子流色谱图或某色谱峰对应质谱图与谱库中的标准质谱图进行比对，通过对匹配度高的质谱图的有关数据（化合物名称、分子量、分子式、可能结构等）进行分析，可帮助组分的定性鉴定。

# 三、气相色谱-质谱法应用

ChP2015 完善了通则 2341 农药残留量测定法的气相色谱法，能够检测 22 种有机氯类农药残留量，同时建立了通则 2341 农药残留量测定法第四法质谱法，新增了 GC-MS/MS 和 LC-MS/MS，可检测 229 种农药。

ChP2020 进一步修订，新增第五法"药材及饮片（植物类）中禁用农药多残留测定法"，采用 GC-MS/MS 和 LC-MS/MS，对药材及饮片（植物类）33 种禁用农药及其代谢物、异构体共 54 个残留物进行测定。

---

**案例 20-1 分析讨论**

ChP2020 通则 2341 农药残留量测定法 第五法 药材及饮片（植物类）中禁用农药多残留测定法，可对中药中 33 种禁用农药残留进行快速定性筛查，是对中药质量的通用要求。

其中 GC-MS/MS，方法如下。

**色谱条件** 以（50% 苯基）甲基聚硅氧烷为固定液的弹性石英毛细管柱（30m×0.25mm×0.25μm 色谱柱）。进样口温度为 250℃，不分流进样。载气温度为 60℃，保持 1min，先以每分钟 30℃升温至 120℃，再以每分钟 10℃升温至 150℃，然后以每 min2℃升温至 230℃，最后以每分钟 15℃升温至 300℃，保持 6min。

**质谱条件** 以三重四极杆串联质谱仪检测；离子源为电子轰击源（EI），离子源温度 250℃。碰撞气为氮气或氩气，质谱传输接口温度为 250℃。质谱监测模式为多反应监测（MRM），各化合物参考保留时间、监测离子对、碰撞电压（CE）与检出限参考值见药典附表（表 20-3）。为提高检测灵敏度，可根据保留时间分段监测各农药。

**表 20-3　各农药及相关化学品、内标化合物保留时间、监测离子对、CE 参考值（节选）**

| 编号 | 中文名 | 英文名 | 保留时间（min） | 母离子（*m/z*） | 子离子（*m/z*） | CE（V） |
|---|---|---|---|---|---|---|
| 2 | 杀虫脒 | chlordimeform | 13.0 | 152.0 | 117.0 | 15 |
| | | | | 196.0 | 181.0 | 5 |

续表

| 编号 | 中文名 | 英文名 | 保留时间（min） | 母离子（m/z） | 子离子（m/z） | CE（V） |
|---|---|---|---|---|---|---|
| 6 | 氟甲腈 | fipronil-desulfinyl | 18.9 | 388.0 | 333.0 | 20 |
| | | | | 388.0 | 281.0 | 35 |
| 22 | 对硫磷 | parathion | 25.2 | 291.0 | 109.0 | 25 |
| | | | | 291.0 | 81.0 | 30 |
| | | | | 139.0 | 109.0 | 10 |
| 27 | 除草醚 | nitrofen | 36.1 | 201.8 | 138.7 | 28 |
| | | | | 282.8 | 201.8 | 15 |
| | | | | 282.8 | 253.0 | 10 |

**测定法**　分别精密吸取基质混合对照溶液和供试品溶液各1μl，精密加入内标溶液0.3ml，混匀，滤过，取续滤液，分别精密吸取上述两种溶液各1μl，注入GC-MS/MS仪，按内标标准曲线法计算，即得。图20-1为借鉴上述方法对人参基质中农药残留物检测分析的实验结果。

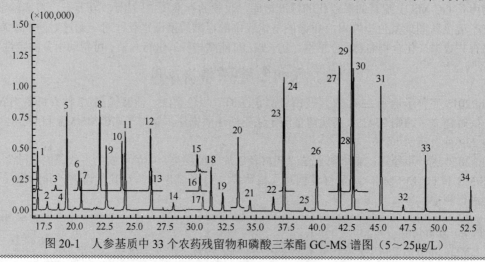

图20-1　人参基质中33个农药残留物和磷酸三苯酯GC-MS谱图（5~25μg/L）

# 第三节　液相色谱-质谱联用法

**案例 20-2　　　　　　　ChP2020 马钱子中黄曲霉毒素的检查**

【检查】黄曲霉毒素

**方法**　照真菌毒素测定法（通则2351）测定。本品每1000g含黄曲霉毒素B₁不得过5μg，含黄曲霉毒素G₂、黄曲霉毒素G₁、黄曲霉毒素B₂和黄曲霉B₁的总量不得过10μg。

ChP2020通则2351对黄曲霉毒素测定法共有3种方法，第一法为液相色谱法，第二法为LC-MS/MS，第三法为酶联免疫法。

问题：

1. 三种黄曲霉毒素测定法有什么不同？

2. 第二法液相色谱-串联质谱法有什么优点？

LC-MS联用技术是以高效液相色谱为分离手段，以质谱为鉴定工具的分离分析方法。LC-MS是继GC-MS联用之后迅速发展起来的联用技术，弥补了GC-MS只能分离易挥发且不易分解物质的局限性，适用于亲水性强、挥发性低的有机物、热不稳定化合物及生物大分子的分离分析，在医药、化工、生命科学、环境科学等诸多领域得到了广泛应用。

# 一、液相色谱-质谱联用仪

LC-MS仪主要由液相色谱仪、接口、质谱仪（离子源、质量分析器）和计算机数据处理系统组成。样品注入色谱仪进行分离后，被分离组分依次通过接口进入质谱仪。在质谱仪中首先在离子源处被离子化，然后离子在加速电压作用下进入质量分析器进行质量分析。分离后的离子按质量的大小，先后由收集器收集，并记录质谱图。根据质谱峰的位置和强度可对样品的成分及其结构进行分析。大气压离子化（atmospheric pressure ionization，API）和基质辅助激光解吸电离（matrix-assisted laser desorption ionization，MALDI）技术的出现，推动LC-MS的迅速发展。

## （一）接口

使待测化合物从色谱流出物中分离，形成适合于质谱分析的气态分子或离子需要特殊的接口。为减少污染，避免化学噪声和电离抑制，流动相中所含的缓冲盐或添加剂通常应具有挥发性，且用量也有一定的限制。

（1）粒子束接口：液相色谱的流出物在去溶剂室雾化、脱溶剂后，仅待测化合物的中性分子被引入质谱离子源。粒子束接口适用于分子质量小于1000Da的弱极性、热稳定化合物的分析，测得的质谱可以由电子轰击离子化或化学电离产生。电子轰击离子化质谱常含有丰富的结构信息。

（2）移动带接口：流速为0.5～1.5ml/min的液相色谱流出物，均匀地滴加在移动带上，蒸发、除去溶剂后，待测化合物被引入质谱离子源。移动带接口不适宜于极性大或热不稳定化合物的分析，测得的质谱可以由电子轰击离子化或化学电离或快速原子轰击电离产生。

（3）大气压离子化接口：是目前LC-MS广泛采用的接口技术。由于兼具离子化功能，这些接口将在离子源部分介绍。

## （二）离子源

离子源（ion source）是使中性原子或分子电离，得到带有样品信息的离子。在LC-MS中，离子源的作用是将流动相及其携带的试样组分气化，分离除去大量的流动相分子，以及使试样组分离子化。根据待测化合物的性质及拟获取的信息类型，可选用不同的离子源。

**1. 电子轰击离子化（electron impact ionization，EI）** 处于离子源的气态待测化合物分子，受到一束能量（通常是70eV）大于其电离能的电子轰击而离子化。质谱中往往含有待测化合物的分子离子及具有待测化合物结构特征的碎片离子。电子轰击离子化适用于热稳定的、易挥发化合物的离子化，是GC-MS最常用的离子化方式。当采用粒子束或移动带等接口时，电子轰击离子化也可用于LC-MS。

**2. 化学电离（chemical ionization，CI）** 离子源中的试剂气分子（如甲烷、异丁烷和氨气）受高能电子轰击而离子化，进一步发生离子-分子反应，产生稳定的试剂气离子，再使待测化合物离子化。化学电离可产生待测化合物（M）的$(M+H)^+$或$(M-H)^-$特征离子或待测化合物与试剂气分子产生的加合离子。与电子轰击离子化质谱相比，化学电离质谱中碎片离子较少，适宜于采用电子轰击离子化无法得到分子质量信息的热稳定的、易挥发化合物分析。

**3. 快速原子轰击电离（fast atom bombardment ionization，FAB）** 高能中性原子（如氩气）或高能铯离子，使置于金属表面、分散于惰性黏稠基质（如甘油）中的待测化合物离子化，产生$(M+H)^+$或$(M-H)^-$特征离子或待测化合物与基质分子的加合离子。快速原子轰击或快离子轰击电离非常适合于各种极性的、热不稳定化合物的分子质量测定及结构表征，广泛应用于分子质量高达10 000Da的肽、抗生素、核苷酸、脂质、有机金属化合物及表面活性剂的分析。

快速原子轰击或快离子轰击电离用于LC-MS时，需在色谱流动相中添加1%～10%甘油，且必须保持低流速（1～10μl/min）。

**4. 基质辅助激光解吸电离（matrix-assisted laser desorption ionization，MALDI）** 将溶于适当基质中的供试品涂布于金属靶上，用高强度的紫外或红外脉冲激光照射，使待测化合物离子化。基质辅助激光解吸离子化主要用于分子质量在 100 000Da 以上的生物大分子分析，适宜与飞行时间分析器结合使用。

**5. 电喷雾离子化（electrospray ionization，ESI）** 离子化在大气压下进行。待测溶液（如液相色谱流出物）通过一终端加有几千伏高压的毛细管进入离子源，气体辅助雾化，产生的微小液滴去溶剂，形成单电荷或多电荷的气态离子。这些离子再经逐步减压区域，从大气压状态传送到质谱仪的高真空中。电喷雾离子化可在 1μl/min～1ml/min 流速下进行，适合极性化合物和分子质量高达 100 000Da 的生物大分子研究，是 LC-MS、毛细管电泳-质谱联用最成功的接口技术。

**6. 大气压化学电离（atmospheric pressure chemical ionization，APCI）** 原理与化学电离相同，但离子化在大气压下进行。流动相在热及氮气流的作用下雾化成气态，经由带有几千伏高压的放电电极时离子化，产生的试剂气离子与待测化合物分子发生离子-分子反应，形成单电荷离子，正离子通常是$(M+H)^+$，负离子则是$(M-H)^-$，大气压化学电离能在流速高达 2ml/min 下进行，常用于分析分子质量小于 1500Da 的小分子或弱极性化合物，主要产生的是$(M+H)^+$或$(M-H)^-$离子，很少有碎片离子，是 LC-MS 的重要接口之一。

**7. 大气压光离子化（atmospheric pressure photo ionization，APPI）** 与大气压化学电离不同，大气压光离子化是利用光子使气相分子离子化。该离子源主要用于非极性物质的分析，是电喷雾离子化、大气压化学电离的一种补充。大气压光离子化对于试验条件比较敏感，掺杂剂、溶剂及缓冲溶液的组成等均会对测定的选择性、灵敏度产生较大影响。

## （三）质量分析器

质量范围、分辨率是质量分析器的两个主要性能指标。质量范围指质量分析器所能测定的 $m/z$ 的范围；分辨率表示质量分析器分辨相邻的、质量差异很小的峰的能力。虽然不同类型的质量分析器对分辨率的具体定义存在差异，但是高分辨质谱仪通常指其质量分析器的分辨率大于 $10^4$。

**1. 扇形磁场分析器** 离子源中产生的离子经加速电压（$V$）加速，聚焦进入扇形磁场（磁场强度$B$）。在磁场的作用下，不同 $m/z$ 的离子发生偏转，按各自的曲率半径（$r$）运动：

$$m/z = B^2 r^2 / 2V$$

改变磁场强度，可以使不同 $m/z$ 的离子具有相同的运动曲率半径（$r$），进而通过狭缝出口，达到检测器。扇形磁场分析器可以检测分子质量高达 15 000Da 的单电荷离子。当与静电场分析器结合、构成双聚焦扇形磁场分析器时，分辨率可达到 $10^5$。

**2. 四极杆（quadrupole rod）分析器** 分析器由四根平行排列的金属杆状电极组成。直流电压（DC）和射频电压（RF）作用于电极上，形成了高频振荡电场（四极场）。在特定的直流电压和射频电压条件下，一定 $m/z$ 的离子可以稳定地穿过四极场，到达检测器。改变直流电压和射频电压大小，但维持它们的比值恒定，可以实现质谱扫描。四极杆分析器可检测的分子质量上限通常是 4000Da，分辨率约为 $10^3$。

**3. 离子阱（ion trap，IT）分析器** 四极离子阱（QIT）由两个端盖电极和位于它们之间的环电极组成。端盖电极处在地电位，而环电极上施加射频电压（RF），以形成三维四极场。选择适当的射频电压，四极场可以贮存 $m/z$ 大于某特定值的所有离子。采用"质量选择不稳定性"模式，提高射频电压值，可以将离子按质量从高到低依次射出离子阱。挥发性待测化合物的离子化和质量分析可以在同一四极场内完成。通过设定时间序列，单个四极离子阱可以实现多级质谱（$MS^n$）的功能。

线性离子阱（LIT）是二维四极离子阱，结构上等同于四极质量分析器，但操作模式与三维离子阱相似。四极线性离子阱具有更好的离子贮存效率和贮存容量，可改善的离子喷射效率及更快的扫描速度和较高的检测灵敏度。离子阱分析器与四极杆分析器具有相近的质量上限及分辨率。

**4. 飞行时间分析器（TOF）** 具有相同动能、不同质量的离子，因飞行速度不同而实现分离。当飞行距离一定时，离子飞行需要的时间与 $m/z$ 的平方根成正比，质量小的离子在较短时间到达检测器。为了测定飞行时间，将离子以不连续的组引入质量分析器，以明确起始飞行时间。离子组可以由脉冲式离子化（如基质辅助激光解吸离子化）产生，也可通过门控系统将连续产生的离子流在给定时间引入飞行管。飞行时间分析器的质量分析上限约 15 000Da、离子传输效率高（尤其是谱图获取速度快）、质量分辨率 $>10^4$。

**5. 离子回旋共振（ion cyclotron resonance，ICR）分析器** 在高真空（$\sim10^{-7}$Pa）状态下，离子在超导磁场中作回旋运动，运行轨道随着共振交变电场而改变。当交变电场的频率和离子回旋频率相同时，离子被稳定加速，轨道半径越来越大，动能不断增加。关闭交变电场，轨道上的离子在电极上产生交变的相电流。利用计算机进行傅里叶变换，将相电流信号转换为频谱信号，获得质谱。待测化合物的离子化和质量分析可以在同一分析器内完成。离子回旋共振分析器的质量分析上限 $>10^4$Da，分辨率高达 $10^6$，$m/z$ 测定精确到千分之一，可以进行多级质谱（$MS^n$）分析。

# 二、液相色谱-质谱法的应用

LC-MS 集液相色谱的高分离能力与质谱的高灵敏度、高专属性于一体，已成为中药成分分析、药物体内过程研究、药物中杂质和残留成分研究等领域中最强有力的分析工具。ChP2020 中阿胶、龟甲胶、鹿角胶的鉴别，千里光中阿多尼弗林碱的检查，川楝子、苦楝皮中川楝素的含量测定均采用该法；该法还被用于药材、饮片及制剂中 229 种农药残留量的测定及黄曲霉毒素的测定。

## ◤（一）定性分析

以 $m/z$ 为横坐标，以离子的相对丰度为纵坐标，测定物质的质谱图。高分辨质谱仪可以测定物质的准确分子质量。

在相同的仪器及分析条件下，直接进样或流动注射进样，分别测定对照品和供试品的质谱图，观察特定 $m/z$ 处离子的存在，可以鉴别药物、杂质或非法添加物。产物离子扫描可以用于极性的大分子化合物的鉴别。复杂供试品中待测成分的鉴定，应采用色谱-质谱联用仪或串联质谱仪。

质谱图中不同 $m/z$ 离子的存在及其强度信息反映了待测化合物的结构特征，结合串联质谱分析结果，可以推测或确证待测化合物的分子结构。当采用电子轰击离子化时，可以通过比对待测化合物的质谱图与标准谱库谱图的一致性，快速鉴定化合物。未知化合物的结构解析，常常需要综合应用各种质谱技术并结合供试品的来源，必要时还应结合元素分析、光谱分析（核磁共振、红外光谱、紫外光谱、X-射线衍射）的结果综合判断。

## ◤（二）定量分析

采用选择离子监测（selected-ion monitoring，SIM）或选择反应检测或多反应检测，外标法或内标法定量。内标化合物可以是待测化合物的结构类似物或其稳定同位素（如 $^2H$、$^{13}C$、$^{15}N$）标记物。

分别配制一定浓度的供试品及杂质对照品溶液进行色谱-质谱分析。若供试品溶液在特征 $m/z$ 离子处的响应值（或响应值之和）小于杂质对照品溶液在相同特征 $m/z$ 离子处的响应值（或响应值之和），则供试品所含杂质符合要求。

复杂样本中的有毒有害物质、非法添加物、微量药物及其代谢物的色谱-质谱分析，宜采用标准曲线法。通过测定相同体积的系列标准溶液在特征 $m/z$ 离子处的响应值，获得标准曲线及回归方程。按规定制备供试品溶液，测定其在特征 $m/z$ 离子处的响应值，代入标准曲线或回归方程计算，得到待测物的浓度。内标校正的标准曲线法是将等量的内标加入系列标准溶液中，测定待测物与内标物在各自特征 $m/z$ 离子处的响应值，以响应值的比值为纵坐标。待测物浓度为横坐标绘制标准曲线，计算回归方程。使用稳定同位素标记物作为内标时，可以获得更好的分析精密度和准确度。

**案例 20-2 分析讨论**　　　　**ChP2020 黄曲霉毒素测定法**

ChP2020 通则 2351 对黄曲霉毒素测定法共有 3 种方法，第一法为液相色谱法，第二法为 LC-MS/MS，第三法为酶联免疫法。

黄曲霉毒素是霉菌毒素中毒性最大、对人类健康危害极为突出的一类毒素，《中国药典》主要检定黄曲霉毒素 $B_1$、黄曲霉毒素 $B_2$、黄曲霉毒素 G 和黄曲霉毒素 $G_2$。

第一法液相色谱法，以十八烷基硅烷键合硅胶为填充剂；以甲醇-乙腈-水（40∶18∶42）为流动相；采用黄曲霉毒素混合对照品溶液；样品前处理需通过提取、免疫亲和柱吸附、淋洗、洗脱等操作；采用碘衍生法或光化学衍生法等柱后衍生法检测。可对上述 4 种毒素进行限量检查。

第二法 LC-MS/MS，以十八烷基硅烷键合硅胶为填充剂；以 10mmol/L 醋酸铵溶液为流动相 A，以甲醇为流动相 B 进行梯度洗脱，以三重四极杆串联质谱仪检测；采用电喷雾离子化正离子采集模式。对照品溶液和样品处理同第一法。可对上述 4 种毒素进行限量检查。

第三法酶联免疫法，抗体采用黄曲霉毒素 $B_1$ 和总量特异性单克隆抗体，酶标抗原采用常规碳二亚胺法或其他适宜方法将黄曲霉毒素 $B_1$ 衍生物与辣根过氧化物酶反应获得；样品前处理采取提取浓缩方法。检测时，用抗体包被微孔板孔，加入标准品溶液，再加入酶标抗原溶液反应后，经过洗涤、显色处理，用酶标仪测定吸光度值，检测波长 450nm，参比波长 630nm。

第一法和第二法，均采用高效液相色谱法对 4 种黄曲霉毒素进行分离，区别点在于第一法采用的是柱后衍生法，以荧光检测器检测杂质限量，处理复杂，相对误差较大。第二法通过串联质谱法，采用质谱检测技术，用监测离子对来定性和定量，无须柱后衍生，误差较小。第三法则用了免疫技术，只分析黄曲霉毒素 $B_1$ 和黄曲霉毒素总量。

# 第四节　电感耦合等离子体质谱法

**案例 20-3**　　　　　　　　　　**ChP2020 人参的杂质检查**

【检查】　**重金属及有害元素**　照铅、铬、砷、汞、铜测定法（通则 2321 原子吸收分光光度法或 0412 电感耦合等离子体质谱法）测定，铅不得过 5mg/kg；铬不得过 1mg/kg，砷不得过 2mg/kg，汞不得过 0.2mg/kg，铜不得过 20mg/kg。

ChP2020 四部通则 0421 电感耦合等离子体质谱法常用的测定方法：

（1）标准曲线法：在选定的分析条件下，测定不同浓度的标准系列溶液（标准溶液的介质和酸度应与供试品溶液一致），以待测元素的响应值为纵坐标，浓度为横坐标，绘制标准曲线，计算回归方程，相关系数应不低于 0.99。在同样的分析条件下，进行空白试验，根据仪器说明书要求扣除空白。

（2）标准加入法：取同体积的供试品溶液 4 份，分别置 4 个同体积的量瓶中，除第 1 个量瓶外，在其他 3 个量瓶中分别精密加入不同浓度的待测元素标准溶液，分别稀释至刻度，摇匀，制成系列待测溶液。在选定的分析条件下分别测定，以分析峰的响应值为纵坐标，待测元素加入量为横坐标，绘制标准曲线，相关系数应不低于 0.99，将标准曲线延长交于横坐标，交点与原点的距离所相应的含量，即为供试品取用量中待测元素的含量，再以此计算供试品中待测元素的含量。

问题：

1. 什么是电感耦合等离子体质谱法？

2. 电感耦合等离子体质谱法在药物分析中有什么应用？

电感耦合等离子体质谱法是以等离子体为离子源的一种质谱型元素分析方法，主要用于进行多种元素的同时测定，并可与其他色谱分离技术联用，进行元素形态及其价态分析。样品由载气（氩气）引入雾化系统进行雾化后，以气溶胶形式进入等离子体中心区，在高温和惰性气体中被去溶剂化、气化解离和电离，转化成带正电荷的正离子，经离子采集系统进入质量分析器，质量分析器根据 $m/z$ 进行分离，根据元素质谱峰强度测定样品中相应元素的含量。本法灵敏度高，适用于各类药品从痕量到微量的元素分析，尤其是痕量重金属元素的测定。

## 一、电感耦合等离子体质谱仪

电感耦合等离子体质谱仪由样品引入系统、电感耦合等离子体离子源、接口、离子透镜系统、四极杆质量分析器、检测器等构成，其他支持系统有真空系统、冷却系统、气体控制系统、计算机控制及数据处理系统等。

### （一）样品引入系统

通常采用液体进样方式。样品引入系统主要由样品导入和雾化两个部分组成。样品导入部分一般为蠕动泵，也可使用自提升雾化器。雾化部分包括雾化器和雾化室。样品以泵入方式或自提升方式进入雾化器后，在载气作用下形成小雾滴并进入雾化室，大雾滴碰到雾化室壁后被排除，只有小雾滴可进入等离子体离子源。常用的溶液型雾化器有同心雾化器、交叉型雾化器等；常见的雾化室有双通路型和旋流型。实际应用中应根据样品基质、待测元素、灵敏度等因素选择合适的雾化器和雾化室。

### （二）电感耦合等离子体离子源

电感耦合等离子体的"点燃"，需具备持续稳定的高纯氩气流（纯度应不小于99.99%）、炬管、感应圈、高频发生器、冷却系统等条件。样品气溶胶被引入等离子体离子源，在6000～10 000K的高温下，发生去溶剂、蒸发、解离、原子化、电离等过程，转化成带正电荷的正离子。测定条件如射频功率、气体流量、炬管位置、蠕动泵流速等工作参数可以根据供试品的具体情况进行优化，使灵敏度最佳，干扰最小。

### （三）接口系统

接口系统的功能是将等离子体中的样品离子有效地传输到质谱仪，其关键部件是采样锥和截取锥。

### （四）离子透镜系统

离子透镜系统位于截取锥后，作用是将来自截取锥的离子聚焦到质量过滤器，并阻止中性原子进入和减少来自电感耦合等离子体的光子通过量。

### （五）质量分析器

质量分析器通常为四极杆质量分析器，可以实现质谱扫描功能。四极杆质量分析器的作用是基于在四根电极之间的空间产生一随时间变化的特殊电场，只有给定 $m/z$ 的离子才能获得稳定的路径而通过极棒，从另一端射出。其他离子则将被过分偏转，与极棒碰撞，并在极棒上被中和而丢失，从而实现质量选择。

### （六）检测器

通常使用的检测器是双通道模式的电子倍增器，四极杆质量分析器系统将离子按 $m/z$ 分离后引入检测器，检测器将离子转换成电子脉冲，由积分线路计数。双模式检测器采用脉冲计数和模拟两种模式，可同时测定同一样品中的低浓度和高浓度元素。检测低含量信号时，检测器使用脉冲模式，直接记录撞击到检测器的总离子数量；当离子浓度较大时，检测器则自动切换到模拟模式进行检测，以保护检测器，延长使用寿命。

### （七）其他支持系统

真空系统由机械泵和分子涡轮泵组成，用于维持质谱分析器工作所需的真空度，真空度应达到仪器使用要求值。冷却系统包括排风系统和循环水系统，其功能是排出仪器内部的热量，循环水温度和排风口温度应控制在仪器要求范围内。气体控制系统运行应稳定，氩气的纯度应不小于99.99%。

## 二、电感耦合等离子体质谱法的定量方法

### （一）干扰和校正

电感耦合等离子体质谱法测定中的干扰大致可分为两类：一类是质谱型干扰，主要包括同质异位素、多原子离子、双电荷离子等；另一类是非质谱型干扰，主要包括物理干扰、基体效应、记忆效应等。干扰的消除和校正方法有优化仪器参数、内标校正、干扰方程校正、碰撞反应池技术、稀释校正、标准加入法等。

### （二）供试品溶液的制备

供试品消解的常用试剂一般是酸类，包括硝酸、盐酸、高氯酸、硫酸、氢氟酸，以及一定比例的混合酸［如硝酸：盐酸（4:1）等］，也可使用少量过氧化氢。硝酸引起的干扰最小，是供试品制备的首选酸。试剂的纯度应为优级纯以上。所用水应为去离子水。供试品溶液制备时应同时制备试剂空白，标准溶液的介质和酸度应与供试品溶液保持一致。

固体样品的消解方法有敞口容器消解、密闭容器消解法和微波消解法。微波消解法所需试剂少，消解效率高，利于降低试剂空白值，减少样品制备过程中的污染或待测元素的挥发损失。

液体样品可选用直接分析、稀释或浓缩后分析、消化处理后分析等不同的测定方式。

### （三）测定法

对待测元素，目标同位素的选择一般需根据待测样品基体中可能出现的干扰情况，选取干扰少、丰度较高的同位素进行测定；有些同位素需采用干扰方程校正；对于干扰不确定的情况亦可选择多个同位素测定，以便比较。

常用测定方法如下所示。

**1. 标准曲线法** 在选定的分析条件下，测定不同浓度的标准系列溶液，以待测元素的响应值为纵坐标，浓度为横坐标，绘制标准曲线，计算回归方程，相关系数应不低于0.99。在同样的分析条件下，进行空白试验，根据仪器说明书要求扣除空白。

**2. 标准加入法** 取同体积的供试品溶液4份，分别置4个同体积的量瓶中，除第1个量瓶外，在其他3个量瓶中分别精密加入不同浓度的待测元素标准溶液，分别稀释至刻度，摇匀，制成系列待测溶液，在选定的分析条件下分别测定，以分析峰的响应值为纵坐标，待测元素加入量为横坐标，绘制标准曲线，相关系数应不低于0.99，将标准曲线延长交于横坐标，交点与原点的距离所相应的含量，即为供试品取用量中待测元素的含量，再以此计算供试品中待测元素的含量。

### （四）检测限与定量限

在最佳实验条件下，测定不少于7份的空白样品溶液，以连续测定空白样品溶液响应值的3倍标准偏差（3SD）所对应的待测元素浓度作为检测限；以连续测定空白溶液响应值的10倍标准偏差（10SD）所对应的待测元素浓度作为定量限。

## 三、高效液相色谱-电感耦合等离子体质谱联用法

高效液相色谱-电感耦合等离子体质谱联用法，是以高效液相色谱作为分离工具分离元素的不

同形态，以电感耦合等离子体质谱作为检测器，在线检测元素不同形态的一种质谱联用技术方法，可用于砷、汞、硒、锑、铅、锡、铬、溴、碘等元素的形态分析。

**1. 接口系统**　通常用聚四氟乙烯管（内径为 0.12～0.18mm）将经高效液相色谱仪分离后的样品溶液在线引入电感耦合等离子体质谱仪的雾化器。

**2. 电感耦合等离子体质谱系统**　与高效液相色谱联用时，分析前应对电感耦合等离子质谱系统所有条件进行优化以保证检测灵敏度和精密度。尤其应重点关注流动相含有高含量无机盐或高比例有机相时，对锥口、离子透镜、真空系统的影响，以及使电感耦合等离子体的负载增大，射频功率大量消耗，使难电离的元素灵敏度极大降低等情况。

**3. 样品前处理**　元素形态分析由于基体复杂，某些元素形态的含量较低，需对样品进行分离和富集等前处理步骤。原则上所采用的前处理方法必须满足将待分析元素形态"原样地"从样品中与基体物质分离，而不应引起样品中的待分析元素形态发生变化。除常规的前处理方法（萃取、浸取、离子交换、超滤、离心及共沉淀等）外，元素形态分析常采用酶水解法、超声辅助萃取、微波辅助萃取、固相萃取、加速溶剂萃取等分离方法。

**4. 测定法**　元素形态测定方法一般采用标准曲线法，分为外标法和内标法；也可采用标准加入法。

（1）外标法：在选定的分析条件下，测定不少于四个不同浓度的待测元素不同形态的系列标准溶液（标准溶液的介质尽量与供试品溶液一致），以色谱峰面积（或峰高）为纵坐标，浓度为横坐标，绘制标准曲线，计算回归方程，相关系数应不低于 0.99。测定供试品溶液，从标准曲线或回归方程中查得相应的浓度，计算样品中各待测元素形态的含量。在同样的分析条件下进行空白试验，计算时应按照仪器说明书要求扣除空白。

（2）内标法：内标法可有效地校正响应信号的波动，减少或消除供试品溶液的基质效应。元素形态分析的内标法可根据实际情况分别选用加入法、在线内标实时校正、阀切换 3 种方式。

（3）标准加入法：标准加入法可有效消除基质效应，由于所有测定样品都具有几乎相同的基体，使结果更加准确可靠。标准加入法加入各元素形态的量应接近或稍大于样品中预计量，在此区间选择不少于三个浓度点进行标准曲线的绘制，因此该方法需预先知道被测元素的大致含量，且待测元素在加入浓度范围内须呈线性。

## 三、电感耦合等离子体质谱法的应用

电感耦合等离子体质谱法灵敏度高，适用于各类药品从痕量到微量的元素分析，尤其是痕量重金属元素的测定。此法具有以下分析特性：①通过离子的 $m/z$ 进行无机元素的定性分析、半定量分析、定量分析；②无机元素的同位素比测定；③与 HPLC、GC、毛细管电泳等分离技术联用应用于环境研究中的元素价态形态、元素蛋白质结合态等研究。

**案例 20-3 分析讨论**

　　中药在种植、生产、加工等过程中可能会引入铝、铬、铁、钡等金属元素，其含量过高会带来潜在危害，铅、镉、砷、汞、铜等是目前公认的对人体有害的微量元素。因此对中药中重金属及有害元素的控制是保证中药安全性和纯度的重要内容。ChP2020 四部通则 9304《中药中铝、铬、铁、钡元素测定指导原则》明确中药中铝、铬、铁、钡元素的测定，可与铅、镉、砷、汞、铜测定法联合应用，首选多元素同时测定的电感耦合等离子体质谱法（通则 0412）。汞、砷元素形态及价态测定法（通则 2322）采用高效液相色谱法-电感耦合等离子体质谱测定法（通则 0412）测定。

　　电感耦合等离子体质谱法是以等离子体为离子源的一种质谱型元素分析方法，主要用于多种元素的同时测定，并可与其他色谱分离技术联用，进行元素价态分析。该技术的特点：灵敏度高；速度快，可在几分钟内完成几十个元素的定量测定；谱线简单，干扰相对于光谱技术要少；线性范围可达 7～9 个数量级；样品的制备和引入相对于其他质谱技术简单；测定精密度（RSD 可到 0.1%）适用于各类药品中从痕量到微量的元素分析，尤其是痕量重金属元素的测定。

# 第五节　元素杂质分析与 X 射线荧光光谱法

## 案例 20-4

防风主产于黑龙江、四川、内蒙古等地，具有一定的抗炎、解热镇痛、降低血浆黏度、延长凝血酶原时间和抗血小板聚集作用。防风中的主要化学成分是色酮类化合物，有研究表明，其所含有的 Cu、Mn、Cr、Co、Zn、Ni 六种元素的含量与药效的发挥密切相关。同时，防风中含有的 Pb、As 等有毒有害元素，在体内过量蓄积还会严重危害人体健康。由于产地、种植环境等差异，防风药材中的元素含量存在差异，因此严格检测控制防风中的微量元素、重金属元素及有害元素的含量，可以为其合理应用、保证药品质量奠定基础。已经报道测定防风中金属元素含量方法有电感耦合等离子体原子发射光谱法、电感耦合等离子体质谱法、AAS、火焰原子吸收光谱法，这些方法存在样品前处理烦琐、结果偏差较大、多元素同时测定困难等问题。

我国学者建立了 X 射线荧光光谱法（XRF）测定防风样品中 Mg、Ti、V、Cr、Mn、Co、Ni、Cu、Zn、As、Ba、Pb 和 Bi 等金属元素含量的方法，具有操作简单、无须对样品进行复杂前处理、快捷、无损测定、成本低等优点，满足对中药材中多元素同时快速测定的要求。

**问题：**

1. 什么是 X 射线荧光光谱法？在药物分析中有何应用？
2. 常用的元素分析技术有哪些？有什么优缺点？

药品中的元素杂质包括可能存在于原料药、辅料或制剂中的催化剂和环境污染物，由于某些元素杂质具有毒性，可能对药品的稳定性、保质期产生不利影响，或可能引发有害的不良反应，2010 年 ICH 发布了元素杂质指导原则（Guideline for Elemental Impurities）金属杂质指南（Q3D），以进一步限制药品中的元素杂质水平，确保药物质量安全。Q3D 为口服、注射、吸入制剂中的 24 种元素杂质建立了允许日接触量（permitted daily exposure，PDE），规定了 24 种有毒元素每天摄入的限制量，并要求对这些元素进行高灵敏度、高精度测量，为药品中的元素杂质定性和定量控制提供了全球性政策，同时也对元素杂质分析方法的灵敏度和专属性提出了更高的要求。

2017 年，我国加入了 ICH。ChP2020 四部收载的《通则 9102 药品杂质分析指导原则》中规定无机杂质应按照 Q3D 的要求进行研究。《中国药典》在参考 Q3D 及《美国药典》《欧洲药典》实施的基础上，结合我国国情，转化出一些特定元素测定、中药重金属测定和元素分析技术通则。例如，ChP2020 四部中的 0804 硒检查法、0807 铁盐检查法、0822 砷盐检查法，为湿化学法；中药测定法中的 2321 铅、镉、砷、汞、铜测定法，2322 汞、砷元素形态及价态测定法。ChP2020 目前常用的元素分析技术如表 20-4 所示。

表 20-4　ChP2020 常用的元素分析技术

| 检测方法 | 优点 | 缺点 |
| --- | --- | --- |
| ICP-AES 电感耦合等离子体原子发射光谱法 | 多元素快速分析能力，检测限低，能检出 ppb 级的残留物，线性范围宽，灵敏度高，与电感耦合等离子体质谱法相比，能测出更高浓度的元素 | 仪器昂贵，干扰严重，检测限比电感耦合等离子体质谱法高 |

| 检测方法 | 优点 | 缺点 |
|---|---|---|
| ICP-MS<br>电感耦合等离子体质谱法 | 多元素快速分析能力，检测限低，能检出 ppt 级的残留物，适用于痕量和超痕量元素分析，线性范围宽，灵敏度高，可用于同位素分析 | 仪器昂贵，干扰严重 |
| XRF<br>X 射线荧光光谱法 | 样品制备简单，可多元素同时分析，无须破坏样品，可回收再利用 | 检出限较高，不适用准确定量；元素形态分析有限，不具备同位素检测能力 |
| FAAS<br>火焰原子吸收光谱法 | 适用于 ppm 级的被测组分，常用于 Na、K、Ca、Mg、Fe、Zn、Li 元素的分析，专属性好，仪器价格适中，操作简单 | 灵敏度较低，对于痕量、超痕量分析需进行富集和分离，不能进行多元素同时分析，线性范围窄 |
| GFAAS<br>石墨炉型原子吸收光谱法 | 灵敏度较火焰原子吸收光谱高，适用于分析超痕量的元素，适用于少量样品和固体样品的直接分析，仪器价格适中 | 耗材较贵，方法开发复杂耗时，仪器质量对检测影响大，存在污染及方法转移困难等问题 |

# 一、X 射线荧光光谱法的原理、分类和特点

药典中的元素杂质测定方法常用电感耦合等离子体原子发射光谱法、电感耦合等离子体质谱法，但仪器昂贵，灵敏度高，干扰严重。ChP2020 四部新增通用技术 0461 X 射线荧光光谱法，用于药品的元素成分分析及鉴定评价和质量控制。

X 射线荧光光谱法（X-ray fluorescence spectrometry，XRF）是元素成分分析中最为有效的方法之一，具有分析速度快、检测元素范围广、前处理简便、无污染、成本低廉及无损检测等优点。可测定原子序数 5B～92U（Be）的所有元素，并可多元素同时测定，广泛应用于冶炼、地矿、农业、医药、环保、考古、工业制造和司法鉴定等众多领域。X 射线荧光光谱法的应用标志着我国药物杂质元素分析上迈出了重要一步，有效补充了现有分析手段，特别是在快速筛选和质量控制方面的技术方法。

## （一）X 射线荧光光谱法原理

X 射线荧光光谱法是一种基于测量由初级 X 射线激发的原子内层电子产生特征次级 X 射线的分析方法。X 射线荧光光谱法可用于液体、粉末及固体材料的定性、定量分析。X 射线荧光光谱仪可分为波长色散型（WDXRF）和能量色散型（EDXRF）。

当 X 线照射到供试品时，供试品中的各元素被激发而辐射出各自的荧光 X 线。通过准直器经分光晶体分光，按照布拉格定律产生衍射，使不同波长的荧光 X 线按照波长顺序排列成光谱，不同波长的谱线由探测器在不同的衍射角上接收。根据测得谱线的波长识别元素种类；根据元素特征谱线的强度与元素含量间的关系，计算获得供试品中每种元素含量百分数，即为 X 射线荧光光谱法。

## （二）测定法

X 射线荧光光谱法中一般应选择强度大、干扰少、背景低的特征谱线作为分析线。

**1.定性分析**　根据每种元素特征 X 射线荧光谱线可对供试品中所含元素种类进行定性分析。

**2.定量测定法**

（1）标准曲线法：液体样品采用元素不同浓度的对照品或者采用元素分级稀释法制备不同浓度的对照品供检测分析用，固体样品采用不同含量的对照品或者采用标准加入法制备不同含量的对照品供检测分析用。对照品应与供试品的化学组成和物理性质等方面一致。分别测定系列对照品的 X 线强度，以待测元素的浓度（含量）为横坐标，以 X 线强度为纵坐标，建立标准曲线。

（2）内标法：将相同量的内标元素分别加入到待测元素已知并且元素浓度（含量）呈梯度的一组样品中制成系列对照样品。在选定的分析条件下分别测量对照品中待测元素与内标元素的 X 线强度，计算待测元素与内标元素的 X 线强度比，以该强度比为纵坐标，待测元素浓度（含量）

为横坐标建立标准曲线。

在待测样品中也加入相同量的同一种内标元素，制成供试品，同法测量并求得 X 线强度比，由标准曲线获得待测元素的浓度（含量）。

（3）标准加入法：取相同量供试品（或相同体积供试品溶液）6 份，除第一份外，在其他几份中，分别精密加入不同量的待测元素对照品（或对照品溶液），制成系列待测样品；在选定的分析条件下分别测定，以待测元素 X 线强度为纵坐标，待测元素加入量为横坐标，绘制标准曲线，将标准曲线延长交于横坐标，由交点与原点的距离求算供试品中待测元素的浓度（含量）。此法要求待测元素的浓度（含量）与 X 线强度呈线性关系。

（4）数学校正法：数学校正法中的经验系数法、经验系数与基本参数联用法等，用于各种不同分析对象时，可有效地计算和校正由于基体的吸收及增强效应对分析结果的影响，对于谱线干扰和计数死时间，也可以得到有效的校正。

## 二、X 射线荧光光谱法的应用

X 射线荧光光谱法具有快速、准确、非破坏性等优点，分析元素覆盖面广（包括铍～铀），分析浓度范围宽（0.0001%～100%），分析样品可以是固体或液体。随着科技的不断发展，多种分析方法和技术的联用将是未来的发展方向，X 射线荧光光谱法的应用范围也将不断扩大。

X 射线荧光光谱法已经作为 AAS、电感耦合等离子体原子发射光谱法和电感耦合等离子体质谱法等元素分析技术的有效补充，用于定量和定性分析原药、辅料、制剂、包材中的残留元素。目前《美国药典》《欧洲药典》《英国药典》《中国药典》均已收载 X 射线荧光光谱法作为法定的一般检测方法，成为药品质量控制中元素杂质检测的又一种有效质量控制方法。

**1. 在药物研发中的应用**　制药企业通常将新药研究重点聚焦于尚未满足的医疗需求，元素杂质分析是提高研发效率的一个重要步骤。金属催化剂常用于原料药的合成，研发者需要监测各种原料和合成工艺中金属催化剂的残留，实施有效的控制策略。通常使用灵敏度高、精密度高和选择性好的电感耦合等离子体原子发射光谱法（inductively coupled plasma optical emission spectrometry，ICP-OES）或电感耦合等离子体质谱法（inductively coupled plasma mass spectrometry，ICP-MS）对药物中的元素杂质进行分析。然而在药物研发期间，研发者只需快速确定元素含量，以提高优化合成工艺的效率，样品并不需要采用这类昂贵、费时、灵敏度高的技术。X 射线荧光光谱可以更快速、更便捷地测定原料、中间体和研发样品中的元素杂质含量，保证必要的准确度。X 射线荧光光谱替代传统的 ICP-OES 或 ICP-MS 测定金属杂质含量，快速确定金属催化剂去除工艺的有效性，可为原子光谱和工艺化学部门节省人力工时，以及溶剂、氩气和耗材等使用费用。

**2. 在原料药元素杂质分析中的应用**　制药企业和监管机构高度重视原料药的杂质控制，提高药物安全性和有效性。原料药元素杂质可以从各种来源（如原料、试剂、溶剂、催化剂、反应容器、管道和其他用于合成药物的设备）引入，在制药生产中控制残留元素含量至关重要。催化在医药化学工业中具有重要的作用，X 射线荧光光谱技术能够帮助建立简单、快速、可靠的催化剂金属离子残留量的分析方法，轻松实现自动化。全反射 X 射线荧光光谱法（TXRF）可通过内标实现对原子序数在 14～92 内的多元素快速定量测定，构建快速元素筛选分析技术，能够对原料药品中的微量元素进行分析，获取元素指纹图谱相关信息，以区分不同生产纯化工艺的不同批次的样品。

**3. 在药用辅料及制剂元素杂质分析中的应用**　ChP2015 采用 AAS 测定明胶空心胶囊中有毒重金属铬的残留，方法前处理过程复杂，时间消耗较长。后来，我国学者采用能量色散型 X 射线荧光光谱技术，构建了无损伤直接测试方法，既能快速检测明胶空心胶囊中铬的含量，同时还可一次同时分析多种元素。同样，X 射线荧光光谱在制剂元素杂质分析中的应用比工艺研发时分析个别原料药的元素杂质残留量更有意义，可以保障药物制剂的安全性和有效性。研究指出，在一定范围内基于 X 射线荧光光谱的检测方法具有可接受的线性、精密度和准确度，适用于药物制剂中铜、锌、铁、铬杂质的测定，是药典中重金属目视比色检测法、AAS、电感耦合等离子体的良好替代方法。

# 第六节　手性高效液相色谱法

**案例 20-5**　　　　　　　**ChP2020 苯磺酸左氨氯地平的杂质检查**

【检查】**右氨氯地平**　照高效液相色谱法（通则 0512）测定，避光操作。

**系统适用性溶液**　取苯磺酸左氨氯地平适量，加 50% 乙腈溶液溶解，并稀释制成每 1ml 中约含 0.4mg 的溶液。

**色谱条件**　用卵黏蛋白键合硅胶为填充剂的手性色谱柱（ULTRONES-OVM 手性色谱柱，2.0mm×50mm，5μm，或效能相当的色谱柱）；以乙腈-0.02mol/L 磷酸氢二钾溶液（用磷酸调节 pH 至 6.0）（20：80）为流动相；检测波长为 237nm，进样体积为 10μl。

**系统适用性要求**　系统适用性溶液色谱图中，出峰顺序为右氨氯地平峰，左氨氯地平峰，两峰之间的分离度应符合要求。

**测定法**　精密量取供试品溶液和对照品溶液，分别注入液相色谱仪，记录色谱图。

**限度**　供试品溶液的色谱图中如有与右氨氯地平峰保留时间一致的色谱峰，右氨氯地平峰的峰面积不得大于对照溶液的主峰面积（1.0%）。

**问题：**

1. 什么是手性高效液相色谱法？在药物分析中有何应用？

2. 手性拆分的方法有哪些？本案例中的拆分方法有什么优缺点？

　　自然界存在各种各样的手性现象，如蛋白质、氨基酸、多糖、核酸、酶等生命活动重要基础物质都是手性的。手性药物进入生物体内，将被手性环境作为不同的分子加以识别和匹配，因此对映体在药效学、药动学、毒理学等方面均可能存在立体选择性。大量事实表明许多药物对映体具有不同的药效学和药动学。例如，那格列奈（nateglinide）为非磺酰脲类降血糖药，化学名(-)-$N$-[(反-4-异丙基环己基) 羰基]-$D$-苯丙氨酸，为反式 $D$-异构体，其 $L$-异构体的活性仅为 $D$-异构体的 1/64，顺式异构体无降糖活性；氧氟沙星（ofloxacin）为广谱抗菌药物，左氧氟沙星（levofloxacin）的抗菌活性为右旋体的 8～128 倍；右丙氧芬（dextropropoxyphene）具镇痛作用，其对映体左丙氧芬（levopropoxyphene）却是有效的镇咳药。因此建立和发展快速而灵敏的分离（或拆分）和测定对映体（enantiomer）药物的方法对有效控制手性药物的质量、手性药物对映体的制备和分离、研究手性药物的体内药动学过程、评价单个对映体的含量（或效价）、毒性、不良反应等具有十分重要的作用。

## 一、手性药物拆分的原理

　　对映体化合物之间除了对偏振光的偏转方向不同外，其他理化性质基本相同，在非手性环境中很难达到分离纯化的目的。传统的拆分方法为非色谱分离法，如分步结晶法、酶消化法等，这些方法具有过程繁复、耗时，不适于进行微量分离和测定等缺点。色谱法在分离和测定对映体方面具有方便、快速等优势，已成为一种重要的手性分离分析方法。随着大量商品化 HPLC 手性固定相（chiral stationary phase，CSP）的问世及对手性识别机制认识的深入，HPLC 迅速广泛应用于药物对映体的分离和测定。

　　HPLC 对手性药物拆分通常分为直接法和间接法。直接法是直接引入"手性识别"或"手性环境"（手性固定相法、手性流动相添加剂法）至色谱系统中，形成暂时非对映体复合物，从而使对映异构体拆分。间接法又称柱前衍生化法。分离前，药物对映体先与手性衍生化试剂（chiral derivatization reagent，CDR）反应，形成一对非对映异构体，然后以常规固定相分离。两者的共同点是，均以现代色谱分离技术为基础，引入手性环境，使药物对映体间呈现理化性质的差异，从而实现药物对映体的分离；不同的是手性衍生化试剂法是将手性环境引入药物对映体分子内，而手性固定相法和手性流动相添加剂法则是引入对映体分子间。引入适宜的手性环境使对映体间呈现物理特征的差异是 HPLC 手性分离的基础。

## （一）手性固定相法

手性固定相法是通过物理吸附或者化学键合方法把手性化合物连接到固定相载体上。目前研究和使用的高效液相色谱手性固定相可分为 Prikle 型（或称"刷"型）CSP、聚合物 CSP、蛋白质类 CSP，大环类 CSP，配体交换色谱 CSP、分子印迹 CSP 等。

**1. Pirkle 型 CSP**　Pirkle 型 CSP 是目前使用量大、适用面广、对手性识别机理揭示较深的一类 CSP。Pirkle 型 CSP 手性识别的原理是基于 1950 年 Dalgliesh 提出的三点手性相互作用模式。Dalgliesh 认为，要实现对映体手性分离，对映体与固定相之间至少存在三点相互作用（氢键、静电作用、偶极-偶极作用、$\pi$-$\pi$ 作用、疏水作用等），且其中一点作用应有立体选择性。当两个对映体的其中一个与固定相的三个位点都发生作用时，另一个对映体至多只能发生两点相互作用（立体选择性的位点不发生作用）。由此，两对映体因与固定相的作用力不同而实现分离。

Pirkle 型 CSP 一般采用正相色谱体系，流动相通常采用含一定量异丙醇（0.2%～20%）的正己烷，也可用四氢呋喃和其他氢键受体溶剂；也可采用反相体系，但多数情况下其分离效果不如正相体系。CSP 共价结合在硅胶表面，推荐的流动相 pH 范围为 2.5～7.5。Pirkle 型 CSP 的优点是柱效和柱容量高，可用于对映体制备；其不足之处是要求被分离物质具有芳香基团（也有例外），否则需衍生化获得芳香基团才能进行拆分，限制了其应用范围。

**2. 蛋白质类 CSP**　蛋白质是一类由 $L$-氨基酸组成的高分子聚合物，具有天然的手性选择性质。蛋白质类 CSP 具有大量不同的可与样品分子结合的部位，因此其手性选择性较其他 CSP 高，是 HPLC 中最具有吸引力的手性固定相之一。目前应用较多的蛋白质类键合手性固定相是将牛血清蛋白（BSA）和人血清蛋白（HA）的主要成分 $\alpha_1$-酸性糖蛋白（AGP）通过氨基酸键合到微粒硅胶上制成。

蛋白质的空间结构对蛋白质类手性固定相的立体选择性有很大影响，其固定化状态极大影响手性药物的拆分；此外，样品分子的保留和选择还易受流动相的 pH、离子强度、有机溶剂等影响。由于蛋白质易变性，通常只能用温和的水相缓冲液作流动相，对柱温也有一定的要求。蛋白质类手性固定相的应用范围较广，拆分效果良好，但色谱柱容量小，最多上样量仅为 1～2mmol/L。

**3. 大环类 CSP**　大环类 CSP 主要包括环糊精类（cyclodextrin，CD）、冠醚类、大环抗生素类等。

（1）CD：CD 空腔内部只有氢原子及糖苷氧原子，具有疏水性；空腔端口的羟基使 CD 外部具有亲水性，每个葡萄糖单元又有 5 个手性碳原子，因此 CD 具有手性识别作用。端口的羟基又可衍生化，改变亲水性，对 CD 空腔的形状也有很大的影响。根据被分离化合物的结构特点有目的地合成或选择相应的衍生化 CD-CSP，已成为当今色谱领域的研究热点。

（2）冠醚类：冠醚是具有空腔的大环醚，环的外沿是亲脂性的乙烷基（—CH$_2$—CH$_2$—），环的内沿是富电子的杂原子（O、S、N 等）。冠醚类化合物具有亲水性内腔和亲脂性外壳，可键合在硅胶或聚苯乙烯上制成 CSP。冠醚化合物可与被分离化合物形成具有一定稳定性的配位化合物，配位化合物的稳定性取决于被分离化合物分子离子半径与冠醚内腔大小的匹配程度。不同对映体与冠醚生成配位化合物的稳定性不同，从而实现分离。

（3）大环抗生素类：大环抗生素手性分离固定相是通过将大环抗生素键合到硅胶上制成的新型手性分离固定相。常用的大环抗生素有利福霉素、万古霉素、替考拉宁、大环糖肽和利托菌素。手性分离是基于氢键、$\pi$-$\pi$ 作用、包合作用、离子作用和肽键。此类固定相性质稳定，可用于多种分离模式。

**4. 聚合物 CSP**　聚合物 CSP 包括天然的多糖及其衍生物和合成的手性聚合物制备的 CSP。多糖衍生物包括纤维素和直链淀粉衍生物，由于葡萄糖单元的手性，每个聚合物链沿着主链存在一个螺旋性的沟槽。对映体进入沟槽中，通过吸附和包合作用实现拆分。该类 CSP 作为天然的旋光活性物质容易获得，葡萄糖单元的羟基易被取代和官能团化，且载样量大，在大规模制备级色谱上有应用潜力。合成手性聚合物包括有聚氨酯类、聚酰胺类和聚酯类等，其手性来源于聚合物的螺旋形结构。当对映体依附在螺旋结构的不同层次上时，螺旋结构的固定相内由于立体效应产生拆分。

**5. 配体交换色谱 CSP** 手性配体交换色谱（chiral ligand exchange chromatography，CLEC）技术是一种有效的手性色谱分离方法。配体交换色谱手性拆分机制是基于在色谱系统中引入某种金属离子和某种手性配体，被分离对映体与金属离子、手性配位体可形成 2 个非对映的三元络合物，经色谱过程实现旋光异构体的立体选择性分离。配体交换色谱 CSP 提供了不经衍生化直接拆分氨基酸、羟基酸、二胺及其衍生物和生物小分子最简便有效的方法。

**6. 分子印迹 CSP** 分子印迹是一种为获得在空间结构和结合位点上与某一分子（模板分子）完全匹配的聚合物的实验制备技术。当模板分子（印迹分子）与聚合物单体接触时会形成多重作用点，通过聚合过程这种作用就会被记忆下来，当模板分子除去后，聚合物中就形成了与模板分子空间构型相匹配的具有多重作用点的空穴，这样的空穴将对模板分子及其类似物具有选择识别特性。

## （二）手性流动相添加剂法

手性流动相添加剂法（chiral mobile phase additives，CMPA）是将手性添加剂直接加入到流动相中，依据手性识别作用和络合物的非对映异构性质进行分离。CMPA 按照拆分原理和添加剂的类型可分为包含复合型、配基交换型、手性离子对络合剂型、动态手性固定相型、手性氢键试剂型、蛋白质复合物型和手性诱导吸附型。

**1. 包含复合型** 该种方法经常采用的添加剂为 CD 和手性冠醚等，与被分离对映体选择性形成包合物。

**2. 配基交换型** 配基交换型添加剂的基础理论研究较为成熟，应用也较广泛。在该方法中，手性配基和金属离子螯合，以适当的浓度分布于流动相中，并与对映体形成三元非对映配位化合物，在色谱柱上实现两对映体的分离。比较常用的手性配基多为光活性氨基酸及其衍生物，配位金属有 $Cu^{2+}$、$Zn^{2+}$、$Ni^{2+}$、$Cd^{2+}$ 等。

**3. 手性离子对络合剂** 在低极性的有机流动相中，对映体分子与手性离子对试剂（反离子）之间产生静电、氢键或疏水性反应生成非对映体离子对。两种非对映体离子对具有不同的稳定性，在流动相与固定相间的分配行为有差异，因而得以分离。常用的手性离子对试剂有奎宁、奎尼丁、10-樟脑磺酸、酒石酸衍生物等。

## （三）手性衍生化法

当某些药物不宜直接拆分时可采用手性衍生化法。其拆分机制为两对映体分别与手性衍生化试剂（CDR）反应，在对映体分子中引入了一个新的手性中心，成为非对映异构体对。

手性衍生化试剂称为"选择器"，手性药物称为"选择靶"。常用的 CDR 有胺类、羧酸衍生物类、异氰酸酯类、萘衍生物类、异硫氰酸酯、固相衍生化试剂及旋光活性氨基酸类等。

# 二、手性高效液相色谱法的应用

ChP2020 手性高效液相色谱法应用于手性药物的鉴别、检查和含量测定，主要为手性固定相法，少数药物采用手性流动相法。一些典型药物的应用见表 20-5，三类手性高效液相色谱法分离方法的比较见表 20-6。

表 20-5　ChP2020 手性高效液相色谱法杂质检查应用

| 药物 | 检查物质 | 色谱柱填充剂 * | 流动相 |
|---|---|---|---|
| 右布洛芬 | 左布洛芬 | $O,O'$-二-(4-叔丁基苯甲酰基)-$N,N'$-二烯丙基-$L$-酒石酸二胺手性键合相（CHI-TBB） | 正己烷-叔丁基甲醚-醋酸溶液 |
| 右佐匹克隆 | 旋光异构体 | CHIRALCEL OD-R 手性色谱柱 | 磷酸氢二钠-乙腈溶液 |
| 右酮洛芬氨丁三醇 | 左酮洛芬 | $O,O'$-二-(4-叔丁基苯甲酰基)-$N,N'$-二烯丙基-$L$-酒石酸二胺手性键合相 | 正己烷-叔丁基甲醚-冰醋酸溶液 |
| 艾司奥美拉唑钠 | $R$-对映体 | $\alpha_1$-酸性糖蛋白键合硅胶 | 磷酸盐缓冲液-乙腈 |
| 左氧氟沙星 | 右氧氟沙星 | 十八烷基硅烷键合硅胶 | 硫酸铜 $D$-苯丙氨酸溶液-甲醇 |
| 头孢噻吩钠 | 头孢噻吩 3-位异构体 | 苯己基三键键合亚乙基桥杂化颗粒 | 甲酸胺溶液-乙腈-甲醇 |
| 伏利康唑 | 右旋异构体 | 直链淀粉-三 [$(S)$-$\alpha$-甲苯基氨基甲酸酯] 键合硅胶 | 正己烷-无水乙醇溶液 |
| 那格列奈 | $L$-异构体与顺式异构体 | 手性色谱柱（KR100-CHI-TBB） | 正己烷-异丙醇-冰醋酸溶液 |
| 佐米曲普坦 | $R$-异构体 | 毛细管电泳法：弹性石英毛细管柱 | 羟丙基-$\beta$-环糊精溶液 |
| 阿托伐他汀钙 | 对映异构体 | 直链淀粉-三 (3,5-二甲苯基氨基甲酸酯) | 正己烷-乙醇-冰醋酸溶液 |
| 苯磺酸左氨氯地平 | 右旋氨氯地平 | 卵黏蛋白键合硅胶（ULTRONES-OVM 手性色谱柱） | 乙腈-磷酸氢二钾溶液 |
| 拉米夫定 | 拉米夫定对映体 | $\beta$-CD 键合硅胶 | 醋酸铵-甲醇溶液 |
| 草酸艾司西酞普兰 | 旋光异构体 | 纤维素-三 (3,5-二甲苯基氨基甲酸酯) 衍生物键合硅胶 | 正己烷-异丙醇-二乙胺溶液 |
| 枸橼酸托瑞米芬 | $E$-异构体 | 三十碳烷基硅烷键合硅胶 | 三乙胺溶液-乙腈-四氢呋喃 |
| 盐酸帕罗西汀 | 异构体 | $\alpha$-酸糖蛋白键合硅胶 | 磷酸氢二钾缓冲液-乙腈 |
| 盐酸度洛西汀 | 旋光异构体 | 纤维素-三 (3,5-二甲苯基氨基甲酸酯) 衍生物键合硅胶 | 磷酸二氢钾溶液-乙腈 |
| 酒石酸布托啡诺 | 右旋异构体 | CD | 乙酸铵溶液-乙腈 |
| 奥沙利铂 | 左旋异构体 | 甲氨酸酯纤维素衍生化合物吸附硅胶 | 甲醇-乙醇溶液 |
| 缬沙坦 | 对映异构体 | $\alpha$-酸性糖蛋白柱（AGP） | 磷酸盐缓冲液-异丙醇 |

＊没有特殊标注的均采用高效液相色谱法。

表 20-6　三类手性 HPLC 分离方法的比较

| 分离方法 | 优点 | 缺点 |
|---|---|---|
| 手性衍生化法 | 1. 采用普通高效液相色谱固定相和流动相，价格便宜，且应用条件及操作过程相对简易<br>2. 通过衍生化有利于增加检测（紫外或荧光）的灵敏度<br>3. 衍生化伴随样品纯化 | 1. 手性衍生化试剂的光学纯度要求高<br>2. 有时对映体的衍生化反应速率不一<br>3. 有些反应烦琐费时 |
| 手性流动相添加剂法 | 1. 不必做柱前衍生化<br>2. 不需昂贵的手性柱，简便易行<br>3. 非对映异构化络合物具有可逆性 | 1. 可拆分化合物的范围有限<br>2. 某些添加剂会干扰检测 |
| 手性固定相法 | 1. 不需高光学纯度试剂<br>2. 样品处理简单，制备分离方便<br>3. 定量分析的可行性、可靠性较高 | 1. 商品柱价格昂贵<br>2. 对被分离组分的结构有一定限制，适用性不及普通的 HPLC 固定相<br>3. 有时需柱前衍生化 |

案例 20-5 分析讨论　　　　ChP2020 苯磺酸左氨氯地平的杂质检查

左氨氯地平和右氨氯地平是氨氯地平结构不同的两种异构体。氨氯地平是临床常用的钙通道阻滞药类降压药物，研究显示，起到降压作用的有效成分是左氨氯地平。右氨氯地平成分更容易引起踝部水肿、面色潮红等副作用，没有降压作用，但右氨氯地平可以刺激血管内皮释放一氧化氮，扩张心脏供血，改善心肌供血，有心血管保护作用。临床上这两个剂型各有利弊。单纯为降压治疗选择两者均可，如果服用期间出现脚踝处水肿，可以选择左氨氯地平片。如果高血压合并冠心病，同时含有左旋和右旋的氨氯地平片更适合。

苯磺酸左氨氯地平中，右氨氯地平为旋光异构体杂质，其检查方法采用的是手性固定相法，使用卵黏蛋白键合硅胶为填充剂的手性色谱柱（ULTRONES-OVM），利用蛋白质基本组成氨基酸的手性识别能力进行分离、分析，该法能够很好地分离右氨氯地平和左氨氯地平，操作简便。

# 第七节　其他现代分析技术

ChP2020 在通则下增加了超临界流体色谱法、临界点色谱法、PCR、细菌 DNA 特征序列鉴定法等新的通用技术和指导原则，同时毛细管电泳在指纹图谱/特征图谱、生物制品的检测、立体异体杂质检测等方面的应用显著增加。

## 一、超临界流体色谱法

超临界流体色谱法（supercritical fluid chromatography，SFC）是以超临界流体作为流动相的一种色谱方法。

### （一）基本原理

超临界流体是一种物质状态。某些纯物质具有三相点和临界点。在三相点时，物质的气、液、固三态处于平衡状态。而在超临界温度下，物质的气相和液相具有相同的密度。当处于临界温度以上，则不管施加多大压力，气体也不会液化。在临界温度和临界压力以上，物质以超临界流体状态存在；在超临界状态下，随温度、压力的升降，流体的密度会变化。所谓超临界流体，是指既不是气体也不是液体的一些物质，它们的物理性质介于气体和液体之间，临界温度通常高于物质的沸点和三相点。

超临界流体具有对于色谱分离极其有利的物理性质。它们的这些性质恰好介于气体和液体之间，使超临界流体色谱兼具气相色谱和液相色谱的特点。超临界流体的扩散系数和黏度接近于气体，因此溶质的传质阻力小，用作流动相可以获得快速高效分离。另外，超临界流体的密度与液体类似，具有较高的溶解能力，这样就便于在较低温度下分离难挥发、热不稳定性和分子量大的物质。

### （二）超临界流体色谱法实验技术

**1. 超临界流体色谱仪**　超临界流体色谱仪的很多部件类似于高效液相色谱仪，主要由三部分构成，即高压泵（又称流体传输单元）、分析单元和控制系统。高压泵系统要有高的精密度和稳定性，以获得无脉冲、流速精确稳定的超临界流体的输送。分析单元主要由进样阀、色谱柱、阻力器、检测器构成。

（1）色谱柱：超临界流体色谱中的色谱柱可以是填充柱也可以是毛细管柱，分别为填充柱超临界流体色谱法（pSFC）和毛细管超临界流体色谱法（cSFC）。超临界流体色谱法依据待测物性质选择不同的色谱柱。几乎所有的液相色谱柱，都可以用于超临界色谱，常用的有硅胶柱、氨基柱、氰基柱、2-乙基吡啶柱等正相色谱柱和各种手性色谱柱，某些应用也会使用 $C_{18}$ 和 $C_8$ 等反相色谱柱和各种毛细管色谱柱。

（2）流动相：在超临界流体色谱中，最广泛使用的流动相是 $CO_2$ 流体，此外还有乙烷、戊烷、氨、氧化亚氮、二氯二氟甲烷、二乙基醚和四氢呋喃等。$CO_2$ 无色、无味、无毒、易获取并且价廉，对各类有机分子溶解性好，是一种极好的溶剂；在紫外区是透明的，无吸收；临界温度为31℃。在色谱分离中，$CO_2$ 流体允许对温度、压力有宽的选择范围。由于多数药物都有极性，可根据待测物的极性在流体中引入一定量的极性改性剂，最常用的改性剂是甲醇。另外，可加入微量的添加剂，如三氟乙酸、乙酸、三乙胺和异丙醇胺等，起到改善色谱峰形和分离效果，提高流动相的洗脱/溶解能力的作用。

（3）检测器：高效液相色谱仪中经常采用的检测器，如紫外检测器、蒸发光散射检测器等，都能在超临界流体色谱中很好应用。超临界流体色谱还可采用 GC 中的火焰离子化检测器、氮磷检测器（NPD）及与质谱、核磁共振波谱等联用。

**2. 超临界流体色谱-质谱联用（SFC-MS）** 超临界流体色谱-质谱联用主要采用大气压化学电离或电喷雾离子化接口。色谱流出物通过一个位于柱子和离子源之间的加热限流器转变为气态，进入质谱仪分析。

**3. 测定法** 超临界流体色谱法可采取与高效液相色谱法相同的测定方法，如内标法、外标法、面积归一化法，此不赘述。

# 二、临界点色谱法

临界点色谱法（liquid chromatography at critical condition，LCCC）是根据聚合物的功能基团、嵌段结构的差异进行聚合物分离的一种色谱技术。

## （一）临界点色谱法的原理

临界点色谱法是基于临界点之上、临界点之下以及临界点附近的标度理论。当使用多孔填充材料作为固定相时，分子排阻色谱法（size exclusion chromatography，SEC）和相互作用色谱（interaction chromatography，IC）的分离机制在分离聚合物时同时发生作用。在某个特殊色谱条件（固定相、流动相的组成、温度）下，存在两种分离机制的临界点，被称为焓熵互补点或色谱临界条件（critical conditions）或临界吸附点（critical absorption point，CAP）。在这一点，聚合物分子按照分子末端功能基团的不同或嵌段结构的差异分离，与聚合物的摩尔质量（分子量）无关，聚合物的洗脱体积等于色谱柱的空隙体积。

SEC 分离模式仅可以给出聚合物的分子量分布，因此 LCCC 分离模式是对 SEC 分离模式的补充。

## （二）临界点色谱法色谱条件

**1. 临界点色谱法仪器** 所需的仪器（进样器、输液泵和检测器）同高效液相色谱法。

**2. 色谱柱** 对于脂溶性聚合物一般采用反相色谱系统，使用非极性填充剂，常用的色谱柱填充剂为化学键合硅胶，以十八烷基硅烷键合硅胶最为常用，以聚苯乙烯-二乙烯基苯为代表的聚合物填料也有使用。对于水溶性聚合物，一般使用极性填充剂，常用的色谱柱有 HILIC 柱、二醇柱等。

**3. 流动相** 分离脂溶性聚合物的流动相一般采用非水溶剂及其适当比例的混合溶剂，应保证流动相绝对无水。对于水溶性聚合物一般采用水与甲醇或乙腈等溶剂组成混合流动相，可使用各种添加剂，如缓冲盐等。

**4. 柱温** 柱温对于寻找临界吸附点具有重要意义，以硅胶为载体的键合固定相的最高使用温度一般不超过60℃。因此可以考虑采用聚苯乙烯-二乙烯基苯类型的聚合物填料固定相，其最高使用温度可以达到100℃。

**5. 系统适用性试验和测定法** 同高效液相色谱法相应规定，此不赘述。

## （三）确定临界色谱条件

临界点色谱法要确定临界色谱条件，必须循序渐进地优化色谱条件，即在影响聚合物熵和熔变的三要素：固定相、流动相（不同比例）、柱温三者之间寻优。

寻优的过程首先需初步确定固定相和流动相的范围；一是色谱柱的孔径要与待测组分的分子量相适应；二是流动相的洗脱强度应保证对被测组分有一定的容量因子，保留时间应适宜。

当寻优至临界点附近时，可以观察到聚合度不同的同类聚合物的色谱保留行为，发生 SEC 模式与 IC 模式互变现象，或者离散的具有不同聚合度聚合物的色谱峰发生峰聚拢，合并为一个单一尖锐色谱峰的现象。

# 三、毛细管电泳法

毛细管电泳法是指以弹性石英毛细管为分离通道，以高压直流电场为驱动力，根据供试品中各组分淌度（单位电场强度下的迁移速度）和（或）分配行为的差异而实现分离的一种分析方法。

## （一）毛细管电泳法原理

当熔融石英毛细管内充满操作缓冲液时，管内壁上硅羟基解离释放氢离子至溶液中使管壁带负电荷并与溶液形成双电层（ξ 电位）。当毛细管两端加上直流电压时将使带正电的溶液整体地移向阴极端。此种在电场作用下溶液的整体移动称为电渗流（EOF）。内壁硅羟基的解离度与操作缓冲液 pH 和添加的改性剂有关。在操作缓冲液中带电粒子在电场作用下以不同速度向极性相反的方向移动，形成电泳，运动速度等于其电泳速度和电渗速度的矢量和。毛细管电泳的分离原理及其仪器装置在分析化学教材中已有详述，此不赘述。

## （二）毛细管电泳法分离模式

当以毛细管空管为分离载体时毛细管电泳有以下几种模式。

**1. 毛细管区带电泳（capillary zone electrophoresis，CZE）** 将待分析溶液引入毛细管进样一端，施加直流电压后，各组分按各自的电泳流和电渗流的矢量和流向毛细管出口端，按阳离子、中性粒子和阴离子及其电荷大小的顺序通过检测器。中性组分彼此不能分离。出峰时间为迁移时间（$t_m$），相当于高效液相色谱和气相色谱中的保留时间。

**2. 毛细管等速电泳（capillary isotachophoresis，CITP）** 采用前导电解质和尾随电解质，在毛细管中充入前导电解质后，进样，电极槽中换用尾随电解质进行电泳分析，带不同电荷的组分迁移至各个狭窄的区带，然后依次通过检测器。

**3. 毛细管等电聚焦（capillary isoelectric focusing，CIEF）电泳** 将毛细管内壁涂覆聚合物减小电渗流，再将供试品和两性电解质混合进样，两个电极槽中分别加入酸液和碱液，施加电压后毛细管中的操作电解质溶液逐渐形成 pH 梯度，各溶质在毛细管中迁移至各自的等电点（pI）时变为中性形成聚焦的区带，而后用压力或改变检测器末端电极槽贮液的 pH 的方法使溶质通过检测器，或者采用全柱成像方式进行检测。

**4. 胶束电动毛细管色谱法（micellar electrokinetic capillary chromatography，MEKC）** 当操作缓冲液中加入大于其临界胶束浓度的离子型表面活性剂时，表面活性剂就聚集形成胶束，其亲水端朝外、疏水非极性核朝内，溶质则在水和胶束两相间分配，各溶质因分配系数存在差别而被分离。

**5. 亲和毛细管电泳（affinity capillary electrophoresis，ACE）** 在缓冲液或管内加入亲和作用试剂，实现物质的分离。例如，将蛋白质（抗原或抗体）预先固定在毛细管柱内，利用抗原-抗体的特异性识别反应，毛细管电泳的高效快速分离能力、激光诱导荧光检测器的高灵敏度，来分离检测样品混合物中能与固定化蛋白质特异结合的组分。

**6. 毛细管凝胶电泳（capillary gel electrophoresis，CGE）** 在毛细管中装入单体和引发剂引

发聚合反应生成凝胶，如聚丙烯酰胺凝胶、琼脂糖凝胶等，这些方法主要用于测定蛋白质、DNA等生物大分子。另外还可以利用聚合物溶液，如葡聚糖等的筛分作用进行分析，称为毛细管无胶筛分。

**7. 毛细管电色谱法（capillary electrochromatography，CEC）** 将细粒径固定相填充到毛细管中或在毛细管内壁涂覆固定相，或以聚合物原位交联聚合的形式在毛细管内制备聚合物整体柱，以电渗流驱动操作缓冲液（有时再加辅助压力）进行分离。分析方式根据填料不同，可分为正相、反相及离子交换等模式。

**8. 阵列毛细管电泳（array capillary electrophoresis，ACE）** 通常毛细管电泳一次分析只能分析一个样品，要高通量地分析样品就需要多毛细管阵列，这就是毛细管阵列电泳。毛细管阵列电泳仪主要采用激光诱导荧光检测，分为扫描式检测和成像式检测两种方式，主要应用于 DNA的序列分析。

**9. 芯片式毛细管电泳（Chip CE）** 芯片毛细管电泳技术是将常规的毛细管电泳操作转移到芯片上进行，利用玻璃、石英或各种聚合物材料加工出微米级通道，通常以高压直流电场为驱动力，对样品进行进样、分离及检测。芯片式毛细管电泳在分离生物大分子样品方面具有一定的优势。

以上分离模式中，1 和 4 使用较多，5 和 7 分离机制以色谱为主，但对荷电溶质则兼有电泳作用。

操作缓冲液中加入各种添加剂可获得多种分离效果。例如，加入 CD、衍生化 CD、冠醚、血清蛋白、多糖、胆酸盐、离子液体或某些抗生素等，可拆分手性化合物；加入有机溶剂可改善某些组分的分离效果，甚至可在非水溶液中进行分析。

## （三）毛细管电泳法仪器系统

毛细管电泳的仪器装置在分析化学教材中已有详述，此不赘述。

毛细管电泳仪的检测系统有紫外-可见分光检测器、激光诱导荧光检测器、电化学检测器、质谱检测器、核磁共振检测器、化学发光检测器、LED 检测器、共振瑞利散射光谱检测等。其中以紫外-可见分光光度检测器应用最广，包括单波长、程序波长和二极管阵列检测器。此外，毛细管电泳-质谱联用技术（CE-MS）应用也逐渐增大，电喷雾离子化是毛细管电泳与质谱联用最常用的接口技术。

## （四）毛细管电泳法应用

毛细管电泳和 HPLC 同属液相分离技术，但分离机制不同，在很大程度上可以互相补充。从分离效率、速度、样品用量和消耗费用来说，毛细管电泳更有优势。毛细管电泳具有高效、快速、进样量少，成本低、污染少等优点，已成为一种重要的分离分析方法，在生物、医药、化工、环保、食品等领域具有广阔的应用前景。

ChP2020 分析方法中，毛细管电泳在单抗分子大小变异体测定、单克隆抗体制品糖基化修饰的检测控制、酶类生化药品杂质检查方面有应用。

---

**案例 20-6**               **ChP2020 抑肽酶的杂质检查**

【检查】 去丙氨酸-去甘氨酸-抑肽酶和去丙氨酸-抑肽酶 照毛细管电泳法（通则 0542）测定。

**1. 供试品溶液** 取本品适量，加水溶解并稀释制成每 lml 中约含 5 单位的溶液。

**2. 对照品溶液** 取抑肽酶对照品，加水溶解并稀释制成每 lml 中含 5 单位的溶液。

**3. 电泳条件** 用熔融石英毛细管为分离柱（75μm×600mm，有效长度 500mm）；以 120mmol/L 磷酸二氢钾缓冲液（pH 2.5）为操作缓冲液；检测波长为 214nm；毛细管温度为 30℃；操作电压为 12kV。进样端为正极，1.5kPa 压力进样，进样时间为 3s。

**4.限度**　按公式 $100(r_i/r_s)$ 计算，其中 $r_i$ 为去丙氨酸-去甘氨酸-抑肽酶或去丙氨酸-抑肽酶的校正峰面积（峰面积/迁移时间），$r_s$ 为去丙氨酸-去甘氨酸-抑肽酶、去丙氨酸-抑肽酶与抑肽酶的校正峰面积总和。去丙氨酸-去甘氨酸-抑肽酶的量不得大于 8.0%，去丙氨酸-抑肽酶的量不得大于 7.5%。

抑肽酶系自牛胰或牛肺中提取、纯化制得的具有抑制蛋白水解酶活性的多肽，具有抑制胰蛋白酶、糜蛋白酶及纤维蛋白酶的作用，由包含 16 种氨基酸的 58 个残基组成。抑肽酶目前可应用于体外循环心脏手术，易致纤溶蛋白，减少术中、术后渗血和术后肠道粘连。抑肽酶的主要不良反应为过敏反应，产品在提取的时候，含有的其他肽类抗原杂质会影响药物用药安全性。毛细管电泳适合分析与药物主要成分具有相似的化学性质的杂质，是控制杂质含量、控制药品纯度的有效手段。

# 四、分子生物学检查法

ChP2020 四部通则新增分子生物学检查法，收载了"1001 聚合酶链式反应法"和"1002 细菌 DNA 特征序列鉴定法"。

## （一）聚合酶链式反应法

PCR 是一种用于扩增特定 DNA 片段的分子生物学技术，即 DNA 片段的特异性体外扩增过程，其特异性依赖于与目的 DNA 片段两端互补的寡核苷酸引物。PCR 基本原理为双链 DNA 在高温下发生变性解链成为单链 DNA，当温度降低后又可以复性成双链，通过温度变化控制 DNA 的变性和复性，加入引物、DNA 聚合酶、脱氧核糖核苷三磷酸（dNTP）及相应缓冲液，完成特定 DNA 片段的体外扩增。PCR 按原理和用途可分为常规 PCR 法、实时定量 PCR 法（quantitative real-time PCR，qPCR）等。常规 PCR 法系利用供试品中一段特征 DNA 片段设计引物进行 PCR 扩增，并通过比较供试品组和对照组 PCR 产物片段大小或数量进行结果判定的核酸检测方法，也可结合限制性内切酶酶切多态性技术（restriction fragment length polymorphism，RFLP）、片段分析或核酸测序技术对扩增产物进行测定，主要用于动植物源性中药材和饮片、原材料、中间体、原料药与辅料等种属鉴定，也可用于其他药品质量控制中特征 DNA 片段的检定。

**1.对仪器的一般要求**　PCR 仪器设备包括可对温度进行连续控制的聚合酶链式反应分析仪（简称 PCR 仪）、具有稳压直流电源电泳仪和平板电泳槽、紫外凝胶成像仪（或紫外透射仪）等。

**2.对 PCR 体系的一般要求**　包括耐热 DNA 聚合酶、PCR 缓冲液、dNTP、引物、模板等。组成 PCR 体系的试剂可采用自制、商品化试剂或为供试品检测设计的专用试剂盒，配制和使用过程中应避免污染。

**3.方法适用性试验**　进行 PCR 时，应进行方法适用性试验，若测定条件及供试品来源、部位、加工、制备工艺、干扰物质、贮藏等因素可能影响测定结果时，应重新对所用方法的专属性等进行确认。

利用阳性对照、阴性对照、空白对照按"4.测定法"进行方法适用性试验。阴性对照可根据实际情况选择已知不含待测动植物源性成分的样品或不含靶序列的适当基质，检测结果应无 DNA 条带或 DNA 条带数量与位置与阳性对照不一致。

**4.测定法**

（1）供试品前处理：供试品取样应有代表性，采用适宜技术进行前处理，并需严格防止交叉污染或细菌污染。

（2）模板制备：按各品种项下规定或按物料和不同生产阶段产品的检验要求，提取供试品模板 DNA，模板 DNA 的质量和浓度应满足核酸扩增的基本要求。

（3）引物：根据样品来源物种的特征 DNA 片段设计引物。中药材和饮片引物序列见各品种项下的规定。动物源性生化药和辅料，除另有规定外，猪、牛及羊源性成分的种属鉴定采用药典规定的鉴定引物。

（4）核酸扩增：除另有规定外，核酸扩增可采用 PCR 进行：

PCR 体系应由脱氧核糖核苷三磷酸（dNTP，含脱氧核糖核苷三磷酸 dATP、dCTP、dGTP、dTTP）、引物溶液、耐热 DNA 聚合酶、模板和无菌水组成。

扩增程序应包括变性、退火、延伸三个基本步骤，还可包括预变性、终延伸。预变性时间一般为 94℃保温 3～5min。PCR 循环一般分为三步或两步，反应循环次数一般在 30～40 次，退火温度一般在 45～65℃。

（5）反应产物检测：如有必要或有规定，在 PCR 完成后，取扩增产物，利用限制性内切酶进行酶切反应。酶切反应体系由限制性内切酶及其缓冲液、扩增产物和无菌水组成。依据限制性内切酶种类选择适宜反应温度进行酶切，酶切反应时间通常为 2～4h，快速限制性内切酶的反应时间不超过 1h。

中药材和饮片限制性内切酶种类见各品种项下的规定。

动物源性生化药和辅料，除另有规定外，猪、牛及羊源性成分的种属鉴定必要时可结合RFLP 进行鉴定。

（6）结果判定

1）阳性对照：除另有规定外，中药材或饮片应选择对照药材作为阳性对照，动物源性生化药和辅料应分别选择与供试品类型一致且种属来源明确的药用原材料、中间体、原料药、辅料或序列明确的核酸片段作为阳性对照。

2）空白对照：以无菌水代替供试品。

3）结果判定方法：分别取供试品、阳性对照和空白对照同法试验，阳性对照的 DNA 条带位置和数量应符合规定，空白对照中应无 DNA 条带。当供试品琼脂糖凝胶电泳图谱 DNA 条带数量与位置与阳性对照一致时，结果判定为阳性。

### （二）细菌 DNA 特征序列鉴定法

细菌 DNA 特征序列鉴定法系以特征核酸序列作为目标检测物，用于药用原料、辅料、制药用水、中间产品、终产品、包装材料和环境等药品全生命周期质量控制中细菌的鉴定。

本法通过对细菌 16S 核糖体 RNA（16S ribosomal RNA gene，16S rRNA）基因特征序列的测定，实现细菌的生物学鉴定。细菌 16S rRNA 基因全长约 1500bp，包含 9 个可变区（variable region，V 区）和 10 个恒定区（constant region，C 区），在结构与功能上具有高度保守性，是细菌分类和鉴定中得到广泛应用的 DNA 特征序列之一。

**1. 实验环境和仪器的一般要求**　开展细菌鉴定试验的环境应具备分子生物学实验室的基本条件，并符合相应级别的生物安全要求。所用仪器有电子天平、离心机、冰箱、恒温仪、DNA 定量仪器（如紫外或荧光分光光度计）、PCR 仪、电泳仪、凝胶成像仪、核酸测序仪等。

**2. 测定法**

（1）方法适用性试验：细菌 DNA 特征序列鉴定时，应进行方法适用性试验，以确认所采用的方法适合于目标菌的鉴定。

（2）待检菌的测定：待检菌的测定应设置阳性对照试验和阴性对照试验。

1）阳性对照试验：根据待检菌的革兰氏染色等特性，选择特征序列确定的菌株作为阳性对照菌，照待检菌的测定步骤进行操作。阳性对照试验提取的核酸质量应能满足核酸扩增的要求；核酸扩增产物应能在 500bp 左右检测到一条目的条带；核酸测序结果应与相应对照菌株的核酸序列一致。

2）阴性对照试验：取灭菌的纯化水作为阴性对照，照核酸提取及后续步骤进行操作，用以确证核酸提取、PCR 体系和扩增过程无污染。阴性对照试验的核酸扩增产物应无扩增条带。

　　3）待检菌测定：①分离纯化。挑取待检菌在适宜的固体培养基上连续划线培养，以获取纯培养物（单个菌落）。②核酸提取。常用十六烷基三甲基溴化铵（CTAB）法，也可采用十二烷基硫酸钠法、碱裂解法等其他适宜的方法，必要时加入核糖核酸酶（RNase）去除RNA。核酸提取溶液（模板DNA）可置2～8℃冰箱中备用。③核酸扩增。对16S rRNA基因V1～V3可变区核酸序列片段进行扩增。④核酸扩增产物检测。采用琼脂糖凝胶电泳法检测核酸扩增产物。取凝胶片在紫外凝胶成像仪上检视，核酸扩增产物应在约500bp的位置出现一条目的条带。核酸扩增产物检测时应选择适宜的DNA分子量标记，目的条带的大小应包括在DNA分子量标记的范围内。⑤核酸扩增产物的纯化。去除扩增引物、模板DNA、Taq DNA聚合酶等残留。核酸扩增产物的纯化溶液，置2～8℃冰箱中备用。⑥核酸测序。以扩增引物作为测序引物，使用核酸测序仪对纯化后的核酸扩增产物进行双向测序，获得目标核酸序列。对核酸测序结果进行序列质量核查。⑦结果判定。将获得的细菌DNA特征序列与经验证过的专用数据库进行比对。根据比对结果进行判定。

## 思 考 题

1. 简述GC-MS、LC-MS在药物分析中的应用。
2. 简述药物分析中的元素分析方法。
3. 简述毛细管电泳法的分离模式。
4. 简述手性高效液相色谱法的固定相种类。
5. 简述超临界流体色谱法的基本原理。

（杨　红）

# 参 考 文 献

常增荣, 李姣, 郭洪祝, 等. 2015. 六味地黄丸质量控制方法提高研究 [J]. 中国药学杂志, 50(16): 1441-1445.

都述虎, 冯雪松, 曹伶俐. 2020. 药物分析 [M]. 武汉: 华中科技大学出版社.

国家药典委员会. 2020. 中华人民共和国药典: 2020 年版 [M]. 北京: 中国医药科技出版社.

杭太俊. 2016. 药物分析 [M]. 第 8 版. 北京: 人民卫生出版社.

李滋, 刘帅, 唐素芳. 2017. 各国药典中重金属检查方法的比较分析 [J]. 天津药学, 29(03): 48-51.

梁生旺, 张彤. 2021. 中药分析学 [M]. 北京: 中国中医药出版社.

梁莹, 郭可愚, 刘德智, 等. 2021. 分析化学思政元素的挖掘与教学实践——以 "世纪之药" 阿司匹林教学为例 [J]. 卫生职业教育,
    39(03): 24-26.

潘华玲, 林丽珊, 丁珏芳, 等. 2014. LC-HESI/MS/MS 法同时测定人血浆中氨氯地平、贝那普利和贝那普利拉 [J]. 药学学报, 49(01):
    95-100.

宋粉云, 傅强. 2017. 药物分析(案例版)[M]. 第 2 版. 北京: 科学出版社.

工欣慧, 王颖, 姚明东, 等. 2022. 维生素 A 生物合成的研究进展 [J]. 化工学报, 73(10): 4311-4323.

许刚强, 杨小庆, 敖永权. 2021. "维生素 C 的检测" 创新实验教学设计 [J]. 生物学通报, 56(09): 22-24.

杨雪, 马虹英, 刘博, 等. 2018. 高效液相色谱法测定地塞米松磷酸钠乳膏中地塞米松磷酸钠含量 [J]. 中南药学, 16(4): 537-540.

于鹏浩, 张磊, 秦家安, 等. 2019. 免疫亲和柱净化光化学衍生高效液相色谱-荧光检测法同时测定土鳖虫中黄曲霉毒素 B1, B2, G1,
    G2, M1, M2[J]. 中国中药杂志, 44(23): 5083-5087.

袁耀佐, 张玫, 胡昌勤. 2017. 氨基糖苷类抗生素组分控制进展 [J]. 中国药学杂志, 52(20): 1772-1779.

岳志华, 王志军, 程奇蕾, 等. 2020. 《中国药典》 2020 年版二部主要增修订内容介绍 [J]. 中国药品标准, 21(04): 285-289.

曾苏. 2021. 药物分析学 [M]. 第 3 版. 北京: 高等教育出版社.

张彩珍. 2021. 2,6-二氯靛酚滴定法测定鲜榨桃汁中维生素 C 含量 [J]. 食品安全导刊, (24): 53+55.

British Pharmacopoeia Commission. 2022. British Pharmacopoeia 2022[M]. London: The Stationery Office.

Chen G, Guo L, Zhao X, et al. 2022. Serum metabonomics reveals risk factors in different periods of cerebral infarction in humans[J]. Front
    Mol Biosci, 8: 784288.

European Directorate for the Quality of Medicines & Health Care. 2022. European Pharmacopoeia[M]. 11th edition. Strasbourg: Council of
    Europe.

Lee S, Shim W S, Yoo H, et al. 2021. A pharmacokinetic study of ephedrine and pseudoephedrine after oral administration of Ojeok-san by
    validated LC-MS/MS method in human plasma[J]. Molecules, 26 (22): 6991.

Society of Japanese Pharmacopeia. 2022. The Japanese Pharmacopoeia[M]. 18th edition. Tokyo: Yakuji Nippo Ltd.

The United States Pharmacopoeia Convention. 2022. The United States Pharmacopoeia - The National Formulary[M/OL]. [2022-12-15].
    https://www.uspnf.com/